画像診断 別冊 KEY BOOK シリーズ

A Key to Urologic CT and MR Imaging

知っておきたい泌尿器のCT・MRI

改訂第2版

編著／山下 康行
（熊本大学大学院生命科学研究部放射線診断学分野）

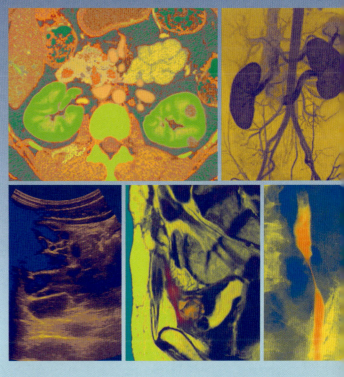

秀潤社

編著者

山下 康行　熊本大学大学院生命科学研究部放射線診断学分野

執筆者

浪本 智弘	熊本大学大学院生命科学研究部放射線診断学分野	髙橋 直幹	メイヨー・クリニック（Mayo Clinic）放射線科
門田 正貴	済生会熊本病院放射線科	鳴海 善文	大阪医科大学放射線医学教室
長嶋 洋治	東京女子医科大学病院病理診断科，がんセンター	竹内 充	有限会社ラジオロネット東海
西島 有衣	慶應義塾大学医学部眼科学教室	川嶋 明	メイヨー・クリニック（Mayo Clinic）放射線科
塩賀 太郎	久留米大学医学部病理学講座	楫 靖	獨協医科大学放射線医学講座
竹山 信之	昭和大学藤が丘病院放射線科	玉田 勉	川崎医科大学放射線診断学教室
中川 雅貴	熊本大学大学院生命科学研究部放射線診断学分野	黒木 嘉典	医療法人真栄会にいむら病院画像センター
後閑 武彦	昭和大学医学部放射線医学講座	佐々木 春明	昭和大学藤が丘病院泌尿器科
槇本 怜子	岡山大学病院放射線科	上野 嘉子	神戸大学大学院医学系研究科内科系講座放射線科学分野
新家 崇義	岡山大学病院放射線科		
金澤 右	岡山大学大学院医歯薬学総合研究科放射線医学教室	渡邊 祐司	京都医療科学大学医療科学部放射線技術学科
秋田 大宇	慶應義塾大学医学部放射線科学教室（診断）	宮坂 実木子	国立成育医療センター放射線診療部放射線診断科
櫻井 亮佑	川崎市立川崎病院放射線診断科	丸上 永晃	奈良県立医科大学総合画像診断センター
陣崎 雅弘	慶應義塾大学医学部放射線科学教室（診断）	平井 都始子	奈良県立医科大学総合画像診断センター
坪山 尚寛	国立病院機構大阪医療センター放射線診断科	吉川 公彦	奈良県立医科大学放射線科
本田 有紀子	広島大学病院放射線診断科	山田 香織	京都第二赤十字病院放射線診断科
扇谷 芳光	昭和大学医学部放射線医学講座放射線科学部門	眞鍋 知子	伊東市民病院放射線科
成田 啓一	慶應義塾大学医学部放射線科学教室（診断）	東 直隆	伊東市民病院泌尿器科
岡内 研三	群馬大学医学部附属病院核医学科／［現］公立富岡総合病院放射線科	北村 創	伊東市民病院病理診断科
		石山 公一	秋田大学医学部附属病院放射線診断科
髙橋 哲	高槻病院イメージングリサーチセンター	松尾 義朋	イーサイトヘルスケア株式会社
遠山 兼史	慶應義塾大学医学部放射線科学教室（診断）	吉田 耕太郎	メイヨー・クリニック（Mayo Clinic）放射線科／［現］金沢大学放射線科
吉田 理佳	島根大学医学部附属病院放射線科		
吉廻 毅	島根大学医学部附属病院放射線科	青木 悠介	順天堂大学医学部附属浦安病院泌尿器科
加茂 実武	聖路加国際病院放射線科	辻村 晃	順天堂大学医学部附属浦安病院泌尿器科
小熊 栄二	埼玉県立小児医療センター放射線科	赤坂 好宣	兵庫県立こども病院放射線診断科
桑島 成子	獨協医科大学放射線医学講座	中村 信一	熊本労災病院放射線科
石神 康生	九州大学大学院医学研究院臨床放射線科学分野／［現］琉球大学大学院医学系研究科放射線診断治療学講座	古田 昭寛	京都大学医学部附属病院放射線部
		藤本 晃司	京都大学医学研究科附属脳機能総合研究センター
岡田 慎悟	順天堂大学医学部附属順天堂医院放射線科	山田 隆之	聖マリアンナ医科大学横浜市西部病院放射線科
山城 雄貴	順天堂大学医学部附属順天堂医院放射線科	福倉 良彦	鹿児島大学大学院医歯学総合研究科放射線診断治療学教室
加藤 仁美	順天堂大学医学部附属順天堂医院放射線科		
桑鶴 良平	順天堂大学医学部附属順天堂医院放射線科	熊谷 雄一	鹿児島大学大学院医歯学総合研究科放射線診断治療学教室
小山 貴	倉敷中央病院放射線診断科		
江戸 博美	東邦大学医療センター大橋病院放射線科／［現］防衛医科大学校病院放射線医学講座	井上 大	金沢大学大学院医薬保健学総合研究科放射線科
		西川 浩子	一宮市立市民病院放射線診断科
吉野 久美子	倉敷中央病院放射線診断科	小山 雅司	静岡県立こども病院放射線科
高橋 正明	信州大学医学部画像医学教室	森畠 裕策	倉敷中央病院放射線診断科
河本 里美	ジョンズ・ホプキンス（Johns Hopkins）大学放射線科	内山 史也	国立国際医療研究センター病院放射線診療部門
竹林 茂生	横浜市立大学附属市民総合医療センター放射線部	田嶋 強	国立国際医療研究センター病院放射線診療部門

（執筆順）

第2版の序

　KEY BOOKシリーズ『知っておきたい泌尿器のCT・MRI』が2008年に刊行され，10年以上が経過した．このような疾患ベースで泌尿器科領域の画像診断全般を掘り下げた類書はほとんどなかったため，お陰様で多くの読者の支持を得ることができ，本領域の単行本としてはベストセラーといってよい本となった．世界的にみても，泌尿器科領域の画像診断で，このコンパクトさでこれほど内容の充実した本は見当たらない．

　ただ，10年も経つと泌尿器科領域の臨床ならびに画像診断においても様々な進歩がみられた．特に癌取扱い規約やガイドラインの改訂なども多くの臓器で行われた．また最近では，腎細胞癌などにおいてWHOの新たな病理分類も行われ，疾患のとらえ方も大きく変わった．

　さらにこの10年間で，画像診断の技術としてはマルチスライスCTの進化に伴うCT urographyや逐次近似法，MRI撮像の高速化や拡散強調像の発展などがみられ，日常の画像診断のプラクティスにも様々な変化がみられるようになった．また前立腺癌の診断ではPI-RADSが使われはじめ，最近ではversion 2となっている．このような最近10年間の進歩に伴い，さすがにKEY BOOKの内容にも古さが目立ちはじめ，新たに内容を刷新する必要が出てきた．

　今回の改訂にあたっては，本領域のナンバーワンの書籍の地位をさらに確実なものにするために，新しい概念の疾患や検査法などをできるだけ取り入れ，わが国の泌尿器画像診断のトップの先生方に執筆していただき，非常に内容の充実した本が完成した．ページ数も前回の384ページから624ページへと大きく増加し，かつ情報量も非常に増えている．まさに泌尿器画像診断の決定版になったと確信している．

　最後に，本書にご執筆いただいた全国の先生方，ならびに企画・編集に尽力してくれた学研メディカル秀潤社 画像診断編集室の皆様に心より御礼を申し上げる．

2019年3月

山下康行

初版の序

　最近の画像診断最大のイノベーションは，マルチスライスCTの登場であろう．マルチスライスCTによって，この空間分解能と時間分解能の両立が可能となり，画像診断に大きなインパクトを与えた．泌尿器，特に腎臓の画像診断も例外ではない．一方，MRIにはコントラスト分解能というもって生まれた強力な武器があり，あまり動きのない骨盤内臓器では大きな力を発揮する．従来より泌尿生殖器の画像診断は排泄性尿路造影を基本として，消化器画像診断とは独自の道を歩んできていたが，排泄性尿路造影などの検査の意義が薄れ，診断の中心はCTやMRIなどに完全に移行してしまった．また，近年のマルチスライスCTの進歩によって，腹部と骨盤部が同時に撮像されるようになり，その垣根もだんだん取り除かれつつある．

　本書は，そのような新しいスタイルの泌尿器の画像診断をテーマとして取り上げたものである．他のKEY BOOKシリーズ同様，代表的な疾患，重要疾患を取り上げ，原則として見開きで提示している．一見，初心者向きの本にもみえるが，内容は非常に充実したものになっている．執筆者はわが国の泌尿器画像診断のオーソリティであり，症例の充実，画像の質，記載の的確さなどは他の本の追随を許さない．また通常の撮像法のみならず，CT urographyや拡散強調像，スペクトロスコピーなど，泌尿器画像診断で使う最新の画像診断法を網羅しており，文字通り泌尿器画像診断の決定版になったと考えている．

　特に本書では鑑別疾患と文献の充実に力を入れている．各臓器のはじめに解剖，正常画像，臓器ごとの画像診断法のポイント，どのように鑑別を進めるかを簡潔に述べている．さらに，各症例においても随所に関連した鑑別疾患を挿入している．また文献においては，できるだけインターネットでみることができる論文を引用した．特にRadioGraphicsなどの文献を引用して，症例を発展させたり，病理像も引用できるように努めているので，本書に留まらず，ぜひこれらの文献にもあたって欲しい．また分担執筆ではあるが，参照ページを多く入れ，全体を通して有機的に連携させた．

　本書を通して，少しでも多くの方に泌尿器画像診断に興味をもっていただき，ぜひ日常臨床に活用していただきたい．多忙な中，執筆を快く引き受けていただいた先生方，本書の出版にあたり，編者のわがままな要求をやさしく受け入れてくれた秀潤社画像診断編集室の皆様に心より感謝する．

2008年8月

山下康行

CONTENTS

画像診断別冊 KEY BOOK シリーズ

知っておきたい 泌尿器の CT・MRI 改訂第2版
A Key to Urologic CT and MR Imaging

序 ……………………………………………………………………………………………… 3
構成と凡例 …………………………………………………………………………………… 14

1 検査・読影法
検査法　method of uroradiology examinations ……………………………………（山下）18
読影のための KEY WORDS　key words for radiographic image interpretation ………（濱本）26

2 腎の解剖と鑑別診断
腎の解剖　anatomy of kidney ………………………………………………………（山下）36
腎血管の解剖と variant　anatomy of renovascular and variant ……………………（門田）40
腎腫瘤の鑑別診断　differential diagnosis of renal mass ……………………………（山下）42
腎癌の病理 —『腎癌取扱い規約，第4版』に基づいて　pathology of renal tumor: according to
　Genenal Rule for Clinical and Pathological Studies on Renal Cell Carcinoma Ver. 4 …………（山下）52
腎癌の病理 — WHO 腎癌病理組織分類の改訂点を中心に
　pathology of renal tumor: based on the 2016 WHO classification ………………（長嶋，西島，塩賀）56

▶NOTE
腎動脈の variant　41／腎静脈の variant　41／T2強調像での低信号腫瘤　47／indeterminate mass　48

3 悪性腎腫瘍
腎細胞癌の病期診断と治療法　staging of renal cell carcinoma and treatment ……（山下）60
淡明細胞型腎細胞癌　clear cell renal cell carcinoma ………………………………（山下）67
嫌色素性腎細胞癌　chromophobe renal cell carcinoma ……………………………（山下）70
乳頭状腎細胞癌　papillary renal cell carcinoma ……………………………………（竹山）72
腎細胞癌の術後変化・合併症　postoperative changes of renal cell carcinoma, complications …（中川）74
透析腎に発症する腎癌　renal cell carcinoma associated with acquired cystic kidneys ……（中川）76
集合管癌（Bellini 管癌）　collecting duct carcinoma (Bellini duct carcinoma) …………（竹山，後閑）78
Xp11.2 転座型腎細胞癌（成人例）　Xp11.2 translocation carcinoma (adult case) ……（槇本，新家，金澤）80
淡明細胞乳頭状腎細胞癌　clear cell papillary renal cell carcinoma ………………（秋田，櫻井，陣崎）82
腎粘液管状紡錘細胞癌　mucinous tubular and spindle cell carcinoma (MTSCC) ………（坪山）84
管状嚢胞腎細胞癌　tubulocystic renal cell carcinoma (TC-RCC) ……………………（本田）86
低悪性度多房嚢胞性腎腫瘍　multilocular cystic neoplasm of low malignant potential ……（扇谷，秋田，成田，陣崎）88

Birt-Hogg-Dubé症候群　Birt-Hogg-Dubé syndrome ……………………………………………（岡内）90
浸潤性尿路上皮癌　infiltrating urothelial carcinoma …………………………………………（髙橋哲）92
腎悪性リンパ腫　renal malignant lymphoma ……………………………………………………（山下）94
腎肉腫　renal sarcoma……………………………………………………………………（遠山，秋田，陣崎）96
転移性腎腫瘍　renal metastases …………………………………………………………………（山下）98

▶NOTE
囊胞性腎細胞癌（cystic RCC）69／透析患者における造影検査　77／膨張性発育 vs. 浸潤性発育　78／腎粘液管状紡錘細胞癌（MTSCC）の病理学的分類の変遷　84／多房囊胞性腎細胞癌，成人型囊胞性腎症，混合性上皮間質性腫瘍　86／胞巣状軟部肉腫　91

4　良性腎腫瘍

古典的血管筋脂肪腫　classic angiomyolipoma（classic AML） …………………………（陣崎）100
脂肪に乏しい血管筋脂肪腫　fat poor angiomyolipoma（fat poor AML） ……………（陣崎）102
上皮性囊胞を伴う血管筋脂肪腫　angiomyolipoma with epithelial cysts（AMLEC）……（陣崎）104
類上皮型血管筋脂肪腫　epithelioid angiomyolipoma（epithelioid AML） ……………（陣崎）106
腎オンコサイトーマ　renal oncocytoma ……………………………………………（吉田理，吉廻）108
後腎性腺腫　metanephric adenoma ……………………………………………………………（加茂）110
傍糸球体細胞腫　juxtaglomerular cell tumor ………………………………………………（加茂）112
腎の偽病変　pseudorenal masses ……………………………………………………………（中川）114

▶NOTE
血管筋脂肪腫の画像分類　100

5　小児の腎腫瘍

小児腎腫瘍の鑑別診断　differential diagnosis of pediatric renal mass ………………（小熊）116
腎芽腫　Wilms tumor, nephroblastoma ………………………………………………………（桑島）120
腎芽腫症と腎芽腫を合併する奇形症候群　nephroblastomatosis and malformation syndrome
　　complicating nephroblastoma ……………………………………………………………（小熊）124
腎明細胞肉腫　clear cell sarcoma of the kidney（CCSK） …………………………………（桑島）126
腎横紋筋肉腫様腫瘍　malignant rhabdoid tumor of the kidney（MRTK）………………（桑島）128
先天性間葉芽腎腫　congenital mesoblastic nephroma（CMN）……………………………（桑島）130
囊胞性部分的分化型腎芽腫症・囊胞性腎腫　cystic partially differentiated nephroblastoma（CPDN）/
　　cystic nephroma ……………………………………………………………………………（小熊）132
腎細胞癌（小児例）　renal cell carcinoma（RCC）（child case）……………………………（小熊）134
乳児骨化腎腫瘍　ossifying renal tumor of infancy（ORTI）…………………………………（小熊）136

6　囊胞性腎腫瘍および遺伝性疾患の腎病変

単純性腎囊胞　simple renal cyst …………………………………………………………………（後閑）138
非定型腎囊胞　complicated renal cyst …………………………………………………………（後閑）140
傍腎盂囊胞　parapelvic cyst（peripelvic cyst）…………………………………………………（後閑）142
腎盂腎杯憩室　pyelocalyceal diverticulum ……………………………………………………（後閑）144

localized cystic renal disease ……………………………………………………………………（扇谷）146
mixed epithelial and stromal tumor (MEST) ……………………………………………（加茂）148
多房性嚢胞性腎腫（成人例） multilocular cystic nephroma (MLCN) (adult case) ……………（後閑）150
多嚢胞性異形成腎 multicystic dysplastic kidney (MCDK) ……………………………………（石神）152
常染色体劣性多発性嚢胞腎 autosomal recessive polycystic kidney disease (ARPKD) ………（石神）154
常染色体優性多発性嚢胞腎 autosomal dominant polycystic kidney disease (ADPKD) ………（石神）156
後天性腎嚢胞症 acquired cystic disease of the kidney (ACDK),
　　acquired renal cystic disease (ARCD) …………………………………………………（石神）158
糸球体嚢胞腎症 glomerulocystic kidney disease (GCKD) ………………………………（秋田, 成田, 陣崎）160
von Hippel-Lindau 病の腎病変 renal manifestations of von Hippel-Lindau disease …………（石神）162
結節性硬化症の腎病変 renal manifestations of tuberous sclerosis …………………………（石神）164

▶NOTE
多房性腎腫瘤の鑑別　150／主な嚢胞性腎疾患（cystic renal disease）　158／von Hippel-Lindau 病の分類　162

7 感染性腎疾患

急性腎盂腎炎　acute pyelonephritis ………………………………………（岡田, 山城, 加藤, 桑鶴）166
急性巣状細菌性腎炎　acute focal bacterial nephritis (AFBN) …………………（岡田, 山城, 加藤, 桑鶴）168
気腫性腎盂腎炎　emphysematous pyelonephritis ………………………（山城, 岡田, 加藤, 桑鶴）170
腎膿瘍　renal abscess ……………………………………………………（岡田, 山城, 加藤, 桑鶴）172
膿腎症　pyonephrosis ……………………………………………………（山城, 岡田, 加藤, 桑鶴）174
慢性腎盂腎炎　chronic pyelonephritis …………………………………（山城, 岡田, 加藤, 桑鶴）176
黄色肉芽腫性腎盂腎炎　xanthogranulomatous pyelonephritis …………（加藤, 岡田, 山城, 桑鶴）178
尿路結核・腎結核　urinary tract tuberculosis / renal tuberculosis …………（加藤, 岡田, 山城, 桑鶴）180

8 びまん性腎疾患およびその他の疾患

びまん性腎腫大　diffuse renal enlargement ……………………………………………………（山下）182
組織球腫症　histiocytosis ………………………………………………………………………（小山貴）185
IgG4 関連腎疾患　IgG4-related renal disease …………………………………………………（江戸）188
腎サルコイドーシス　renal sarcoidosis ………………………………………………………（吉野, 小山貴）192
腎アミロイドーシス　renal amyloidosis ………………………………………………………（山下）194
血管炎症候群　vasculitis syndrome ……………………………………………………………（高橋正）196
腎石灰化症　renal calcification …………………………………………（加藤, 岡田, 山城, 桑鶴）198
海綿腎　medullary sponge kidney ……………………………………………………………（河本）200
腎乳頭壊死　renal papillary necrosis …………………………………………………………（河本）202
BCG 膀胱内注入による腎肉芽腫症　renal granulomatous disease after BCG therapy ………（加茂）204
薬物による腎尿路病変　drug induced diseases of the kidney and urinary tract ……………（後閑）206
発作性夜間ヘモグロビン尿症　paroxymal nocturnal hemoglobinuria (PNH) ……………（後閑）208

▶NOTE
IgG4 関連疾患と Castleman 病　191／精巣（または陰嚢）サルコイドーシス　192／髄質性腎石灰沈着症
(medullary nephrocalcinosis)　200／腎乳頭壊死の進行と分類　202

9 腎血管病変および移植腎合併症

腎動脈狭窄症	renal arterial stenosis	(竹林) 210
腎動脈瘤	renal arterial aneurysm	(竹林) 212
腎動脈解離	renal arterial dissection	(竹林) 214
腎動静脈奇形	renal arteriovenous malformation (AVM)	(竹林) 216
腎梗塞	renal arterial infarction	(竹林) 218
腎静脈血栓症	renal vein thrombosis	(竹林) 220
左腎静脈ナットクラッカー症候群	left renal vein nutcracker syndrome	(竹林) 222
移植腎の検査	transplanted kidney evaluation	(竹林) 224
移植腎合併症	complications of renal transplantation	(竹林) 226

▶NOTE
cortical rim enhancement (cortical rim sign) の鑑別診断　218／腎静脈血栓症の原因　221／腎移植後の合併症　226

10 腎盂・尿管病変

尿管の解剖	anatomy of urinary tract	(加茂) 228
CT urography		(髙橋哲) 232
腎盂・尿管病変の鑑別診断	differential diagnosis of lesions in renal pelvis and ureter	(高橋直) 235
尿路閉塞／水腎症	urinary tract obstruction / hydronephrosis	(高橋直) 238
腎盂尿管移行部狭窄・閉塞	ureteropelvic junction stenosis / obstruction	(高橋直) 240
腎盂癌	renal pelvis carcinoma	(本田) 242
尿管癌	ureteral carcinoma	(本田) 244
腎盂・尿管腫瘍の病期診断	staging of renal pelvis and ureteral carcinoma	(本田) 246
腎洞脂肪腫症・腎脂肪性置換	renal sinus lipomatosis / replacement lipomatosis of kidney	(高橋直) 250
腎洞部腫瘤	renal sinus mass	(高橋直) 252
尿管線維上皮性ポリープ	ureteral fibroepithelial polyp	(高橋直) 254
尿管アミロイドーシス	ureteral amyloidosis	(山下) 256
尿管子宮内膜症	ureteral endometriosis	(高橋直) 258
嚢胞性腎盂炎・尿管炎	pyelitis cystica / ureteritis	(高橋直) 260
尿路悪性リンパ腫	urinary tract malignant lymphoma	(高橋直) 262
尿路 IgG4 関連疾患	urinary tract IgG4-related disease	(高橋直) 264
転移性尿管腫瘍	metastatic ureteral cancer	(扇谷) 266
上部尿路癌の術後変化	postoperative change of upper part urinary tract cancer	(扇谷) 268

▶NOTE
小児の尿路通過障害　237／尿管の石灰化　237／pyelosinus extravasation　239／腎外腎盂 (extrarenal pelvis) 241／尿細胞診検査　245

11 膀胱病変

膀胱の解剖と鑑別診断	anatomy of bladder and differential diagnosis	(鳴海) 270
膀胱癌 (1) 表在性腫瘍	bladder cancer (1) superficial tumor	(鳴海) 274
膀胱癌 (2) 浸潤性腫瘍	bladder cancer (2) invasive tumor	(鳴海) 276

膀胱扁平上皮癌　squamous cell carcinoma of bladder	（鳴海）278
膀胱小細胞癌　small cell carcinoma of bladder	（鳴海）280
膀胱憩室由来の膀胱癌　bladder cancer originating in bladder diverticulum	（鳴海）282
膀胱癌の術後変化　postoperative change of bladder cancer	（竹内）284
膀胱悪性リンパ腫　malignant lymphoma of bladder	（鳴海）286
膀胱傍神経節腫　paraganglioma of bladder	（鳴海）288
膀胱平滑筋腫・膀胱平滑筋肉腫　bladder leiomyoma / leiomyosarcoma	（鳴海）290
泌尿生殖器の横紋筋肉腫　urogenital apparatus rhabdomyosarcoma	（山下）292
転移性膀胱腫瘍　urinary bladder metastasis	（山下）294
BCG後間質性膀胱炎　interstitial cystitis after BCG therapy	（鳴海）296
気腫性膀胱炎　emphysematous cystitis	（山下）298
膀胱子宮内膜症　vesical endometriosis	（山下）300
増殖性膀胱炎　proliferative cystitis	（鳴海）302
その他の膀胱炎（好酸球性膀胱炎，ループス膀胱炎）　other cystitis (eosinophilic cystitis, lupus cystitis)	（秋田，陣崎）304
結腸膀胱瘻　enterovesical fistula	（山下）306
尿膜管癌　urachal carcinoma	（鳴海）308

▶NOTE
膀胱腫瘍の手術　273／VI-RADS（vesical imaging-reporting and data system）　275／膀胱腺癌　279／膀胱の神経内分泌腫瘍　281／膀胱憩室　283／膀胱癌根治手術後の再発　284／膀胱内へのBCG注入療法　297／尿路に出現する反応性の病変：増殖性膀胱炎　303／尿膜管遺残，尿膜管由来の良性腫瘍　308

12 尿路結石

腎結石　nephrolithiasis	（川嶋）310
珊瑚状結石　staghorn calculus	（川嶋）313
尿管結石　ureterolithiasis	（川嶋）316
膀胱結石　cystolithiasis	（川嶋）320
dual-energy CTによる結石診断　characterization of urinary tract stone with dual-energy CT	（髙橋哲）322

▶NOTE
尿路結石の治療方針－尿路結石症診療ガイドライン第2版より　315／尿路結石の鑑別診断に役立つサイン　318

13 前立腺

前立腺の解剖と鑑別診断　anatomy of prostate and differential diagnosis	（椙）324
PI-RADS version 2	（椙）329
前立腺癌の検出　detection of prostate cancer	（玉田）332
前立腺癌の局所病期診断　local staging of prostate cancer	（玉田）335
前立腺の生検後変化　post-biopsy changes of prostate	（玉田）338
前立腺生検後の動静脈瘻　arteriovenous fistula after prostate biopsy	（黒木）340
前立腺癌の治療後変化（手術，ホルモン療法，放射線治療）と合併症	（吉田理，吉廻）342
前立腺肉腫とSTUMP　prostatic sarcoma and STUMP	（山下，椙）344

前立腺肥大症　benign prostatic hyperplasia (BPH) ……………………………………………………………… (楫) 347
前立腺嚢胞腺腫　prostatic cystadenoma ……………………………………………………………… (竹山, 佐々木) 350
前立腺の稀な腫瘍　rare prostate tumor ……………………………………………………………………… (上野) 352
前立腺炎・膿瘍　prostatitis / prostatic abscess ……………………………………………………………… (楫) 354
肉芽腫性前立腺炎　granulomatous prostatitis ……………………………………………………………… (山下) 356
前立腺・傍前立腺嚢胞性疾患　prostatic and periprostatic cystic lesions …………………………………… (楫) 358

> ▶NOTE
> 前立腺癌病理診断におけるトピックス：Gleason scoreとgrade group分類　330／Gleasonスコア　334／臨床的有意癌　334／見かけの拡散係数 (apparent diffusion coefficient：ADC)　334／前立腺被膜　337／高分解能T2強調像　337／前立腺MRSの評価におけるクエン酸について　339／通常の前立腺癌以外の前立腺腫瘍性病変 (代表的なもの)　346／前立腺肥大症の治療　349／WHO分類における前立腺嚢胞腺腫　351／前立腺腫瘍のWHO分類　353／発生学的にみたMüller管と前立腺小室　359

14　精巣・精嚢

精巣, 精巣上体, 精管, 精嚢の解剖　anatomy of testicle, epidiymis, vas deferens,
　and seminal vesicle …………………………………………………………………………………………… (渡邊) 360
急性陰嚢症の鑑別診断　differential diagnosis of acute scrotum ………………………………………… (宮坂) 362
精巣捻転　testicular torsion ………………………………………………………………………………… (渡邊) 366
精巣垂・精巣上体垂捻転　appendiceal torsion …………………………………………………………… (渡邊) 370
急性精巣上体炎・精巣上体膿瘍　acute epididymitis / epididymal abscess ……………………………… (渡邊) 372
急性精巣炎　acute orchitis ………………………………………………………………………………… (渡邊) 374
精巣外傷　testicular injury ……………………………………………………………………… (丸上, 平井, 吉川) 376
精巣微石症 (精巣微小石灰化)　testicular microlithiasis ………………………………………………… (渡邊) 378
停留精巣　cryptorchidism …………………………………………………………………………………… (渡邊) 380
陰嚢水腫　hydrocele ………………………………………………………………………………………… (渡邊) 382
陰嚢腫瘤の鑑別診断　differential diagnosis of stromal mass ……………………………… (丸上, 平井, 吉川) 384
胚細胞腫瘍 (セミノーマ, 非セミノーマ)　germ cell tumors (seminoma, non-seminoma)
　……………………………………………………………………………………………………… (丸上, 平井, 吉川) 387
胚細胞腫瘍の病期診断　staging of germ cell tumor ……………………………………………………… (山田香) 390
胚細胞腫瘍の治療効果判定および経過観察　treatment effect evaluation and
　follow-up of germ cell tumor …………………………………………………………………………… (山田香) 394
burned-out testicular tumor ……………………………………………………………………………… (山田香) 398
悪性リンパ腫　malignant lymphoma ……………………………………………………………………… (丸上) 400
精巣内嚢胞性腫瘤　intratesticular cystic mass ……………………………………………… (丸上, 平井, 吉川) 402
精巣副腎遺残腫瘍　testicular adrenal rest tumor …………………………………………… (丸上, 平井, 吉川) 404
精巣の非腫瘍性病変 (梗塞, 膿瘍)　non-tumorous seminal lesions (infarction, abscess)
　……………………………………………………………………………………………………… (丸上, 平井, 吉川) 406
精巣外病変 (線維性偽腫瘍, 平滑筋腫)　extratesticular lesions (fibrous pseudotumor, leiomyoma)
　……………………………………………………………………………………………………… (丸上, 平井, 吉川) 408
精索脂肪腫　spermatic cord lipoma ………………………………………………………… (丸上, 平井, 吉川) 410
精索静脈瘤　varicocele ……………………………………………………………………… (丸上, 平井, 吉川) 412
精嚢アミロイド沈着　seminal vesicle amyloidosis …………………………………………… (眞鍋, 東, 北村) 414
精嚢腺腫瘍 (乳頭状嚢胞腺腫)　seminal vesicle tumor (papillary cystadenoma) ………………………… (石山) 416

精路系の石灰化	calcification of the seminal tract	(眞鍋, 東, 北村) 418
鼠径ヘルニア	inguinal hernia	(渡邊) 420
血精液症	hematospermia	(渡邊) 422

▶ NOTE
陰嚢内腫瘤の鑑別　383／精巣腫瘍の腫瘍マーカー　386／growing teratoma syndrome　395／adrenal rest tumor（副腎遺残腫瘍）　405

15 尿道・陰茎・陰嚢

尿道, 陰茎の解剖と鑑別診断	anatomy and diffential diagnosis of urethra and penis	(山下) 424
尿道憩室	urethral diverticulum	(門田) 426
尿道憩室発生腫瘍	urethra diverticulum outbreak tumor	(吉田耕) 428
陰嚢内硬化性脂肪肉芽腫	scrotal sclerosing lipogranuloma	(門田) 430
ペロニー病	Peyronie's disease	(山下, 松尾) 432
陰茎癌	penile carcinoma	(松尾) 434
転移性陰茎腫瘍	metastatic penile tumor	(山下) 436
尿道異物	urethral foreign body	(松尾) 438
フルニエ壊疽	Fournier gangrene	(山下, 松尾) 440
流入過剰型持続勃起症	high flow priapism	(青木, 辻村) 442
血管性勃起障害	erectile dysfunction	(青木, 辻村) 444

▶ NOTE
壊死性筋膜炎　441

16 奇形および先天性疾患

泌尿器の発生	development of the urinary system	(山下) 446
よくみる腎正常変異	normal variant of kidney	(赤坂) 448
腎無発生	agenesis of the kidney	(赤坂) 450
腎異形成・低形成	dysplasia / hypoplasia of kidney	(赤坂) 452
腎の位置異常（高さの異常）	longitudinal ectopic kidney	(赤坂) 454
腎の位置異常（癒合など）	fused kidney, crossed ectopia	(赤坂) 456
先天性水腎症の鑑別診断	differential diagnosis of congenital hydronephrosis	(赤坂) 458
膀胱尿管逆流症	vesicoureteral reflux (VUR)	(赤坂) 460
尿管異所開口と重複腎盂尿管	ectopic opening of the ureter / duplication of the urinary system	(赤坂) 462
尿管瘤内結石（成人例）	stone in the ureterocele (adult case)	(門田) 464
尿管瘤	ureterocele	(赤坂) 466
後部尿道弁	posterior urethral valve	(赤坂) 468
総排泄腔遺残症と総排泄腔外反症	persistent cloaca and cloacalexstrophy	(赤坂) 470
尿膜管遺残（小児例）	urachal remnants (child case)	(赤坂) 472
尿膜管遺残および膿瘍（成人例）	urachal remnants and abscess (adult case)	(山下) 474

▶ NOTE
Hutch憩室　461

17 腎・尿路外傷

- 腎外傷の分類　classification of renal injury ……………………………………………………（中村）476
- 腎断裂（深在性損傷）　renal rupture (deep injury) ……………………………………………（中村）478
- 被膜下損傷・表在性損傷　subcapsular injury / superficial injury …………………………（中村）480
- 腎茎部血管損傷　renal pedicle injury …………………………………………………………（中村）482
- 尿管損傷　ureteral injury ………………………………………………………………………（中村）484
- 膀胱損傷　bladder injury ………………………………………………………………………（中村）486
- 尿道損傷　urethral injury ………………………………………………………………………（中村）488
- 後腹膜血腫　retroperitoneal hematoma ………………………………………………………（中村）490
- 尿瘤　urinoma ……………………………………………………………………………………（中村）492

▶NOTE
FACT (focused assessment with CT for trauma)　481／医原性尿管損傷　485／CT膀胱造影　487／urinomaの原因　493

18 副腎疾患

- 副腎の解剖　anatomy of adrenal gland ……………………………………（古田，藤本，小山貴）494
- 副腎静脈サンプリング　adrenal venous sampling (AVS) …………………………………（山田隆）497
- 副腎病変の鑑別診断　differential diagnosis of adrenal lesion ………（古田，藤本，小山貴）502
- 副腎偶発腫瘍　adrenal incidentaloma ……………………………………………………（山田隆）506
- 原発性アルドステロン症　primary aldosteronism (PA) …………………（古田，藤本，小山貴）510
- Cushing症候群　Cushing syndrome …………………………………………（古田，藤本，小山貴）512
- 非機能性副腎腺腫（典型例）　nonfunctioning adrenocortical adenoma (typical case)（古田，藤本，小山貴）515
- 非機能性副腎腺腫（非典型例）　nonfunctioning adrenocortical adenoma (atypical case)
　…………………………………………………………………………………（古田，藤本，小山貴）518
- 副腎過形成　adrenal hyperplasia ………………………………………（福倉，熊谷，藤本，小山貴）520
- ACTH非依存性大結節性副腎過形成　adrenocorticotropic hormone-independent macronodular adrenal hyperplasia (AIMAH) ………………………（福倉，熊谷，藤本，小山貴）522
- 原発性色素性結節性副腎異形成　primary pigmented nodular adrenocortical disease (PPNAD)
　……………………………………………………………………………………………………（山下）524
- 副腎性器症候群　adrenogenital syndrome …………………………………………（福倉，熊谷）526
- 褐色細胞腫　pheochromocytoma …………………………………………（古田，藤本，小山貴）528
- 骨髄脂肪腫　myelolipoma ………………………………………………（福倉，熊谷，藤本，小山貴）532
- 副腎癌　adrenocortical carcinoma ………………………………………（福倉，熊谷，藤本，小山貴）534
- 副腎転移　adrenal metastasis ……………………………………………（福倉，熊谷，藤本，小山貴）536
- 副腎悪性リンパ腫　adrenal malignant lymphoma …………………………………（福倉，熊谷）538
- 副腎血腫・血管腫　adrenal hematoma / hemangioma ………………（福倉，熊谷，藤本，小山貴）540
- 副腎オンコサイトーマ　adrenal oncocytoma ………………………………………………（上野）542
- 副腎肉芽腫性病変　adrenal granulomatous diseases ………………（福倉，熊谷，藤本，小山貴）544
- 副腎の偽病変　adrenal pseudolesion ……………………………………（福倉，熊谷，藤本，小山貴）546
- 副腎遺残腫瘍　adrenal rest tumor ……………………………………………（福倉，熊谷，井上）548
- 副腎衝突腫瘍　adrenal collision tumor ……………………………………………………（山田隆）550

副腎梗塞　adrenal infarction ……………………………………………………………………（西川）552
副腎髄質腫瘍を合併する遺伝子性腫瘍症候群　hereditary neoplastic syndrome
　　associated with adrenal medulla tumors ………………………………………………（扇谷）554
神経芽腫　neuroblastoma（NBL）…………………………………………………………（小山雅）556
神経芽腫の転移性病変　metastatic lesions of neuroblastoma ………………………（小山雅）562
神経節細胞腫　ganglioneuroma（GN）……………………………………………………（小山雅）565

▶NOTE
副副腎（accessory adrenals）　496／ケミカルシフトMRIの信号低下　506／副腎造影CTのwashout　508／ACRガイダンス（2017）とAACE/AAESガイドライン（2009）　509／デオキシコルチコステロン（DOC）産生腫瘍　510／サブクリニカルCushing症候群　514／副腎偶発腫（adrenal incidentaloma）　518／AIMAHの疾患名に関して　522／ステロイドホルモンの合成経路と21-水酸化酵素の役割　527／pheochromocytoma multisystem crisis　530／Carney's triad　530／脂肪を有する副腎腫瘍の鑑別　532／副腎腫瘍の良悪性鑑別　542／副腎石灰化の鑑別　544／composite and collision tumor　550／骨髄異形成症候群（MDS）と発作性夜間ヘモグロビン尿症（PNH）　553／INSSとINRGSS　560／International Neuroblastoma Risk Group Staging System（INRGSS）治療前リスク分類　560

19　後腹膜病変

後腹膜の解剖　retroperitoneal anatomy ……………………………………………………（山下）568
後腹膜病変の鑑別診断　differential diagnosis of retroperitoneal lesions ……………（山下）571
脂肪肉腫　liposarcoma ………………………………………………………………………（山下）574
平滑筋肉腫　leiomyosarcoma ………………………………………………………………（山下）576
未分化多形肉腫・粘液線維肉腫　undifferentiated pleomorphic sarcoma / myxofibrosarcoma（山下）578
神経原性腫瘍　neurogenic tumors …………………………………………………………（山下）580
後腹膜奇形腫・仙尾部奇形腫　retroperitoneal teratoma / sacrococcygeal teratoma …（山下）583
前仙骨部（尾骨部）嚢胞性腫瘤　presacral cyst（sacrococcygeal cyst）………………（山下）586
後腹膜リンパ管腫　retroperitoneal lymphangioma ………………………………………（山下）588
後腹膜悪性リンパ腫　retroperitoneal malignant lymphoma ……………………………（山下）590
転移性リンパ節腫大　lymph node metastasis ……………………………………………（山下）592
Castleman病　Castleman disease …………………………………………………………（山下）594
後腹膜線維症　retroperitoneal fibrosis ……………………………………………………（西川）597
後腹膜リンパ血管筋腫症　retroperitoneal lymphangioleiomyomatosis（LAM）………（山下）600
後腹膜粘液性嚢胞性腫瘍　retroperitoneal mucinous cystic tumor ……………（森畠，小山貴）602
前腸嚢胞　foregut cyst ………………………………………………………………（森畠，小山貴）604
孤立性線維性腫瘍　solitary fibrous tumor（SFT）………………………………………（山下）606
後腹膜の骨髄脂肪腫　retroperitoneal myelolipoma ………………………………（遠山，秋田，陣崎）608
後腹膜膿瘍　retroperitoneal abscess ………………………………………………………（内山，田嶋）610

▶NOTE
血管筋脂肪腫と後腹膜脂肪肉腫の鑑別　573／粘液基質を有する後腹膜腫瘍の鑑別　578

索引（INDEX）………………………………………………………………………………………………612

本書の構成と凡例

- 本書は19の章に分かれ，総論および症例解説ページで構成されています．
- 症例解説ページでは，初学者にも読みやすいように1疾患ごとに見開きで解説しました．また，重要な疾患は見開きにこだわらず，3ページ以上で解説しました．

症例解説ページの構成

308　11. 膀胱病変

尿膜管癌
urachal carcinoma

鳴海善文

● 症例：30歳代，女性．難治性膀胱炎で近医を受診し，膀胱内腫瘍に対し経尿道的切除を施行．

単純X線写真，CT，MRIなど，必要に応じてさまざまな撮像法の写真を掲載してあります．

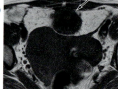
図1-A　T1強調像

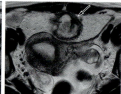
図1-B　T2強調像

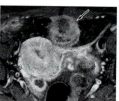
図1-C　造影T1強調像

参考症例として，疾患と関連する症例写真を掲載してあります．

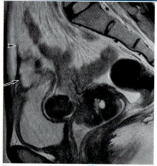
図1-D　T2強調矢状断像　KEY

読影のポイントとなるKEY FILMにはKEYを付けてあります．

● 参考症例：尿膜管癌類似の浸潤性膀胱癌（移行上皮癌）pT3bN0M0

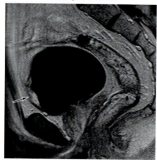
図2　造影T1強調矢状断像

60歳代，男性．肉眼的血尿．
膀胱前壁に均一に濃染される扁平な広基性の腫瘤性病変を認める（→）．壁外で尿膜管と連続しており，膀胱腫瘍の尿膜管浸潤と尿膜管腫瘍の両方の可能性が考えられる．発生部位は尿膜管腫瘍としては低位で，膀胱腫瘍の尿膜管浸潤の可能性が高いと考えられた．

知っておくと役立つ知識は囲み記事 NOTE で簡潔に解説してあります．

> **NOTE**　【尿膜管遺残，尿膜管由来の良性腫瘍】
> - 胎生期に臍帯と膀胱頂部を結ぶ尿膜管は，出生時には退化して正中臍索となる．尿膜管の退化が不完全な場合に，遺残した尿膜管（尿膜管遺残）が原因となり，臍から尿の排泄がみられたり，感染を合併することがある．
> - 尿膜管遺残はその形態により，尿膜管開存，尿膜管洞，尿膜管嚢胞，尿膜管憩室がある．
> - 尿膜管由来の良性腫瘍として，腺腫，線維腫，線維腺腫，過誤腫などがあり，いずれも非常に稀であるが，尿膜管癌と類似している[1]．

- 診断のポイントとなる画像には"KEY FILM"のマークを，読影上または鑑別診断上，重要な事柄が書かれているところには"ポイント"のマークを付けてあります．
- 各章には代表的な疾患と参考症例も含め多数の症例を提示しています．また，シェーマやNOTEを適宜入れていますので，知識の整理に役立ちます．

尿膜管癌　309

画像の読影

膀胱頂部腹側に尿膜管（図1-D；▶）と連続する腫瘤（図1-A；→）を認める．内部はT2強調像（図1-B）で高信号主体の不均一信号で造影効果は不均一で（図1-C），充実部分を含む囊胞変性を示唆する．

経尿道的切除後，膀胱全摘術および尿膜管全切除術が施行され，尿膜管癌（粘液性囊胞腺癌）と診断された．腫瘍は筋層や周囲組織に浸潤していた．リンパ管侵襲も伴っており，壁在リンパ節への転移を認めた．

左ページの症例写真の読影と診断を記載しています．が目印です．

尿膜管癌の一般的知識と画像所見

尿膜管は，胎生期に膀胱頂部と臍を結んでおり，出生時には退縮して正中臍索となる．

尿膜管癌は全膀胱癌の0.5％以下と，稀な腫瘍である．尿膜管癌の90％ほどは腺癌であり，膀胱由来の腺癌の約34％を占める．この他に，移行上皮癌，扁平上皮癌などが報告されている．ムチン産生性腺癌は，ムチン産生を反映して50〜70％の症例に石灰化が認められる．

男女比は3：2であり，40〜70歳代に多い．発生部位として，90％は膀胱頂部近傍（尿膜管膀胱移行部）に発生し，膀胱壁外腫瘍として認められ，他に尿膜管中央部に6％，尿膜管臍側に4％発生する．大部分は正中部に発生するが，尿膜管が一側の臍動脈の閉塞により偏位したり，尿膜管癌による局所浸潤があると，傍正中部に認めることがある．また，頭側方向には尿膜管に沿って発育するが，膀胱内には腫瘤を形成するため，臨床症状は膀胱腫瘍と類似することが多い[2]．

腹膜外に発生するため無症状のことが多く，予後は通常の膀胱癌より不良である．局所浸潤と遠隔転移を伴う症例の5年生存率は6.5〜15％である．

画像所見　正中部発生の膀胱直上の腫瘤で，充実性，囊胞性いずれもありうる．粘液産生を反映して，腫瘍内にCTで粘液を示す低吸収域や石灰化を示す高吸収域を認める場合は，比較的鑑別しやすい[3]．腫瘍周囲の脂肪組織の濃度上昇があれば浸潤の疑いがあるが，腫瘍周囲の随伴炎症もありうる．なお，感染を伴った尿膜管囊胞と粘液産生性尿膜管癌の画像上の鑑別は困難である．

当該疾患に関する一般的知識と画像所見について解説してあります．

11　膀胱病変

鑑別診断のポイント

膀胱頂部正中部に存在する腫瘤で，かつ尿膜管との連続性が認められれば，尿膜管腫瘍を疑う．

膀胱頂部発生の膀胱癌，膀胱粘膜下腫瘍（傍神経節細胞腫，平滑筋腫など）は，尿膜管腫瘍との鑑別が必要である（▶NOTE）．

鑑別診断のポイントを解説してあります．が目印です．

参考文献

1) Yu JS, Kim KW, Lee HJ, et al: Urachal remnant disease: spectrum of CT and US findings. RadioGraphics 21: 451-461, 2001.
2) Koster IM, Cleyndert P, Giard RW: Best cases from the AFIP: urachal carcinoma. RadioGraphics 29: 939-942, 2009.
3) Narumi Y, Sato T, Kuriyama K, et al: Vesical dome tumors: significance of extravesical extension on CT. Radiology 169: 383-385, 1988.

特に参考にすべき文献を挙げてあります．

知っておきたい泌尿器のCT・MRI 改訂第2版

1 検査・読影法
2 腎の解剖と鑑別診断
3 悪性腎腫瘍
4 良性腎腫瘤
5 小児の腎腫瘤
6 嚢胞性腎腫瘤および遺伝性疾患の腎病変
7 感染性腎疾患
8 びまん性腎疾患およびその他の疾患
9 腎血管病変および移植腎合併症
10 腎盂・尿管病変
11 膀胱病変
12 尿路結石
13 前立腺
14 精巣・精嚢
15 尿道・陰茎・陰嚢
16 奇形および先天性疾患
17 腎・尿路外傷
18 副腎疾患
19 後腹膜病変

検査法
method of uroradiology examinations

山下康行

泌尿器領域では単純X線写真，排泄性尿路造影から，超音波，CT，MRI，核医学検査まで多くの画像診断が行われてきたが，最近では単純X線写真や排泄性尿路造影の意義は限られたものになり，診断の中心はCTとMRIに移っている．一方，超音波はスクリーニングとしての重要性は高いが，質的診断には限界がある．本項では，CT，MRIの撮像の適応や撮像のポイントについて述べる．

1. 腎，副腎，上部尿路系

腎や上部尿路系の画像診断は，結石や腫瘍性病変が対象となることが多い．

結石の診断には，以前は腹部単純X線写真の後に排泄性尿路造影が行われていたが，現在では単純のヘリカルCTが第一選択である．

腎腫瘍は，通常，超音波あるいはCTで発見されることが多い．超音波で発見された場合も，単純嚢胞以外は多くの場合，CTが必要である．MRIはCTで診断がはっきりしない場合に行われることが多いが，MRIによってCT以上の情報が得られることはそれほど多くない．しかし，ヨードアレルギーなどでヨード造影剤が使えない場合や，小児などで，できるだけX線被ばくを避けたい場合には，CTに代わってMRIが行われる．一方，副腎の病変，特に腺腫の診断には，MRIのchemical shift像が大変有用である．

1) CT

超音波などで腎腫瘍が疑われた場合，CTが次に行われるべき検査である．腎腫瘍の検査において通常は造影剤が必須である．一方，腎盂腎炎などの炎症性疾患に対しては通常は画像検査の対象にならないが，治療に抵抗性の場合，結石などの尿路疾患がある場合，泌尿器手術歴がある場合，腎盂腎炎を繰り返す場合は適応となる．

尿管結石の検査では通常，単純CTで十分であるが，尿路の腫瘍性病変や損傷などが疑われる場合はCT urography（CTU）が行われる．また，肉眼的血尿がみられる患者もCTUの適応となる．

a. 腎および尿管

多くの腎の病変のCT診断には造影剤投与が必要である．慢性腎不全患者においても同様であり，後天性腎嚢胞症に発生する可能性がある腎癌の検索などの際には，造影剤投与が有用である．表1に16～64列マルチスライスCTによる具体的な撮像プロトコールの例を示す．

腎には全身の造影剤が集まってくるために，腎の造影効果は他の臓器とは違った造影パターンを呈する．造影剤を30秒前後で注入した場合，次の4つの相が観察される（図1）．

- 動脈相（arterial phase）：造影剤投与開始から20～30秒後の腎動脈が強く造影され，腎静脈の造影効果が弱い時相で，腎血管性病変の評価に有用である．
- 皮髄相（corticomedullary phase）：おおよそ30～60秒後には腎皮質が主に造影される．
- 腎実質相（nephrographic phase）：おおよそ80～120秒後には腎実質が造影される．
- 排泄相（excretory phase）：おおよそ3～5分後以降に造影剤が排泄される．

表1　腎-尿管のCT撮影プロトコール例（16〜64列マルチスライスCT）

①単純		
②動脈相	造影剤投与開始から20〜30秒後前後＊	：血管の情報が必要な場合
③皮髄相	30〜35秒後	
④腎実質相	90〜100秒後前後[1]	
⑤排泄相	3〜5分後以降[2]	：腎盂，尿管病変が疑われる場合

- 通常，造影剤は600mgI/kgを30秒で注入する．
- ルーチンで全部の相を撮像することは被ばくの観点から勧められない．目的に応じて撮影の相を選択する．
- 腎および副腎は，すべての相でスライス厚3〜5mmで再構成を行う．

＊：bolus tracking法で造影剤到達を確認後，撮像する方が望ましい．
1，2：MPR像やCT urographyを得るには，薄いスライス厚の画像を再構成に用いる．

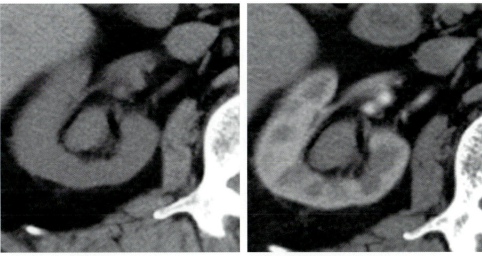
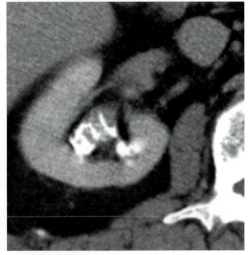

図1　腎盂癌

A〜D：腎の造影には経時的に3つの相が観察される．排泄相（D）で腫瘍による造影剤の欠損像がみられるが，腎盂内の病変は排泄相にならないとはっきりしない．

A 造影CT（皮髄相）　　　　　　B 造影CT（腎実質相）

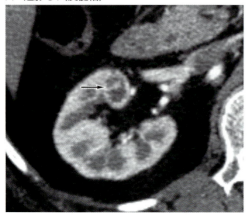
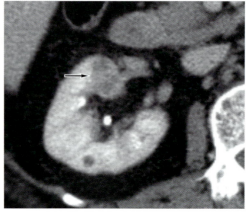

図2　腎細胞癌
A，B：皮髄相（A）では腎腫瘍は皮質と区別しづらいが，腎実質相（B）では周囲腎より低吸収域として明瞭である（→）．

　これらの相はすべて撮影する必要はなく，目的に応じて適切な時相を選択しなければならない．
　腹部臓器が最も濃染される，いわゆる肝の門脈相は腎では皮髄相にあたるが，腎の評価においては皮髄相のみでは不十分である．皮髄相では腎髄質の病変が見逃されることが少なくなく，さらに皮質相では多血性の腫瘍と強く造影された腎皮質との区別がつかないこともある（図2, 3）．また，皮質相では下大静脈内に層流（laminar flow）を認め，腫瘍塞栓と紛らわしいことがある．排泄相は，腎盂や尿管の病変を評価したい場合に必要である．
　CTの能力によりそれぞれ最適なプロトコールは異なるが，ヘリカルCTを用いて腎に絞った撮影を行う場合は，スライス厚をできるだけ薄くして（3mm程度）撮影するのが望ましい．以下に腎および尿管のCT撮影のポイントをまとめる．
- 単純CTでは石灰化や結石の有無，腫瘍の造影前の評価を行う．
- 造影剤投与後，3〜5mmのスライス厚で，1回の呼吸停止下に動脈相あるいは皮髄相と腎実質相の撮影を行う．
- 腎盂や尿管などの尿路疾患が疑われている場合は，CTUを撮影する．
　CT尿路造影（CT urography；CTU）についてはp.232-234を参照のこと．

b. 副腎

　現在のマルチスライスCTでは，肝や腎の検査において同様に副腎も十分に評価可能である．また，副腎に病変があるかどうかを診断するためには，多くの場合，単純CTのみで十分である．副腎は小さい臓器であり，評価にはスライス厚を薄くして撮影する必要がある．
　褐色細胞腫などの多血性腫瘍が疑われる場合は，腫瘍性病変の鑑別には注入速度を2〜3ml/sとするダイナミックCTの有用性が高い．しかし，造影パターンから質的診断を行うことは一般に困難であり，質的診断は腫瘍内の微量な脂肪成分をMRIで検出する方が診断能が高い．また，褐色細胞腫が疑われる症例などでは，副腎外の傍神経節腫の可能性を考え，胸郭から骨盤部まで撮影する．副腎の撮影プロトコールは腎に準じるが，造影後CTは他の腹部臓器同様，70〜80秒後あたりに撮影するとよい．

A　造影CT（皮髄相）　　　　　　　B　造影CT（腎実質相）

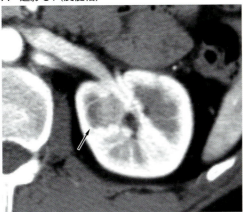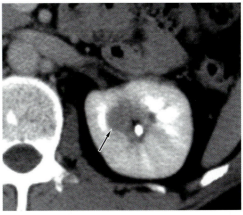

図3　腎細胞癌
A, B：腎髄質に主座がある腫瘤は皮髄相（A）では指摘が難しいが，腎実質相（B）では周囲腎より低吸収域として明瞭である（→）．

表2　MRIが役立つ腎，上部尿路系，副腎の病態

① 悪性腫瘍の患者に発見された副腎腫瘍が，転移性のものか腺腫（非機能性）かを鑑別したい場合
② 大きな腫瘤の上下への進展度診断を行いたい場合
③ ヨード造影剤にアレルギーがあるため造影CTができない場合
④ 水腎症があって造影剤が排泄されない時，尿路の閉塞部位を確定したい場合
⑤ 嚢胞性疾患の内容液を推定したい場合
⑥ MR angiographyによって腎血管を評価したい場合

2) MRI

　腎疾患における画像診断では，最初の検査法としては超音波やCTが行われ，大部分の疾患はこれだけで診断可能である．MRIは空間分解能が悪くアーチファクトも多いため，通常，CTに対して付加情報は期待するほど多くない．というのも，腎実質自体が水分が多い臓器であるため，他の臓器と比べてT1強調像で低信号，T2強調像で高信号を呈し，多くの腫瘍や他の病変とあまりコントラストがつかないためである．そのため，MRIの利点とされる高いコントラスト分解能が，腎では他の臓器のように生かされない．

　しかし，腎や副腎の腫瘤性病変の評価には，微量の脂肪の検出がポイントとなることがある．そのため，chemical shift imagingは大変有用である．さらに，病変の進展をみるには，横断像ばかりでなく冠状断像や矢状断像を活用する．

　一方，MRIはMR血管撮影（MR angiography；MRA）による腎血管性病変の評価や，水溶性造影剤を用いての腫瘤性疾患のダイナミック・スタディによる解析，排泄性腎機能の評価（MR renogram）にも応用されている．また，高速のspin echo法（SE法）を用いて水を選択的に描出するMR urography（MRU）も，一定の臨床的有用性が評価されている．MRIの最も良い適応として表2のものが挙げられる．

　腎，上部尿路系で，MRI撮像における各撮像法のポイントは，次の通りである．

a. T1強調像：呼吸停止下にgradient echo法（GRE法）によるT1強調像を撮像する．腎の

表3 腎, 副腎, 上部尿路系の1.5T MRI撮像プロトコール例 (文献1)より改変して転載)

撮像法	シーケンス	TR/TE	スライス厚	その他
①T2強調横断, 冠状断像	呼吸停止FSE法	3000/100ms前後 (ETL 20前後)	5mm	撮影範囲は腎全体
	呼吸同期FSE法	R-R間隔/100ms前後	5mm	
	呼吸停止heavy-T2強調法	無限大/80ms前後	5mm	
②T1強調横断像	2D GRE法 (double echo)		5mm	撮影範囲は腎全体
	in phase	150/4.4ms前後		
	opposed phase	150/2.2ms前後		
③ダイナミックMRI	2D GRE法	150/4ms前後	5mm	腫瘍の至適断面を選択 撮影時間は30秒, 60〜90秒, 150〜300秒後
	3D GRE法	4〜5/1.2〜2ms前後 (FA 12〜15°前後)		

- 副腎を撮像する場合は適宜, スライス厚を薄くする. 通常, ダイナミックMRIは不要.
- 上部尿路病変を撮像する場合は, single shotおよびマルチスライス法によるMR urographyを追加する.

皮髄が認識可能である.

b. chemical shift imaging: in phaseとopposed phaseの両方のGRE法T1強調像を撮像し, 比較することで微量の脂肪を検出することが可能であり, 副腎腺腫の診断や血管筋脂肪腫の脂肪の存在診断に有用である.

c. T2強調像: fast spin echo法(FSE法)あるいはhalf Fourier single shot turbo spin echo法(HASTE法)を行う. single shot fast spin echo法では嚢胞性疾患は高信号が明瞭であるが, 充実性病変ではコントラストが若干低下する. しかし, バンド幅が広くchemical shift artifactが少ないため, 腎, 後腹膜領域では有用性が高い.

d. ダイナミックMRI(腫瘍性疾患の血流動態): 腎腫瘍が疑われ, CTが使えないようなヨードアレルギー患者では有効である. 副腎の腫瘍性病変に対する意義は乏しい. ガドリニウムキレート剤(0.1mmol/kg)を急速静注し, 20〜30秒おきに撮像する. パルス系列は呼吸停止下で撮像可能なgradient echo法(FLASH, SPGR)を用い, 2Dあるいは3Dで撮像を行う.

e. 造影後の脂肪抑制T1強調像: 造影された組織と脂肪組織を明瞭に分離することが可能である.

f. 腎血管の評価(MRA): 造影剤の急速静注後, 呼吸停止下の3DのGRE法によって撮像する. 原画像を評価することで, ダイナミックMRIとして用いることも可能である.

g. MR urography(MRU): MRCPと同様に, 厚いスライスのprojection法あるいはMIP法で撮像を行う.

腎, 副腎, 上部尿路系疾患で用いられる1.5T MRIによる具体的な撮像プロトコールの例を, 表3に示す[1].

2. 骨盤内臓器

骨盤内疾患は呼吸停止の必要はなく, 上腹部と違ったアプローチが必要である. 一般に, 骨盤内臓器はMRIのT2強調像でコントラストが明瞭であり, CTではコントラストがあまりつかない. しかし, CTは結石の診断や癌の病期診断に有効である.

**表4　骨盤内臓器腫瘍性病変の病期診断の撮影プロトコール例
　　　（16〜64列マルチスライスCT）**

- スライス厚5mmで600mgI/kgの造影剤を2〜3ml/sで投与
- 単純CT
- 造影剤投与開始後，70〜90秒後*

＊30〜40秒後より胸部から骨盤まで（骨盤部が70秒後あたりに撮影されるようにする）
（膀胱腫瘍の診断では，膀胱に造影剤が充満される8分後以降に撮影を追加してもよい）

1) CT

　骨盤部のCTは，局所の病変の診断についてはコントラストの点でMRIに劣るため，局所の精査を目的とするよりも，肺や上腹部を含めて広い範囲で撮影が必要な場合，特に癌の病期診断の一環として行われることが多い．骨盤内を肝や腎のように何相も撮ることは被ばくも増え，診断的にもほとんど価値がない．単純CTと臓器濃染の最も強い肝の門脈相に当たる相で撮影すれば十分である．その意味では，最近のマルチスライスCTでは癌の病期診断および再発診断の目的で，肝の上縁から骨盤部まで1回の呼吸停止下で門脈相の撮影が可能である．表4に16〜64列マルチスライスCTによる具体的な撮影プロトコールの例を示す．

2) MRI

　泌尿器領域のMRIは，部位によって大きく撮像法が異なる．

　骨盤部では前方から強く下腹部を圧迫して撮像するとゴースト・アーチファクトを低減できる．また，この部位ではphased array coilを用いることが多いが，コイルの近傍で信号は極端に上昇し，やはりゴースト・アーチファクトの原因となる．位相エンコード方向を切り換え，目的の領域にこれらのアーチファクトが発生しないように工夫することも必要である．

　また，腸管の蠕動運動がアーチファクトを招き画質を低下させるため，検査の前は絶食とし，さらにブスコパン®（ブチルスコポラミン）などを筋注することが望ましい．

　代表的な撮像部位としては，膀胱，前立腺および尿道，陰茎・精巣に分けて考える．

a. 膀　胱

　膀胱癌の評価においては病変の深達度診断が重要であり，腫瘍と膀胱壁との位置関係を確認した上で最適な断面の選択が必要である．

　また，骨盤のリンパ節の評価も必要である．膀胱癌はT2強調像で低信号を示し膀胱内部が高信号に描出されるが，膀胱腫瘍の病期診断には，筋層と腫瘍のコントラストをつけ，造影剤を急速注入した後に撮像を繰り返すダイナミックMRIの施行が不可欠である．ダイナミックMRIの撮像は通常2Dで行われるが，膀胱全体を3Dで撮像し，スライス厚は1〜2mm程度に設定すれば，任意の断面を再構成することで深達度診断が可能となる．最近は拡散強調像の有用性も報告されている．

　膀胱疾患で用いられる1.5T MRIによる具体的な撮像プロトコールの例を表5に示す[1]．膀胱の検査では膀胱壁を適度に進展させるため，通常は1時間ほど前に排尿させ，軽度貯留した状態で撮像する．

b. 前立腺および尿道

　前立腺はT2強調像で3層構造を示す．尿道左右の移行領域（transitional zone；TZ），

表5 膀胱癌のMRI撮像プロトコール例（1.5T装置，phased array coil）（文献1）より改変して転載

撮像法	シーケンス	TR/TE	スライス厚	その他
①T2強調横断像	FSE法	4,000ms前後／100〜120ms前後	〜5mm	膀胱，前立腺を含む
②T2強調斜位断像	FSE法	4,000ms前後／100〜120ms前後	〜5mm	斜位断は腫瘍基部の壁に垂直
③拡散強調横断像 and/or矢状断像（オプション）	EPI法 脂肪抑制併用	2,800〜4,500ms前後／90ms前後	〜5mm	b＝1,000s/mm^{2}前後，S/Nが十分となるようにカスタマイズ
④ダイナミックMRI	3D GRE法 脂肪抑制併用 （2D GRE法脂肪抑制併用可）	5〜10ms／3〜5ms	2mm前後	3D撮影したものを斜位断面に再構成．または斜位断面で2D撮像．撮像時間を20〜30秒としpre．30秒，60秒，90秒，120秒

表6 前立腺癌のMRI撮像プロトコール例（1.5T装置，phased array coil）（文献1）より改変して転載

撮像法	シーケンス	TR/TE	スライス厚	その他
①T2強調横断像	FSE法	4,000ms程度／100ms程度	4mm	精嚢上縁から会陰部の範囲を撮像
②T1強調横断像	SE法またはFSE法	400〜850ms／12ms程度	4mm	精嚢上縁から会陰部の範囲を撮像
③拡散強調横断像	SE-EPI法 STIR法かCHESS法による脂肪抑制併用	TR 5,000ms以上／TE最短	3〜5mm	b-valueを0，800〜1,000s/mm^{2}とし，ADC map作成（high b-valueとして≧1,400s/mm^{2}推奨）
④T2強調冠状断像	FSE法	4,000ms程度／100ms程度	4mm	前立腺がFOVの中心よりもやや尾側になるように
⑤ダイナミックMRI横断像	3D GRE法（2D GRE法，FSE法も可）脂肪抑制併用	4ms程度／2ms程度	2〜4mm	撮影時間は25〜30秒程度とし，30秒後，60秒後，120秒後，180秒後に撮像
⑥（ダイナミックMRI後）造影T1強調横断像	SE法またはFSE法 脂肪抑制併用	400〜850mg／12ms程度	4mm	精嚢浸潤の評価には冠状断像を追加

射精管周囲の中心域（central zone；CZ），およびそれらの外側にあたる近縁域（peripheral zone；PZ）である．

　前立腺は比較的小さな臓器であり，診断的価値がある画像を得るにはレベルの高いMRIが必要で，いまだに機種において画質に大きな差があるのが現状である．最低でも1.5Tの機器で，磁場の均一度に優れ，高画質の拡散強調像が撮像可能な機器が必要である．また，phased array coilを用いて感度を上げ，field of view（FOV）を小さくして空間分解能の優れた画像を得る必要がある．直腸内コイルを用いることで，SN比（信号雑音比）が良く空間分解能の高い画像を得ることができるが，わが国ではほとんど用いられていない．

　また，通常は精嚢腺も含めてT2強調像を撮像するが，前立腺の底部または尖部に病変が疑われる場合には，周囲への進展を評価するためにT2強調冠状断像を撮像する．横断像，矢状断像のスライス厚は，3〜4mm程度とする．

拡散強調像はT2強調像でわかりにくい腫瘍を検出する上で，非常に重要なパルス系列であり，b値＝800〜1,000s/mm^{2}を用い，ADC mapも作成する．T2強調像との融合画像も有効なことがある．

ダイナミック・スタディは，拡散強調像で病変が不明瞭な場合や，T2強調像との所見が一致しない場合に有効である．最近は拡散強調像の有用性も多数報告されている．前立腺癌で用いられる1.5T MRIによる具体的な撮像プロトコールの例を表6に示す[1]．

c. 陰茎，精巣など

陰茎，精巣の撮像では前立腺や膀胱などと同様，空間分解能の高い撮像が望まれる．特に読影の際に陰茎，陰囊が左右対称になっていると読影しやすい．通常，造影は不要であるが，睾丸捻転が疑われる場合はダイナミック・スタディを行う．

まとめ

腎や副腎の診断には超音波に引き続いてCTが行われる．単純CTは結石の診断には不可欠である．腫瘍性病変には造影CTが必要である．腎，尿路におけるMRIの役割は限られているが，chemical shift imagingなどで微量の脂肪を診断する場合や，アレルギーなどでヨード造影剤が用いられない場合などにはMRIが用いられる．

一方，骨盤内臓器ではCTの役割は限られている．CTは胸部や腹部と併せて広い範囲で撮影を行う場合に有効である．骨盤内臓器の局所の解剖はMRIによって明瞭に描出される．

膀胱の層構造はダイナミック・スタディで明瞭に描出できる．前立腺のzonal anatomyは，T2強調像で明瞭となる．また，拡散強調像は前立腺癌や膀胱腫瘍において非常に有用である．

参考文献

1) 日本医学放射線学会(編); 7. 泌尿器 泌尿器領域の標準的撮像法．画像診断ガイドライン，2016年版．p.440-449, 金原出版, 2016.

読影のためのKEY WORDS
key words for radiographic image interpretation

浪本智弘

はじめに

泌尿器科臓器は上腹部の副腎，腎から尿管で連続し，骨盤部の膀胱，尿道，前立腺，睾丸など体幹の広い範囲に存在している．MRIではカバーできる撮像範囲が比較的狭いため，正確なポジショニングが重要である．また，各臓器や疾患の特徴により，通常のT1強調像およびT2強調像に追加する撮像法が診断能の向上に寄与することがある．これら特殊な撮像法の原理と適応について概説する．

1. 日常でよく使用される高速MRI撮像法

1) GRE (gradient recalled echo，グラディエントエコー) 法

MRIの高速撮像法のひとつで，RFパルスは1回しか使用せず，フリップアングルも90°以下を使用する．180°パルスを使用しないため，磁場の不均一による影響を受けやすい．通常，フリップアングルは60～70°でT1強調ダイナミック撮像に使用されるが，フリップアングルを20°以下程度に変えるとT2強調のコントラストとなり，T2強調の高速撮像にも使用可能である．この場合は，通常のT2強調像と比べて磁化率の変化に影響を受けやすく，T2*（スター）強調像と呼ばれることが多い．

2) FSE (fast spin echo) あるいはTSE (turbo spin echo) 法

高速スピンエコー法のひとつであり，1回の繰り返し時間（TR）内に180°パルスを複数回印加してエコー信号を多数収集し，撮像時間を短縮する．現在，T2強調像のほとんどはFSE法で撮影されている．

3) HASTE (half Fourier single shot turbo spin echo) 法，SSFSE (singleshot fast spin echo) 法

MRI撮像に通常必要なデータの約半分だけを収集することにより高速撮像を行う．収集データが少ないため，ややぼけた画像となる．ワンショット撮像法であり，T2強調像が1枚当たり数秒で撮像できるため，MR urographyや体動の強い症例で使用される．

2. 脂肪抑制法

1) 選択的脂肪周波数抑制法 (chemical shift selective saturation；CHESS法)

一般に使用されている脂肪抑制法であり，水と脂肪に結合したプロトン（^1H）の共鳴周波数のわずかな差（3.5ppm：225Hz @1.5T）を利用して，脂肪の周波数のみ選択的に抑制する方法（図1）である[1)2)]．まず，脂肪の共鳴周波数に一致した選択的RFパルス（90～110°）を照射して，脂肪成分の信号のみを抑制する．T1強調像にて高信号となる脂肪含有比率の高い部位が全体的に抑制されるため，泌尿器科領域では副腎の比較的脂肪含有量の多い腺腫や，粗大な脂肪成分を含む骨髄脂肪腫，腎の血管筋脂肪腫（図2）の診断などに有用である．定量性はないため，周囲組織とのコントラストの変化などで診断する．水と脂肪の共鳴周波数の差は磁場強度に比例するため，低磁場装置では周波数の差が少なく，良好な画像が得られ

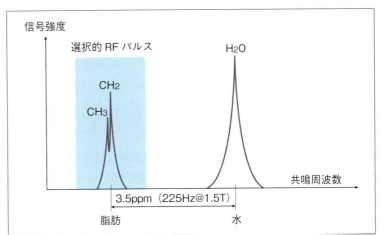

図1 選択的脂肪周波数抑制法（CHESS法）の原理
水と脂肪のプロトン（^1H）は，結合している分子構造の違いからわずかに共鳴周波数が異なる．そこで脂肪の共鳴周波数に選択的にRFパルスをかけて縦磁化をなくし，信号抑制を行う．

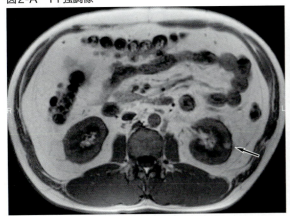

図2-A　T1強調像

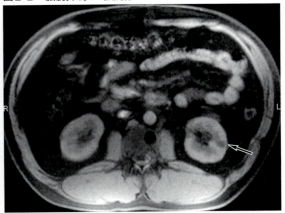

図2-B　脂肪抑制T1強調像

図2　左腎血管筋脂肪腫
左腎にT1強調像にて高信号となる腫瘤を認める（→）．CHESS法にて信号低下を認めており，脂肪の存在が疑われる．

ないことがある．また，腸管ガスや金属などで磁場が不均一な時には，抑制効果の弱い場合がある．

2）chemical shift imaging法

水と脂肪の磁化には，共鳴周波数のわずかな差により回転速度に差が生じ，脂肪の磁化の位相は水に比べて徐々に遅れる．この差は磁場強度に反比例しており，1.5T装置では2.2msecで脂肪の信号は水の信号の180°反対方向（opposed phase, out of phase）となり，打ち消し合う[2) 3)]．また，さらに2.2msec後の4.4msecでは，脂肪の信号と水の信号は同方向（in phase）となり，加算される（図3）．このような信号変化を2.2msecごとに繰り返している．このため，水と脂肪が同一撮像単位（voxel）内に混在している時，opposed phaseでは水と脂肪の信号が打ち消し合い，in phaseと比べて信号低下を生じる．chemical shift imaging法では，この原理を利用してT1強調GRE法にて同一パラメータを使用し，TE（エコー時間）を2.2msec（opposed phase）と4.4msec（in phase）の2つのエコーを1回の

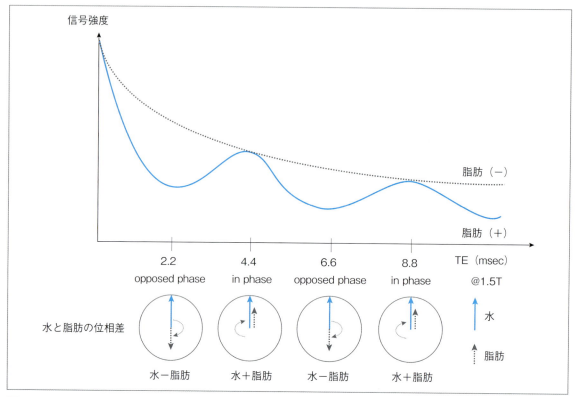

図3 chemical shift imaging法の原理
脂肪を含まない物質ではMRIの信号はT2*減衰をする（……）が，脂肪が混在すると，脂肪の信号は徐々に水と脂肪の位相が変化してopposed phaseでは水と逆位相になり，信号を打ち消し合う．さらに位相は連続的に変化し，in phaseでは再び同位相になり，信号は加算される．その後も同じ周期でopposed phaseとin phaseを繰り返す．

図4-A，B　T1強調GRE法
A opposed phase (out of phase) (TE 2.2msec)　　B in phase (TE 4.4msec)

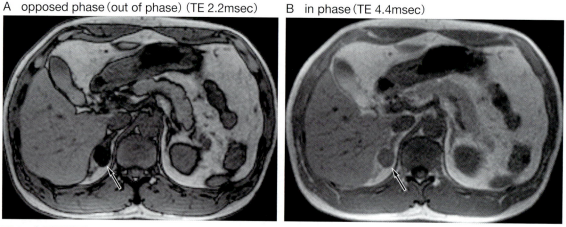

図4　右副腎腺腫
脂肪を含んだ副腎腺腫では，TEが短いopposed phase（A）で，TEの長いin phase（B）より信号低下を生じている（→）．

撮像で同時に撮像する．opposed phaseでの信号がin phaseでの信号より低下したら，脂肪成分の存在が示される．この方法は微量の脂肪の検出に優れており，数％の脂肪含有比率から信号低下を認める．このため，泌尿器科領域では脂肪含有量の少ない副腎腺腫（図4）や

腎血管筋脂肪腫などに有用である[4]．欠点としては，水と脂肪が同一撮像単位内に存在しないと信号低下を生じないため，粗大な脂肪成分を含んだ腫瘍などでは信号低下を生じないことがあり，その場合はCHESS法が有用となる．また，臓器の辺縁部に小さな腫瘍を認めた場合には周囲の脂肪の影響による信号低下が生じ，評価が困難となる場合がある．opposed phaseとin phaseのTEは磁場強度に反比例するため，それぞれ0.5Tでは6.6msecと13.2msec，1Tでは3.3msecと6.6msec，3Tでは1.1msecと2.2msecとなる．磁場強度に合わせたTEの設定が必要である．

3. MR urography

MR urography（MRU）は，MR cholangiopancreatography（MRCP）と同様の原理で，TEが500msecを超えるheavily T2強調像をsingle shot fast spin echo（SSFSE）などで撮像することにより，水の信号のみを描出する撮像法であり，造影剤を使用せずに排泄性尿路撮影に近い画像を得られる（図5）[5) 6)]．

MRUにはsingle shot法とmulti slice法がある．single shot法では，腎盂，尿管，膀胱を含んだ10cm程度の厚いスライスで1枚撮像する．数秒の撮像で排泄性尿路撮影に近い画像を撮像可能である．これに対しmulti slice法では，数mm厚の画像を数十枚撮像し，maximum intensity projection（MIP）により，排泄性尿路撮影に近い画像を得る．撮像時間は数分かかるが，投射方向を変えることが可能で，元画像も参照できるため，詳細な検討が可能となる．

排泄性尿路撮影と比較して，MRUでは拡張のない尿管の描出はやや劣るが，水腎症などで造影剤が排泄されない，あるいは排泄能が低下した場合でも描出可能である．また，MRUは造影剤を使用しないため，腎機能に関係なく撮像可能であり，水腎症がある場合は特に有用性の高い検査である．

MR urography（TR 9,000msec/TE 520msec）

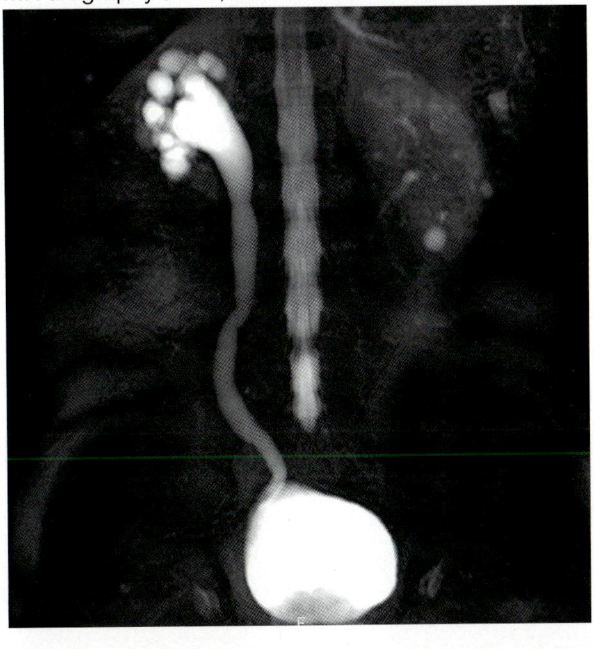

図5　右水腎症
スライス厚7cmの1shot撮像．尿路系全体が数秒で撮像可能である．

4. parallel imaging（SENSE法）

　複数のコイルからの情報を並行処理することから，parallel imagingと総称される．MRIメーカーによってシーケンス名は異なる（PAT，ASSET，SPEEDERなど）が，最初に開発したPhilips社の名称からSENSE法と呼ばれることが多い[7)8)]．

　MRIでは撮像のデータ収集時に位相エンコードを減らすと，折り返しを伴った画像となる（図6-A）．しかし，複数のコイルを使用し，あらかじめレファレンススキャンにより，各コイルの感度分布がわかっていれば，各コイルの受信信号にレファレンススキャンから得られたパラメータを使用することにより，折り返しを伴った画像を元の画像に展開できる（図6-B）．このため，1/［コイルの数］の時間で撮像可能となる．ただ，データ収集自体は減少するため，信号雑音比（SN比）は低下する．

　SENSE reduction factor（R）と呼ばれる時間短縮度は任意に設定可能だが，例えば2倍速（データ収集1/2）とするとSN比は通常撮像の$1/g\sqrt{2}$となる．gはgeometry factorという係数でコイルの配列や位置関係により決まるが，2倍速程度までは問題とならないため，2倍速でのSN比は，ほぼ$1/\sqrt{2}$となる．

　parallel imagingの時間短縮以外の利点としては，位相エンコード数が減るため，TEを短くできることが挙げられる．これによりSN比は向上し，拡散強調像での歪みの改善やT2強調像でのブラーリングアーチファクトの低減にも寄与する．複数のコイルを使用するすべてのシーケンスに使用できるため，T2強調像だけでなく，T1強調ダイナミック撮像やMRAなどあらゆる高速撮像法に応用範囲は広がっている．

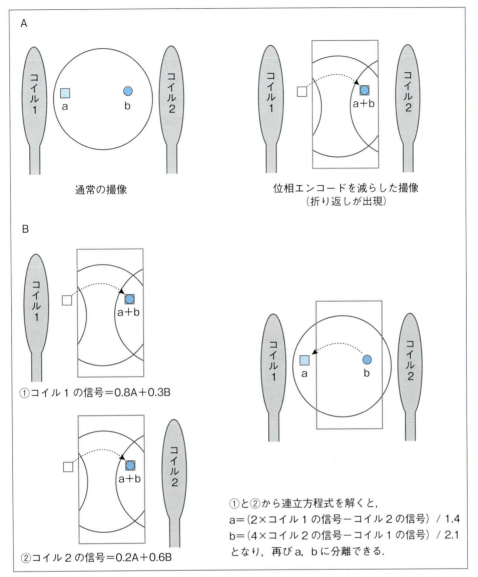

図6　parallel imaging（SENSE法）の原理
A：通常は対象全体が含まれる位相エンコードを用いて撮像を行う．位相エンコードを減らして撮像すると折り返しが生じ，a（□）とb（●）の信号が同じ位置に加算される．
B：parallel imagingでは，あらかじめレファレンススキャンを撮像し，各コイルの感度を測定し，パラメータ（係数）を算出する．パラメータはコイル1ではaが近いので，信号もaがより強く影響する．そのため，この図ではコイルのaの係数が0.8，bの係数が0.3とレファレンススキャンの測定結果より計算される．コイル2では逆にaは0.2，bは0.6とbの係数が高くなる．この係数を使うことで，コイル1でのa＋bの位置の信号はもともと近いaの信号の影響が強く，コイル2では同じa＋bの位置の信号は逆にBの信号の影響が強いことが加味される．これらのコイルの受信信号から連立方程式を解くと，aとbの信号を分離できるため，再び元の画像に展開できる．

5. 拡散強調像

　拡散強調像（diffusion weighted imaging；DWI）は，最近まで脳梗塞など主に中枢神経系の画像診断に応用されてきた[9]．通常は拡散強調像を撮影するシーケンスとして，T2強調像系の高速撮像法echo-plannar（EPI）法を使用する．parallel imagingを使用することにより，磁化率アーチファクトや画像の歪みが軽減され，腹部，骨盤部領域への応用が進んでいる．拡散強調像は通常のEPIでの180°パルスの前後に同じ大きさのmotion probing gradient（MPG）をかけることにより，静止している部位では，最初に印加したgradientにより位相がずれたプロトンの信号が180°パルス後に印加したgradientにより元の位相に戻り，位相のずれ（dephase）が生じないため，信号減衰が起こらない．これに対し，内部に拡散運動など動きのある部位では前後のgradientの間にプロトンは移動し，位相のずれが生じるため，プロトンは元の位相に戻れず信号減衰が生じる（図7）．

　この位相のずれの検出能は，MPGの大きさや前後のMPGの間隔により異なり，その単位

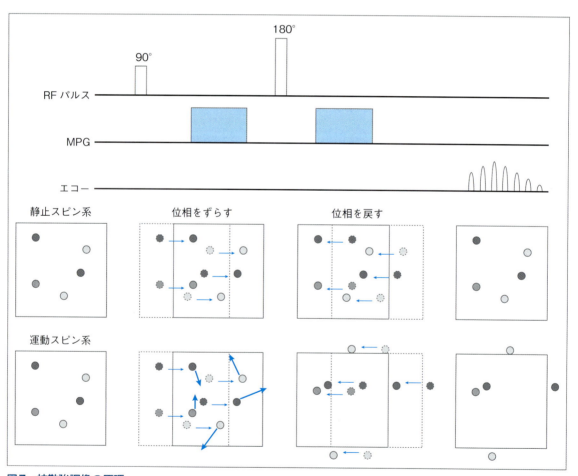

図7　拡散強調像の原理
図の四角がMRIの測定単位（voxel）とすると，静止スピン系では最初のMPGをかけると中のプロトンの位相が変化する．しかし，180°パルスをかけた後，同じ大きさのMPGをかけると元の位相に戻り，同じ数のプロトンが測定単位内に存在する．これに対し，運動スピン系ではMPGをかけた際に各プロトンはブラウン運動を行い，ランダムな動きをしている．その後，2回目のMPGをかけてもプロトンの一部は撮像単位の外に運動しており，撮像単位内のプロトンの数は減少し，信号低下を生じる．

としてb value（b値）が用いられている．b値が大きい方が，より小さな拡散運動もとらえることができる反面，信号低下が強くなり，画質は低下する．また，拡散強調像は腫瘍の検出のみでなく，b値を変えて撮像することで，見かけの拡散係数（apparent diffusion coefficient；ADC）というパラメータを計算することができる．泌尿器科領域では主に前立腺癌の検出に使用されており（図8-B），一般的にb値は1,000sec/mm^{2}程度で使用されている[10) 11)]．

図8-A T2強調像

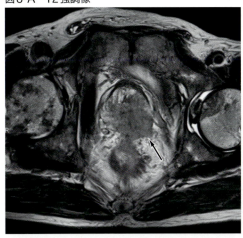

図8-B 拡散強調像（反転イメージ）

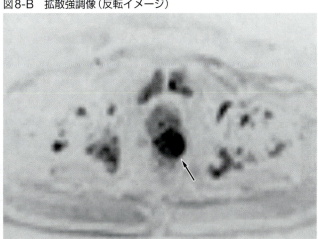

図8-C MR spectroscopy（正常部）

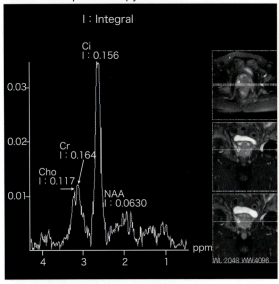

図8-D MR spectroscopy（前立腺癌）

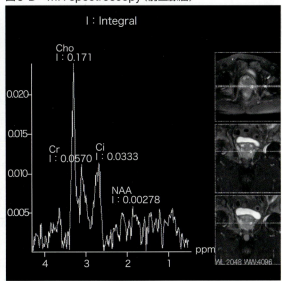

図8 前立腺癌（骨転移） 3T MRI
A：前立腺癌は外腺左葉中心にT2強調像にて低信号となる腫瘤として認められる（→）（骨転移あり）．3T MRIの特徴である高いSN比を生かした高分解撮像となっている．
B：癌は拡散強調像で拡散制限を認めている（→）．
C，D：MR spectroscopyでは正常部（C）のコリン/クエン酸比（Cho/Ci）が低いのに対し，前立腺癌（D）ではコリンの上昇を認め，コリン/クエン酸比が高くなる．

6. 3T MRI

　近年，全身用3T MRI超高磁場装置による腹部骨盤部領域での撮像が可能となった．3T MRIでは理論上ではSN比が1.5Tの2倍となるため，高解像度の画像や撮像時間の短縮が期待されている[12)〜14)]．しかし，磁化率効果や化学シフト（chemical shift）も2倍となるため，腹部の撮像では腸管などによる磁化率アーチファクトの増加や，内臓脂肪による化学シフトアーチファクトの増加を生じる[14)]．また，3T MRIでは高周波のRFパルスを照射するため，人体に吸収される単位時間体積当たりの熱量である比吸収率［specific absorption rate；SAR（W/kg）］は4倍となる．人体にかけられるSARには規制があるため，撮像条件が制限されたり，検査時間の延長が必要となる．また，1.5T MRIと比べてT1緩和時間は約1.2倍程度に延長するため，T1コントラストの低下やT2強調像での水の信号低下などが生じる．さらに，RFパルスが高周波となるため人体内部への浸透力が低下し，中心部の信号低下や腹水がある時などに画質の劣化を生じる．

　これらの制限事項から，泌尿器科領域では中枢神経ほど3T MRIの有用性が示されておらず，現状では前立腺での報告が散見されるのみである[15)〜18)]．今後は，3T MRIの特徴である高いSN比を生かした高分解能撮像（図8-A）や，化学シフトの差を利用した前立腺のspectroscopyなどに有用性が期待されている．

7. MR spectroscopy（MRS）

　生体内の化学物質や代謝物質を，分子構造の違いによるわずかな共鳴周波数の変化（化学シフト，前述）を利用して測定する方法である．泌尿器科領域では前立腺に対し，主にプロトン（^{1}H）の核種を使うMRS（proton MRS）で有用性が示されている．正常な細胞にはクエン酸（Ci）が豊富であり，前立腺癌など悪性腫瘍では代謝経路が異なるため，クエン酸は乏しい（図8-C，D）[19)]．また，癌では細胞膜合成と破壊が亢進しており，細胞膜代謝に関係するコリン（choline；Cho）濃度が高くなる．この違いにより正常組織では2.6ppmにクエン酸のピークを認めるが，前立腺癌では3.2ppmのコリンの上昇がみられ，これらのピークの変化やコリン／クエン酸比の変化を調べることで，癌と正常組織との鑑別の一助となる．proton MRSの測定方法には大きく分けてsingle voxel法とmulti voxel法の2種類があり，時間や緩和時間の定量にはsingle voxel法を，代謝物の分布を検討するにはmulti voxel法を使用する．

　特に，3T MRIによるMRSはコリンとクエン酸の共鳴周波数の差が2倍となるため，ピークの分離が良好となる．さらに，3T MRIによるSN比の上昇と相乗効果により，MRS測定に有用性が期待されている[16)〜18)]．

参考文献

1) Haase A, Frahm J, Hänicke W, et al: ^{1}H NMR chemical shift selective (CHESS) imaging. Phys Med Biol 30: 341-344, 1985.
2) Delfaut EM, Beltran J, Johnson G, et al: Fat suppression in MR imaging: techniques and pitfalls. RadioGraphics 19: 373-382, 1999.
3) Dixon WT: Simple proton spectroscopic imaging. Radiology 153: 189-194, 1984.
4) Namimoto T, Yamashita Y, Mitsuzaki K, et al: Adrenal masses: quantification of fat content with double-echo chemical shift in-phase and opposed-phase FLASH MR images for differentiation of adrenal adenomas. Radiology 218: 642-646, 2001.
5) Nolte-Ernsting CC, Adam GB, Günther RW: MR urography: examination techniques and clinical applications. Eur Radiol 11: 355-372, 2001.
6) Rothpearl A, Frager D, Subramanian A, et al: MR urography: technique and application. Radiology 194: 125-130, 1995.
7) Pruessmann KP, Weiger M, Scheidegger MB, Boesiger P: SENSE: sensitivity encoding for fast MRI. Magn Reson Med 42: 952-962, 1999.
8) Kurihara Y, Yakushiji YK, Tani I, et al: Coil sensitivity encoding in MR imaging: advantages and disadvantages in clinical practice. AJR 178: 1087-1091, 2002.
9) Le Bihan D, Breton E, Lallemand D, et al: MR imaging of intravoxel incoherent motions: application to diffusion and perfusion in neurologic disorders. Radiology 161: 401-417, 1986.
10) Issa B: *In vivo* measurement of the apparent diffusion coefficient in normal and malignant prostatic tissues using echo-planar imaging. J Magn Reson Imaging 16: 196-200, 2002.
11) Choi YJ, Kim JK, Kim N, et al: Functional MR imaging of prostate cancer. Radiographics 27: 63-75, 2007.
12) Fukatsu H: 3T MR for clinical use: update. Magn Reson Med Sci 2: 37-45, 2003.
13) Morakkabati-Spitz N, Gieseke J, Kuhl C, et al: MRI of the pelvis at 3T: very high spatial resolution with sensitivity encoding and flip-angle sweep technique in clinically acceptable scan time. Eur Radiol 16: 634-641, 2006.
14) Lee VS, Hecht EM, Taouli B, et al: Body and cardiovascular MR imaging at 3.0T. Radiology 244: 692-705, 2007.
15) Kim HW, Buckley DL, Peterson DM, et al: *In vivo* prostate magnetic resonance imaging and magnetic resonance spectroscopy at 3 Tesla using transceive pelvic phased array coil: preliminary results. Invest Radiol 38: 443-451, 2003.
16) Sosna J, Pedrosa I, DeWolf WC, et al: MR imaging of the prostate at 3 Tesla: comparison of an external phased-array coil to imaging with an endorectal coil at 1.5 Tesla. Acad Radiol 11: 857-862, 2004.
17) Vilanova JC, Barceló J: Prostate cancer detection: magnetic resonance (MR) spectroscopic imaging. Abdom Imaging 32: 253-261, 2007.
18) Miao H, Fukatsu H, Ishigaki T: Prostate cancer detection with 3-T MRI: comparison of diffusion-weighted and T2-weighted imaging. Eur J Radiol 61: 297-302, 2007.
19) Kaji Y, Kurhanewicz J, Hricak H, et al: Localizing prostate cancer in the presence of postbiopsy changes on MR images: role of proton MR spectroscopic imaging. Radiology 206: 785-790, 1998.

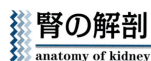

腎の解剖
anatomy of kidney

山下康行

腎の画像解剖と正常画像（図1）[1)2)]

　　　　腎は人体の中で最も血流量の多い臓器である．片腎の重量は300g程度であるが，1分間に1,200m*l* もの血液が灌流する．腎実質は皮質と髄質に分かれる．皮質には近位尿細管やBowman嚢が存在し，小葉間動静脈が分布するため，髄質に比べて動脈相での血流が非常に多い．

　　　　髄質には遠位尿細管や集合管が存在し，先端が腎洞に向かう12〜18個の腎錐体からなる．錐体の先端を腎乳頭といい，ここに遠位集合管（Bellini管）が開口し，小腎杯に開く．各錐体は，皮質から連続する腎柱（Bertin柱）で分離される．Bertin柱が大きい場合，腫瘍との鑑別が必要なことがある．腎洞には脂肪がみられ，特に高齢者では腎洞内の脂肪が増加し，"sinus lipomatosis"と呼ばれる状態になり，尿路造影で腎杯や腎盂の圧排所見を呈する．

1）脈管系

　　　　腎動脈本幹は腎門部で腹側枝と背側枝の2本に分かれ，さらに区域動脈から葉間動脈となる．葉間動脈はさらに弓状動脈，小葉間動脈となる．輸入細動脈周囲にはレニンを産生・分泌する傍糸球体細胞が存在する．髄質へは弓状動脈近くにある糸球体からの輸出静脈が直細動脈（vasa recta）として髄質に向かって走り，尿細管の周りで毛細管網を形成する．また腎動脈からは上被膜動脈，下副腎動脈，腎盂動脈，上尿管動脈なども分岐する（図1-D）．

　　　　腎静脈系は輸出細静脈から髄質内に入り直細静脈を形成した後，腎皮質に戻り，その後は動脈と同様の分岐を示す．左腎静脈は右腎静脈に比べて長く，大動脈と上腸間膜動脈の間を通り，下大静脈へ流入する．左腎静脈には左下副腎静脈・左下横隔静脈・左性腺静脈・左腸腰静脈が，右腎静脈には右下副腎静脈が流入する．

　　　　腎実質および腎被膜からのリンパ流は腎静脈に沿って走行し，腎茎部リンパ節に至り，外側大動脈リンパ節群へ流入する．腎周囲腔からのリンパ流は，外側大動脈リンパ節群へ直接流入する．

図1　腎の正常解剖と画像▶

A：腎実質は皮質と髄質に分かれる．髄質は12〜18個の腎錐体からなる．錐体の先端を腎乳頭という．錐体には遠位集合管（Bellini管）が開口し，小腎杯に開く．各錐体は，皮質から連続する腎柱（Bertin柱）で分離される．腎洞には脂肪がみられる．
B：皮質には小葉間動静脈が分布するため，髄質に比べて動脈相での血流が非常に多い．
C：皮質には近位尿細管やBowman嚢が存在する．髄質には遠位尿細管や集合管が存在し，先端が腎洞に向かう腎錐体からなる．
D：腎動脈本幹は腎門部で腹側枝と背側枝の2本に分かれ，さらに区域動脈から葉間動脈となる．また，腎動脈からは上被膜動脈，下副腎動脈，腎盂動脈，上尿管動脈なども分岐する．
＊：動脈瘤
E：葉間動脈は皮髄境界で弓状動脈となり，皮質を小葉間動脈が栄養する．

腎の解剖　37

A　腎のマクロ像

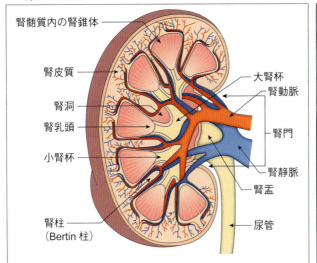

B　Aに対応する造影CT（冠状断）

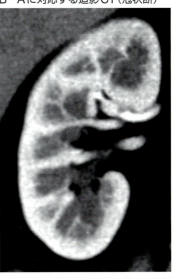

C　腎のサブミクロ像（文献2）より改変して転載）

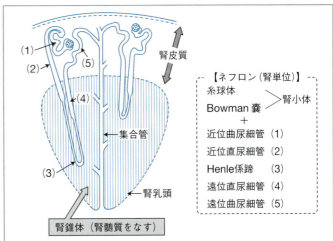

【ネフロン（腎単位）】
糸球体　　　　｝腎小体
Bowman嚢
＋
近位曲尿細管（1）
近位直尿細管（2）
Henle係蹄（3）
遠位直尿細管（4）
遠位曲尿細管（5）

D　腎動脈造影

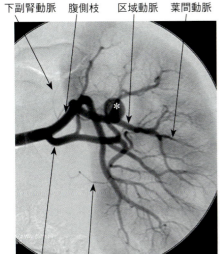

E　模式図（文献3）より改変して転載）

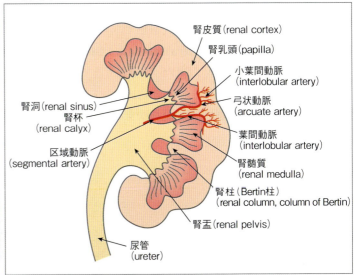

2) 画像所見

　超音波では，腎皮質は肝と同等，もしくは肝よりも低いエコーレベルを示す．皮髄の境界は明らかではない．腎洞には脂肪がみられ，高エコーとして明瞭に区別され"central echo complex"と呼ばれる（図2）．

　単純CTでは，腎は水分が多いため肝より低吸収で，皮髄の区別はつかない．中心部には腎洞の脂肪や腎盂がみられる．ダイナミックCTを行うと，皮髄の区別が明瞭に区別できる（図3）．腎には全身の造影剤が集まってくるために，腎の造影効果は他の臓器とは違った造影のパターンを呈する．造影剤を30～40秒程度で注入した場合，30～60秒後は皮質が主に造影されるcorticomedullary phase（皮髄相），90～130秒後は腎実質が造影されるnephrographic phase（腎実質相）が得られる．3～5分後以降には造影剤が排泄されるexcretory phase（排泄相）が観察される．

　MRIにおいては，腎実質内の皮質と髄質との差異はT1強調像でよく描出できる．皮質は髄質よりも高信号を示し，"corticomedullary differentiation（CMD）"と呼ばれる．脂肪抑制T1強調像では，CMDはより一層明瞭に描出される．T2強調像では腎は高信号に描出され，特に髄質には間質に水分が多いため，fast spin echo法での高信号が明瞭である（図4）．

　腎盂・腎杯内の尿はT1強調像では低信号，T2強調像では高信号として描出されるが，拡張していない腎盂は描出されないことが多い．腎被膜は描出されないが，腎は脂肪で囲まれるため，腎と周囲脂肪との間のchemical shift artifactを被膜と間違わないようにしなければならない．

3) 腎の機能解剖と機能検査

　尿生成に関連した糸球体から遠位尿細管までを機能的構造単位"ネフロン"と呼び，おのおのの腎に約2,000万個ずつある．糸球体で濾過された液は，近位尿細管からHenle係蹄，遠位尿細管，集合管（Bellini管）を経る間に再吸収と分泌によって濃縮され，腎乳頭から小腎杯に尿として排泄される．腎皮質には，糸球体，近位尿細管，遠位尿細管，集合管の皮質部が，腎髄質にはHenle係蹄と集合管の髄質部と乳頭部が存在する．

　ヨード造影剤やMRI用造影剤であるGd-DTPA，^{99m}Tc-DTPAは糸球体濾過物質であり，^{99m}Tc-MAG3は近位尿細管から分泌される．

　核医学製剤は機能を評価するトレーサーとして用いられ，^{99m}Tc-DTPAでは糸球体濾過率（glomerular filtration rate；GFR），^{99m}Tc-MAG3では有効腎血漿量（effective renal plasma flow；ERPF）が評価可能である．

　ヨード造影剤，MRI用造影剤ともに糸球体で濾過され，腎から排泄される．これらを用いた造影検査は腎機能を反映するが，放射線被ばくや腎毒性を考慮して，通常，腎機能評価には用いない．

参考文献

1) 松村讓兒：尿の生成と腎臓の組織学．イラスト解剖学．中外医学社，p.326, 1997.
2) 杉村和朗, 井川幹夫（編著）：泌尿器の画像診断－いま必要な疾患の知識と各種画像診断．秀潤社，p.68, 2001.

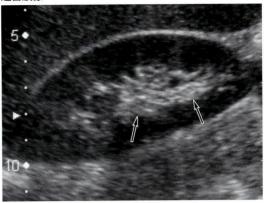

図2 腎の超音波像
腎の中心部（腎洞）は脂肪のため高エコー（central echo complex）を呈する（→）. 腎実質は低エコーである. 皮髄の区別はつかない.

A 単純CT

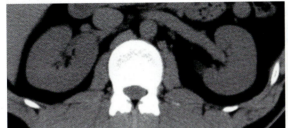

B 造影CT（皮髄相）

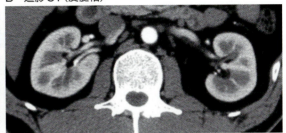

C 造影CT（腎実質相）

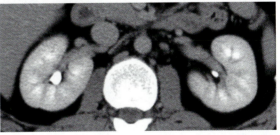

図3 腎のダイナミックCT
A〜C：単純CT（A）では皮髄の境界は不明瞭である. 造影剤到達早期には皮質が強く造影され（B），糸球体で濾過された造影剤によって髄質が濃染され（C），最終的には腎盂，尿管から排泄される.

A T1強調像（gradient echo法）

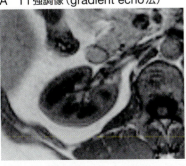

B T1強調像（同脂肪抑制）

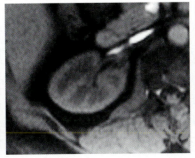

C T2強調像（fast spin echo法）

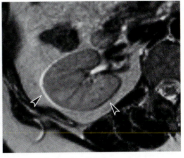

図4 腎のMRI
A〜C：T1強調像（A）では皮質と髄質との差異 corticomedullary differentiation（CMD）がよく描出できる. 皮質は髄質よりも高信号を示す. 脂肪抑制T1強調像（B）ではCMDはより一層明瞭である. T2強調像（C）では髄質が高信号を呈する. 腎周囲には chemical shift artifact がみられる（▶）. 腎盂腎杯内の尿はT1強調像では低信号，T2強調像では高信号として描出される.

腎血管の解剖とvariant
anatomy of renovascular and variant

門田正貴

● **症例1**：40歳代，男性．僧帽弁閉鎖不全症の治療目的で来院．

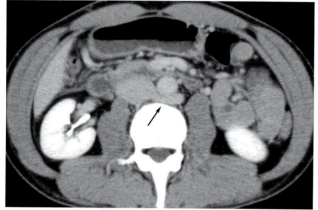

図1-A　造影CT

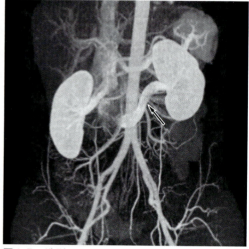

図1-B　造影CT，MIP冠状断像

● **症例2**：70歳代，男性．健診にて左腎腫瘍が疑われた．

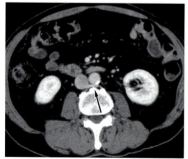

図2-A　造影CT

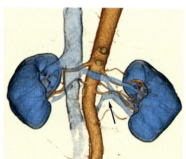

図2-B　造影CT，VR像

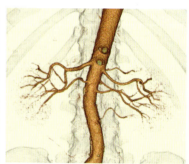

図2-C　造影CT，VR像

画像の読影

【症例1】　第3腰椎下縁レベルで，左腎静脈が大動脈背側を走行している（図1-A，B；→）．大動脈後性左腎静脈 Type IIと考えられる．

【症例2】　第2腰椎上縁レベルで，下大静脈の前方を通過する左腎静脈と，第2腰椎中央レベルの大動脈背側を通過する静脈，第3腰椎下縁の大動脈背側を通過する静脈を認める（図2-A，B；→）．大動脈後性左腎静脈Type III（大動脈周囲性腎静脈輪）と考えられた．本例の腎動脈は両側ともに過剰腎動脈で，右側に2本，左側に3本の腎動脈を認める（図2-C）．

腎血管の解剖

　腎動脈は上腸間膜動脈の起始より1～2cm尾側で分岐する．左右の腎動脈は腎門に入る前に，左右それぞれ4～5本の分節動脈（segmental artery）に分岐する．分節動脈は腎実質内で，多数の葉間動脈（interlobar artery）に分岐し，皮質髄質境界を腎表面に向けて走行する．腎錐体を縁取るように屈曲した後は弓状動脈（arcuate artery）と呼ばれる．弓状動脈からは多数の小葉間動脈（interlobular artery）が分岐する．その後，輸入細動脈，糸球体，輸出細動脈などの腎の微細構造に変化した後に，小葉間静脈（interlobular vein），弓状静脈（arcuate vein），葉間静脈（interlobar vein），分節静脈（segmental vein）を経て，腎門で腎静脈に合流する（図3）．

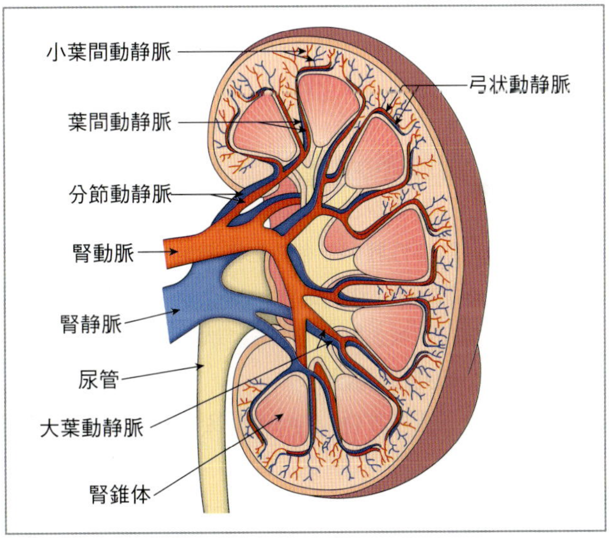

図3　腎の血管

NOTE

❶【腎動脈のvariant】

　腎動脈のanomalyは，過剰腎動脈（extra renal artery）と早期分岐（early division）の2つのグループに分けられる．過剰腎動脈は同側に複数の腎動脈が存在するanomalyで，最大4本の腎動脈が下横隔膜動脈から内腸骨動脈の間で生じうる．過剰腎動脈はさらに腎門を通過するhilar（accessory）arteryと，腎門を通らず皮質から腎内に進入するpolar（aberrant）arteryに分類される[1]．稀ながら，1本の腎動脈が両側腎を灌流するanomalyや，腎の一部が対側の腎動脈から灌流されるanomalyの報告もある．

❷【腎静脈のvariant】

　左腎静脈のanomalyは4つのタイプに分類される[2]．TypeⅠでは左腎静脈は大動脈の背側を走行し，通常の高さで下大静脈に合流する．TypeⅡでは左腎静脈が大静脈の背側を走行し，第4腰椎あるいは第5腰椎の高さで下大静脈に合流する．TypeⅢは大動脈周囲性腎静脈輪で，大動脈の前方を走行する左腎静脈と後方を走行する左腎静脈を同時に認める．TypeⅣでは左腎静脈が左総腸骨静脈に合流する．MDCTを用いた検討で，3.6％の頻度で左腎静脈のanomalyがみられたとする報告がある．右腎静脈は左腎静脈に比し，anomalyがみられる頻度が低いが，これには腎静脈の長さが関係していると考えられている．

参考文献

1) Ozkan U, Oguzkurt L, Tercan F, et al: Renal artery origins and variations: angiographic evaluation of 855 consecutive patients. Diagn Interv Radiol 12: 183-186, 2006.
2) Nam JK, Park SW, Lee SD, et al: The clinical significance of a retroaortic left renal vein. Korean J Urol 51: 276-280, 2010.

腎腫瘍の鑑別診断
differential diagnosis of renal mass

山下康行

　腎の腫瘍性病変には多くの種類があり，画像診断によって，良性で特に治療を要しないものか，悪性が疑われ何らかの治療が必要なものなのかの鑑別を，まず行わなければならない．腎腫瘍は超音波が発見のきっかけになることも多く，多くの囊胞性腫瘍は超音波のみで診断可能である．一方，充実性腫瘍の場合や，囊胞でも非典型的所見を呈する場合は，CTやMRIなどが鑑別診断のために施行される．腎腫瘍の鑑別においては囊胞性か充実性か，充実性病変はさらに境界明瞭な膨張性発育を示すものと，浸潤性の発育を示すものに分けられる．石灰化や脂肪の検出には単純CTが不可欠である．

1. 囊胞性腎腫瘍の鑑別（表1，図1）

　腎囊胞は非常にありふれた疾患で頻度も高く，臨床的に問題とならないことが多いが，時に悪性腫瘍でも囊胞性を呈することがあり，注意が必要である．一方，遺伝性のもの，発生異常，後天性全身性疾患の一部などの腎囊胞は，臨床所見ならびに特異的な画像所見から診断は比較的容易である．

1）単発性腎囊胞

　壁の薄い，いわゆる良性の単純囊胞（simple cyst）から，腎癌の囊胞変性に陥ったものまで，様々な病変が含まれる．単発あるいは多発の境界明瞭で，壁の薄い囊胞は非常に頻度が高く，診断も容易であるが，感染や出血で画像が修飾された，いわゆるcomplicated cystでは，悪性腫瘍との鑑別が問題となる．囊胞壁および隔壁の厚さ・不整度・造影効果の有無，石灰化の程度，内容液の性状などをチェックポイントとしたBosniak分類があり[1)2)]，良悪性の鑑別およびその治療方針の決定に有用である（p.140-141「非定型腎囊胞」参照）．

2）多発性腎囊胞

　単純囊胞が多発している場合と，いわゆる多囊胞腎（polycystic kidney）の場合がある．多囊胞腎は，先天性のもの（成人でみられるものは常染色体優性遺伝）と腎透析に伴う後天性のものがある．また，結節性硬化症やvon Hippel-Lindau病など非常に多くの系統疾患で多発性腎囊胞がみられることがある[3)]．

表1　囊胞性腎腫瘍の鑑別

1）単発性腎囊胞 　・単純囊胞 　・complicated cyst 　・腎癌の囊胞変性 　・感染性囊胞（膿瘍） 2）多発性腎囊胞 　◆単純囊胞の多発 　◆多囊胞腎 　　・先天性 　　・後天性 　◆系統疾患で合併する多発性腎囊胞	3）多房性腎囊胞 　・囊胞性腎細胞癌 　・隔壁を有する単純囊胞 　・腎膿瘍 　・多房性腎症（MLCN） 　・低悪性度多房囊胞性腎腫瘍，MESTなどの稀な腎腫瘍 　・その他，限局性の多囊胞性異形成 4）囊胞性病変と鑑別が問題となる疾患 　・腎杯憩室 　・水腎症

3) 多房性腎囊胞

　多房性の形態を有する腎囊胞として頻度が高いのは，囊胞性腎細胞癌，単純囊胞が隔壁を有する場合および腎膿瘍である．それ以外に境界明瞭な内部に隔壁を有する囊胞として，多房性腎症（multilocular cystic nephroma；MLCN）と呼ばれる腫瘍がある．良性の疾患であるが，腎癌でも同様の画像を呈することがあり，鑑別困難である．また最近では，低悪性度多房囊胞性腎腫瘍やMESTなどの新たな腫瘍の分類も報告されている．一方，囊胞がブドウ状に連なる多囊胞性異形成（multilocular cystic displasia）では正常腎実質を欠くこ

A, B, E～G　造影CT, C, D　T2強調像

A　単純囊胞　　　　　　　　　B　多発性腎囊胞

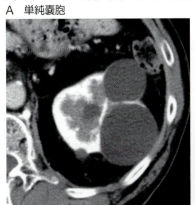
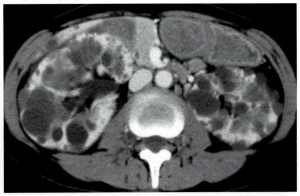

C　complicated cyst（Bosniak Ⅲ）　　D　多房性腎症

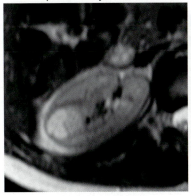

E　囊胞性腎細胞癌（Bosniak Ⅲ）　　F　囊胞性腎細胞癌（Bosniak Ⅲ）　　G　囊胞性腎細胞癌（Bosniak Ⅳ）

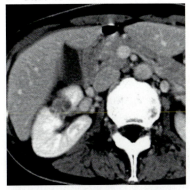
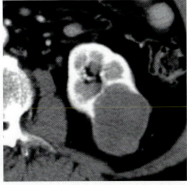
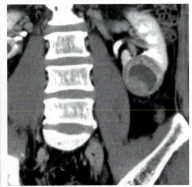

図1　様々な種類の囊胞性腎腫瘍

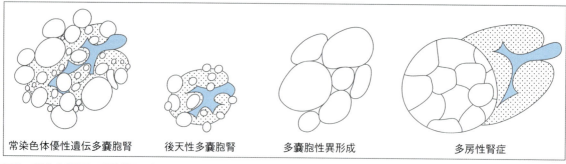

図2 様々な種類の囊胞性腎腫瘤のシェーマ（文献4）より改変して転載）

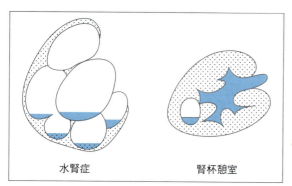

図3 囊胞性腎腫瘤と紛らわしい疾患のシェーマ
（文献4）より改変して転載）

とで診断は容易であるが，重複腎では限局性の多囊胞性異形成としてみられることもあり，他の多房性疾患との鑑別が問題となる．荒木先生のシェーマが大変わかりやすいので，参考までに挙げておく（図2）[4]．

4）囊胞性病変と鑑別が問題となる疾患

腎囊胞は境界明瞭で，通常，腎盂腎杯と交通はないが，水腎症や腎杯憩室は画像上，腎囊胞と鑑別困難なことがある（図3）[4]．

2. 限局性の充実性腎腫瘤の鑑別（表2，図4）

境界明瞭な充実性腫瘍で最も頻度が高いものは腎細胞癌である．その他，良性の血管筋脂肪腫がこれに次ぐ．また，多くの転移性腫瘍も境界明瞭なことが多い．また，オンコサイトーマや悪性リンパ腫などが鑑別として挙がる（表2）．さらに，限局性の腎盂腎炎や膿瘍も，限局性の腫瘤としての所見を呈することがある．一方，血管筋脂肪腫やオンコサイトーマ以外の良性の腫瘍はきわめて稀であるが，腎細胞由来以外にWilms腫瘍（Wilms' tumor）の分化型である後腎由来の腫瘍，間葉系腫瘍，上皮と間葉の混合腫瘍などが発生母地となりうる[5]．多くの限局性腫瘤は単発性のことが多いが，多発性の場合は表3のような鑑別疾患を考える．以下の画像所見が診断の手助けとなる[6]．

1）脂肪成分の有無

肉眼で観察可能なmacroscopicな脂肪が検出できれば，ほぼ腎血管筋脂肪腫と診断できる．腎細胞癌は脂肪を有することがあると報告されているが，例外的である．CT値をピクセル表示すれば，ごく小さな脂肪組織でも診断できる．また，MRIのchemical shift imagingによって肉眼的に観察不可能なmicroscopicな脂肪を検出できる．腎淡明細胞癌では細胞内脂肪のため，opposed phaseで信号が低下することが多い．一方，腎血管筋脂肪腫で脂肪が少ない場合も，opposed phase像で信号が低下するので，両者の鑑別は困難である．

2）単純CTの吸収値

多くの腎細胞癌は単純CTで低吸収のものが多いが，内部成分によって吸収値は様々である．一方，出血などを合併していない囊胞は低吸収であるが，出血などを合併したcomplicated

表2 限局性の充実性腎腫瘍の鑑別（成人）

1）悪性
- ◆ 腎細胞癌
- ◆ 集合管癌
- ◆ 悪性リンパ腫
- ◆ 転移性腫瘍

2）良性
- ◆ 血管筋脂肪腫
- ◆ 限局性の腎盂腎炎や膿瘍
- ◆ その他の良性腫瘍
  - 腺腫（乳頭状/管状乳頭状腺腫，オンコサイトーマ，後腎性腺腫）
  - 髄質性線維腫
  - 平滑筋腫

表3 多発性充実性腎腫瘍の鑑別

- 腎細胞癌（特にvon Hippel-Lindau病）
- 血管筋脂肪腫（特に結節性硬化症）
- 悪性リンパ腫
- 転移性腎腫瘍
- 腎結核
- 多発腎膿瘍
- 多発オンコサイトーマ

A〜E 造影CT

A 腎細胞癌
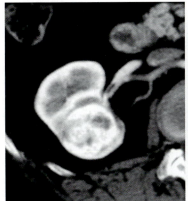

B 血管筋脂肪腫
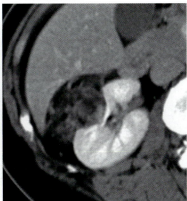

C 悪性黒色腫の腎転移
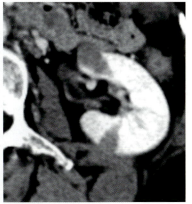

D 黄色肉芽腫性腎盂腎炎
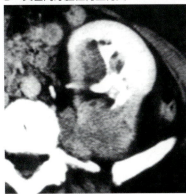

E 腎膿瘍
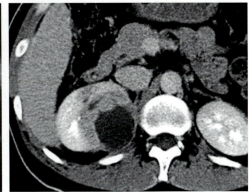

図4 様々な種類の限局性充実性腎腫瘍

cystでは高吸収となる．逆に，非常に高吸収の病変はcomplicated cystである可能性が高い[7]．

画像上，脂肪を全く認めない血管筋脂肪腫では組織上筋組織が多いため，単純CTで高吸収域を呈することが多い（fat poor AML）．特に乳頭状腎癌では，脂肪を有しない血管筋脂肪腫と同様に単純CTで高吸収域を呈し，比較的乏血性である．さらに，両者ともMRIのT2強調像で低信号を呈し，両者の鑑別には生検が必要である（図5）[8]．

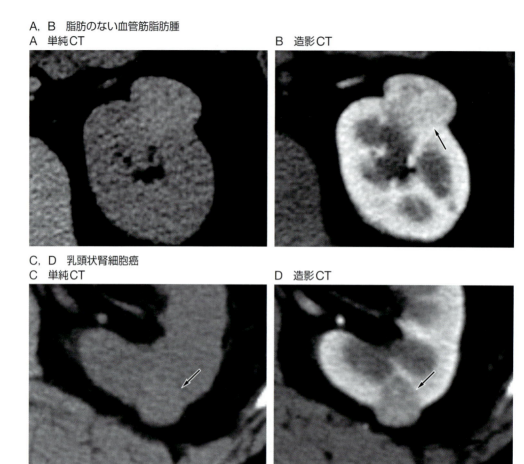

図5 脂肪のない血管筋脂肪腫と乳頭状腎細胞癌
A～D：いずれの腫瘍も単純CTで軽度高吸収で、造影効果は軽微であり、鑑別困難である（→）．

3）石灰化

　腎細胞癌は石灰化の頻度が30％という報告もあるが、大きな腫瘍の壊死部にみられることが多い．また、囊胞壁に線状の石灰化を伴う腎細胞癌も報告されている．一方、囊胞で内部に石灰化を認めることもある．壊死の少ない3cm以下の腎細胞癌では3％以下と、石灰化の頻度は低い．しかし、他の腎腫瘍での石灰化の頻度はさらに低い．浸潤性発育を示す腫瘍である腎盂扁平上皮癌は結石を伴う頻度が高く、腎実質に浸潤した場合には石灰化を伴った腫瘍として認められる．

　後腎性腺腫（metanephric adenoma）は微細石灰化を伴うことがある．血管筋脂肪腫、オンコサイトーマ、悪性リンパ腫の石灰化は非常に稀である．

4）造影効果

　多くの充実性腫瘍（血管筋脂肪腫、オンコサイトーマ、腎細胞癌など）は多血性であり、造影CT動脈相で高度の造影効果を示し、実質相あるいは排泄相では周囲腎実質より低吸収である．

　通常、腎癌で最も多い淡明細胞癌は早期に濃染し、後期相では腫瘍の濃染は低下する．一方、非定型的腎癌である乳頭状腎細胞癌（図5-C, D, 図6）や嫌色素細胞癌の造影効果は低い[9]．また、乳頭状腎細胞癌や後腎性腺腫では、後期相で緩徐に造影のパターンを呈する．紡錘細胞

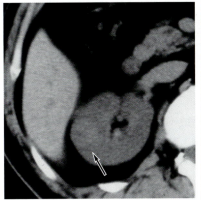
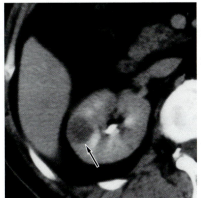
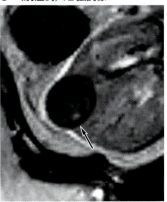

図6 乳頭状腎細胞癌
A, B：腫瘤は軽度高吸収で，造影効果は軽微である（A, B；→）．
C：腫瘤は周囲の腎より低信号を呈する（C；→）．

癌，集合管癌は壊死傾向が強く，造影効果が低い．悪性リンパ腫も造影効果は高くない．一方，血管筋脂肪腫の実質成分は造影効果が高いものが多い．

このように造影パターンである程度鑑別できるが，例外も多い．また，オンコサイトーマではcentral scarと車軸様構造が古典的な所見である．しかし，この所見を有さない例も多く，腎細胞癌との鑑別は難しいと考えていた方がよい．

5）MRIの信号強度

MRIの信号強度は様々であり，ある腫瘍に関して特異的なものはないが，T2強調像で低信号を示す腫瘍として，乳頭状腎細胞癌（図6-C）と脂肪のほとんどない血管筋脂肪腫との鑑別が問題となる[7]．その他，平滑筋腫，線維腫，Bellini管癌，後腎性腺腫，悪性リンパ腫などが低信号を呈する腫瘍として挙げられる（▶NOTE 1）．

6）偽被膜

膨張性に発育する腫瘍では偽被膜をしばしば有する[10]．紡錘細胞癌を除く腎細胞癌で認められるが，CT，MRIのT1強調像では検出率は30％程度であり，T2強調像での検出率は90％と高い．その他，オンコサイトーマや後腎性腺腫でもみられるが，浸潤性発育を示すBellini管癌や悪性リンパ腫では認められない．また，血管筋脂肪腫でもみられない．

> **NOTE ❶【T2強調像での低信号腫瘤】**
>
> 淡明細胞型腎細胞癌がT2強調像で高信号を示すため，"T2強調像にて低信号を示す腎腫瘍" の鑑別を知っておくと有効なことがある．乳頭状腎細胞癌でみられるように腫瘍細胞の乳頭状配列，出血や鉄成分，線維性組織，平滑筋組織，高細胞密度などが，T2強調像で低信号を示すと類推される[11]．
>
> ダイナミック・スタディと組み合わせて "T2強調像にて低信号＋強い造影効果" の腫瘍であれば，fat poor AML（脂肪の少ない血管筋脂肪腫），嫌色素性腎細胞癌，オンコサイトーマ，悪性リンパ腫が挙がる[12]．
>
> （竹山信之）

3. 浸潤性腎腫瘤の鑑別（表4，図7）

　腎の浸潤性発育を示す腫瘤性病変は，造影CTにて単発あるいは多発の病変としてみられる．病変の分布も単発のものから多発のものまであり，鑑別も多彩であるが[13]，"3I"と覚えておくとよい．つまり，infiltrating neoplasms（浸潤性腫瘍），inflammatory lesions（炎症性腫瘤），およびinfarction（腎梗塞）である．

1）浸潤性腫瘍

　浸潤性発育を示す腫瘍で頻度の高いものは，移行上皮癌，扁平上皮癌，浸潤性の腎細胞癌，悪性リンパ腫，転移などである．この中で，悪性リンパ腫と転移は所見が多彩であり，多発性や両側性のこともある．

　腎全体に浸潤性病変を認め，腎全体が腫大している場合，結石を合併していれば扁平上皮癌が最も疑われ，リンパ節腫大や他の部位に病変がある場合，あるいは両側性であれば悪性リンパ腫が疑われる．

　限局性の浸潤性病変では腫瘍や結核などが疑われる．腎中心部（renal sinus）に病変の主座がある場合は移行上皮癌を，結石を合併している場合は扁平上皮癌を疑う．腎癌でも低分化のものは浸潤性発育を示すが，動脈相で強く濃染される場合が多い．

2）炎症性腫瘤

　浸潤性の腫瘤状陰影を呈する炎症性の疾患で，頻度の高いものは腎盂腎炎，腎結核，黄色肉芽腫性腎盂腎炎（xanthogranulomatous pyelonephritis；XGP）などである．

　腎盂腎炎の画像所見は多彩であり，多くは腎の腫大と造影後の楔状の造影不良域としてみられるが，限局性腫瘤を呈したり，膿瘍形成を認めることもある．腎結核では，石灰化や線維化，水腎症や腎盂の不整を認める．胸部には異常を認めないことも多い．XGPは特殊な慢性

表4　浸潤性腎腫瘤の鑑別"3I"

1）浸潤性腫瘍（infiltrating neoplasms）	2）炎症性腫瘤（inflammatory lesions）
・移行上皮癌 ・扁平上皮癌 ・浸潤性の腎細胞癌 ・悪性リンパ腫 ・転移	・腎盂腎炎および膿瘍 ・腎結核 ・黄色肉芽腫性腎盂腎炎（XGP） 3）腎梗塞（infarction）

> **NOTE**
>
> ❷【indeterminate mass】
>
> 　臨床上，腎の腫瘤性病変の性状診断や質的診断が困難なことも少なくなく，"indeterminate mass"と呼ばれる．特に病変のサイズが小さかったり，石灰化があるために造影後の造影効果の判定が非常に困難で，嚢胞性か充実性かの診断が困難な場合によく用いられる言い方である．血流の乏しい腎細胞癌でも，造影CTでは少なくとも10HU以上の造影効果を示す．20HU以上CT値が上昇している場合，ほぼ確実に充実性腫瘤と診断でき，complicated cystとの重要な鑑別点である．逆に，造影効果が20HU以下であればindeterminate massということになる．また，小さな病変ではpartial volume効果のため嚢胞性か充実性かの鑑別が困難である．ヘリカルCTにおいては小さな病変を評価する場合，partial volume効果を最小限にするため，薄いスライスでスキャンし細かい間隔で再構成すると，より正確にCT値を評価できる．また，Bosniak分類カテゴリーⅢに入る嚢胞性疾患などもindeterminate massとなる．
>
> 　一般に小さな腎癌は発育が遅いため，良悪性がはっきりしない場合には積極的に治療せず，半年ごとの経過観察をするのがよいと考えられている．

A〜F 造影CT

A 腎細胞癌
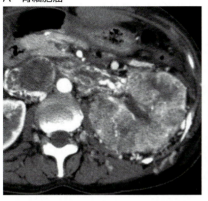

B 腎盂腎炎
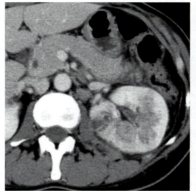

C 腎梗塞
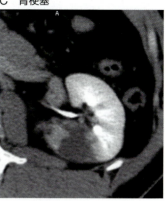

D 腎細胞癌
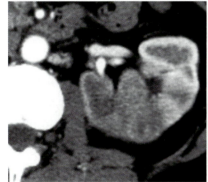

E 移行上皮癌
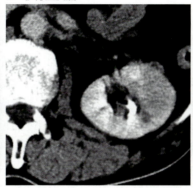

F 肺癌の腎転移
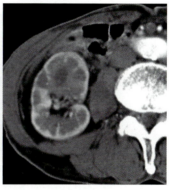

図7 様々な種類の浸潤性腎腫瘤

の炎症であるが，結石と囊胞性腫瘤を認め，比較的特徴的な画像所見を呈することが多い．

3）腎梗塞

典型的な腎梗塞では，楔形の低吸収域といわゆるcortical rim signがあれば診断は容易であるが，急性期には腫大などがあり，形態が他の疾患と紛らわしいこともある．

4. びまん性腎実質腫大（表5，図8）

びまん性腎実質腫大は片側性あるいは両側性にみられるが，それぞれの病因は異なる．

片側性の腎実質腫大は，腎盂腎炎，浸潤性の腫瘍，腎動静脈の閉塞によるうっ血や浮腫などの血管障害に伴う腎実質の異常でみられる．

表5 びまん性腎実質腫大の鑑別

1）片側性	2）両側性
・腎盂腎炎 ・浸潤性の腫瘍（悪性リンパ腫，白血病，骨髄腫など） ・腎動静脈の閉塞によるうっ血や浮腫	・糖尿病 ・糸球体腎炎，間質性腎炎 ・膠原病，血管炎 ・AIDS腎症 ・浸潤性の腫瘍（悪性リンパ腫，白血病，骨髄腫など） ・常染色体劣性遺伝多発性囊胞腎 ・その他：糖原病，アミロイドーシスなど

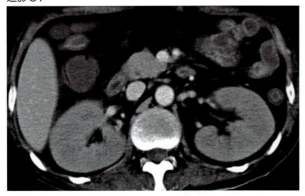

造影CT

図8 両側腎のびまん性腫大（AIDS腎症）
両側腎がびまん性に腫大しているが，腎の形態は保たれている．

一方，両側性の腎腫大は代謝性疾患（糖尿病），異常物質沈着症（糖原病，アミロイドーシスなど），系統的な炎症性疾患（糸球体腎炎，間質性腎炎など），腫瘍性疾患，膠原病や血管炎などでみられるが，頻度的には糖尿病によるものが多い．悪性リンパ腫や白血病などの腫瘍性疾患では片側性のことも両側性のこともある．また，腫瘍性病変でも個々の腫瘍が微小であると，びまん性の腎腫大のような像を呈することもあるので注意が必要である．

5. 小児の充実性腎腫瘤（表6）

　小児の充実性腎腫瘤の大部分は悪性でWilms腫瘍の頻度が高い．Wilms腫瘍の多くは5歳以下でみられる．それ以外に悪性のもので比較的頻度が高いものとして，nephrogenic restsよりなる腎芽腫症（nephroblastomatosis，びまん性と多発性）でWilms腫瘍が発生することもあり，両側性のこともある．一部は，腎細胞癌，悪性リンパ腫，白血病などがみられる．稀なものとして横紋筋肉腫様腎腫瘍（malignant rhabdoid tumor of the kidney；MRTK），明細胞性腎肉腫（clear cell sarcoma of the kidney；CCSK），腎原発の未分化神経外胚葉性腫瘍（primitive neuroectodermal tumor；PNET），desmoplastic small round cell tumor，転移などが挙げられる．一方，良性の腫瘍として，新生児期からみられる後腎由来の先天性間葉腎芽腫（congenital mesoblastic nephroma；CMN）以外に，血管筋脂肪腫，後腎性腺腫，ossifying renal tumor of infancy（ORTI）などが鑑別として挙げられるが，血管筋脂肪腫以外は多くの場合，画像のみでのWilms腫瘍との鑑別は困難である．

まとめ

　腎の腫瘤性病変をみた場合，どうマネジメントするかということが最も重要である．そのためには質的診断が必要である．鑑別においては，まず囊胞性か充実性かが問題となる．囊胞性であればBosniak分類を参考にして，悪性の可能性がないかをまず考え，悪性所見がなければ必ずしも確定診断にはつながらないかもしれないが，形態，分布によってある程度診断を絞り込むことができる．一方，充実性病変をみた場合，まず境界部の性状（限局性か浸潤性か）と分布（単発か多発性か）を確認する．限局性病変であれば脂肪の存在を確認し，血管筋脂肪腫ではないかを鑑別する．それ以外であれば良性（良性腫瘍，炎症性や血管性の疾患）か悪性かが問題となるが，脂肪の存在など特異的所見がみられない場合は診断が困難であることも少なくない．特に偽被膜を有せず，単純CTで高吸収，造影CTで軽微な造影効果かつMRIのT2強調像で低信号を示す腫瘍は，乳頭状腎細胞癌と脂肪の少ない血管筋脂肪腫の鑑別が困難である．このような場合は生検も考慮されるべきであろう．もし，生検が難しいようであれば，注意深い経過観察が必要である．表7に，陣崎らが提唱している成人の充実性腎腫瘤のマネジメントを一部変更して挙げたので，参考にしていただきたい．

表6 小児の充実性腎腫瘤の鑑別

1) 悪性	2) 良性
・腎芽腫（Wilms腫瘍） ・nephrogenic restsおよび腎芽腫症 ・腎細胞癌 ・悪性リンパ腫，白血病 ・横紋筋肉腫様腎腫瘍（MRTK） ・明細胞性腎肉腫（CCSK） ・PNET ・desmoplastic small round cell tumor ・腎髄質癌	・先天性間葉腎芽腫（CMN） ・血管筋脂肪腫 ・後腎性腺腫 ・ossifying renal tumor of infancy (ORTI)

表7 成人の充実性腎腫瘤のマネジメント

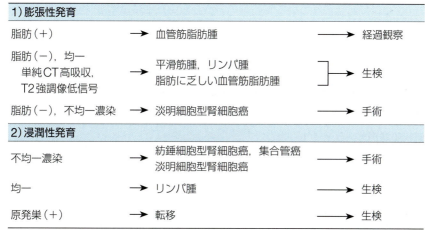

参考文献

1) Bosniak MA: The current radiological approach to renal cysts. Radiology 158: 1-10, 1986.
2) Hartman DS, Choyke PL, Hartman MS: From the RSNA refresher courses: a practical approach to the cystic renal mass. RadioGraphics 24: S101-S115, 2004.
3) Hartman DS: An overview of renal cystic disease. In Hartman DS (ed); Renal cystic disease. Philadelphia, WB Saunders, 1989.
4) 荒木 力：腹部CT診断100ステップ；STEP 82-83．中外医学社, p.213, 1990.
5) Prasad SR, Surabhi VR, Menias CO, et al: Benign renal neoplasms in adults: cross-sectional imaging findings. AJR 190: 158-164, 2008.
6) 後閑武彦, 信澤 宏, 新城秀典・他：腎腫瘤の鑑別診断．画像診断26: 254-265, 2006.
7) Jonisch AI, Rubinowitz AN, Mutalik PG, et al: Can high-attenuation renal cysts be differentiated from renal cell carcinoma at unenhanced CT? Radiology 243: 445-450, 2007.
8) Silverman SG, Mortele KJ, Tuncali K, et al: Hyperattenuating renal masses: etiologies, pathogenesis, and imaging evaluation. RadioGraphics 27: 1131-1143, 2007.
9) Prasad SR, Humphrey PA, Catena JR, et al: Common and uncommon histologic subtypes of renal cell carcinoma: imaging spectrum with pathologic correlation. RadioGraphics 26: 1795-1806, 2006.
10) Yamashita Y, Honda S, Nishiharu T, et al: Detection of pseudocapsule of renal cell carcinoma with MR imaging and CT. AJR 166: 1151-1155, 1996.
11) Allen BC, Tirman P, Jennings Clingan M, et al: Characterizing solid renal neoplasms with MRI in adults. Abdom Imaging 39: 358-387, 2014.
12) Kang SK, Huang WC, Pandharipandle PV, et al: Solid renal masses: what the numbers tell us. AJR 202: 1196-1206, 2014.
13) Pickhardt PJ, Lonergan GJ, Davis CJ Jr, et al: From the archives of the afip: infiltrative renal lesions: radiologic-pathologic correlation. RadioGraphics 20: 215-243, 2000.

腎癌の病理 ―『腎癌取扱い規約，第4版』に基づいて

pathology of renal tumor: according to Genenal Rule for Clinical and Pathological Studies on Renal Cell Carcinoma Ver. 4

山下康行

1. 腎癌の組織分類

腎癌は組織像が変化に富んでおり，細胞型，組織構築および悪性度は，各症例ごとに異なるばかりか，同一症例においてさえも一定の型に当てはめるのは困難とされている．しかし，腎癌の組織像は画像所見にも密接に関連し，治療方針の決定および予後因子としても重要と考えられる．

2018年末時点で使われている『腎癌取扱い規約』は第4版であり，2011年4月に出版されており，そこで記載されている腎腫瘍の組織分類を以下に示す[1]．

<悪性>
淡明細胞型腎細胞癌，多房囊胞性腎細胞癌，乳頭状腎細胞癌，嫌色素性腎細胞癌，
集合管癌（Bellini管癌），腎髄質癌，Xp11.2転座型腎細胞癌，神経芽腫随伴腎細胞癌，
粘液管状紡錘細胞癌，腎細胞癌（分類不能型）

<良性>
乳頭状腺腫，オンコサイトーマ

<付記>
透析関連腎腫瘍，後腎性腺腫，紡錘細胞型腎細胞癌

このような組織分類に加えて，組織学的異型度，組織学的浸潤様式，脈管侵襲についても記載している[1]．

- 組織学的異型度：G1（小），G2（中），G3（大）の3段階方式，あるいはFuhrman分類に基づく4段階方式（grade 1～4）
- 組織学的浸潤様式：INF a（膨張性），b（中間），c（浸潤性）
- 脈管侵襲
    静脈浸潤（v）：なし（v0），あり（v1），判定不能（vx）
    リンパ管浸潤（ly）：なし（ly0），あり（ly1），判定不能（lyx）

その他，腫瘍浸潤形態および切除断端における腫瘍の浸潤として，下記のものを記載している[1]．

- 発育様式：膨張性発育（eg），浸潤性発育（ig）
- 腫瘍被膜（偽被膜）形成（fc）：なし（fc0），あり（fc1）
- 腎内転移（im）：なし（im0），あり（im0）
- 腎線維性被膜浸潤（rc-inf）：なし（rc-inf0），あり（rc-inf1）
- 腎盂浸潤（rp-inf）：なし（rp-inf0），あり（rp-inf1）
- 腎洞脂肪織浸潤（s-inf）：なし（s-inf0），あり（s-inf1）

代表的な組織型としては，最も頻度が高く腎癌の約80％を占める淡明細胞型腎細胞癌，10～15％を占める乳頭状腎細胞癌，約5％を占める嫌色素性腎細胞癌がある．

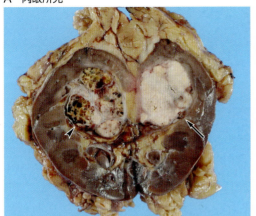
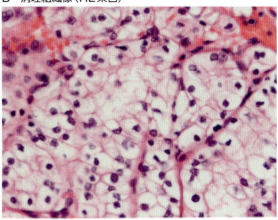

図1　40歳代，男性　淡明細胞型腎細胞癌G2
A：肉眼的に腎実質内に境界明瞭な黄白色の腫瘤を認める（→）．内部に壊死や出血もみられる（▶）．
B：組織学的には胞巣構造を形成する淡明細胞の集簇を認め，間質は毛細血管よりなる．

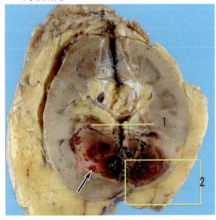
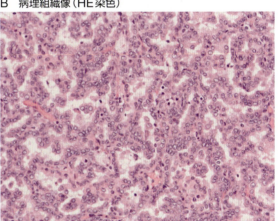

図2　60歳代，男性　乳頭状腎細胞癌G2
A：腎実質内に境界明瞭な腫瘤を認める（→）．壊死・出血が目立つ．
B：組織学的には軽度の核異型を有する腫瘍細胞が，乳頭状に増殖する．

1）淡明細胞型腎細胞癌（図1）

　腫瘍細胞は，脂質とグリコーゲンからなる明るい細胞質をもつ．肉眼的には黄色，黄白色で，出血，壊死，囊胞化など多彩な割面を呈する．通常は境界が明瞭で，偽被膜によって被包される．高異型度のものは浸潤性発育し，境界不明瞭である．
　遺伝子異常としては，第3染色体短腕の欠損が特徴である．60%に*VHL*遺伝子異常を伴うのが特徴で，発生母地は近位尿細管の上皮である．

2）乳頭状腎細胞癌（図2）

　線維血管間質を中心に立方状，円柱状の腫瘍細胞が乳頭状に発育する．肉眼的には境界明瞭な腫瘍を形成し，偽被膜を有することがある．しばしば多中心性で両側性である．遺伝子

病理組織像（HE染色）

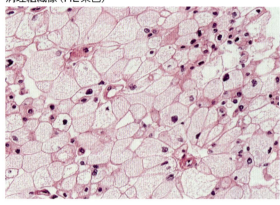

図3　30歳代，女性　嫌色素性腎細胞癌G2
腫瘍細胞の細胞境界が明瞭で，核異型を伴い大型のpale cellや，好酸性胞体の強い小型eosinophilic cellの主として充実胞巣性の増殖を認める．

異常としては第3染色体短腕の欠損はないが，Y性染色体のモノソミー，7，17染色体のトリソミーがみられる．腫瘍細胞の異型度と細胞質の特徴から，サブタイプ1（異型度小）と2（異型度大）に分けられ，タイプ1の方が予後良好である．淡明細胞癌と同様，ネフロンの近位尿細管由来であり，正常な近位尿細管細胞でみられる細胞表面蛋白質を発現している．

3）嫌色素性腎細胞癌（図3）

腎癌の約5％に相当し，細胞境界明瞭で混濁した細胞質を有する大型の腫瘍細胞よりなる．肉眼的には充実性で，境界明瞭なことが多く，割面はベージュから褐色調である．

遺伝子異常としては過小2倍体の染色体数と多数の染色体の欠損が特徴であるが，第3染色体短腕の欠損は存在しない．予後は一般的に良好である．嫌色素性およびオンコサイティック腫瘍は，ともに皮質集合管の介在細胞に由来する．

4）集合管癌（Bellini管癌）

髄質の集合管に由来する稀な組織型で，頻度は1％にも満たない．癌細胞の異型度が高く，予後はきわめて不良である．肉眼的には灰白色を呈し，浸潤性で髄質中心に発育する傾向がみられる．この腫瘍はすべての年齢に発生するが，若年者に発生する傾向がある．しばしば診断時に遠隔転移を有する．本腫瘍に共通した遺伝子異常や染色体異常はなく，診断は除外診断的に行われる．

2. 腎癌の病理組織学的な予後因子

病理組織学的な予後因子としては，組織型，組織学的異型度，壊死，肉腫様変化，静脈侵襲の有無などが挙げられる[2]．腎癌は組織型によって大きく予後が異なる．集合管癌や先天性平滑筋腫症および腎細胞癌症候群（hereditary leiomyomatosis and renal cell cancer；HLRCC）は予後不良であり，淡明細胞型乳頭状腎細胞癌は予後良好である．粘液管状紡錘細胞癌は当初は予後良好とされていたが，予後不良例の報告が続き，『腎癌取扱い規約，第4版』では組織型の記載から"low grade"の語句が除かれた．核異型度は重要な予後因子であるが，異なる組織型に対して横断的に用いて予後を比較するのは困難である．

3. 遺伝性腎細胞癌

家族性の腎細胞癌は過去に想像されていたものよりかなり高頻度で存在し，およそ4%の腎細胞癌が遺伝性と推定される．

これらの家族性腎癌は多中心性で，両側性の傾向をもち，若年者に発生するなどの点が，散在性の非家族性の腎細胞癌と異なる．

現在までの疫学的また分子生物学的な解析より，常染色体優性遺伝形式をとる次の4つの主要な腎細胞癌症候群が同定されている．

1) von Hippel-Lindau（VHL）病

VHL 癌抑制遺伝子の不活性化によって発生する．

2) 遺伝性乳頭状腎細胞癌（hereditary papillary renal cell carcinoma；HPRCC）

c-MET 癌遺伝子（染色体7q31.3）の活性化によって発生する活性型変異であり，METシグナルが恒常的に活性化されている．

3) 遺伝性平滑筋腫症および腎細胞癌症候群 （hereditary leiomyomatosis and renal cell cancer；HLRCC）

フマル酸ヒドラターゼ（fumarate hydratase；*FH*）遺伝子（染色体1q42）のヘテロ接合性変異が原因である．2-hit機構で *FH* 遺伝子が不活性化されている．

皮膚平滑筋腫（保因者の76%に，単一もしくは複数病変としてみられる），子宮平滑筋腫や単発性腎細胞癌に特徴づけられる．この腎癌は組織学的に，乳頭状腎細胞癌type 2や，管状乳頭状腎細胞癌，集合管癌の像を呈する．HLRCC患者のうち約10～16%に腎癌が発症する．また，HLRCC関連腎細胞癌と診断される年齢の中央値は44歳である．

4) Birt-Hogg-Dubé（BHD）症候群

BHD 遺伝子（染色体17p11）の変異による．BHD症候群では約20%に腎腫瘍の発症が認められ，淡明細胞型腎細胞癌や乳頭状腎細胞癌の発症も報告されている（詳細はp.90-91を参照のこと）．

腎細胞癌に関連する遺伝性の症候群は以前より認知されており，それらの中で最も頻度の高いVHL病の原因遺伝子である *VHL* 遺伝子が，分子遺伝学的解析によって単離された．その後，*MET*（mesenchymal-epithelial transition）遺伝子，*FH* 遺伝子，*BHD* 遺伝子が明らかにされた．これらの遺伝子背景より，組織学的分類の再構築がなされ，現在，淡明細胞型腎細胞癌，乳頭状腎細胞癌，嫌色素性腎細胞癌，オンコサイトーマに大きく分類されている[3]．

参考文献

1) 日本泌尿器科学会，日本病理学会，日本医学放射線学会（編）；泌尿器科・病理・放射線科 腎癌取扱い規約，第4版．金原出版，2011．
2) 日本泌尿器科学会（編）；腎癌診療ガイドライン2017年版．メディカルレビュー社，2017．(http://www.urol.or.jp/info/guideline/data/29_renal_cancer_2017.pdf)
3) 藤田哲夫，岩村正嗣：腎細胞癌の分子機構と分子標的薬治療．北里医学 43: 23-30, 2013．

腎癌の病理 ― WHO腎癌病理組織分類の改訂点を中心に

pathology of renal tumor:
based on the 2016 WHO classification

長嶋洋治, 西島有衣, 塩賀太郎

WHO2016腎癌病理組織分類の改訂点

2016年, World Health Organization (WHO) より新しい泌尿器・男性生殖器腫瘍病理組織分類が出版され, 腎細胞癌に関しても数点の変更が行われた[1]. 本項ではこれらについて概説する.

2016年に改訂されたWHO分類 (表1)[1)2)]では, 以下の変更がなされている.

1) 多房嚢胞性腎細胞癌はきわめて予後良好であるため, 低悪性度多房嚢胞性腎腫瘍 (multilocular cystic neoplasm of low malignant potential) と名称変更された (図1-A).

表1 腎癌取扱い規約とWHO2016の病理組織分類 (文献1)2)を元に作成)

腎癌取扱い規約, 第4版[2)] 2011年出版	WHO2016分類[1)] 2016年出版
淡明細胞型腎細胞癌	clear cell RCC
多房嚢胞性腎細胞癌	multilocular cystic neoplasm of low malignant potential
乳頭状腎細胞癌	papillary RCC
嫌色素性腎細胞癌	chromophobe RCC
集合管癌 (Bellini管癌)	carcinoma of the collecting ducts of Bellini
Xp11.2転座型腎細胞癌	MiT family translocation RCC
粘液管状紡錘細胞癌	Xp11.2 translocation RCC
腎細胞癌, 分類不能型	6p21 translocation RCC
腎髄質癌	mucinous tubular and spindle cell carcinoma
神経芽腫随伴腎細胞癌	tubulocystic RCC
付記事項	ACD-associated RCC
後腎性腺腫	clear cell papillary RCC
透析関連腎腫瘍	HLRCC syndrome-associated RCC
紡錘細胞型細胞癌	SDH deficient RCC
乳頭状腺腫	renal medullary carcinoma
オンコサイトーマ	RCC, unclassified
	papillary adenoma
	oncocytoma

ACD: acquired cystic disease, HLRCC: hereditary leiomyomatosis renal cell carcinoma, MiT: microphthalmia transcription factor, RCC: renal cell carcinoma, SDH: succinate dehydrogenase

図1　腎細胞癌の組織型 ▶

WHO2016分類で変更のあったもの, 新規に取り入れられたものを示す.
A: 囊胞壁は淡明細胞質を有する腫瘍細胞に裏装される.
B: 高度異型性を示す淡明腫瘍細胞が乳頭状配列を示す.
C: 大型腫瘍細胞が形成する微小囊胞内に, 基質様物質を伴う小型腫瘍細胞が集簇する.
D: 腫瘍細胞は篩状構築をとる. 高度異型性を示す. 細胞質は好酸性である.
E: 高度異型性を示す腫瘍細胞が囊胞を裏装する. 隔壁は線維性で, 厚い.
F: 軽度異型性を示す淡明腫瘍細胞が乳頭管状構築を形成する. 類洞状血管網はない.
G: 小型均一な腫瘍細胞からなる. 核は円形, 染色質は繊細, 細胞質は好酸性, すりガラス状である.
H: 異型性の高い腫瘍細胞が型崩れした乳頭状配列を示す. 腫瘍細胞の核小体は大型, 明瞭で, サイトメガロウイルス封入体様である.

A〜H 病理組織像（HE染色）

A 低悪性度多房嚢胞性腎腫瘍

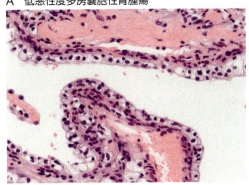

B Xp11.2転座型腎細胞癌

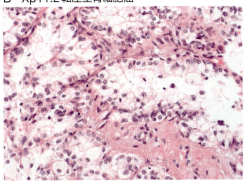

C 6p21転座型腎細胞癌

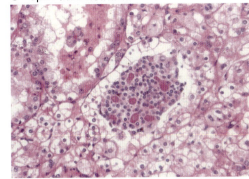

D 後天性嚢胞腎随伴腎細胞癌

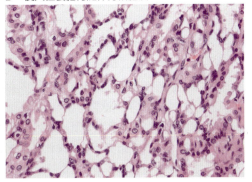

E 管状嚢胞癌

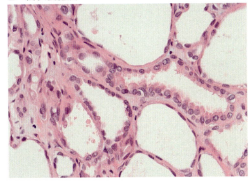

F 淡明細胞乳頭状腎細胞癌

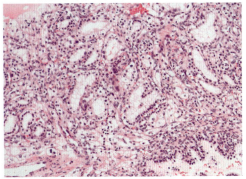

G コハク酸脱水素酵素欠損腎細胞癌

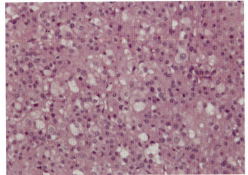

H HLRCC症候群随伴性腎細胞癌

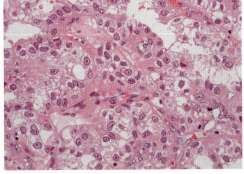

2) Xp11.2および6p21転座型腎細胞癌(図1-B, C)は，染色体転座に関連する遺伝子 *transcription factor enhancer 3* (*TFE3*) および *transcription factor enhancer B* (*TFEB*) がmicrophthalmia transcription factor (MiT) ファミリーに属する転写因子をコードするため，MiTファミリー転座型腎細胞癌としてまとめられた．若年発症，小児腫瘍に対する加療歴（化学療法，放射線療法），淡明腫瘍細胞が乳頭状，胞巣状構築を形成，微細石灰化などの所見に注意する．診断には転座関連蛋白であるTFE3, TFEBおよびcathepsin K, メラノサイトマーカー（HMB45, Melan Aなど）の免疫染色陽性所見が診断の補助になる．

3) 乳頭状腎細胞癌と乳頭状腺腫の大きさの境界が1.5cmから0.5cmに変更された．

4) 前版では粘液管状紡錘細胞癌は低悪性度とされていたが，この文章が削除された．高悪性度症例の報告が相次いだためである．

5) 透析関連症例にみられる特徴的組織型として，後天性嚢胞腎(acquired cystic disease ; ACD)随伴腎細胞癌(図1-D)が加えられた．

6) 管状嚢胞癌(図1-E)，淡明細胞乳頭状腎細胞癌(図1-F)，コハク酸脱水素酵素(succinate dehydrogenase ; SDH)欠損腎細胞癌(図1-G)，先天性平滑筋腫症・腎細胞癌(hereditary leiomyomatosis and renal cell carcinoma ; HLRCC)症候群随伴性腎細胞癌(図1-H)といった新規組織型が加わった．

7) 神経芽腫随伴腎細胞癌が分類項目から削除された．

8) 核小体の大きさを指標とする核異型度分類を，淡明細胞型および乳頭状腎細胞癌に併記することが推奨されるようになった(表2)[2)～4)]．

表2 腎細胞癌の核異型度分類 （左：文献2）より改変，中・右：文献2）〜4）を元に作成）

3段階方式（腎癌取扱い規約）[2]	4段階方式（Fuhrman 分類）[2,3]	4段階方式（WHO/ISUP 分類）[4] （淡明細胞型および乳頭状のみに適用）
1）異型度Ⅰ（grade 1：G1） 核は正常尿細管上皮のそれより小さいもの	1）Grade 1：核小体が目立たないか認められない．小さく丸い1個の核（直径約10μm）を有する細胞で構成される	1）Grade 1：400倍で，核小体がみられないか，または好塩基性ではっきりしない
2）異型度Ⅱ（grade 2：G2） 核は正常尿細管上皮のそれと同等の大きさのもの	2）Grade 2：より大きな核（直径約15μm）を有し，核縁は不整で，核小体は強拡大（400倍）で認識しうる	2）Grade 2：核小体は400倍で明瞭かつ好酸性だが，100倍でははっきりしない
3）異型度Ⅲ（grade 3：G3） 核は正常尿細管上皮のそれより大きく，時に多形性や奇怪な形状を示す	3）Grade 3：さらに大きな核（直径約20μm）を有し，核縁は明らかに不整で，大きな核小体が低倍率（100倍）で認識される	3）Grade 3：核小体は100倍で明瞭かつ好酸性
4）異型度判定不能（grade X：GX） 核の異型度評価が不可能	4）Grade 4：Grade 3の所見に加え，奇異核やしばしば分葉状を呈する核と粗大なクロマチンを有し，しばしば肉腫様細胞領域がある	4）Grade 4：核の著しい多形性，多核巨細胞および/またはラブドイドまたは類肉腫（紡錘細胞）性変化を伴う

参考文献

1) Moch H, Martignoni G, Amin MB, et al: Renal tumours. Introduction. In Moch H, Humphery PA, Ulbight TM, et al (eds); WHO classification of tumours of the urinary system and male genital organs, 4th eds. IARC Press, Lyon, p.14-17, 2016.
2) 日本泌尿器科学会，日本病理学会，日本医学放射線学会（編）；泌尿器科・病理・放射線科 腎癌取扱い規約，第4版．金原出版，2011.
3) Fuhrman SA, Lasky LC, Limas C: Prognostic significance in morphologic parameters in renal cell carcinoma. Am J Surg Pathol 6: 655-663, 1982.
4) Delahunt B, Cheville JC, Martignoni G, et al: The International Society of Urological Pathology (ISUP) grading system for renal cell carcinoma and other prognostic parameters. Am J Surg Pathol 37: 1490-1504, 2013.

腎細胞癌の病期診断と治療法
staging of renal cell carcinoma and treatment

山下康行

1. 腎細胞癌の一般的事項

1) 疫学および病因

腎細胞癌は，腎に発生する近位尿細管由来の腺癌である．発生頻度は，人口10万人当たり6人程度で癌全体の約1％を占め，男女比は2：1で男性に多い傾向がある．「腎癌の病理」(p.52-59)に詳述されているように多くの組織型がみられるが，淡明細胞型腎細胞癌が70～85％を占める．特に最近では超音波やCTで偶然発見される小型の腎細胞癌が増えている．

危険因子として喫煙（リスクは2倍），肥満，フェナセチンの過剰使用，特定の放射線不透過性物質，アスベスト，カドミウム，皮革なめし，および石油製品への曝露などが挙げられる．また，透析患者の後天性嚢胞性腎疾患では高率に腎細胞癌が発生する(p.76-77参照)．一部の家族性症候群，特にvon Hippel-Lindau病でも腎細胞癌が好発する(p.162-163参照)．しばしば染色体3pの欠損，*VHL*遺伝子の欠損が認められる．腎細胞癌が産生する物質によって，赤血球増多症や高血圧，高カルシウム血症などが引き起こされることがある（腫瘍随伴症候群）．

2) 診　断

病変の検出は超音波やCTで行われ，病期診断には造影を含めたCTが必須である．小径の腎腫瘤であれば，造影パターンから組織型をおおよそ推定可能である(図1)[1]．ヨードアレルギーなどCTで造影剤が使用できない場合などはMRIを行う．

確定診断には生検を行うべきであるが，実際には典型的画像所見を呈する場合は，生検を省略して治療が行われることも多い．しかし，腎細胞癌と思って手術しても良性であることも少なからず経験される．そのため，非典型的な所見であれば積極的に生検を考慮すべきであろう．病期診断の詳細は後述する(p.63-66参照)．

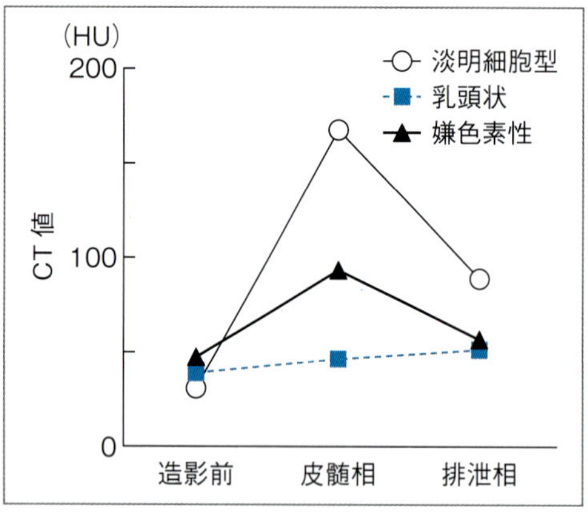

3) 治療法(図2～4)[2]

① 外科的手術

治療法としては手術療法が第一選択である．腫瘍の大きさ，数，位置により，開放手術（経腹的，後腹膜的）や腹腔鏡手術，全摘手術や腎部分切除などを選択する．

a. 根治的腎摘除術

T1aで腫瘍が腎内側に存在する場合，もしくはT1b以上の場合は腎全体を摘出する．腎以外に副腎，腎周囲脂肪組織，およびGerota筋膜の切除を行う．開腹または腹腔鏡による成績はほぼ同等であり，回復は腹腔鏡下手技の方が迅速である．転移病巣がある場合でも，腫瘍摘出に伴う転移巣の縮小を期待して積極的に原発巣の腎を摘出する．

b. 腎部分切除術

腫瘍のサイズが小さく（T1a），腎の外側に突出してい

図1　腎細胞癌の造影パターン
淡明細胞型は皮髄相で強く濃染し，排泄相で低吸収となる．嫌色素性は皮髄相で中程度に染まり，排泄相で低吸収となる．乳頭状は徐々に濃染する．オンコサイトーマは淡明細胞型や嫌色素性に類似し，後腎性腺腫は乳頭状に類似する．

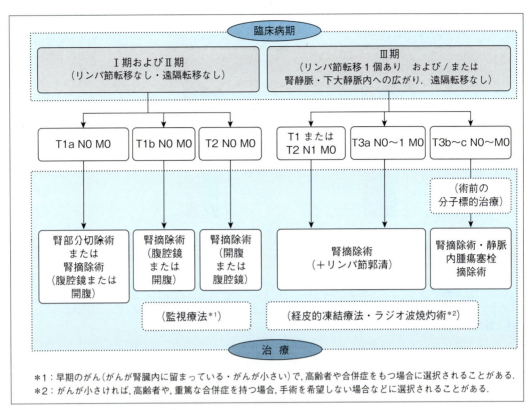

図2　腎細胞癌の病期（Ⅰ～Ⅲ期）の治療法の選択（文献2）より改変）

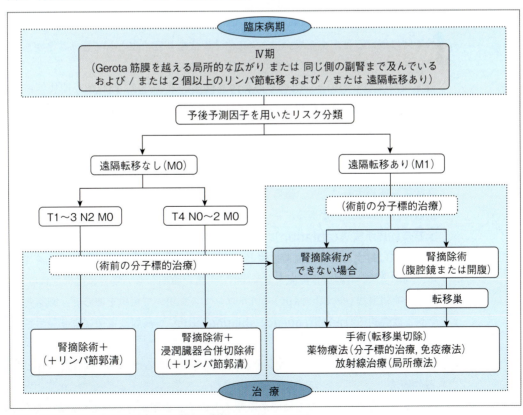

図3　腎細胞癌の病期（Ⅳ期）の治療法の選択（文献2）より改変）

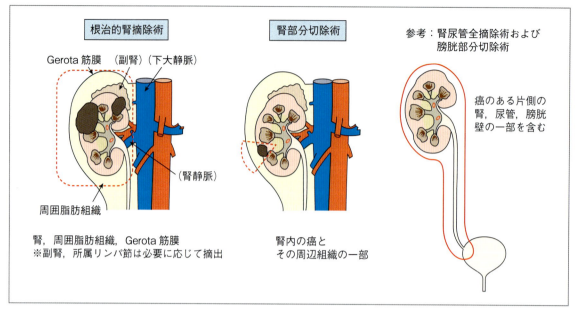

図4 腎腫瘍の切除術式

る場合は腎部分切除術，あるいは腫瘍核出術の適応である．マイクロ波を用いて腫瘍周囲を凝固することで，腎動静脈の血流を遮断することなく出血のコントロールが可能で，腎機能の温存が期待できる．生存率なども根治的腎摘除術と変わらない成績が報告されている．手術用ロボット（da Vinci）の遠隔操作によりロボット支援手術を行う施設もある．

診断時に既に転移がある場合は，全身化学療法を初回治療として行うことがある．その効果により腎尿管全摘や放射線治療などが行われることもある．

周囲への広がりが大きい場合や静脈内進展がある場合は，経腹的な開放手術が選択される．静脈内進展がより心臓に近い場合や心臓に達している場合は，人工心肺を用いた大がかりな手術が行われることもある．

② 局所療法

　a. 動脈塞栓術（transcatheter arterial embolization；TAE）

腎動脈を塞栓することで，腫瘍を虚血・壊死に陥らせる．切除不能の場合や，大きな癌の手術前に行われることがある．

　b. 経皮的局所療法（ablation）

小さな癌に対する経皮的局所療法として，CTやMRI誘導下に経皮的に癌を穿刺し，治療する．高齢者や，重篤な合併症をもつ場合，手術を希望しない場合に選択される．

- 経皮的凍結療法（cryotherapy）：アルゴンガスを用いて組織を凍らせ，細胞死を来す．
- ラジオ波焼灼術（radiofrequency ablation；RFA）：高周波電流により発生させた熱で焼灼する．

現状では，腎細胞癌に対する凍結療法は保険適応があるが，RFAは自費診療となる．

③ 薬物療法

これまでは免疫療法のひとつであるサイトカイン療法が行われていたが，現在では，分子

標的治療が一次治療（初回治療）の標準治療である．

a. 分子標的治療

使用する薬剤は，スニチニブ，パゾパニブ，ソラフェニブ，アキシチニブ，テムシロリムス，エベロリムスである．一次治療だけでなく，二次治療，三次治療でも選択される．腫瘍が大きい場合や転移がある場合，手術前に用いられることもある．

b. 免疫療法

進行性の腎細胞癌において選択されることがある．

- サイトカイン療法：一次治療で，分子標的薬の使用が適さない場合は，サイトカイン療法も選択肢のひとつである．interferon αやinterleukin-2の薬剤が用いられる．
- 免疫抑制阻害療法（免疫チェックポイント阻害薬）：ニボルマブが用いられ，現在のところ二次治療，三次治療の選択肢のひとつである．しかし，使用方法は今後大きく変化していく可能性がある．

④ 経過観察

一般的に腎癌の増大スピードは2〜13mm程度と考えられており，高齢者や合併症などのために手術や焼灼療法ができない，もしくは積極的に治療を希望しない場合，経過観察を行うこともある．

2. 腎細胞癌の病期診断

腎細胞癌の病期分類システムでは，腎外に腫瘍が広がる程度；原発腫瘍の大きさ（T），所属リンパ節転移の有無（N），遠隔転移の有無（M）に基づきTNM分類が行われる．

病期はTNM分類の組み合わせにより決定される（図5，表1，2）[3]．病期は治療法の指針や予後の指標となる．

1）原発腫瘍（T）

T1とT2は腎内に癌が留まっている状態で，腫瘍径4cm，7cm，10cmによって細分類される．T3は癌が腎静脈または腎周囲組織に進展しているが，骨筋膜（Gerota筋膜）は越えていない範囲，T4はさらに同側の副腎に進展，または骨筋膜を越えている場合である．腎細胞癌は腎静脈から下大静脈に進展することが特徴的である．

2）所属リンパ節（N）

腫瘍径に関係なく，転移したリンパ節の個数により，なしはN0，1個はN1，2個以上はN2に分類される．

3）遠隔転移（M）

遠隔転移は，リンパ節，肺，骨，副腎，肝，脳に多い．また膵にも転移が多く，神経内分泌腫瘍（neuroendocrine tumor；NET）との鑑別が問題となる．

腎細胞癌の病期分類のためにはCTやMRIが行われ，①腫瘍の浸潤範囲，②静脈内腫瘍塞栓の有無および進展範囲，③リンパ節転移の有無，④遠隔転移の有無を評価する．腫瘍が腎組織に限局する場合は，血管への浸潤が必ずしも予後不良の徴候であるとは限らない．転移は原発巣が5mmの病変でもみられることがある一方，大きな腫瘍でも低い病期のこともあるため，病変の大きさだけで治療の方法を決定すべきではない．

病期診断能は報告者によって異なるが，CTとMRIはほぼ同程度（67%）と考えられてい

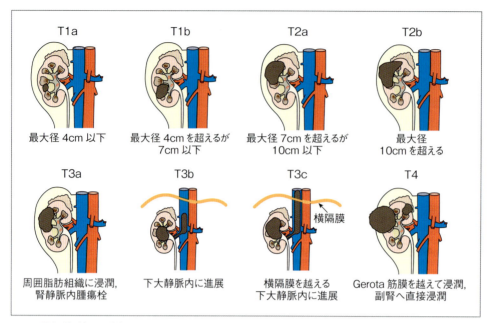

図5 腎細胞癌のT分類 (文献3)より改変)

表1 腎細胞癌のTNM分類 (文献3)より改変)

原発腫瘍（T）	TX	原発腫瘍が評価できない	
	T0	原発腫瘍がない	
	T1	7cm以下で腎臓に留まる	
		T1a	4cm以下
		T1b	4cmを超えるが7cm以下
	T2	7cmを超え，腎臓に留まる	
		T2a	7cmを超えるが10cm以下
		T2b	10cmを超え，腎臓に留まる
	T3	腎静脈または腎周囲組織に進展するが，同側の副腎への進展がなく，骨筋膜を越えない	
		T3a	肉眼的に腎静脈に進展する，または腎周囲組織に広がるが，骨筋膜を越えない
		T3b	肉眼的に横隔膜下の大静脈内に進展
		T3c	肉眼的に横隔膜上の大静脈内に進展，または大静脈壁に広がる
	T4	骨筋膜を越えて広がる（同側副腎への広がりを含む）	
所属リンパ節転移（N）	NX	所属リンパ節転移が評価できない	
	N0	所属リンパ節転移がない	
	N1	1個の所属リンパ節転移	
	N2	2個以上の所属リンパ節転移	
遠隔転移（M）	M0	遠隔転移なし	
	M1	遠隔転移あり	

表2 腎細胞癌の病期分類 (文献3)より改変)

病期（ステージ）	原発腫瘍（T）	所属リンパ節転移（N）	遠隔転移（M）
Ⅰ期	腫瘍径7cm以下	なし	なし
Ⅱ期	腫瘍径7cm超	なし	なし
Ⅲ期	腎臓内に留まる	1個	なし
	腎臓周囲に進展（骨筋膜を越えない）	なし，または1個	なし
Ⅳ期	骨筋膜を越えて進展	いずれの場合も	なし
	いずれの場合も	2個以上	なし
	いずれの場合も	いずれの場合も	あり

る[4]．5年生存率は，全国がんセンター協議会による生存率共同調査（2018年2月集計）[5]では，I期97.4％，II期82.4％，III期73.2％，IV期16.9％程度である．

3. 腎細胞癌各病期の画像所見

各病期の腫瘍の浸潤範囲に関しては，腫瘍が腎被膜内に留まる場合（TNM分類でT1〜2）は腫瘍の辺縁は平滑であるが，腎周囲腔に及ぶ場合（T3）は腫瘍の辺縁は不整となり，腎周囲腔に索状，点状の軟部陰影を認める（図6）．

ただし，顕微鏡的な腎周囲腔浸潤の場合は腫瘍の辺縁は平滑であり，偽陰性となる．一方，周囲組織に腫瘍の浸潤がみられなくとも，炎症や浮腫によって周囲組織の変化をみることもある．しかし，被膜外進展があっても切除可能なことが多く，予後も比較的良い．腎静脈内や下大静脈への進展（T3）は5cm以上の大きな癌でみられる（図7，8）．

診断はヘリカルCTで可能であり，血管の描出に優れ，下大静脈内腫瘍塞栓（全腎細胞癌の10％にみられる）は造影欠損域としてみられ，特にMPR像では腫瘍から静脈への進展範囲が明瞭である．しかし，CTでは下肢からの血流で下大静脈の造影剤が希釈され，評価が困難なことがあるが，MRIのgradient echo法で下大静脈腫瘍栓は明瞭に描出され，80〜100％の診断能があるとされる（図8）[6]．

Gerota筋膜を越え（T4），他臓器に浸潤した場合は浸

造影CT

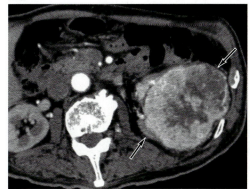

図6　通常型腎細胞癌
（TNM分類でT3，III期，Robson stage II）
左腎に，内部構造が不整な大きな腫瘤を認める．腫瘤の辺縁は不整であり，腎周囲に，索状，点状の軟部陰影を認め（→），腎被膜外への進展が示唆される．

図7-A　造影CT（動脈相）

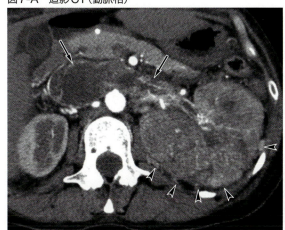

図7-B　造影CT（排泄相）

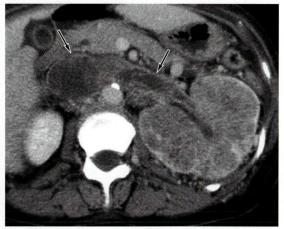

図7　通常型腎細胞癌（TNM分類でT3b，III期，Robson stage IIIA）
A：左腎は著明に腫大し，動脈相では比較的造影効果は乏しい．腎周囲に，索状，点状の軟部陰影を認め（▶），腎被膜静脈の拡張が示唆される．腎静脈から下大静脈内に，腎内の腫瘍と連続する腫瘍栓を認め（→），腫瘍栓の周囲には，腫瘍を栄養すると考えられる微小動脈の拡張がみられる．
B：腎静脈，下大静脈内の腫瘍は低吸収を呈する（→）．

図8-A 造影CT（動脈相）　　図8-B　MRI，true-FISP法

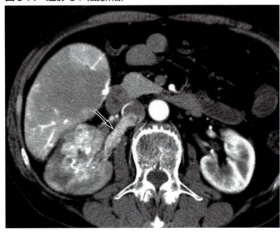
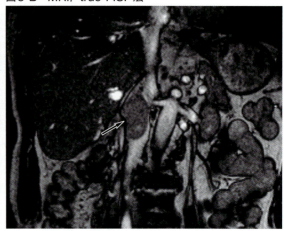

図8　通常型腎細胞癌（TNM分類でT3b，Ⅲ期，Robson stage ⅢA）
A：右腎に浸潤性に発育する腫瘤を認め，腫瘤は腎静脈から下大静脈に連続している（→）．
B：下大静脈は高信号として描出され，下大静脈内の腫瘤は低信号として明瞭である（→）．

造影CT

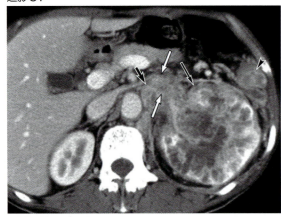

**図9　通常型腎細胞癌
（TNM分類でT4，Ⅳ期，Robson stage ⅢB）**
左腎に，不整に造影される浸潤性の腫瘤を認め，Gerota筋膜にも肥厚が認められる（→）．腫瘤はGerota筋膜外へも進展している（▶）．腎静脈内への進展もあるようである（⇨）．また大動脈周囲に大きなリンパ節腫大もみられる（→）．

潤臓器との境界は不明瞭となり，内部に不整な造影効果を示す領域がみられることが多い（図9）．同側の副腎以外の他臓器への浸潤は肝や膵，脾，腸腰筋にみられるが稀である．多くの場合，浸潤しているようにみえても圧排だけのことも多く，適切な断面で診断する必要がある．

リンパ節転移は，リンパ節が腫大している場合は診断可能である（図9．短径が1cm以上は腫大とみなし，2cm以上では転移が確実）．しかし，腫大のないリンパ節転移は過小評価される一方，他の原因（反応性など）で腫大している場合には過大評価される．

他の臓器への転移では肺，縦隔，骨などに転移しやすい．特に3cm以下の小さな腫瘍でも転移がありうることには注意が必要である．また，腎細胞癌の5％は両側性であるので，反対側の評価にも注意を払う必要がある．

参考文献

1) Jinzaki M, Tanimoto A, Mukai M, et al: Double-phase helical CT of small renal parenchymal neoplasms: correlation with pathologic findings and tumor angiogenesis. J Comput Assist Tomogr 24: 835-842, 2000.
2) 日本泌尿器科学会（編）；腎癌診療ガイドライン，2017年版．メディカルレビュー社，2017.
3) 日本泌尿器科学会，日本病理学会，日本医学放射線学会（編）；腎癌取扱い規約，第4版．金原出版，p.40-47, 2011.
4) Walter C, Kruessell M, Gindele A, et al: Imaging of renal lesions: evaluation of fast MRI and helical CT. Br J Radiol 76: 696-703, 2003.
5) 全国がんセンター協議会：全がん協生存率調査．2018.（http://www.zengankyo.ncc.go.jp/etc/index.html）
6) Roubidoux MA, Dunnick NR, Sostman HD, et al: Renal carcinoma: detection of venous extension with gradient-echo MR imaging. Radiology 182: 269-272, 1992.

淡明細胞型腎細胞癌
clear cell renal cell carcinoma

山下康行

● **症例1**：50歳代，男性．淡明細胞型腎細胞癌

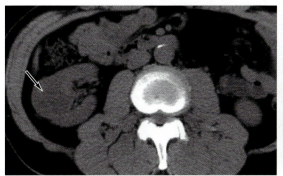

図1-A　単純CT

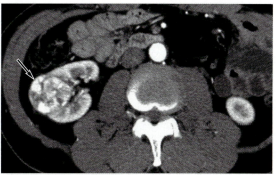

図1-B　造影CT（動脈相）

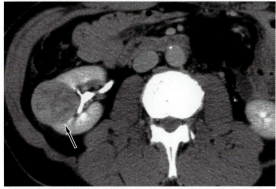

図1-C　造影CT（排泄相）

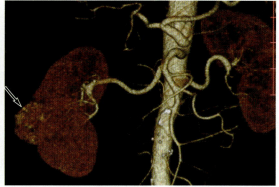

図1-D　3D-CT volume rendering像

A：右腎に外側へ膨隆する限局性腫瘤を認め，腫瘤内部には一部低吸収域がみられる（→）．
B：腫瘤は不均一に強く造影されている（→）．
C：腫瘤は正常腎実質より低吸収を呈し，腎盂を軽度圧排している（→）．
D：腎動脈は1本であり，外側へ突出している腫瘤（→）が明らかである．

● **症例2**：60歳代，男性．嚢胞変性を伴った淡明細胞型腎細胞癌

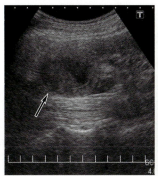

図2-A　超音波像

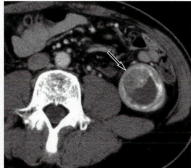

図2-B　造影CT

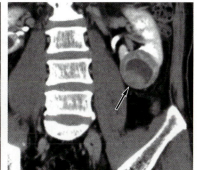

図2-C　造影CT，MPR冠状断像

A：左腎に低エコーの腫瘤を認め，内部に不整な結節状の突出（→）がある．
B：低吸収の中に一部不整な突出（→）を認める．また，壁肥厚もみられる．
C：腫瘍は左腎下極に存在し，嚢胞壁は厚く，結節状の突出（→）もみられる．

● **症例3**：50歳代，女性．淡明細胞型腎細胞癌

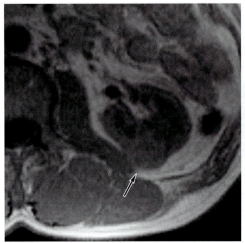

図3-A　chemical shift MRI（in phase）

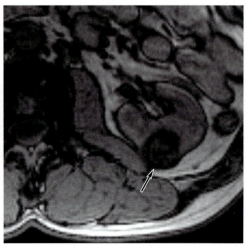

図3-B　chemical shift MRI（opposed phase）

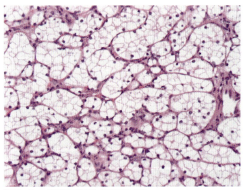

図3-C　病理組織像（HR染色）

A：左腎の腫瘤は軽度高吸収域を呈する（→）．
B：腫瘍は著明な低信号となり，脂肪の存在が示唆される（→）．
C：腫瘍は内部に明るい胞体を持った，いわゆるclear cellから構成されている．

● **症例4**：50歳代，男性．淡明細胞型腎細胞癌

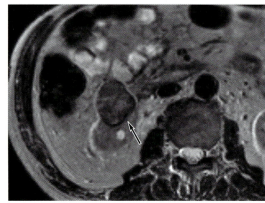

図4　T2強調像

右腎に外側へ突出する腫瘤を認め，腫瘍の周囲には低信号の被膜が明瞭に描出されている（→）．

画像の読影

　一般に小腎細胞癌（通常径が3cm以下の腫瘍）は辺縁平滑，内部は比較的均一である（図1）[1]．腫瘍径が大きくなるに従い，辺縁不整，内部構造が不均一で，囊胞状になることもある（図2）．

　また，淡明細胞癌は細胞質に脂質を含むため，chemical shift imagingのin phaseではやや高信号であるが（図3-A；→），opposed phaseでは低信号である（図3-B；→）．組織学的には小腎細胞癌の周囲には高頻度に偽被膜の形成をみるが，MRIのT2強調像で明瞭に描出される（図4）[2]．ヘリカルCTでは，一度に腫瘍のダイナミック検査とCT angiographyが可能であり，温存手術（renal sparing surgery）においては有用である．

淡明細胞型腎細胞癌の一般的知識と画像所見

腎細胞癌の70〜85％は淡明細胞癌である．多くは膨張性発育を示して，腫瘍周囲に偽被膜を形成するが，高異型度の腫瘍では浸潤性発育を示すものもある．

画像所見　淡明細胞癌は光顕的に細胞質が明るい腫瘍細胞としてみえ，一般に血流が豊富である．画像所見も細胞内脂肪顆粒を反映してCTでは腎実質より低吸収のことが多い．ダイナミックCT皮髄相で腎実質と同程度かそれ以上に濃染し，排泄相では周囲腎より低吸収となる（washout）．また，腫瘍内に壊死，出血，瘢痕や線維化などがみられ，径が大きな腫瘍では内部が不均一なことが多い．また，腫瘍内がほとんど壊死に陥って囊胞変性を呈することもある（図2）．

鑑別診断のポイント

腎の腫瘤性病変で圧倒的に頻度が高いものは腎囊胞であり，充実性腫瘍では腎癌の頻度が圧倒的に高い．つまり，充実性であれば悪性の可能性が高い．血管筋脂肪腫も比較的頻度は高いが，明瞭な脂肪の存在が証明できれば通常診断は容易である．しかし，淡明細胞癌においては細胞質に脂肪を有するため，60％程度の症例においてchemical shift imagingで信号低下がみられることがあることには注意が必要である．また，oncocytomaをはじめ，他の良性腫瘍との鑑別は困難なことも少なくない．また，腎癌でも囊胞変性することも少なからずみられ，complicated cystとの鑑別も問題となる．詳細は「腎腫瘤の鑑別」（p.42-51）を参照のこと．

> **NOTE 【囊胞性腎細胞癌（cystic RCC）】**
>
> 以前のWHO分類や腎癌取扱い規約では，囊胞性腎細胞癌は囊胞から発生した腎細胞癌と合わせて囊胞随伴性腎細胞癌（cyst-associated renal cell carinoma）として独立した組織型として記載されていたが，2004年のWHO分類では削除され，大部分が囊胞を伴う淡明細胞癌に分類されている．
>
> 一方，多房性の腎細胞癌の中に予後が良好な一群があることが知られ，2004年のWHO分類では多房囊胞性淡明細胞型腎細胞癌（multilocular clear cell renal cell carcinoma；MCRCC）として定義され，2016年のWHO分類ではmultilocular cystic renal neoplasm of low malignant potentialとされ，carcinomaとは一線を画する予後良好な腫瘍として取り扱われることとなった（p.88-89参照）．

参考文献

1) Yamashita Y, Takahashi M, Watanabe O, et al: Small renal cell carcinoma: pathologic and radiologic correlation. Radiology 184: 493-498, 1992.
2) Yamashita Y, Honda S, Nishiharu T, et al: Detection of pseudocapsule of renal cell carcinoma with MR imaging and CT. AJR 166: 1151-1155, 1996.

嫌色素性腎細胞癌
chromophobe renal cell carcinoma

山下康行

● 症例1：20歳代，女性．腹痛があり，近医超音波にて，右腎に大きな腫瘤を指摘．

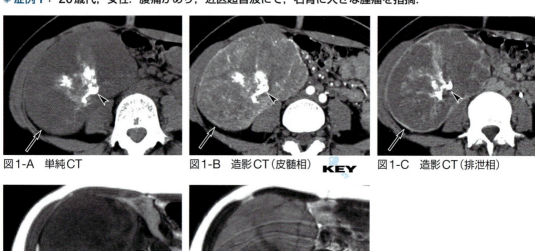

図1-A　単純CT　　　　　図1-B　造影CT（皮髄相）　　　図1-C　造影CT（排泄相）

図1-D　T1強調像　　　　図1-E　T2強調像

図1-F　ダイナミックMRI（早期相）　　図1-G　ダイナミックMRI（後期相）

● 症例2：40歳代，女性．無症状．近医超音波にて偶然，右腎腫瘤を指摘．

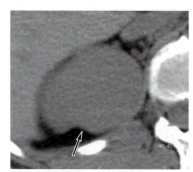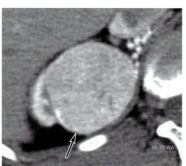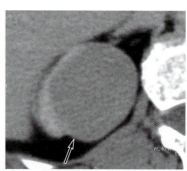

図2-A　単純CT　　　　　図2-B　造影CT（皮髄相）　　　図2-C　造影CT（排泄相）

画像の読影

【症例1】 右腎にやや低吸収の腫瘍を認める（図1-A～C；→）．中心部に粗大な石灰化を認める（図1-A～C；▶）．造影CT皮髄相において淡い増強効果がみられるが，排泄相でやや低吸収として描出される．MRIのT1強調像で低信号，T2強調像で比較的高信号の腫瘍を認め（図1-D, E；→），中心部は低信号である（図1-E；▶）．ダイナミックMRI早期相で比較的淡い増強効果を認め，後期相でやや低吸収を呈している（図1-F, G；→）．中心部に比較的強い増強効果を認め（図1-F, G；▶），瘢痕と考えられる．右腎の摘出とリンパ節郭清が施行された．2年後に頸部リンパ節に再発がみられ，再切除された．

【症例2】 右腎上極にやや低吸収の腫瘍を認める（図2；→）．造影CT皮髄相（図2-B）において比較的均一な淡い増強効果がみられるが，排泄相（図2-C）で低吸収として描出される．右腎切除術が施行され，嫌色素性腎細胞癌であることが確認された．

嫌色素性腎細胞癌の一般的知識と画像所見

嫌色素性腎細胞癌は腎細胞癌のうち3番目に多い組織型で，全腎腫瘍の2～4％，腎癌の5％を占める．やや若年女性に多い傾向がある．オンコサイトーマ同様，集合管の介在細胞から発生するとされ，病理組織学的にはHaleのコロイド鉄染色で強陽性に染まる大型の腫瘍細胞からなることが特徴である．細胞型により通常型と好酸型に細分類される．染色体異常（1, 2, 6, 10, 13, 17, 21番などのモノソミー）がみられる[1]．

病期も進行例は少なく，淡明細胞型よりも予後が良い．乳頭型と同等もしくはそれ以上に良好ともいわれる．周囲への浸潤や転移も少ないため，部分切除や摘出術も可能である．稀にaggressiveな発育をする集合管癌や紡錘細胞型腎細胞癌がみられ，予後不良である．

画像所見 画像上は比較的均一で，中程度の増強効果を示すことが多い．オンコサイトーマに類似した車軸様血管をもつものもある[2]．MRIのT2強調像で軽度低信号～軽度高信号を呈する．偽被膜を認めることもある．

鑑別診断のポイント

ダイナミックCTでは比較的乏血性であることが多いが，多血性のものもありうる．車軸様血管をもつ腫瘍ではオンコサイトーマとの鑑別が困難である[3]．

一方，多血性のものでも，通常の淡明細胞型腎細胞癌より血流が低いことが多いが，中には両者の区別が困難な場合もある．また，乳頭状腎細胞癌との鑑別も困難であるが，予後や治療方針が類似するため，両者を鑑別する意義は乏しい．

参考文献

1) Peyromaure M, Misrai V, Thiounn N, et al: Chromophobe renal cell carcinoma: analysis of 61 cases. Cancer 100: 1406-1410, 2004.
2) Kondo T, Nakazawa H, Sakai F, et al: Spoke-wheel-like enhancement as an important imaging finding of chromophobe cell renal carcinoma: a retrospective analysis on computed tomography and magnetic resonance imaging studies. Int J Urol 11: 817-824, 2004.
3) Prasad SR, Humphrey PA, Catena JR, et al: Common and uncommon histologic subtypes of renal cell carcinoma: imaging spectrum with pathologic correlation. RadioGraphics 26: 1795-1806, 2006.

乳頭状腎細胞癌
papillary renal cell carcinoma

竹山信之

● **症例1**：70歳代，男性．無症状．検診で右腎腫瘤を指摘．

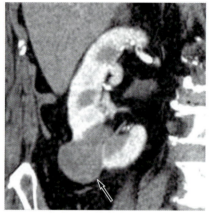

図1-A　造影CT冠状断像（皮髄相）

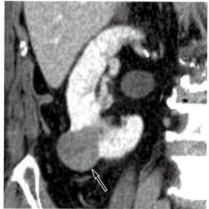

図1-B　造影CT冠状断像（腎実質相）

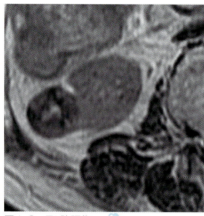

図1-C　T2強調像

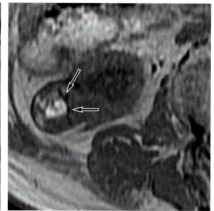

図1-D　化学シフトT1強調像（in phase）

● **症例2**：40歳代，男性．無症状．検診で左腎腫瘤を指摘．

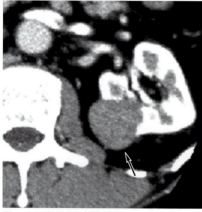

図2-A　造影CT（皮髄相）

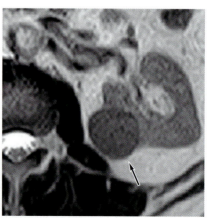

図2-B　T2強調像

画像の読影

【症例1】 右腎下部に，腎皮質を中心として3.5cmの膨張性発育を示す充実性腫瘤が認められる（図1；→）．造影CT皮髄相（図1-A）では腎皮質に比べ不均一な低吸収（CT値56HU），腎実質相（図1-B）では不均一な造影効果を示す（CT値66HU）が，全体としては乏血性腫瘤である．単純CTではCT値45HUであり（非提示），漸増性の造影パターンが示唆される．T2強調像（図1-C）では全体として低信号を示すが，内部に不均一な高信号が散見される．辺縁に被膜様構造を認める．化学シフトT1強調像in phaseでは腫瘍中心部が高信号で，出血壊死が示唆される．腫瘍中部に線状の無信号域（図1-D；→）が認められ，出血後のヘモジデリンが考えられる．右腎部分摘出術が施行され，乳頭状腎細胞癌II型であることが確認された．

【症例2】 左腎中部には，腎皮質を中心にして膨張性発育を示す3cmの乏血性腫瘤が認められる（図2；→）．腫瘤は，造影CT皮髄相（図2-A）では腎皮質に比べ均一な低吸収を示し（CT値59HU），乏血性腫瘤である．単純CTで46HU，腎実質相で68HUを示し（非提示），漸増性の造影パターンが示唆される．T2強調像（図2-B）では腫瘤全体が均一な低信号で，辺縁に被膜様構造を認める．左腎摘出術が施行され，乳頭状腎細胞癌I型であることが確認された．

乳頭状腎細胞癌の一般的知識と画像所見

腎細胞癌中での乳頭状腎細胞癌の頻度は18.5%で，淡明細胞型腎細胞癌に次いで2番目とされる．腎皮質由来で，組織学的に線維血管性間質を伴いながら，乳頭状または管状乳頭状に増殖する腫瘍細胞からなる[1]．間質には砂粒体や泡沫状細胞の集族，硝子化が認められる．細胞異型度からI型とII型に亜分類される．I型では腫瘍細胞は小型立方状で，細胞質は乏しく好塩基性が多く，核異型は目立たない．II型では腫瘍細胞は円柱状で不規則な偽重層傾向を示し，細胞質は好酸性で，核異型が目立つ．乳頭状腎細胞癌全体での5年生存率は82〜92%であるが，I型では95%，II型では66%であり，II型は浸潤傾向で予後不良とされる[1]．

画像所見 CTでは，ダイナミック・スタディで乏血性[2]，腫瘍径増大につれて出血・壊死が高頻度になる．II型はI型より境界不明瞭，内部不均一，石灰化を示すが，小病変では両者の鑑別が困難である．ダイナミックCTの平衡相では，II型の方がI型よりも造影効果が強く，washoutが弱いとされる[3]．MRIでは，腫瘍細胞の乳頭状配列や細胞内ヘモジデリン沈着を反映し，T2強調像で低信号，T2*強調像や化学シフトT1強調像in phaseで腫瘍内無信号域が散見される[4]．拡散強調像では，淡明細胞型腎細胞癌より拡散制限を示す．I型に比べてII型は腫瘍内部の出血・壊死により不均一性をし，定性的には，II型はI型に比べT2強調像・造影腎実質相で不均一，境界不明瞭である．定量的には，ADC mapや造影腎実質相でのテクスチャー解析にてエントロピー高値を示す．

鑑別診断のポイント

"T2強調像にて低信号＋ダイナミック・スタディにて弱い造影効果"の腫瘍であれば，乳頭状腎細胞癌以外の鑑別として，腎浸潤性腎盂癌（尿路上皮癌），集合管癌，平滑筋腫，solitary fibrous tumorが挙がる[5]．T2強調像で低信号の腫瘍については，p.47参照．

参考文献

1) Delahunt B, Eble JN: Papillary renal cell carcinoma. *In* Moch H, Humphrey PA, Ulbright TM, et al（eds）; WHO classification of tumours of the urinary system and male genital organs. IARC Press, Lyon, p.23-25, 2016.
2) Lee-Felker SA, Felker ER, Tan N, et al: Qualitative and quantitative MDCT features for differentiating clear cell renal cell carcinoma from other solid renal cortical masses. AJR 203: W516-W524, 2014.
3) Young JR, Coy H, Douek M, et al: Type 1 papillary renal cell carcinoma: differentiation from type 2 papillary RCC on multiphasic MDCT. Abdom Radiol（NY）42: 1911-1918, 2017.
4) Doshi AM, Ream JM, Kierans AS, et al: Use of MRI in differentiation of papillary renal cell carcinoma subtypes: qualitative and quantitative analysis. AJR 206: 566-572, 2016.
5) Allen BC, Tirman P, Jennings Clingan M, et al: Characterizing solid renal neoplasms with MRI in adults. Abdom Imaging 39: 358-387, 2014.

腎細胞癌の術後変化・合併症
postoperative changes of renal cell carcinoma, complications

中川雅貴

● **症例1**：40歳代，男性．右腎淡明細胞癌に対し，体腔鏡下右腎部分切除術後．

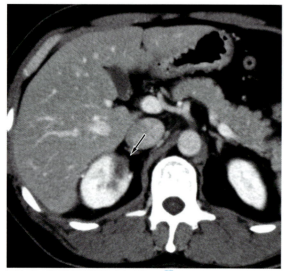

図1-A　造影CT（術後3か月）

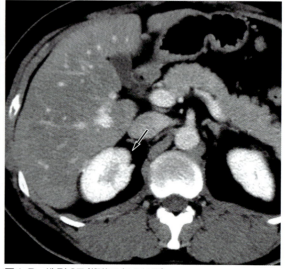

図1-B　造影CT（術後3年4か月）

● **症例2**：40歳代，男性．左腎淡明細胞癌に対し，体腔鏡下左腎部分切除術後7日目．血尿．

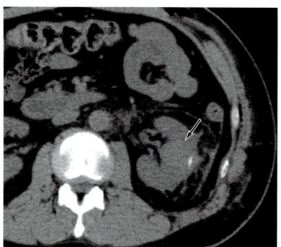

図2-A　単純CT

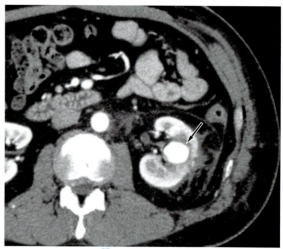

図2-B　造影CT

画像の読影

【症例1】 術後3か月の造影CTにて，腫瘍切除部位に術後変化を疑う低吸収域を認める（図1-A；→）．術後3年4か月の造影CTでは，低吸収域は目立たなくなっている（図1-B；→）．

【症例2】 単純CTにて，腫瘍切除部位内側に周囲腎実質に比べわずかに高吸収を呈する腫瘤を認め（図2-A；→），造影CTでは同部は強く濃染され（図2-B；→），仮性動脈瘤が疑われる．その後，血管造影（非提示）にて仮性動脈瘤が確認され，コイル塞栓術にて治療された．

腎細胞癌の術後変化・合併症の一般的知識と画像所見

遠隔転移のない腎細胞癌に対する標準療法は，根治的腎摘除術および腎部分切除術である．機能的あるいは解剖学的単腎症例，腎機能低下症例，両側腎細胞癌症例では，腎部分切除術の絶対適応と考えられる．わが国のガイドラインでは，最大径4cm以下（T1a）の小径腎癌に対して腎部分切除術が推奨されているが，外方突出型などの解剖学的な腫瘍の位置や対側腎機能などによっても適応が選択されている．根治的腎摘除術は，腎部分切除術の適応から除外された症例に対して施行される．

画像所見 根治的腎摘除術ではGerota筋膜内の脂肪組織ごと切除されるため，右腎摘除術では十二指腸下行脚や上行結腸，左腎摘除術では小腸や下行結腸が大腰筋や腰方形筋の前方に接して位置するようになる．

術後合併症としては，膿瘍，創感染，出血，急性腎不全，肺炎，イレウス，臓器損傷（肝，十二指腸，脾，膵，上腸間膜動脈）などがある．

腎部分切除術においては腎の切除部位に変形を認め，造影CTで低吸収域を認めるが，次第に萎縮し瘢痕様となる．術後解剖の変化は少ない．術後合併症としては，尿漏，急性尿細管壊死，腎不全，出血，膿瘍，臓器損傷などがある．

鑑別診断のポイント

根治的腎摘除術後，早期に局所の軟部影やリンパ節腫大を認めることがあるが，局所再発やリンパ節転移との鑑別にはサイズ変化を経過観察する必要がある．

腎部分切除後の残存腎における腫瘍再発においては，局所再発のみならず新規の腫瘍の有無を評価する必要がある．

参考文献

1) Tan HJ, Wolf JS Jr., Ye Z, et al: Complications and failure to rescue after laparoscopic versus open radical nephrectomy. J Urol 186: 1254-1260, 2011.
2) 秋田大宇，陣崎雅弘，大家基嗣：第9章 腎癌・腎盂尿管癌．画像診断臨時増刊号 33(11)：s152-s166, 2013.
3) 日本泌尿器科学会，日本病理学会，日本医学放射線学会（編）；腎癌取扱い規約，第4版．p.48-49, 金原出版, 2011.
4) 日本泌尿器科学会（編）；腎癌診療ガイドライン 2017年版．メディカルレビュー社, 2017.

透析腎に発症する腎癌
renal cell carcinoma associated with acquired cystic kidneys

中川雅貴

●**症例1**： 40歳代，男性．慢性腎不全による20年以上の透析歴あり．眼窩内転移による複視で発症．

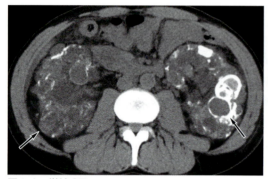

図1-A　単純CT

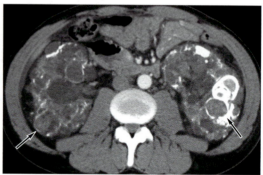

図1-B　造影CT

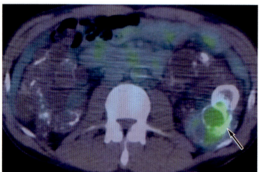

図1-C　FDG-PET/CT

●**症例2**： 60歳代，男性．糖尿病腎症による10年間の透析歴あり．

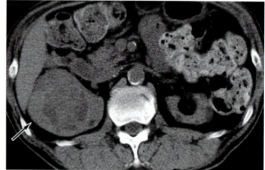

図2-A　単純CT

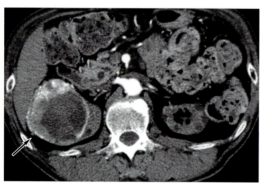

図2-B　造影CT（早期相）

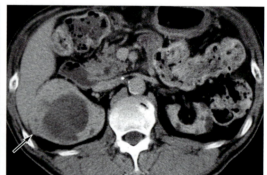

図2-C　造影CT（後期相）

参考文献
1) 石川 勲：透析患者と腎癌．透析会誌 47: 589-598, 2014.
2) Tickoo SK, dePeralta-Venturina MN, Harik LR, et al: Spectrum of epithelial neoplasms in end-stage renal disease: an experience from 66 tumor-bearing kidneys with emphasis on histologic patterns distinct from those in sporadic adult renal neoplasia. Am J Surg Pathol 30: 141-153, 2006.

画像の読影

【症例1】 単純CTにて両側腎に石灰化を伴う多発嚢胞を認める（図1-A；→）．造影CTでは両側性に，内部に淡い増強効果を伴う充実性病変を認める（図1-B；→）．PET/CTでは同病変に一致してFDGの集積亢進を伴っている（図1-C；→，右腎の病変は非提示）．乳頭状腎癌type 2の診断となった．

【症例2】 単純CTにて右腎上極に不整な壁肥厚を有する嚢胞性腫瘤を認める（図2-A；→）．壁肥厚部は造影にて早期濃染し（図2-B；→），後期洗い出しを呈している（図2-C；→）．右腎摘除術が行われ，淡明細胞癌の診断となった．

透析腎に発症する腎癌の一般的知識

透析患者では一般人より約15倍，腎癌の発生頻度が高く，透析患者の腎癌の発生頻度罹患率は1.5%，年間発生率は0.4%で，年間10万人に対して191人程度である．透析を受けている期間が長期間（10年以上）であるほど，腎癌の発生率が高くなる．また透析患者では散発腎癌群と比べ，100倍以上の頻度で，有意に若く（60歳以下），腫瘍径が小さい，癌死の割合が低いなどの特徴がある．

腎癌の組織型については，透析患者では散発例よりも乳頭状腎癌の頻度が比較的高いといわれていたが，2006年に新しい分類法が提唱され，これまでの乳頭状腎癌が乳頭状腎癌，後天性囊胞随伴腎癌（ACD関連腎癌）と淡明細胞-乳頭状腎癌の3つに分類された[2]．この中でACD関連腎癌は通常多嚢胞化萎縮腎（ACDK）のみにみられ，透析患者の腎癌の32%と最も多くを占める．強い好酸性の細胞質を有する腫瘍細胞の篩状あるいは，微小嚢胞状構築，シュウ酸カルシウム結晶の沈着を特徴とする[1]．

また透析腎では前癌病変を伴うことが多い．透析患者に多くみられる多嚢胞尾化萎縮腎の後天性腎嚢胞は尿細管細胞由来であるが，この嚢胞が非定型嚢胞，腺腫，腎癌となり，嚢胞内に結節性病変としてみられる．嚢胞を介さず尿細管細胞が異常増殖し，腺腫・腎癌となることもある[1]．

透析期間が10年未満と10年以上で腎癌の組織を比較すると，透析10年未満でACD関連腎癌は17%だが，透析10年以上では46%と，透析を受けている期間が長期間（10年以上）であるほど腎癌の発生率が高い．長期透析者では予後が著しく悪い肉腫様癌（紡錘細胞癌）を示す組織を認めることもある[1]．

鑑別診断のポイント

腎癌自体の画像所見は，他腎癌（嚢胞性腎癌を含む）と同様である．

出血や感染を伴わない嚢胞との鑑別が重要で，腫瘍内に血流を証明する必要がある．ダイナミックCT以外に造影超音波も有用である．PET-CTも有用なこともある．透析腎であるため，造影MRIは禁忌である（▶NOTE）．

> **NOTE 【透析患者における造影検査】**
>
> 以前は腎機能に対する造影剤の負荷という観点から，腎機能の低下している患者にはCT造影剤（ヨード系製剤）よりもMR造影剤（ガドリニウム製剤）の方が優先して使用されていたが，2006年以降，ガドリニウム製剤による全身性副作用であるnephrogenic systemic fibrosis（NSF）が，稀ではあるがきわめて重篤な有害事象として世界的レベルで注目されて以来，透析患者にガドリニウム造影検査を行う頻度は激減した．現状でも，NSFに対する治療・予防に関する明らかな方針は確立しておらず，ガドリニウム製剤を使用する際は腎機能を必ずチェックし，糸球体濾過量<30ml/min/1.73mm^{2}の場合，使用を中止する以外に対策はない状況が続いている．

集合管癌（Bellini管癌）
collecting duct carcinoma (Bellini duct carcinoma)

竹山信之，後閑武彦

● **症例1**：50歳代，男性．下腿浮腫で受診．CTで左腎腫瘤を指摘．

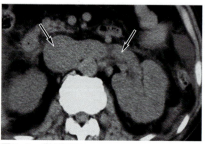

図1-A　単純CT

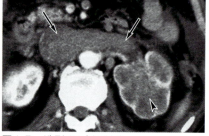

図1-B　造影CT（皮髄相）

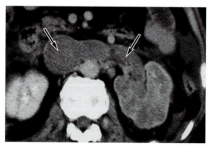

図1-C　造影CT（腎実質相）

● **症例2**：60歳代，男性．血尿，腹部違和感で受診．腹部エコーで右腎腫瘤を指摘．

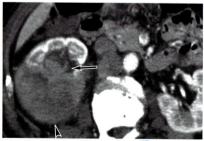

図2-A　造影CT（皮髄相）

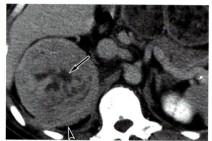

図2-B　造影CT（腎実質相）

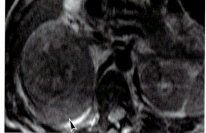

図2-C　T2強調像

> **NOTE　【膨張性発育 vs. 浸潤性発育】**
> 膨張性：球形腫瘤，腎実質から外方への突出，腎輪郭変形がある．腎実質と腫瘤の境界は明瞭で，腫瘤辺縁に偽皮膜を伴う．腎盂腎杯は変形・圧排として認められる．
> 浸潤性：腎実質に浸潤性に発育する腫瘤．腎腫大があるが輪郭は保たれる．腎実質と腫瘤の境界は不明瞭，乏血性が多い．病変が中心部にあると，尿路系のencasementと破壊があり，腎洞部の変形が認められる．

画像の読影

【症例1】 左腎実質に対して浸潤性に発育進展する乏血性充実性腫瘍が認められ，左腎の輪郭は保たれている．単純CT（図1-A）では腫瘍は視認できない．造影CT皮髄相（図1-B）では，腎洞部から腎髄質中心に境界不明瞭な乏血性腫瘍が認められる（図1-B；▶）．腫瘍は造影CT腎実質相では不均一な造影効果を示し，左腎洞レベル左腎静脈から下大静脈に達する腫瘍塞栓（図1-C；→）がみられる．左腎摘出術が施行され，集合管癌であることが確認された．

【症例2】 右腎上中部に浸潤性充実性腫瘍が認められる（図2；▶）．造影CT皮髄相（図2-A）では腎皮質より乏血性腫瘍を示し，腎洞部への腫瘍浸潤（図2-A；→）が認められる．造影CT腎実質相では，中心部で不均一な造影効果を示す（図2-B；→）．MRI，T2強調像では不均一な低信号を示す（図2-C）．右腎摘出術が施行され，集合管癌であることが確認された．

集合管癌（Bellini管癌）の一般的知識と画像所見

集合管癌は腎細胞癌のうち1〜2％の稀な腫瘍である．腎盂開口部に近い集合管遠位部（Bellini管）から発生する悪性腫瘍で，Bellini管癌ともいわれる．発症年齢は13〜85歳で43〜63歳に多く，男性に多い[1]．臨床症状は背部痛，腰腹部痛，血尿，疲労，体重減少である．最終的に80％でリンパ節転移を来す．肺・肝・骨・副腎・脳への転移の頻度が高い．血管浸潤・腎洞部浸潤を来し，70％以上で初診時臨床病期T3以上である[1]．腎形態は保持される．病理学的には髄質浸潤，管状構造，間質での線維化反応，高度の細胞異型，浸潤傾向，他の腎癌サブタイプや尿路上皮癌ではない．平均生存期間は9か月で，2/3が2年以内に死亡する．

画像所見 CTでは，腎髄質を中心として腎実質や腎洞部へ浸潤性に発育（▶NOTE）する境界不明瞭な低吸収腫瘍を示す[2]．ダイナミック・スタディでは不均一な弱い造影効果を示す．腫瘍内部に囊胞成分も散見される[3]．MRIのT1強調像では様々な信号，T2強調像で腎実質より低信号を示す．ダイナミック・スタディでは乏血性造影効果を示す[4]．

鑑別診断のポイント

浸潤性発育を来す腫瘍が鑑別になる[4]．悪性疾患では集合管癌の他に，浸潤性の腎細胞癌（肉腫型の腎細胞癌，乳頭状腎細胞癌Ⅱ型，転座型腎細胞癌など），腎杯腎盂の尿路上皮癌の腎実質浸潤，腎髄質癌，転移性腎細胞癌，悪性リンパ腫，白血病や骨髄腫の腎浸潤などが挙がる．良性疾患では急性腎盂腎炎，黄色肉芽腫性腎盂腎炎，腎サルコイドーシス，IgG4関連疾患などは鑑別になる[5]．

参考文献

1) Fleming S, Amin MB, Storkel S, et al: Collecting duct carcinoma. *In* Moch H, Humphrey PA, Ulbright TM, et al (eds); WHO classification of tumours of the urinary system and male genital organs. IARC Press, Lyon, p.29-30, 2016.
2) Yoon SK, Nam KJ, Rha SH, et al: Collecting duct carcinoma of the kidney: CT and pathologic correlation. Eur J Radiol 57: 453-460, 2006.
3) Young JR, Young JA, Margolis DJA, et al: Sarcomatoid renal cell carcinoma and collecting duct carcinoma: discrimination from common renal cell carcinoma subtypes and benign RCC mimics on multiphasic MDCT. Acad Radiol 24: 1226-1232, 2017.
4) Prasad SR, Humphrey PA, Menias CO, et al: Neoplasms of the renal medulla: radiologic-pathologic correlation. RadioGraphics 25: 369-380, 2005.
5) Ballard DH, De Alba L, Migliaro M, et al: CT imaging spectrum of infiltrative renal diseases. Abdom Radiol (NY) 42: 2700-2709, 2017.

Xp11.2転座型腎細胞癌（成人例）
Xp11.2 translocation carcinoma (adult case)

槇本怜子，新家崇義，金澤 右

● **症例1**：20歳代，女性．肉眼的血尿．

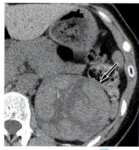
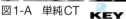
図1-A　単純CT

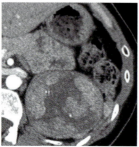
図1-B　造影CT（皮髄相）

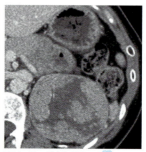
図1-C　造影CT（実質相）

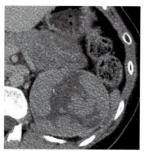
図1-D　造影CT（排泄相）

● **症例2**：30歳代，女性．右下腹部痛のため撮影したCTにて左腎腫瘤を指摘．

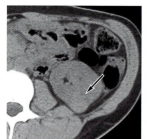
図2-A　単純CT

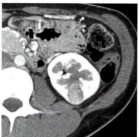
図2-B　造影CT（皮髄相）

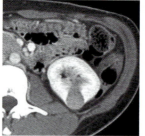
図2-C　造影CT（実質相）

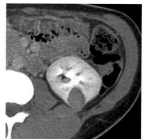
図2-D　造影CT（排泄相）

画像の読影

【症例1】　単純CTでは左腎上極に腫瘤を認める（図1-A；→）．腎実質よりやや高吸収（平均値53HU）で，内部は中心部を主体に低吸収域を伴っている．造影CTでは軽度の造影効果を呈し（平均値86HU），皮髄相（図1-B）から腎実質相（図1-C）にかけては持続性の造影効果を認め（平均値88HU），排泄相（図1-D）では軽度の洗い出しを呈する（平均値75HU）．単純CTでの中心部の低吸収域は造影効果に乏しく，内部変性を反映していると考えられる．

経過：左腎摘出術を施行し，病理組織学での免疫染色にてTFE3陽性であり，転座型腎細胞癌の診断となる．2年後に術後部近傍の再発腫瘤，肺転移，リンパ節転移が出現し，化学療法を施行中である．

【症例2】　単純CTでは左腎中極に腫瘤を認める（図2-A；→）．腎実質よりわずかに高吸収で（53HU），石灰化は認めない．造影CTでは皮髄相（図2-B）での早期濃染を認め（145HU），排泄相にかけて軽度の洗い出しを呈する［実質相（図2-C）113HU，排泄相（図2-D）86HU］．

経過：左腎部分切除術を施行し，病理組織学での免疫染色にてTFE3陽性であり，転座型腎細胞癌の診断となる．術後3年経過したが，再発は認めていない．

Xp11.2転座型腎細胞癌の一般的知識と画像所見

　Xp11.2転座型腎細胞癌は，X染色体短腕11.2バンド（Xp11.2）上に存在する*TFE3*（transcription factor E3として知られる転写因子）遺伝子が，様々な染色体上に存在する遺伝子と融合することによって生じる腎細胞癌で，2004年のWHO分類に初めて記載された比較的新しい疾患概念である．パートナー遺伝子としてはこれまで6種類が報告されており，染色体17q25上に存在する*ASPL*との融合遺伝子（*ASPL-TFE3*）と，1q21上に存在する*PRCC*との融合遺伝子（*PRCC-TFE3*）を形成するものの頻度が高いとされている[1]．

　肉眼的には黄色調ないし褐色調で，出血，壊死がしばしばみられる．組織学的には淡明な細胞質を有する腫瘍細胞が乳頭状，胞巣状に増殖する．好酸性顆粒状の細胞質を有する腫瘍細胞もしばしば混在する．*ASPL-TFE3*転座型腎細胞癌では，好酸性ないし淡明で豊富な細胞質を有する細胞が混在し，間質には砂粒体や硝子結節が認められる．*PRCC-TFE3*転座型腎細胞癌では，腫瘍細胞は細胞質が乏しく，間質変化も目立たないことが多い．病理組織学的な確定診断には，免疫組織化学染色にて，腫瘍細胞の核に*TFE3*の2＋（弱拡大での陽性）を認めることで通常は診断するが，偽陽性の可能性がある．このため，保険適応外ではあるがFISH法あるいはRT-PCR法を用いてXp11.2転座を証明する方法もあり，より確実とされる[1]．

　小児や若年成人の女性に好発し，小児の腎細胞癌で20〜40%，成人の腎腫瘍例中で1.4〜1.6%の割合とされている[1]．10〜15%程度で小児期に化学療法の既往があると報告されている．血尿や腹痛，体重減少などの症状を呈することがあるが，偶発的に発見されることもある．予後は小児若年者では良好とされるが，成人例では不良との報告が増加しつつある[1]．

画像所見

1) サイズはその他の腎細胞癌よりも大きい傾向にある（転座型腎細胞癌5.5±2.4cm vs. 淡明細胞癌4.1±1.9cm[2]，転座型腎細胞癌6.9±4.5cm vs. 乳頭状腎細胞癌3.4±2.0cm[3]）．
2) 単純CTでは腎実質よりも高吸収で，辺縁部を主体に石灰化（30.0〜71.4%）を伴う[2,3]．
3) 造影CTでは腎実質相をピークとして造影され，排泄相にてわずかに洗い出しを呈する[2]．内部は充実部分と囊胞部分の混在した性状を呈することが多い（約85%）[2,3]．
4) リンパ節転移の頻度（15.0〜57.1%）が他の腎細胞癌よりも高い．遠隔転移は5.0〜14.3%とされる[2,3]．

鑑別診断のポイント

　症例1では既報[2]と類似した腎実質相にて最も造影効果が高くなるパターンを呈していたが，症例2や他の自験例（非提示）では様々な造影パターンを呈しており，腎細胞癌（淡明細胞，嫌色素性），オンコサイトーマ，腎血管筋脂肪腫（renal angiomyolipoma；AML）など様々な疾患が鑑別疾患に考えられる造影パターンであった．

　小児あるいは若年成人の腎腫瘍症例では，様々な造影パターンの病変において，転座型腎細胞癌の可能性を考慮する必要があると考えられる．

参考文献

1) 黒田直人，吾妻美子，和田有加里・他：転座型腎細胞癌up-to-date. 高知赤十字病医誌 19: 1-4, 2014.
2) He J, Liu S, Gan W, et al: Dynamic computed tomographic features of adult renal cell carcinoma associated with Xp11.2 translocation/TFE3 gene fusions: comparison with clear cell renal cell carcinoma. J Comput Assist Tomogr 39: 730-736, 2015.
3) Woo S, Kim SY, Lee MS, et al: MDCT findings of renal cell carcinoma associated with Xp11.2 translocation and TFE3 gene fusion and papillary renal cell carcinoma. AJR 204: 542-549, 2015.

淡明細胞乳頭状腎細胞癌
clear cell papillary renal cell carcinoma

秋田大宇, 櫻井亮佑, 陣崎雅弘

● **症例1**：60歳代，男性．人工透析中の経過観察でスクリーニングの単純CTにて右腎腫瘤を指摘．

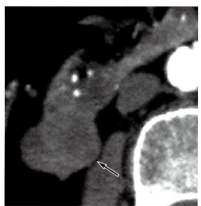

図1-A　ダイナミックCT（皮髄相）

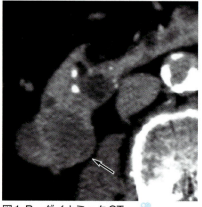

図1-B　ダイナミックCT（早期排泄相）

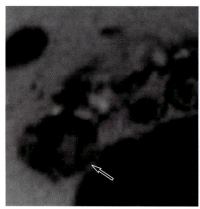

図1-C　T2強調像

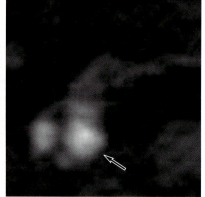

図1-D　拡散強調像

● **症例2**：40歳代，男性．他院で単純CTにて左腎腫瘤を指摘．

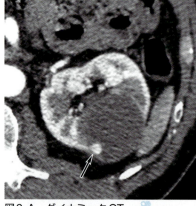

図2-A　ダイナミックCT（皮髄相）

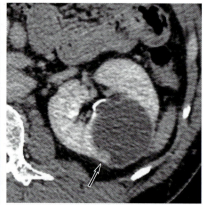

図2-B　ダイナミックCT（早期排泄相）

画像の読影

【症例1】 馬蹄腎の症例であるが，人工透析により後天性嚢胞腎となっている．右腎に2.5cm大の境界明瞭な腫瘤を認める（図1；→）．腫瘤は，単純CT（非提示）で36HU，皮髄相（図1-A）で41HU，早期排泄相（図1-B）で48HUを示し，緩徐に淡く造影される．内部は不均一である．腫瘍内部の出血やヘモジデリン沈着，硝子化などの変性を反映し，T2強調像（図1-C）では高信号と低信号が混在，拡散強調像（図1-D）では腫瘍細胞や出血部分が高信号を示す[1]．右腎摘除術が施行され，淡明細胞乳頭状腎細胞癌であることが確認された．

【症例2】 健常腎の症例である．左腎に5cm大の嚢胞性腫瘤を認める．皮髄相で腎皮質と同程度に濃染する7mm大の壁在結節を認め（図2-A；→），早期排泄相で洗い出しされる（図2-B；→）．Bosniak分類カテゴリーIVの所見である．左腎摘除術が施行され，淡明細胞乳頭状腎細胞癌であることが確認された．

淡明細胞乳頭状腎細胞癌の一般的知識と画像所見

淡明細胞乳頭状腎細胞癌は，組織学的に淡明な細胞質を有する低異型度の腫瘍細胞が乳頭状，管状に増殖し，非常に予後良好な腫瘍とされる．当初end-stage renal diseaseに発生する腎細胞癌として報告され[2]，『腎癌取扱い規約，第4版』では「組織学的分類」の付記にある「透析関連腎腫瘍」の中で触れられている．その後，健常腎やvon Hippel-Lindau病にも発生することが報告され[3]，2016年のWHO分類に新たに追加された．頻度は腎細胞癌の約4%とされる[3]．

画像所見 境界明瞭な充実性腫瘍を呈する場合が多いとされるが，Bosniak分類カテゴリーIVの嚢胞性腫瘍を呈した報告もある．造影効果は，乳頭状腎細胞癌のように漸増性の弱い増強効果を示すものから，淡明細胞型腎細胞癌のように非常に強い増強効果を示すものまで，様々な報告がある[4]．

鑑別診断のポイント

淡明細胞乳頭状腎細胞癌のまとまった画像所見の報告は少なく，現状では淡明細胞型腎細胞癌や乳頭状腎細胞癌などの他の組織型との鑑別は困難と考えざるを得ない．

参考文献

1) Akita H, Jinzaki M, Akita A, et al: Renal cell carcinoma in patients with acquired cystic disease of the kidney: assessment using a combination of T2-weighted, diffusion-weighted, and chemical-shift MRI without the use of contrast material. J Magn Reson Imaging 39: 924-930, 2014.
2) Tickoo SK, dePeralta-Venturina MN, Harik LR, et al: Spectrum of epithelial neoplasms in end-stage renal disease: an experience from 66 tumor-bearing kidneys with emphasis on histologic patterns distinct from those in sporadic adult renal neoplasia. Am J Surg Pathol 30: 141-153, 2006.
3) Zhou H, Zheng S, Truong LD, et al: Clear cell papillary renal cell carcinoma is the fourth most common histologic type of renal cell carcinoma in 290 consecutive nephrectomies for renal cell carcinoma. Hum Pathol 45: 59-64, 2014.
4) Wang K, Zarzour J, Rais-Bahrami S, et al: Clear cell papillary renal cell carcinoma: new clinical and imaging characteristics. Urology 103: 136-141, 2017.

腎粘液管状紡錘細胞癌
mucinous tubular and spindle cell carcinoma（MTSCC）

坪山尚寛

● 症例：60歳代，女性．右腰背部痛を主訴に近医受診し，右腎腫瘤を指摘．（文献1）より転載）

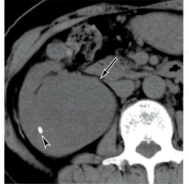

図1-A　単純CT

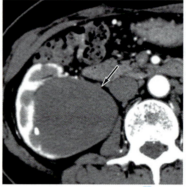

図1-B　造影CT（皮髄相）

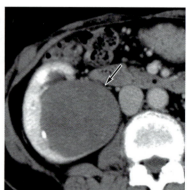

図1-C　造影CT（腎実質相）

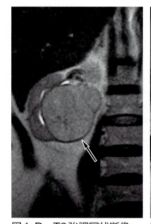

図1-D　T2強調冠状断像

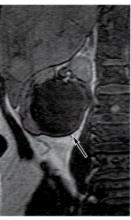

図1-E　T1強調冠状断像

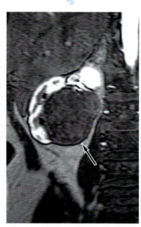

図1-F　造影T1強調冠状断像（皮髄相）

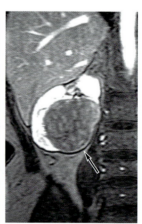

図1-G　造影T1強調冠状断像（腎実質相）

> **NOTE**　【腎粘液管状紡錘細胞癌（MTSCC）の病理学的分類の変遷】
>
> 　MTSCCは2004年WHO分類で初めて腎癌の低悪性度の組織型として加えられ，2016年WHO分類では，「低悪性である」との記載が削除された．わが国においては，2011年の『腎癌取扱い規約，第4版』で初めて加えられている．独立した組織型となる以前は，免疫組織化学染色や組織像の類似性から，集合管癌のlow grade type，乳頭状腎細胞癌，紡錘型腎細胞癌（肉腫様腎癌）などに分類されていたと推定される．本腫瘍は，希少性も相まって正確に病理診断されていない可能性がある一方，典型例の画像所見はきわめて特異的であり，画像診断も正確な病理診断の一助となりうる可能性がある．

画像の読影

単純CTにて右腎に腎実質よりやや低吸収（CT値32HU）の腫瘍を認め（図1-A；→），造影CT皮髄相では45HU（図1-B；→），腎実質相では58HU（図1-C；→）と，乏血性で漸増性の造影効果を呈する．石灰化は認めない．腫瘍は腎洞部に主座を置き，腫瘍と腎実質の間に腎結石が存在する（図1-A；▶）．MRIではT2強調像で高信号を呈し，明瞭な偽被膜を伴う（図1-D；→）．ダイナミックMRIではCTより漸増性造影効果が明瞭で，造影効果はやや不均一である（図1-E～G；→）．

右腎摘出術が施行され，当時の『腎癌取扱い規約，第3版（1999年）』に則り，当初は集合管癌と病理診断された．『腎癌取扱い規約，第4版（2011年）』の発刊後，術前画像所見と病理診断の乖離をきっかけに病理像が再検され，最終的に腎粘液管状紡錘細胞癌（MTSCC）と病理診断された[1]．

腎粘液管状紡錘細胞癌の一般的知識と画像所見

腎粘液管状紡錘細胞癌（mucinous tubular and spindle cell carcinoma；MTSCC）は稀な腎癌の組織型で，病理学的に異型の乏しい立方状細胞が管状あるいは束状増殖を呈し，紡錘型細胞束が並走して存在する．また，背景間質に豊富な粘液を伴う点が特徴的である．ただし，粘液や紡錘型細胞の量は様々で，ほとんど認められない場合もある．免疫組織学的に近位尿細管マーカーや遠位尿細管／集合管マーカーが陽性で由来細胞は不明である．50歳以上に好発するが，若年でも発生することがあり，女性に多い（男女比1：3）．緩徐な増殖を示し予後良好な場合が多いが，肉腫様変化を伴い予後不良な症例も存在する．

画像所見 MTSCCは病理像を反映した特徴的な画像所見を呈する[1)2)]．すなわち，膨張性発育を反映して偽被膜を有し，乏しい腫瘍血管を反映して乏血性で漸増性造影効果を呈し，間質の粘液を反映してT2強調像で高信号を呈する．特にT2強調像における高信号は本腫瘍の最大の特徴といえるが，粘液が少なく紡錘型細胞の増殖が強い場合にはT2強調像で低信号となり，診断は困難となる．石灰化を伴うことがあるが，脂肪は認めない．腫瘍の主座は腎実質内にあることも，腎実質外に突出して存在することもある．

鑑別診断のポイント

形態や造影パターンは乳頭状腎細胞癌に類似する．T2強調像における信号が唯一の鑑別点となり，MTSCCは高信号を，乳頭状腎細胞癌は低信号を呈する．したがって，CTのみでMTSCCと乳頭状腎細胞癌を鑑別することは困難と考えられるが，造影効果や内部構造がMTSCCの方がやや不均一であるという意見もある[2]．

参考文献

1) 坪山尚寛, 金 東石, 堀由美子・他：腎粘液管状紡錘細胞癌の1例. 臨床放射線 58: 839-842, 2013.
2) Cornelis F, Ambrosetti D, Rocher L, et al: CT and MR imaging features of mucinous tubular and spindle cell carcinoma of the kidneys. A multi-institutional review. Eur Radiol 27: 1087-1095, 2017.

管状嚢胞腎細胞癌
tubulocystic renal cell carcinoma (TC-RCC)

本田有紀子

●**症例**：60歳代，男性．食欲不振．偶発的に右腎腫瘤を認め，MRIにて精査．
（奈良県立医科大学総合画像診断センター　丸上永晃先生のご厚意による）

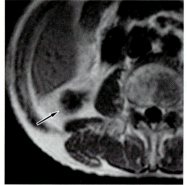

図1-A　T1強調像

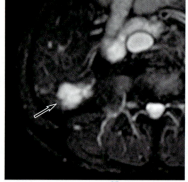

図1-B　T2強調像　KEY

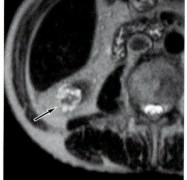

図1-C　T2強調HASTE像　KEY

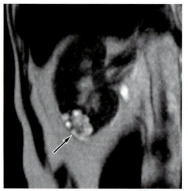

図1-D　T2強調HASTE冠状断像　KEY

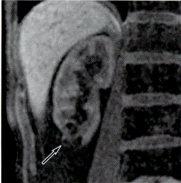

図1-E　脂肪抑制T1強調冠状断像

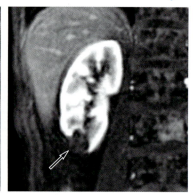

図1-F　脂肪抑制造影T1強調冠状断像（皮髄相）

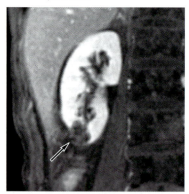

図1-G　脂肪抑制造影T1強調冠状断像（腎実質相）　KEY

> **NOTE**　【多房嚢胞性腎細胞癌，成人型嚢胞性腎症，混合性上皮間質性腫瘍】
>
> 　WHO2004年分類による記載である．WHO2016年分類による記載では，多房嚢胞性腎細胞癌は低悪性度多房嚢胞性腎腫瘍に，成人型嚢胞性腎症と混合性上皮間質性腫瘍（mixed epithelial and stromal tumor；MEST）はMEST familyとして統合された名称に，それぞれ変更されている．

画像の読影

右腎下極に，MRIのT1強調像で低信号，T2強調像で低信号の隔壁を有する高信号の多房性囊胞性腫瘤を認める（図1-A, B；→）．T2強調HASTE像では，腎腫瘤の内部構造は明瞭に描出されている（図1-C, D；→）．ダイナミック・スタディでは，内部の隔壁が遷延性に造影されている（図1-E～G；→）．腎多房性囊胞性病変（Bosniak分類カテゴリーIII）として手術が施行され，管状囊胞腎細胞癌と診断された．

管状囊胞腎細胞癌の一般的知識と画像所見

管状囊胞腎細胞癌は，WHO2016年分類から新規に独立疾患となった腎癌である．したがって，WHO2004年分類採用の『腎癌取扱い規約，第4版』[1]が臨床的に使用されている間，診断される可能性は低いと考えられる．現在までの国内外の症例報告によると，50～60歳代に好発し，男性（男女比7：1），左側に多いとされ，転移の報告は少ない．病理像は，大小（数mmまで）の管状・囊胞状構造が線維性間質を介して密に認められる．病理像の特徴から，spongy or wrapped bubble-like appearanceと形容される．

充実部合併例では転移の報告や，乳頭状腎細胞癌との共存の報告がみられる[2]．しかし，純粋に管状囊胞腎細胞癌のみの症例を本疾患と診断すべきである，とする研究者もいる．WHO2016年分類では，乳頭状腎細胞癌に類似の組成，低分化の領域や肉腫様の領域を含む場合がある，との記載がある．乳頭状腎細胞癌の類縁疾患の可能性も明記されているが，この記載以降にも類縁疾患を否定する報告もあり，検討が続いている．

画像所見 画像所見のまとまった報告は少ないが，病理像を反映して，内部に隔壁，時に充実部を伴う多房性囊胞性腫瘤の像を呈する．超音波では，後方エコーの増強を伴う高エコー像を呈した場合，診断可能であるとの報告がある[3]．CT, MRIでは，Bosniak分類のカテゴリーI～IVとして描出される．隔壁部分は造影効果が弱く，この部分を含めた内部構造の評価はMRIが有用である．

鑑別診断のポイント

多房性囊胞性の画像を呈しうる腎病変（多房囊胞性腎細胞癌，成人型囊胞性腎症，混合性上皮間質性腫瘍；▶NOTE）との鑑別は難しい．良悪性の鑑別は臨床的に重要であるが，基本的に良性の経過をとる混合性上皮間質性腫瘍は閉経前後の女性に多く，しばしば腎盂内に突出する特徴があるとされる．男性に多いとされる管状囊胞腎細胞癌とは異なる臨床像を示すので，生検の検討や術式決定の際は，この点にも留意するのがよいと考えられる．

参考文献

1) 日本泌尿器科学会，日本病理学会，日本医学放射線学会（編）；腎癌取扱い規約，第4版．金原出版，2011．
2) Maeda Y, Goto K, Honda Y, et al: A case of tubulocystic carcinoma of the kidney with aggressive features. Jpn J Radiol 34: 307-311, 2016.
3) Cornelis F, Hélénon O, Correas JM, et al: Tubulocystic renal cell carcinoma: a new radiological entity. Eur Radiol 26: 1108-1115, 2016.

低悪性度多房嚢胞性腎腫瘍

multilocular cystic neoplasm of low malignant potential　　扇谷芳光, 秋田大宇, 成田啓一, 陣崎雅弘

● 症例1：60歳代，女性．近医受診．超音波にて，偶然右腎に嚢胞性腫瘤を指摘．

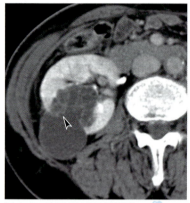
図1-A　造影CT（腎実質相）

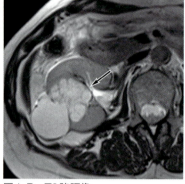
図1-B　T2強調像

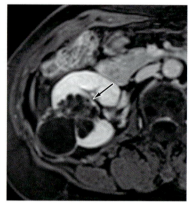
図1-C　脂肪抑制造影T1強調像（腎実質相）

● 症例2：50歳代，女性．血尿にて近医受診．超音波にて左腎腫瘤を指摘．

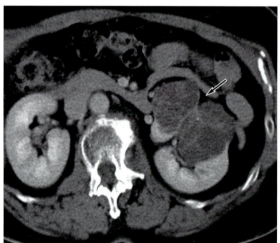
図2-A　造影CT（腎実質相）

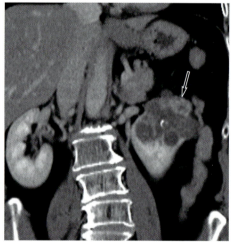
図2-B　造影CT冠状断像（腎実質相）

● 参考症例：高度嚢胞変性した淡明細胞型腎細胞癌

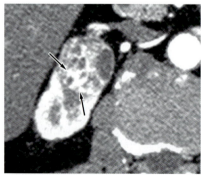
図3-A　造影CT（皮髄相）

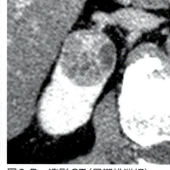
図3-B　造影CT（早期排泄相）

70歳代，男性．膵嚢胞性腫瘍に対する精査のMRIで右腎腫瘤を指摘．A, B：右腎に32mm大の多房性嚢胞性腫瘤を認める．皮髄相で肥厚した隔壁や充実部（A；→）が腎皮質と同程度の濃染を示す．Bosniak分類カテゴリーⅣの所見である．早期排泄相（B）ではそれらは洗い出しされている．
右腎部分切除術が施行され，高度嚢胞変性した淡明細胞型腎細胞癌であることが確認された．

画像の読影

【症例1】 造影CT腎実質相で，右腎中部に，内部にやや厚い多数の隔壁を有する囊胞性腫瘤がみられる（図1-A；►）．Bosniak分類カテゴリーIIIに相当する．MRIのT2強調像で，囊胞性腫瘤の周囲に低信号の被膜が認められる（図1-B；→）．脂肪抑制造影T1強調像で，囊胞性腫瘤内部に造影される，やや厚い隔壁が認められる（図1-C；→）．右腎摘出術が施行され，低悪性度多房囊胞性腎腫瘍と診断された．

【症例2】 造影CT腎実質相で，左腎中部に，厚い隔壁と石灰化を伴い造影される軟部組織を有する囊胞性腫瘤がみられる（図2-A；→）．冠状断像腎実質相で，造影される軟部組織（図2-B；→）と石灰化はより明瞭に描出されている．左腎摘出術が施行され，低悪性度多房囊胞性腎腫瘍と診断された．

低悪性度多房囊胞性腎腫瘍の一般的知識と画像所見

低悪性度多房囊胞性腎腫瘍は，線維性被膜で覆われた多数の小囊胞からなる多房性腫瘤で，囊胞壁・線維性隔壁は低悪性度の淡明細胞（grade 1または2）で，1層ないしは数層で被覆される腫瘍である[1]．全腎細胞癌の1.7％程度に発生し，好発年齢は40〜60歳代で，男性に多い．通常は無症状である[2]．再発転移を来さない，非常に予後良好な腫瘍である[1]．

『腎癌取扱い規約，第4版』の基になっている2004年のWHO分類では，"multilocular clear cell renal cell carcinoma"と記載されていたが，2016年のWHO分類では予後良好な腫瘍であることを強調して，"multilocular cystic renal neoplasm of low malignant potential"と改称された[1]．一方，高度の囊胞変性を来した淡明細胞型腎細胞癌でも多房性を呈することがあるが（図3），組織学的に淡明細胞の膨張性増殖がみられ，予後が異なることから，明確に区別する必要がある．

画像所見 CTでは，厚い隔壁もしくは充実部を有する多房性腫瘤を呈する．Bosniak分類カテゴリーIIFやIIIの多房性囊胞性腫瘤となることが多い[3]．

鑑別診断のポイント

multilocular cystic RCC 23例におけるCT，MRIの検討では，7例はBosniak分類カテゴリーIIF，13例はカテゴリーIII，3例はカテゴリーIVを呈したとされる[3]．カテゴリーIVを示す場合は，充実部は線維化組織が主体となる．カテゴリーIIF，カテゴリーIIIを呈する腫瘍として，mixed epithelial and stromal tumor（MEST）や囊胞性腎腫（cystic nephroma）がある．画像上の鑑別は難しいが，MEST（p.148-149参照）やcystic nephroma（p.150-151参照）は中年女性に多く，男性の場合は低悪性度多房囊胞性腎腫瘍が疑われる[4]．また，臨床的には予後や頻度の観点から，高度の囊胞変性を来した淡明細胞型腎細胞癌（図3）との鑑別が重要である．淡明細胞型腎細胞癌は腫瘍細胞の膨張性増殖がみられるため，腫瘍細胞が主体となる肥厚した隔壁や充実部は早期濃染するが，線維化組織主体の多房囊胞性腎細胞癌では，結節状の早期濃染は認めない．

参考文献

1) Moch H, Cubilla AL, Humphrey PA, et al: The 2016 WHO classification of tumours of the urinary system and male genital organs-part A: renal, penile, and testicular tumours. Eur Urol 70: 93-105, 2016.
2) Li T, Chen J, Jiang Y, et al: Multilocular cystic renal cell neoplasm of low malignant potential: a series of 76 cases. Clin Genitourin Cancer 14: e553-e557, 2016.
3) Hindman NM, Bosniak MA, Rosenkrantz AB, et al: Multilocular cystic renal cell carcinoma: comparison of imaging and pathologic findings. AJR 198: W20-W26, 2012.
4) Chu LC, Hruban RH, Horton KM, et al: Mixed epithelial and stromal tumor of the kidney: radiologic-pathologic correlation. RadioGraphics 30: 1541-1551, 2010.

Birt-Hogg-Dubé症候群
Birt-Hogg-Dubé syndrome

● 症例：40歳代，男性．超音波にて右腎腫瘤を指摘．（文献1）より転載）

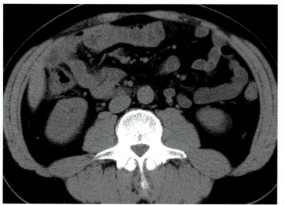

図1-A　単純CT

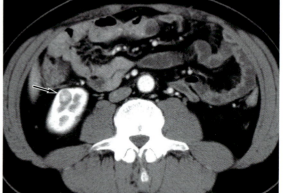

図1-B　造影CT（早期相）

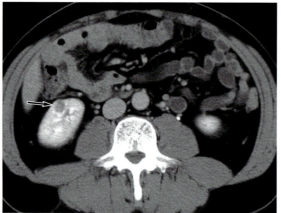

図1-C　造影CT（遅延相）

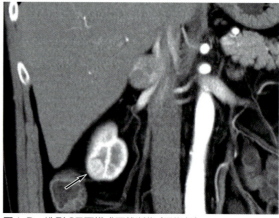

図1-D　造影CT再構成冠状断像（早期相）

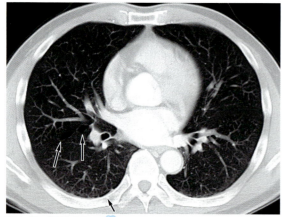

図1-E　胸部CT

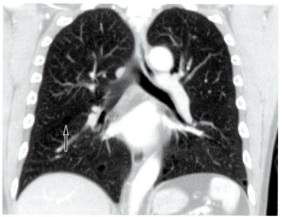

図1-F　胸部CT再構成冠状断像

画像の読影

　　単純CT（図1-A）では同定困難だが，造影CTでは，右腎下極に早期相（図1-B, D）でよく造影され，遅延相（図1-C）で造影効果が低下する結節を認める（→）．胸部単純CT肺野条件にて，右葉間胸膜沿いに扁平な囊胞状病変を認める（図1-E；→）．再構成冠状断像では，葉間胸膜沿いの扁平な囊胞状病変や胸膜直下の囊胞状病変を認める[1]（図1-F；→）．

Birt-Hogg-Dubé症候群の一般的知識

　　17番染色体短腕の塩基欠失挿入型（folliculin；FLCN）の変異が原因で，常染色体優性遺伝の形式をとる．変異パターンには多数（150〜200程度）の報告があり，複数のexonにまたがることもあるが，exon 11に変異を有することが最も多い[2)3)]．

　　腎腫瘍（腎癌），多発性肺囊胞，顔面頭頸部皮疹（fibrofolliculoma）を三徴とする．気胸を繰り返し，中高年で腎癌を発症する．欧米では皮疹で発見されることが多いが，わが国では皮疹の頻度が低いという報告もある[2)]．

　　腎癌は両側・多発するため，早期発見と腎温存手術の適応が重要である．組織型は種々で，hybrid oncocytic tumorsや嫌色素性腎細胞癌，淡明細胞型腎細胞癌などの報告がある．腎腫瘍の大部分は緩徐増大傾向をとるが，一部では急速増大傾向を呈するという[4)]．

鑑別診断のポイント

　　本症候群は，画像では多血性腫瘍であることが多く，鑑別には腎癌の他，多血性腫瘍からの転移（▶NOTE）などが挙がる．典型例では早期濃染・染まり抜けパターンを呈する．腫瘍が多発している場合は，再発や転移との区別が問題となるが，繰り返す気胸などから本症候群を鑑別に挙げることが重要である．

> **NOTE** 【胞巣状軟部肉腫】
> 　若年者〜青年期に発生する多血性の腫瘍で，緩徐に発育する．17番染色体とX染色体との間で特異的な転座を認める．通常，下肢に発生することが多いが，様々な部位で発生する．全身に転移しやすく，転移が初発所見として描出されることも少なくない．腎細胞癌や褐色細胞腫など多血性腫瘍の転移との鑑別が問題となることがある[5)〜8)]．

参考文献

1) 岡内研三, 対馬義人：腫瘍性疾患, 遺伝性・先天性疾患. 臨床放射線 61: 1469-1473, 2016.
2) 古賀俊輔, 古屋充子, 中谷行雄：Birt-Hogg-Dubé症候群. 日本臨牀 68: 361-369, 2010.
3) Hartman TR, Nicolas E, Klein-Szanto A, et al: The role of the Birt-Hogg-Dubé protein in mTOR activation and renal tumorigenosis. Oncogene 28: 1594-1604, 2009.
4) Pavlovich CP, Walther MM, Eyler RA, et al: Renal tumors in Birt-Hogg-Dubé syndrome. Am J Surg Pathol 26: 1542-1552, 2002.
5) Christopherson WM, Foote FW Jr, Stewart FW: Alveolar soft-part sarcomas; structurally characteristic tumors of uncertain histogenesis. Cancer 5: 100-111, 1952.
6) Ordóñez NG: Alveolar soft part sarcoma: a review and update. Adv Anat Pathol 6: 125-139, 1999.
7) Lieberman PH, Brennan MF, Kimmel M, et al: Alveolar soft-part sarcoma. A clinico-pathologic study of half a century. Cancer 63: 1-13, 1989.
8) Portera CA Jr, Ho V, Patel SR, et al: Alveolar soft part sarcoma: clinical course and patterns of metastasis in 70 patients treated at a single institution. Cancer 91: 585-591, 2001.

浸潤性尿路上皮癌
infiltrating urothelial carcinoma

高橋 哲

● **症例**：80歳代，女性．肉眼的血尿精査時に腎腫瘤が認められた．

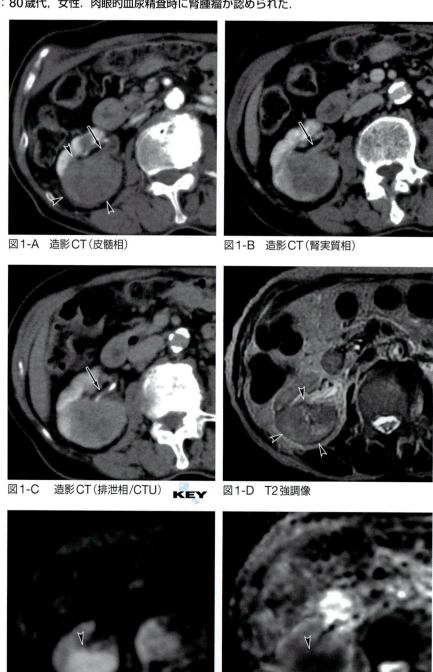

図1-A　造影CT（皮髄相）

図1-B　造影CT（腎実質相）

図1-C　造影CT（排泄相/CTU）

図1-D　T2強調像

図1-E　拡散強調像（b＝800s/mm^2）

図1-F　ADC map

画像の読影

右腎の中部に約4cm大の腫瘍がみられる．造影CT（図1-A～C）では腎実質より造影効果の乏しい乏血性腫瘍で，境界は不明瞭である（図1-A；▶）．腎盂壁（図1-A～C；→）は肥厚し，排泄相（図1-C）では腎盂の狭小化がみられる．T2強調像でも腫瘍は不明瞭で（図1-D；▶），偽被膜のような境界も認めないが，拡散強調像では著明な高信号とADC低値を示している（図1-E, F；▶）．腎尿管摘出術が施行され，腎実質浸潤を伴う扁平上皮化生を伴った尿路上皮癌と診断された．

浸潤性尿路上皮癌の一般的知識と画像所見

2016年WHO分類では，様々な悪性度を示す乳頭状尿路上皮腫瘍としての非浸潤性尿路上皮病変に対して，浸潤性尿路上皮癌として分類されている[1]．腎盂癌としては筋層浸潤（T2）以上が浸潤癌だが，腎腫瘍としての鑑別を要するのは，腎実質に浸潤するT3以上の病変であろう．非浸潤性腎盂癌では尿細胞診はあまり有用ではないが，浸潤性尿路上皮癌は組織学的悪性度も高く，尿細胞診は約3/4で陽性となる．

尿路上皮癌であれば腎尿管摘出が標準治療であり，腎細胞癌の腎摘出とは異なるため，その鑑別は治療方針決定上，きわめて重要である．

画像所見 CTやMRIで，境界不明瞭で乏血性，腫瘍の血管浸潤により腫瘍進展範囲以上に皮質の造影不良を生じることがある．腎盂・腎杯由来を示唆する壁肥厚やCT urography（CTU）での造影欠損がみられる．MRIでは境界不明瞭で偽被膜はなく，拡散強調像で顕著な拡散制限を示す．

鑑別診断のポイント

典型的な腎細胞癌は造影早期濃染，後期washoutを示すが，非典型例では乏血性もある．非典型例も含め多くの腎細胞癌では，T2強調像で偽被膜がみられることが多いが，浸潤傾向が強く悪性度の高い腎細胞癌では，偽被膜もなく鑑別は困難である（図2）．集合管癌も腎洞へ浸潤するが，病理学的にも尿路上皮癌との鑑別が困難なことが多い．悪性リンパ腫も境界不明瞭な乏血性腫瘍を呈することがあるが，腎原発はきわめて稀で，リンパ節腫大や他臓器病変の有無を確認する．転移性腎腫瘍も類似することがあるが，原発巣の有無や経過といった臨床情報が重要である．黄色肉芽腫性腎盂腎炎に一見，類似する場合もあるが，黄色肉芽腫性腎盂腎炎では拡張する腎杯は水ではなく脂質に富むため，CT値が低い．腎結核，特にBCG（Bacillus Calmette-Guérin）療法に伴う肉芽腫性腎盂腎炎では，腎盂から実質に至る類似した像を呈しうるが，やはり病歴・治療歴が重要である．

● **参考症例：高悪性度腎細胞癌**

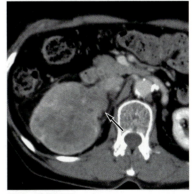

図2 造影CT
80歳代，女性．境界不明瞭に腎実質を置きかえるように広がる腫瘍で，腎洞から腎盂へも浸潤しているが（→），病理組織診断は分類不能の高悪性度腎細胞癌であった．

参考文献

1) Moch, H, Cubilla, AL, Humphrey, PA, et al: The 2016 WHO classification of tumours of the urinary system and male genital organs-part A: renal, penile, and testicular tumours. Eur Urol 70: 93-105, 2016.

腎悪性リンパ腫
renal malignant lymphoma

山下康行

● **症例1**：70歳代，男性．6年前のCTで左腎に腫瘤を指摘，健診でフォローされていた．最近，超音波で腫瘤の急激な増大を認めた．

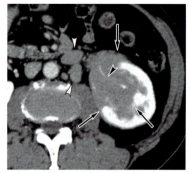

図1-A　造影CT（皮髄相）

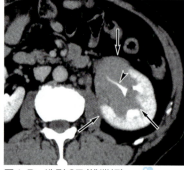

図1-B　造影CT（排泄相）

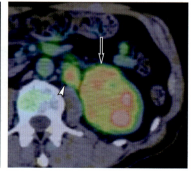

図1-C　FDG-PET/CT

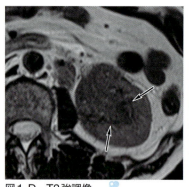

図1-D　T2強調像

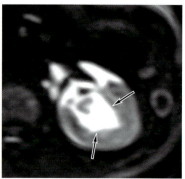

図1-E　拡散強調像

● **症例2**：80歳代，男性．腹痛，便秘で緊急入院．

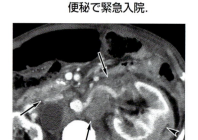

図2　造影CT

画像の読影

【症例1】　左腎の腎洞内に浸潤性に発育する腫瘤を認める（図1；→）．腎血管（図1-A；▶）や腎盂（図1-B；▶）は残存しており，水腎症もみられない．腎門部に多発性にリンパ節腫大を認める（図1-A, C；▷）．FDG-PET/CTでは腎実質より軽度の取り込みを認める（図1-C；→）．MRIのT2強調像では腎実質よりやや低信号で（図1-D；→），拡散強調像では高信号である（図1-E；→）．CT下の生検でlow gradeのB細胞リンパ腫と診断された．

【症例2】　傍大動脈～左の腎門部～腎周囲に腫瘤を認める（図2；→）．腎実質にも浸潤がみられる（図2；▶）．CT下の生検で，びまん性大細胞型B細胞リンパ腫（DLBCL）と診断された．

腎悪性リンパ腫の一般的知識と画像所見

腎原発の悪性リンパ腫は稀で，ほとんどが血行性転移か後腹膜リンパ節からの直接浸潤である．non-Hodgkinリンパ腫が圧倒的に多い．単発腫瘤，多発腫瘤，びまん性腫大，後腹膜リンパ節からの直接浸潤の4つのパターンが存在する．腎周囲腔や腎洞内への進展もしばしばみられる（図3）[1)～3)]．また，頻度は少ないが，腎実質に浸潤することなく腎周囲腔に広がるタイプがあり，悪性リンパ腫に特徴的所見とされる（図2）．びまん型は稀であるが，腎原発のものやBurkittリンパ腫で多い．

画像所見 基本的に均一で造影効果に乏しく（図1, 2），偽被膜は認めない．超音波で均一な低エコー像を呈するのが特徴である．単純CTでは等吸収を呈することが多いが，軽度高吸収や低吸収を呈することもある．造影CTでは皮髄相でも増強効果は比較的乏しく，どの時相でも軽度の比較的均一な増強効果を呈する．T2強調像ではやや低信号，拡散強調像で高信号を呈することが多い．

鑑別診断のポイント

単発腫瘤の場合は，均一で造影効果が弱いことより乳頭状腎細胞癌などが鑑別になるが，乳頭状腎細胞癌は高エコーのことが多いのに対し，腎悪性リンパ腫は超音波で低エコーを呈することが特徴である．単発腫瘤で腎悪性リンパ腫の可能性がある場合は，積極的に腫瘍生検を行うことが勧められる．多発腫瘤の場合は，腎盂腎炎，転移などが鑑別になるが，臨床データや多発するリンパ節腫脹所見から診断可能なことも多い．

腎洞内に発生した腎悪性リンパ腫は，CTやMRIでは腎盂癌との鑑別が難しいことがある．腎盂癌に比べ，水腎症の程度は弱い傾向がある．また，MALTリンパ腫やCastleman病，IgG4関連疾患なども同様の像を呈する（p.594-596「Castleman病」参照）．

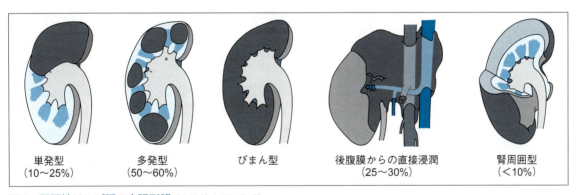

図3 腎悪性リンパ腫の肉眼形態（文献2）を元に作成）

参考文献

1) Hartman DS, David CJ Jr, Goldman SM, et al: Renal lymphoma: radiologic-pathologic correlation of 21 cases. Radiology 144: 759-766, 1982.
2) Urban BA, Fishman EK: Renal lymphoma: CT patterns with emphasis on helical CT. RadioGraphics 20: 197-212, 2000.
3) Sheth S, Ali S, Fishman E: Imaging of renal lymphoma: patterns of disease with pathologic correlation. RadioGraphics 26: 1151-1168, 2006.

腎肉腫
renal sarcoma

遠山兼史, 秋田大宇, 陣崎雅弘

● **症例1**: 40歳代, 男性. 健診超音波にて左腎腫瘤を指摘.

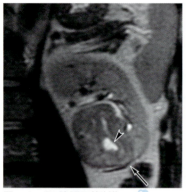
図1-A　T2強調冠状断像

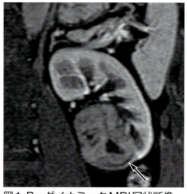
図1-B　ダイナミックMRI冠状断像（皮髄相）

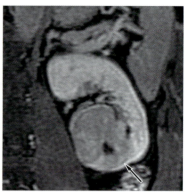
図1-C　ダイナミックMRI冠状断像（早期排泄相）

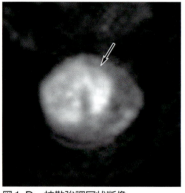
図1-D　拡散強調冠状断像

● **症例2**: 10歳代, 女性. 腹部違和感で近医を受診し, 右腎腫瘤を指摘.

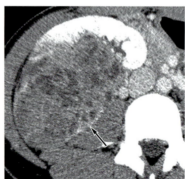
図2-A　造影CT

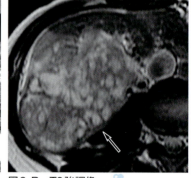
図2-B　T2強調像

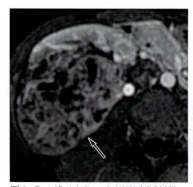
図2-C　ダイナミックMRI（皮髄相）

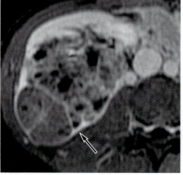
図2-D　ダイナミックMRI（早期排泄相）

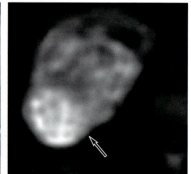
図2-E　拡散強調像

画像の読影

【症例1】 左腎下極から腎洞に突出する境界明瞭な5cm大の腫瘤を認める（図1；→）．T2強調像で軽度の低信号を示し，内部に囊胞変性（図1-A；▶）を認める．ダイナミックMRIの皮髄相（図1-B）〜早期排泄相（図1-C）にかけて，緩徐に造影される．拡散強調像（図1-D）で腫瘤は高信号を示す．左腎摘除術が施行され，平滑筋肉腫であることが確認された．

【症例2】 右腎に10cm大の腫瘤を認め（図2；→），腎との境界はやや不明瞭である．造影CT（図2-A）では内部不均一に造影される．T2強調像（図2-B）では充実成分と囊胞成分が混在し，ダイナミックMRIの皮髄相（図2-C）〜早期排泄相（図2-D）にかけて，充実成分は濃染するものの，腎実質よりは弱い．拡散強調像（図2-E）で充実成分は高信号を示す．右腎摘除術が施行され，未分化神経外胚葉性腫瘍（primitive neuroectodermal tumor；PNET）であることが確認された．

腎肉腫の一般的知識と画像所見

腎原発の肉腫は，腎悪性腫瘍の約1％程度を占める稀な腫瘍である．その中では平滑筋肉腫が50〜60％を占め，最多である[1]．他にPNET，脂肪肉腫，横紋筋肉腫，明細胞肉腫，血管肉腫などが発生しうる．いずれも予後不良で，リンパ節転移よりも肝や肺への血行性転移が多い．

腎平滑筋肉腫は発生母地として，①腎被膜，②腎盂の平滑筋組織，③腎血管の平滑筋組織が考えられている．男女比は1：2で女性に多く，40〜70歳代に好発する[1]．

腎由来のPNETはさらに珍しい．未分化神経上皮細胞に由来する一群の腫瘍であり，Ewing sarcoma（EWS）と併せてEWS/PNETと呼称されることもある．病理組織学的には核/細胞質（N/C）比の高い小円形細胞からなることが特徴である．10歳代後半〜20歳代に多く発生し，男女比は3：1程度である[2]．

画像所見 腎肉腫の一般的な画像所見は，発見時に巨大であることが多く，内部の出血や壊死が強い傾向にあるという点以外には特徴的所見に乏しい．腎細胞癌との鑑別は困難である．

鑑別診断のポイント

腎平滑筋肉腫に関しては，平滑筋成分を反映してT2強調像で低信号部分を含むという報告もあるが，実際には内部の変性や壊死が強く，様々な信号を呈する[1]．充実部の造影効果は漸増性であることが多く，内部不均一な乏血性腎細胞癌（乳頭状腎細胞癌など）が鑑別に挙がる．

腎由来のEWS/PNETに関しては，好発年齢が若年であることも考慮すると，腎細胞癌の他，Wilms腫瘍，明細胞肉腫などが鑑別となる．

参考文献

1) Kwon YS, Salmasi A, Han CS, et al: Renal Leiomyosarcoma: case report and review of the literature. World J Nephrol Urol 4: 213-217, 2015.
2) Narayanan G, Rajan V, Preethi TR: Primitive neuroectodermal tumors of the kidney. Proc（Bayl Univ Med Cent）30: 205-208, 2017.

転移性腎腫瘍
renal metastases

山下康行

● **症例1**：60歳代，女性．肺癌の術後で，多発肺転移，多発リンパ節転移，両側副腎転移，多発骨転移のフォロー中．

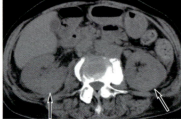

図1-A　単純CT

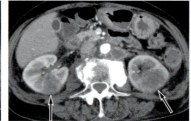

図1-B　造影CT（皮髄相）

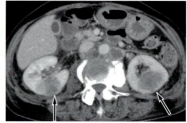

図1-C　造影CT（腎実質相）

● **症例2**：60歳代，男性．肝，腎，傍大動脈域に腫瘍を認め，PETでの集積もみられたため精査．

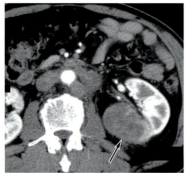

図2-A　造影CT（皮髄相）

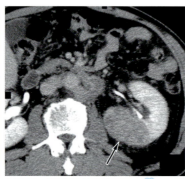

図2-B　造影CT（排泄相）

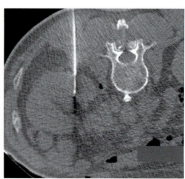

図2-C　単純CT（生検時）

● **参考症例1：食道癌の腎転移**

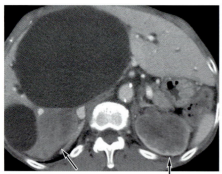

図3　造影CT

70歳代，女性．食道癌で化学療法中．両側腎に浸潤性の乏血性腫瘤を認める（→）．

● **参考症例2：悪性黒色腫**

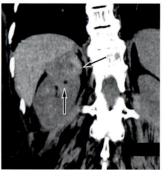

図4-A　単純CT冠状断像

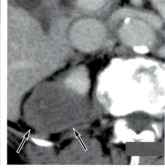

図4-B　造影CT

70歳代，女性．単純CTで腎上極の腎周囲腔にやや高吸収の腫瘤を認める（A；→）．造影CTにて乏血性である（B；→）．

画像の読影

【症例1】 両側腎にやや境界不明瞭な腫瘤を認める（図1；→）．造影CT皮髄相および腎実質相で造影効果は低い．

【症例2】 左腎に比較的境界明瞭な乏血性の腫瘤を認める（図2-A，B；→）．肝と腎から生検が施行され（図2-C），肝内胆管癌の腎転移と診断された．

転移性腎腫瘍の一般的知識と画像所見

悪性腫瘍の腎転移は剖検時には7～13％の患者にみられたと報告されている[1]．臨床的にも癌末期では少なからず腎転移はみられるが，副腎転移よりも頻度は低い．ほとんどが血行性転移で，肺癌が最も多く，続いて乳癌，胃癌，対側腎癌である．副腎，膵，大腸からは直接浸潤もありうる．

画像所見 多くの転移は膨張性発育をするため，画像上，多発性の円形あるいは楔状の腫瘤である（図1，2）．時に浸潤性に発育し，腎盂癌などとの鑑別が問題となることがある（図3）．大腸癌では単発の腫瘤を認めることが少なくなく，悪性黒色腫では腎周囲に腫瘤を認めることが比較的特徴的である（図4）[2]．一方，腎盂への転移は胃癌や乳癌に多いといわれている．

腫瘤に壊死や出血，石灰化を伴うか，多血性か，乏血性かなどの画像所見は，原発巣の性質によることが多い[2]．

鑑別診断のポイント

担癌患者において，小さいサイズのものが両側に多発している場合は転移の可能性が高い．特に腎外に大きく突出しない，楔状を呈する，サイズが小さいといった所見は転移の可能性が高い．ただし，このような所見は悪性リンパ腫，炎症，梗塞などでもみられうるので，注意が必要である．

単発であると，腎癌との鑑別が必要となる．腎の転移巣は原発巣と同様の造影効果を呈すると考えられているが，腎癌自体の所見が多彩なので，決め手にならない．

他臓器に原発巣があり，腎が単発の病変で，典型的な腎癌の所見を呈さない場合は生検の適応である（図2-C）．特に単発の乏血性腫瘤では乳頭状腎細胞癌や悪性リンパ腫との鑑別が問題となる．また，単発の浸潤性の腫瘤では腎盂癌との鑑別が問題となる．261件の腫瘤の生検のうち，11％は転移であったと報告される一方，肺癌や悪性リンパ腫の患者で腎に腫瘤をみた場合，約半数は腎癌であったと報告されている[3]．

稀に原発巣治療後，時間を経過して単発性の腫瘤として転移がみられることがあるが，診断が困難であるため，やはり生検が必要となる[4]．

参考文献

1) Pickhardt PJ, Lonergan GJ, Davis CJ Jr, et al: From the archives of the AFIP. Infiltrative renal lesions: radiologic-pathologic correlation. Armed Forces Institute of Pathology. RadioGraphics 20: 215-243, 2000.
2) Choyke PL, White EM, Zeman RK, et al: Renal metastases: clinicopathologic and radiologic correlation. Radiology 162; 359-363, 1987.
3) Silverman SG, Gan YU, Mortele KJ, et al: Renal masses in the adult patient: the role of percutaneous biopsy. Radiology 240: 6-22, 2006.
4) Ladefoged C, Bisgaard C, Petri J: Solitary renal metastasis 23 years after extirpation of a bronchial adenoid cystic carcinoma. Scand J Thorac Cardiovasc Surg 18: 245-248, 1984.

古典的血管筋脂肪腫
classic angiomyolipoma（classic AML）

陣崎雅弘

● **症例1**：50歳代，女性．慢性C型肝炎のスクリーニングの超音波で左腎腫瘤を指摘．

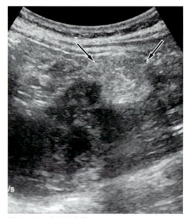
図1-A　超音波像

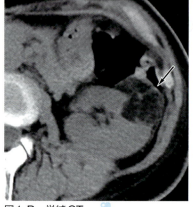
図1-B　単純CT

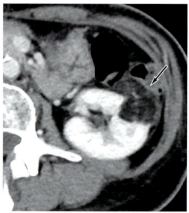
図1-C　造影CT（腎実質相）

● **症例2**：30歳代，男性．結節性硬化症で経過観察されていた．今回意識消失し，救急外来に搬送．

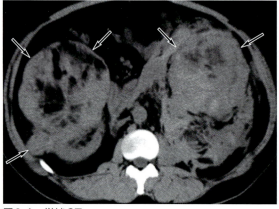
図2-A　単純CT

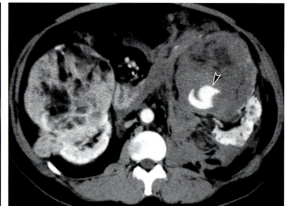
図2-B　造影CT（腎実質相）

> **NOTE**　【血管筋脂肪腫の画像分類】（文献3）より改変して転載）
>
> 1) triphasic benign AML
>   - classic AML（単純CTで脂肪を検出できる）
>   - fat poor AML（単純CTで脂肪を検出できない）
>   hyperattenuating AML
>   isoattenuating AML
>   AML with epithelial cyst（AMLEC）
>
> 2) epithelioid AML（malignant variant）
>
> ＊hyperattenuaing, isoattenuatingとは単純CTで周囲腎実質に対しての吸収値で分類するもので，病理学的にはclassic AMLとは脂肪の多寡以外には差がない．

画像の読影

【症例1】 左腎に3.2cm大の腫瘤を認め，超音波ではcentral echo complexと同等の高エコーを呈している（図1-A；→）．単純CTで－10HU以下の脂肪濃度を呈しており（図1-B；→），造影後も増強効果は乏しい（図1-C；→）．

【症例2】 単純CTで，脂肪濃度を伴う腎腫瘤を両側に認める（図2-A；→）．造影後，左腎腫瘍内に造影剤漏出がみられ（図2-B；→），腫瘍内出血をしていることがわかる．左腎周囲腔および前腎傍腔に血腫がみられる．

古典的血管筋脂肪腫の一般的知識と画像所見

血管筋脂肪腫（AML）は，病理学的に血管組織，平滑筋組織，成熟脂肪組織の3つの成分から構成され，女性に多くみられる．画像で偶発的にみつかることが多く，ほとんどは単発である．4cm以下で無症状であれば保存的にみることでよい．症状があれば塞栓術や焼灼療法が勧められる．結節性硬化症に合併する場合は，両側，多発のことが多く，増大傾向がより顕著になることがあるので，積極的に塞栓術や焼灼療法を考慮する．

画像所見 AMLは，3つの成分の割合により様々な画像所見を呈する．画像で腫瘍内に脂肪成分を同定できるタイプを古典的血管筋脂肪腫（classic AML）と呼び（▶NOTE），日常臨床で遭遇するAMLは多くの場合，このタイプである[1)~3)]．脂肪成分の同定には単純CTが有効であり，薄いスライス厚（1.5～3mm）で，関心領域内のCT値が－10HU以下を示せば，脂肪と確定してよい[1)~3)]．超音波ではcentral echo complexと同等の高エコー，MRIではT1強調像，T2強調像ともに高信号を呈する．

鑑別診断のポイント

腫瘍内の小さな塊状の脂肪成分であっても確実に検出するために，腎腫瘍の検査において単純CTは薄いスライス厚を必ず再構成することを推奨する．厚いスライス厚でも薄いスライス厚の画像でも，脊柱管内の脊髄液より黒くみえる成分が腫瘍内にあれば脂肪成分を疑うことができ，CT値を測定して脂肪濃度であることを確認するとよい．

classic AMLが腫瘍内出血を来すと腫瘍内のCT値が上昇し，脂肪成分の同定が困難となる場合がある．また，腎細胞癌でも脂肪濃度を呈することが稀にあるが，多くは骨化成によるもので石灰化濃度を伴っている．

腎周囲脂肪織に発生した脂肪肉腫と，腎外に発育するAMLとの鑑別も，問題になることがある．腎から発生するAMLは，①腎実質のどこかに発生部位に相当する小さな欠損部がみられる，②腎実質から腫瘍に向かう栄養血管を指摘できる，③腫瘍内に小動脈瘤がみられることがある，④腎周囲血腫がみられることがある，などの特徴を有するが，脂肪肉腫ではみられない．

参考文献

1) Bosniak MA: Angiomyolipoma (hamartoma) of the kidney: a preoperative diagnosis is possible in virtually every case. Urol Radiol 3: 135-142, 1981.
2) Bosniak MA, Megibow AJ, Hulnick DH, et al: CT diagnosis of renal angiomyolipoma: the importance of detecting small amounts of fat. AJR 151: 497-501, 1988.
3) Jinzaki M, Silverman SG, Akita H, et al: Renal angiomyolipoma: a radiological classification and update on recent developments in diagnosis and management. Abdom Imaging 39: 588-604, 2014.

脂肪に乏しい血管筋脂肪腫
fat poor angiomyolipoma（fat poor AML）

陣崎雅弘

● **症例1**：40歳代，女性．健診で左腎腫瘤を指摘．

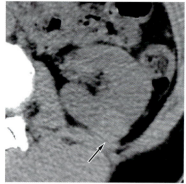
図1-A 単純CT

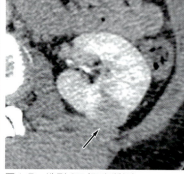
図1-B 造影CT（腎実質相）

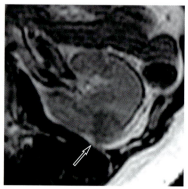
図1-C T2強調像

● **症例2**：60歳代，男性．他院で左腎腫瘤を指摘，精査加療目的で当院紹介受診．

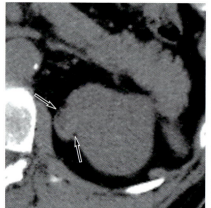
図2-A 単純CT

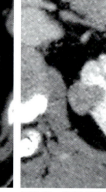
図2-B 造影CT（腎実質相）

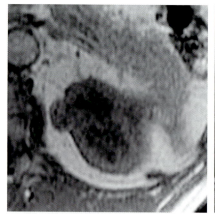
図2-C T1強調像（in phase）

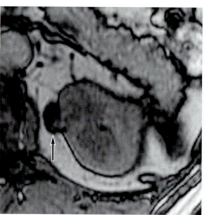
図2-D T1強調像（out of phase）

画像の読影

【症例1】 左腎に2.2cm大の腫瘍を認め，単純CTで腎実質より高吸収（52HU）を呈しており（図1-A；→），造影後もほぼ均一な像を呈している（図1-B；→）．T2強調像では低信号を呈している（図1-C；→）．生検の結果，筋成分が得られ，fat poor AML（hyperattenuating type）と診断した．

【症例2】 左腎に2.0cm大の腫瘍を認め，単純CTで-10～40HUの吸収値を示し（図2-A；→），造影後は増強効果を認める（図2-B；→）．in phase像（図2-C；→）に比べてout of phase像（図2-D；→）では，著明な信号低下を呈する．fat poor AML（iso-attenuating type）と診断した．

脂肪に乏しい血管筋脂肪腫の一般的知識と画像所見

画像で脂肪成分を検出できない血管筋脂肪腫（AML）を"fat poor AML"と呼ぶ（前項p.100 NOTE参照）．平均サイズは3cm程度である．単純CTの所見からhyperattenuating typeとisoattenuating typeに分類され[1]，囊胞を伴うtype（AML with epithelical cysts；次項参照）を含め，3つに分類されている．注意深い読影でこれらの疾患を疑い，針生検を行うことが推奨される．筋成分は特殊染色でHMB-45抗原が陽性になる．

1) hyperattenuating AML

腫瘍のほとんどが平滑筋成分で占められるタイプ（脂肪は4～5％程度）である[1]．

画像所見 単純CTで腎実質より高吸収（45HU以上）を呈し，AML全体の5％程度を占める．腎実質相で均一に造影され，T2強調像で腎実質より低信号を示す．この所見は，平滑筋組織を反映している．

2) isoattenuating AML

画像所見 頻度は非常に稀であるが，単純CTで-10～45HUの吸収値を示すタイプである[1]．病理学的に少量の脂肪成分が腫瘍内に散在性に存在し，単純CTで塊状の脂肪としてとらえることができない．MRIでは，平滑筋組織を反映してT2強調像で低信号を示す部分があり，微量な脂肪成分の影響でchemical sift像のout of phaseで信号が低下する．

3) AML eith epithelial cyst（AMLEC）

囊胞成分を伴うAML．充実部は，hypaerattenuating AMLかisoattenuating AMLの像を呈することが多い（次項p.104-105参照）．

鑑別診断のポイント

重要な鑑別点は，fat poor AMLは若年女性に多いことである．また，fat poor AMLは腎細胞癌に特徴的な偽被膜の描出がみられないことも鑑別点となる．腎実質との境界面が腎内側に向かって角張る（angular interface）ことが多く，辺縁が円くなることが多い腎細胞癌との鑑別に役立つ[2]．さらに，腫瘍内の脂肪成分がきわめて少なく，典型的にはMRIのchemical sift像でout of phaseにおける信号低下は認めない[1]．

一方，isoattenuating AMLはout of phaseで信号が低下する[1]．淡明細胞型腎細胞癌でも信号低下はみられるが，T2強調像で腎実質と等～高信号を示すことが多いのに対し，isoattenuating AMLではT2強調像で低信号の部位がみられる．

参考文献

1) Jinzaki M, Silverman SG, Akita H, et al: Renal angiomyolipoma:a radiological classification and update on recent developments in diagnosis and management. Abdom Imaging 39: 588-604, 2014.
2) Verma SK, Mitchell DG, Yang R, et al: Exophytic renal masses: angular interface with renal parenchyma for distinguishing benign from malignant lesions at MR imaging. Radiology 255: 501-507, 2010.

上皮性嚢胞を伴う血管筋脂肪腫
angiomyolipoma with epithelial cyst(AMLEC）

陣崎雅弘

● **症例**：60歳代，男性．左腎上極の6.5cm大の淡明細胞型腎細胞癌に対して腎摘除術施行．左腎下極にも2cm大の腫瘤を認めた．

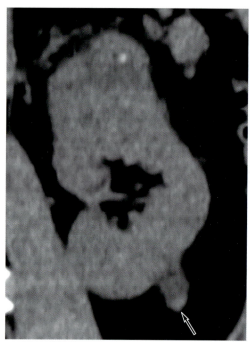 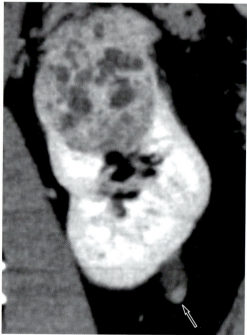

図1-A　単純CT冠状断再構成像　　　図1-B　造影CT冠状断再構成像

画像の読影

【症例1】 精査のための造影CTで右腎に4×3cm大の充実性腫瘍を認める．造影CT皮質髄質相では，腫瘍はやや辺縁優位に造影される（図1-A；→）．早期排泄相では，正常腎実質と比較して低吸収を示す（図1-B；→）．MRIの脂肪抑制T2強調像，T1強調像では内部は均一で，正常腎実質と比較し等信号を示す（図1-C, D；→）．偽被膜を認める（図1-C；→）．右腎摘出術が施行され，腎オンコサイトーマと診断された．

【症例2】 造影CTで右腎上極に15×13cm大の充実性腫瘍を認める．皮質髄質相で腫瘍は中等度造影され（図2-A），早期排泄相では内部辺縁が造影されるが，中央部に造影不良域を認める（図2-B；→）．一方，MRIでは脂肪抑制T2強調像で腫瘍内に高信号域を認め（図2-C；→），同部辺縁は脂肪抑制造影T1強調像で造影され，中央部に造影不良域が残存する（図2-D；→）．右腎摘出術が施行され，腎オンコサイトーマとの診断を得た．病理学的所見では内部に中心性瘢痕を認め，出血や壊死を認めなかった．

腎オンコサイトーマの一般的知識と画像所見

腎オンコサイトーマは成人手術例の上皮性腎腫瘍のうち5%と報告され，好発年齢は60歳代で男性に多い．通常は単発で境界明瞭，内部均一な腎皮質の腫瘍である[1]．稀に多発し，両側性にみられることもある．予後は良好である．しかし，腎オンコサイトーマは腎癌，特に嫌色素性腎癌との鑑別が問題になる．両者の鑑別は難しいことが多く，画像上，腎オンコサイトーマが疑われる場合も，腎摘出術が行われることが多い．

画像所見 腫瘍は比較的強く濃染し，経時的に低吸収を示すことが多い．CTでは石灰化を伴うことがある[2]．MRIではT2強調像で高〜等信号，T1強調像では低〜等信号を呈し，非特異的な信号パターンである．中心性瘢痕［星芒状瘢痕（stellate scar）］や車軸様造影効果（spoken-wheel-like enhancement），腫瘍内の濃染の強弱が皮質髄質相と早期排泄相で逆転するsegmental enhancement inversion[2,3]などを認めることがある[2-4]．また，T2強調像で偽被膜を認めることもある．

中心性瘢痕は，超音波では低エコーに描出され，造影早期相では造影効果を認めにくいが，後期相では認められるようになる．MRIのT1強調像では低信号，T2強調像では様々な信号強度を呈するが，浮腫性変化が強ければ高信号，線維が多ければ低信号を呈する．なお，カラー・パワードプラで，腫瘍中心から放射状に分布する車軸状の血管構築がみられることがある．

鑑別診断のポイント

3cm以下の腫瘍の場合，中心性瘢痕は30%と頻度が低く，画像上は内部均一な腫瘍を示す．5cm以上の場合には中心性瘢痕を認めることが多いが，腎癌でも壊死を中心性瘢痕と見誤る可能性があり，注意が必要である．

参考文献

1) Prasad SR, Surabhi VR, Menias CO, et al: Benign renal neoplasms in adults: cross-sectional imaging findings. AJR 190: 158-164, 2008.
2) Wu J, Zhu Q, Zhu W, et al: Comparative study of CT appearances in renal oncocytoma and chromophobe renal cell carcinoma. Acta Radiol 57: 500-506, 2016.
3) Kay FU, Canvasser NE, Xi Y, et al: Diagnostic performance and interreader agreement of a standardized MR imaging approach in the prediction of small renal mass histology. Radiology 287: 543-553, 2018.
4) Kim JI, Cho JY, Moon KC, et al: Segmental enhancement inversion at biphasic multidetector CT: characteristic finding of small renal oncocytoma. Radiology 252: 441-448, 2009.

後腎性腺腫
metanephric adenoma

● **症例**：50歳代，女性．健診で左腎腫瘤を指摘．

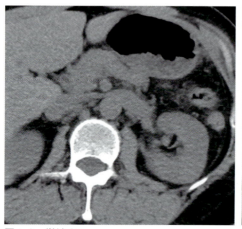

図1-A　単純CT

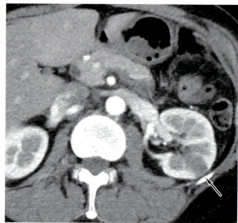

図1-B　造影CT（皮髄相）

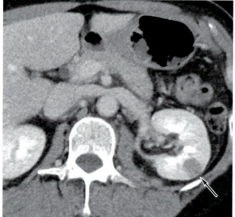

図1-C　造影CT（腎実質相）

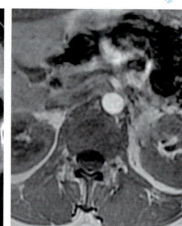

図1-D　T1強調像（in phase，opposed phase）

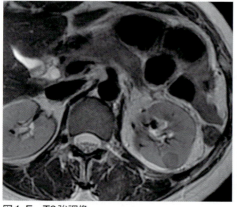

図1-E　T2強調像

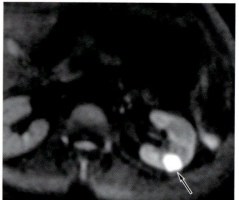

図1-F　拡散強調像

画像の読影

左腎腎門部レベルやや背側外側に径2cm程度の境界明瞭な腫瘤を認める．病変は単純CT（図1-A）で腎実質とほぼ等吸収，造影皮髄相から腎実質相にかけて弱い造影増強効果を認める（図1-B, C；→）．MRIでは，T1強調像（図1-D）では腎実質とほぼ等信号，T2強調像（図1-E）ではやや低信号を呈し，著明な拡散制限を伴う（図1-F；→）．

後腎性腺腫の一般的知識と画像所見

後腎性腺腫は稀な良性腫瘍であり，2016年WHO分類では，metanephric adenoma, metanephric stromal tumor, metanephric adenofibromaを含むmetanephric tumorsに分類される．時に多発や両側発生，また腎細胞癌（renal cell carcinoma；RCC）やWilms腫瘍と共存しうることが報告されている．50〜60歳代にかけての中高年，女性の割合が多い．腫瘍細胞のerythropoietin産生によって，しばしば多血症を合併することが知られる[1)2)]．

画像所見　境界明瞭な類円形のhypovascular mass（乏血性腫瘤）として認識され，単純CTでは腎実質よりもやや高吸収，様々な形態の石灰化を伴うことがあるとされる．MRIではT1強調像とT2強調像でともに低信号を示す．拡散強調像では高信号を呈することが多いといわれる[1)〜3)]．

鑑別診断のポイント

本疾患の頻度は非常に稀であり，非特異的なhypovascular massの所見を有することから，日常診療において鑑別診断の最上位に挙げることは簡単ではないであろう．特にpapillary RCCとの鑑別は難しいと考えられるが，後腎性腺腫ではpapillary RCCとは異なり，偽被膜を伴わないことが診断の一助になることが報告されている[4)]．後腎性腺腫が疑われる際には，生検や腎部分切除術，あるいはactive surveillance（監視療法）などのオプションを選択肢とすることができるかもしれない．

参考文献

1) Bastide C, Rambeaud JJ, Bach AM, et al: Metanephric adenoma of the kidney: clinical and radiological study of nine cases.　BJU Int 103: 1544-1548, 2009.
2) Prasad SR, Surabhi VR, Menias CO, et al: Benign renal neoplasms in adults: cross-sectional imaging findings.　AJR 190: 158-164, 2008.
3) Li G, Fu F, Song H, et al: CT imaging spectrum and the histopathological features of adult metanephric adenoma.　Br J Radiol 88: 20140807, 2015.
4) 重里　寛, 坪山尚寛, 稲田悠紀・他: 後腎性腺腫の2例．臨床放射線 59: 864-867, 2014.

傍糸球体細胞腫
juxtaglomerular cell tumor

● **症例**：70歳代，女性．健診の腹部超音波で右腎腫瘤を指摘．高血圧，低カリウム血症あり．

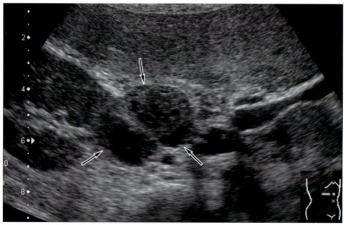

図1-A　腹部超音波像

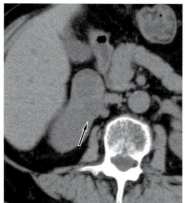

図1-B　単純CT

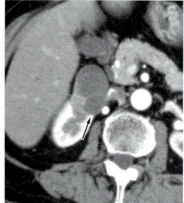

図1-C　造影CT（皮髄相）

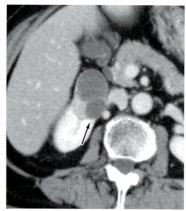

図1-D　造影CT（腎実質相）

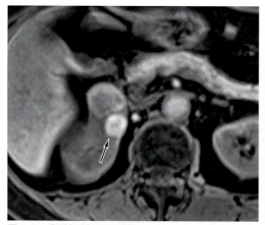

図1-E　脂肪抑制T1強調像

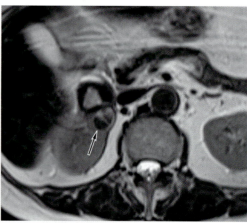

図1-F　T2強調像

画像の読影

　腹部超音波像では，右腎上極より突出する囊胞性腫瘤を指摘され(図1-A；→)，CTでは，右腎上極に長径40mm程度の多房性囊胞性腫瘤として認識された(図1-B～D；→)．一部にやや不整な壁肥厚/充実構造を認め，皮髄相から腎実質相にかけて漸増性の比較的弱い造影増強効果を伴う．囊胞成分内部はT1強調像(図1-E)で高信号を呈する領域や，T2強調像(図1-F)で無信号を呈するヘモジデリン沈着を示唆する信号変化を呈し，出血性変化を含む囊胞成分と示唆される．

　右腎部分切除術が施行され，傍糸球体細胞腫の診断が得られた．なお，術後に血清カリウム値は正常化，術前に内服していた降圧薬も中止された．

傍糸球体細胞腫の一般的知識と画像所見

　傍糸球体細胞腫は，1967年に初めて報告された，傍糸球体細胞を由来とする非常に稀な腫瘍である．若年者，特に20～30歳代の女性に多いとされ，腫瘍細胞によるレニン分泌のためにレニン・アンジオテンシン系が活性化されることから，難治性高血圧，低カリウム血症，高レニン活性が三徴として知られるが，非機能性のこともある．なお，腫瘍サイズと高血圧の程度に明らかな相関関係は知られていない．

画像所見　画像上は，比較的均一，境界明瞭で小さなhypovascular mass(乏血性腫瘤)の像を呈する．これは，組織学的には豊富な血管構築が存在するにもかかわらず，レニンによる血管攣縮が関与するためといわれる[1][2]．診断に選択的静脈サンプリングが有用となることがあるとされる．

鑑別診断のポイント

　腫瘍そのものの画像所見は非特異的なhypovascular massであるが，疑わしい臨床症状を有する若年者にhypovascular massを認める場合は，鑑別の上位に挙げることができるであろう．本例と同様に，出血性変化や腫瘍内出血を伴う症例，高齢発症の症例が散見されることも留意しておきたい．

参考文献

1) Katabathina VS, Vikram R, Nagar AM, et al: Mesenchymal neoplasms of the kidney in adults: imaging spectrum with radiologic-pathologic correlation. RadioGraphics 30: 1525-1540, 2010.
2) Prasad SR, Surabhi VR, Menias CO, et al: Benign renal neoplasms in adults: cross-sectional imaging findings. AJR 190: 158-164, 2008.

腎の偽病変
pseudorenal masses

●**症例1**:60歳代,男性.水疱性類天疱瘡に対しステロイド内服中.炎症反応高値.

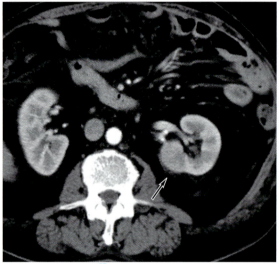

図1-A　造影CT

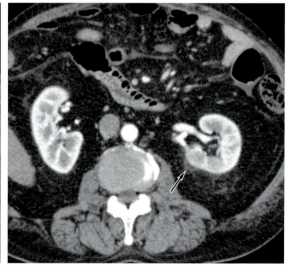

図1-B　造影CT(2か月後)

●**症例2**:50歳代,男性.超音波にて右腎に3cm大の低エコー域を指摘.

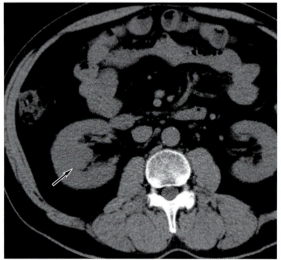

図2-A　単純CT

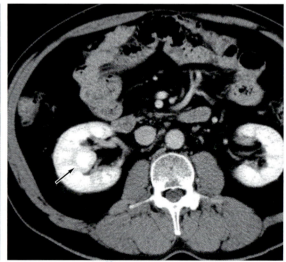

図2-B　造影CT

画像の読影

【症例1】 左腎に腫瘤を認め，造影CTにて皮髄境界が不明瞭化している（図1-A；→）．炎症反応高値（CRP 10mg/d*l*），尿沈渣にて白血球高値，尿培養にて大腸菌が検出された．抗菌薬の投与が行われた後，2か月後の造影CTで病変の縮小を認め（図1-B；→），炎症性腫瘤であったと考えられた．

【症例2】 単純CTにて右腎に腫瘤を認める（図2-A；→）．造影CTでは，腫瘤は周囲腎皮質と同程度の増強効果を呈しており（図2-B；→），Bertin柱と考えられた．6年後のCT（非提示）で，著変のないことが確認されている．

腎の偽病変の一般的知識，鑑別診断のポイント

腎の悪性腫瘍との鑑別が問題となる腎病変として，腎膿瘍，腎盂腎炎，黄色肉芽腫性腎盂腎炎，サルコイドーシス，腎結核や血腫などが挙げられる（表）[1)2)]．

炎症性腫瘤による偽病変と腫瘍性病変の鑑別は，画像所見のみでは困難な場合も多く，炎症反応や発熱，叩打痛の有無，尿所見などの臨床情報が重要となる．

正常変異による偽病変としては，Bertin柱の肥厚，胎児分葉（p.448-449参照），splenorenal fusionなどが知られ，腫瘍様の形態をとることがある[3)]．また，renal adrenal fusionでは腎上極と副腎の癒合を生じるが，これに伴う副腎腺腫においては腎細胞癌や血管筋脂肪腫との鑑別が問題となることがある．腫瘤と腎，副腎の連続性を正確に評価するため，冠状断像などの再構成像が有用と考えられる．

表　腎腫瘤の偽病変

1. 炎症性腫瘤	2. 血管性	3. 先天性（正常変異）
a. 急性巣状細菌性腎炎	a. 腎梗塞	a. Bertin柱肥厚
b. 腎膿瘍，腎囊胞感染	b. 動静脈奇形	b. 胎児分葉
c. 黄色肉芽腫性腎盂腎炎	c. 腎血腫	c. splenorenal fusion
d. BCG膀胱内注入療法による腎肉芽腫症		d. renal adrenal fusion
e. 慢性腎盂腎炎による偽病変		
f. 腎結核		
g. サルコイドーシス		
h. IgG4関連腎疾患		

参考文献

1) Mazziotti S, Cicero G, D'Angelo T, et al: Imaging and management of incidental renal lesions. Biomed Res Int 2017: 1854027, 2017.
2) Bhatt S, MacLennan G, Dogra V: Renal pseudotumors. AJR 188: 1380-1387, 2007.
3) Zeman RK, Cronan JJ, Rosenfield AT, et al: Computed tomography of renal masses: pitfalls and anatomic variants. RadioGraphics 6: 351-372, 1986.

小児腎腫瘍の鑑別診断
differential diagnosis of pediatric renal mass

小熊栄二

1. 発見の契機

小児の腹部膨隆の原因としては腎腫瘍が最も多く，乳児期ではその2/3を占める．その多くは水腎症など嚢胞性腎病変が占めるが，小児の腎腫瘍も腹部膨隆や腹部腫瘤の触知が発見の契機となる．腹痛（30〜40%），血尿（12〜25%），発熱，高血圧（25%）を伴うこともある．

2. 画像診断

小児の腹部画像診断では，被ばくがなく，鎮静を必要としないことから，超音波検査がまず用いられる．空間分解能，時間分解能，経時的変化の評価にも優れる．腎腫瘍も通常，超音波で発見される．さらに，嚢胞性か充実性かの性状の評価，血流の評価，水腎症など尿路の状態，異形成など先天性奇形の有無，周囲臓器との関係を評価することができる．肝芽腫や神経芽腫など，他臓器由来の腫瘍が非常に大きい場合は，超音波検査では発生臓器の特定が困難な場合があり，判定にMRIとCTが必要となる．

超音波で腎腫瘍が疑われる場合，巨大腫瘤で全体像が把握できない場合に，MRIとCTが行われる．腎由来の腫瘍であることの確認，リンパ節転移，血管内進展，遠隔転移など，治療方針決定に必要な情報の収集を行う．

CTは，通常は腎皮質優位の造影効果が現れている造影剤注入開始後1分程度の1相の造影CTで十分である．血管解剖，腎盂・腎杯・尿管などの評価に多相撮影が要望される場合もあるが，すべての撮影を同一条件で撮影する必要性は少なく，被ばく低減に努めるべきである．

MRIは，様々なシーケンスと小児用コイルの開発により，小児腎腫瘍の評価での有用性が高まっている．被ばくの制限もなく，造影後のダイナミック撮像により血管系の評価に有用であるが，新生児・乳幼児では生理的にも腎機能が未発達であり，造影検査の必要性は慎重に検討されるべきである．

一般的に5歳以下ではCTとMRIの実施には鎮静が必要であり，被ばく以外に考慮すべきリスク要因となる．新生児でMRIを行う際には，哺乳後，包むように体動を抑制して（wrap-and-feed technique），無鎮静で検査が可能な場合があるが，体温保持に注意が必要である．

最終的な治療計画の決定には，病理組織診断と手術時の所見による病期分類が必須であるが，画像診断は小児腎腫瘍の診療に不可欠であり，優れたロードマップを提供する．

3. 小児腎腫瘍の概要

小児の腎腫瘍では，神経芽腫，肝芽種と並び，小児の三大固形腫瘍のひとつである腎芽腫（nephroblastoma, Wilms tumor）の頻度が全体の90%と高く，臨床的に最も重要である．わが国の小児がん全国登録では年間約30〜50例が報告される．腎芽腫とその他の悪性腫瘍を画像所見により鑑別することは難しいが，いくつか鑑別の契機となりうる所見がある．

より悪性で脳腫瘍を合併することがある腎横紋筋肉腫様腫瘍（malignant rhabdoid tumor of the kidney；MRTK），骨転移を来しやすい腎明細胞肉腫（clear cell sarcoma of the kidney；CCSK) は，原発巣の画像所見で腎芽腫と区別するのは困難であるが，特徴的な腎外病変があれば，これらの腫瘍の可能性が示される．

乳児期に発生する先天性間葉芽腎腫 (congenital mesoblastic nephroma；CMN)，多嚢胞性腫瘍である嚢胞性腎腫 (cystic nephroma)，両側腎に多発性腫瘤を生じる腎芽腫症 (nephroblastomatosis)，内部に脂肪がみられることのある血管筋脂肪腫 (angiomyolipoma) などは，その特徴的な所見から画像所見が診断に貢献する．

また，癌抑制遺伝子の異常から腎芽腫やその他の腎腫瘍を発生しやすい1群の奇形症候群を基礎とする腎芽腫が，10％程度存在する．Beckwith-Wiedemann症候群，片側肥大，WAGR症候群 (Wilms tumor, aniridia, genitourinary anomalies, mental retardation)，Denys-Drash症候群などがあり，これらの患者では病変の早期発見のために定期的な画像検査が行われる．腎細胞癌も小児期においては，von Hippel-Lindau病や慢性腎不全で透析中の患者など特定のリスクと関連してみられる．

小児の腎腫瘍には好発年齢による区分が有効であり，これを軸として画像所見と関連する症候群を配置して理解するのが有効である (表1)[1)～3)]．

以上のような腎原発の腫瘍と，白血病や悪性リンパ腫など全身疾患の腎病変，臨床情報の提供が不十分な場合に，腎腫瘍と誤認しかねない巣状細菌性腎炎 (focal bacterial nephritis) など非腫瘍性病変を対象として，小児腎腫瘍の画像診断を行う．

4. 先天性腎尿路異常

小児の泌尿器の画像診断を行う際には，先天性腎尿路異常 (congenital anomalies of the kidney and urinary tract；CAKUT) の理解が必須となる．CAKUTは尿路における先天異常の総称で，腎の位置異常 (異所性腎，癒合腎) や形成の異常 (腎低形成，腎異形成)，腎盂尿管水腎症，巨大尿管症，膀胱 [尿管瘤，膀胱尿管逆流 (vesicoureteral reflux；VUR)]，尿道 [後部尿道弁 (posterior urethral valves；PUV)] などの疾患を含む．小児期～若年層の末期腎不全の原因疾患としておよそ1/3を占める．小児の泌尿器科領域で透析や腎移植が必要となる末期腎不全の最大の原因疾患である．

CAKUTの中で腎の先天異常は，腎無形成 (renal agenesis)，腎低形成 (renal hypoplasia, 正常ネフロンが少数形成)，異形成 (間葉系・上皮組織の分化異常，ネフロンの減少，皮質骨髄分化の欠如，ならびに軟骨・骨など異所性組織の存在) に分かれる．このうち腫瘍を念頭に置いた画像診断に関しては，しばしば腎の嚢胞性病変を有する腎異形成が鑑別診断の対象となりうる．

嚢胞性腎病変をもたらす1群の疾患は，繊毛関連疾患 (ciliopathies) としてのとらえ方が重要である．primary cilia (一次繊毛) は細胞から外部に伸展する鞭毛様構造物であり，その異常は脳，網膜，腎，四肢，骨格奇形を中心とした先天性奇形症候群を発症し，ciliopathiesと呼ばれる．腎には多嚢胞腎 (autosomal dominant polycystic kidney disease；ADPKD, autosomal recessive polycystic kidney disease；ARPKD)，髄質嚢胞腎 (medullary cystic kidney disease)，ネフロン癆に関連したciliopathiesを生じる．嚢胞性腎病変には稀少疾患が多く類似した名称の疾患があり，混乱が生じやすい．分子遺伝学的分類の進展により急速に変化しつつある分野であるが，主な疾患の現在での概括的理解を表2に示す[1) 4)]．

表1 主な小児腎腫瘍の発症年齢と臨床的・画像的な特徴（文献1）〜3）を元に作成）

腎腫瘍の組織型	発症年齢	発症のピーク	臨床的・画像的な特徴
悪性腫瘍			
腎芽腫（nephroblastoma） 　片側性 　両側性	 1〜11歳 2か月〜2歳	 3歳半 15か月	• 小児腎原発腫瘍の約9割を占める • 発見時，巨大な腫瘍でしばしば下大静脈内進展 • 腎芽腫症（nephroblastomatosis），遺伝的素因あり
腎ラブドイド腫瘍（rhabdoid tumor of the kidney，旧名称：腎横紋筋肉腫様腫瘍）	6か月〜9歳	6〜12か月	• 腎芽腫より低年齢に傾く．脳への転移，脳腫瘍の合併．予後不良 • *SMARCB1*遺伝子変異例で高リスク，定期フォロー推奨
腎芽腫症（nephroblastomatosis）	全年齢層	6〜18か月	• 両側腎の多発性腫瘤．両側性腎芽腫の発生母地
腎明細胞肉腫（clear cell sarcoma of the kidney；CCSK）	1〜4歳	2歳	• 腎芽腫より少し低年齢に発生するが，6か月未満は稀 • 骨への転移が有名．石灰化は稀
腎細胞癌（renal cell carcinoma；RCC）	6か月〜60歳	10〜20歳*	• 小児ではvon Hippel-Lindau病や結節性硬化症と関連 • 15歳以上では最も多い腎原発腫瘍
囊胞性部分的分化型腎芽腫症（cystic partially differentiated nephroblastoma；CPDN）	3か月〜4歳	1〜2歳	• 充実性成分に乏しい多囊胞性腫瘤．一部にblastema（腎芽細胞）の集簇を含む．nephroblastoma（悪性）〜CPDN（中間群）〜cystic nephroma（良性）の一連の分化段階にある．画像所見はcystic nephromaと同一
腎髄質癌（medullary carcinoma of the kidney）	10〜39歳	20歳	• 腎髄質に発生，悪性度高い，ほぼアフリカ系の鎌形赤血球症に限られる．腎杯の上皮から発生，男女比3：1 • 早期にリンパ節，肺に転移
良性腫瘍			
先天性間葉芽腎腫（congenital mesoblastic nephroma；CMN）	新生児〜1歳	1〜3か月	• 新生児・乳児の腎腫瘍．境界不明瞭．5年生存率は90%超 • classic CMN: infantile fibromatosis of the renal sinus • cellular CMN: infantile fibrosarcoma
囊胞性腎腫（cystic nephroma）または多房性囊胞性腎腫（multiloculated cystic nephroma）	4歳未満 成人例30歳超	—	• 65%は4歳未満の乳幼児（男女比2：1），35%は30歳以上（男女比1：8） • 両側発生例，胸膜肺芽腫合併例あり
血管筋脂肪腫（angiomyolipoma）	新生児〜壮年	10歳	• 超音波で高エコー結節，CTで脂肪，石灰化 • tuberous sclerosis, neurofibromatosis, von Hippel-Lindau病に合併
乳児骨化腎腫瘍（ORTI）	新生児〜5歳	—	• 小児腎腫瘍の1%，男児に多い • 血尿で発症
後腎間質腫瘍（metanephric stromal tumor）	乳幼児	平均2歳	• mesoblastic nephromaとみなされていたが病理学的に独立 • 充実性腫瘤の中に大きな囊胞〜大きな囊胞内に小さな結節 • 組織的に類似の後腎性腺腫，後腎性線維腺腫の中で最も低年齢発症で良性 • 転移例・両側発生例なし．切除後の再発例なし，予後良好
腎腫（reninoma, juxtaglomerular cell tumor）			• 小児の高血圧，低K血症，高アルドステロン血症を来す • 皮質〜髄質の境界明瞭．小さく，周囲より造影効果が低い
悪性リンパ腫（lymphoma）	全小児年齢	10歳以上	• Burkittリンパ腫が多い．腎自体の所見は多彩だが，両側性病変で多発性腎芽腫に類似することあり

＊von Hippel-Lindau病の合併例．

参考文献

1) George M, Perez-Rosello JM, Yikilmaz A, et al: Pediatric urinary system neoplasms: an overview and update. Radiol Clin North Am 55: 767-784, 2017.
2) Chung EM, Graeber AR, Conran RM: Renal tumors of childhood: radiologic-pathologic correlation part 1. The 1st decade: from the radiologic pathology archives. RadioGraphics 36: 499-522, 2016.
3) Bates DG, Faerber EN, Hernanz-Schulman M, et al: Renal neoplasms. *In* Coley BD, et al（eds）; Caffey's pediatric diagnostic imaging, 13th ed. Philadelphia, Elsevier, p.1218-1226, 2018.
4) Bakkaloglu SA, Schaefer F: Diseases of the kidney and urinary tract in children. *In* Skorecki K, et al（eds）; Brenner and Rector's the kidney, 10th ed. Philadelphia, Elsevier, p.2308-2364, 2015.

表2 囊胞の存在で特徴づけられる小児の主な腎疾患 (文献1) 4) を元に作成)

腎疾患名	概要
遺伝性腎形成異常（hereditary renal malformation）	
常染色体優性多発性囊胞腎 （autosomal dominant polycystic kidney disease；ADPKD）	・85%に*PKHD1*遺伝子異常．他は*PKHD2*遺伝子異常あり．胎児・新生児期は腎腫大，皮髄コントラスト低下で，小さな囊胞を認めることもある．長じるに従って皮質・髄質ともに分布する囊胞サイズが増大する ・他臓器に囊胞を形成，脳動脈瘤を合併する可能性
常染色体劣性多発性囊胞腎 （autosomal recessive polycystic kidney disease；ARPKD）	・*PKD1*遺伝子異常から繊毛機能異常を来し，腎の集合管の拡張と，肝のductal plate malformationから胆道道拡張（Caroli病）・肝線維症を来す ・両側腎腫大，羊水過少で胎児診断される．囊胞は1～2mm程度と小さい
若年性ネフロン癆 （juvenile nephronophthisis）	・常染色体劣性遺伝．小児の慢性腎不全の原因として重要 ・繊毛機能異常から尿細管・間質の線維化，腎不全を来す ・腎は正常サイズ．エコーレベル低下．進行例で皮髄境界・髄質に2cm未満の囊胞
常染色体優性遺伝性尿細管間質性腎疾患 （autosomal dominant tubulointerstitial kidney disease；ADTKD） [髄質囊胞腎（medullary cystic kidney disease）]	・常染色体優性遺伝．緩徐進行の腎機能障害が10代で発症，成人で腎不全に至る ・腎髄質囊胞を伴う病態として記載されたが，遺伝子分類で疾患概念が拡大し，囊胞を認めないものも含む ・従来の腎髄質囊胞を生じる様々な疾患を統合する名称となった ・ADTKD-*UMOD*：以前のmedullary cystic kidney disease type 2（MCKD2） ・uromodulin kidney disease（UKD）：最も多い ・ADTKD-*REN*：稀．以前のfamilial juvenile hyperuricemic nephropathy type 2 ・ADTKD-*MUC1*：以前のmedullary cystic kidney disease type 1（MCKD1） ・mucin-1 kidney disease（MKD）：30%を占める ・ADTKD-*HNF1b*：以前のMODY5，RCAD
髄質海綿腎 （medullary sponge kidney）	・血尿，結石，感染を呈する．進行例は髄質の石灰化，超音波でエコーレベル上昇 ・造影検査で腎乳頭に線状の造影剤排泄像
糸球体囊胞腎症 （glomerulocystic kidney disease；GCKD）	・Bowman囊拡張による囊胞による一連の疾患．遺伝性，非遺伝性，症候群をなすものなど多彩なものが含まれる．腎腫大，腎エコーレベル上昇，皮髄コントラスト消失．1cm以下の小囊胞が皮質下に多発．ARPKDと画像上類似
非遺伝性腎囊胞性疾患（nonhereditary renal cyctic disease）	
囊胞性腎異形成 （cystic renal dysplasia）	・後腎組織の分化障害，囊胞，軟骨，脂肪，造血組織などを含む胎生腎組織が遺残 ・後部尿道弁，腎盂尿管移行部狭窄，逆流性腎症など尿路の閉塞性疾患に続発 ・腎は皮髄コントラスト消失，皮質下小囊胞．超音波でエコーレベル上昇
多囊胞性異形成腎 （multicystic dysplastic kidney）	・相互に交通しない多発囊胞が集簇．腎盂は欠損し尿管は閉塞．典型的には画像化できるような機能的腎組織は存在しない．3,600～4,300出生に1人．男児，左に多い．稀に致死的な両側発生例あり．多くは完全または不完全に自然退縮し，中央値5.5歳までに終了．正常対側腎は3歳まで代償性肥大 ・対側腎の異常（異形成，発育不全，水腎症，VUR）が生存に重要
区域性多囊胞性異形成 （segmental multicystic dysplasia）	・重複腎盂腎杯の半腎にMCDKが発生．通常上半腎に起こる ・自然経過，治療・観察方針は全腎のMCDKと同様
単発性腎囊胞（isolated renal cysts）	
単純性腎囊胞（simple renal cysts，Bosniak category Ⅰ）	・成人同様にBosniak分類が用いられる．薄壁，隔壁・石灰化・充実成分が認められない単純性腎囊胞は，腎機能悪化や悪性転化を示さない
複雑性腎囊胞 （complex renal cysts）	・稀であるが，複雑性腎囊胞は小児でも悪性の可能性あり ・外科的な介入はBosniak分類により判断
後天性腎囊胞（acquired renal cysts）	
末期腎疾患に伴う後天性腎囊胞 （acquired renal cysts associated with end-stage renal disease）	・成人と同様に透析中の末期腎不全状態で生じる ・透析5年以上で50%以上，10年以上では80%にみられる
肝移植後の後天性腎囊胞（acquired renal cysts after liver transplantation）	・肝移植後の11～30%に腎囊胞出現 ・Cy-A使用などがリスクファクター
症候群に伴う囊胞性腎疾患	
RCAD，腎コロボーマ症候群，BOR症候群，Townes-Brocks症候群，Kallmann's症候群，prune-belly症候群，結節性硬化症，Zellweger症候群，von Hippel-Lindau病，Ivemark症候群，Meckel-Gruber症候群，Joubert症候群，Jeune症候群，トリソミー13, 18, 21，Conradi症候群，Bardet-Biedl症候群，Beckwith-Wiedemann症候群	

腎芽腫
Wilms tumor, nephroblastoma

桑島成子

● **症例1**： 10か月，女児．10か月健診で腹部膨満を指摘され受診．触診で右下腹部に腫瘤を触知．父親に腎芽腫の既往あり．右腎摘出の結果，腫瘍の一部は腎盂内に突出していた．静脈への浸潤はなかった．腎芽腫（stage 1 favorable）．

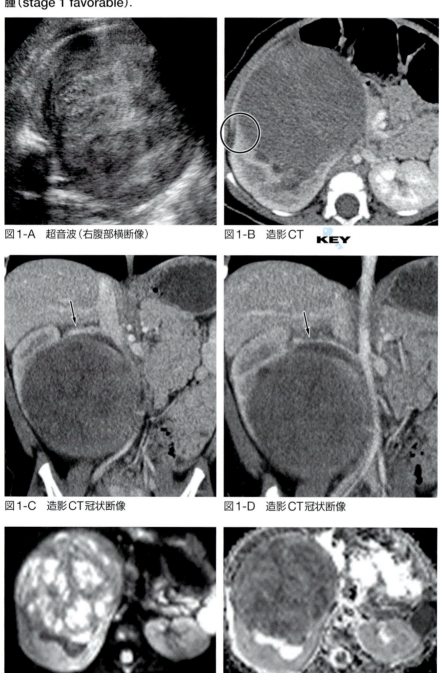

図1-A　超音波（右腹部横断像）　　図1-B　造影CT

図1-C　造影CT冠状断像　　図1-D　造影CT冠状断像

図1-E　拡散強調像　　図1-F　ADC map

● 症例1続き

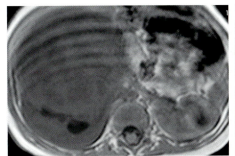

図1-G　T1強調像

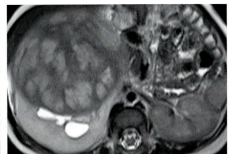

図1-H　T2強調像

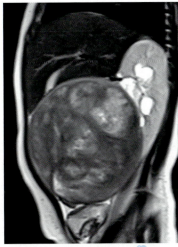

図1-I　T2強調矢状断像

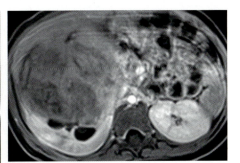

図1-J　造影MRI

● **症例2**：3歳，男児．腎芽腫．

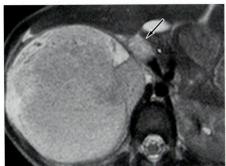

図2　T2強調像

画像の読影

【症例1】　超音波（図1-A）では，右腎から発生したと考えられる不均一なエコーレベルの充実性腫瘤を認める．造影CTでは右腎下極に境界明瞭な充実性腫瘤が認められ，正常腎実質より造影効果は乏しい．腎実質にclaw signが認められる（図1-B；○印）．造影CT冠状断像で右腎静脈（図1-C；→）や下大静脈は腫瘤により圧排されているが，血栓形成はない．また，右腎動脈は腫瘤により頭側に偏位している（図1-D；→）．拡散強調像（図1-E）で腫瘤内に不均一な高信号域があり，ADC（図1-F）は低値を示している．腫瘤の背側に軽度拡張した

腎杯を認める．T1強調像（図1-G）で腫瘍は腎実質と等信号を，T2強調像（図1-H）で腎実質より低信号を示し，内部に軽度高信号成分を認める．T2強調矢状断像（図1-I）では，腎下極の腫瘍と正常腎実質の境界は明瞭であるが，腫瘍の信号強度は不均一である．造影MRI（図1-J）では不均一な増強効果を示し，腎実質より増強効果は乏しい．腫瘍の背側に軽度拡張した腎杯を認める．腎芽腫（stage I favovable）であった．

【症例2】 T2強調像で，下大静脈のflow voidの一部に，右腎腫瘍と等信号を示す腫瘍塞栓を認める（図2；→）．腎芽腫と診断した．

腎芽腫の一般的知識と画像所見

腎芽腫は小児の腎悪性腫瘍で最も頻度が高く，わが国では年間約70〜100例発生していると推測されている．発生には胎性期の後腎芽組織が関与している．

発症は5歳以下が75〜80%で，好発年齢は2〜3歳である．新生児や15歳以上の発症は稀である．主な症状は腹部腫瘤で，しばしば両親が気づく．その他，腹痛，高血圧（レニン産生による），血尿がある．孤立病変がほとんどであるが，12%で片側腎に多病巣，7%が同時性あるいは異時性に両側腎に発生する．予後は組織型によって異なり，退形成成分を認める腎芽腫は予後不良である．転移は肺（85%）が多く，肝（20%），骨は稀である．腎芽腫の10%は多発奇形症候群に発生する．馬蹄腎の腎芽腫発生は稀で，約0.4〜0.9%である[1]．

病理所見はtriphasic（stromal, epithelial, blastermal）が特徴であるが，すべてがtriphasicということではない．blastermalのみの場合はsmall round cell tumorに似る[2]．

腎芽腫の発生には主にWT1, WT2などの抑制遺伝子の突然変異の報告がある．腎芽腫のうちWT1（11p13）遺伝子異常は10%以下であり，腎芽腫発生における役割は明らかになっていない．WT1の異常と関連する疾患としてWAGR症候群，孤立性無虹彩症，Denys-Drash症候群がある．WT2（11p15）の異常は過成長症候群に関連する．WT2の異常と関連する疾患としてBeckwith-Wiedemann症候群，Perlman症候群，Sotos症候群がある．

画像所見 画像診断で腫瘍の大きさ，数，腫瘍と肝，脾，周囲の正常腎との関係を評価する．腎静脈や下大静脈への腫瘍塞栓の有無，および対側腎の腫瘍や奇形の有無の評価も重要である．対側腎にも腫瘍がある場合はstage Vとなり，治療法が異なる．

超音波で腫瘍は壊死や出血，嚢胞，脂肪の存在により不均一なエコーレベルを示すが，境界は明瞭である．石灰化は稀である．腫瘍と正常腎実質の境界は偽被膜により明瞭である．腫瘍の大きさは5〜10cm程度のことが多い．

カラードプラで，圧排された腎実質や偽被膜に血流増加を認める．

病期診断や治療計画のため，CTあるいはMRIを施行する．CTやMRI追加により，対側腎腫瘍や同側腎の多発病巣を指摘できるとの報告がある[3]．

MRIで腫瘍は不均一な信号強度を示し，T1強調像で腎実質より低信号，出血成分が高信号を示す．T2強調像で低〜高信号を示す．造影後は腎実質より弱く不均一に増強される．拡散強調像は腫瘍の検出や治療効果の指標となる．

CTでは境界明瞭な充実性腫瘍として認められ，壊死や陳旧性出血，嚢胞により不均一な吸収値を示す．急性の腫瘍内出血では液面形成をみる．造影後は周囲正常腎実質より増強効果

が乏しい．外方への突出は被膜浸潤を疑う．頻度は4〜10％であるが，腎静脈や下大静脈，右房への腫瘍塞栓が特徴のひとつである．下大静脈の腫瘍塞栓は必ずしも予後不良というわけではなく，術前化学療法により消失あるいは縮小することが多い[4]．

肺転移についてはCTによる評価が一般的である．ただし，National Wilms Tumor Study Group（NWTS）-Vでは，単純X線写真では認められず，CTでのみ同定できる結節は病期診断や治療方針に考慮しないとしている．わが国では，肺転移のある腎芽腫について日本小児がん研究グループ（Japan Children's Cancer Group；JCCG）の画像委員会が中央画像診断を行い，評価の標準化を勧めている．

FDG-PETは現在，腎芽腫の病期診断のためには施行されないが，治療効果や生検部位決定，腫瘍の残存や再発の評価に有用との報告がある．化学療法に対する反応が悪い例は，良い例に比べてSUVmaxが高い[5]．

鑑別診断のポイント

病期診断は腫瘍の解剖学的進展度に基づいて行われ，わが国ではNWTS（現在はChildren's Oncology Group；COG）分類が多く使用されている[6]．これは，化学療法前の手術時の肉眼的所見および摘出標本の組織学的進展度を基に分類されている．

治療方針決定には画像診断，病理組織分類と病期分類が必要である．治療成績は近年著しく向上し，80％以上の治癒率が得られている．ただし，腎芽腫の特殊型であるびまん性退形成（diffuse anaplasia）の予後は不良である．

腎芽腫に特異的所見や特徴的症状がないため，小児の腎腫瘍すべてと腎外腫瘍の腎浸潤が鑑別疾患となる．腎原発では，腫瘍を取り囲むように正常腎実質が半円状にみえる"claw sign"（図3）が認められる[7]．他の腎腫瘍との鑑別に，発症年齢や静脈への腫瘍塞栓の有無が有用となる．

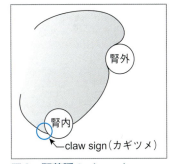

図3　腎芽腫のclaw sign

参考文献

1) Simone S: Wilms' tumor arising in horseshoe kidney; report of two cases. Pediatr Radiol 46: S201, 2016.
2) Chung EM, Graeber AR, Conran RM: Renal tumors of childhood: radiologic-pathologic correlation Part 1. The 1st decade: from the radiologic pathology archives. RadioGraphics 36: 499-522, 2016.
3) McDonald K, Duffy P, Chowdhury T, et al: Added value of abdominal cross-sectional imaging (CT or MRI) in staging of Wilms' tumors. Clin Radiol 68: 16-20, 2013.
4) Al Diab A, Hirmas N, Almousa A, et al: Inferior vena cava involvement in children with Wilms tumor. Pediatr Surg Int 33: 569-573, 2017.
5) Qin Z, Tang Y, Wang H, et al: Use of 18F-FDG-PET-CT for assessment of response to neoadjuvant chemotherapy in children with Wilms tumor. J Pediatr Hematol Oncol 37: 396-401, 2015.
6) 越永従道，川島弘之，金田英秀・他：腎芽腫の病態と治療．小児外科 49: 945-950, 2017.
7) Gee MS, Bittman M, Epelma M, et al: Magnetic resonance imaging of the pediatric kidney: benign and malignant masses. Magn Reson Imaging Clin N Am 21: 697-715, 2013.

腎芽腫症と腎芽腫を合併する奇形症候群

nephroblastomatosis and malformation syndrome complicating nephroblastoma　小熊栄二

●**症例1**：9か月，女児．無虹彩症で腎のスクリーニングを受け，超音波で腎腫瘍を指摘．（文献1）より転載）

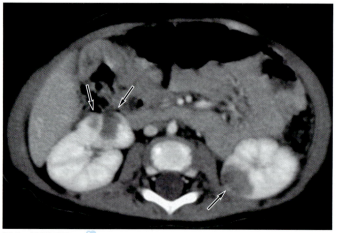

図1　造影CT

●**症例2**：11か月，男児．右側腹部腫瘤に気づかれる．無虹彩症あり．（Aは文献1）より転載）

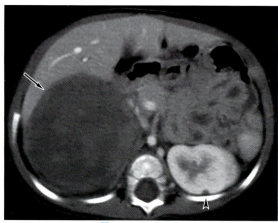 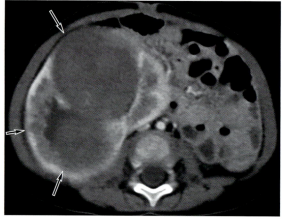

図2-A　造影CT　　　　　　　　　　図2-B　造影CT

画像の読影

【症例1】 無虹彩症の乳児. 両側腎に相対的に造影効果の乏しい腫瘍が複数存在している（図1；→）[1]. 無虹彩症の存在から腎芽腫症と診断され, 化学療法により治療を行った.

【症例2】 無虹彩症の乳児. 右側腹部に腫瘤を触知される. 右腎には, 複数の大きな腫瘤が多発している（図2-A, B；→）. 左腎にも皮質内に小さな腫瘤が存在する（図2-A；▶）. 本例も無虹彩症の存在から, 腎芽腫症とそこから発生した右腎芽腫と考えた. 右腎は摘出され, 腎芽腫が組織診断された. 左腎病変は化学療法で消失した.

腎芽腫症と腎芽腫を合併する奇形症候群の一般的知識と画像所見[2][3]

腎の発生は正常では胎生36週までに終了し, 以後残存する造後腎組織（metanephric blastema）は, 造腎組織遺残（nephrogenic rests；NRs）と呼ばれる. NRsは新生児剖検例の1％にみられるが, 通常, 生後4か月までに消失する. 腎芽腫症は, NRsが残存して臨床上の腫瘍性病変として認識されたものである. NRsは腎芽腫の発生母地となると考えられており, 30～40％の腎芽腫はNRsから発生し, 特に両側性のものは99％がNRsから発生する.

NRsは腎皮質の辺縁に存在する場合（辺葉性, perilobar NRs）と, 葉間に存在する場合（葉内性, interlobar NRs）がある. perilobar NRsは画像上, 腎の辺縁を取り巻く厚い帯状の領域として認められ, 片側肥大, Beckwith-Wiedemann症候群（臍ヘルニア, 巨舌, 巨体）, Perlman症候群（胎児期の過成長, 巨頭症, 腎芽腫の高率発生）, 18トリソミーに生じる. interlobar NRsは, 両側腎内の多発性腎腫瘤として認められる. 合併する症候群はperilobar NRsより少ないが, 腎芽腫の発生率はより高く, 無虹彩症, WAGR症候群［腎芽腫（Wilms tumor）, 無虹彩症（aniridia）, 尿路奇形（genitourinary anomalies）, 精神発達遅滞（mental retardation）］, Denys-Drash症候群（腎不全, 生殖器の発達異常, 腎芽腫）にみられる.

画像所見 顕微鏡的な病変は画像的に同定不可能である. 巨視的な病変も, 超音波, 単純CTやMRIでは皮髄コントラスト, 内部エコーや信号のわずかな変化に留まり, 差異が見い出しにくいことが多い. しかし, 造影検査では周囲腎組織に比して明らかに造影効果が少なく, 明瞭に描出される.

増殖する大きな病変は腎芽腫とみなすが, 小さな病変で経時変化に乏しい病変ではNRsとの区別はつかない.

鑑別診断のポイント

両側腎の多発性腫瘤を来す疾患が鑑別対象であり, 時に急性巣状細菌性腎炎（acute focal bacterial nephritis；AFBN）や悪性リンパ腫など腎原発腫瘍以外のものが鑑別対象となり, 検査所見や他部位のリンパ節腫大などが鑑別の鍵となる.

参考文献

1) 小熊栄二：腎腫瘍. 画像診断 29: 887-899, 2009.
2) George M, Perez-Rosello JM, Yikilmaz A, et al: Pediatric urinary system neoplasms: an overview and update. Radiol Clin North Am 55: 767-784, 2017.
3) Bates DG, Faerber EN, Hernanz-Schulman M, et al: Renal neoplasms. In Coley BD, et al (eds); Caffey's pediatric diagnostic imaging, 13th ed. Philadelphia, Elsevier, p.1218-1226, 2018.

腎明細胞肉腫
clear cell sarcoma of the kidney (CCSK)

桑島成子

● **症例**：2歳，男児．腎明細胞肉腫．血尿に気づき受診．腹部腫瘤を触知．骨転移所見はなかった．手術で腫瘍の腎外への浸潤はなかった．左腎摘出，リンパ節郭清術後は腫瘍床に放射線照射，化学療法施行．

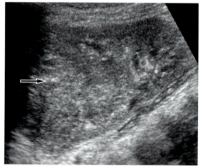

図1-A　超音波

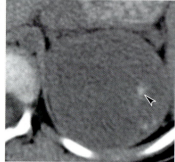

図1-B　単純CT

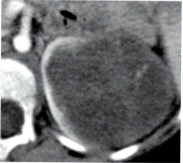

図1-C　造影CT

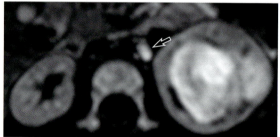

図1-D　拡散強調像

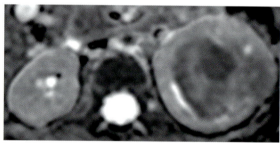

図1-E　ADC map

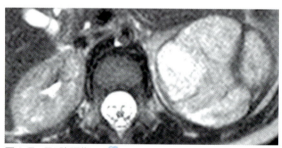

図1-F　T2強調像

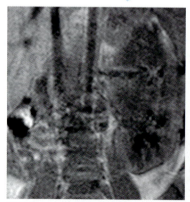

図1-G　T1強調冠状断像

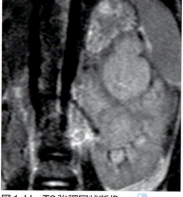

図1-H　T2強調冠状断像

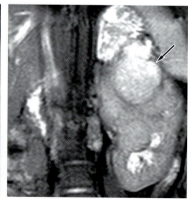

図1-I　脂肪抑制T2強調冠状断像

画像の読影

　超音波で腎上極に不均一なエコーレベルを示す充実性腫瘍を認める（図1-A；→）．単純CTで充実性腫瘍内に小さな石灰化を認める（図1-B；▶）．造影CT（図1-C）で腫瘍は正常腎実質より造影効果が乏しい．拡散強調像（図1-D）で左腎腫瘍は不均一な高信号を示し，ADC（図1-E）は低値を示す．左腎門部のリンパ節が拡散強調像で高信号を示している（図1-D；→）．T2強調像（図1-F）で左腎に不均一な高信号腫瘍を認める．左腎上極にT1強調冠状断像（図1-G）で腎実質より軽度低信号，T2強調冠状断像（図1-H）で軽度高信号を示す不均一な信号強度の腫瘍を認める．左腎動脈が腎門部に同定できる．脂肪抑制T2強調冠状断像で，腫瘍頭側に左腎下極の軽度拡張した腎杯と等信号を示す囊胞成分を認める（図1-I；→）．腎明細胞肉腫と診断した．

腎明細胞肉腫の一般的知識と画像所見

　腎明細胞肉腫は稀な小児悪性腎腫瘍であり，小児悪性腎腫瘍の約5％である．わが国では2008年の改訂分類から腎明細胞肉腫は腎芽腫の不全型ではなく，腎芽腫には含めないこととした．一般に腎芽腫より予後不良とされている．発症年齢は2か月〜14歳（中央値36か月）で，腎芽腫と重なる．2〜3歳が全体の50％を占め，生後6か月以下や成人は稀である．また，両側性の報告もある[1]．主訴は腎芽腫同様，腹部膨満や腹部腫瘤が多い．

　病期診断は腎芽腫に準じる．診断時の遠隔転移率は5〜18％である．骨転移を来す腎腫瘍として知られているが，頻度は約13〜20％ほどである[2]．骨転移は初診時だけではなく，治療終了数年後までみられる．転移はリンパ節が最も多く（30〜59％），肺や肝は稀である．腎芽腫と異なり，無虹彩症や片側肥大を伴わない．家族性発生や症候群との関連性の報告はない．再発率は20〜40％で診断時から5か月〜8年，平均2年である．遅発性の再発は稀になったが，再発部位は骨より脳に多い[1]．

　肉眼的に境界明瞭な腫瘍で正常腎実質を圧排する．大きさは約2cm〜24cmで，豊富な粘液物を産生し，切片表面はきらきら光る．しばしば囊胞，出血，壊死を伴う．

画像所見　画像所見は様々で，囊胞や粘液成分を含む不均一な充実性腫瘍を示す．石灰化は稀である．超音波では充実性腫瘍として認められるが，囊胞や液面形成を伴うこともある．MRIのT1強調像では低〜中間信号，T2強調像では囊胞成分を含む高信号を示す．腎芽腫と異なり，下大静脈への腫瘍塞栓は稀である[2]．造影CT/MRIでは不均一な増強効果を示し，腎実質より増強効果は乏しい．腫瘍はしばしば正中を超えている．診断後は，骨転移評価のために骨シンチグラフィを施行する．

鑑別診断のポイント

　画像所見のみでは，頻度の高い腎芽腫との鑑別は難しい．診断時に骨転移があれば，腎明細胞肉腫を疑う．囊胞成分が主体の場合はbenign cystic nephromaとの鑑別，充実成分やリンパ節腫大があれば腎明細胞肉腫を疑う根拠になる．

参考文献

1) Gooskens SL, Furtwangler R, Vujanic GM, et al: Clear cell sarcoma of the kidney: a review. Eur J Cancer 48: 2219-2226, 2012.
2) Chung EM, Graeber AR, Conran RM: Renal tumors of childhood: radiologic-pathologic correlation part 1. The 1st decade: from the radiologic pathology archives. RadioGraphics 36: 499-522, 2016.

腎横紋筋肉腫様腫瘍
malignant rhabdoid tumor of the kidney(MRTK)

桑島成子

● **症例**:1歳,女児.腎横紋筋肉腫様腫瘍.発熱と腹部腫瘤を主訴に受診.脳腫瘍の合併はない.
(獨協医科大学埼玉医療センター放射線科 野崎美和子先生のご厚意による)

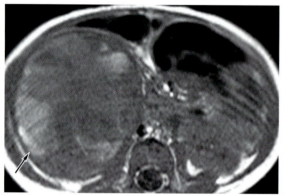

図1-A T1強調像

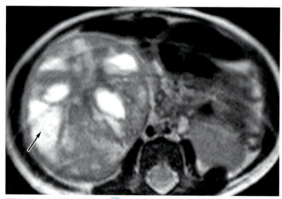

図1-C T2強調像

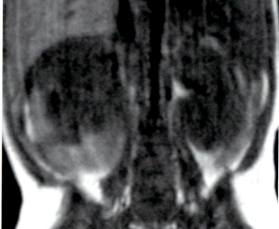

図1-B T1強調冠状断像

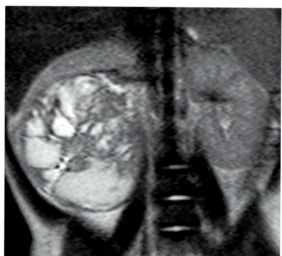

図1-D T2強調冠状断像

画像の読影

T1強調像（図1-A, B）で右腎に不均一な信号強度の腫瘍を認め，高信号を示す出血成分も認められる（図1-A；→）．T2強調像（図1-C, D）で不均一な信号強度の腫瘍を認め，一部はT1強調像で高信号の部分が，T2強調像でも高信号を示す出血を認める（図1-C；→）．腫瘍の境界は明瞭であるが，腎洞部は不明瞭である．腎横紋筋肉腫様腫瘍（腎ラブドイド腫瘍）と診断された．

腎横紋筋肉腫様腫瘍の一般的知識と画像所見

腎横紋筋肉腫様腫瘍（MRTK）は最も予後不良な小児腎腫瘍で，小児腎腫瘍の約2％である．起源細胞は不詳である．腎芽腫とは異なり，腎の中心部から発生し腎洞部浸潤を認め，境界は不明瞭である[1)2)]．

好発年齢は腎芽腫より低く，2歳以下が80％を占め，60％が1歳以下，平均発症年齢が生後11か月である．症状は腎胴部浸潤による血尿が多い．時に高Ca血症が認められ，治療により正常化する．

診断時には既に約22～28％の頻度で転移が認められ，肺に多い[3)]．約15％で，同時または異時性に脳腫瘍を合併するのが特徴である．脳疾患の合併は予後不良因子である．脳疾患の合併があると頭蓋内圧亢進症状を来す．脳腫瘍は正中発生が多く，primitive neuro-ectodermal tumor（PNET），atypical teratoid rhabdoid tumor（AT/RT），medulloblastoma, ependymoma, 小脳や脳幹のastrocytomaなどである[4)]．非常に稀であるが，腰仙椎レベルの硬膜内髄外の脊髄転移報告がある[3)]．

画像所見 腎中心部の境界不明瞭な不均一な吸収値／信号強度の充実性腫瘍で，腎芽腫に似る．腫瘍表面は分葉状で，腫瘍内壊死あるいは出血がある．特徴的所見として被膜下液貯留あるいは血腫がいわれている[1)]が，認められるのは約半数で，他の腎腫瘍の12％でも同様の所見が認められ，特異的ではない[3)]．腫瘍の辺縁に線状の石灰化を認める[5)]．周囲への浸潤により境界は不明瞭である．腎芽腫より石灰化の頻度が高い（66％ vs. 6～15％）[4)]．造影後は軽度の増強効果を認める[6)]．

鑑別診断のポイント

MRTKは多くが乳児期にみられ，小児腎腫瘍で最も予後不良である．同時あるいは異時性の後頭蓋窩腫瘍が特徴である．

参考文献

1) Farmakis SG, Siegel MJ: Rhabdoid tumor: an aggressive renal medullary tumor of childhood. J Comput Assist Tomogr 39: 44-46, 2015.
2) Geller E, Kochan P: Renal neoplasms of childhood. Radiol Clin N Am 49: 689-709, 2011.
3) Park S, Seo JH, Park JB, et al: Malignant rhabdoid tumor of the kidney and spine in an infant. J Korean Neurosurg Soc 55: 57-60, 2014.
4) Chung EM, Graeber AR, Conran RM: Renal tumors of childhood: radiologic-pathologic correlation Part 1. The 1st decade: from the radiologic pathology archives. RadioGraphics 36: 499-522, 2016.
5) Gee MS, Bittman M, Epelma M, et al: Magnetic resonance imaging of the pediatric kidney: benign and malignant masses. Magn Reson Imaging Clin N Am 21: 697-715, 2013.
6) Son J, Lee EY, Restrepo R, et al: Focal renal lesions in pediatric patients. AJR 199: W668-682, 2012.

先天性間葉芽腎腫
congenital mesoblastic nephroma（CMN）

桑島成子

● **症例**：4か月，男児．先天性間葉芽腎腫，cellular型．哺乳不良，親が腹部腫瘤に気づき来院．来院時，高血圧と貧血あり．

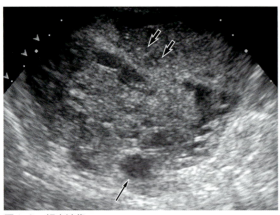

図1-A　超音波像　　　　　　図1-B　単純CT

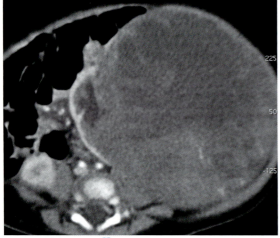

図1-C　造影CT　　　　　　図1-D　T1強調像

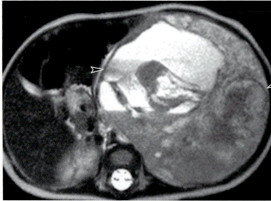
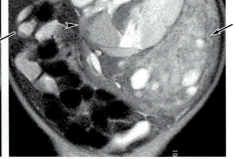

図1-E　T2強調像　　　　　　図1-F　T2強調冠状断像

画像の読影

　超音波で内部に囊胞を伴う（図1-A；→）不均一なエコーレベルの腫瘤を認める．正常腎実質との境界は明瞭である（図1-A；➡）．単純CT（図1-B）で左腎を占拠する不均一な吸収値の腫瘤を認める．造影CT（図1-C）では内部に線状の増強効果を認める．正常の左腎が内側に圧排されている．T1強調像（図1-D）で腫瘤の信号は不均一で，内側に出血と考えられる高信号域を認める．T2強調像で腫瘍は正中を超え，不均一な信号を示す（図1-E, F；→）．T1強調像での高信号部分は，T2強調像でも高信号を示し，亜急性期の出血を疑われる．T2強調像では，液面形成を示す出血成分（図1-E, F；▶）や囊胞も認められる．

先天性間葉芽腎腫の一般的知識と画像所見

　先天性間葉芽腎腫は小児腎腫瘍の3～6%であるが，新生児の充実性腎腫瘍としては最も頻度が高い．ほとんどが生後3か月（90%は1歳までにみつかる）で，2歳以上では考えにくい．羊水過多や胎児水腫などの周産期合併症がみられることがある．最近では胎児診断される症例が増えている．主訴は腹部腫瘤が多い．病理所見はclassic型とcellular型の2つに分類され，10～20%に両型所見が認められる混合型がある．予後は一般的に良好であるが，cellular型はclassic型と比較して発症年齢が高く，よりaggressiveで血管を取り囲み，転移や局所再発の傾向がある[1]．classic型の頻度は全体の1/3以下である．

　治療は腫瘍の完全摘出が基本で術後の化学療法は必要ないが，不完全摘出では化学療法を施行する．一般に予後良好であるが，5～10%に局所再発や肺，肝，骨，脳などに転移を来す．再発の大部分は発症から1年以内であり，この期間では超音波による綿密な経過観察を要する[1]．

　画像所見 大きな充実性腫瘤で，腎の大部分が腫瘤で置き換わる[2)3)]．辺縁は滑らかである．
　classic型は均一な吸収値/信号強度を示す充実性腫瘤で，腎洞部主体に存在する．石灰化は稀である．増強効果は辺縁で認められる．T1強調像で低～等信号を示し，T2強調像で様々な信号強度を呈する．拡散強調像では充実成分が高信号を示す．組織学的にinfantile fibromatosisに似る．

　cellular型は出血，壊死，囊胞が混在する不均一な吸収値/信号強度を示す充実性腫瘤として認められる．出血部分はCTで高吸収，T1強調像で高信号を示す．囊胞が主体となることは稀である．造影後は充実成分により様々な増強効果を示す．cellular型の腫瘤はclassic型に比べ比較的大きく，正中を超えることが多い．

　cellular型では染色体転座t(12;15)(p12;q25)により*ETV6-NTRK3*融合遺伝子が形成され，分子生物学的診断が可能となった．この遺伝子はinfantile fibrosarcomaと同じであり，両腫瘍は組織所見，化学療法の反応性，予後が類似している[2]．

鑑別診断のポイント

　画像所見のみでは腎芽腫との鑑別は難しい．新生児期あるいは出生前に充実性腎腫瘤を認め，被膜がなく，腎洞寄りに存在している場合はCMNを考える．両側性や静脈内腫瘍塞栓，肺転移があれば，より腎芽腫を疑う．

参考文献

1) Bayindir P, Guillerman RP, Hicks MJ, et al: Cellular mesoblastic nephroma (infantile renal fibrosarcoma): institutional review of the clinical, diagnostic imaging, and pathologic features of a distinctive neoplasm of infancy. Pediatr Radiol 39: 1066-1074, 2009.
2) Chung EM, Graeber AR, Conran RM: Renal tumors of childhood: radiologic-pathologic correlation Part 1. The 1st decade: from the radiologic pathology archives. RadioGraphics 36: 499-522, 2016.
3) 桑島成子: 小児尿路: 小児の腫瘍. 臨床放射線 62: 1469-1476, 2017.

囊胞性部分的分化型腎芽腫症・囊胞性腎腫
cystic partially differentiated nephroblastoma (CPDN)/ cystic nephroma

小熊栄二

● **症例**：9か月，男児．啼泣激しく，下血を認めたため受診．腹部超音波検査で腸重積症の診断を受ける．同時に，左腎上極の囊胞性腫瘤の存在を指摘．

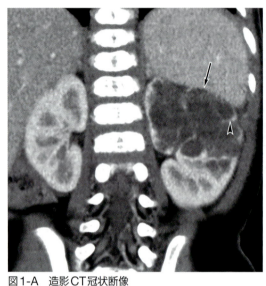

図1-A　造影CT冠状断像

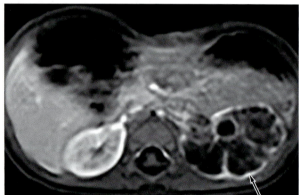

図1-B　造影CT

図1-D　造影T1強調像

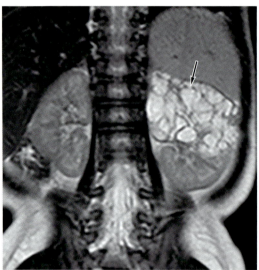

図1-C　T2強調冠状断像

画像の読影

造影CT冠状断像，造影CTで左腎上極に低吸収腫瘤が認められる（図1-A, B；→）．内部には，正常腎と同程度の吸収値を示す多数の隔壁が存在し（図1-A, B；►），小区域に分けている．MRIのT2強調冠状断像では，隔壁様構造に区画されている部分が著明な高信号を示し，囊胞構造であることを示す（図1-C；→）．辺縁部分に正常腎実質が残存して，腫瘤の表面を覆ってみえる部分が多い．充実成分は腫瘤中に認められない．造影後のe-THRIVEによるダイナミックT1強調像では，囊胞内に造影剤の排泄は生じてこない（図1-D；→）．

左腎上極の切除術が行われ，多囊胞性囊胞が示され，壁には未熟な造後腎組織の存在は示されず，囊胞性腎腫の診断となった．

囊胞性部分的分化型腎芽腫症，囊胞性腎腫の一般的知識と画像所見[1]

多囊胞性の腎腫瘍は，かつてmultilocular cystic nephromaと総称され，そのうち囊胞相互を区画する線維性隔壁内に未熟な造後腎組織（metanephric blastema）が存在する場合は，囊胞性部分的分化型腎芽腫症，成熟成分のみ認められる場合は囊胞性腎腫とされる．もし，囊胞の中に肉眼的な充実成分が存在するのであれば，囊胞性腎芽腫（cystic nephroblastoma）ということになる．腎芽腫，囊胞性部分的分化型腎芽腫症，囊胞性腎腫は，造後腎組織から発生する腫瘍の中で，悪性から良性までのスペクトラムを示していると考えられる．

多囊胞性腎腫瘍は，3か月〜4歳の乳幼児と，60〜70歳代の女性で，2峰性の発症年齢のピークを示す．孤発性で，囊胞性部分的分化型腎芽腫症はより低年齢に多く，囊胞性腎腫は成人に多い傾向がみられる．

画像所見 囊胞性部分的分化型腎芽腫症と囊胞性腎腫は，画像所見は同一であり，組織診断によらねば両者の区別はできない．囊胞性腫瘤は腎全体に及ぶことがあり，また両側性にみられることもある．数mm〜4cm程度の相互に交通のない囊胞からなる．腎盂腎杯は存在するが圧排偏位を来し，囊胞内が出血や高蛋白成分である場合もあるが，囊胞内には造影剤の排泄はみられない．隔壁は造影効果を示し，石灰化が認められることもある．

鑑別診断のポイント

多囊胞性異形成腎（multicystic dysplastic kidney；MCDK）は可視的な正常腎組織の残存を認めず，腎盂腎杯も欠如する．部分的に生じる分節性MCDKは，より鑑別が困難となるが，やはり腫瘤表面の正常腎組織の被覆などがないことが鑑別の鍵となる．囊胞性腫瘤であっても，明らかな可視的な結節構造があれば囊胞性腎芽腫を考えることになる．

参考文献

1) George M, Perez-Rosello JM, Yikilmaz A, et al: Pediatric urinary system neoplasms: an overview and update. Radiol Clin North Am 55: 767-784, 2017.

腎細胞癌（小児例）
renal cell carcinoma (RCC) (child case)

● **症例1**：10歳代後半，男性．慢性腎不全で10年間腹膜透析を実施．経過観察の腹部超音波で，右腎上極に結節の存在を指摘．

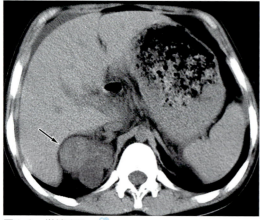

図1-A　単純CT

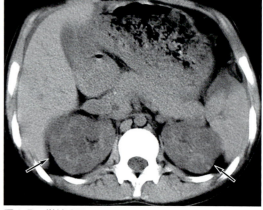

図1-B　単純CT

● **症例2**：10歳代前半，男性．血尿の原因精査の腹部超音波で左腎下極に腫瘤を指摘．

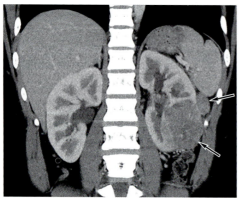

図2-A　造影CT冠状断像

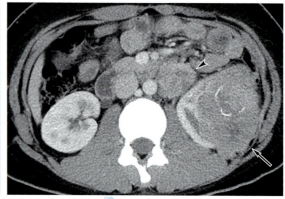

図2-B　造影CT

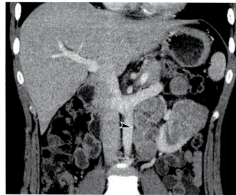

図2-C　造影CT冠状断像

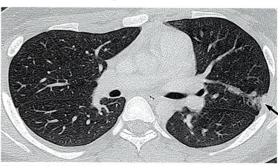

図2-D　胸部造影CT

画像の読影

【症例1】 単純CTで右腎上極に周囲の腎より高吸収の結節があり，経過観察で緩徐ながら増大を示す（図1-A；→）．両側腎には多数の囊胞が集簇して，正常腎より低吸収化し，末期腎疾患に伴う後天性腎囊胞が多発している状態である（図1-B；→）．腎細胞癌を疑い右腎摘出術が施行され，組織診断にて確認された．

【症例2】 肥満で脂肪肝の評価をするために腹部超音波を施行し，左腎下極に腫瘤を指摘される（非提示）．造影CTで，腫瘍はすでにGerota筋膜を越えて浸潤を示しており（図2-A, B；→），腹部大動脈リンパ節腫大（図2-B, C；▶）に加え，肺転移を来している（図2-D；→）．

腎細胞癌（小児例）の一般的知識と画像所見[1)2)]

腎細胞癌は，20歳未満では腎芽腫の1/30程度の頻度と少ないが，小児腎腫瘍の5%を占め，腎明細胞肉腫と腎ラブドイド腫瘍よりは頻度が高い．15歳以下では稀であるが，15～19歳の年齢では，腎の悪性腫瘍の2/3が腎細胞癌であり，この年齢では腎芽腫より多い．成人の腎細胞癌とは組織学的・生物学的に異なる．乳頭状腎細胞癌が約半数と高頻度で，明細胞型腎細胞癌は少ない．また，ゲノムでは転座陽性腎細胞癌が40～50%を占め，Xp11.2に位置する転写因子E3遺伝子（*TFE3*）の転座が多く，α-転写因子EB（*TFEB*）遺伝子融合を伴う6p21転座がこれに次ぐ．

小児の腎細胞癌の素因となる病態としては，von Hippel-Lindau（VHL）病，結節性硬化症，家族性腎細胞癌，遺伝性平滑筋腫症，過去の小児癌への白金製剤，放射線照射による治療の既往などが指摘されている．わが国でみることは稀であるが，鎌状赤血球症で腎細胞癌の稀なサブタイプである腎髄様癌が発生することがある．小児の腎細胞癌に遭遇した際に，これら症候群の遺伝子異常について生殖細胞系遺伝子検査の適応があるとの提唱もある．

画像所見 腎芽腫など，他の腎腫瘍と共通で非特異的である．石灰化は25%にみられる．出血や壊死，囊胞形成を伴うことがある．20%の患者では，初診時すでに肝，骨，肺，脳などへの遠隔転移がみられる．

鑑別診断のポイント

腎芽腫が主な鑑別対象となる．腎芽腫よりは発見時に腫瘍が小さい傾向があるが，両者の画像上の鑑別は不可能である．患者の年齢が最大の鑑別点になると考えられる．

参考文献

1) George M, Perez-Rosello JM, Yikilmaz A, et al: Pediatric urinary system neoplasms: an overview and update. Radiol Clin North Am 55: 767-784, 2017.
2) Bates DG, Faerber EN, Hernanz-Schulman M, et al: Renal neoplasms. *In* Coley BD, et al（eds）; Caffey's pediatric diagnostic imaging, 13th ed. Philadelphia, Elsevier, p.1218-1226, 2018.

乳児骨化腎腫瘍
ossifying renal tumor of infancy (ORTI)

小熊栄二

● **症例**：1歳，男児．血尿の原因精査で紹介．

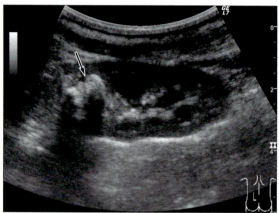

図1-A　腹部超音波像

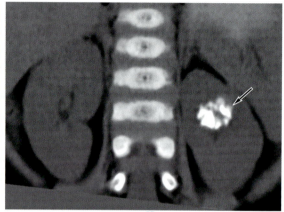

図1-B　単純CT冠状断像

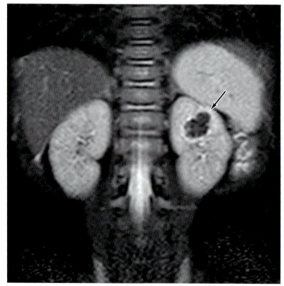

図1-C　脂肪抑制T2強調冠状断像

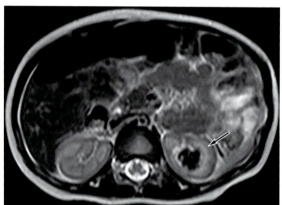

図1-D　T2強調像

画像の読影

血尿の原因精査で依頼された超音波で，左腎上極の中心部分に石灰化を示唆する高エコーを呈する腫瘤が認められる（図1-A；→）．周囲の腎に変化は認められない．カラードプラでは，石灰化を示す腫瘤の内部にも血管が描出された（非提示）．通常の結石や腎芽腫などの腫瘍は考えにくい所見である．文献検索の結果，乳児骨化腎腫瘍の存在を知り，その可能性を指摘した．単純CTで石灰化を確認し（図1-B；→），腫瘍は左腎上極の中心部で腎杯，腎盂内に進展しているものと考えられた．T2強調像では，周囲の腎皮質に異常は指摘できない（図1-C, D；→）．手術により摘出され，乳児骨化腎腫瘍と組織診断された．

乳児骨化腎腫瘍の一般的知識と画像所見[1)2)]

乳児骨化腎腫瘍は，1980年に最初の報告がなされて以来，これまで20数例の文献報告しかなされていない，比較的稀な腎の良性腫瘍である．報告例は生後6日～30か月であり，男児が75％を占め，左腎（75％），上極（69％）の報告例が多い．体表から触れる巨大腫瘤で発見された1例を除いて，血尿を契機として発見されている．

腎乳頭に接する2～3cmの充実性腫瘍であり，腎杯内に発育して，時に部分的な腎杯拡張を来す．組織学的には，紡錘形細胞と類骨組織の周囲に骨芽細胞様の多形細胞が取り巻く像が特徴とされる．造腎組織遺残（nephrogenic rests；NRs）や尿路上皮細胞からの発生が考えられているが，正確な起源は不明である．治療は腫瘍摘出のみで良く，再発や転移は報告されていない．

画像所見 画像的には石灰化を来した腫瘍で，一見珊瑚状結石に類似するが，CTやMRIで腫瘍は造影効果を示し，超音波でも腫瘍内に血流を描出することができれば鑑別の鍵となる．

鑑別診断のポイント

乳児骨化腎腫瘍は稀な腫瘍であり，この診断を中心に鑑別診断を進める機会は非常に限られると考えられるが，石灰化を有する腎芽腫，造腎組織遺残や腎細胞癌，石灰化した血腫，結核後の石灰化，珊瑚状結石などが文献上挙げられている．

血腫や珊瑚状結石などは，腫瘍部分の造影効果や血流の描出で鑑別しうる．腎細胞癌は，発生年齢からして通常は鑑別に挙げない．腎芽腫など乳幼児期に発生する他の腎腫瘍は，石灰化を伴えば類似した像を呈しうる可能性があるだろうが，乳児骨化腎腫瘍は2～3cmと小さく腎髄質から腎杯内に発育するのに対し，前者ははるかに巨大でその侵襲性の高さは明らかである場合が多い．

参考文献

1) Lee SH, Choi YH, Kim WS, et al: Ossifying renal tumor of infancy: findings at ultrasound, CT and MRI. Pediatr Radiol 44: 625-628, 2014.
2) George M, Perez-Rosello JM, Yikilmaz A, et al: Pediatric urinary system neoplasms: an overview and update. Radiol Clin North Am 55: 767-784, 2017.

単純性腎嚢胞
simple renal cyst

- 症例1：40歳代，男性．血尿．

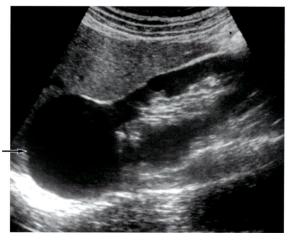

図1-A　超音波像（右縦断走査）

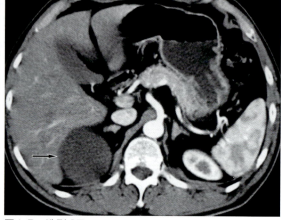

図1-B　造影CT

- 症例2：50歳代，男性．肝腫瘤精査でMRI施行．

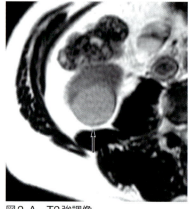

図2-A　T2強調像

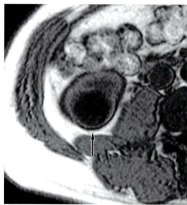

図2-B　ダイナミックMRI，T1強調像（造影前）

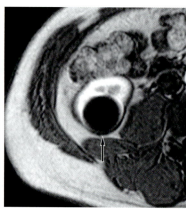

図2-C　ダイナミックMRI，造影T1強調像（皮髄相）

画像の読影

【症例1】 超音波（右縦断走査）で右腎上極に境界明瞭で内部無エコーの腫瘤が認められ，後部エコーの増強もみられる（図1-A；→）．造影CTでは内部が水濃度の均一な腫瘤がみられ，CTで認識可能な壁は認められない（図1-B；→）．

【症例2】 MRIで右腎下極に境界明瞭な腫瘤がみられ，T2強調像で内部は均一な高信号を示す（図2-A；→）．ダイナミックMRIの造影前では腫瘤は均一な低信号を示し（図2-B；→），造影後の皮髄相では腫瘤は造影されない（図2-C；→）．

単純性腎嚢胞の一般的知識と画像所見

単純性腎嚢胞は，主に腎皮質に発生する後天性嚢胞であり，尿細管の閉塞に起因する二次性の病変と考えられている．小児では稀であり，30歳以降，加齢とともに頻度が増加し，50歳以降には約50%に認められる．発生頻度に性差はほとんどない[1]．

通常，治療の必要はないが，圧排による病的所見（水腎症，高血圧など）が認められる場合，手術，穿刺排液，硬化療法などが行われることがある．

画像所見 超音波では内部無エコー，境界明瞭で平滑，後部エコーの増強を示す．CTでは内部のCT値がほぼ水に等しく，造影されない境界明瞭な類円形腫瘤である．嚢胞に出血や感染などを伴った場合，非定型嚢胞（complicated cyst）となる．

鑑別診断のポイント

両側に嚢胞が多発している場合，常染色体優性多発性嚢胞腎（autosomal dominant polycystic kidney disease；ADPKD）か，単純性腎嚢胞の多発かが問題となることがある．この鑑別に関しては，「ADPKD」の項（p.156-157）を参照されたい．

単純性腎嚢胞のバリエーションとしてlocalized cystic renal diseaseがあり，これは様々な大きさの嚢胞が集簇し，互いの嚢胞は正常または萎縮した腎組織で境界される病態である[2]（p.146-147参照）．腎の一部に限局した場合 "segmental cystic renal disease"，片側の腎全体が占拠された場合には "unilateral cystic renal disease" とも呼ばれる．片側性に発症したADPKD，多房性嚢胞性腎腫，嚢胞性腎癌と鑑別が必要になることがある．遺伝性がないことと，経過観察により対側腎に嚢胞が発生しないことがADPKDとの鑑別点となる．また，localized cystic renal diseaseでは嚢胞と嚢胞の間に腎組織が確認できれば診断的であるが，確認できない場合は多房性嚢胞性腎腫，嚢胞性腎癌との鑑別が困難である．

参考文献

1) Glasberg KI: Renal dysgenesis and cystic disease of the kidney. Campbell-Walsh Urology, 9th ed. Saunders, Philadelphia, p.3305-3357, 2007.
2) Slywotzky CM, Bosniak MA: Localized cystic disease of the kidney. AJR 176: 843-849, 2001.

非定型腎嚢胞
complicated renal cyst

後閑武彦

● **症例1**：50歳代，男性．腹痛でCT施行．

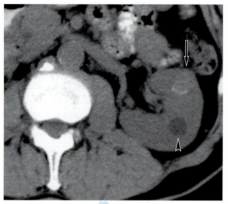
図1-A　単純CT

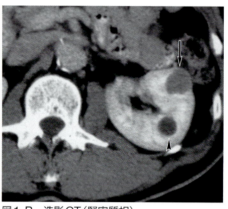
図1-B　造影CT（腎実質相）

● **症例2**：60歳代，男性．血尿で受診．

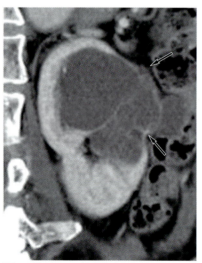
図2　造影CT冠状断像（腎実質相）

● **症例3**：60歳代，女性．超音波で右腎に腫瘤を発見．

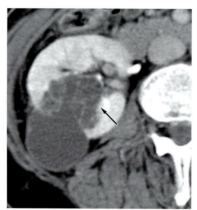
図3　造影CT（腎実質相）

● **症例4**：50歳代，女性．血尿で受診．

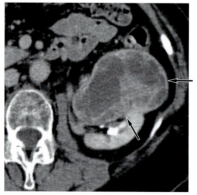
図4　造影CT（腎実質相）

画像の読影

【症例1】 左腎には腫瘍が2つみられ，腹側のものは単純CTで淡い高吸収（図1-A；→）を示し，背側のものは水に近い低吸収（図1-A；▻）を示す．造影CTではどちらも造影効果はみられない（図1-B；→，▻）．腹側の腫瘍は出血性嚢胞であり，Bosniak分類カテゴリーIIである．背側の腫瘍はBosniak分類カテゴリーIの単純性嚢胞である．

【症例2】 左腎には造影CTでわずかに増強される，多数の薄い隔壁を有する嚢胞がみられる（図2；→）．Bosniak分類カテゴリーIIFである．

【症例3】 造影CTで右腎に壁，隔壁が明らかに増強される嚢胞性腫瘍がみられる（図3；→）．Bosniak分類カテゴリーIIIである．多房嚢胞性腎細胞癌であった．

【症例4】 明らかな増強される充実部分（図4；→）を伴う嚢胞性腫瘍がみられる．Bosniak分類カテゴリーIVに相当し，淡明細胞型腎細胞癌であった．

非定型腎嚢胞の一般的知識と画像所見

嚢胞の内溶液が出血や高蛋白のため単純CTで高吸収を示したり，壁の肥厚，隔壁，石灰化などを伴う嚢胞を"非定型嚢胞"と呼ぶ．これらには出血性嚢胞，感染性嚢胞，嚢胞性腎癌などが含まれるので，それらの鑑別は重要である[1]．

画像所見 出血性嚢胞は単純CTで高吸収を示し，造影されない（単純CTに比較し，10～15HU以上の増強がなければ有意な造影とはいえない）．また，MRIではT1強調像で等信号または高信号，T2強調像で高信号または低信号を示す．内容液が高蛋白質の場合，単純CTで高吸収，MRIのT1強調像，T2強調像で高信号を示す．

診断上，最も重要なことは良悪性の鑑別であるが，これにはBosniak分類が役立つ．CTとMRIの診断能はほぼ同等であるが，時にMRIの方が感度が高いことがあり，Bosniak分類がupgradeされることがある[2]．

鑑別診断のポイント

Bosniakは，嚢胞性腫瘍の良悪性の鑑別に以下の分類を提唱している（表）[3]．この分類は日常診療に役立つ分類であり，治療方針の決定にも重要である．

カテゴリーIおよびII（図1）は良性の嚢胞であり，カテゴリーIIF（図2）は悪性の可能性は少ないが（約5％），経過観察が必要である（IIFのFはfollow upを意味する）．カテゴリーIII（図3）は約50％が悪性であり，手術などによる病理学的探索が必要である．カテゴリーIV（図4）は悪性であり，手術が必要である．

表 Bosniak分類（文献3）を元に作成）

カテゴリーI	薄い嚢胞壁の単房性嚢胞で隔壁や石灰化，充実部分は伴わない．内容物は水濃度であり，造影CTで増強効果はない
カテゴリーII	2つ以下の薄い隔壁を有する嚢胞．3cm以下の増強効果を伴わない高濃度嚢胞．わずかな石灰化を伴う場合もある
カテゴリーIIF	3つ以上の薄い隔壁を有し，嚢胞壁や隔壁にわずかな増強効果を有する嚢胞．3cm以上の腎から突出しない高濃度嚢胞．厚いまたは結節状の石灰化を認めることがある．増強されない充実部分を認めることがある
カテゴリーIII	明瞭な増強効果を示す，厚く不整な嚢胞壁や隔壁を有する嚢胞性腫瘍
カテゴリーIV	嚢胞壁や隔壁から隆起あるいは浸潤する，増強される充実部分の存在する嚢胞性腫瘍

参考文献

1) Hartman DS, Choyke PL, Hartman MS: A practical approach to the cystic renal mass. RadioGraphics 24: S101-S115, 2004.
2) Israel GM, Hindman N, Bosniak MA: Evaluation of cystic renal masses: comparison of CT and MR imaging by using the Bosniak classification system. Radiology 231: 365-371, 2004.
3) Bosniak MA: Difficulties in classifying cystic lesions of the kidney. Urol Radiol 13: 83-90, 1991.

傍腎盂嚢胞
parapelvic cyst (peripelvic cyst)

●症例：50歳代，男性．血尿を主訴に来院．超音波で両側水腎症が疑われ，CTを施行．

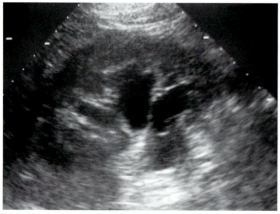
図1-A 右腎超音波像（縦断走査）

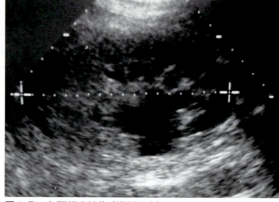
図1-B 左腎超音波像（縦断走査）

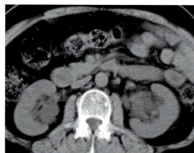
図1-C 単純CT

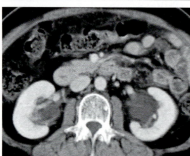
図1-D 造影CT（腎実質相）

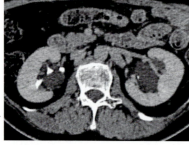
図1-E 造影CT（排泄相）

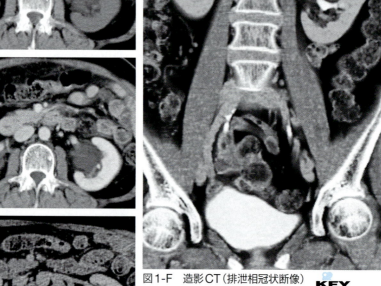
図1-F 造影CT（排泄相冠状断像）

画像の読影

　腎の超音波では両側腎とも腎洞部に無エコーの領域がみられ，水腎症や囊胞が疑われる（図1-A, B）．単純CTでは両側腎洞に囊胞または腎盂の拡張を疑わせる水濃度の分葉状構造がみられる（図1-C）．造影CTの腎実質相では水濃度部分は造影されない（図1-D）ので，囊胞と水腎症の確実な鑑別は困難である．排泄相のCT（図1-E）で水濃度部分は造影されない．排泄相の冠状断像（図1-F）では，造影剤で満たされた腎盂腎杯と分葉状の水濃度構造物は容易に区別可能である．

傍腎盂囊胞の一般的知識と画像所見

　傍腎盂囊胞は腎盂周囲か腎洞に存在する囊胞で，リンパ管などの腎洞由来の囊胞を指すが，広義には腎実質から腎洞内へ突出した単純性囊胞も含まれる．parapelvic cyst, peripelvic cyst, renal sinus cyst, parapelvic lymphatic cyst, hilus cyst, renal sinus cyst, peripelvic lymphangiectasisなどの名称は同義語である．混乱を避けるために，傍腎盂囊胞（parapelvic cyst, peripelvic cyst）という用語は単に囊胞の存在する部位を示すために用い，腎洞由来のものは腎洞囊胞（renal sinus cyst）と区別する考えもある．

　しばしば両側性に発生し多発する．症状を来すことはほとんどないが，稀に痛みの原因となることがある．囊胞が大きくなると，腎盂・腎杯が圧排され，腎杯の拡張を来すことがある．

画像所見　超音波では腎洞の囊胞構造物として認められ，水腎症と鑑別が難しいことがある．CTでは腎洞に水濃度の囊胞として認められ，稀に辺縁に石灰化を伴うことがある．CTでは排泄相を撮像すれば，造影剤の流入が囊胞内にないことを確認することにより，水腎症との鑑別が可能である．

鑑別診断のポイント

　超音波では腎盂尿管移行部狭窄による水腎症との鑑別が困難なことがある．拡張した腎盂が腎杯と交通していれば水腎症と診断できる．CTでは，単純CTや実質相のCTでは水腎症と鑑別が難しいこともあるが，排泄相を撮像すれば囊胞と腎盂・腎杯は容易に区別される．

　また，超音波では腎洞部の動脈瘤が鑑別になることがあるが，疑わしい場合はカラードプラを行えば診断可能である．

　排泄性尿路造影で腎盂・腎杯の圧排所見がみられ，腎洞の脂肪腫症（lipomatosis）の所見と類似するが，CTで容易に鑑別できる．

　その他，腎洞にみられる病変については，文献1）を参照のこと．

参考文献

1) Rha SE, Byun JY, Jung SE, et al: The renal sinus: pathologic spectrum and multimodality imaging approach. RadioGraphics 24（Suppl 1）: S117-131, 2004.

腎盂腎杯憩室
pyelocalyceal diverticulum

●症例1: 50歳代，男性．血尿にて受診．

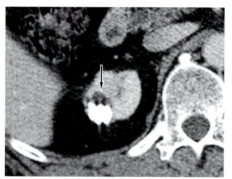

図1-A　造影CT（腎実質相）

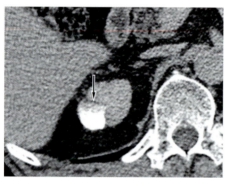

図1-B　造影CT（排泄相）

●症例2: 50歳代，女性．尿路結石疑い．

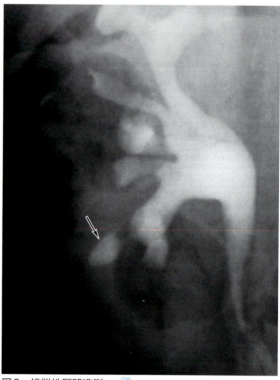

図2　排泄性尿路造影

●症例3: 60歳代，女性．超音波で右腎に異常を発見．

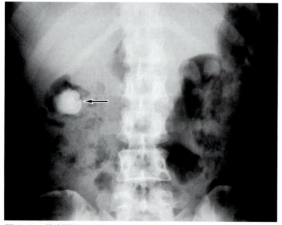

図3-A　腹部単純X線写真（背臥位）

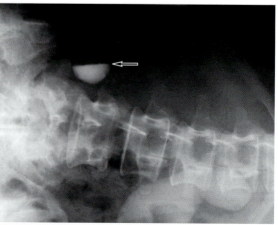

図3-B　腹部単純X線写真（左側臥位正面）

画像の読影

【症例1】 造影CTで嚢胞内の石灰化と水濃度の液体による低吸収が鏡面像を形成している(図1;→).造影CT排泄相で嚢胞内に造影剤が流入し,液体が高吸収となっている(図1-B;→).憩室内への造影剤流入と考えられる.

【症例2】 排泄性尿路造影で,右腎下極に腎杯と連続する造影剤の貯留がみられる(図2;→).

【症例3】 腹部単純X線写真で,右腎陰影に一致して石灰化と考えられる高吸収部分がみられる(図3-A;→).左側臥位正面写真で高吸収部分は鏡面像(図3-B;→)を形成し,milk of calciumと考えられる.

腎盂腎杯憩室の一般的知識と画像所見

腎盂腎杯憩室 (pyelocalyceal diverticulum) はpyelogenic cyst, pericaliceal cyst, caliceal diverticulumとも呼ばれ,腎盂・腎杯と細い交通を有する腎実質内の嚢胞様構造物で,内面は移行上皮に覆われる.多くは先天性と考えられているが,炎症や結石により二次的に憩室が形成されることもある.

2つのtypeが報告されており,type 1は小腎杯に交通するもので,小さいものが多い.type 2は腎盂や大腎杯と交通するもので,大きいものが多い.40%近くの症例が憩室内にmilk of calciumか結石を有し,感染や尿のうっ滞がみられる.milk of calciumは,沈殿したカルシウム塩からなるコロイド状の懸濁液であるが,その病的意義は不明である.

画像所見 CTでは腎杯や腎盂と隣接する嚢胞として描出され,腎実質相では単純性腎嚢胞との区別は困難である.排泄性尿路造影やCTUでは内腔が造影剤で満たされ,腎盂腎杯との連続が認められる.

鑑別診断のポイント

超音波,CTで嚢胞様構造物がみられた場合,単純性腎嚢胞が鑑別になるが,超音波で体位変換により移動するfluid-fluid levelを認めた場合には,milk of calciumを伴う憩室が疑われる[1].排泄性尿路造影や造影CTでは,ほとんどの憩室は内腔が造影されるが,腎盂・腎杯よりも遅れて造影されることが多いので,必要に応じ十分な遅延相で撮影することが必要である.

炎症や腫瘍などにより腎盂・腎杯と憩室の交通がなくなると憩室は造影されなくなる.この場合,結石を伴った腎杯閉塞や他の嚢胞性腎腫瘤との鑑別は困難である.

結核による空洞も鑑別になるが,結核では腎杯の破壊や腎盂狭窄を伴っていることが鑑別に役立つ.

参考文献

1) Rathaus V, Konen O, Werner M, et al: Pyelocalyceal diverticulum: the imaging spectrum with emphasis on the ultrasound features. Br J Radiol 74: 595-601, 2001.

localized cystic renal disease

扇谷芳光

● **症例1**：60歳代，男性．血尿にて近医受診．超音波にて右腎に囊胞性腫瘤を指摘．

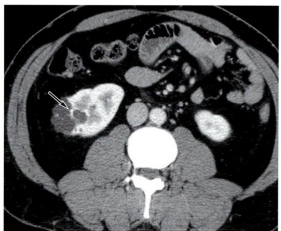

図1-A　造影CT（動脈優位相）

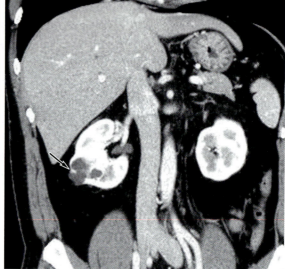

図1-B　造影CT冠状断像（動脈優位相）

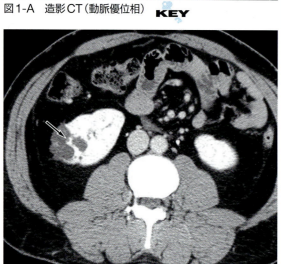

図1-C　造影CT（腎実質相）

● **症例2**：50歳代，女性．近医超音波にて偶然，右腎に多数の囊胞を指摘．

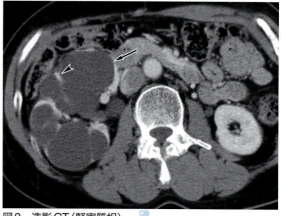

図2　造影CT（腎実質相）

画像の読影

【症例1】 造影CT動脈優位相で，右腎中部に囊胞の密な集簇がみられる．囊胞間に正常の腎実質と考えられる構造が認められる（図1-A；→）．冠状断像でも囊胞間に正常の腎実質が認められる（図1-B；→）．腎実質相で囊胞間の腎実質は，より強く造影されている（図1-C；→）．以上の所見より，localized cystic renal diseaseと診断された．

【症例2】 造影CT腎実質相で，様々な大きさの腎囊胞が右腎全体に密に集簇している（図2；→）．囊胞間には正常の腎実質が認められる（図2；▶）．また，左腎に囊胞は認められない．以上の所見より，localized cystic renal diseaseと診断された．

localized cystic renal diseaseの一般的知識と画像所見

localized cystic renal diseaseは，様々な大きさの囊胞が一側腎の局所または全体に密に集簇し，置換する稀な状態である[1]．正常の腎実質が囊胞間にみられる．囊胞の集簇を認めない他の腎実質や対側腎に，少数の囊胞を認めることがある．しかし，囊胞腎と異なり，localized cystic renal diseaseは，片側性で他臓器に多数の囊胞を認めない．非遺伝性で，進行もしない．原因は不明である．しばしば無症状で，腹痛，腹満，血尿，高血圧を呈することがある．

画像所見 CTやMRIでは，囊胞が一側腎の局所または全体に，密に集簇または集塊し，一見，囊胞性腫瘤を呈する[2]．

鑑別診断のポイント

囊胞間に正常腎実質が介在する点と，囊胞周囲に被膜を認めない点が，囊胞性腎腫（cystic nephroma, p.132-133参照）や多房囊胞性腎細胞癌（multilocular cystic renal cell carciroma, p.88-89参照）との鑑別になる（図3）[3,4]．ただし，介在する腎実質が引き伸ばされ，菲薄化すると，肥厚した隔壁との区別が困難となる[1]．また，囊胞の集簇は被膜の有無の判断を難しくすることがある．thin slice CTやMPR像の作成が，介在する腎実質の検出や周囲に被膜がないことを確認するのに役立つ．

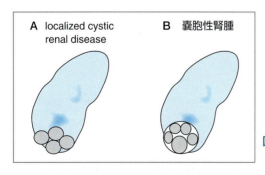

図3 localized cystic renal diseaseと囊胞性腎腫の囊胞の違い

参考文献

1) Wood CG 3rd, Stromberg LJ 3rd, Harmath CB, et al: CT and MR imaging for evaluation of cystic renal lesions and diseases. RadioGraphics 35: 125-141, 2015.
2) Kim DJ, Kim MJ: Localized cystic disease of the kidney: CT findings. Abdom Imaging 28: 588-592, 2003.
3) Slywotzky CM, Bosniak MA: Localized cystic disease of the kidney. AJR 176: 843-849, 2001.
4) Chow MB, Poh WL, Chow ML, et al: Multimodality imaging of renal cysts: classification, pearls and pitfalls. ESR 2016. DOI: 10.1594/ecr2016/C-0679

mixed epithelial and stromal tumor (MEST)

加茂実武

● **症例**：20歳代，女性．腹部超音波で偶然，右腎腫瘤を指摘．（文献1）より転載）

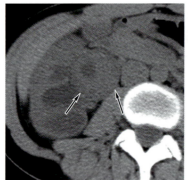
図1-A 単純CT

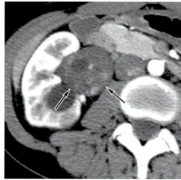
図1-B 造影CT（皮髄相）

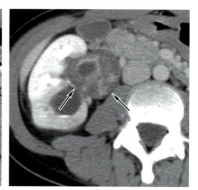
図1-C 造影CT（腎実質相）

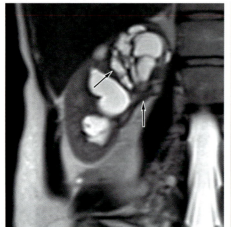
図1-D T2強調冠状断像

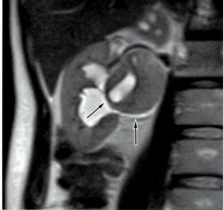
図1-E T2強調冠状断像

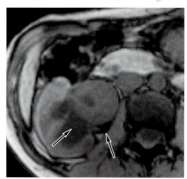
図1-F T1強調像

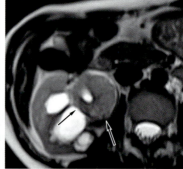
図1-G T2強調像

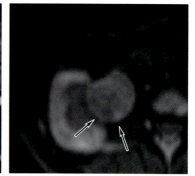
図1-H 拡散強調像

画像の読影

　右腎上極より腎盂内に突出するように進展する圧排性発育，境界明瞭な腫瘤を認める（図1-A～H；→）．病変内部には大小多数の境界明瞭な囊胞成分を認め，その内部はT2強調像（図1-D, E, G）で高信号を呈する．充実部分は漸増性の造影増強パターンを呈し（図1-B, C），出血や壊死を示唆する信号変化や有意な拡散制限は認めない（図1-H）．

　MESTの可能性を疑うも悪性腫瘍性の可能性を除外できず，協議の上，右腎摘出術を施行，MESTの診断が得られた[1]．

MESTの一般的知識と画像所見

　本疾患は2016年WHO分類では"mixed epithelial and stromal tumor family"というカテゴリーに分類されており，同カテゴリーに分類される成人発症のcystic nephromaとは一連の疾患概念として理解される．閉経前後の女性に好発する病変であり，女性ホルモンの影響を受ける腫瘍であることが知られており，長期にわたるoral estrogen therapy（経口ホルモン補充療法）などの既往を有することも多い．男性の報告は現在まで数例に限られる．基本的には良性腫瘍とされ，悪性例の報告は散見されるも，その評価は難しい．組織学的には，囊胞部分を形成する上皮成分と，estrogen receptorおよびprogesterone receptor陽性を示す卵巣様間質に類似した間質成分からなる，いわゆる上皮性間葉性混合性腫瘍に位置する病変である．

 画像所見　境界明瞭，圧排性発育を呈し，漸増性の染まりを有する充実部分を伴った多房性囊胞性腫瘍の像を呈することが多く（Bosniak分類カテゴリーIII以上），その病理組織学的所見をよく反映した所見であるといえる．石灰化はしばしばみられ，時に本症例のような腎盂への突出像がみられることもある[2][3]．

鑑別診断のポイント

　本疾患は，腎の囊胞性病変としてBosniak分類[4]を当てはめると，カテゴリーIII以上に相当してしまうことがほとんどであろう．しかし，比較的若い女性においてMESTを疑う特徴的画像所見を有する症例においては，本疾患を念頭に置いて生検や部分切除の可能性も含め，慎重に治療方針を決定することが大切であろう．

参考文献

1) 谷尾宜子，加茂実武，植田琢也・他：腎盂内に突出する発育形態を呈したMESTの1例．臨床放射線 59: 844-848, 2014.
2) Chu LC, Hruban RH, Horton KM, et al: Mixed epithelial and stromal tumor of the kidney: radiologic-pathologic correlation. RadioGraphics 30: 1541-1551, 2010.
3) Sahni VA, Mortele KJ, Glickman J, et al: Mixed epithelial and stromal tumour of the kidney: imaging features. BJU Int 105: 932-939, 2010.
4) Israel GM, Bosniak MA: An update of the Bosniak renal cyst classification system. Urology 66: 484-488, 2005.

多房性嚢胞性腎腫（成人例）
multilocular cystic nephroma（MLCN）（adult case）

後閑武彦

● **症例**：60歳代，男性．超音波で右腎腫瘤を指摘され，精査のため来院．

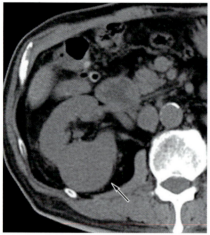

図1-A　単純CT

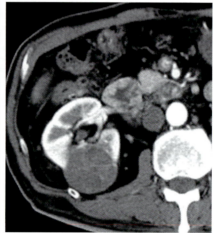

図1-B　ダイナミックCT（皮髄相）

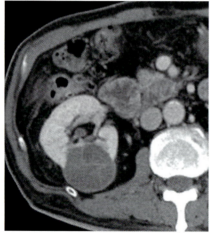

図1-C　ダイナミックCT（腎実質相）

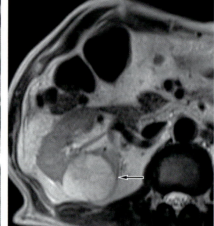

図1-D　T2強調像

NOTE　【多房性腎腫瘤の鑑別】

1. 腫瘍性
   - 腎細胞癌
   - MLCN / MEST
   - cystic Wilms 腫瘍
   - 低悪性度多房嚢胞性腎腫瘍
   - 腎管状嚢胞癌

2. 嚢胞性
   - localized renal cystic disease
   - 非定型嚢胞
   - segmental MCDK

3. 炎症性
   - エキノコックス，黄色肉芽腫性腎盂腎炎 など
   - 腎膿瘍

4. 外傷性（血腫）
5. 血管性（動静脈瘻）

画像の読影

単純CTで右腎に腎実質とほぼ等吸収の腫瘤（図1-A；→）がみられる．ダイナミックCT（図1-B：皮髄相，図1-C：腎実質相）では多数の増強される隔壁が認められる．

T2強調像で右腎嚢胞性腫瘤内には低信号の薄い隔壁がみられる（図1-D；→）．

多房性嚢胞性腎腫（成人例）の一般的知識と画像所見

多房性嚢胞性腎腫（multilocular cystic nephroma；MLCN）は非遺伝性の良性腫瘍で，好発年齢は2峰性であり，2歳以下の小児と中高年（40～60歳代）に好発する．小児では男児，成人では女性に発生が多い．症状は，小児では側腹部腫瘤，成人では側腹部腫瘤，腹痛，血尿が多い．病理学的には被覆する細胞にhobnail様の好酸性細胞がみられることや，間質成分に卵巣様間質が認められるという特徴がある．

画像所見 超音波では，片側性で様々な厚さの隔壁を有する嚢胞として描出される．CTでは内容が水と等吸収かやや高吸収を示し，隔壁は造影CTで増強される．隔壁には約10％に石灰化が認められる．嚢胞内出血は稀である．MRIのT2強調像では被膜および隔壁は低信号を示す．混合性上皮間質腫瘍（mixed epithelial and stromal tumor；MEST）は本疾患と類似しており，多房性嚢胞性腫瘍で，薄い隔壁内に線維性間質を認める，上皮と間質成分を有する，免疫組織学的特徴が類似する，中高年女性に好発する，などの共通点が多い[1]（注：MLCNでは充実部を欠き薄い間質を有するのに対し，MESTでは線維性の間質成分を有する点が若干異なるが，同じ疾患スペクトラムの可能性もあるとされている）．

鑑別診断のポイント

小児では多嚢胞性異形成腎（multicystic dysplastic kidney；MCDK）と嚢胞性腎芽腫（cystic Wilms' tumor）との鑑別が挙げられる．MCDKは新生児にみられ，腎全体を占め，残存腎実質はみられない．MLCNは通常，新生児にはみられない．嚢胞性腎芽腫は隔壁がより厚い，無数にあるという報告もあるが，鑑別は困難である[2]．成人では多房嚢胞性腎細胞癌（図2）が鑑別に挙がるが，鑑別は困難である．

● **参考症例：多房嚢胞性腎細胞癌**

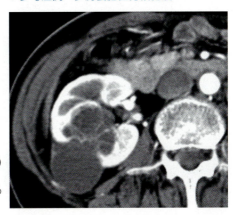

図2　ダイナミックCT（皮髄相）
60歳代，女性．
嚢胞性腫瘤内に多数の増強される隔壁がみられる．

参考文献

1) Granja MF, O'Brien AT, Trujillo S, et al: Multilocular cystic nephroma: a systematic literature review of the radiologic and clinical findings. AJR 205:1188-1193, 2015.
2) Agrons GA, Wagner BJ, Davitson AJ, et al: Multilocular cystic renal tumor in children: radiologic-pathologic correlation. RadioGraphics 15: 653-669, 1995.

多嚢胞性異形成腎
multicystic dysplastic kidney（MCDK）

石神康生

●**症例1**：2歳，男児．胎児超音波で左腎嚢胞を指摘．多嚢胞性異形成腎（MCDK）の診断で経過観察中．

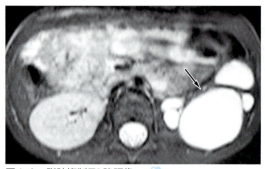

図1-A　脂肪抑制T2強調像

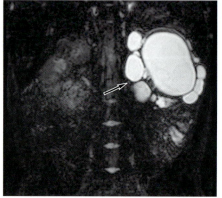

図1-B　MR urography冠状断像

●**症例2**：10歳代，女性．腹部超音波で左腎腫瘤を指摘．

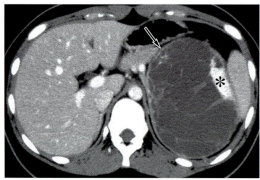

図2-A　造影CT

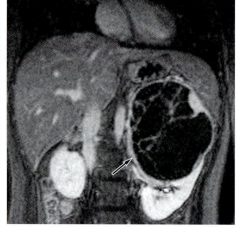

図2-C　脂肪抑制造影T1強調冠状断像

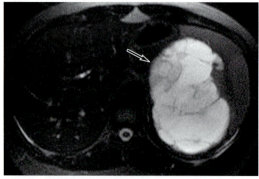

図2-B　脂肪抑制T2強調像

┥参考文献┝

1) Wood CG 3rd, Stromberg LJ 3rd, Harmath CB, et al: CT and MR imaging for evaluation of cystic renal lesions and diseases. RadioGraphics 35: 125-141, 2015.
2) 新村文男：multicystic dysplastic kidney（多嚢胞性異形成腎）．五十嵐隆，鈴木洋通，丸茂　健（監・編）；腎・泌尿器疾患診療マニュアル－小児から成人まで．メジカルビュー社，p.266-267, 2007.
3) Karmazyn B, Zerin JM: Lower urinary tract abnormalities in children with multicystic dysplastic kidney. Radiology 203: 223-226, 1997.
4) Agrons GA, Wagner BJ, Davidson AJ, Suarez ES: Multilocular cystic renal tumor in children: radiologic-pathologic correlation. RadioGraphics 15: 653-669, 1995.

画像の読影

【症例1】 T2強調像（図1-A），MR urography（MRU）の冠状断像（図1-B）では，左腎は大小不同の囊胞の集簇に置き換わっており，ブドウの房状を示している（→）．

【症例2】 造影CTでは左腎上方に多房性の囊胞性腫瘤を認める（図2-A；→）．腫瘤の上部に強く造影される充実部が認められる（図2-A；＊）．MRIのT2強調像でも囊胞性腫瘤内に多数の隔壁が描出され，各房の信号強度がやや異なっている（図2-B；→）．図1のようなブドウの房状を示していない．造影T1強調冠状断像では，この多房性囊胞性腫瘤（図2-C；→）が左腎由来であることが明らかである（正常の左腎実質が認められる）．腎囊胞性腫瘍の術前診断で切除術が行われたが，最終診断はsegmental typeの多囊胞性異形成腎（MCDK）であった．造影される充実部は，胎生期の腎組織の遺残であった．

多囊胞性異形成腎の一般的知識と画像所見

多囊胞性異形成腎（MCDK）は，腎実質が複数の囊胞に置換される非遺伝性の先天的な腎の形成異常である．大小の囊胞が"ブドウの房"状に集簇するが，それぞれの囊胞には交通が認められない[1)2)]．MCDKでは正常な腎組織が存在しないか，未熟な腎組織をわずかに認めるのみであり，無機能腎である．

MCDKの原因には諸説あるが，胎生期における尿管芽と後腎芽組織の癒合不全に起因するという説が最も受け入れられている．MCDKの頻度は出生4,300人当たりに1人とされる[1)]．MCDKは自然退縮が認められ，胎生期に自然退縮する症例も存在する．したがって，片腎症と診断される症例の中にも，片側性のMCDKが自然退縮したものが含まれている[2)]．MCDKは腎全体が囊胞変性を来すもの（図1）がほとんどだが，一部分のみが囊胞変性を来すsegmental type（図2）も認められる．segmental typeは稀で，重複腎盂尿管などの尿路奇形の関与が推測されている．

両側性のMCDKでは，胎生期から腎不全のために羊水過小，肺低形成を呈し，周産期から重篤な経過をとる（Potter症候群）[2)]．片側性のMCDKでも対側腎に異常を認めることが少なくない．対側腎の異常で最も頻度が高いのが膀胱尿管逆流現象（vesicoureteral reflux；VUR）で，その頻度は5～43％とされる[1)3)]．また，VURは患側にも認められることがある[3)]．その他，腎盂尿管移行部狭窄［ureteropelvic junction（UPJ）stenosis］や尿管瘤，後部尿道弁などの合併を認めることがある[2)3)]．MCDKと診断されれば，VURなどの合併の有無，腫瘤による圧迫症状（哺乳障害，呼吸障害）の有無を評価し，一般的には画像（超音波やMRI）で経過観察される．MCDKでは健側・患側の尿路感染，腎機能低下，高血圧が将来的に懸念される．悪性腫瘍の合併はきわめて稀である．

画像所見 MCDKは腎全体が囊胞変性を来すもの（図1）がほとんどで，ブドウの房状の大小の囊胞で腎全体が占められる．稀に，一部分のみが囊胞変性を来すsegmental type（図2）も認められる．segmental typeでは重複腎盂尿管などの尿路奇形の関与が推測されている．

鑑別診断のポイント

MCDKは形状的に高度水腎症と類似する．MCDKでは各囊胞の間で交通が存在しない．また，^{99m}Tc-DMSAシンチグラフィでは，MCDKでは集積を認めないが，水腎症では腎機能が残存している限りは集積が認められる．また，一部分のみ囊胞変性を示すsegmental typeのMCDKは稀である．cystic nephromaのような囊胞性腎腫瘍との鑑別が困難である[4)]．

常染色体劣性多発性囊胞腎
autosomal recessive polycystic kidney disease（ARPKD）

石神康生

● 症例1： 2歳，女児．常染色体劣性多発性囊胞腎（ARPKD）で経過観察中．
（Iowa大学放射線科　Dr. Shawn T. Satoのご厚意による）

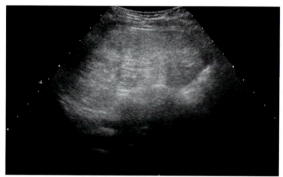

図1-A　超音波像（左腎）

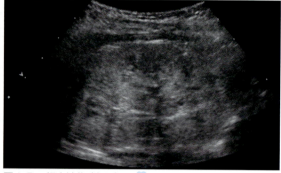

図1-B　超音波像（右腎）

● 症例2： 10歳代，男性．ARPKDで経過観察中．

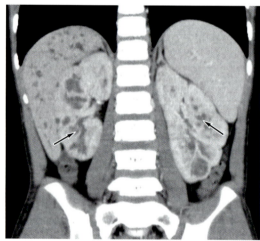

図2-A　造影CT冠状断像

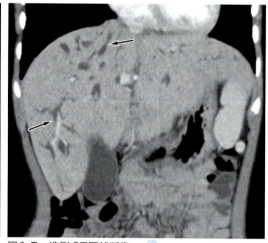

図2-B　造影CT冠状断像

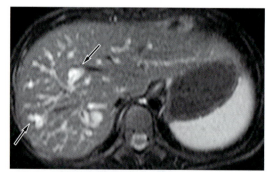

図2-C　脂肪抑制T2強調像

表　ARPKDの診断基準

1. 皮髄境界が不明瞭で腫大し，高輝度を示す典型的超音波所見
2. a) 両親に腎囊胞を認めない．特に30歳以上の場合
   b) 臨床所見，生化学検査，画像検査などによって確認される肝線維症
   c) ductal plateの異常を示す肝病理所見
   d) 病理学的にARPKDと確認された同胞の存在
   e) 両親の近親婚

1.に加えて2.の1項目以上を認める場合にARPKDと診断する．

（文献1）より転載．Pediatric Nephrologyからの引用）

画像の読影

【症例1】 腹部超音波（図1）では，両腎は高エコーを示し，皮髄境界が不明瞭である．

【症例2】 造影CTの腎の冠状断像では両腎に複数の囊胞を認めるが，サイズの小さな囊胞や管状のものが大部分である（図2-A；→）．造影CTの肝の冠状断像では肝内胆管に拡張が認められる（図2-B；→）．MRIのT2強調像では囊状に拡張した肝内胆管が散見され（図2-C；→），Caroli病（Caroli症候群）の所見である．

常染色体劣性多発性囊胞腎の一般的知識と画像所見

常染色体劣性多発性囊胞腎（ARPKD）の頻度は出生10,000〜40,000人に1人と推定され，新生児期に半数以上が腎不全に陥る[1]．予後は新生児期に死に至るものもあれば，緩徐に進行し青年期に診断される軽症例もある．重症肺低形成を伴う新生児（Potter症候群，Potter sequence）以外では，生後早期の適切な管理と末期腎不全治療の進歩により長期生存例も認められる[1]．組織学的には全例で先天性肝線維症（congenital hepatic fibrosis；CHF）を合併する[1,2]．また，CHFに加えて肝内胆管の囊状拡張を合併することがあり，Caroli病あるいはCaroli症候群と呼ばれる．腎機能障害が軽度な症例，長期生存例では門脈圧亢進症や胆管炎の反復が問題となる[1,2]．ARPKDの診断基準を表に示す[1]．

画像所見 ARPKDでは出生前に羊水過少，腎腫大で診断される症例が増えている．ARPKDの出生後診断でも超音波所見が重要である．両腎の腫大，腎の高エコー化，皮髄境界の不明瞭化が特徴的な所見である[2,3]．多発性囊胞腎という疾患名から囊胞を想起してしまうが，ARPKDでは数mm（通常4mm未満）のmicrocystや集合管の拡張（tubular ectasia）がびまん性に分布し，腎が高エコーを示す[4]．ただし，通常の囊胞（2cm以上のmacrocyst）も集合管が閉塞した場合には認められることがある（特に年長児の症例）．CTやMRIは胆管炎，門脈圧亢進症による食道静脈瘤，脾腫などの評価に用いられる．

鑑別診断のポイント

常染色体優性多発性囊胞腎（autosomal dominant polycystic kidney disease；ADPKD，次項参照）は，出生時には腎は正常であり，macrocystが認められることがARPKDとの違いである[2]．非典型例だが，ADPKDが早期に発症したものと年長児のARPKD症例では，両者の画像所見が重複する場合もある[2]．

nephronophthisis（ネフロン癆）は超音波で高エコーを示し，皮髄境界が不明瞭化する．腎囊胞も70％で認められる[2]．慢性尿細管間質性腎炎のため，腎は正常大あるいは萎縮する点がARPKDと異なる[3]．glomerurocystic disease（糸球体囊胞性腎）では両腎が腫大し，高エコーを示すが，囊胞が腎皮質や被膜下に分布するのが特徴的である[2]．

参考文献

1) 厚生労働省難治性疾患克服研究事業 進行性腎障害に対する調査研究班（編）；エビデンスに基づく多発性囊胞腎（PKD）診療ガイドライン2014．東京医学社，2014．
2) Chung EM, Conran RM, Schroeder JW, et al: From the radiologic pathology archives: pediatric polycystic kidney disease and other ciliopathies: radiologic-pathologic correlation. RadioGraphics 34: 155-178, 2014.
3) Dillman JR, Trout AT, Smith EA, et al: Hereditary renal cystic disorders: imaging of the kidneys and beyond. RadioGraphics 37: 924-946, 2017.
4) Lonergan GJ, Rice RR, Suarez ES: Autosomal recessive polycystic kidney disease: radiologic-pathologic correlation. RadioGraphics 20: 837-855, 2000.

常染色体優性多発性嚢胞腎
autosomal dominant polycystic kidney disease（ADPKD）

石神康生

● 症例： 40歳代，男性．慢性腎不全で腹膜透析中に左下腹部痛，発熱．

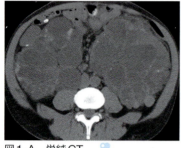
図1-A　単純CT

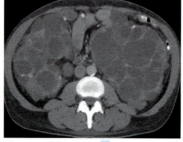
図1-B　造影CT

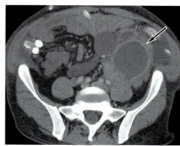
図1-C　造影CT

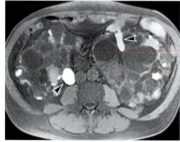
図1-D　脂肪抑制T1強調像

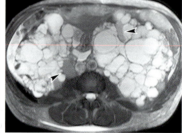
図1-E　T2強調像

表　ADPKDの診断基準（文献2）より転載）

1. 家族内発生が確認されている場合
    1）超音波断層像で両腎に嚢胞が各々3個以上確認されているもの
    2）CT，MRIでは両腎に嚢胞が各々5個以上確認されているもの
2. 家族内発生が確認されていない場合
    1）15歳以下ではCT，MRI，あるいは超音波断層像で両腎に嚢胞が各々3個以上確認され，以下の疾患（＊）が除外される場合
    2）16歳以上ではCT，MRI，あるいは超音波断層像で両腎に嚢胞が各々5個以上確認され，以下の疾患（＊）が除外される場合

＊除外すべき疾患：
多発性単純性腎嚢胞（multiple simple renal cysts）
尿細管性アシドーシス（renal tubular acidosis）
多嚢胞腎（multicystic kidney）［多嚢胞性異形成腎（multicystic dysplastic kidney）］
多房性腎嚢胞（multilocular cysts of the kidney）
髄質嚢胞性腎疾患（medullary cystic disease of the kidney）［若年性ネフロン癆（juvenile nephronophthisis）］
多嚢胞化萎縮腎（後天性腎嚢胞症）（acquired cystic disease of the kidney）
常染色体劣性多発性嚢胞腎（autosomal recessive polycystic kidney disease）

参考文献

1) Chung EM, Conran RM, Schroeder JW, et al: From the radiologic pathology archives: pediatric polycystic kidney disease and other ciliopathies: radiologic-pathologic correlation. RadioGraphics 34: 155-178, 2014.
2) 厚生労働省難治性疾患克服研究事業　進行性腎障害に対する調査研究班（編）；エビデンスに基づく多発性嚢胞腎（PKD）診療ガイドライン2014. 東京医学社, 2014.
3) Dillman JR, Trout AT, Smith EA, et al: Hereditary renal cystic disorders: imaging of the kidneys and beyond. RadioGraphics 37: 924-946, 2017.

画像の読影

単純CT（図1-A），造影CT（図1-B）では，両腎は腫大し多数の囊胞に置換されている．囊胞の中には出血を反映して高吸収を示すものがある．また，両腎には小さな石灰化も散見される．造影CTで，左腎下極レベルの囊胞には囊胞壁の肥厚と造影効果が認められ（図1-C；→），囊胞感染が示唆される．MRIのT1強調像（図1-D），T2強調像（図1-E）でも両腎の囊胞は高信号と低信号が混在している．T1強調像で高信号，T2強調像で低信号を示す囊胞は出血性囊胞と考えられる（►）．

常染色体優性多発性囊胞腎の一般的知識と画像所見

常染色体優性多発性囊胞腎（ADPKD）は最も頻度の高い遺伝性腎疾患であり，その頻度は出生約400〜1,000人に1人とされる[1]．原因遺伝子として*PKD1*と*PKD2*が知られ，85%が*PKD1*の変異，15%が*PKD2*の変異とされている[2]．常染色体優性の遺伝形式であり，家族歴の有無が診断上も重要である．ただし，家族歴が確認できない患者，稀には家族歴が存在しない患者も存在する．

両腎に多数の囊胞が進行性に発生・増大し，60歳までに約半数が腎不全に進行する[2]．多くの場合，出生時には腎は正常で，小児期も無症状である．15歳の時点で，86%のADPKD患者に腎囊胞が確認される[2]．その一方で，超音波で正常であった場合も，35歳以降まではADPKDを除外できない[1]．特に*PKD2*遺伝子の変異によるADPKDは発症年齢が遅いとされる．

合併症としては，高血圧，尿路結石，僧房弁逸脱症・僧房弁閉鎖不全，頭蓋内出血，脳動脈瘤が知られている[2,3]．末期腎不全に至る前であっても，囊胞感染や脳動脈瘤破裂などが致死的合併症となることもある[2,3]．

画像所見 ADPKDでは両腎が腫大し，多数の囊胞に置換される．出血性囊胞や石灰化もしばしば混在する．ADPKDは腎以外の臓器にも囊胞が認められる．肝囊胞が最多で60〜80%程度に認められ，その他，膵，頭蓋内（くも膜囊胞），脾，精巣，卵巣にも囊胞が認められることがある[3]．

鑑別診断のポイント

日常の画像診断では，既にADPKDの診断がついた症例の経過観察や，合併症の有無を評価することが実際には多い．

ADPKDの診断基準（表）[2]で示されているように，家族歴と複数の腎囊胞が画像で確認されれば診断可能である．家族歴がない場合には，多発性単純性腎囊胞のような除外が困難と感じられる疾患も"除外すべき疾患"に含まれている．成人と違い小児の単純性腎囊胞は稀なので，腎囊胞の増大や増加がないか経過観察する．

ADPKDの腎囊胞がmacrocystなのに対し，常染色体劣性多発性囊胞腎（autosomal recessive polycystic kidney disease；ARPKD, 前項p.154-155参照）では1〜2mmのmicrocystで両腎は腫大し，超音波で高エコーを示す[3]．また，ARPKDは出生時発症しているが，ADPKDでは未発症である．典型的ではないが，ADPKDが小児期に発症したものと，ARPKDで小児期まで経過したものでは画像所見が重複することがある[1]．

結節性硬化症の腎病変でも，いわゆるcontiguous gene syndromeでADPKDと画像所見が重複する[3]が，腎血管筋脂肪腫の有無やその他の腎外の合併病変の相違点とで鑑別する．

後天性腎嚢胞症
acquired cystic disease of the kidney (ACDK),
acquired renal cystic disease (ARCD)

石神康生

● 症例： 50歳代，男性．慢性腎不全で透析中．

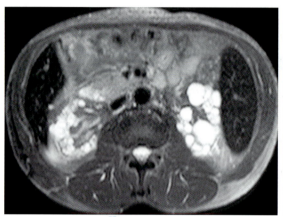

図1-A　T2強調像　**KEY**

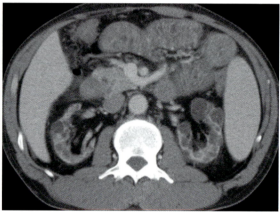

図1-B　造影CT　**KEY**

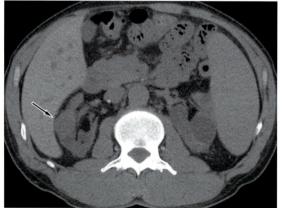

図1-C　単純CT

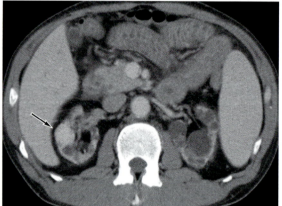

図1-D　造影CT

> **NOTE**　【主な嚢胞性腎疾患 (cystic renal disease)】
>
> 1) 先天性腎嚢胞
>   ① 常染色体優性多発性嚢胞腎 (ARPKD)
>   ② 常染色体劣性多発性嚢胞腎 (ADPKD)
>   ③ 多嚢胞性異形成腎 (MCDK)
>   ④ 髄質海綿腎
>   ⑤ von Hippel-Lindau病に伴う嚢胞
>   ⑥ 結節性硬化症に伴う嚢胞
>   ⑦ その他，様々な遺伝性疾患に合併
>
> 2) 後天性腎嚢胞
>   ① 後天性腎嚢胞症 (ARCD)
>   ② 各種病変に伴う二次的嚢胞 (腎細胞癌，Wilms腫瘍などに伴う嚢胞)
>
> 3) 先天性か後天性か不明の腎嚢胞
>   ① 単純性腎嚢胞
>   ② 傍腎盂嚢胞
>   ③ 多房性嚢胞性腎腫 (MLCN)，小児例/成人例 (MESTと関連?)
>
> その他，localized cystic renal diseaseや低悪性度多房嚢胞性腎腫瘍など

画像の読影

MRIのT2強調像（図1-A），造影CT（図1-B）で，両腎は萎縮し多数の囊胞が認められる．慢性腎不全のため，腎実質の造影効果は低下している（図1-B, D）．右腎中部に単純CTでやや高吸収を示す病変を認め（図1-C；→），造影CTでは強く造影されている（図1-D；→）．腎細胞癌［淡明細胞癌（clear cell carcinoma）］を合併していた．

後天性腎囊胞症の一般的知識と画像所見

後天性腎囊胞症（acquired cystic disease of the kidney；ACDK）はacquired renal cystic disease（ARCD）とも呼称される．末期腎不全（end-stage renal disease；ESRD）の萎縮した腎に発生する，両側性，多発性の囊胞性病変である．ARCDの頻度は血液透析の期間が長くなるにつれて高率となる．血液透析の期間が1～3年ではARCDの頻度は10～20％，3～5年では40～60％，5～10年では90％以上となる[1]．透析の期間が10年以上になると，ほぼ100％の症例でARCDが認められる．囊胞の発生機序に関しては，腎間質の線維化や，シュウ酸カルシウム結晶による集合管の閉塞が原因という説がある[1]．

ARCDでは囊胞の径は小さく，通常は5～20mm程度である[1]．ARCDの合併症として，出血，感染，結石，腎癌の合併が挙げられる[2]．ARCDでは腎癌の発生が3～6％に認められるとされる[1]．ARCDで認められる囊胞は腎移植後には縮小するが，腎癌発生のリスクは低減しない[1,2]（▶NOTE）．

 ARCDでは両腎が萎縮し囊胞が多発する．ESRD・ARCD患者における腎癌の造影CTでは，腎実質相での腎の造影効果が低下しているので，腎実質相よりも動脈相で腫瘍と腎のコントラストが明瞭となることが多い[3]．なお，ESRD患者での死因は，心血管系の合併症の方が腎癌よりも高率である[1]．そのため，腎移植が検討されている症例では，腎癌を含めた悪性腫瘍の合併だけでなく，動脈硬化の評価も重要である[3]．

鑑別診断のポイント

末期腎不全・透析の病歴，両腎の萎縮と多発囊胞の存在から，ARCDの診断に苦慮することはない．常染色体優性多発性囊胞腎（autosomal dominant polycystic kidney disease；ADPKD，前項参照）では両腎が腫大し，大小無数の囊胞で置換され，ARCDで認められる囊胞よりも大きな囊胞が認められる．多発性単純性腎囊胞（multiple simple renal cysts）では腎機能が正常で，画像でも腎実質が比較的保たれている．ARCDの切除例では腎乳頭状腺腫（renal papillary adenoma）が認められることがあるが，画像での術前診断は困難である．なお，腎乳頭状腺腫と乳頭状腎癌とは腫瘍のサイズで区別される（15mm以下か否かが基準で，以前は5mmであった）．

参考文献

1) Degrassi F, Quaia E, Martingano P, et al: Imaging of haemodialysis: renal and extrarenal findings. Insights Imaging 6: 309-321, 2015.
2) Wood CG 3rd, Stromberg LJ 3rd, Harmath CB, et al: CT and MR imaging for evaluation of cystic renal lesions and diseases. RadioGraphics 35: 125-141, 2015.
3) Catalá V, Martí T, Diaz JM, et al: Use of multidetector CT in presurgical evaluation of potential kidney transplant recipients. RadioGraphics 30: 517-531, 2010.

糸球体嚢胞腎症
glomerulocystic kidney disease (GCKD)

秋田大宇, 成田啓一, 陣崎雅弘

● **症例**：70歳代, 男性. 肝細胞癌術後の経過観察のCT, MRIで偶発的に両腎の多発嚢胞を指摘.

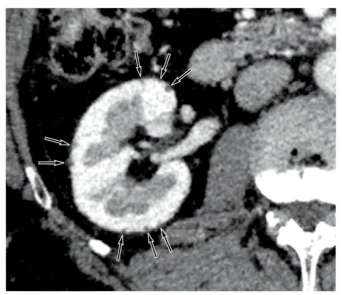

図1-A　ダイナミックCT（門脈相）

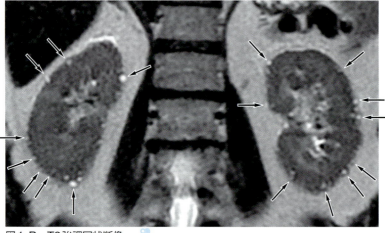

図1-B　T2強調冠状断像

画像の読影

　肝細胞癌精査のためのダイナミックCT門脈相で，右腎の腎皮質表面に多数の微小囊胞を認める（図1-A；→）．T2強調像では，両腎の被膜下に微小囊胞が無数に存在することが確認できる（図1-B；→）．両腎のサイズは正常である．病理組織学的な確認はされていないが，画像上，糸球体囊胞腎症（GCKD）として典型的である．

糸球体囊胞腎症の一般的知識と画像所見

　糸球体囊胞腎症（GCKD）は，稀な囊胞性腎疾患のひとつであり，病理組織学的にBowman囊の均一な囊胞状拡張を認める[1]．この囊胞は腎皮質の被膜下に存在するという特徴があり，他の囊胞性腎疾患との鑑別に役立つ．多くは新生児や小児期にみられ，軽度の腎障害を伴い，他の先天奇形を合併する場合もある[1]．しかし，無症候性で，成人に偶発的に発見される例もある[2]．

　画像所見 多数の微小囊胞が腎皮質の被膜下にみられる[1)2)]．腎のサイズは正常あるいは萎縮している場合もある[1]．囊胞のサイズが非常に小さいため，超音波での発見は困難であり，MRIのT2強調像が所見を最も把握しやすい．

鑑別診断のポイント

　他の囊胞性腎疾患が鑑別に挙げられるが，囊胞のサイズや分布などから比較的容易に鑑別できる[1)2)]．多囊胞性異形成腎は通常片側性であり，囊胞のサイズはGCKDより大きい．多発性囊胞腎（常染色体劣性あるいは常染色体優性）は，典型的には両腎が腫大し，囊胞は腎全体にみられ，囊胞の分布がGCKDとは明らかに異なる（図2）．

　後天性囊胞腎も囊胞が腎全体にみられ，人工透析の既往があることから容易に鑑別できる．

　また，躁病や躁状態の治療薬である炭酸リチウムの長期服用による腎障害が知られている．その典型的な画像所見は，GCKDでみられるような微小囊胞が両腎に多発する．しかし，この場合，微小囊胞が腎全体に分布することから，GCKDと鑑別できる．

●参考症例：常染色体優性多発性囊胞腎

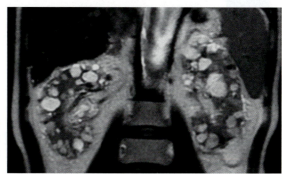

60歳代，男性．
T2強調像で，やや腫大した両腎に多数の囊胞を認める．個々の囊胞のサイズはGCKDのそれよりも明らかに大きく，分布も腎の全体にわたる．

図2　T2強調冠状断像

参考文献

1) Wood CG 3rd, Stromberg LJ 3rd, Harmath CB, et al: CT and MR imaging for evaluation of cystic renal lesions and diseases. RadioGraphics 35: 125-141, 2015.
2) 成田啓一, 秋田大宇, 陣崎雅弘: 囊胞性腎腫瘍. 臨床画像 32: 1192-1201, 2016.

von Hippel-Lindau病の腎病変
renal manifestations of von Hippel-Lindau disease

石神康生

● **症例**：40歳代，女性．von Hippel-Lindau病で経過観察中．

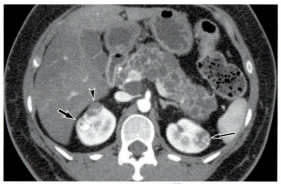

図1-A　造影CT（腎上極レベル）

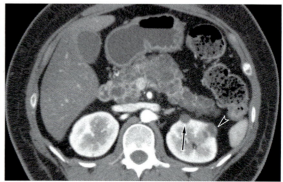

図1-B　造影CT（Aより尾側のスライス）

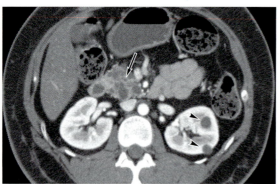

図1-C　造影CT（膵頭部レベル）

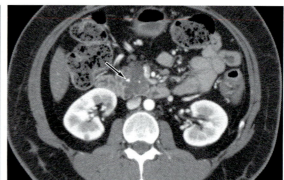

図1-D　造影CT

> **NOTE**　【von Hippel-Lindau病の分類】（文献3）より改変して転載）
>
> | | 腎細胞癌 | 褐色細胞腫 | 網膜血管腫 | 中枢神経系血管芽腫 |
> |---|---|---|---|---|
> | VHL病1型 | あり | なし | あり | あり |
> | VHL病2型A | なし | あり | あり | あり |
> | VHL病2型B | あり | あり | あり | あり |
> | VHL病2型C | なし | あり | なし | なし |
>
> まず，褐色細胞腫を合併して発症するか否かで1型（褐色細胞腫なし），2型（褐色細胞腫あり）に分類する．さらに，2型の中で腎細胞癌を発症するか否かで2型A（腎細胞癌なし），2型B（腎細胞癌あり）に分類する．また，褐色細胞腫のみで発症するものを2型Cと分類する．2型の頻度は10〜20%とされる[2)3)]．

画像の読影

　造影CTでは，両腎の上極レベルで多血性の充実性腫瘍（図1-A；➡），多血性の充実部を有する囊胞性病変（図1-A；→），隔壁を伴う囊胞性病変を認める（図1-A；▶）．それより尾側のスライスでは，隔壁を有する囊胞性病変（図1-B；▶）と単純性囊胞（図1-B；→）を認める．囊胞性病変の隔壁は肥厚し，強い増強効果が認められる．このように，両腎には複数の腎細胞癌，囊胞性腎癌，単純性囊胞が認められる．膵頭部のレベルでは左腎に2か所の単純性囊胞が認められる（図1-C；▶）．膵全体に多数の囊胞性病変が認められる．膵頭部の膵囊胞の中心部には微小な囊胞（図1-C；→），辺縁は大きめの囊胞で構成されており，石灰化（図1-D；→）も認められる．膵頭部の囊胞は漿液性囊胞腫瘍（serous cystic neoplasm；SCN）が示唆される．

von Hippel-Lindau病の腎病変の一般的知識と画像所見

　von Hippel-Lindau（VHL）病は常染色体優性遺伝の疾患だが，家族歴を確認できないこともある．頻度は36,000～53,000人に1人とされる[1]．VHL病では複数の臓器に腫瘍性あるいは囊胞性病変が多発する．発症病変としては網膜血管腫，中枢神経系の血管芽腫，膵囊胞，膵漿液性囊胞腫瘍，膵神経内分泌腫瘍，副腎褐色細胞腫，腎囊胞，腎細胞癌，精巣上体囊胞腺腫，内耳リンパ囊腫，子宮広間膜の囊胞腺腫などが報告されている（▶NOTE）[2)3)]．囊胞，囊胞性腫瘍，多血性腫瘍と覚えるとイメージしやすい．

　VHL病の腎病変は腎囊胞と腎細胞癌で，腎囊胞，囊胞性腎癌，そして充実性の腎癌が認められる．腎細胞癌は典型的には淡明細胞型腎細胞癌（clear cell renal cell carcinoma）である[1]．腎囊胞はVHL病患者の60～80％で認められ，15歳以上で発症する[2)3)]．腎細胞癌はVHL患者の25～50％で認められ，20～60歳で発症する[2)3)]．VHL病の腎病変は年齢とともに数が増える[1]．腎細胞癌は若年で発症し，多発性かつ再発性である[1]．VHL病では，画像上で単純性腎囊胞にみえても，実際には腫瘍細胞によって囊胞の上皮が被覆されている（囊胞性腎癌あるいは前癌病変）ことも多い[1]．

　画像所見　両腎に複数の腎囊胞を認め，clear cell RCC合併例では，多血性の充実部を有する囊胞性腫瘍や多血性の充実性腫瘍が認められる．画像診断では腎細胞癌の診断だけでなく，腫瘍径や他臓器の病変（膵，副腎，脊髄など）に留意することも大事である．

鑑別診断のポイント

　本症の鑑別疾患として挙げられるBirt-Hogg-Dubé症候群（p.90-91参照）は常染色体優性遺伝の疾患で，腎囊胞，腎細胞癌，オンコサイトーマが多発する．頭頸部には多発皮膚丘疹，また肺囊胞が認められ，画像診断でのVHL病との鑑別点となる．

参考文献

1) Dillman JR, Trout AT, Smith EA, et al: Hereditary renal cystic disorders: imaging of the kidneys and beyond. RadioGraphics 37: 924-946, 2017.
2) 多彩な内分泌異常を生じる遺伝性疾患（多発性内分泌腫瘍症およびフォンヒッペル・リンドウ病）の実態把握と診療標準化の研究班（編）；フォン・ヒッペル・リンドウ（VHL）病診療ガイドライン2017年版．(www.kochi-ms.ac.jp/~hs_urol/pdf/vhl_2017ver.pdf)
3) Lonser RR, Glenn GM, Walther M, et al: von Hippel-Lindau disease. Lancet 361: 2059-2067, 2003.

結節性硬化症の腎病変
renal manifestations of tuberous sclerosis

石神康生

● **症例1**：20歳代，女性．結節性硬化症の診断で経過観察中．

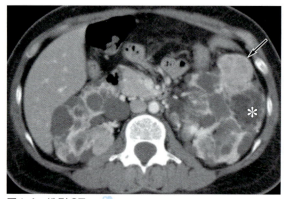

図1-A　造影CT　　　　　　　　　図1-B　造影CT

● **症例2**：20歳代，男性．結節性硬化症の診断で経過観察中．

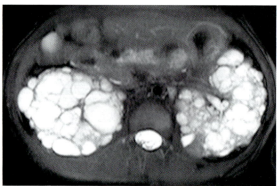

図2-A　脂肪抑制T2強調像

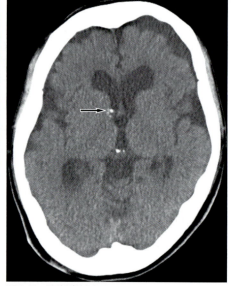

図2-B　頭部単純CT

-:参考文献:-

1) 日本泌尿器科学会，日本結節性硬化症学会(編)；結節性硬化症に伴う腎血管筋脂肪腫診療ガイドライン2016年版．金原出版，2016．
2) Rakowski SK, Winterkorn EB, Paul E, et al: Renal manifestations of tuberous sclerosis complex: incidence, prognosis, and predictive factors. Kidney Int 70: 1777-1782, 2006.
3) Dillman JR, Trout AT, Smith EA, et al: Hereditary renal cystic disorders: imaging of the kidneys and beyond. RadioGraphics 37: 924-946, 2017.
4) Pallisa E, Sanz P, Roman A, et al: Lymphangioleiomyomatosis: pulmonary and abdominal findings with pathologic correlation. RadioGraphics 22: S185-S198, 2002.

画像の読影

【症例1】 造影CTでは両腎に複数の脂肪濃度の腫瘤（図1；＊）が認められ，血管筋脂肪腫（angiomyolipoma；AML）の所見である．脂肪が明らかでない充実性腫瘤（図1-A；→）もみられるが，fat poor AMLと考えられる．また，両腎には多数の嚢胞がみられる．また，肝左葉外側区域にも造影される充実性腫瘤（図1-B；→）を認め，肝AMLと考えられる．

【症例2】 MRIのT2強調像（図2-A）では両腎は腫大し，大小多数の嚢胞で置換されている．常染色体優性多発性嚢胞腎と同じ画像所見である．頭部CTでは右脳室の壁に石灰化（図2-B；→）を認め，結節性硬化症の所見である．

結節性硬化症の腎病変の一般的知識と画像所見

結節性硬化症は，皮膚，脳，腎，心臓などの多臓器に過誤腫や腫瘍が発生する遺伝性の神経皮膚症候群である．有病率は10,000〜30,000人に1人とされる[1]．常染色体優性で，浸透率は90％以上と高い[1]．患者の約1/3は家族歴を有するが，残り2/3は新たに生じた突然変異に起因する[1]．結節性硬化症のうち60〜80％が腎病変を有する．腎AMLは50〜85％，腎嚢胞は20〜50％，腎細胞癌は2〜4％に認められる[1]．腎AMLは10歳代で頻度が増加し，大きさも10歳代から増大し20歳代でピークとなる．すなわち，結節性硬化症に合併する腎AMLは若年で発見され，女性に多く，多発性で増大傾向が強い[1]．また，出血や破裂を来しやすいとされる．腎嚢胞は性別や年齢で大きな違いはないとされる．腎細胞癌は若年（20〜30歳代）で発生する傾向があるとされる[1]．

結節性硬化症はTSC1あるいはTSC2遺伝子の変異が原因とされるが，TSC1，TSC2のいずれの遺伝子にも変異を認めない例もある．TSC2遺伝子変異をもつ患者の方が多く，腎嚢胞や腎AMLの頻度も高いとされる[2]．

結節性硬化症は，稀ながら常染色体優性多発性嚢胞腎（autosomal dominant polycystic kidney disease；ADPKD）と併存することがある．TSC2遺伝子が，ADPKDの原因遺伝子のひとつであるPKD1と近接していることが原因である．結節性硬化症とADPKDを合併している場合はADPKDが若年発症することがあり，腎機能の予後は不良となる[3]．

4cm以上のAMLや5mm以上の腫瘍内動脈瘤がある場合は出血のリスクが高いので，塞栓術が検討される[1]．結節性硬化症の腎AMLではmammalian target of Rapamycin（mTOR）経路が活性化している．mTOR阻害薬は結節性硬化症の腎AMLに対する縮小効果がある[1][3]．

画像所見 結節性硬化症では，両腎に複数の嚢胞と様々な程度の量の脂肪を含有する腫瘤（AML）が認められる．また，AML内に動脈瘤が認められることもある．画像的に脂肪の含有が明らかでないfat poor AMLは比較的均一な充実性腫瘤として認められることが多く，単純CTで腎実質より高吸収で，MRIのT2強調像では低信号である．また，腎外にも様々な病変が認められる．

鑑別診断のポイント

家族歴や多発腎AMLの存在，その他の腎外病変から結節性硬化症を疑うことは可能である．結節性硬化症とADPKDを合併している場合は，腎病変がADPKDの所見のみを示すことがある[3]．この場合は，結節性硬化症の腎外病変の有無が，ADPKDか両者の合併かの画像診断での鑑別点となる．Birt-Hogg-Dubé症候群では両肺に嚢胞がみられる．結節性硬化症でも肺に嚢胞，すなわち，リンパ管脈管筋腫症（lymphangioleiomyomatosis；LAM）を認めることがある[4]．これらの場合は，合併する腎腫瘍がAMLか否かが，画像診断での鑑別点となる．

急性腎盂腎炎
acute pyelonephritis

岡田慎悟，山城雄貴，加藤仁美，桑鶴良平

● 症例：20歳代，女性．悪寒戦慄を主訴に受診．叩打痛を認め，腎盂腎炎疑いにて造影CTを施行．

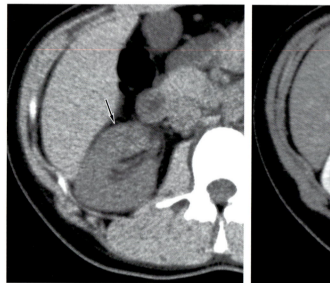

図1-A　単純CT　　　　　　　　　図1-B　造影CT（動脈相）

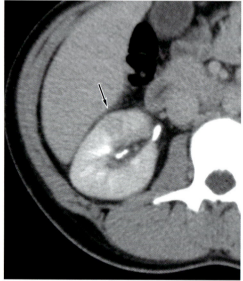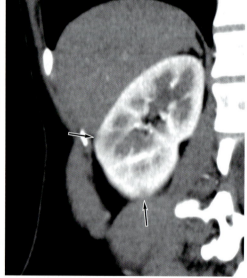

図1-C　造影CT（排泄相）　　　　図1-D　造影CT冠状断像（動脈相）

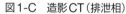 参考文献

1) 早野敏郎, 桑鶴良平：急性腎盂腎炎．山下康行（編著）；知っておきたい泌尿器のCT・MRI. 120-121, 2008.
2) Kunin M: Bridging septa of the perinephric space: anatomic, pathologic, and diagnostic considerations. Radiology 158: 361-365, 1986.
3) Jeffrey Jr. RB: PART IV Genitourinary and Retroperitoneum. Section 3 Kidney and renal pelvis infection. *In* Federle MP, Jeffrey Jr. RB, Woodward PJ, et al (eds); Diagnostic imaging abdomen. 2nd ed. Amirsys, Salt Lake City, p.IV-3-p26-29, 2010.
4) 藤永康成, 深松史聡, 三井高之・他：泌尿器・後腹膜病変の画像診断．臨床画像 30: 34-45, 2014.

画像の読影

単純CTでは不明瞭であるが(図1-A；→)，造影CT動脈相において右腎腹側に楔形の造影不良域を認め(図1-B；→)，排泄相では腎実質と等吸収に近くなっている(図1-C；→)．なお，本例では右腎の他部位にも複数の造影動脈相の造影不良域が観察されていた(図1-D；→)．尿培養・血液培養より*Escherichia coli*が検出され，臨床経過からも単純性腎盂腎炎(尿路基礎疾患なし)，菌血症の診断にて抗菌薬にて加療され，軽快後退院となった．

急性腎盂腎炎の一般的知識と画像所見

大部分は上行性感染による細菌感染によるものである．尿中の細菌は腎盂から髄質を介して腎実質へ波及するため，炎症は腎小葉単位で生じる．炎症の主体は間質で，炎症細胞の浸潤による浮腫性変化により尿細管は閉塞する．また，静脈閉塞に伴う出血がみられることがある．

臨床的には，尿路基礎疾患の有無で単純性と複雑性に分けられる．症状は悪寒，発熱，腰背部痛，腎部圧痛(肋骨脊柱角叩打痛；CVA tenderness)である．起炎菌は大腸菌が最も多いが，院内感染ではMRSAなどの日和見感染の割合が増加している．若年者では膀胱尿管逆流に伴うものが多く，成人では尿路結石や前立腺肥大による排尿障害，神経因性膀胱などが原因となる．ほとんどの場合，症状および膿尿あるいは尿中細菌の検出により診断に至る．

細菌の毒性や宿主側の免疫能により様々な程度の炎症を生ずる．腎盂粘膜から腎実質に炎症が波及すると急性巣状細菌性腎炎となる．さらに宿主の免疫状態が不良であったり，治療が遅れた場合，より重篤な気腫性腎盂腎炎や腎膿瘍などに移行する[1]．

画像所見 ダイナミックCTでは，造影早期に相対的に低吸収，後期では等吸収に近く，進行すると低吸収となる．また，血管のスパズムに伴う楔形の造影不良を呈することが多く(この造影不良域は時間とともに不明瞭となり，局所排泄能低下により数時間後には正常部と濃度が逆転し，高吸収となることもある)，腎の腫大や腎筋膜の肥厚，bridging septum(腎周囲腔に存在する線維隔壁であり，通常はCTで認識できないもの[2])の肥厚，腎周囲腔の脂肪織濃度上昇(perinephric fat stranding)や液体貯留などの二次性の変化もみられてくることが多い．

鑑別診断のポイント

急性腎盂腎炎の診断は臨床症状，尿所見でなされる．画像診断では，急性腎盂腎炎の原因となる尿路奇形や結石などの基礎疾患の有無，病変の局在，重症度の判定がポイントとなる．いずれの検査においても軽症では異常所見はみられない[1]．

尿路基礎疾患の有無(結石や腫瘍など)や背景の糖尿病の有無，臨床所見(悪寒や発熱，疼痛，採血上の炎症反応上昇)なども診断に重要である．特に腎梗塞との鑑別においては，これらの情報と併せた評価が必要となる．画像上はcortical rim sign(p.218参照)が鑑別に役立つことがある．

鑑別疾患として，臨床的には腎梗塞および腎腫瘍が特に重要である[3,4]．いずれの場合にも感染徴候や疼痛の有無，既往などの臨床所見は重要である．また，腎盂腎炎に伴う二次性変化や，短期的な画像検査のfollowによる改善傾向の確認も鑑別のポイントとなる．

[腎梗塞] 楔形の造影欠損(腎炎では造影効果の低下や不均一な造影効果)．

[腎腫瘍] 悪性リンパ腫[臨床症状やinterleukin(IL)-2R値，多発するリンパ節腫大]，腎細胞癌(早期濃染の有無，浸潤傾向やリンパ節腫大，遠隔転移の有無)，腎皮質の腫瘤様の肥厚・腫大(偽病変)，Wilms腫瘍(小児，出血や嚢胞変性，染色体異常・奇形を伴うや両側性もある，転移や浸潤傾向の有無)，nephroblastomatosis(小児，均一，造影効果)など．

[その他] Castleman病，IgG4関連腎疾患(腎実質病変では皮質に一致した造影不良域の多発，びまん性腎腫大，IgG4値の上昇，膵などの腎外病変の有無)など．

急性巣状細菌性腎炎
acute focal bacterial nephritis (AFBN)

岡田慎悟, 山城雄貴, 加藤仁美, 桑鶴良平

● **症例**: 20歳代, 女性. 嘔気, 悪寒, 発熱を主訴に受診. 左叩打痛もみられ, 造影CTを施行.

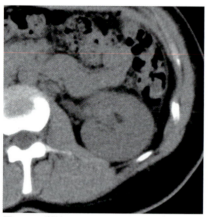

図1-A　単純CT

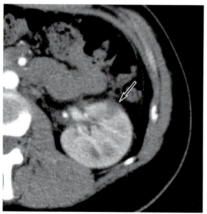

図1-B　造影CT
　　　（動脈相, Aと同じスライス）

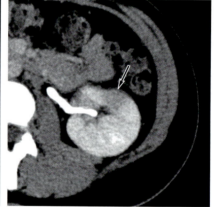

図1-C　造影CT
　　　（排泄相, Aと同じスライス）

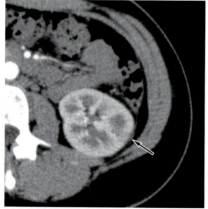

図1-D　造影CT
　　　（動脈相, Bと別スライス）

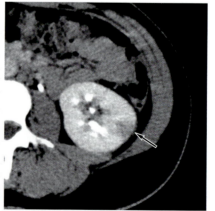

図1-E　造影CT
　　　（排泄相, Dと同じスライス）

画像の読影

数日前の単純CTでは軽度前腎筋膜の肥厚所見がみられていた（非提示）．

今回，左腎の軽度腫大がみられ，単純CT（図1-A）では不明瞭であるが，動脈相で左腎皮質から髄質にかけて造影不良域があり，同部では限局的に辺縁の毛羽立ちがみられている（図1-B；→）．皮髄相（非提示）から排泄相（図1-C；→）でも造影不良がみられており，急性巣状細菌性腎炎（AFBN）を考える所見である．異なるスライスでも同様の所見がみられている（図1-D, E；→）．抗菌薬加療にて軽快し，退院となった．

急性巣状細菌性腎炎の一般的知識と画像所見

急性巣状細菌性腎炎は，液状化を伴わない腎実質の腫瘤形成を特徴とした腎感染症である．1979年にRosenfieldらによって初めて報告された[1]．感染経路は上行性か血行性かは問わない．腎盂腎炎，急性巣状細菌性腎炎（acute focal bacterial nephritis；AFBN），腎膿瘍は一連の過程と考えられており，治療が遅れると腎盂腎炎→AFBN→腎膿瘍へ進行する．

画像所見 腎盂腎炎が動脈相で相対的に低吸収を呈し，排泄相では等吸収となることが多いのに対し，AFBNでは造影効果は残存するが排泄相まで造影不良がみられる．腎膿瘍まで進行すると，膿瘍腔は造影効果のない領域として描出されるとされる[2〜4]．

また，AFBNの遅延性造影効果が診断に有用な場合がある．これは腎実質相で造影不良がみられた部位に一致し，造影剤投与後3時間以降に造影効果が認められるもので，急性腎盂腎炎でも同様の所見が認められる．炎症性浮腫や細胞浸潤により集合管に停滞していた造影剤が濃縮されて遅れて排泄されるためと考えられている[5]．心臓カテーテル検査を行った翌日などに，このような所見がみられることもある．

鑑別診断のポイント

腎の炎症・感染に関する成書には，腎盂腎炎とAFBNを明確に区別していないものや排泄相まで造影不良がみられても腎盂腎炎としているものがある．また腎盂腎炎とAFBNの所見が多発病変の中で混在することも少なくない．

実臨床においては，腎盂腎炎やAFBNがCTを撮影して初めて疑われることも多く，小児の場合などを含め造影1相しか撮影されていないことも多い．また，粗大な膿瘍まで至ればドレナージが必要となることも多いが，AFBN，単純型尿路感染の場合，抗菌薬で加療開始されることが多く，どこまで厳密に両者を区別するかは定まっていない．

「AFBNは急性腎盂腎炎の1亜型として，特に両者を分けて考える必要はない」とする考えもある[6]．ただし，繰り返しになるが，AFBNの病巣が既に膿瘍化しているかの判定により治療方針が異なってくるので重要である．

なお，AFBNの病巣はT2強調像で低信号を呈し，腎膿瘍はT2強調像で高信号に描出され，診断に有用な場合がある[6]．

参考文献

1) Rosenfield AT, Glickman MG, Taylor KJ, et al: Acute focal bacterial nephritis (acute lobar nephronia). Radiology 132: 553-561, 1979.
2) Lawson GR, White FE, Alexander FW: Acute focal bacterial nephritis. Arch Dis Child 60: 475-477, 1985.
3) Huang JJ, Sung JM, Chen KW, et al: Acute bacterial nephritis: a clinicoradiological correlation based on computed tomography. Am J Med 93: 289-293, 1992.
4) 荒木 力：ここまでわかる急性腹症のCT，第2版．メディカル・サイエンス・インターナショナル，p.314-318, 2009.
5) Ishikawa I, Saito Y, Onouchi Z, et al: Delayed contrast enhancement in acute focal bacterial nephritis: CT features. J Comput Assist Tomogr 9: 894-897, 1985.
6) 的場宗孝，東光太郎，利波久雄：急性巣状細菌性腎炎の画像診断．小児科臨床 59: 1583-1588, 2006.

気腫性腎盂腎炎
emphysematous pyelonephritis

● **症例**：60歳代，女性．腹痛・発熱・食思不振．意識レベル低下で来院．2型糖尿病治療中であった．腎摘出後，*Escheria coli* を検出．

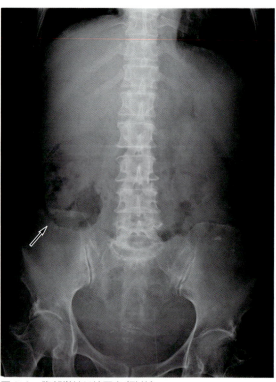

図1-A　腹部単純X線写真（臥位）

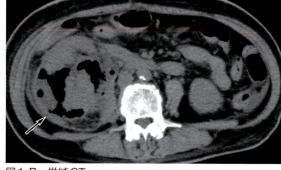

図1-B　単純CT

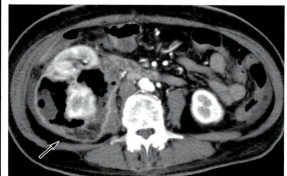

図1-C　造影CT（早期相）

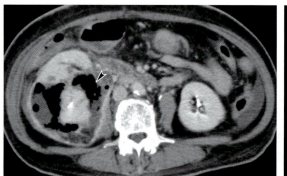

図1-D　造影CT（排泄相，Cより尾側のレベル）

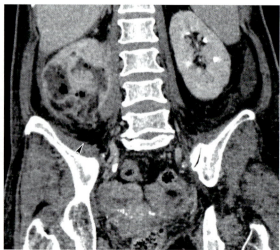

図1-E　造影CT冠状断像（排泄相）

画像の読影

　腹部単純X線写真（臥位）では右腎腫大があり，腎実質および腎周囲に異常ガス像の描出がみられる（図1-A；→）．単純CTで右腎は腫大し，腎周囲の脂肪織濃度上昇やガス像，液体貯留がみられる（図1-B；→）．造影剤投与後に，肥厚した壁に造影効果がある（図1-C；→）．図1-Cより尾側のレベルや冠状断像では，ガスと膿瘍を考える液体貯留の他，腎実質の破壊と被膜の断裂がみられる（図1-D, E；▶）．Huangらの気腫性腎盂腎炎の分類ではclass 3Aとなる．

気腫性腎盂腎炎の一般的知識と画像所見

　気腫性腎盂腎炎はコントロール不良の糖尿病患者に発生することが多く，*Escheria coli*や*Klebsiella pneumoniae*などにより腎実質内外にガス像を認める重症尿路感染症である．男女比は1：3で女性に多く，致死率は21〜25％とされている[1) 2)]．嫌気性菌が虚血に陥った腎実質内で嫌気性解糖を行い，二酸化炭素（CO_2）を発生させる．

　治療としては抗菌薬治療，血糖コントロールが基本である．尿路閉塞があれば尿管ステント留置や経皮的ドレナージ，開腹ドレナージ，腎摘除術が適宜行われる．

画像所見　腹部単純X線写真では腎部に一致してガス像がみられるとされているが，ガスが少なく診断困難な場合もあり，現在ではCTによる診断が中心となる．CTでは腎盂・腎杯，時に腎周囲腔を越えるガス像がみられる．進行すると拡張した腎盂・腎杯に液体貯留や膿瘍形成がみられる．

鑑別診断のポイント

　気腫性腎盂腎炎のCTにおけるclass分類には，Huangらによる下記の分類がある[3)]．
class 1：ガスが腎盂・腎杯にのみ認められる．
class 2：ガスが腎実質内にとどまり，腎外への進展は伴わない．
class 3A：ガスおよび膿瘍が腎周囲に進展するもの．
class 3B：ガスおよび膿瘍が腎傍腔へ進展するもの．
class 4：両側もしくは単腎にガスを認めるもの．
　その後，Ubeeらはこのclass分類を用いて治療ストラテジーを作成している[4)]．
　class 1, 2は基本的には経皮的ドレナージとなる．class 3A, 3Bではリスク因子（ショック，意識障害，クレアチニン上昇，血小板減少傾向）を判定し，2つ以上のリスク因子がある際には腎摘除術を推奨している．class 4では腎摘除術を行うと透析となってしまうため，できる限り経皮的ドレナージを行うとしている．しかし，腎摘除術の時期を見誤ると救命も困難となることがあり，全身状態のリスク因子に応じて治療方針を決定することが重要である．

参考文献

1) Somani BK, Nabi G, Thorpe P, et al: Is percutaneous drainage the new gold standard in the management of emphysematous pyelonephritis? Evidence from a systematic review. J Urol 179: 1844-1849, 2008.
2) Falagas ME, Alexiou VG, Giannopoulou KP, et al: Risk factors for mortality in patients with emphysematous pyelonephritis: a meta-analysis. J Urol 178: 880-885, 2007.
3) Huang JJ, Tseng CC: Emphysematous pyelonephritis: clinicoradiological classification, management, prognosis, and pathogenesis. Arch Intern Med 160: 797-805, 2000.
4) Ubee SS, McGlynn L, Fordham M: Emphysematous pyelonephritis. BJU Int 107: 1474-1478, 2011.

腎膿瘍
renal abscess

岡田慎悟，山城雄貴，加藤仁美，桑鶴良平

● **症例**：60歳代，男性．尿路結石の既往があり，糖尿病も指摘されていたが，未加療であった．発熱・悪寒戦慄を主訴に受診．単純CTにて腎周囲に脂肪織濃度上昇がみられ，腎盂腎炎疑いにて入院，造影CTを施行．

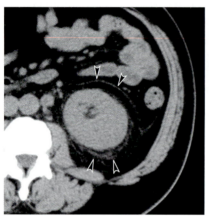

図1-A　単純CT

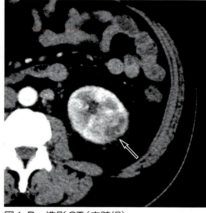

図1-B　造影CT（皮髄相）

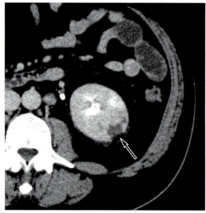

図1-C　造影CT（排泄相）

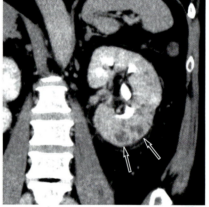

図1-D　造影CT冠状断像（排泄相）

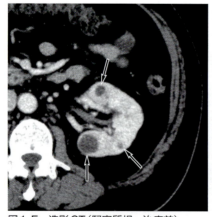

図1-E　造影CT（腎実質相，治療前）

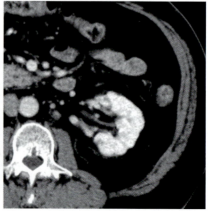

図1-F　造影CT（腎実質相，治療5か月後，Eと同スライス）

画像の読影

単純CTにて複数の腎結石が認められ（非提示），左腎の腫大や腎周囲脂肪織の濃度上昇，腎筋膜の描出がみられていた（図1-A；▶）．造影後，腎皮質を含めた造影不良域が左腎に多発し，一部排泄相まで造影されず，液体濃度を呈するやや虚脱したような構造が複数観察された（図1-B，1-C；→）．小病変が集簇するような分布の偏在もみられ，腎炎を背景に膿瘍を多発している所見が疑われた（図1-D；→）．

抗菌薬加療され軽快の後，退院．5か月後のCTでは腎腫大の改善（逆に萎縮が進行），一部瘢痕化と考えられる変形の進行，膿瘍腔と考えられる低吸収域の縮小，不明瞭化がみられていた（図1-E：治療前；→，図1-F：治療5か月後）．

腎膿瘍の一般的知識と画像所見

急性腎盂腎炎での微小膿瘍が癒合拡大し腎膿瘍となる．起炎菌は大腸菌が最も多い．大部分は上行性感染による細菌感染によるものであるが，稀に血行性，リンパ行性感染がある．

膀胱尿管逆流，尿路結石や前立腺肥大による排尿障害，神経因性膀胱などに続発することが多い．血行性感染では糖尿病患者が多い．急性膿瘍と慢性膿瘍がある．

腎外へ進展すると，腎周囲膿瘍（perirenal abscess）となる．また，尿路閉塞や狭窄がある例では，膿腎症となったり，乳頭壊死がみられることもある[1]．

画像所見 造影効果を伴わない膿瘍腔と，周囲の膿瘍壁を考えるrimまたはring状のサインがみられる[2]．膿瘍腔はCT値20〜30HU程度であることが多く[3]，急性巣状細菌性腎炎（acute focal bacterial nephritis；AFBN）でも記載の通り（p.168-169参照），MRIのT2強調像での高信号が診断に寄与することがある．また，拡散強調像では高信号を呈する．

鑑別診断のポイント

[腎嚢胞感染][4)5)] perinephric fat strandingの欠如やrim sign，単発性，造影されない，不整な壁などが特徴であり，既知の嚢胞があれば判別は容易なこともあるが，厳密な鑑別は難しいこともある．多発性嚢胞腎では繰り返す出血や多発病変がみられ，厳密な鑑別はより困難なことが多い．

[腎細胞癌][4)] 造影される腫瘍であり，多くは多血性である．無症状であることが多く，25〜40％は偶発的に発見され，25〜30％は転移を伴う．腎膿瘍では膿瘍壁に早期濃染はみられない．

[転移][4)] 原発巣が既知であることが多く，血行性散布，多発，サイズが比較的小さく，軽微でも造影されることが多い（CT値5〜30HU）．肺癌や乳癌，大腸癌では時にサイズが大きく，単発性のことがあり，腎細胞癌との鑑別が難しいことがある．無症状であることが多いが，背部痛や血尿を伴うことがある．

[リンパ腫][3)] 多発性が多く，無症状であることが多い．発熱や体重減少，背部痛や血尿，腎障害を伴うこともある．腎盂癌に比べ水腎症の程度は弱い．浸潤所見で鑑別できることもある．

参考文献

1) 早野敏郎，桑鶴良平：腎膿瘍．山下康行（編著）；知っておきたい泌尿器のCT・MRI．124-125, 2008.
2) Federle MP, Jeffrey Jr. RB, Woodward PJ, et al (eds)；Diagnostic imaging abdomen, 2nd ed. Amirsys, Salt Lake City, p.IV-3-p38-41, 2010.
3) Morehouse HT, Weiner SN, Hoffman JC: Imaging in inflammatory disease of the kidney. AJR 143: 135-141, 1984.
4) Craig WD, Wagner BJ, Travis MD: Pyelonephritis: radiologic-pathologic review. RadioGraphics 28: 255-277, 2008.
5) Kawashima A, Sandler CM, Goldman SM, et al: CT of renal inflammatory disease. RadioGraphics 17: 851-866, 1997.

膿腎症
pyonephrosis

● **症例**：60歳代，男性．25年来の2型糖尿病（HbA1c 8%）．腎結石・尿管結石による腎盂腎炎を繰り返していた．培養でEscherichia coliを確認．

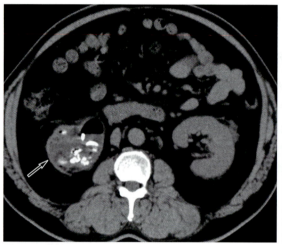

図1-A　単純CT

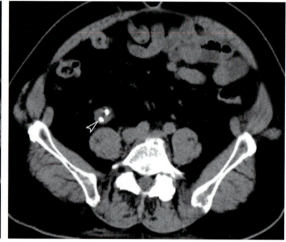

図1-B　単純CT

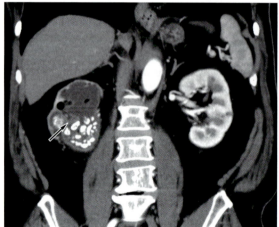

図1-C　造影CT冠状断像（排泄相）

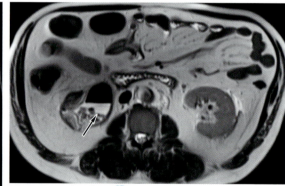

図1-D　T2強調像

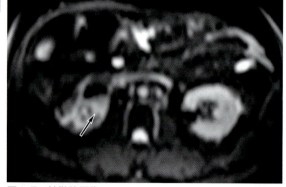

図1-E　拡散強調像

画像の読影

単純CTでは多発する右腎結石がみられる．腎盂の拡張があり，やや吸収値の高い（20U程度）液体貯留がみられる．右腎実質は萎縮している（図1-A；→）．単純CT（骨盤入口レベル）では右尿管内には結石（図1-B；▶）があり，水尿管を呈している．尿管内にはステントが留置されている．造影CT冠状断像排泄相では，拡張した腎盂の壁が肥厚しており，造影効果を伴っている（図1-C；→）．T2強調像では，拡張した腎盂内に結石を考える低信号の結節が複数ある．膿瘍を考える液面形成があり（図1-D；→），腹側にはガスによる低信号域もみられる．拡散強調像では液体貯留に一致して高信号を示す（図1-E；→）．

膿腎症の一般的知識と画像所見

膿腎症とは，尿路閉塞により拡張した上部尿路にみられる膿瘍形成であり，腎機能の低下・廃絶を来した状態である．膿腎症の原因としては結石性尿路閉塞が多い．また，尿路閉塞は腫瘍によっても起こり，膿腎症を契機に発見される腎・尿路悪性腫瘍も報告されている[1]．基礎疾患として糖尿病が存在することが多く，15％の症例では発熱を認めない．

治療は，全身状態不良や炎症が腎周囲に波及している場合には，抗菌薬の投与や経皮的ドレナージ術を行い，なるべく腎機能回復や腎温存に努める．その後，全身状態や腎および腎周囲に残存する炎症の程度を判断して，2期的に腎摘除術や閉塞機転の除去を行う．

画像所見 膿腎症は，水腎症を来した状態に膿瘍が貯留しており，CTでは，拡張した腎盂尿管に通常の尿より淡く吸収値の高い液体濃度域がみられる．時にdebrisやガスの産生もみられる．腎盂や尿管壁は肥厚し，造影剤投与により，肥厚した壁は造影される．MRIでは，拡張した尿路内がT1強調像で低信号，T2強調像で通常の尿よりやや不均一な高信号を示し，肥厚した壁も描出されることが多い．拡散強調像では強い高信号となる[2]．

鑑別診断のポイント

尿路結石の他に，腎盂や尿管内に充実性成分をみた場合には，腫瘍による尿路閉塞を考える．一方，閉塞原因が不明な膿腎症でも，腎摘除術後に腎細胞癌，腎盂癌が発見された例も報告されており，原因不明の膿腎症に対して，CTやMRIによる画像検査に加え，尿細胞診，腎瘻造影などの検査も併せた複数回の検査の施行が重要である[3]．

参考文献

1) Okumura A, Yosimoto K, Fuse H: A case of right pyonephrosis due to ureteral stones in a hemodialysis patient. Jpn J Urol 106: 123-126, 2015.
2) 岡田慎悟，桑鶴良平：腎尿路疾患のCT・MRI: 感染症．臨床画像 32: 1228-1239, 2016.
3) Morishita N, Kawamura M: Transitional cell carcinoma (TCC > SCC) of the renal pelvis associated with calculous pyonephrosis. Nishinihon J Urol 63: 433-435, 2001.

慢性腎盂腎炎
chronic pyelonephritis

山城雄貴，岡田慎悟，加藤仁美，桑鶴良平

● **症例1**：80歳代，男性．無症状．

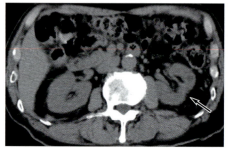

図1-A　単純CT

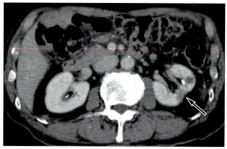

図1-B　造影CT

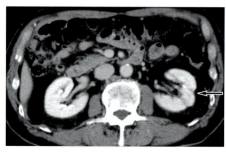

図1-C　造影CT（4年前）

● **症例2**：70歳代，女性．40年来の全身性エリテマトーデス（SLE）．尿潜血陽性でCT施行．

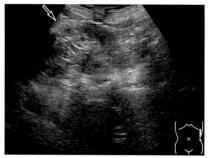

図2-A　超音波像

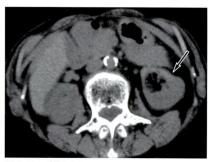

図2-B　単純CT

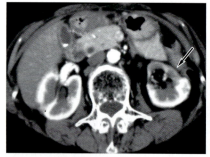

図2-C　造影CT（早期相）

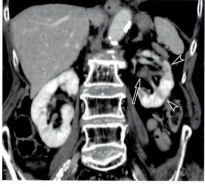

図2-D　造影CT冠状断像（実質相）

画像の読影

【症例1】 単純CTでは左腎辺縁の変形（陥凹）がみられる（図1-A；→）．造影CTでは左腎の変形（陥凹）に加え，近接する楔状の造影不良域がある．4年前のCT（図1-C）と比較すると，近接する楔状の造影不良域の増大と陥凹の進行がある（図1-B；→）．感染を繰り返したことにより，変形や造影不良域が増大したと考えられる．

【症例2】 腹部超音波では，左腎実質辺縁の変形と局所の菲薄化がみられる（図2-A；→）．単純CTでは左腎の変形と実質の菲薄化がある（図2-B；→）．造影CT早期相では菲薄化した腎実質に一致して造影不良域がみられる（図2-C；→）．造影CT冠状断像実質相では，多発する腎実質の楔状造影不良（図2-D；▶）と腎盂の拡張がある（図2-D；→）．

慢性腎盂腎炎の一般的知識と画像所見

腎盂腎炎は，細菌感染による腎盂・腎杯とその周囲の炎症からなり，急性腎盂腎炎と慢性腎盂腎炎に大別される．慢性腎盂腎炎は細菌感染が持続することにより炎症を繰り返すため，両者を明確に区別することは難しい．急性腎盂腎炎は多くが大腸菌によるのに対し，様々な菌が検出される．腎の機能は徐々に失われていき，ついには腎不全に陥ることがある．既往歴や臨床症状から診断の予測がつく場合もあるが，感染が証明できない場合や急性腎盂腎炎の再燃と区別がつきにくいことも少なくない．

画像診断では炎症を繰り返した結果，腎の萎縮や瘢痕化，変形を来した腎を指すことが多い．慢性腎盂腎炎でみられる変化は図3のようなものである．原因としては，膀胱からの上行性感染が多い．膀胱尿管逆流症（vesicoureteral reflux；VUR）や尿路結石などの尿流障害があることで細菌感染が反復し，慢性腎盂腎炎となりやすい[1)～3)]．

画像所見 超音波では腎辺縁の不整や腎実質の菲薄化がみられ，腎結石や腎盂・腎杯の拡張がみられる．CTでは腎辺縁の不整や実質の変形・菲薄化に加え，造影剤投与後に病変部が造影不良となる．造影後排泄相を撮影することにより，腎盂・腎杯の拡張が明瞭となる．MRIでもCTと同様に腎実質の変形がみられる．MR urography（MRU）は腎盂・腎杯の拡張を明瞭に描出する．

鑑別診断のポイント

慢性腎盂腎炎と同様に，腎梗塞でも部分的な造影不良や萎縮を来すことがあり，鑑別が必要である．腎梗塞では腎杯の拡張を伴わないことが鑑別となるが，慢性腎盂腎炎でも腎杯の拡張が乏しく鑑別が困難な症例があり，血栓傾向や他臓器の梗塞の既往などの臨床情報も併せて読影することが必要である．

慢性腎盂腎炎による腎実質の萎縮が広範囲な場合には，正常部分が代償性に肥大し，腫瘤状になることがある（pseudotumor）．ダイナミック・スタディを行うことで腫瘤部が正常腎実質と同様に造影されるため，鑑別が可能である．

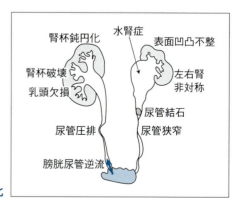

図3 慢性腎盂腎炎でみられる変化

参考文献

1) 二瓶 宏, 本田一穂：IV. 慢性腎不全の対策, 6. 慢性腎盂腎炎. 日内会誌 87: 1305-1310, 1998.
2) Kawashima A, Sandler CM, Goldman SM, et al: CT of renal inflammatory disease. RadioGraphics 17: 851-866, 1997.
3) Craig WD, Wagner BJ, Travis MD: Pyelonephritis: radiologic-pathologic review. RadioGraphics 28: 255-277, 2008.

黄色肉芽腫性腎盂腎炎
xanthogranulomatous pyelonephritis

加藤仁美,岡田慎悟,山城雄貴,桑鶴良平

● 症例:20歳代,女性.左側腹痛,発熱あり.

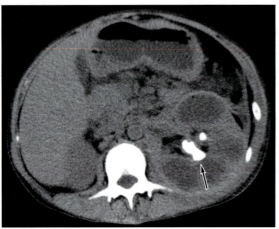

図1-A 単純CT

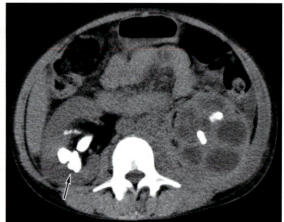

図1-B 単純CT

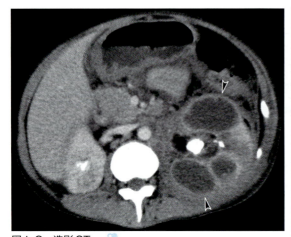

図1-C 造影CT

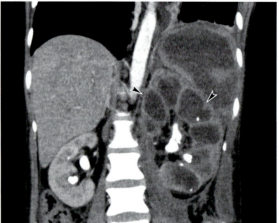

図1-D 造影CT冠状断像

画像の読影

単純CTでは，両腎に珊瑚状結石がみられ（図1-A, B；→），左腎は著明に腫大している．腫大した左腎では髄質を中心に低吸収域が多発し，皮質は菲薄化してみえる．造影CTでは，左腎に多発する低吸収域内部には造影効果はみられず，辺縁にはrim状の軽度の造影効果を伴っている（図1-C, D；▸）．菲薄化している腎皮質では，対側腎と比べて造影効果が減弱している．また，左腎周囲の脂肪織濃度も上昇している．本例は左腎摘出術が行われた．

黄色肉芽腫性腎盂腎炎の一般的知識と画像所見

黄色肉芽腫性腎盂腎炎は慢性的な腎疾患で，炎症で腎実質が破壊され，病理学的には脂肪を貪食したマクロファージで置換されるという特徴をもつ．肉眼的には黄色の結節を形成する．長期にわたる尿路閉塞（典型的には珊瑚状結石）が存在し，そこに慢性炎症を合併することで生じるとされている．起炎菌としては*Escherichia coli, Proteus mirabilis*が多い．通常は片側性で，びまん型と限局型に分類されるが，8割以上がびまん型である[1) 2)]．尿路感染の既往のある中年女性に多く，背景には糖尿病をもつ場合も多い．治療については，局所的な感染を制御するために抗菌薬を最初に投与し，続いてすべての関連組織とともに腎を一括で摘出するのが一般的である[1) 2)]．

画像所見 通常は片側性で，患側の腎は腫大し，珊瑚状結石を伴うことが多い．

典型的なCT所見は腫大した腎に髄質を中心とする低吸収域が多発する．造影後は多発する低吸収域内部には造影効果がみられないが，辺縁にはrim状の軽度の造影効果を伴う．周囲へ炎症が波及すると，腎周囲脂肪織濃度の上昇やGerota筋膜の肥厚がみられる．ただし，限局型では造影効果の弱い低吸収腫瘤としてみられるため，この場合は腎膿瘍や乏血性の腎細胞癌との鑑別が難しいことがある[3) 4)]．

MRIではT1強調像，T2強調像ともに病変内部は等〜やや高信号を示し，結石部分は低信号として描出される．

鑑別診断のポイント

鑑別疾患として腎膿瘍と乏血性のneoplasmが挙げられる．鑑別の一助として，特にCTでの腎腫大と珊瑚状結石の有無をみることが重要になると思われる．

参考文献

1) Kawashima A, Sandler CM, Goldman SM, et al: CT of renal inflammatory disease. RadioGraphics 17: 851-866, 1997.
2) Hayes WS, Hartman DS, Sesterbenn IA: From the archives of the AFIP: xanthogranulomatous pyelonephritis. RadioGraphics 11: 485-498, 1991.
3) Dunnick NR, Sandler CM, Newhouse JH, et al: Renal inflammatory disease. Textbook of uroradiology, 4th ed. Wolters Kluwer/Lippincott Williams & Wilkins, Philadelphia, p.165-185, 2008.
4) Craig WD, Wagner BJ, Travis MD: Pyelonephritis: radiologic-pathologic review. RadioGraphics 28: 255-277, 2008.

尿路結核・腎結核
urinary tract tuberculosis / renal tuberculosis

加藤仁美，岡田慎悟，山城雄貴，桑鶴良平

● **症例1**：30歳代，男性．頻尿で受診．腎細胞診で結核菌を検出．尿路結核．

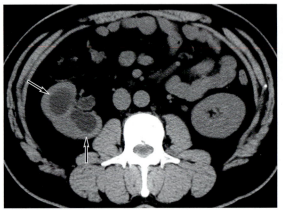

図1-A　単純CT　　　　　図1-B　造影CT

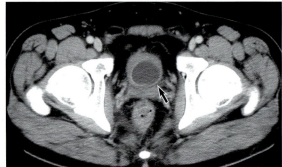

図1-C　造影CT　　　　　図1-D　造影CT

● **症例2**：70歳代，女性．肺結核，腎結核．

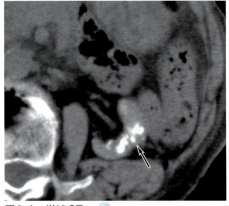

図2-A　単純CT

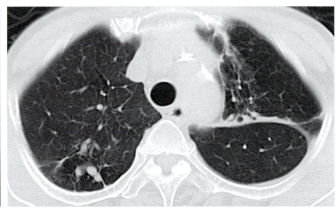

図2-B　胸部単純CT

画像の読影

【症例1】 単純CTでは，右腎に腎杯の拡張と考えられる低吸収域がみられ（図1-A；→），腎盂も軽度拡張している．造影CT（図1-B）では，病変部に造影効果はみられない．また右尿管の軽度拡張および壁肥厚（図1-C；▸），膀胱壁の肥厚（図1-D；→）もみられる．右腎，右尿管，膀胱周囲の脂肪織濃度の上昇はみられない．本例はその後，右腎摘，回腸利用膀胱拡大術が行われた．

【症例2】 単純CTでは，左腎は萎縮し，粗大な石灰化を伴っている（図2-A；→），いわゆる漆喰腎となっている．胸部単純CT（図2-B）では，両肺上葉に索状影，結節が散見され，気管支拡張像も伴っている．陳旧性肺結核の所見である．

尿路結核・腎結核の一般的知識と画像所見

尿路結核は近年減少傾向にあるものの，高齢者やcompromised hostの結核罹患率の増加，抗結核薬に耐性を示す多剤耐性結核菌の出現など臨床像は多様化しており，現在においても結核は重要な疾患のひとつとして念頭に置くべき疾患である．

腎結核は肺結核に次いで頻度が高いとされ，血行性感染により発生する．このうち活動性肺結核を伴うのは5～10％程度とされている．感染初期は糸球体内に感染巣を形成するが，大半はこの段階で自然治癒する．しかし，炎症が再燃すると髄質に進展し，漏斗部に瘢痕による狭窄が生じると腎杯拡張がみられる．その後は腎盂・尿管へ感染が広がることもある．最終的には腎実質に破壊性変化や乾酪壊死が出現し，腎萎縮や石灰化が生じる．

尿管結核は尿路結核中約45％を占め，そのうち尿管閉塞は17～28％に起こり，多くは尿管膀胱移行部に起こるとされている．尿管狭窄や閉塞例によって，水腎症，腎障害などが続発症としてみられることが多い．

画像所見 病変初期では画像所見に乏しいことが多いが，病変が進展し漏斗部に瘢痕狭窄が生じると腎盂拡張を伴わない腎杯の拡張がみられる．排泄性尿路造影では，腎乳頭の不整な虫食い様がみられる．腎結核の鑑別として慢性腎盂腎炎，黄色肉芽腫性腎盂腎炎，乳頭壊死，海綿腎，腎盂腎杯憩室，浸潤性の腎癌や腎盂癌などを考える[1]．尿管結核では尿管癌をはじめとする尿管狭窄を来す様々な疾患が挙げられる．

CTでは腎実質に病変が及ぶと結核腫となり，低吸収腫瘤として描出され，石灰化を含むことが多い．腎盂・腎杯と交通すると空洞形成がみられる[2][3]．最終的には腎実質の著明な萎縮とびまん性の石灰化がみられ，いわゆる漆喰腎となる．MRIではT2強調像で腎杯の内容は高信号（尿）から中～低信号（乾酪壊死）まで様々であり，漏斗部から腎盂にかけてT2強調像で低信号を呈する不整な壁肥厚病変がみられる場合もある[4]．

鑑別診断のポイント

病変の初期には，CT，MRIでは所見に乏しいことがあり，また所見があっても非特異的である．したがって排泄性尿路造影が有用で，腎乳頭の不整な虫食い像が特徴である．初期の段階で抗結核治療により治癒した場合には慢性腎盂腎炎の所見となる．腎盂腎杯の狭窄を来す中期以降では，逆に腎機能の低下により排泄性尿路造影では描出されず，CTやMRIが有用となる．また，CT，MRIは腎周囲の病変の範囲を知る上でも役に立つ．また，肺結核の所見を伴わない症例も多いことも知っておく必要がある[5]．

参考文献

1) Gibson MS, Puckett ML, Shelly ME: Renal tuberculosis. RadioGraphics 24: 251-256, 2004.
2) Dunnick NR, Sandler CM, Newhouse JH, et al: Renal inflammatory disease. Textbook of uroradiology, 4th ed. Wolters Kluwer/Lippincott Williams & Wilkins, Philadelphia, p.165-185, 2008.
3) Craig WD, Wagner BJ, Travis MD: Pyelonephritis: radiologic-pathologic review. RadioGraphics 28: 255-277, 2008.
4) 吉満研吾，藤光律子，井田樹子・他：腎．臨床画像 26: 6-22, 2010.
5) 早野敏郎，桑鶴良平：腎結核．山下康行（編）；知っておきたい泌尿器のCT・MRI. 130-131, 2008.

びまん性腎腫大
diffuse renal enlargement

山下康行

●**症例1**：4歳，女児．発熱，関節痛あり．近医受診し，いったん軽快するも再度出現．経過中に顔面神経麻痺あり，ステロイド投与で軽快するも再燃．腹満あり，腎腫大を指摘．

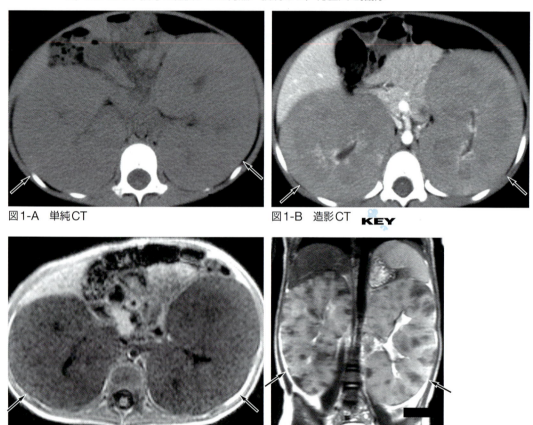

図1-A　単純CT

図1-B　造影CT

図1-C　T1強調像

図1-D　T2強調冠状断像

●**症例2**：1歳4か月，女児．肝脾腫，腎腫大，腹水，心筋肥大あり．

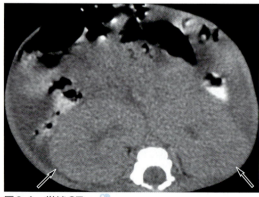

図2-A　単純CT

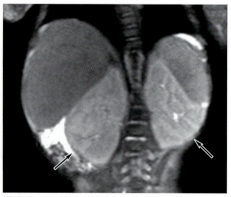

図2-B　T2強調冠状断像

● **症例3**：70歳代，女性．肉眼的血尿，発熱あり．

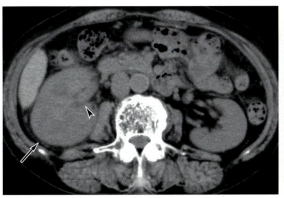

図3-A　単純CT

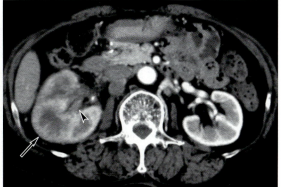

図3-B　造影CT（皮髄相）

画像の読影

【症例1】　CTおよびMRIで両側腎はびまん性に腫大している（図1；→）．造影CT（図1-B）で腎実質の造影効果は低下している．T1強調像（図1-C）で低信号，T2強調像（図1-D）では全体に軽度高信号で内部に多発性の低信号域を認める．精査で急性リンパ性の白血病と診断され，白血病細胞のびまん性腎浸潤と考えられた．

【症例2】　両側腎はびまん性に腫大している（図2；→）．ライソゾーム病（シアリドーシス）と診断され，シアリルオリゴ糖の蓄積に伴う腎腫大と考えられた．

【症例3】　右腎は腫大し，造影効果も不良である（図3；→）．腎洞内に軟部影を認める（図3；▶）．CT下の生検で，腎盂癌の腎実質への浸潤と診断された．

びまん性腎腫大の一般的知識

腎に明らかな腫瘤や囊胞，奇形性病変などを伴わなくとも，様々な原因によって腎のびまん性の腫大がみられることがある．その原因は片側性と両側性で大きく異なる（表）．

1) **片側性**：片側性の腎腫大は様々な原因で起こるが，その原因は，a. 腎前性，b. 腎性，c. 腎後性に分けられる．

　a. **腎前性**：主に腎血管系が原因で，腎動脈梗塞，腎静脈血栓・塞栓が鑑別に挙がる．また，ナットクラッカー現象のように，機能的に腎静脈が圧迫される場合も腎腫大がみられる．

　b. **腎性**：偏腎で代償性に肥大した場合，急性腎盂腎炎や腫瘍の浸潤，外傷（血腫など），先天奇形などが原因となる．

　c. **腎後性**：多くは尿管結石などが原因で，尿路排泄系の内圧が上昇した場合に，水腎症とともに腎実質の腫大がみられる（図4）．腎盂の拡張が目立たずに腎腫大が全面に出ることや，排石などに伴い尿路系の拡張が軽快し，腎腫大だけが残ることがあるが，多くは臨床症状などから鑑別は容易である．

2) **両側性**：両側性のものは全身疾患の部分症のことが多く，腎の画像所見のみから診断を絞り込むことは難しいことも多い[1]．多くは腫瘍の浸潤（悪性リンパ腫，白血病など；図1），異常物質の蓄積（アミロイドーシス，骨髄腫のBens-Jones蛋白沈着，急性尿酸性腎症，鎌状赤血球症など；図2），炎症細胞の浸潤（急性間質性腎炎など），糖尿病（糖尿病性腎症），膠原病や血

管炎が原因となる．また，巨人症（末端肥大症）などで全身性の内臓巨大症が腎にみられることもある．

鑑別のポイント

腎腫大は様々な原因でみられるため，病歴や臨床症状が重要となる．異常物質の蓄積症では肝や脾の腫大を伴うことも多い．糖尿病性腎症では糸球体の腫大のために腎不全になっても萎縮はあまりみられない[2]．腫瘍浸潤では同時にリンパ節の腫大や血液の異常を認めることが多いが，他の所見がはっきりせずに腎腫大のみが所見のこともある．腎盂腎炎などの場合は，腎被膜の肥厚や腎周囲の脂肪織の濃度上昇（perinephritic stranding），bridging septaの肥厚などを認めることが多い[3]．

造影すると，腎梗塞では楔状の造影不良域やcortical rim signがみられる．腎盂腎炎では楔状の造影不良域が特徴的であるが，限局性の炎症や膿瘍を形成した場合は腫瘤性病変と紛らわしい．悪性リンパ腫や腎盂癌では不整な造影不良域としてみられるが，白血病のびまん性浸潤では比較的均一に腫大する．

これらの所見は非特異的であり，診断の確定のためには腎生検が必要なことがある．

●参考症例：尿管結石に伴う水腎症，腎腫大

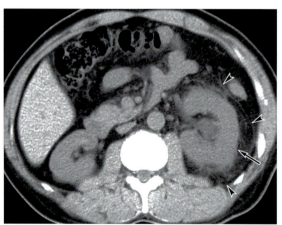

図4　単純CT

50歳代，男性．左腎は腫大し（→），水腎症もみられる．腎周囲脂肪織の毛羽立ちもみられ（▶），尿管内圧の上昇が示唆される．

表　びまん性腎腫大の鑑別

1）片側性

a. 腎前性
- 腎動脈梗塞
- 腎静脈血栓・塞栓
- 腎静脈圧迫

b. 腎性
- 代償性肥大
- 急性腎盂腎炎
- 先天奇形
- 腫瘍浸潤*
- 外傷

c. 腎後性
- 尿路閉塞

2）両側性
- 糖尿病性腎症
- 急性腎盂腎炎
- 膠原病による腎症
- 血管炎
- 後天性免疫不全症候群（AIDS）
- 腫瘍浸潤*
- 骨髄腫（Bens-Jones蛋白沈着）
- 急性間質性腎炎
- 常染色体劣性多発性嚢胞腎（ARPKD）
- 白血病や悪性腫瘍に伴う急性尿酸性腎症
- 代謝性疾患に伴う蓄積症：ライソゾーム病（糖原病，Fabry病など）ほか
- hemoglobin病（鎌状赤血球症，サラセミア）
- アミロイドーシス
- 巨人症（末端肥大症）

*悪性リンパ腫，白血病，転移，腎癌，腎盂癌など

参考文献

1) Davidson AJ, et al: Renal parenchymal disease. *In* Davidson AJ (ed); Radiology of the kidney and genitourinary tract, 3rd ed. WB Saunders, Philadelphia, p.73-358, 1998.
2) Segel MC, Lecky JW, Slasky BS: Diabetes mellitus: the predominant cause of bilateral renal enlargement. Radiology 153: 341-342, 1984.
3) Kawashima A, Sandler CM, Goldman SM, et al: CT of renal inflammatory disease. RadioGraphics 17: 851-866, 1997.

組織球腫症
histiocytosis

小山 貴

● 症例1：60歳代，男性．びまん性肺病変による呼吸困難を主訴として来院．Erdheim-Chester病．
（大阪赤十字病院放射線診断科　野口峻二郎先生のご厚意による）

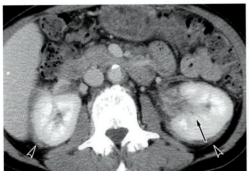
図1-A　造影CT

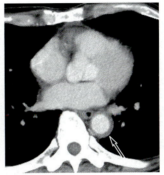
図1-B　胸部CT（縦隔条件）

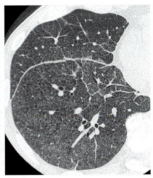
図1-C　胸部CT

● 症例2：50歳代，男性．無症状．Erdheim-Chester病．（文献1）より転載）

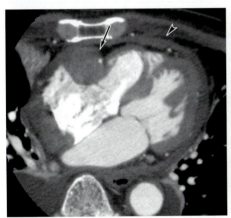
図2-A　心臓造影CT

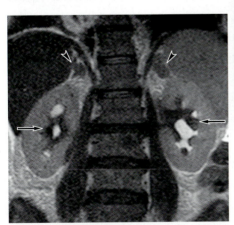
図2-B　T2強調冠状断像

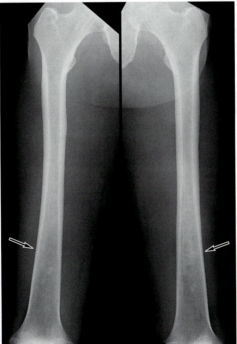
図2-C　大腿骨単純X線写真

● **症例3**：70歳代，女性．無症状．偶発的に右腎盂に接する腫瘤を指摘．Rosai-Dorfman病．
（宮崎大学泌尿器科　賀本敏行先生のご厚意による）

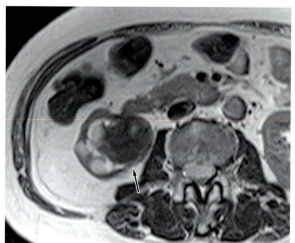
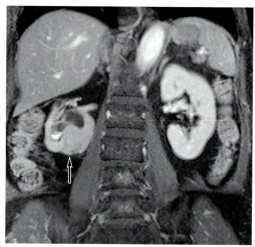

図3-A　T2強調像　　　　　　　　　　　　　　図3-B　脂肪抑制造影T1強調冠状断像

画像の読影

【症例1】　造影CTで，両側腎の周囲（図1-A；▶），腎盂の周囲（図1-A；→）に軟部組織が認められる．胸部大動脈の周囲でも壁の肥厚がみられる（図1-B；→）．肺野においては，びまん性の小葉間隔壁の肥厚とすりガラス影が認められた（図1-C）．両側下肢の単純X線写真では有意な異常は認められなかったが，骨シンチグラフィでは両側下肢の関節周囲の骨に集積の亢進がみられ（非提示），脛骨からの骨生検でErdheim-Chester病の診断が確立された．

【症例2】　CTにて偶発的に心臓の冠動脈周囲の軟部組織（図2-A；→）と，心膜のびまん性の肥厚（図2-A；▶）を指摘される．腹部においてはびまん性に腎盂周囲の軟部組織が認められ（図2-B；→），両側副腎も腫大しており（図2-B；▶），T2強調像ではいずれも著明な低信号を呈する．両側大腿骨の単純X線写真では骨幹部に多数の斑状硬化像を認め（図2-C；→），Erdheim-Chester病に特異的な画像所見である[1]．

【症例3】　T2強調像で腫瘤は著明な低信号を呈し（図3-A；→），造影MRIでは明瞭な造影効果を呈する（図3-B；→）．線維性間質に富む腫瘤であることが示唆されるが，その他の臓器の病変は明らかではなく，画像による特異的な診断は困難であった．手術とその後の病理検査にてRosai-Dorfman病の診断が確定した．

組織球腫症の一般的知識と画像所見

組織球腫症には，よく知られたLangerhans細胞組織球症の他に，淡明または泡沫状の細胞質を有する組織球を特徴とするErdheim-Chester（EC）病，組織球の内部にみられるemperipolesis（細胞内細胞嵌入現象）を特徴とするRosai-Dorfman（RD）病が知られる[2]．いずれも様々な程度の炎症細胞を伴い，全身の様々な臓器に病変がみられる全身性疾患である．EC病では病変に随伴する線維化の程度が強いことが多く，組織球が少なく病理診断に難渋することが多い．こうした症例においては，画像診断の臨床的意義がきわめて高い．

1) Erdheim-Chester（EC）病

EC病では中枢神経系（視床下部，下垂体領域），大血管周囲，心臓，眼窩，肺，副腎，骨などの様々な領域に病変が生じうる．腎病変はおよそ68％にみられるとされ，両側腎の周囲や腎盂の周囲に，両側性にびまん性の軟部組織を形成する[3]．両側腎を包み込むような軟部組織の形成は"hairy kidney"として知られる．また，腎に病変がみられる場合には，大動脈周囲を取り囲むような軟部組織の形成がみられることが多いとされる[2]．

画像所見　本疾患が疑われる場合には上述の全身のスクリーニングが必要となり，他の病変の存在および画像所見が診断への鍵となる．副腎は病変の好発部位のひとつであり，副腎の腫大の有無は注意深く観察する必要がある．

EC病においては，多くの症例で四肢の長管骨の骨幹部に特徴的な斑状の硬化性病変がみられ，本疾患に対して診断学的な価値が大きい．骨病変は四肢の痛みを訴えることもあるが無症状のことも多く，EC病が疑われる場合には，画像診断医が単純X線写真の撮影を提案することも重要である．稀に，単純X線写真では骨病変が認められない症例もあるが，骨病変の有無にかかわらず，全身における病変の組み合わせが重要である．

2) Rosai-Dorfman（RD）病

RD病は小児の全身性リンパ節腫大を呈することが多い．中枢神経系では硬膜の不整な肥厚を伴うことが多い．腎を含む泌尿器領域に病変を生じることは稀であるが，腎門部の腫瘤の形成が知られる．病変は両側性のことが多いとされるが，片側性のこともありうる[2]．

鑑別診断のポイント

EC病では，腎周囲や腎盂周囲にびまん性の軟部組織の形成がみられるという点では，IgG4関連疾患が最も重要な鑑別となる．同様の所見はIgG4関連疾患においてもしばしばみられ，いずれの病態においても，線維化を反映してMRIのT2強調像で低信号を呈し，画像診断による鑑別は不可能である．同時にみられうる大動脈周囲の軟部病変も，IgG4関連疾患でみられる炎症性大動脈瘤と同様の所見である．単純X線写真にて典型的な骨病変がみられる場合にはEC病の診断は容易であるが，骨病変がない場合には組織診断に頼らざるをえない．

RD病も鑑別はほぼ同様であるが，限局性の腫瘤を形成する傾向にあり，腎腫瘍やIgG4関連疾患に伴う炎症性偽腫瘍，悪性リンパ腫が鑑別に考慮される．

臨床的に注意すべき点は，EC病，RD病のいずれにおいても血清IgG4が高値を呈しうることが報告されており，IgG4の高値が，必ずしもIgG4関連疾患に特異的ではないことを認識しておく必要がある．

参考文献

1) 里上直衛，小山 貴：Erdheim-Chester病．画像診断 31: 208-209, 2011.
2) Purysko AS, Westphalen AC, Remer EM, et al: Imaging manifestations of hematologic diseases with renal and perinephric involvement. RadioGraphics 36: 1038-1054, 2016.
3) Arnaud L, Hervier B, Néel A, et al: CNS involvement and treatment with interferon-α are independent prognostic factors in Erdheim-Chester disease: a multicenter survival analysis of 53 patients. Blood 117: 2778-2782, 2011.

IgG4関連腎疾患
IgG4-related renal disease

江戸博美

● **症例1**：50歳代，男性．IgG4関連腎臓病．
（東邦大学医療センター大森病院放射線科　白神伸之先生，鈴木秀明先生のご厚意による）

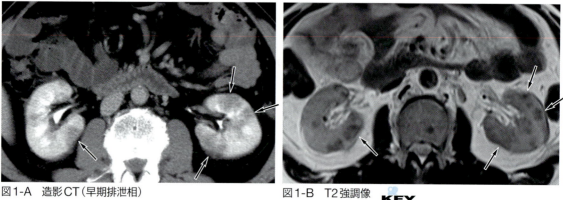

図1-A　造影CT（早期排泄相）

図1-B　T2強調像

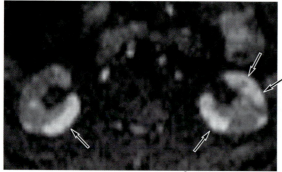

図1-C　拡散強調像（b＝1,000s/mm^2）

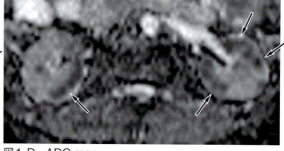

図1-D　ADC map

● **症例2**：60歳代，男性．IgG4関連腎臓病．
（防衛医科大学校病院放射線科　新本　弘先生，中森貴俊先生のご厚意による）

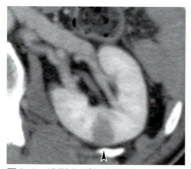

図2-A　造影CT（腎実質相）

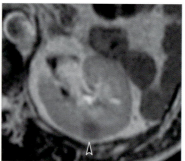

図2-B　T2強調像

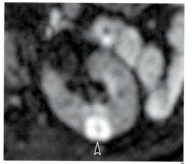

図2-C　拡散強調像（b＝1,000s/mm^2）

● **症例3**：70歳代，男性．IgG4関連腎疾患．

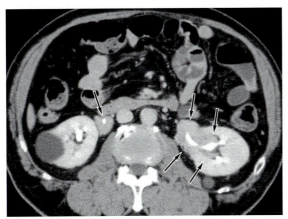

図3　造影CT（早期排泄相）

画像の読影

　　【症例1】　造影CTでは両側腎実質に結節状〜楔状の造影不良域を複数認める（図1-A；→）．MRIのT2強調像で腎実質より軽度低信号を示し（図1-B；→），被膜様構造はみられない．同部位は拡散強調像で高信号（図1-C；→），ADC mapで拡散制限を示す（図1-D；→）．
　本例は，自己免疫性膵炎の併存症例であり，自己免疫性膵炎加療後に腎病変も治療効果がみられ，萎縮性の変化が生じた（非提示）．
　　【症例2】　造影CT（腎実質相）では，左腎中部背側に2cm大の結節状の造影不良域を認める（図2-A；▶）．MRIのT2強調像で腎実質よりも低信号を示し（図2-B；▶），拡散強調像では，辺縁優位に高信号域を示す（図2-C；▶）．
　CTガイド下生検が施行され，リンパ球，形質細胞の浸潤と線維化を認め，免疫組織化学的にIgG4/IgG陽性細胞比40〜50％で，IgG4関連腎臓病と診断された．
　　【症例3】　造影CT（早期排泄相）で，両側腎盂〜上部尿管周囲に厚い軟部濃度病変を認める（図3；→）．腎盂尿管内腔面の明らかな不整は指摘できない．
　IgG4が461mg/dl（基準値11.0〜157.0mg/dl）と高値で，10年前に両側耳下腺および顎下腺の腫大があったが自然軽快したエピソードがあった．

IgG4関連腎疾患の一般的知識と画像所見

　IgG4関連疾患は，膵外病変を伴った自己免疫性膵炎（autoimmune pancreatitis；AIP）症例を解析し確立された疾患概念で[1]，血清中のIgG4高値と様々な組織へのIgG4陽性形質細胞浸潤を共通所見とする全身疾患である．腎に関しても，IgG4関連疾患に特異的な病態とされ，"IgG4関連腎臓病"（IgG4-related kidney disease；IgG4-RKD）と呼ばれるに至った[2]．IgG4陽性形質細胞浸潤に富んだ，特徴的な線維化を伴う尿細管間質性腎炎がIgG4-RKDの典型的な病理組織像とされ，IgG4関連尿細管間質性腎炎（IgG4-related tubulo-interstitial nephritis；IgG4-TIN）と呼ばれる．IgG4関連疾患包括診断基準（表1）[2]を用いて基本的に診断されるが，これによる診断が困難な場合には，IgG4関連腎臓病診断基準（表2）[3]を用いる．

表1　IgG4関連疾患包括診断基準2011（厚生労働省　岡崎班・梅原班）（文献2）より改変して転載

1) 臨床的に単一または複数臓器に特徴的なびまん性あるいは限局性腫大，腫瘤，結節，肥厚性病変を認める．
2) 血液学的に高IgG4血症（135mg/dl以上）を認める．
3) 病理組織学的に以下の2つを認める．
　①組織所見：著明なリンパ球，形質細胞の浸潤と線維化を認める．
　②IgG4陽性形質細胞浸潤：IgG4/IgG陽性細胞比40%以上，かつIgG4陽性形質細胞が10/HPFを超える．

上記のうち，1)＋2)＋3)を満たすものを確定診断群（definite），1)＋3)を満たすものを準確診群（probable），1)＋2)のみを満たすものを疑診群（possible）とする．

ただし，できる限り組織診断を加えて，各臓器の悪性腫瘍（癌，悪性リンパ腫など）や類似疾患［Sjögren症候群，原発性硬化性胆管炎，Castleman病，二次性後腹膜線維症，多発血管炎性肉芽腫症（旧Wegener肉芽腫），サルコイドーシス，好酸球性多発血管炎性肉芽腫症（旧Churg-Strauss症候群）など］と鑑別することが重要である．

表2　IgG4関連腎臓病診断基準 （文献3）より転載

1) 尿所見，腎機能検査に何らかの異常を認め，血液検査にて高IgG血症，低補体血症，高IgE血症のいずれかを認める．
2) 画像上特徴的な異常所見（びまん性腎腫大，腎実質の多発性造影不良域，単発性腎腫瘤（hypovascular），腎盂壁肥厚病変）を認める．
3) 血液学的に高IgG4血症（135mg/dl以上）を認める．
4) 腎臓の病理組織学的に以下の2つの所見を認める．
　a. 著明なリンパ球，形質細胞の浸潤を認める．ただし，IgG4陽性形質細胞がIgG4/IgG陽性細胞比40%以上，あるいは10/hpfを超える．
　b. 浸潤細胞を取り囲む特徴的な線維化を認める．
5) 腎臓以外の臓器の病理組織学的に著明なリンパ球，形質細胞の浸潤と線維化を認める．ただし，IgG4陽性形質細胞がIgG4/IgG陽性細胞比40%以上，あるいは10/hpfを超える．

definite	probable	possible
1)＋3)＋4) a, b	1)＋4) a, b	1)＋3)
2)＋3)＋4) a, b	2)＋4) a, b	2)＋3)
2)＋3)＋5)	2)＋5)	1)＋4) a
1)＋3)＋4) a＋5)	3)＋4) a, b	2)＋4) a

付記：
1. 臨床上鑑別を要する疾患を挙げる．Wegener肉芽腫症，Churg-Strauss症候群，extramedullary plasmacytoma など．
2. 画像診断において鑑別を要する疾患を挙げる．悪性リンパ腫，腎癌（尿路上皮癌など），腎梗塞，腎盂腎炎（稀にWegener肉芽腫症，サルコイドーシス，癌の転移など）．
3. 診断のためのアルゴリズムで疑いとなる症例は診断基準では，準確診群もしくは疑診群に分類される．

Wegener肉芽腫症＝現名称：多発血管炎性肉芽腫症，Churg-Strauss症候群＝現名称：好酸球性多発血管炎性肉芽腫症，definite：確診群，probable：準確診群，possible：疑診群

　　IgG4-RKDは中高年男性に好発し，腎機能低下や画像での異常所見を契機に診断されることが多い．大多数の症例で，腎以外にも病変がみられる．

画像所見　造影CTで両側性の楔状や結節状の多発造影不良域として認められることが多いが，腎盂の内腔面の不整を伴わないびまん性の壁肥厚もよくみられる所見である．時にhypovascularな単発性腎腫瘤としてみられることもある．単純CTでは造影不良域病変の検出はできないが，腎機能と不釣り合いな腎の腫大が異常所見として挙げられる．MRIの拡散強調像では，造影CTで検出困難な超早期病変についても描出できる場合がある．腎病変以外の全身病変の検出法としてFDG-PETが有用である．

治療法は，副腎皮質ステロイドが第一選択薬として用いられる．

鑑別診断のポイント

他部位にIgG4関連疾患を疑う所見がみられ，かつ腎病変が多発性であった場合，診断は容易である．一方で，腎病変が単発性の場合や，多発病変であっても他にIgG4関連疾患を思わせる所見に乏しい場合は，診断困難となる．

鑑別疾患は，IgG4関連腎臓病診断基準（表2）[3]の付記にもあるように悪性リンパ腫，腎癌，腎盂尿管癌，腎梗塞，腎盂腎炎，稀に多発血管炎性肉芽腫症（旧名称：Wegener肉芽腫症），サルコイドーシス，癌の転移などが挙がる．腎梗塞，腎盂腎炎は臨床症状や経過で除外可能と考えられるが，悪性腫瘍の除外および診断確定のためには病理組織診断が必要となる．

腎以外にも病変を認める場合には，悪性リンパ腫や癌，多中心性Castleman病，特発性後腹膜線維症，サルコイドーシスなどが鑑別疾患となる．悪性リンパ腫や癌の除外については，病理組織診断が必要である．類似疾患についての除外は，各疾患の診断基準に照らし合わせて診断することが重要である．特に多中心性Castleman病については，IgG4関連疾患の診断基準を満たす場合でも，IgG4関連疾患には含まれないので注意を要する（▶NOTE）．

NOTE　【IgG4関連疾患とCastleman病】

Castleman病は，1956年にCastlemanより最初に報告された疾患で，腫大リンパ節からのinterleukin（IL）-6過剰産生による多クローン性高γグロブリン血症を特徴とする．
①一部のリンパ節が腫大する限局型，
②全身のリンパ節腫脹と発熱や肝脾腫を伴う多中心型（multicentric Castleman's disease；MCD），

に分けられる．MCDの場合，多発リンパ節腫大を認めることから，悪性リンパ腫やIgG4関連疾患が鑑別となる．MCDの診断には組織診断が必須であるが，IgG4陽性形質細胞浸潤を伴っている場合，IgG4関連疾患との鑑別が困難となる．現状ではIgG4関連包括診断基準を満たす場合でも，血清IL-6が上昇している場合は，臨床所見を含めた総合的な診断が必要である．MCDでは従来，副腎皮質ステロイドで加療されていたが，治療効果が限定的であることも多い．最近では，IL-6の作用を選択的に抑制する抗IL-6受容体抗体（トシリズマブ，商品名アクテムラ）が認可され，使用されてきている．

参考文献

1) Umehara H, Okazaki K, Masaki Y, et al: A novel clinical entity, IgG4-related disease (IgG4RD): general concept and details. Mod Rheumatol 22: 1-14, 2012.
2) 厚生労働省難治性疾患克服研究事業 奨励研究分野 IgG4関連全身硬化性疾患の診断法の確立と治療方法の開発に関する研究班，新規疾患，IgG4関連多臓器リンパ増殖性疾患（IgG4 + MOLPS）の確立のための研究班：IgG4関連疾患包括診断基準 2011．日内会誌 101: 795-804, 2012.
3) 川野充広，佐伯敬子，中島 衡・他；日本腎臓学会IgG4関連腎臓病ワーキンググループ：IgG4関連腎臓病診療指針．日腎会誌 53: 1062-1073, 2011.

腎サルコイドーシス
renal sarcoidosis

吉野久美子，小山 貴

● **症例**： 60歳代，女性．両側顎下部の腫脹にて受診．超音波にて耳下腺や顎下腺の小結節や両腎に多発する結節を指摘．

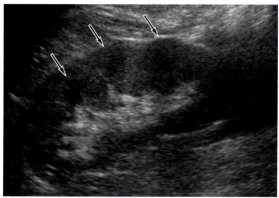

図1-A　腹部超音波像

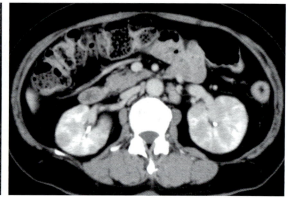

図1-B　造影CT（平衡相）

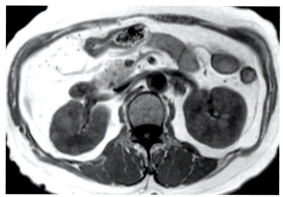

図1-C　T1強調像

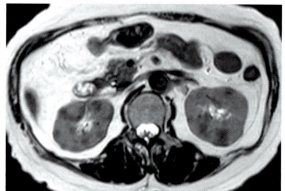

図1-D　T2強調像　**KEY**

> **NOTE** 【精巣（または陰嚢）サルコイドーシス】
>
> 　陰嚢内にサルコイドーシスが発症することがあるが，陰嚢内に発症するのは約0.2％と稀である．症状に乏しく，通常，無痛性腫瘤により発見されることが多い．
> 　両側性の精巣上体の腫大としてみられるが，同時に両側精巣内にも多発結節を認めることが多く，この病態を疑う手がかりとなる．画像所見は，超音波にて低エコー，MRIのT2強調像で低信号を呈する結節が多発性に認められる．造影検査は必ずしも必須ではないが，結節は良好な造影効果を示す[1]．
> 　精巣上体と精巣を同時に侵す疾患としては，他に結核や結節性多発動脈炎などが鑑別疾患に挙げられるが，臨床的背景や画像所見から鑑別可能と考えられる．

画像の読影

超音波にて腎皮質に低エコーを示す結節を多数認める（図1-A；→）．同結節は造影CT平衡相（図1-B）で淡い低吸収，MRIのT1強調像（図1-C）で淡い高信号，T2強調像（図1-D）で低信号を呈する．両側耳下腺や顎下腺にも低エコーを示す多発結節がみられる（非提示）．安全性を考慮し，顎下腺生検を行い，サルコイドーシスと診断された．

サルコイドーシスの一般的知識と画像所見

サルコイドーシスは，非乾酪性肉芽腫を特徴とする原因不明の全身性炎症性疾患である．肺門リンパ節，肺，眼，皮膚病変の頻度が高いが，中枢神経系，心臓，肝，脾，筋肉など様々な臓器に肉芽腫性病変を形成する．

腎病変は，高カルシウム血症による腎石灰化症の頻度が高い．肉芽腫性病変はサルコイドーシス全体の15〜40％に認められるが，間質性腎炎や糸球体腎炎，稀に粗大な腫瘤を形成する．腎機能は保たれていることが多く，症状を呈することが少ないため，病変の有無と診断に関しては画像診断に依存するところが大きい[2]．

画像所見 腎の肉芽腫性病変は単純CTでは描出が困難であるが，造影CTで腎の尿細管に沿った髄放線（striated nephrograms）や造影効果の乏しい多発結節として認められる．MRIのT2強調像で低信号で，境界やや不明瞭な小結節を形成する[3]．

鑑別診断のポイント

サルコイドーシスにおいては腎病変のみを呈することは考え難いので，転移性腎腫瘍との鑑別が問題となることは少ないが，腹部の画像検査が施行された場合に腎病変の可能性を考慮して，上記画像所見の有無を慎重に評価することが重要である．

診断が確立していない症例においては，IgG4関連疾患が重要な鑑別診断となる．IgG4関連疾患においてはサルコイドーシスと異なり，典型的には腎実質内の結節よりも腎被膜や腎門部に病変を形成する傾向にある．また，この疾患においても腎病変のみということは考え難く，膵や血管周囲などの後腹膜病変などの他の病変の画像所見を加味して，総合的に鑑別を進めたい．

悪性リンパ腫も重要な鑑別診断となるが，MRIのT2強調像では細胞密度の高さを反映して中等度の信号となり，結節を形成する場合にはbulkyな腫瘤となることが多い．

参考文献

1) Woodward PJ, Sohaey R, O'Donoghue MJ, et al: Tumors and tumorlike lesions of the testis: radiologic-pathologic correlation. RadioGraphics 22: 189-216, 2002.
2) Muther RS, McCarron DA, Bennett WM: Renal manifestations of sarcoidosis. Arch Intern Med 141: 643-645, 1981.
3) Koyama T, Ueda H, Togashi K, et al: Radiologic manifestations of sarcoidosis in various organs. RadioGraphics 24: 87-104, 2004.

腎アミロイドーシス
renal amyloidosis

山下康行

● **症例1**：60歳代，男性．検診で高血圧，クレアチニンの上昇を指摘され，降圧療法を行われていたが，悪化したため紹介となる．IgG-λ型蛋白を認めたため骨髄生検されたが，骨髄腫は否定的であった．

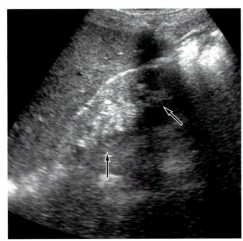

図1-A　腹部超音波像

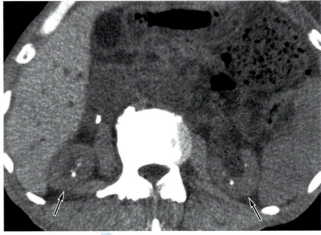

図1-B　単純CT

● **症例2**：40歳代，男性．15歳時に強直性脊椎炎，20歳時に潰瘍性大腸炎の既往あり．最近，急速に腎機能の低下がみられた．

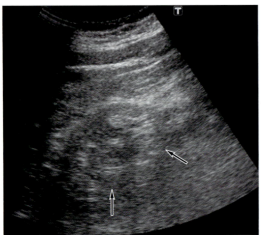

図2-A　腹部超音波像

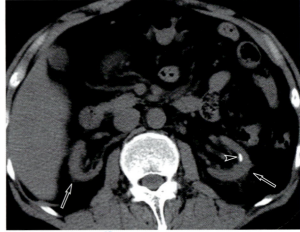

図2-B　単純CT

・参考文献・

1) Urban BA, Fishman EK, Goldman SM, et al: CT evaluation of amyloidosis: spectrum of disease. RadioGraphics 13: 1295-1308, 1993.
2) Georgiades CS, Neyman EG, Barish MA, et al: Amyloidosis: review and CT manifestations. RadioGraphics 24: 405-416, 2004.

画像の読影

【症例1】 両側腎は萎縮し（図1；→），超音波（図1-A）で腎はびまん性にエコーレベルが上昇し，肝腎コントラストが逆転している．CT（図1-B）では腎実質に多発性に石灰化を認める．腎生検が施行され，コンゴーレッド染色で腎髄質にアミロイドの沈着を認め，過マンガン酸処理で染色性が維持されたため，原発性AL型腎アミロイドーシスの診断となった．その後，膀胱や心筋にもアミロイドの沈着が確認された．

【症例2】 両側腎は萎縮し（図2；→），超音波（図2-A）で腎はびまん性にエコーレベルが上昇し，肝腎コントラストが逆転している．CTでは左腎の実質に石灰化を認める（図2-B；▶）．腎生検が施行され，二次性腎アミロイドーシスの所見を認めた．その後，腎透析となった．

腎アミロイドーシスの一般的知識と画像所見

アミロイドーシスは，アミロイド蛋白と呼ばれる線維が様々な器官や臓器に沈着して障害を起こす疾患で，全身に沈着するものは以下に大別される．

1）全身性アミロイドーシス［免疫グロブリン性アミロイドーシス（AL型）］

アミロイドが免疫グロブリンのL鎖からなる．

2）反応性AAアミロイドーシス（AA型）

慢性関節リウマチなど，何らかの基礎疾患に続発して発症する．

その他，家族性アミロイドーシス（AF型），老人性アミロイドーシス（SSA型）などがある．一方，局所的にアミロイドが沈着する限局性アミロイドーシスは中枢神経や皮膚，気道，尿路にみられる．

腎はアミロイドが沈着しやすい臓器のひとつで，腎アミロイドーシスは何らかの原因によりアミロイドが腎の糸球体や尿細管・間質に沈着した病態であり，腎機能を低下させる原因となる．特に糸球体への沈着によりネフローゼ症候群を起こした場合は予後が不良で，二次性アミロイドーシスの患者では腎不全のため，約半数が死亡するといわれる．

確定診断は腎生検で，糸球体や尿細管・間質に構造物のない結節性の病変を認める．コンゴーレッド染色で陽性であれば，腎アミロイドーシスと診断される．

画像所見 急性期にはCTでびまん性の腎腫大がみられる．慢性期には全身性アミロイドーシスの約半数で血管壁に沈着したアミロイドや線維化により虚血を来し，腎の萎縮がみられる．特に皮質の萎縮が著明であるといわれている．また，石灰化を伴った腫瘤性病変を形成することもある．それ以外の所見として不均質な石灰化，腎盂内の血腫による陰影欠損，石灰化を伴った腎周囲の腫瘤などもみられる[1]．また，腎静脈血栓症を合併することもある．後腹膜病変は副腎にも進展し，Addison病の原因となることもある．

超音波で腎は腫大し，エコーレベルが上昇し，肝腎コントラストが逆転する（図1，2）と報告されている[2]．

鑑別診断のポイント

画像所見は非特異的である．腎萎縮を来す様々な疾患が鑑別となる．

血管炎症候群
vasculitis syndrome

高橋正明

● **症例1**：40歳代，女性．発熱，肉眼的血尿，高度腎機能障害（Cre 6.3mg/dl）を認め，精査加療目的で受診．

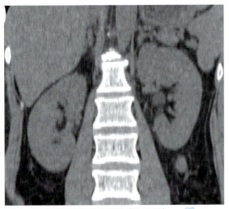
図1-A　単純CT冠状断像（治療前）

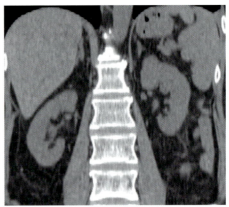
図1-B　単純CT冠状断像（ステロイド治療後）

● **症例2**：60歳代，男性．歩行時の左大腿部疼痛を認め，精査加療目的で受診．

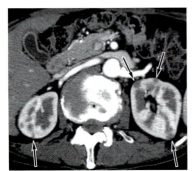
図2-A　造影CT（早期相）

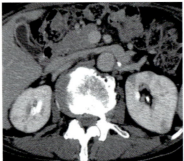
図2-B　造影CT（後期相）

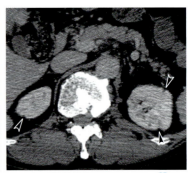
図2-C　造影CT（後期相，治療6年後）

図3　罹患血管の太さを基にした一次性血管炎の分類

①大型血管：大動脈とその主要分岐，それに対応する静脈（大動脈，頸動脈，上腕動脈，大腿動脈など），②中型血管：主要な内臓動脈とその主分枝（冠動脈，腎動脈，葉間動脈など），③小型血管：臓器内動脈，細動脈，毛細血管，細静脈（臓器内血管で腎では弓状動脈以下の血管）
（文献1）より改変して転載

免疫複合体性小型血管炎
- クリオグロブリン血症性血管炎
- IgA血管炎（Henoch-Schönlein紫斑病）
- 低補体血症性蕁麻疹様血管炎（抗C1q血管炎）

中型血管炎
- 結節性多発動脈炎
- 川崎病

抗糸球体基底膜抗体病（抗GBM病）

大型血管炎
- 高安動脈炎
- 巨細胞性動脈炎

ANCA関連小型血管炎
- 顕微鏡的多発血管炎
- 多発血管炎性肉芽腫症（Wegener肉芽腫症）
- 好酸球性多発血管炎性肉芽腫症（Churg-Strauss症候群）

画像の読影

【症例1】 治療前の単純CTで，両腎に均一な吸収値を呈する左右対称性の腫大を認める（図1-A）．その後の精査で抗糸球体基底膜抗体（anti-glomerular basement menbrane antibody）病（抗GBM病）に伴う急性進行性糸球体腎炎と診断された．治療により炎症反応，腎機能の改善を認め，治療後の単純CTでも腎腫大の改善を認める（図1-B）．

【症例2】 造影CT早期相で腎皮質優位に複数の楔状，結節状の濃染不良域を認め（図2-A；→），造影後期相でも濃染不良域として認められる（図2-B）．その後の精査でMPO-ANCA（myeroperoxidase-antineutrophil cystoplasmic antibody）陽性，顕微鏡的多発血管炎と診断された．治療開始6年後の造影CTでは陳旧性梗塞，炎症後瘢痕と考えられる複数の楔状の萎縮像，濃染不良域を腎に認め，表面は凹凸不整となっている（図2-C；▸）．

血管炎症候群の一般的知識と画像所見

血管炎は大動脈から毛細血管，細静脈，大静脈に分布する血管自体に炎症を来す疾患の総称である．罹患血管の太さによって疾患が分類され，2012年のChapel Hill会議で従来の血管炎の名称が変更，追加，統一された（図3）[1]．種々の疾患が包括されており，性差や年齢，既往歴，身体所見や症状，ANCAなどの血液検査所見が特徴的な疾患が存在する[2)～4)]．

画像所見 泌尿器領域では腎の炎症性変化，梗塞が画像所見として認められる．単純CTや単純MRIでは両側対称性の腎腫大，陳旧性梗塞や炎症後瘢痕に伴う腎表面の凹凸不整像や，腎周囲脂肪織の濃度上昇を呈する．造影検査では楔状，結節状，びまん性など多彩な形態の造影不良域を呈する．また，腎病変以外にも，各疾患が侵す血管病変（動脈壁肥厚，不整狭窄，瘤形成），肺病変（halo signを伴う浸潤影，腫瘤影，空洞性陰影やcrazy-paving appearance）を認めることがある．

鑑別診断のポイント

検査時に高度腎機能障害を伴い，造影剤が使用できない場合があるため，まず単純CT，単純MRIの所見から腎病変の存在を疑うことが肝要である．特に年齢不相応に多発する腎の瘢痕像，梗塞後変化がある場合は注意が必要である．造影検査は病変発見に有用であるが，画像所見から炎症性変化，腫瘍細胞浸潤，梗塞を厳密に鑑別することは困難であり，腎盂腎炎や悪性リンパ腫，IgG4関連疾患などが鑑別となる．

肺，血管などの他領域病変の有無，年齢や身体所見，既往歴，血液検査などの画像検査以外の所見が診断の一助となることもあり，必要であれば積極的に追加検査を行うべきである．

参考文献

1) Jennette JC, Falk RJ, Bacon PA, et al: 2012 revised International Chapel Hill Consensus Conference Nomenclature of Vasculitides. Arthritis Rheum 65: 1-11, 2013.
2) 古川福実, 池田高治, 石黒直子・他: 日本皮膚科学血管炎・血管障害診療ガイドライン改訂版作成委員会: 日本皮膚科学会ガイドライン 血管炎・血管障害診療ガイドライン2016年改訂版. 日皮会誌 127: 299-415, 2017.
3) 尾崎承一, 安藤太三, 居石克夫・他: 循環器病の診断と治療に関するガイドライン（2006-2007年度合同研究班報告）－血管炎症候群の診療ガイドライン. Circ J 72: 1253-1318, 2008.
4) 高橋正明, 藤田 顕, 金子貴久子・他: Multi-Organ Disease －臓器からアプローチする全身疾患. 泌尿器. 自己免疫性疾患. 臨床放射線 61: 179-187, 2016.

腎石灰化症
renal calcification

●**症例1**：50歳代，女性．Sjögren症候群あり．

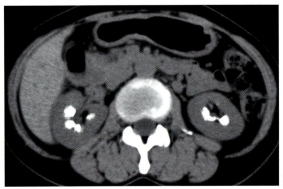

図1　単純CT

●**症例2**：40歳代，男性．副甲状腺機能亢進症あり．

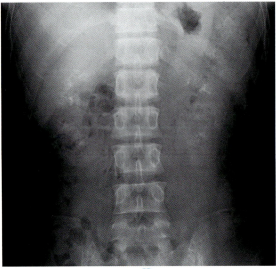

図2-A　腹部単純X線写真

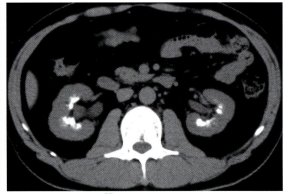

図2-B　単純CT

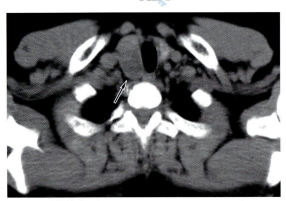

図2-C　頸部単純CT

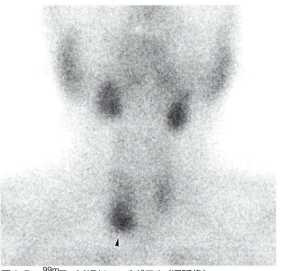

図2-D　^{99m}Tc-MIBIシンチグラム（遅延像）

画像の読影

【症例1】 単純CT（図1）では，両腎の髄質を中心に石灰化沈着がみられる．

【症例2】 腹部単純X線写真（図2-A）では，両側腎門部寄りを中心に石灰化が多発している．単純CT（図2-B）では，両腎の髄質を中心に石灰化沈着がみられる．また同時に撮像された頸部単純CTでは，甲状腺右葉下極に低吸収腫瘤がみられる（図2-C；→）．99mTc-MIBIシンチグラム遅延像では，甲状腺右葉下極に集積が残存している（図2-D；▶）．本例は副甲状腺腫が疑われ，腫瘍摘出が行われた．

腎石灰化症の一般的知識と画像所見

腎石灰化症は腎実質に石灰化沈着を来す病態であり，石灰化が沈着する領域によって，髄質石灰化と皮質石灰化の2つに分類されるが，髄質石灰化が多い[1]．いずれも下記のような様々な原因疾患により生じる．

1）髄質石灰化

原因疾患として，副甲状腺機能亢進症，腎尿細管アシドーシス，海綿腎，甲状腺機能亢進症，甲状腺機能低下症，慢性腎盂腎炎，腎結核，高シュウ酸尿症，Sjögren症候群，Bartter症候群，鎌状赤血球（貧血）症，サルコイドーシス，ビタミンD過剰症，腎毒性薬剤（アムホテリシンB）の投与が挙げられる．

画像所見 髄質石灰化の中では，副甲状腺機能亢進症や腎尿細管アシドーシスの頻度が高く，いずれも両側性・びまん性の均一な石灰化がみられることが多い．これに対し海綿腎では，非対称の髄質石灰化をみることが多い．海綿腎では集合管が異常拡張し，尿の停滞が起こることにより石灰化を来すため[2]，非対称な部分的な石灰化沈着がみられることが多いとされる．この場合，尿路造影での拡張した集合管の描出も診断の一助となる．

2）皮質石灰化

原因疾患として，急性皮質壊死，Alport症候群，慢性糸球体腎炎，エチレングリコール中毒，高シュウ酸血症，移植腎の拒絶反応が挙げられる．

画像所見 皮質石灰化は，通常は慢性糸球体腎炎や急性皮質壊死などの原因で二次的に発生する．その皮質は"tramline"と呼ばれる細いrim状の線状石灰化がみられることや，あるいは斑状の石灰化がみられることがある．これは，壊死した糸球体に選択的に石灰化が沈着することで生じるとされる．また移植腎の皮質にも慢性拒絶反応による石灰化沈着が生じることもある[1]．

鑑別診断のポイント

画像診断の中でも，特にCTが腎実質の石灰化の存在，位置や分布の正確な評価に最も優れている．臨床所見と画像所見と併せて原因疾患を特定することになるが，この際に石灰化の分布が髄質か皮質かを判断することは，原因疾患の鑑別の一助となることがあり，石灰化の分布についての評価は大切となる．

参考文献

1) Dyer RB, Chen MY, Zagoria RJ: Abnormal calcifications in the urinary tract. RadioGraphics 18: 1405-1424, 1998.
2) 北島一宏，高橋 哲，上野嘉子・他：尿路結石・腎石灰化症．臨床画像 29: 592-598, 2013.

海綿腎
medullary sponge kidney

河本里美

● **症例1**：20歳代，男性．左側腹部痛．尿路感染症の疑いにてCTを施行．

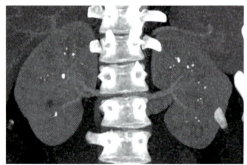
図1-A　造影CT冠状断MIP像（静脈相）

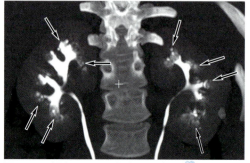
図1-B　造影CT，MIP像（遅延相）

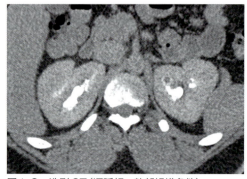
図1-C　造影CT（遅延相，軟部組織条件）

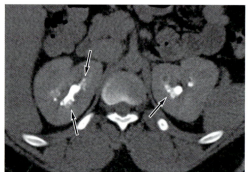
図1-D　造影CT（遅延相，骨条件）

● **症例2**：50歳代，男性．血尿の精査のため造影CTを施行．

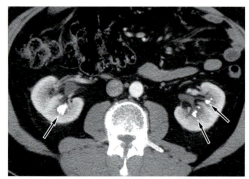
図2-A　造影CT（静脈相）

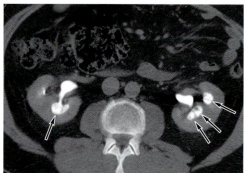
図2-B　造影CT（遅延相）

> **NOTE**　【髄質性腎石灰沈着症（medullary nephrocalcinosis）】
> 　腎錐体部の腎実質または尿細管内に石灰沈着を生じる状態．原因としては，海綿腎の他，副甲状腺機能亢進症，遠位尿細管アシドーシス，高カルシウム血症および尿症を伴う状態で起こりやすい．その他の稀な原因として，腎乳頭壊死，腎結核，高シュウ酸尿症，フロセミドの長期使用（特に新生児）などが挙げられる．

画像の読影

　【症例1】　造影CT冠状断MIP像静脈相（図1-A）では，小さな石灰化が腎錐体部に多数散在しており，髄質性腎石灰沈着症（medullary nephrocalcinosis）が認められる．造影CT，MIP像遅延相では，両側腎錐体部に多数の管状に貯留した造影剤（図1-B；→）が，花房状"bouquets of flowers"，刷毛状"paintbrush"，あるいはブドウの房状"bunches of grapes"に認められる[1)2)]．散在する石灰化のほとんどは，造影剤が貯留する拡張した集合管内に存在している．造影CT遅延相での軟部組織条件（図1-C）では，集合管内の管状の造影剤の貯留は視認しがたいが，ウインドウを広く設定した骨条件では，拡張した集合管に貯留した造影剤を確認しやすい（図1-D；→）．

　【症例2】　造影CT静脈相では，両側の腎錐体部に多数の大小の石灰化が認められ（図2-A；→），髄質性腎石灰沈着症の所見を示している．造影CT遅延相の骨条件では，腎錐体部は，多数の拡張した集合管内に貯留した造影剤により刷毛状を呈しているが（図2-B；→），個々の拡張した集合管は判別しにくい．石灰化は腎錐体部の造影剤の貯留部位に一致しており，拡張した集合管内に存在していることが確認できる．

海綿腎の一般的知識と画像所見

　海綿腎は腎の先天性異常で，腎錐体部の集合管が多発性に管状あるいは囊胞状に拡張する．頻度は5千人〜2万人に1人とされ，男性にやや多い．両側性のことが多いが，片側性あるいは一部の腎乳頭のみにみられることもある．多くの場合，患者は無症状で，画像診断で偶然みつかることが多い．しかし，拡張した集合管に尿が停滞することにより，結石や感染などの合併症を起こし，患者の2.6〜20％は血尿，尿路感染症，腎疝痛などの症状で発症するとされる．海綿腎は錐体部集合管内の石灰化により，髄質性腎石灰沈着症（▶NOTE）の原因となる．長期予後は一般に良好である．海綿腎は，先天性片側肥大症，Beckwith-Wiedemann症候群，Ehlers-Danlos症候群，Caroli病などの他の先天性疾患と合併することがある．

　画像所見　過去には，経静脈的腎盂造影で診断されたが，現在ではこの検査は行われなくなり，CT urography（CTU）で診断されることが多い[1)]．集合管内の造影剤の貯留は，軟部組織条件では認識しにくく，骨条件のように広いウインドウ幅で，高吸収の物質に合わせた条件で表示しなければ見逃される可能性がある．近年では，MRIによる海綿腎の診断例も報告されている[3)]．

鑑別診断のポイント

　単純CTでは，髄質性腎石灰沈着症を起こす他の疾患（副甲状腺機能亢進症，遠位尿細管性アシドーシスなど）が鑑別に含まれる．髄質性腎石灰沈着症は，一般に両側の腎にびまん性に起こるが，海綿腎での石灰化は片側，あるいは一部の乳頭のみに起こることもある．

　正常例においても，造影CT遅延相で，濃縮された造影剤が乳頭部に境界不明瞭な高吸収域として認められる場合があるが，海綿腎における集合管内の造影剤の貯留と誤認しないように注意が必要である．造影CTの遅延相において，腎乳頭部に造影剤の貯留を伴う病態は，腎乳頭壊死，腎盂腎杯憩室などでもみられる．

参考文献

1) Koraishy FM, Ngo TT, Israel GM, et al: CT urography for the diagnosis of medullary sponge kidney. Am J Nephrol 39: 165-170, 2014.
2) Kawamoto S, Duggan P, Sheth S, et al: Renal papillary and calyceal lesions at CT urography: genitourinary imaging. RadioGraphics 37: 358-359, 2017.
3) Hida T, Nishie A, Asayama Y, et al: MR imaging of focal medullary sponge kidney: case report. Magn Reson Med Sci 11: 65-69, 2012.

腎乳頭壊死
renal papillary necrosis

河本里美

● **症例1**：40歳代，女性．過去に，子宮内膜症による骨盤内手術と両側尿管剝離術が行われている．複数回の尿路感染症の既往あり．

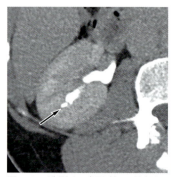
図1-A　造影CT（遅延相，軟部組織条件）

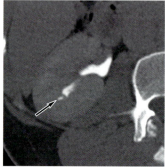
図1-B　造影CT（遅延相，骨条件）

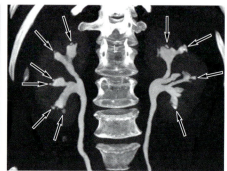
図1-C　腹部造影CT冠状断MIP像（遅延相）

● **症例2**：20歳代，女性．鎌状赤血球貧血症．血尿，腹痛にて来院．

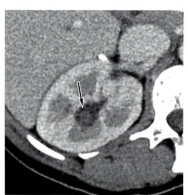
図2-A　造影CT（静脈相）

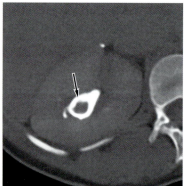
図2-B　造影CT（遅延相）

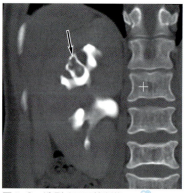
図2-C　造影CT冠状断像（遅延相）

> **NOTE**　【腎乳頭壊死の進行と分類】
>
> 　初期には乳頭部の虚血は可逆的であるが，進行すると壊死となる．乳頭部先端の中心部から壊死が起こる場合（髄質型：medullary type）は，造影CT遅延相で，壊死した乳頭の中心部に造影剤が貯留し，"ball on tee" appearanceを呈する．壊死が腎乳頭の辺縁部に起こると（乳頭型：papillary type），腎杯穹窿部に沿ってカニの爪状に造影剤が貯留し，"lobster claw" appearanceを呈し，さらに進行すると，壊死した腎乳頭部が腎杯内に脱落する（sloughed papilla）．髄質型，乳頭型のいずれにおいても，進行して腎実質の萎縮が起こると，腎盂の拡張（calyceal blunting）がみられる[1]．

画像の読影

【症例1】 造影CT遅延相での軟部組織条件およびウインドウを広く設定した骨条件にて，乳頭部に楕円状の造影剤の貯留を認める（図1-A, B；→）．貯留した造影剤がゴルフティーの上に載ったボールに類似していることから，"ball on tee" appearanceと呼ばれる．骨条件の方が，軟部組織条件よりも腎杯との境界が明瞭で，造影剤の貯留を認識しやすい．造影CT遅延相での腹部冠状断MIP像では，両側の乳頭部に一致して，腎乳頭壊死による複数の球状，または楕円状の造影剤の貯留が認められる（図1-C；→）．

【症例2】 造影CT静脈相では，軟部組織吸収値をもつ腫瘤状構造が腎杯内に認められる（図2-A；→）．造影CT遅延相では，腎杯内の腫瘤状構造は造影剤に囲まれ，陰影欠損（図2-B, C；→）として認められる．これは，腎盂内に脱落して壊死した腎乳頭（sloughed papilla）を示している．

腎乳頭壊死の一般的知識と画像所見

腎乳頭壊死は，腎乳頭の虚血により，腎乳頭部および髄質に壊死を起こした状態である．平均発症年齢は40歳で，男性よりも女性に多くみられる．腎髄質および腎乳頭は，腎の皮質から髄質へまっすぐ伸びる直細動脈（vasa recta）から血流を受けるが，乳頭部先端では，直細動脈の血流が遅く，血流が乏しいため，虚血に陥りやすい[1)2)]．

腎乳頭壊死の原因は多岐にわたり，糖尿病，鎮痛薬の多用，腎盂腎炎，水腎症，慢性アルコール過剰摂取，腎静脈血栓などが挙げられる[3)]．症状としては，血尿や混濁尿，発熱や腰痛，側腹部痛などがみられるが，無症状のこともある．壊死して脱落した組織が，尿路を閉塞して水腎症から腎不全を起こすこともある．

治療は，原因となっている病態の改善および除去である．

画像所見 造影CT遅延相にて乳頭部に造影剤の貯留を認める．

鑑別診断のポイント

造影CT遅延相にて乳頭部に造影剤の貯留を認める疾患として，他に海綿腎，腎盂腎杯憩室などが挙げられる．

[海綿腎] 腎錐体部に大小の石灰化を伴うことが多い．ただし，稀に腎乳頭壊死においても壊死・脱落した腎乳頭に石灰化が起こることがあり，特に鎮痛薬使用による腎乳頭壊死においてみられる．

[腎盂腎杯憩室] 腎盂または腎杯と交通する憩室で，尿管上皮をもつ．多くは無症状であるが，尿路感染症や結石を合併することがある．小さな腎杯憩室は，造影CT遅延相にて腎乳頭壊死に類似する場合があるが，腎杯憩室は単発性で，腎乳頭壊死と比べやや大きく（一般に0.5～5cm），腎杯穹窿部（fornix）の近傍部と交通するのが特徴である[1)]．

参考文献

1) Jung DC, Kim SH, Jung SI, et al: Renal papillary necrosis: review and comparison of findings at multi-detector row CT and intravenous urography. RadioGraphics 26: 1827-1836, 2006.
2) Kawamoto S, Duggan P, Sheth S, et al: Renal papillary and calyceal lesions at CT urography: genitourinary imaging. RadioGraphics 37: 358-359, 2017.
3) Sutariya HC, Pandya VK: Renal papillary necrosis: role of radiology. J Clin Diagn Res 10: TD10-TD12, 2016.

BCG膀胱内注入療法による腎肉芽腫症
renal granulomatous disease after BCG therapy

加茂実武

● **症例**：60歳代，男性．膀胱非浸潤性尿路上皮癌に対して経尿道的膀胱腫瘍切除術（TURBT），BCG膀胱内注入療法施行後．BCG膀注療法開始後2か月に発熱，炎症反応上昇を認めた．（文献1）より転載）

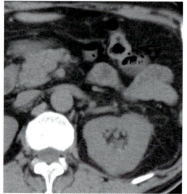
図1-A　単純CT

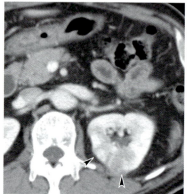
図1-B　造影CT（皮髄相）

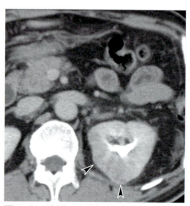
図1-C　造影CT（排泄相）

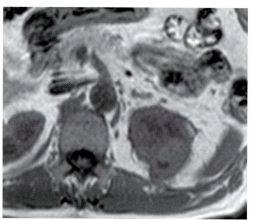
図1-D　T1強調像

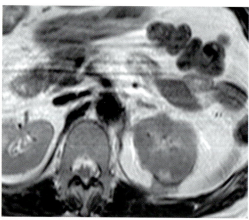
図1-E　T2強調像

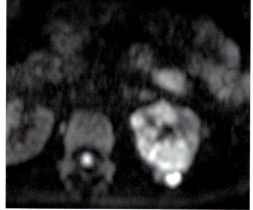
図1-F　拡散強調像

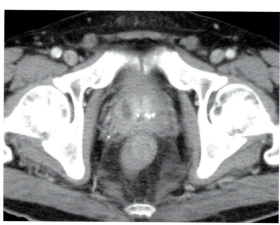
図1-G　前立腺の造影CT（早期相）

画像の読影

　左腎に複数の境界不明瞭な造影不良域を認める（図1-A～C）．病変はいずれも皮質まで及び，背側の病変は一部腎外に突出するような形態を呈し（図1-B, C；▶），内部には著明な拡散制限を伴う領域を認める（図1-F）．排泄相（図1-C）では，腎杯側の形態は比較的保たれてみえる．同じ撮影にて前立腺右葉にも造影不良域の出現が認識された（図1-G）[1]．

BCG膀胱内注入療法による腎肉芽腫症の一般的知識と画像所見

　BCG膀胱内注入療法は，筋層非浸潤性膀胱癌に対する治療や再発予防に広く確立された治療法である．弱毒化した結核菌［bacillus Calmette-Guérin（BCG）菌］の生菌を膀胱内に大量注入し，免疫を賦活化する，いわゆる癌免疫療法であるが，その詳しい免疫学的作用機序に関してはいまだ十分には解明されていない．一般には，排尿痛や頻尿，血尿などの膀胱刺激症状，発熱などの症状が治療後一時的に生じることが知られるが，稀に全身性の敗血症，肺や肝への肉芽腫形成や骨髄炎などの重篤な副作用が生じる．BCG膀胱内注入療法後の腎肉芽腫症については，血行性播種と膀胱尿管逆流による直接波及の大きく2つのパターンが知られるが，自験例を含め後者のケースがより多いと考えられる．特に膀胱癌病変が尿管口近傍に位置している場合，TURBT（transurethral resection of the bladder tumor；経尿道的膀胱腫瘍切除術）施行後に尿管への逆流が生じやすい状況となることから，本病変の発生のリスクが高まると考えられる．

画像所見　画像的には，造影不良，境界不明瞭な不整腫瘤として認められることが多いとされる．悪性腫瘍や古典的な腎結核が，腎杯などの周辺組織を破壊しながら進展するのと対称的に，BCG膀胱内注入療法後の腎肉芽腫症では腎杯構造が比較的保たれて進展するとされ，"the central unaffected calyx sign"として報告されている[2]．

鑑別診断のポイント

　膀胱癌患者は尿路上皮癌のハイリスク群であることから，浸潤性尿路上皮癌との鑑別が最大の問題となる．比較的短期間における病変の増大や縮小など，形態・サイズの変化を認める場合や，同時多発や両側性の病変あるいは前立腺病変を伴う場合，また皮質側まで至り，一部腎実質外まで進展する病変の進展形態がみられる場合には，本疾患をより疑うべきである．検査オーダーには必ずしも"BCG膀胱内注入療法"の既往が記載されていないことも多いであろう．画像上疑われる場合には，カルテでの既往の確認，また必要に応じてCTガイド下生検での組織学的評価を勧めることが，正しい診断および不要な腎尿管摘出術などを避けるために重要であろう．

参考文献

1) 堀内沙矢, 加茂実武, 植田琢也・他：BCG膀胱内注入療法後に発生した腎結核性肉芽腫の2例. 臨床放射線 59: 854-858, 2014.
2) Senés AT, Badet L, Lyonnet D, et al: Granulomatous renal masses following intravesicla bacillus Calmette-Guérin intravesical therapy: the central unaffected calyx sign. Br J Radiol 80: e230-e233, 2007.

薬物による腎尿路病変
drug induced diseases of the kidney and urinary tract

● **症例1**：50歳代，女性．長期の炭酸リチウム投与を受けている．

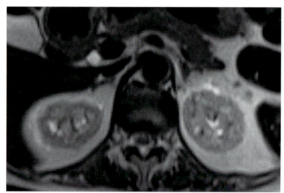

図1-A　T2強調像

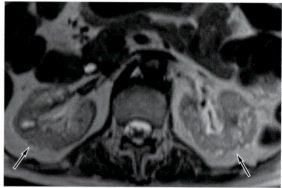

図1-B　T2強調像

● **症例2**：70歳代，女性．シクロホスファミドを含んだ化学療法を施行中．肉眼的血尿にて受診．

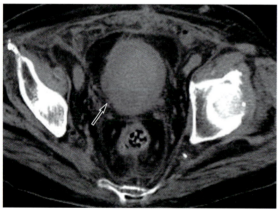

図2-A　骨盤部単純CT

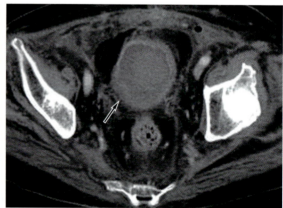

図2-B　骨盤部造影CT

画像の読影

【症例1】 T2強調像（図1）にて，両側腎実質に多数の微小嚢胞が認められる（図1-B；→）．
【症例2】 骨盤部単純CTでは，膀胱内の尿は出血のためと考えられる高吸収を示している（図2-A；→）．骨盤部造影CTでは膀胱壁の肥厚が認められる（図2-B；→）．

薬物による腎尿路病変の一般的知識と画像所見

様々な薬物により腎尿路病変が生じることが知られている．薬剤性腎障害は腎への血流減少，直接の腎毒性によって生じる．抗菌薬，非ステロイド系抗炎症薬，抗腫瘍薬，造影剤が代表的な原因薬剤であり，間質性腎炎，腎梗塞，急性尿細管壊死などを来す．

画像所見 特徴的な画像所見を示すものとして，分子標的薬であるクリゾチニブによる複雑性腎嚢胞がある[1]．CTでBosniak分類II〜IVを示す嚢胞性腫瘤として認められるため，腎癌や腎膿瘍との鑑別が問題となる．

腎嚢胞を生じる薬剤としてリチウムも知られている．リチウムは躁病，躁うつ病の躁状態に効果のある薬物として使用されており，長期投与で腎の皮質・髄質に多数の微小嚢胞を生じる．

その他の薬剤では，鎮痛解熱薬のフェナセチンの連用による腎乳頭壊死が知られている．抗HIV薬のインジナビル結石は尿路に結石（結晶）を生じるが，通常の結石と異なりCTで高吸収を示さないので，注意が必要である．シクロホスファミドなどの抗腫瘍薬による出血性膀胱炎は早期に発症することが多く，hydrationなどが予防に役立つと報告されている[2]．

鑑別診断のポイント

微小嚢胞が多発する糸球体嚢胞腎症（glomerulocystic kidney disease；GCKD）はリチウムの微小嚢胞との鑑別になるが，GCKDでは腎皮膜直下に微小嚢胞が多発するが，リチウムによる微小嚢胞は皮質のみでなく髄質にも嚢胞がみられる点が異なる[3]．薬剤による尿路病変の鑑別診断においては，画像所見のみから診断できることは稀である．薬剤によりどのような画像所見を来すのかを知っておく必要があるが，腎尿路病変を生じる可能性のある薬剤を使用しているかどうかが，最も重要である．

参考文献

1) Cameron LB, Jiang DH, Moodie K, et al: Crizotinib associated renal cysts [CARCs]: incidence and patterns of evolution. Cancer Imaging 17: 7, 2017.
2) Torrisi JM, Schwartz LH, Gollub MJ, et al: CT findings of chemotherapy induced toxicity: what radiologists need to know about the clinical and radiologic manifestations of chemotherapy toxity. Radiology 258: 41-56, 2011.
3) Wood CG 3rd, Stromberg LJ 3rd, Harmath CB, et al: CT and MR imaging of evaluation of cystic renal lesions and diseases. RadioGraphics 35: 125-141, 2015.

発作性夜間ヘモグロビン尿症
paroxymal nocturnal hemoglobinuria（PNH）

● **症例1**：50歳代，男性．貧血．

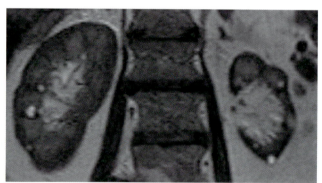

図1-A　T2強調冠状断像

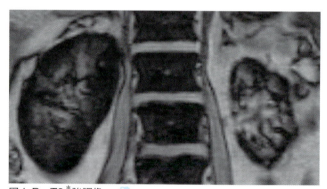

図1-B　T2*強調像

● **症例2**：40歳代，女性．僧帽弁閉鎖不全にて僧帽弁置換術を施行．

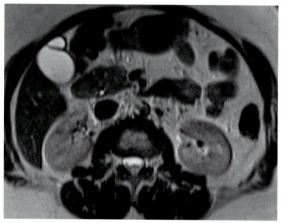

図2-A　T2強調像（術前）

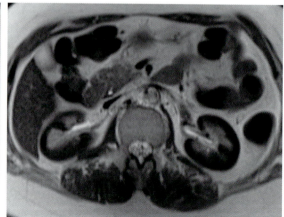

図2-B　T2強調像（術後約1年）

画像の読影

【症例1】 T2強調冠状断像（図1-A）で，両側腎皮質はびまん性に低信号である．T2*強調像（図1-B）では腎皮質の低信号は強調されている．

【症例2】 術前のT2強調像（図2-A）では異常信号はみられない．術後約1年のT2強調像（図2-B）では，両側腎皮質はびまん性に低信号を示している．

発作性夜間ヘモグロビン尿症の一般的知識と画像所見

発作性夜間ヘモグロビン尿症（paroxymal nocturnal hemoglobinuria；PNH）は，補体による血管内溶血，骨髄不全，および血栓症を主徴とする後天性の血液疾患である．赤血球の補体感受性が高まり，赤血球膜に小孔を生じ，赤血球内容が漏れるという血管内溶血を来す．血管内溶血であるPNHでは血管内で赤血球が破壊され，血中に放出されたヘモグロビンのうちハプトグロビンに結合しなかったものは糸球体を通過し，近位尿細管で再吸収され，ヘモジデリンとして沈着する．このため，MRIでは腎皮質の低信号を示す．

画像所見 TanakaらはPNHによる腎実質信号異常のMRI所見を3つのタイプに分類（Type A：皮質と髄質が低信号，Type B：皮質のみ低信号，Type C：皮質の信号は正常）し，これは溶血の時期とその程度に関連していると報告している[1]．mechanical hemolysis（人工弁など）も血管内溶血であり，同様のメカニズムで腎皮質がMRIで低信号を示す[2]．血管外溶血である自己免疫性溶血性貧血，球状赤血球症などでは脾で赤血球が破壊され，ヘモグロビンの代謝産物である間接ビリルビンが増加する．鎌状赤血球症は通常は血管外溶血であるが，溶血発作時には腎皮質にMRIで低信号を生じる．

鑑別診断のポイント

MRIで腎皮質に低信号を生じる病態として，人工弁などによる機械的溶血，鎌状赤血球症の溶血発作が鑑別に挙がる．急性腎皮質壊死では皮質内側に低信号域を生じる．腎静脈血栓症による腎梗塞では，皮質でなく髄質に低信号を来す．動脈梗塞では皮質・髄質両方に低信号を来す．MRIでの低信号は特徴的ではあるが，特異的所見ではないので，臨床所見や他の画像所見も考慮して診断する必要がある[3]．

表　血管内溶血と血管外溶血

	血管内溶血	血管外溶血
定義	血管内で，赤血球が生理的寿命を迎える前に破壊される	脾などの網内系（血管外）で，赤血球が生理的寿命を迎える前に破壊される
主な疾患	・発作性夜間血色素尿症 ・赤血球破砕症候群 ・ABO型不適合輸血	・遺伝性球状赤血球症 ・自己免疫性溶血性貧血

参考文献

1) Tanaka YO, Anno I, Itai Y, et al: Paroxymal nocturnal hemoglobinuria: MR findings. J Comput Assist Tomogr 17: 749-753, 1993.
2) Rimola J, Martín J, Puig J, et al: The kidney in paroxymal nocturnal hemoglobinuria: MRI findings. Br J Radiol 77: 953-956, 2004.
3) Jeong JY, Kim SH, Lee HJ, et al: Atypical low-signal-intensity renal parenchyma: cause and patterns. RadioGraphics 22: 833-846, 2002.

腎動脈狭窄症
renal arterial stenosis

竹林茂生

● **症例1**：30歳代前半，女性．6か月前に左腎周囲腔腫瘍（Castleman病）にて腫瘍切除の既往あり．今回，レニン依存性高血圧で発症．

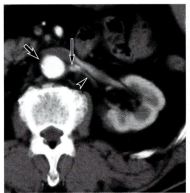

図1-A　造影CT（早期相）

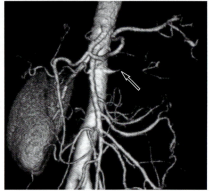

図1-B　3D-CT angiography

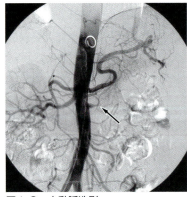

図1-C　大動脈造影

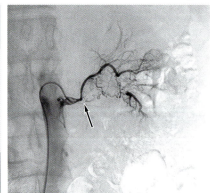

図1-D　左腎動脈造影

● **症例2**：70歳代，男性．高血圧．

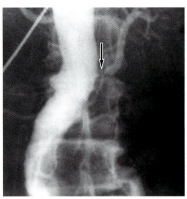

図2　大動脈造影（Dos Santos法）

● **症例3**：50歳代，女性．高血圧．

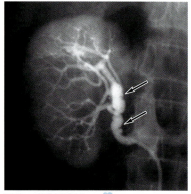

図3　腎動脈造影

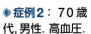

1) Kawashima A, Sandler CM, Ernst RD, et al: CT evaluation of renovascular disease. RadioGraphics 20: 1321-1340, 2000.
2) Angle JF, Hillman BJ: Disorders of the renal arterial circulation. *In* Pollack HM, et al (ed); Clinical urography, 2nd ed. WB Saunders, St. Louis, p.2491-2544, 2000.

画像の読影

【症例1】 造影CTにて，大動脈壁の石灰化（図1-A；➡），左腎動脈近位部（図1-A；→）の径に比して遠位部（▶）の径が細いことが示唆される．3D-CT angiography，術後の大動脈造影では，左腎動脈近位部に高度狭窄を認める（図1-B, C；→）．左腎動脈造影にて，腎動脈の狭窄（図1-D；→）と腎内動脈の狭小化を認める．

本例は，腎周囲腫瘍の手術の際，腎動脈にテープはかけたが，特に粗暴な操作は行っておらず，単純に医原性の腎動脈狭窄ともいい切れない．30歳代前半という若さで大動脈に径の不同があるので，血管炎あるいは線維性筋異形成（fibromuscular dysplasia）の内膜型が存在しており，それに機械的刺激が加わったことによる狭窄と推定される．当院に紹介された時点では左腎機能も著明に低下しており，腎摘除術が検討されたが，エタノールによる塞栓術を施行し，正常血圧となった．

【症例2】 大動脈は蛇行し，左腎動脈起始部に狭窄を認める（図2；→）．動脈硬化性腎動脈狭窄症である．

【症例3】 右腎動脈遠位部に数珠状の狭窄を呈しており（図3；→），線維性筋異形成の中膜型（medial type）である．

腎動脈狭窄症の一般的知識

腎動脈狭窄の原因には動脈硬化性，線維性筋異形成，およびその他，外傷や大動脈炎症候群などの炎症性，血栓塞栓症や動脈解離なども原因となる．動脈硬化性を原因とする腎動脈狭窄は中年以降の成人にみられ，全腎動脈狭窄症の2/3を占める．線維性筋異形成は従来，線維性筋過形成（fibromuscular hyperplasia）と呼ばれてきた疾患であるが，病理学的には筋組織は萎縮しており，過形成は認められない[1]．線維性筋異形成の腎動脈狭窄は思春期以降の若い女性に発見されることが多い．

外傷性腎動脈狭窄の原因として，医原性としてのカテーテルやガイドワイヤー操作による内膜下損傷，あるいは外科手術による損傷がある．外傷性腎動脈狭窄は，内膜下解離あるいは血腫の結果として狭窄が生じる．腎動脈狭窄の治療は，バルーンカテーテルあるいはステントを用いた経皮的腎血管形成術（percutaneous transcatheter angioplasty；PTA）が主体となる．線維性筋異形成による腎動脈狭窄は動脈硬化性腎動脈狭窄よりもPTAの治療効果は高く，再狭窄率は低い．腎機能の改善が望めない症例には，レニン依存性高血圧の治療として腎摘除術あるいはエタノール塞栓術が施行される．カプトリルを服用させた，腎シンチグラフィ（^{99m}Tc-DTPA）では腎動脈狭窄のある腎では健側腎より腎血流は低下するので，患側腎の集積は低下する．

鑑別診断のポイント

動脈硬化性腎動脈狭窄は本幹近位部1/3に通常生じ，大動脈分岐口にしばしば病変は及んでいる．線維性筋異形成は中膜型（medial type）が典型的で，数珠状の狭窄を呈し，腎動脈本幹の遠位部1/3に生じることが多い．稀であるが，線維性筋異形成の内膜型（intimal type）は小児，若年成人に多くみられ，数珠状の狭窄は呈さずに，桿状の狭窄を腎内動脈，腎動脈本幹遠位2/3，時に近位部1/3に生じ，進行性である[2]．外傷性の狭窄は，画像所見のみからは他の原因とする腎動脈との区別は難しい．動脈硬化性腎動脈狭窄は両側性であることがしばしばみられるが，必ずしも対称的ではない．狭窄の原因にかかわらず，狭窄後拡張（post-stenotic dilatation）を認める．この狭窄後拡張は局所的な拡張ばかりでなく，長軸方向に認められることもある．

腎動脈瘤
renal arterial aneurysm

竹林茂生

● **症例**：50歳代前半，女性．乳癌転移検索のため胸腹部CTを撮像．2週間後，右背部に激痛が生じ，ショック状態となる．

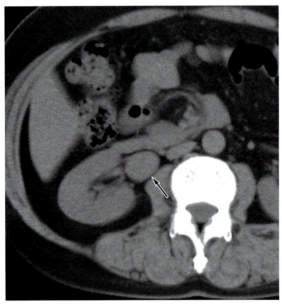

図1-A　単純CT

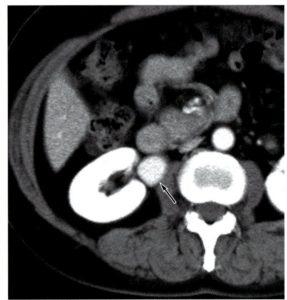

図1-B　造影CT

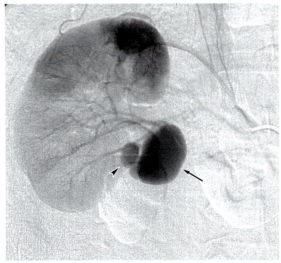

図1-C　腎動脈造影（背部激痛発症後）

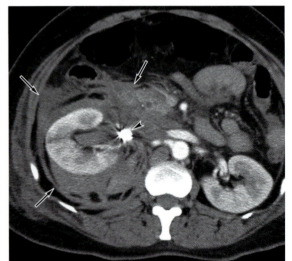

図1-D　造影CT（動脈瘤コイル塞栓術後）

参考文献

1) Kawashima A, Sandler CM, Ernst RD, et al: CT evaluation of renovascular disease. RadioGraphics 20: 1321-1340, 2000.
2) Nosher JL, Chung J, Brevetti LS, et al: Visceral and renal artery aneurysms: a pictorial essay on endovascular therapy. RadioGraphics 26: 1687-1704, 2006.

画像の読影

　単純CTにて右腎門部に2.5cm径の腫瘤を認める（図1-A；→）．腫瘤の壁には石灰化は認められない．造影CTにて均一に造影される（図1-B；→）．背部激痛発症後の腎動脈造影では中・下極の区域動脈分岐直前より発生した囊状動脈瘤（図1-C；→）を認める．動脈瘤の内側からは造影剤の漏出を認め（図1-C；▶），動脈瘤破裂の状態である．動脈瘤に血流がとられ，中極，下極の血流は低下している．塞栓術は瘤内をコイルで充填する方法をとった．動脈瘤から正常腎動脈が分枝していたが，コイル充填は不完全に留め，正常の腎動脈は温存でき，術後造影CT（図1-D）にても腎梗塞の所見はなかった（▶：動脈瘤内のコイル，→：腎周囲腔，傍腎腔の血腫）．

　本例は，特に細菌性，外傷性，動脈硬化性の所見は伴っておらず，動脈瘤の病因はsegmental arterial mediolysis（SAM）と推定される．

腎動脈瘤の一般的知識

　腎動脈瘤は，病因からは細菌性（mycotic），外傷性，動脈硬化性，中膜変性（mediolysis），血管炎を原因とするものでは結節性多発血管炎（polyarteritis nodosa）が代表的で，microaneurysmと呼ばれる小動脈瘤が多発している．近年，中膜変性に関してsegmental arterial mediolysis（SAM）という病理学的概念が導入されており，動脈瘤壁に炎症所見は乏しく，分節上の中膜壊死所見を特徴としている．腹部大動脈分枝に発生する動脈瘤の多くがSAMによるものとする報告もあり，線維性筋異形成への移行も推定されている．腎動脈瘤に関しても，細菌性，外傷性，あるいは動脈硬化性が否定できる基礎疾患のない若年，中年の症例に関しては本病因である可能性が高い．

　腫瘍においては腎血管筋脂肪腫に高頻度に動脈瘤が認められることが有名である．腎動脈瘤は形態上，囊状（saccular），紡錘状（fusiform），解離（dissecting）に分類される[1]．腎動脈瘤の破裂のリスクファクターは非石灰化，径が15あるいは20mm以上，高血圧や，血流増加となる妊娠時が挙げられる[2]．5mm以上の動脈瘤を伴う腎血管筋脂肪腫は破裂の危険性が高いとされている．また，腎動脈瘤の存在により腎内の血流の一部が乏しくなり（steal現象），腎血管性高血圧を生じる可能性もある．

　治療に関しては，従来，腎摘除術が施行されていたが，塞栓術にてコイルを動脈瘤内に挿入すれば腎機能保持が可能であり，有用な治療法である．しかし多くの場合，動脈瘤より正常腎内動脈が分枝しているので，完全に動脈瘤内を閉塞させると腎梗塞が生じる．

鑑別診断のポイント

　グレースケール超音波断層法ではcystic echoを呈し，大きい場合は渦流を認めるが，それ以外は囊胞との鑑別は難しい．まず腎動脈瘤を疑うことが大切で，カラードプラ，パワードプラに切り替えて確認をする．カラードプラでは瘤内の血流が赤（超音波探触子に向かう血流）と青（探触子から離れる血流）に明瞭に二分される．しかし，腎門部付近では正常動静脈のカラーフローが密集しているので，小さな動脈瘤はカラードプラでは検出が難しい．一方，造影CT早期相で容易に動脈瘤が診断でき，有用である．腎動脈瘤は6～10cm径の巨大なものも報告されており，これらは囊胞と，あるいは血栓を伴ったものでは腎癌と誤診する可能性もある．これらの動脈瘤に穿刺が施行された場合にはきわめて危険な状況に陥るため，グレースケール超音波断層法，あるいは単純CTだけの術前検査にて穿刺術を施行してはならない．また，腎動静脈奇形のうち動脈瘤型が鑑別に挙がるが，この場合，拡張した静脈，動静脈短絡が認められる．

腎動脈解離
renal arterial dissection

竹林茂生

● **症例1**：50歳代前半，男性．4日前より突然の左背部の激痛が生じる．鎮痛薬，硬膜外麻酔も無効のため，モルヒネにて疼痛コントロールをしていたが，それも不十分であった．

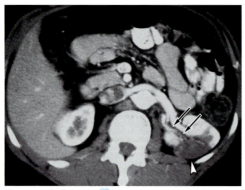

図1-A　造影CT

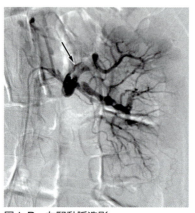

図1-B　左腎動脈造影

● **症例2**：10歳代後半，男性．オートバイ事故．

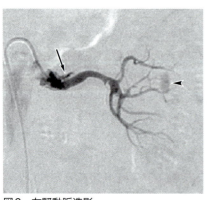

図2　左腎動脈造影

● **症例3**：70歳代，男性．解離性大動脈瘤の進展評価のため，造影CTを施行．

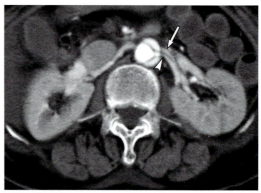

図3　造影CT

● **症例4**：60歳代前半，男性．解離性大動脈瘤の進展評価のため造影CTを施行．進行性の腎機能低下とともにレニン依存性高血圧が発症．

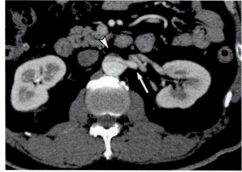

図4-A　造影CT

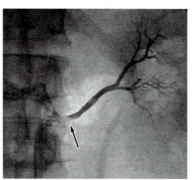

図4-B　左腎動脈造影

画像の読影

【症例1】 造影CTにて,梗塞巣を示す楔状の非造影領域を左腎背側部に認める(図1-A;▷).左腎動脈区域動脈に長軸に伸びる線状の低吸収域(intimal flap)を認める(図1-A;→).左腎動脈造影にて,区域動脈に不整かつ径の不同を伴った解離を認める(図1-B;→).また,腎内動脈の径の不同,および血栓も認められる.線維性筋異形成に伴う自然解離と考えられる.広範囲の解離のため,腎摘除術が施行された.

【症例2】 左腎動脈造影にて,腎動脈近位部に解離を認める(図2;→).腎中極には造影剤の漏出を認める(▶).

【症例3】 造影CTにて,大動脈解離が左腎動脈近位部に連続している(図3;偽腔⇨,真腔▷).本例は上腸間膜動脈も解離が進展しており,腸管虚血に陥った.

【症例4】 造影CTにて,腹部大動脈に解離を認め(図4-A;▷),左腎動脈は真腔より出ている.偽腔が大きく(図4-A;⇨),左腎動脈開口部を圧迫している可能性は否定できない.左腎動脈造影にて腎動脈入口部および近位部が圧排され(図4-B;→),左腎内動脈が狭小化している.左腎動脈近位部へステント挿入を施行した.

腎動脈解離の一般的知識

腎動脈の自然解離は稀であり,大動脈解離が腎動脈に進展したものがほとんどである.その他の原因としては外傷,線維性筋異形成,結節性多発動脈炎,嚢状中膜壊死,梅毒性血管炎,動脈硬化などがある.解離により出血および内腔の狭小化,さらには血栓を生じる.自然腎動脈解離の症状は突然の背部痛が出るため,腎結石などと間違われることが多い.しかし,解離に伴う背部痛はその程度が著しく,鎮痛薬などではコントロールできないことが多い.腎動脈自然解離は中年男性に多く,高血圧を合併していることが多い[1].

治療はステント挿入であるが,病変が広範に及び,疼痛のコントロールができない場合,腎摘除術の適応となる.

鑑別診断のポイント

腎動脈の自然解離の診断には,疼痛の激しさから,まず本疾患を疑うことが大切である.それにより,注意深く造影CTを観察することによって,腎動脈の解離(intimal flap)が検出できる.大動脈解離の腎動脈進展に関しては,他の腹部主要血管である腹腔動脈,上腸間膜動脈と同様に,造影CT早期相にて大動脈の解離腔を追っていけば比較的容易に検出できる.また,解離が腎動脈に進展していなくても,偽腔の拡大にて真腔から出ている腎動脈は圧排され,腎は虚血に陥り,レニン依存性高血圧を生じる.

参考文献

1) Béroniade V, Roy P, Froment D, Pison C: Primary renal artery dissection. presentation of two cases and brief review of the literature. Am J Nephrol 7: 382-389, 1987.

腎動静脈奇形
renal arteriovenous malformation (AVM)

竹林茂生

● **症例1**： 40歳代後半，女性．大量血尿．（熊本大学大学院生命科学研究部放射線診断学分野 山下康行先生のご厚意による）

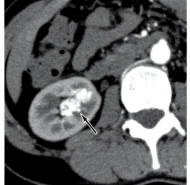
図1-A 造影CT（動脈相）

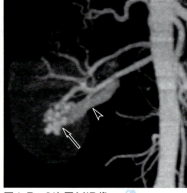
図1-B 3次元MIP像

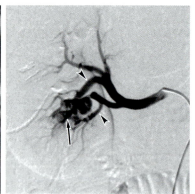
図1-C 血液造影

● **症例2**： 50歳代後半，男性．健診の超音波断層検査にて左腎腫瘤を指摘．

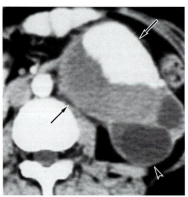
図2-A 造影CT

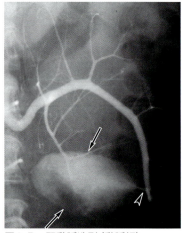
図2-B 腎動脈造影（動脈相）

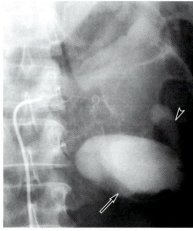
図2-C 腎動脈造影（後期相）

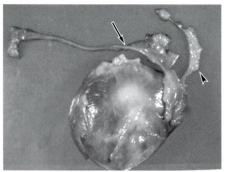
図2-D 切除標本

・参考文献・

1) Takebayashi S, Aida N, Matsui K: Arteriovenous malformations of the kidneys: diagnosis and follow-up with color Doppler sonography in six patients. AJR 157: 991-995, 1991.
2) Do YS, Park KB, Cho SK: How do we treat arteriovenous malformations (tips and tricks)? Tech Vasc Interv Radiol 10: 291-298, 2007.

画像の読影

【症例1】 右の腎洞に多数の血管構造を認める（図1-A～C；→）．3次元MIP像では静脈の早期描出も認める（図1-B；▶）．血管造影で拡張した腎動脈（図1-C；▶），ツタ状血管腫瘤（nidus, 図1-C；→）が描出されており，cirsoid type（ツタ状）の動静脈奇形である．エタノール塞栓術にて血尿は消失した．

【症例2】 造影CTにて左腎中極から下極にかけて大きな腫瘤（図2-A；→）を認め，血栓を伴った大きな動脈瘤を認める．腎杯は拡張している（図2-A；▶）．腎動脈造影動脈相にて腎内動脈末梢よりジェット現象（図2-B；▶）を認め，同部より動脈瘤（図2-B；→）が発生していることがわかる．しかし，後期相では動脈瘤（図2-C；→）に連続して拡張し，かつ盲端となった血管が認められる（図2-C；▶）．狭窄した腎内静脈で動脈瘤と短絡を形成しており，aneurysmal typeの腎動静脈奇形と診断される．

本例は塞栓術が確立される前の症例で，腎摘除術が施行された．切除標本にて，動脈瘤と支配動脈（図2-D；→），流出静脈（図2-D；▶）を示す．

腎動静脈奇形の一般的知識

腎動静脈奇形（AVM）は，毛細血管を経ずに，nidusと呼ばれる拡張・屈曲・蛇行した異常血管を介して動脈と静脈が短絡を形成する病態である．先天性のcirsoid typeと，あらかじめ存在していた動脈瘤あるいは静脈瘤が動静脈短絡を形成したものと推定される後天性のaneurysmal typeに分類されている．cirsoid type AVMの約70％に肉眼的血尿を認める．血塊を伴う大量血尿を比較的若い患者に認めた時は，本疾患の存在を考慮する必要がある．これは，腎動静脈瘻による腎杯近傍の腎静脈圧の上昇により薄い静脈壁の微小破綻を腎杯に来すこと，あるいは拡張した静脈洞と近傍の腎杯との交通により大量の血尿が生じると推定されている[1]．一方，aneurysmal type AVMは無症状で，腫瘤として各種画像診断時にて偶然に検出されることが多い．

Doら[2]は体幹部，四肢の動静脈奇形について，血管造影所見に基づき以下の分類を提唱している．type I：動脈－静脈短絡，type II：小動脈－静脈短絡，type IIIa：小動脈－小静脈短絡，短絡部の拡張なし，type IIIb：小動脈－小静脈短絡，短絡部の拡張あり．

鑑別診断のポイント

グレースケール超音波では，大きなcirsoid type AVMはcystic echoの集簇として認められることもあるが，一般に検出は難しい．aneurysmal type AVMでは囊胞と間違える恐れもある．カラードプラ法の測定流速レンジは，検出する疾患によって選択する必要があり，血流レンジを40～60cm/secに設定すると正常腎門部以外の腎血流の描出は抑制されるが，腎動静脈奇形，動静脈瘻は異常高速血流として淡明色カラーフローの集簇としてとらえられる．aneurysmal type AVMは血管性腫瘤として認識可能であり，動脈瘤と異なり，動静脈瘻に伴う支配動脈の高流速と，それにパルスドプラ法を併用すれば，腎動脈の血流速度，resistive index［(収縮期最高血流速度－拡張期終末血流速度)/収縮期最高血流速度］が低下しており，動静脈瘻の証明となる．従来，腎動静脈奇形の診断は血管造影が必須であったが，現在ではカラードプラ法で十分である．正常腎皮質が強く造影される前に動脈相が撮像できる64例以上のMDCTにおいても，動静脈奇形の検出は可能である．

腎梗塞
renal arterial infarction

竹林茂生

● 症例：70歳代，男性．左側腹部激痛，顕微鏡的血尿あり．超音波にて左腎は正常であったが，右腎に結石が指摘された．単純CTでは左腎に異常を認めず，痛みも鎮痛薬で軽減したため帰宅させる．2日後，今度は激しい右側腹部痛を生じる．脳梗塞，心筋梗塞の既往，心房細動を認めた．

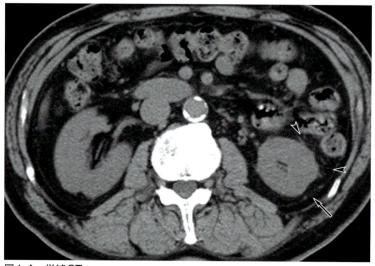

図1-A　単純CT

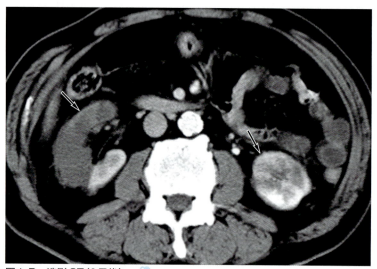

図1-B　造影CT（2日後）

> **NOTE**　【cortical rim enhancement (cortical rim sign) の鑑別診断】
> - 腎梗塞
> - 腎静脈血栓症
> - 急性尿細管壊死
> - 腎膿瘍

画像の読影

単純CTでは特に左腎に異常は認めないが，左Gerota被膜（図1-A；→）が右に比較してやや肥厚しており，腎周囲腔のperirenal strandings（図1-A；►）も認める．

右背部痛が出現した2日後の造影CTでは，右腎前区域に大きい，境界明瞭な非造影領域が，また左腎下極にも非造影領域を認め，cortical rim enhancementを淡く認める（図1-B；→）．両側の腎梗塞と診断できる．

腎梗塞の一般的知識

腎梗塞は腎動脈主幹部，あるいは腎内動脈の閉塞により，腎組織が壊死に至った状態である．腎動脈塞栓症の90％は，心房細動，心弁膜疾患，細菌性心内膜炎，あるいは動脈硬化症などの心血管疾患に起因しており，残りは，血管手術，血管造影カテーテル操作などの医原性である．腹痛，発熱，血尿で発症することが多い．頻度が少ない疾患であることと特異的な臨床症状がないため，腎梗塞は急性期に見逃されることが多い．特に一側性背部痛は尿管結石などと間違われることが多い．一側性背部痛と，発症後24時間以内に血液生化学所見にてLDH，GOT，GPT，アルカリホスファターゼなどの逸脱酵素の上昇は診断の参考所見であり，画像診断が必要である．しかし，主治医が稀な疾患である本疾患を鑑別疾患として念頭に置かなければ，その診断は遅れてしまう．

自己免疫疾患である抗リン脂質症候群（antiphospholipid syndrome），多発性結節症，全身性エリテマトーデス（systemic lupus erythematosus；SLE），血管炎なども腎梗塞のリスクファクターである．抗リン脂質症候群は短期間に同時に腎，脳，肺，心および肝に微小血管障害が発生し，小血管に閉塞機転を生じる．腎においては，腎動脈本幹，分枝，小動脈，糸球体毛細血管および腎静脈に血栓を生じる．

発症後6時間以内の早期の治療は，抗凝固薬の全身投与，経カテーテル的腎動脈内抗凝固薬注入法，あるいは血栓除去が施行される[1]．

鑑別診断のポイント

鑑別診断として，①急性腎盂腎炎，②浸潤性の腎腫瘍，③多発性腎腫瘍，④腎外傷などが挙がる．

腎梗塞においては，グレースケール超音波断層像，あるいは単純CTのみでは，腎の異常を検出するのは難しい．カラードプラにて腎内血流の低下を，造影CTでは非造影領域およびcortical rim enhancement（cortical rim sign）を認める[2]（▶NOTE）．このサインは，腎梗塞部の被膜下皮質は腎被膜動脈，腎盂周囲，あるいは尿管周囲動脈からの側副血行路にて，皮質の血流が保たれ梗塞部皮質の造影効果が残存していることを表している．同じく楔状の非造影領域を呈する急性細菌性腎炎の鑑別に有用であるが，このサインを呈しない腎梗塞もあるため，広範囲の腎梗塞の場合は，両腎の比較による患側の造影機能の低下，造影剤排出の遅延の有無による総合判断が必要となる．

参考文献

1) Maxwell DD, Mispreta LA: Transfemoral renal artery embolectomy. Radiology 143: 653-654, 1982.
2) Kawashima A, Sandler CM, Ernst RD, et al: CT evaluation of renovascular disease. RadioGraphics 20: 1321-1340, 2000.

腎静脈血栓症
renal vein thrombosis

竹林茂生

● **症例1**：20歳代，男性．ネフローゼ症候群．

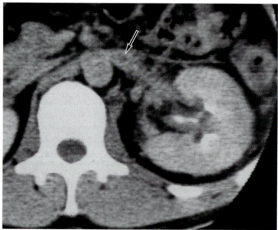

図1-A　造影CT

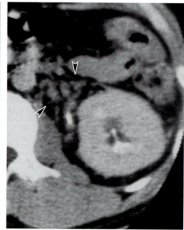

図1-B　造影CT

● **症例2**：60歳代，男性．右腎癌．腎癌進展度の評価のためCTを施行．

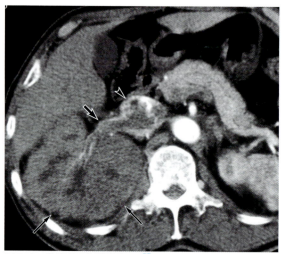

図2-A　造影CT（早期相）

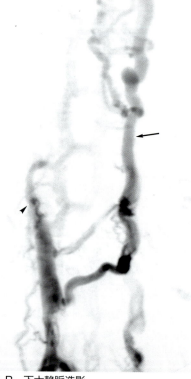

図2-B　下大静脈造影

画像の読影

【症例1】 造影CTにて腎静脈の拡張はみられないが，内部に血栓を示す低吸収域を認める（図1-A；→）．また，腎下極レベルCTにて側副血行路を認める（図1-B；►）．慢性期の腎静脈血栓症である．

【症例2】 造影CTにて右腎に大きな腫瘍（図2-A；→）を認め，その造影効果は乏しい．右腎静脈（図2-A；➤）に腫瘍を認め，下大静脈（図2-A；►）まで進展している．下大静脈造影では，右腎門部レベルで下大静脈（図2-B；►）より頭側が描出されず，左上行腰静脈（図2-B；→），腰静脈叢，半奇静脈へと流れる側副血行路を認める．

腎静脈血栓症の一般的知識

成人ネフローゼ症候群に合併する腎静脈血栓症は，膜性腎炎にみられることが最も多く，次いで膜性増殖性腎炎に認められる．またアミロイド腎に合併することも少なくない．急性に腎静脈が閉塞した場合，発熱，腹部症状，チアノーゼ，血尿，腎の腫大など重篤な症状を呈するが，慢性に発症した場合は無症状のこともある[1]．腎静脈血栓症は従来，ネフローゼ症候群の原因疾患と考えられてきたが，最近ではネフローゼ症候群の続発症と考えられている．

新生児・乳児の場合では，下痢などによる脱水のみが原因で，容易に腎静脈血栓症を引き起こすことが知られている．臨床上，腎静脈血栓症は腎癌の直接浸潤による腫瘍血栓が多い．この場合，静脈の閉塞が徐々に生じるため，無症状のことが多い．急性腎静脈血栓症を早期に診断することは，腎機能を保持するためには重要である．すなわち，成人の場合は抗凝固療法，新生児・乳児の場合では脱水改善を早急に施行しなくてはならない．

鑑別診断のポイント

腎静脈血栓症は，通常は一側性であるため，腎機能が正常ならば，造影MDCTなどにて腎静脈内の造影欠損像として血栓の検出は可能である．解剖学的に，左腎静脈は右腎静脈よりも長いため，左腎の血栓の方が比較的容易に検出可能である．さらに二次所見として，腎腫大，Gerota皮膜の肥厚，および腎周囲腔のstranding，時に腎周囲血腫を生じることもある[2]．また，患腎側は腎機能が低下しているため，皮質よりも髄質への造影剤移行が遅延するため，髄質の造影が遅れる．慢性期では側副血行路が発達して，拡張した腎周囲，腎盂，あるいは後腹膜静脈が認められる．この時期では腎静脈は虚脱し，血栓の検出は難しいこともある．

> **NOTE　【腎静脈血栓症の原因】**
> - 脱水
> - 敗血症
> - 臍静脈カテーテル，IVHカテーテルの挿入
> - ネフローゼ
> - 凝固能亢進（鎌状貧血，多血症）
> - 出産後
> - 腎細胞癌などの腫瘍
> - うっ血性心不全，収縮性心膜炎

参考文献

1) Mellins HZ: Venous disorders of the urogenital tract. *In* Pollack HM, MacClennan BL (ed); Clinical urography, 2nd ed. WB Saunders, St. Louis, p.2581-2614, 2001.
2) Kawashima A, Sandler CM, Ernst RD, et al: CT evaluation of renovascular disease. RadioGraphics 20: 1321-1340, 2000.

左腎静脈ナットクラッカー症候群
left renal vein nutcracker syndrome

竹林茂生

● 症例：30歳代後半，女性．膀胱鏡にて左尿管口からの血尿確認．CTにて腎，尿管結石あるいは腫瘍は認めず．尿細胞診の悪性細胞はみられず．蛋白尿，貧血も認めず．

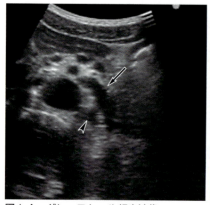

図1-A　グレースケール超音波像

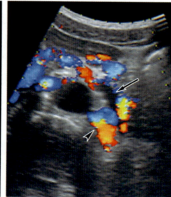

図1-B　カラードプラ像

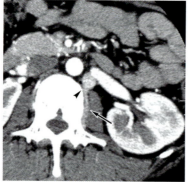

図1-C　造影CT（早期相）

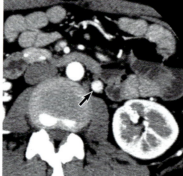

図1-D　造影CT（早期相）

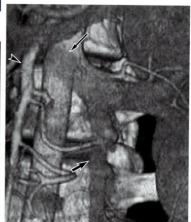

図1-E　3D-CT（斜位像）

● 参考症例1

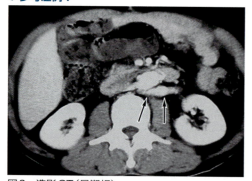

図2　造影CT（早期相）
→：retroaortic left renal vein

● 参考症例2

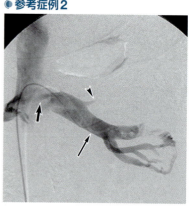

図3　逆行性左腎静脈造影（正常像）
副腎静脈（►）に造影剤の逆流が認められる．
→：左腎静脈
➡：上腸間膜動脈による圧迫

● 参考文献

1) Takebayashi S, Ueki T, Ikeda N, et al: Diagnosis of the nutscracker syndrome with color Doppler sonography: correlation with flow patterns on retrograde left renal venography. AJR 172: 39-43, 1999.

画像の読影

　超音波にて左腎静脈は上腸間膜動脈と大動脈の間で狭められ，遠位部は拡張している（図1-A；→）．椎体左前方に低レベルエコー結節を認め（図1-A；▶），カラードプラ像にてカラーフローを認め（図1-B；▶），側副血行路であることがわかる．また，腎静脈の血流が遅い部分はカラーフローが認められない（図1-B；→）．造影CT早期相にて，左腎静脈，後腹膜静脈（図1-C；▶），上行腰静脈（図1-C；→）へと流れる側副血行路，および左腎静脈から生殖（卵巣）静脈への側副血行路（図1-D；➡）を認める．3D-CTにて左腎静脈（図1-E；→）が上腸間膜動脈（図1-E；▶）と大動脈の間で狭められ，側副血行路である卵巣静脈（図1-E；➡）が明瞭にみえる．治療は特別に必要とせず，検尿，尿細胞診および腎超音波検査によるフォローアップを行っている．

左腎静脈ナットクラッカー症候群の一般的知識

　左腎静脈の正常走行は上腸間膜動脈と大動脈の間を通り，下大静脈につながる．後腹膜脂肪および十二指腸上行脚が，大動脈と上腸間膜動脈の角度を広く保っている．左腎静脈が走行する上腸間膜動脈と大動脈の間の距離の正常下限は4～5mmとされており，それ以下の場合には，左腎静脈は両動脈に挟まれ，左腎静脈圧が上昇することによって引き起こされる病態が左腎静脈ナットクラッカー症候群である．後大動脈左腎静脈（retroaortic left renal vein，図2；→）においても，左腎静脈は椎体と大動脈との間でも狭められ，本症候群を生じる．

　臨床所見としては，①一側性血尿，②精巣静脈あるいは卵巣静脈症候群，③精巣・卵巣静脈瘤の三徴であり，左腎性血尿の鑑別として重要である．血尿が生じる機序としては，左腎静脈圧の上昇により薄い静脈壁の微小破綻を腎杯に来すこと，あるいは拡張した静脈洞と近傍の腎杯との交通により大量の血尿が生じると推定されている．尿沈渣，変形のない赤血球を認め，大量血尿を生じることは稀である．

　本症候群の診断基準として左腎静脈圧の測定があり，上腸間膜動脈で挟まれている前後での左腎静脈圧差が3mmHgを左腎静脈高血圧，1mmHgを正常，1～3mmHgをボーダラインの左腎静脈高血圧と判定している．カラードプラにて，側副血行路である拡張した生殖静脈や後腹膜静脈のカラーフローを椎体左前側方に認める．同様にMDCT早期相にて，拡張した腎静脈とともに，拡張した精巣あるいは卵巣静脈が造影されれば，ナットクラッカー症候群の可能性が高い[1]．逆行性腎静脈造影では，上行腰静脈，腰静脈叢，半奇静脈へと流れる側副血行路，腎内静脈瘤や生殖静脈への側副血行路がみられる．大動脈と上腸間膜動脈に挟まれた腎静脈の収縮期血流速度がナットクラッカー症候群では増加しているが，実際のパルスドプラ法による測定では，大動脈の血流波形が重なってしまうことがほとんどで，診断基準として用いるのには限界がある．

鑑別診断のポイント

　逆行性左腎静脈造影では弁不全のため副腎静脈，生殖静脈に造影剤の逆流が認められることがあるが（図3），これらの静脈は蛇行，拡張しておらず，側副血行路と区別可能である．左腎静脈遠位部径が近位部径の1.5倍あり，大動脈と上腸間膜動脈との距離が4～5mm以下である，左腎静脈拡張所見は正常人の50～70％にみられる（ナットクラッカー現象）．立位などの体位では大動脈と上腸間膜動脈との間で挟まれていないことがあり，血流は正常状態であると推測される．それゆえ，CT，超音波，カラードプラなどの画像での左腎静脈ナットクラッカー症候群の診断基準として，側副血行路の存在が重要である．同症候群の診断がついた後も，画像診断ではとらえにくい腎盂，尿管腫瘍の可能性を絶えず考慮し，検尿，尿細胞診などによるフォローアップが必要である．

移植腎の検査
transplanted kidney evaluation

竹林茂生

● **症例**：50歳代，男性．生体腎移植1年後．

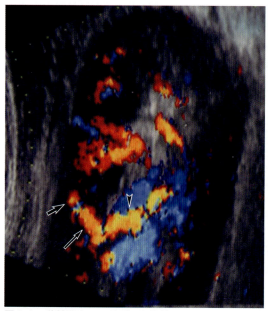

図1-A　移植腎カラードプラ正常像
　　　（測定レンジを20cm/secに設定）

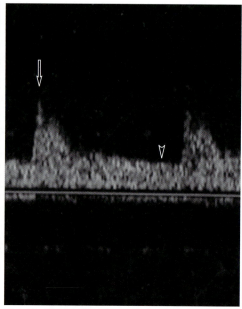

図1-B　葉間動脈のパルスドプラ波形

● **参考症例**

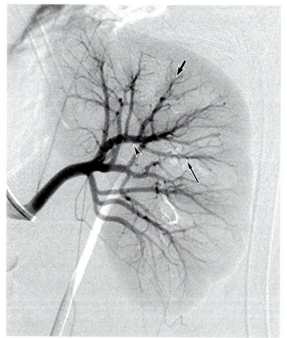

図2　正常腎動脈造影像

画像の読影

　カラードプラ像では，探触子に近づく血流が赤，離れる血流が青で示されている．血管の蛇行がないとしたら，おおよそ赤色系が動脈，青色系が静脈となる．また，流速が測定レンジの20cm/secに近づくにつれて，それぞれ淡いカラーフローとなる．

　移植腎カラードプラ像で区域動脈（図1-A；▶），葉間動脈（図1-A；→），弓状動脈（図1-A；➡）を示す．また，正常腎動脈造影像に区域動脈（図2；▶），葉間動脈（図2；→），弓状動脈（図2；➡）を示す．パルスドプラ波形からは収縮期最高血流速度（図1-B；→），拡張期終末血流速度（図1-B；▶）を求め，resistive index〔（収縮期最高血流速度－拡張期終末血流速度）÷収縮期最高血流速度〕は0.67である．

移植腎の検査の一般的知識

　移植腎の検査では，カラードプラ検査が主体となることが多く，それに加えて，^{99m}Tc-DTPAあるいはMAG3腎シンチグラフィも施行される．本項では移植腎のドプラ検査[1]について述べる．

1）検査時期

①移植24〜48時間後にbaseline studyを行う．

②移植腎生検を施行する場合は，生検前24時間以内の検査が必要である．超音波ガイド下での生検が望ましく，その場合は生検直前にドプラ検査を施行する．

③死体腎移植の場合は乏尿性，あるいは非乏尿性急性尿細管壊死が生じやすい移植後5日にドプラ検査を施行する．

2）検査方法

①Bモード

　長軸，あるいは短軸方向の画像より腎の長径，幅を求める．腎周囲の液体貯留，水腎症，拒絶反応に伴う実質の変化（髄質エコーが目立つ，皮質エコーの低エコー化，腎中心エコーの縮小，あるいは腎盂尿管壁の肥厚など）を観察する．

②ドプラ検査

a. 総腸骨動脈あるいは外腸骨動脈．

b. 腎動脈主幹部と腸骨動脈吻合部．

c. 腎上極・下極における区域，葉間および弓状動脈において，それぞれのパルスドプラ波形を得る．

d. 腎静脈主幹部の血流があることを確認．

e. それぞれの動脈で得たパルスドプラ波形より，resistive index〔（収縮期最高血流速度－拡張期終末血流速度）/収縮期最高血流速度〕を求める．この指標は，血流速度測定の際に誤差を生じうる角度補正値に影響されず，優れた指標である．腎動脈における正常値は約0.60〜0.70であり[2]，血管抵抗が高いと増加する．

参考文献

1) Choyke PL, Becker JA, Zeissman HA: Imaing the transplanted kidney. *In* Pollack HM, MaClennan BL (eds); Clinical urology, 2nd ed. WB Saunders, St. Louis, p.3091-3118, 2001.
2) Tublin ME, Bude RO, Platt JF: The resistive index in renal Doppler sonography: where do we stand? AJR 180: 885-892, 2003.

移植腎合併症
complications of renal transplantation

竹林茂生

● **症例1**：40歳代，男性．生体腎移植2週間後．

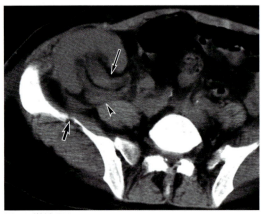

図1　単純CT

● **症例2**：40歳代，男性．移植後10年，腎機能低下，慢性拒絶反応．

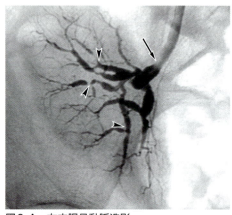

図2-A　右内腸骨動脈造影

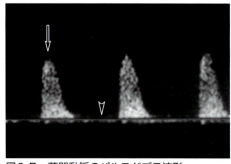

図2-B　葉間動脈のパルスドプラ波形

● **症例3**：50歳代，女性．移植後8日，出血性ショック．

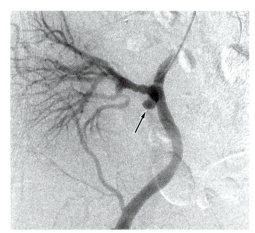

図3　右外腸骨動脈造影

> **NOTE　【腎移植後の合併症】**
>
> 腎移植後の合併症は10%に起こるとされ，次のようなものがある．診断にはドプラ超音波，腎シンチグラフィ，ダイナミックMRIなどが用いられる．
> 1. 急性尿細管壊死
> 2. 拒絶反応
>   - 超急性拒絶反応（24時間以内）
>   - 促進拒絶反応（2～7日）
>   - 急性拒絶反応（7日～3か月）
>   - 慢性拒絶反応（数か月～数年）
> 3. シクロスポリン中毒
> 4. 尿路系合併症
>   - 水腎症
>   - 腎周囲液体貯留
> 5. 血管系合併症
>   - 腎動脈狭窄
>   - 腎静脈血栓
>   - 腎動脈血栓
>   - 動静脈瘻
>   - 腎動脈－腸骨動脈吻合部・仮性瘤
> 6. 移植後リンパ増殖性疾患
> 7. その他（高血圧，胃潰瘍，大腿骨頭壊死など）

画像の読影

【症例1】 単純CTにて移植腎に水腎症を認める．血尿があり，やや高吸収値にて腎盂が拡大している（図1；→）．血塊による水腎症であった．腎周囲腔（図1；➙），腎盂周囲（図1；▻）には，術後の血腫が残存している．

【症例2】 移植腎の腎動脈は内腸骨動脈と端・端吻合（図2；→）されている．腎内動脈の狭窄（図2；▻）が多発しており，狭窄後拡張を認める．線維性異形成に類似しているが，拒絶反応の結果による腎内動脈狭窄と考える．移植腎葉間動脈のパルスドプラ波形（図2-B）では，拡張期血流波形は認めず（resistive index：1），血管抵抗が高くなっている状態である．

【症例3】 移植腎の腎動脈は右外腸骨動脈と端・側吻合がなされており，吻合部に仮性動脈瘤（図3；→）を認める．

移植腎合併症の一般的知識

腎移植の最も多い合併症は，移植直後の拒絶反応あるいは急性尿細管壊死（acute tubular necrosis；ATN）である．拒絶反応の所見として，パルスドプラにて拡張期流速の低下，resistive indexの増加，拡張期流速の逆方向化がみられる[1]．移植後腎機能低下を認めた場合には，急性尿細管壊死などによる急性拒絶反応を否定しなくてはならない．腎動脈接合部位の狭窄も腎機能低下を来す．術直後に検出される症例は稀で，通常は1年以内に発症する．血管雑音および高血圧にて，その存在が疑われる．狭窄の半数は接合部位に生じ，その他は遠位に生じる．また，狭窄が生じていなくても，蛇行（kinking）によっても腎血流は低下し，腎機能が低下する．放置すると無機能腎に陥る．したがって，血流の低下が生じた場合には，緊急に再手術にて屈曲を解消する必要性がある．

その他の合併症としては，生検後による動静脈短絡であるが，これは動静脈奇形と同様に腎カラードプラおよびパルスドプラによる診断が有効である．腎移植後の合併症についてNOTEにまとめた．

鑑別診断のポイント

移植腎における水腎症は，虚血や拒絶反応による尿管と膀胱の吻合部の瘢痕化による狭窄，血塊による閉塞がある．

移植腎周囲の液体貯留には，血腫が移植早期に最も頻度の高いリンパ嚢腫（lymphocele）は術後1～2か月後に，尿瘤（urinoma）や膿瘍は術後3～4か月に生じることが多い[2]．膿瘍は炎症所見を伴うので臨床的に診断しやすい．一般的に拒絶反応に伴う腎実質の変化には，髄質エコーが目立つ，皮質の低エコー化，腎中心エコーの縮小，あるいは腎盂尿管壁の肥厚などがある．現在では定期的に施行される腎生検にて，拒絶反応を早期に診断する方向にある．また，シクロスポリン中毒（cyclosporine nephrotoxicity）は，急性尿細管壊死，あるいは拒絶反応の鑑別診断に挙げられるが，それらの鑑別は画像診断ではできない．

参考文献

1) Brown ED, Chen MY, Wolfman NT, et al: Complications of renal transplantation: evaluation with US and radionuclide imaging. RadioGraphics 20: 607-622, 2000.
2) Kobayashi K, Censullo ML, Rossman LL, et al: Interventional radiologic management of renal transplant dysfunction: indications, limitations, and technical considerations. RadioGraphics 27: 1109-1130, 2007.

尿管の解剖
anatomy of urinary tract

加茂実武

1. 概要

尿管は腎で生成された尿を膀胱へと運ぶ管状構造であり，その長さは成人で22〜30cm程度，1.5〜6mm程度の径を有する．後腹膜に位置しており，腎盂から連続して大腰筋の腹側を下降し，腸骨動静脈をまたいで骨盤へと入り，男性では輸精管，女性では子宮動脈のすぐ背側を交差して膀胱へと至る（図1）．膀胱筋層を斜めに貫通する長さは1.2〜2.5cm程度とされる．組織学的には，外層の輪状筋および内層の縦走筋からなり，内腔は腎盂や膀胱と同じ尿路上皮に覆われている．放射線学的には，尿管は腎盂から分岐し骨盤骨にかかるレベルまでの上部尿管（近位尿管），骨盤骨にかかる中部尿管，骨盤骨下縁から膀胱までの下部尿管（遠位尿管）の3部位に分けられることが多いが，解剖学的には，腹部領域（腎盂から腸骨動脈交差部まで），骨盤部領域（腸骨動脈交差部から膀胱まで）および（膀胱）壁内領域の3つに分類されることもある[1]．

A 尿管のマクロ像

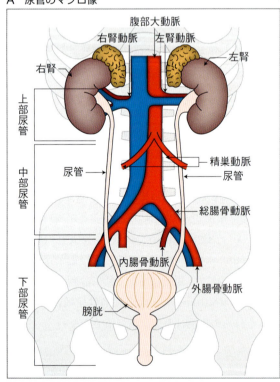

B CT urography

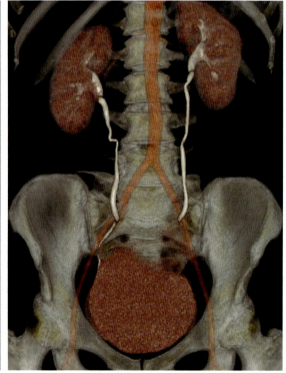

図1 尿管の正常解剖
尿管は腎盂から連続して大腰筋の腹側を下降し，腸骨動静脈をまたいで骨盤へと入り，男性では輸精管，女性では子宮動脈のすぐ背側を交差して膀胱へと至る．

2. 血管・リンパ管

　上部尿管への動脈分布は，主に腎動脈からの分枝により供給される（図2）一方，骨盤部領域においては総腸骨動脈領域からの分枝が発達，また下部尿管へは主に内腸骨動脈の分枝のひとつである上膀胱動脈からの血流が分布するとされる．これらの領域間で尿管に沿った動脈吻合が発達している．静脈は，上部尿管では腎静脈および性腺静脈へ，骨盤部領域では総腸骨静脈や内腸骨静脈へ還流するとされる．

　左の上部尿管からのリンパ流は左傍大動脈リンパ節群へ流入し，右の上部尿管からのリンパ流は右傍大動脈リンパ節群および大動脈下大静脈間（interaortocaval）リンパ節群へ流入するとされる．中部尿管からのリンパ流は通常，総腸骨動脈リンパ節群へ流入し，下部尿管からは総腸骨，外腸骨および内腸骨動脈リンパ節群へ合流するとされる[1]．

3. 生理的狭窄部

　従来，上部尿路の生理的狭窄部位として，腎盂尿管移行部（ureteropelvic junction；UPJ），腸骨動静脈交差部，および尿管膀胱移行部（ureterovesical junction；UVJ）の3か所が広く知られてきた．しかし，近年のCT画像を用いた複数の研究において，上部尿路結石嵌頓の分布はこの通説とは異なることが明らかとなってきた．すなわち，2番目の狭窄に相当する腸骨動脈交差部レベルには結石嵌頓のピークはなく，その代わり，**上部尿管と尿管膀胱移行部にピークがある**（図3）[2) 3)]．

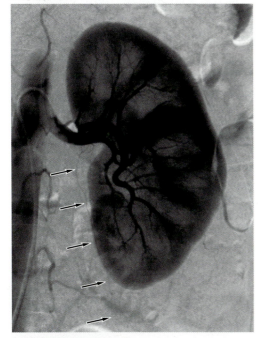

図2　50歳代，男性
腎動脈から分岐する尿管枝が描出されている（→）．

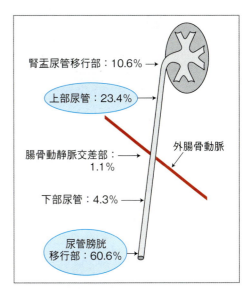

図3　救急外来を受診した上部尿路結石嵌頓患者のCT画像における結石の位置の分布
上部尿路結石嵌頓の好発部位は，従来から広く認識されてきた腎盂尿管移行部，腸骨動静脈交差部および尿管膀胱移行部の3か所ではなく，上部尿管と尿管膀胱移行部の2か所にピークがあることがわかる．
（文献2）より改変して転載）

4. 上部尿管が生理的狭窄部として認識できる解剖的背景

　解剖学の成書では，尿管は腎盂を出て，まっすぐに後腹膜を下降する構造として描かれている．しかし，実際の尿管は，尿を膀胱へと送るべく蠕動運動を行い，また腎の呼吸性の上下動にも伴って，絶えずその形態を変化させている．そのため，動態の1点のみをとらえる画像検査においては，上部尿路の全体が1枚の画像において良好に描出されることは少ない（図4）．また，日常診療における放射線画像では，上部尿管にしばしば高度の屈曲像がみられることがある（図5）．この屈曲は，特に腎が下降した際（すなわち吸気時）に，尿管が"たるむ"ことによって生じる所見であり，尿管が相対的に可動性を有する腎周囲腔のレベルで生じる．腎周囲腔を抜けた尿管は大腰筋の腹側でより強固に固定されている．前述の上部尿管における結石嵌頓のピークはこの尿管の固定の程度が変化するレベルとも合致し，尿管の蠕動および拡張能が制限されることによるものと示唆される[4]．このレベルは，CT上，尿管が同側の性腺静脈と交差する部位（**"crossing point"**）を同定することで推察することができる（図6）[5]．

3D MR urography, VR像

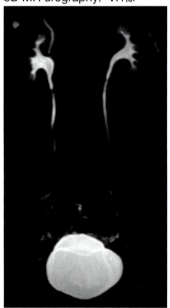

図4　70歳代，女性
MR urographyでは，被ばくなく上部尿路全体の評価が可能となる．ただし，尿管の蠕動運動などの影響によって，動態の1点のみをとらえる画像検査においては，上部尿路の全体が1枚の画像ですべて良好に描出されることは少ないことを留意すべきであろう．

造影CT撮影後の透視画像

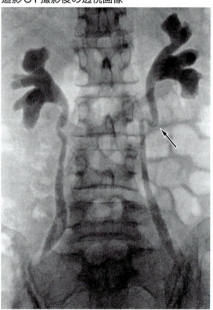

図5　50歳代，女性
上部尿管にはしばしば高度の屈曲像が認識される（→）．

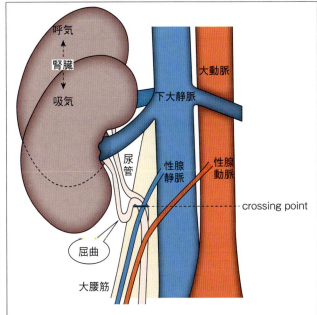

図6 上部尿管に屈曲が生じる機序
上部尿管の屈曲は，吸気時に腎が下降した際，尿管が"たるむ"ことによって生じる所見である．尿管は腎周囲腔を通過した後に大腰筋の腹側でより強固に固定されるが，屈曲はこの尿管が相対的に可動性を有する腎周囲腔のレベルで生じる．腎周囲腔を通過する尿管の境界（下縁）は，CT上，"crossing point"（尿管が同側の性腺静脈と交差する部位）を同定することで推察することができる．
（文献5）より改変して転載）

参考文献

1) Elkoushy MA, Andontan S: Surgical, radiologic, and endoscopic anatomy of the kidney and ureter. *In* Wein AJ, Kavoussi LR, Partin AW, et al (eds); Campbell-Walsh Urology, 11th ed. Elsevier, Oxford, p.967-977, 2016.
2) Eisner BH, Reese A, Sheth S, et al: Ureteral stone location at emergency room presentation with colic. J Urol 182: 165-168, 2009.
3) Moon YJ, Kim HW, Kim JB, et al: Distribution of ureteral stones and factors affecting their location and expulsion in patients with renal colic. Korean J Urol 56: 717-721, 2015.
4) Kamo M, Nozaki T, Starkey J, et al: The peak site of stone distribution in the upper ureter is unlikely the ureteropelvic junction: computed tomography analysis of stone lodging site with respect to a newly identified area of constriction. Urology 107: 31-36, 2017.
5) Kamo M, Nozaki T, Yoshida K, et al: Kinking of the upper ureter in CT urography: anatomic and clinical significance. Surg Radiol Anat 38: 1115-1121, 2016.

CT urography

髙橋 哲

1. 定義

CT urography（CTU）とは，尿路病変の描出を目的として，ヨード造影剤が経静脈的投与後に尿路に排泄される排泄相のタイミングで，尿路をマルチスライスCTで撮像したものである[1]．マルチスライスCTにより多断面での再構成，3次元像も可能であるが，表示法は問わないため，横断像のみでもCTUといえる（図1）．

2. 適応

CTUは排泄性尿路造影（intravenous urography；IVU）の置き換えとなる検査法だが，被ばくが多く，IVUの適応であったすべての疾患・病態には適応すべきではなく，基本的には尿路上皮癌のリスクのある患者の尿路検索を適応とする．

1）尿路上皮癌の危険因子として，40歳以上の男性，喫煙，有害物質への曝露，肉眼的血尿，泌尿器科疾患の既往，排尿刺激症状，尿路感染の既往，フェナセチンなどの鎮痛薬多用，骨盤放射線照射既往，シクロホスファミド治療歴などが挙げられる[2]．肉眼的血尿は危険因子だが，最近のガイドラインは顕微鏡的血尿でも尿路上皮癌の検索を推奨している[2〜5]．

2）尿路上皮癌は，腎盂から尿道まで同時性，異時性に多発する傾向がある．膀胱癌での尿路全体の検索は重要であるが，筋層非浸潤癌での多発リスクは高くないため，EAU（European Association of Urology）ガイドラインでは，膀胱三角部病変や上皮内癌（carcinoma *in situ*；CIS）症例に対して全尿路検索が推奨されている[6,7]．

3）悪性腫瘍以外の適応では，3次元的な情報が得られることから，慢性的尿路結石や感染，

図1-A 排泄性尿路造影（IVU）　　図1-B CTU冠状断MPR像　　図1-C CTU, MIP像

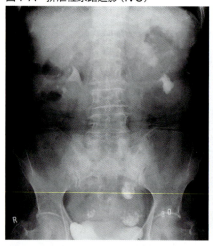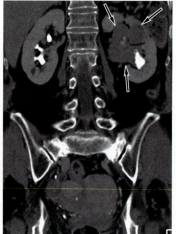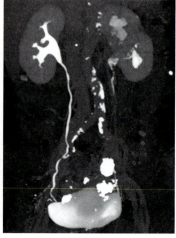

図1　80歳代，女性　左腎盂癌
左腎上〜中腎杯，腎盂を占める腫瘤を認める（B；→）．IVU（A）やMIP像（C）では境界やや不明瞭である．

経皮的腎結石破砕術に際してのplanning, 奇形や尿路外傷の評価にも有用な場合もある[1]. ただし, 良性疾患に適応する場合は, 被ばくに対する配慮が必要である.

3. 撮影法

『画像診断ガイドライン2016年版』に準拠した撮像法を示す(表1, 2)[8].

単純CTでは, 結石の確認も含め全尿路を撮像する. 腎実質相は腎腫瘍検出を目的とするが, 尿路上皮腫瘍も造影・描出されるため, 腎実質相で全尿路を撮像すると尿路上皮腫瘍の検出に有用といわれている(図2)[9]. 排泄相は8分後以降に撮像するが, 15分後程度待った方が, 特に下部尿路の描出が向上する. 運用上, CT室で長時間待機できないが, 腎実質相撮像後に一度退室していただいて別患者の検査を行い, その後, 再入室して排泄相を撮像すると運用も改善し, 下部尿管の描出向上, さらに移動に伴う膀胱内造影剤と尿の撹拌にも効果がある.

split-bolus法(表2)は, 造影剤を2段階投与し腎実質相と排泄相の混合相を得る方法である. 撮像相の減少から被ばくの低下を図ることができ, CTUの良性疾患への適応に有用である.

検査前, 造影剤投与後の飲水は, 利尿を促し有用である.

尿管描出の改善目的での腹臥位での撮像, 腹部の圧迫は, 有用な場合もあるが(図3), 一定の見解は得られていない.

4. 評価法

3mm以下のスライスで評価し, 必要に応じて排泄相の冠状断などのMPR像も作成する. 3次元像は立体的位置関係を直感的に示すが, 病変検出の診断能を改善するものではなく, 薄いスライスの横断像やMPR像の詳細な評価が重要である.

排泄相では尿路のCT値はきわめて高いため, 十分にウインドウ幅/ウインドウレベルを広げて評価することが重要である(図2-B).

表1 標準的CTUプロトコール

撮像相	撮像タイミング	撮像範囲
1. 単純		腎上極から恥骨下縁
(造影剤投与 600mgI/ml/kgBW, 30秒注入)		
2. 腎実質相	投与開始100秒後	腎全体
3. 排泄相	8〜10分後	腎上極から恥骨下縁

表2 split-bolus CTUプロトコール

撮像相	撮像タイミング	撮像範囲
1. 単純		腎上極から恥骨下縁
(1回目の造影剤投与300mgI/ml/kgBW, 30秒注入)		
8〜10分後		
(2回目の造影剤投与300mgI/ml/kgBW, 30秒注入)		
2. 腎実質・排泄混合相	2回目の投与開始100秒後	腎上極から恥骨下縁

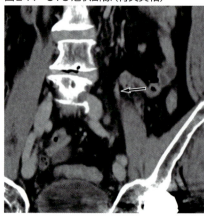
図2-A　CTU冠状断像（腎実質相）

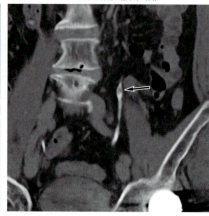
図2-B　CTU冠状断像（排泄相）

図2　70歳代，男性　尿管癌（Ta）
排泄相でわずかな欠損として認める病変は，腎実質相で造影され明瞭である（→）．

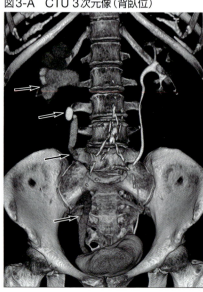
図3-A　CTU 3次元像（背臥位）

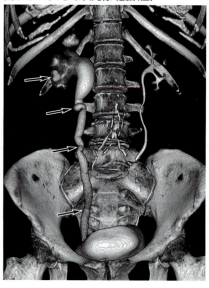
図3-B　CTU 3次元像（腹臥位）

図3　60歳代，女性　右水腎症
背臥位（A）に比べ，腹臥位（B）で拡張した右尿路（→）の描出が向上している．

参考文献

1) Van Der Molen AJ, Cowan NC, Mueller-Lisse UG, et al: CT urography: definition, indications and techniques. A guideline for clinical practice. Eur Radiol 18: 4-17, 2008.
2) 血尿診断ガイドライン編集委員会（編）；血尿診断ガイドライン2013．ライフサイエンス出版，p.20-21, p.26-27, p.28-29, 2013.
3) 日本泌尿器科学会（編）；腎盂・尿管癌診療ガイドライン2014年版．メディカルレビュー社，p.18-26, 2014.
4) Rouprêt M, Babjuk M, Compérat E, et al: European Association of Urology guidelines on upper urinary tract urothelial carcinoma: 2017 update. Eur Urol 73: 111-122, 2018.
5) Shen L, Raman SS, Beland MD, et al: ACR Appropriateness Criteria®, Clinical Condition: Hematuria.（https://acsearch.acr.org/docs/69490/Narrative/）
6) Babjuk M, Burger M, Compérat E, et al: EAU guidelines on non-muscle-invasive bladder cancer（TaT1 and CIS）．Eur Urol 2018.（http://uroweb.org/wp-content/uploads/EAU-Guidelines-Non-muscle-invasive-Bladder-Cancer-TaT1-CIS-2018.pdf）
7) Witjes JA, Bruins M, Compérat E, et al: EAU guidelines on muscle-invasive and metastatic bladder cancer. Eur Urol 2018.（http://uroweb.org/wp-content/uploads/EAU-MIBC-Guidelines-2018V2.pdf）
8) 日本医学放射線学会（編）；画像診断ガイドライン2016年版，第2版．金原出版，p.440-442, 2016.
9) Takeuchi M, Konrad AJ, Kawashima A, et al: CT urography for diagnosis of upper urinary tract urothelial carcinoma: Are both nephrographic and excretory phases necessary? AJR 205: W320-W327, 2015.

腎盂・尿管病変の鑑別診断
Differential diagnosis of lesions in renal pelvis and ureter

高橋直幹

　腎盂・尿管の病変は形態的に，1) 管腔内病変，2) 壁から発生するが管腔内にポリープ状に突出する病変，3) 壁の肥厚や壁の腫瘤性病変によるもの，4) 壁外からの圧迫，締め付けによるものに大別される（図）[1]．しかし，画像上は必ずしも明瞭に区別できるわけではなく，所見にはオーバーラップがみられることも多い．従来の尿路造影では腎盂尿管内腔の変化から原因を推定する必要があったが，CT[およびCT urography（CTU）]やMRIによって，腎盂・尿管内の変化のみならず周囲の病変も描出可能となった．表1はその鑑別すべき疾患であるが，非常に多彩であり，画像のみからの診断は困難なことも多い[2]．

1. 腎盂・尿管管腔内病変

　腎盂・尿管内に突出する病変で最も頻度が高いものは結石である．尿酸結石などは単純X線写真ではX線陰性結石であるが，CTでは高吸収として明瞭に描出される．その他，凝血塊，菌塊なども管腔内病変である．

2. 粘膜および壁内病変

　壁内からポリープ状に管腔内に突出する腫瘤は，尿路造影では陰影欠損として認められるが，多くの場合，実質相にて増強効果を認める．壁内に限局性あるいは浸潤性に発育し，陰影欠損や狭窄を示すものとして悪性腫瘍の可能性をまず考えなければならない．腎盂・尿管の原発性悪性腫瘍（尿路上皮癌）は，そのほとんどが粘膜層由来の移行上皮癌か扁平上皮癌である．稀に粘膜基底層のvon Brunn's nestsより腺癌を発生する．続発性悪性腫瘍としては，他臓器癌から尿管への直接浸潤が多く，子宮頸癌，前立腺癌，膀胱癌，傍大動脈リンパ節転移，悪性リンパ腫などもみられる．また尿管への血行性転移は，悪性黒色腫（メラノーマ），腎癌，乳癌，肺癌などで生じうる．血行性転移と原発性尿管癌は両者とも多発する傾向にあるため，鑑別は難しい．

　悪性腫瘍以外では，反復する尿管結石，医原性の損傷や放射線による慢性の炎症が尿管狭窄の原因として頻度が高い．その他，結核，住血吸虫などの感染性疾患，ureteritis cystica，malakoplakia，出血傾向がある患者でみられる壁内血腫，子宮内膜症，アミロイドーシスなども粘膜および壁内病変を呈することがある．一般に悪性腫瘍によるものでは不整な狭窄を来すが，良性のものではスムーズな狭窄のことが多い．また移行上皮癌，結核，転移では多発性となることも多い．

3. 腎盂・尿管外病変（外部からの圧迫波及）

　限局性の外部からの圧迫は血管などによることが多い．また腎癌や動静脈奇形で血管が拡張し，尿路の圧迫を来すこともある．

他臓器癌から尿管への直接浸潤は子宮頸癌，前立腺癌，膀胱癌，傍大動脈リンパ節転移，悪性リンパ腫などでみられる．またCrohn病，憩室炎，虫垂炎，子宮内膜症，腸管や骨盤内炎症性病変からの波及が，尿管の狭窄を来すこともある．

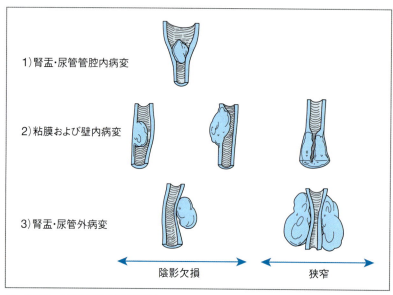

図　腎盂・尿管病変の形態診断（文献1）より改変して転載）

表1　腎盂・尿管病変の鑑別疾患

1) 腎盂・尿管管腔内病変	管腔内病変 ・結石 ・凝血塊 ・菌塊 ・粘液，膿汁 ・sloughed papilla
2) 粘膜および壁内病変	**隆起性腫瘍** ・ポリープ状腫瘍（移行上皮癌，乳頭腫，線維上皮性ポリープなど） ・leukoplakia **浸潤性悪性腫瘍** ・尿路上皮癌（移行上皮癌，扁平上皮癌）　　・悪性リンパ腫 ・転移　　・周囲悪性腫瘍の浸潤 **炎症性疾患** ・反復する尿管結石 ・感染性疾患（結核，住血吸虫など） ・放射線による **その他** ・ureteritis cystica　　・アミロイドーシス ・malakoplakia　　・外傷 ・壁内血腫　　・先天性狭窄 ・子宮内膜症
3) 腎盂・尿管外病変	・血管による圧迫　　・腫瘍による圧迫，浸潤 ・腸管や骨盤内炎症性病変からの波及　　・後腹膜線維症 　（Crohn病，憩室炎，虫垂炎，子宮内膜症）　　・脂肪腫症

NOTE ❶【小児の尿路通過障害】

小児の尿路通過障害での鑑別においては，先天奇形の頻度が高くなる．両側性か一側性か，先天性か，後天性か，閉塞の程度，経過（急性，慢性）などによって病態が著しく異なる（p.458-459参照）．

表2　原因別でみた小児の尿路障害の鑑別

	上部尿路閉塞	下部尿路閉塞
先天性	・腎盂尿管移行部閉塞，狭窄（UPJS）	・後部尿道弁狭窄 ・尿管瘤 ・prune belly症候群 ・膀胱尿管移行部狭窄（VUJS） ・膀胱尿管逆流* ・その他の先天奇形
後天性	・尿管結石 ・尿管腫瘍 ・骨盤内腫瘤 ・後腹膜線維症	・神経因性膀胱 ・膀胱前立腺腫瘍 ・尿道狭窄

＊：尿管と膀胱の接合部が先天的に脆弱で，逆流を防止する"弁"の働きがない場合と，膀胱や尿道の異常のため尿管膀胱接合部が二次的に脆弱となり，逆流が発生する場合があるが，原因がはっきりと分けられない場合も少なくない．

NOTE ❷【尿管の石灰化】

尿管の石灰化病変をみた場合，尿管結石や尿管憩室内の結石以外に，次のような疾患で尿管壁の石灰化を認めることがある．
1. 住血吸虫症
2. 結核
3. アミロイドーシス
4. 尿管腫瘍

その他，生殖静脈の静脈石，虫垂や憩室の結石などは尿管外であるが，鑑別に挙がる．

参考文献

1) Zagoria RJ, Tung GA: Genitourinary radiology: the requisites. Chapter 5 The renal sinus, pelvocalceal system, and ureter. Mosby, St. Louis, p.178, 185, 1997.
2) Joffe SA, Servaes S, Okon S, et al: Multi-detector row CT urography in the evaluation of hematuria. RadioGraphics 23: 1441-1455, 2003.

尿路閉塞 / 水腎症
urinary tract obstruction / hydronephrosis

高橋直幹

●**症例1**：70歳代，男性．前立腺癌の既往，骨シンチグラフィにて左腎周囲に異常集積を認め，精査．

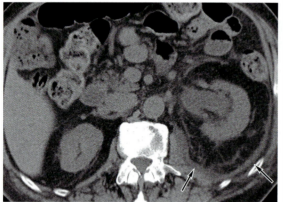

図1-A　単純CT

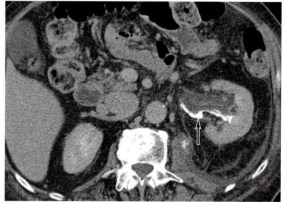

図1-B　造影CT（腎実質＋排泄相）

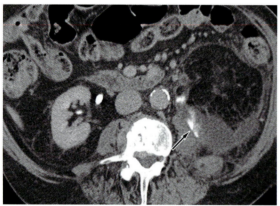

図1-C　造影CT（腎実質＋排泄相）

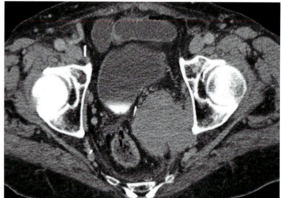

図1-D　造影CT（腎実質＋排泄相）

●**症例2**：40歳代，男性．慢性膵炎にて膵頭切除後の経過観察で受診．

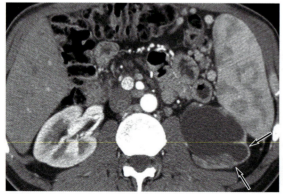

図2-A　造影CT（腎実質相）

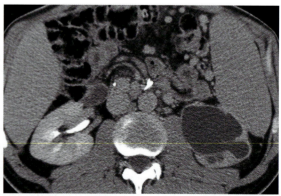

図2-B　造影CT（排泄相）

画像の読影

【症例1】 単純CTにて腎盂の拡張がみられ，周囲に索状陰影やGerota筋膜の肥厚を認める（図1-A；→）．造影CT排泄相にて，左腎洞部からperinephric spaceへ造影剤の逸脱を認め，pyelosinus extravasationの所見である（図1-B, C；→．▶NOTE）．前立腺癌の骨盤リンパ節再発と，それによる急性尿管閉塞と診断された（図1-D）．

【症例2】 造影CT腎実質相にて，左腎は水腎症の状態で，腎実質の著明な萎縮を認め（図2-A；→），ネフログラムも低下している．排泄相では，左腎から造影剤の排泄はみられない（図2-B）．後腹膜線維症に伴った，慢性尿管閉塞と診断された．

尿路閉塞の一般的知識と画像所見

尿路閉塞は急性と慢性閉塞に分類される．急性期の変化としては，尿路内の圧力の急激な上昇により，腎腫大，腎実質の血流の低下，腎実質からの尿産生の低下を来す[1]．

尿路閉塞の原因としては結石，腫瘍が最も多いが，炎症性病変，先天性，血管性病変による圧排，後腹膜線維症，子宮内膜症，放射線治療や医原性変化によるものが挙げられる．

画像所見 CTやMRIでは腎実質増強の低下，ネフログラムや造影剤排泄の遅延としてみられ，超音波ではresistive indexの上昇としてみられる．尿路圧上昇に伴い，腎間質液が腎外へ逸脱するが，perinephric spaceの液体貯留，索状陰影，Gerota筋膜の肥厚としてみられる．尿が尿路外へ逸脱すると，上述の所見が強くみられ，また造影剤注入後であれば，造影剤のperinephric spaceへの貯留としてみられる．超急性期には尿路の拡張を伴わないこともある．

亜急性期〜慢性期にかけては，急性期の所見は軽減し，尿路の拡張（水腎症）を来す．慢性期においては腎実質の萎縮を来す．なお，小児の水腎症の鑑別については，p.458-459を参照のこと．

鑑別診断のポイント

妊娠後の尿管の変化，尿路閉塞の既往，尿路変更術後・尿道狭窄による膀胱尿管逆流や先天性膀胱尿管逆流による尿路拡張は，尿路閉塞との鑑別が問題になる場合がある．尿管狭窄や狭窄性病変の有無，拡張した尿管から急峻な尿管径の変化部の有無，尿管閉塞による腎周囲の二次所見の有無が鑑別の要点となる．

NOTE 【pyelosinus extravasation】

排泄性尿路造影やCT尿路造影においては腹部圧迫により尿路を人為的に拡張させるが，これにより造影剤が尿路外へ逸脱することをpyelosinus extravasationという．通常，治療の必要はなく良性の経過をとるので，経過観察などは不要である．

参考文献

1) Dunnick NR, Sandler CM, Newhouse JH, et al: Pelvicalyceal system and ureter. *In* Textbook of uroradiology. Lippincott Williams & Wilkins, Philadelphia, p.264-299, 2001.

腎盂尿管移行部狭窄・閉塞
ureteropelvic junction stenosis / obstruction

高橋直幹

● **症例1**：40歳代，男性．胸部CTで偶然，右腎腎盂の拡張が認められ，精査．

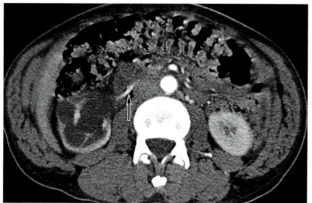

図1-A　造影CT（動脈相）

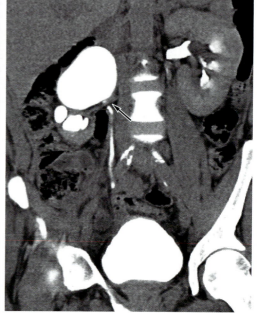

図1-C　造影CT冠状断像（排泄相）

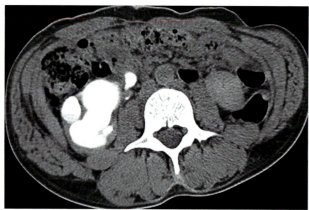

図1-B　造影CT（排泄相）

● **症例2**：70歳代，女性．右側腹部痛で施行されたCTで右腎の異常が認められ，精査．

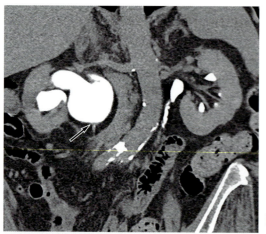

図2-A　造影CT冠状断像（排泄相）

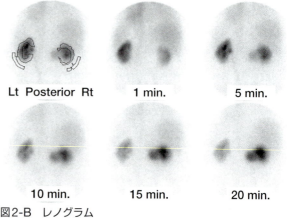

図2-B　レノグラム

画像の読影

【症例1】 造影CT動脈相（図1-A）および排泄相（図1-B）にて，右腎腎盂・腎杯の高度の拡張がみられる．尿管の拡張はみられず，腎盂尿管移行部狭窄の所見である．腎盂尿管移行部直下に腎動脈（図1-A, C；→）が交差しており，狭窄の原因と考えられる．

【症例2】 造影CT排泄相にて，腎盂尿管移行部狭窄がみられる（図2-A；→）．画像上，狭窄の原因は同定できない．レノグラム（図2-B）で，腎盂尿管移行部狭窄と腎機能低下が確認されたため，腹腔鏡下pyeloplasty（腎盂形成術）が施行された．

腎盂尿管移行部狭窄の一般的知識と画像所見

腎盂尿管移行部狭窄は，先天性と，成人になって発症する後天性に分類される．先天性のものは，腎盂尿管移行部の筋層の発育障害が原因となる．後天性のものは，交差血管が狭窄の原因となることが多く，術式選択にも影響があるため，交差血管の有無を確認することが重要である[1]．交差血管はincidentalで狭窄や閉塞の原因となっていないこともあり，その鑑別は難しい．ステント留置後などの炎症性変化が原因で狭窄を来す場合もある．なお，小児の腎盂尿管狭窄についてはp.458-459を参照のこと．

画像所見 超音波やCTで水腎症を確認する．造影CT，特にCT angiography (CTA) で交差血管を確認する．レノグラムでの狭窄程度や分腎機能の評価が，治療方針決定に重要となる．

鑑別診断のポイント

結石と腫瘍が，最も多い腎盂尿管移行部閉塞の原因であるため，これらの除外診断が必要である．腎外腎盂では，腎杯の拡張やその他の閉塞性腎障害の所見を伴わないことで鑑別可能である（▶NOTE）．

> **NOTE** 【腎外腎盂（extrarenal pelvis）】
> 腎盂には腎内の部分と腎外の部分が存在する．腎外腎盂は腎盂が腎門部より外に伸展するもので腎外部分の割合が大きいものであり，臨床的意義はないが，拡張した腎盂のようにみえ，水腎症との鑑別が問題となる．一般的に水腎症では腎杯も拡張するが，腎外腎盂は腎杯の拡張はみられない．水腎症と紛らわしい場合は，体位を変換したり，排尿後に再検することもある．また，単純CTや超音波では傍腎盂嚢胞との鑑別が難しいことがあるが，造影CTの腎排泄相で腎外腎盂は造影されるのに対し，傍腎盂嚢胞は造影されない．

参考文献

1) Mitsumori A, Yasui K, Akaki S, et al: Evaluation of crossing vessels in patients with ureteropelvic junction obstruction by means of helical CT. RadioGraphics 20: 1383-1393, 2000.

腎盂癌
renal pelvis carcinoma

本田有紀子

● **症例1**：70歳代，女性．高血圧の経過観察中，超音波で左腎盂拡張を指摘され精査．

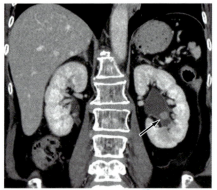 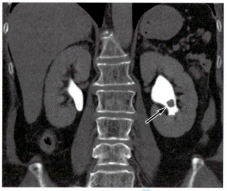 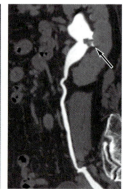

図1-A　造影CT冠状断像　　　　図1-B　造影CT冠状断像　　　　図1-C　造影CT斜冠状
　　　　（腎実質相）　　　　　　　　　　（排泄相）　　　　　　　　　　　断像（排泄相）

● **症例2**：60歳代，女性．腎癌疑いで他院より紹介，精査．

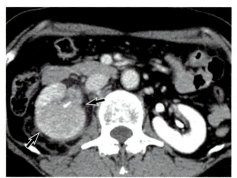 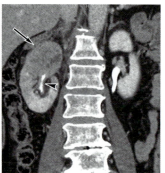 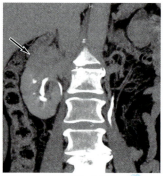

図2-A　造影CT（腎実質相＋排泄相）　　図2-B　造影CT冠状断像　　図2-C　造影CT，MIP
　　　　　　　　　　　　　　　　　　　　　　（腎実質相＋排泄相）　　　　冠状断像
　　　　　　　　　　　　　　　　　　　　　　　　　　　　　　　　　　　　（腎実質相＋排泄相）

● **症例3**：70歳代，男性．腰痛のため受診，精査．
（熊本大学大学院生命科学研究部放射線診断学分野　山下康行先生のご厚意による）

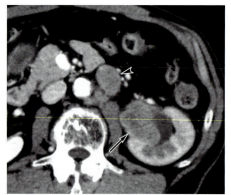

図3　造影CT（腎実質相）

┈┤参考文献├┈

1) 日本泌尿器科学会（編）；腎盂・尿管癌診療ガイドライン，2014年版．メディカルレビュー社，2014．(http://www.urol.or.jp/info/guideline/data/05_renal_ureter_cancer.pdf)
2) Jinzaki M, Kikuchi E, Akita H, et al: Role of computed tomography urography in the clinical evaluation of upper tract urothelial carcinoma. Int J Urol 23: 284-298, 2016.

画像の読影

【症例1】 造影CTの腎実質相にて，左腎盂に造影効果を有する小結節を認める（図1-A；→）．辺縁は平滑で，腎盂周囲脂肪組織や腎実質への浸潤を疑う所見はない．同部は排泄相で低吸収域として描出される（図1-B，C；→）．腎盂癌が疑われ，手術により診断された（尿路上皮癌，pTa）．

【症例2】 造影CTは2回注入法，腎実質相＋排泄相である．右腎実質，腎盂に腫瘍がみられる（図2-A；→）．冠状断像で頭側の腎盂は途絶し，中央から尾側の腎盂周囲に壁肥厚がみられる（図2-B；▸）．腎辺縁の形態は保たれている（図2-B，C；→）．腎盂癌の腎実質浸潤が疑われたが，腎腫瘍との鑑別のため生検が施行され，尿路上皮癌の診断を得た．リンパ節転移もあり（非提示），cT3以上として，化学療法となった．

【症例3】 左腎門部に腫瘍を認め（図3；→），水腎症も合併している．傍大動脈にリンパ節腫大を認める（図3；▸）．生検で神経内分泌腫瘍が証明された．

腎盂癌の一般的知識と画像所見

腎盂癌は，腎悪性腫瘍の10%程度を占める．危険因子は，高齢，男性，喫煙などで，臨床的には肉眼的血尿で発見されることが多い[1]．病理学的には，尿路上皮癌（かつての移行上皮癌）が90%以上を占める．その他，扁平上皮癌，腺癌や神経内分泌腫瘍（図3）もみられる．

腎盂・尿管癌は，腎尿管全摘術が標準治療となるが，深達度やリンパ節転移の有無により，術前化学療法が選択されることもある．また近年，内視鏡的低侵襲治療が可能となってきており，早期・小病変検出の必要性が高まっている．

画像所見 病変は腎盂，尿管，膀胱に多発，再発する臨床的特徴があり，尿路全体をスクリーニングする必要がある．近年，尿路腫瘍が強く疑われる場合，CT urography（CTU）を行うことが推奨されている（p.232-234「CT urography」参照）[2]．

腎盂癌は壁肥厚，腫瘤の形態を示す．腫瘤は弱い造影効果を有し，排泄相では陰影欠損として同定できる．壁肥厚や小さな病変の造影効果は排泄相で評価しにくいことがあり，腎実質相やそれより早めの相での評価が望ましい．結石，血塊と腫瘍は，単純でのCT値（それぞれ200HU以上，50～90HU，30～50HU），造影効果の有無から鑑別できる．

近年，MRIの拡散強調像の有用性がいわれており，病変の検出に加え，腎実質浸潤の評価に役立つとの報告がある．小病変の検出はCTUの空間分解能には劣るが，非造影で評価可能な点は，しばしば腎機能障害を伴う腎盂癌患者にとって有効な検査法のひとつといえる．

鑑別診断のポイント

肉眼的血尿，尿細胞診陽性など臨床所見を伴う場合，診断に苦慮することは少ない．腎盂癌では尿路上皮癌が多く，扁平上皮癌は比較的稀である．扁平上皮癌は，結石と合併し慢性的刺激の関与が指摘されており，非乳頭状，浸潤型が多いとされる．なお，炎症と腫瘍の鑑別は画像のみでは難しく，臨床所見からも炎症の可能性を評価することが重要である．

術式や治療方針の違いから，腎に浸潤性発育を示す腎盂癌と，腎細胞癌との鑑別が問題となる．腎盂癌では，腎盂病変を示唆する腎盂の変形を伴い，腎辺縁の形状は保たれる傾向が強い．したがって，水平断，冠状断など多方向での評価が有用とされる．

その他，後腹膜線維症（IgG4関連疾患など），悪性リンパ腫，浸潤性発育を示す他臓器腫瘍の転移なども，鑑別診断となりうる．病歴や他部位の病変の有無が鑑別に役立つ（p.235-237「腎盂・尿管病変の鑑別診断」参照）．

尿管癌
ureteral carcinoma

本田有紀子

● **症例1**：60歳代，男性．肉眼的血尿で精査．

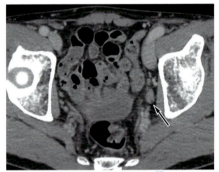
図1-A　造影CT（腎実質相）

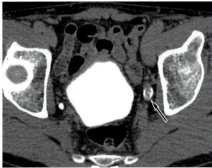
図1-B　造影CT（排泄相）

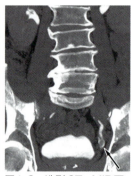
図1-C　造影CT，MIP冠状断像（排泄相）

● **症例2**：80歳代，男性．肉眼的血尿，水腎症にて精査．腎機能不良があり，単純のみの検査となった．

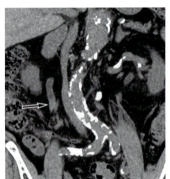
図2-A　単純CT冠状断像

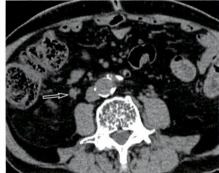
図2-B　単純CT

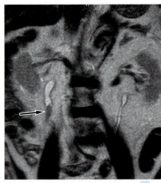
図2-C　T2強調冠状断像

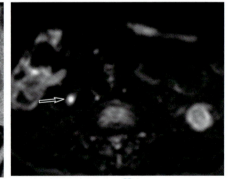
図2-D　拡散強調像

参考文献

1) 日本泌尿器科学会（編）；腎盂・尿管癌診療ガイドライン，2014年版．メディカルレビュー社，2014．(http://www.urol.or.jp/info/guideline/data/05_renal_ureter_cancer.pdf)
2) Jinzaki M, Kikuchi E, Akita H, et al: Role of computed tomography urography in the clinical evaluation of upper tract urothelial carcinoma. Int J Urol 23: 284-298, 2016.
3) Jinzaki M, Matsumoto K, Kikuchi E, et al: Comparison of CT urography and excretory urography in the detection and localization of urothelial carcinoma of the upper urinary tract. AJR 196: 1102-1109, 2011.

画像の読影

【症例1】 造影CT腎実質相で，左下部尿管に造影効果を有する辺縁平滑な腫瘤を認める（図1-A；→）．同部は排泄相で低吸収域として描出され（図1-B；→），尿管癌が疑われる．MIP冠状断像では，腫瘍の全体像が把握しやすい（図1-C；→）．手術にて尿管癌（尿路上皮癌，pTa）と診断された．

【症例2】 単純CTでは，右近位尿管に軟部影が疑われる（図2-A, B；→）．同部はMRIのT2強調像にて低信号（図2-C；→），拡散強調像にて高信号を示す（図2-D；→）．尿管癌が疑われ，手術にて尿管癌（尿路上皮癌，pTa）と診断された．

尿管癌の一般的知識と画像所見

尿管癌は尿管腫瘍の75％程度を占める．危険因子は高齢，男性，喫煙などで，臨床的には肉眼的血尿で発見されることが多く，病理学的には，尿路上皮癌（かつての移行上皮癌）が90％以上を占め，これらは腎盂癌と共通である[1]．

腎盂・尿管癌は，腎尿管全摘術が標準治療となるが，深達度やリンパ節転移の有無により術前化学療法が選択されることもある．また，近年の内視鏡的低侵襲治療の進歩により，早期，小病変検出の必要性が高まっている．

画像所見 病変は腎盂，尿管，膀胱に，同時または異時性に多発する臨床的特徴があり，尿路全体を一度に評価できるCT urography（CTU）が検査として適している（p.232-234「CT urography」参照）[2) 3)]．

尿管癌は壁肥厚，腫瘤，陰影欠損などの所見として描出される．排泄相で腫瘤は陰影欠損として同定できる．病変の造影効果は軽度のため，排泄相で評価しにくいことがあり，腎実質相やそれより早めの相での評価が適している．近年，MRIの拡散強調像の有用性がいわれている．拡散強調像では病変の検出が容易で，腎機能障害やアレルギーなどで造影剤を使用できない患者に有用である．

鑑別診断のポイント

肉眼的血尿，尿細胞診陽性（▶NOTE）などの臨床所見を伴う場合，診断に苦慮することは少ないが，腎盂癌同様，後腹膜線維症（IgG4関連疾患など），悪性リンパ腫，他臓器腫瘍の転移などは，鑑別診断となりうる．病歴や他部位の病変の有無が鑑別に役立つ．また，悪性腫瘍との鑑別が問題となる良性病変として尿管アミロイドーシスが知られており，CTでは平滑で軽度の造影効果を伴う壁肥厚を呈し，非特異的な所見である．比較的長い病変のわりに閉塞が少ないことや，MRIのT2強調像で低信号を呈する点が鑑別のポイントとされる．尿管子宮内膜症では，大部分で骨盤の他部位に子宮内膜症を合併し，尿管外から尿管内にT1強調像で高信号結節を認めると，疑うことができる（p.235-237「腎盂・尿管病変の鑑別診断」参照）．

> **NOTE** 【尿細胞診検査】
> 　腎盂・尿管癌の診断において，肉眼的血尿や尿細胞診検査の結果は読影の参考にされるが，尿細胞診検査の注意点を記載する．
> 1) 腎盂・尿管癌では，膀胱癌と比較し感度は低い．尿管鏡下で直接採取された尿の細胞診検査であっても，感度は40〜70％程度とされる．
> 2) 腫瘍による閉塞が高度になると，自然排泄尿の尿細胞診の感度は低下し，血尿も検出しにくい．したがって，尿細胞診陽性でなくても，腫瘍の高リスク群（40〜50歳以上の肉眼的血尿，腎盂・尿管・膀胱癌の既往）では，画像での詳細な評価が必要である．

腎盂・尿管腫瘍の病期診断
staging of renal pelvis and ureteral carcinoma

本田有紀子

1. 腎盂・尿管腫瘍の病期診断の一般的知識

　腎盂癌と尿管癌は，取扱い規約上，腎盂・尿管癌と一括して扱われている．

　腎盂・尿管腫瘍の画像診断の役割は，原発巣の深達度，リンパ節転移，遠隔転移の評価から病期診断を行うことであり，病期診断は治療方針の決定に重要である．

　腎盂・尿管癌では，術前の深達度（T因子，図1）[1)2)]診断が難しく，エビデンスレベルの高い治療方針がいまだ模索されている．現状では，T2（筋層浸潤）以上，あるいはリンパ節転移が疑われる場合，手術（腎尿管全摘術＋尿管口周囲膀胱部分切除術）の際にリンパ節郭清を行い，T3（腎実質や周囲浸潤）以上，あるいはリンパ節転移のある症例では，術後の腎機能低下を考慮し，術前化学療法を選択する施設が多い．

　すなわち，治療の選択にはT1以下/T2/T3以上の区別が求められているが，画像診断ではT2以下/T3以上の区別しかできない．T2以下では辺縁平滑な壁肥厚や腫瘤形成，T3以上では辺縁不整で厚みのある壁肥厚や辺縁不整な腫瘤形成として描出されることが多い．尿管癌のT2以下とT3以上を区別することを目的としたCTでの簡易診断基準と，実際の症例を提示する（図2）[3)]．なお，顕微鏡的微小浸潤や，炎症の合併がある場合，正確な深達度診断は困難である．

2. 鑑別診断のポイント

　腎盂癌と尿管癌では解剖学的に異なった特徴があるため，注意が必要である．

　腎盂癌は，病変が腎実質に近接した場合，腎盂自体の拡張をとらえることができず，腫瘍の辺縁が認識しがたいことがあり，腎盂の変形，陰影欠損，その部位の造影効果を丹念に確認する必要がある．また，腎盂癌の腎実質浸潤の評価では，腎盂（腎杯）と腎実質（腎乳頭）との間に脂肪組織の介在がないことや，腫瘍に近接した腎実質に局所的な炎症や水腎の影響がしばしば生じるため，造影後でも正常腎実質と腫瘍の境界の判定が難しい．

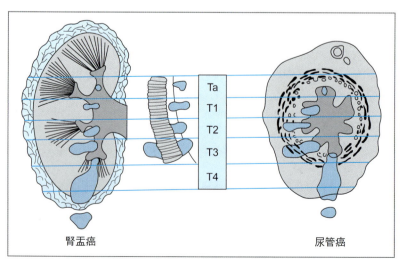

図1　腎盂・尿管癌のT分類
（文献1）より転載，文献2）を元に作成）
Ta：乳頭状非浸潤癌，Tis：上皮内癌（CIS），T1：上皮下結合組織に浸潤，T2：筋層に浸潤，T3：筋層を越えて尿管周囲，あるいは腎盂周囲脂肪織，または腎実質に浸潤を示すもの，T4：隣接臓器への浸潤，または腎を越えて腎周囲脂肪織に及ぶ浸潤を示すもの．

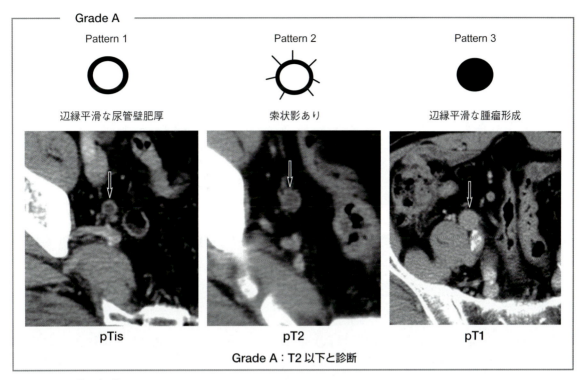

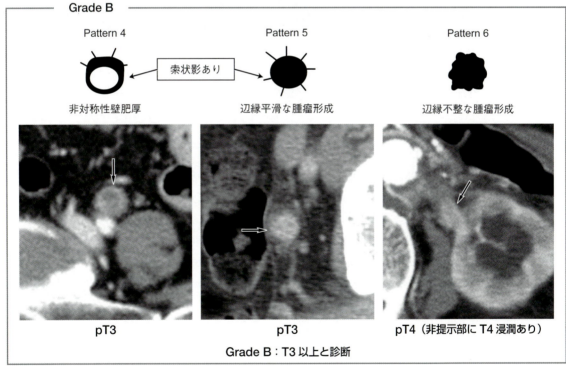

図2 T2以下/T3以上を判別する尿管癌（尿路上皮癌）のCT診断基準，シェーマと症例（文献3）を元に作成）
CTの診断基準として，腫瘤と索状影に注目する．CT patternは1〜6とし，Grade Aはpattern 1〜3，Grade Bはpattern 4〜6とする．Grade Aと判定した場合をT2以下，Grade Bと判定した場合をT3以上と診断する．
辺縁平滑な尿管壁肥厚に索状影がないものをpattern 1，索状影があるものをpattern 2，辺縁平滑な腫瘤を有し索状影がないものをpattern 3とする．
非対称性の壁肥厚と索状影があるものをpattern 4，辺縁平滑な腫瘤を有し索状影があるものをpattern 5，辺縁不整な境界を有する腫瘤をpattern 6とする．

図3-A 単純CT	図3-B T2強調像

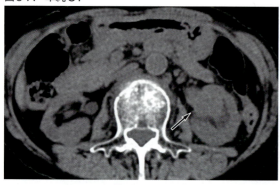 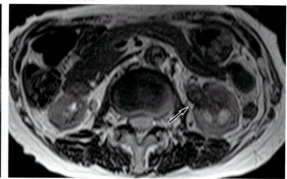

図3-C 拡散強調像	図3-D ADC map

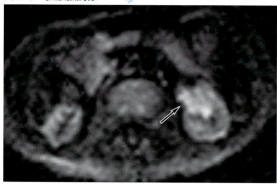 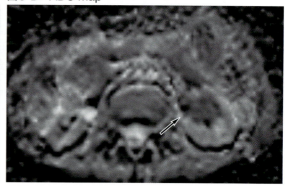

図3 70歳代,女性 腎盂癌(尿路上皮癌,pT3)
間質性腎炎,腎不全でフォロー中,水腎症を指摘され精査.腎機能不良にて造影剤使用困難例.
単純CTにて左腎盂に不整な腫瘤を認めるが,病変の境界を同定できない(A;→).腫瘤はT2強調像にて低信号,拡散強調像にて高信号,ADC低下を示し(B~D;→),腎実質浸潤が疑われ,手術にて尿路上皮癌pT3と診断された.

　MRIでは,T2強調像と拡散強調像を組み合わせることで,腎実質への肉眼的(5mm以上の)浸潤の有無を鑑別可能との報告がある(図3)[4].造影が施行できない場合でも,MRIで情報が得られる可能性があり,施行を考慮するとよい.

　尿管癌では,尿管壁周囲は脂肪組織であり,癌と周囲脂肪のコントラストがつきやすい.また,脂肪抑制造影MRIが深達度診断に有用との報告もある(図4)[5].

　癌の領域で尿管壁の濃染の断裂の有無を評価し,断裂がなければ筋層浸潤(T2)以下,断裂があれば周囲脂肪組織浸潤(T3)以上と判定する.

　腎盂癌・尿管癌ともに,水平断,冠状断など多方向での評価が有用とされる.

図4-A 造影CT矢状断像

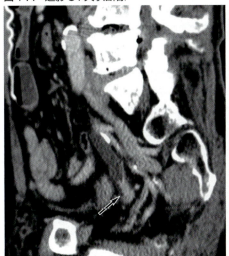

図4-B T2強調矢状断像

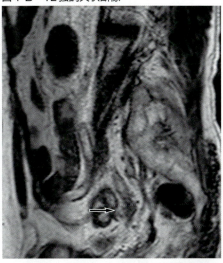

図4-C 脂肪抑制造影T1強調矢状断像

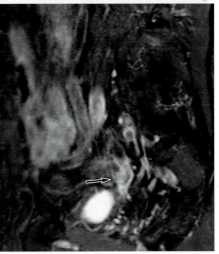

図4 80歳代，男性　尿管癌（尿路上皮癌，pT3）

大腸癌術後のフォロー中，左尿管下部に病変を指摘．
造影CTで尿管下部に造影される軟部影を認める（A；→）．同部はT2強調矢状断像で低信号を呈する（B；→）．脂肪抑制造影T1強調矢状断像では，腫瘍部の前方で尿管壁の造影効果に断裂がみられる（C；→）．周囲脂肪組織浸潤（T3）の所見である．手術にて尿路上皮癌，pT3と診断された．

参考文献

1) 高橋直幹，川嶋 明：腎盂・尿管病変の鑑別診断．山下康行（編者）；知っておきたい泌尿器のCT・MRI．秀潤社，p.162，2008．
2) 日本泌尿器科学会，日本病理学会，日本医学放射線学会（編）；腎盂・尿管・膀胱癌取扱い規約，第1版．金原出版，2011．
3) Honda Y, Goto K, Sentani K, et al: T categorization of urothelial carcinomas of the ureter with CT: preliminary study of new diagnostic criteria proposed for differentiating T2 or lower from T3 or higher. AJR 204: 792-797, 2015.
4) Akita H, Jinzaki M, Kikuchi E, et al: Preoperative T categorization and prediction of histopathologic grading of urothelial carcinoma in renal pelvis using diffusion-weighted MRI. AJR 197: 1130-1136, 2011.
5) Obuchi M, Ishigami K, Takahashi K, et al: Gadolinium-enhanced fat-suppressed T1-weighted imaging for staging ureteral carcinoma: correlation with histopathology. AJR 188: W256-W261, 2007.

腎洞脂肪腫症・腎脂肪性置換
renal sinus lipomatosis / replacement lipomatosis of kidney

高橋直幹

● **症例1**：30歳代，男性．逆流性腎症による末期腎不全の患者．生体腎移植を2回受けるも，現在は血液透析中．超音波にて移植腎の腎門部に腫瘤が認められ，精査．

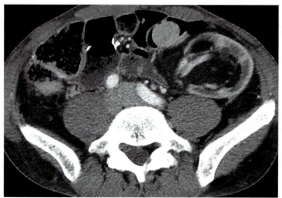
図1-A　造影CT（実質相）

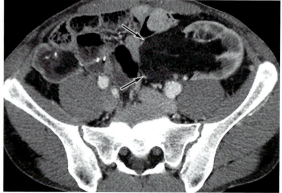
図1-B　造影CT（実質相）

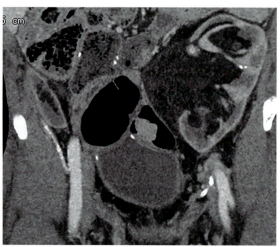
図1-C　造影CT冠状断像（実質相）

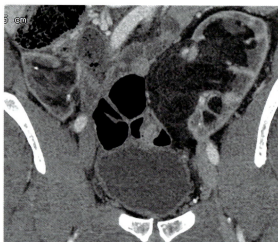
図1-D　造影CT冠状断像（実質相）

● **症例2**：40歳代，男性．側腹部痛のため，精査．

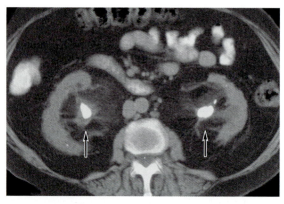
図2　造影CT（排泄相）

画像の読影

【症例1】 造影CT実質相（図1）にて，左骨盤部の移植腎の腎門部に9cm大の脂肪組織濃度の腫瘤が認められる（図1-B；→）．腎動脈・静脈とも脂肪組織に取り囲まれ圧排されているが，狭窄はない．移植腎の皮質は萎縮している．経皮生検にて確定診断に至らず腎摘出術が施行され，renal sinus lipomatosisと診断された．

【症例2】 両側腎洞部の脂肪増生がみられ（図2；→），腎盂，腎実質は圧排され，腎実質の萎縮もみられる．両側の腎盂には結石がみられる．replacement lipomatosisと診断された．

renal sinus lipomatosis/replacement lipomatosisの一般的知識

腎洞部の脂肪組織は，加齢や肥満などに伴って増生することが知られているが，ステロイドの服用や慢性炎症に伴って高度の腎洞部脂肪組織の増生と軽度の腎実質の萎縮を来すものがrenal sinus lipomatosisである．通常片側性で，腎結石に伴うものや腎移植後の症例で報告されている．

脂肪組織の増生が著明で腎実質の萎縮を来すものは，replacement lipomatosisと呼ばれる．

この両者は基本的に同じ病態で，脂肪織増殖の程度で呼び分けられている．わが国では腎脂肪性置換，腎洞脂肪腫，脂肪線維腫などとして報告されている．

本症における脂肪増殖は腎・腎盂周囲または腎門・腎洞脂肪織に由来するものであり，腎被膜内で腎盂腎杯系の外側に位置し，組織学的に良性腫瘍である脂肪腫とは違い，被膜を有さないことで鑑別される．

鑑別診断のポイント

脂肪肉腫や血管筋脂肪腫では，血管や腎盂などの組織は腫瘍周辺部に圧排されるが，renal sinus lipomatosis/replacement lipomatosisでは取り囲むように圧排される．脂肪以外の軟部組織の有無も鑑別に有用である．

なお，腎洞部病変の鑑別診断は次項（p.253）を参照のこと．

参考文献

1) Rha SE, Byun JY, Jung SE, et al: The renal sinus: pathologic spectrum and multimodality imaging approach. RadioGraphics 24: S117-S131, 2004.

腎洞部腫瘤
renal sinus mass

高橋直幹

● **症例1**：60歳代，女性．血液検査異常のため受診，精査．骨髄異形成に伴った腎洞部髄外造血．

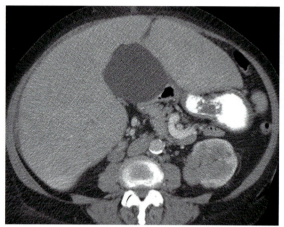

図1-A　造影CT（腎実質相）

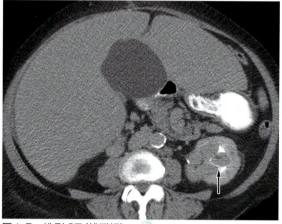

図1-B　造影CT（排泄相）

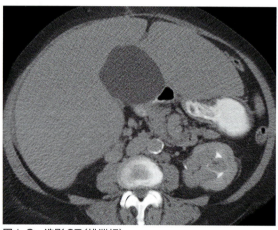

図1-C　造影CT（排泄相）

● **症例2**：60歳代，男性．（熊本大学大学院生命科学研究部放射線診断学分野　山下康行先生のご厚意による）

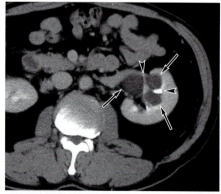

図2-A　造影CT（排泄相）

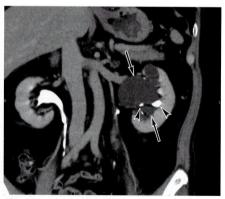

図2-B　造影CT（排泄相）

画像の読影

【症例1】 左腎洞部に腫瘍性病変を認め(図1),腎盂は腫瘍により取り囲まれ圧排されているが(図1-B；→),腎盂壁に不整はみられない(図1-C).右腎洞部にも同様の腫瘍性病変が認められた.肝の著明な腫大を認める.骨髄異形成に伴った腎洞部髄外造血と診断された.

【症例2】 左腎洞部に多発性に囊胞を認める(図2；→).腎盂は囊胞によって圧排されている(図2；▶).

腎洞部腫瘤の一般的知識

腎洞部の腫瘍性病変の鑑別として,腎盂癌の他に,リンパ腫や形質細胞腫などの血液腫瘍や,間葉系腫瘍が挙げられる[1].非腫瘍性病変としては,後腹膜線維症,髄外造血巣,傍腎盂囊腫内出血,動脈瘤やreplacement lipomatosisなどが挙げられる.腎洞部に主座があるが,腎実質への浸潤が顕著な病変の鑑別としては,腎盂癌と黄色肉芽腫性腎盂腎炎が挙げられる(表).

鑑別診断のポイント

腎洞部腫瘤の鑑別は,上皮性の腫瘍性病変と非上皮性病変の鑑別が重要であり,CT urography(CTU)や排泄性尿路造影による評価が重要となる.上皮性病変は腎盂・腎杯の壁不整や途絶を来すが,非上皮性病変では腎盂・腎杯の圧排所見が中心にみられる.

腎洞部腫瘤の鑑別診断を表に示す.

表　腎洞部腫瘤の鑑別診断

脂肪増殖	• renal sinus lipomatosis • replacement lipomatosis
囊胞	• 傍腎盂囊胞 • 単純囊胞 • 尿瘤(urinoma)
腫瘍	• 腎実質腫瘤の進展：腎癌,血管筋脂肪腫,MLCN(multilocular cystic nephroma) • 腎盂癌 • 造血系腫瘍：リンパ腫,形質細胞腫 • 間葉系腫瘍：奇形腫,脂肪腫,脂肪肉腫
その他	• 後腹膜線維症,髄外造血巣,黄色肉芽腫性腎盂腎炎

参考文献

1) Rha SE, Byun JY, Jung SE, et al: The renal sinus: pathologic spectrum and multimodality imaging approach. RadioGraphics 24: S117-S131, 2004.

尿管線維上皮性ポリープ
ureteral fibroepithelial polyp

高橋直幹

● **症例1**：80歳代，男性．血尿の精査のためCT urography（CTU）を施行．

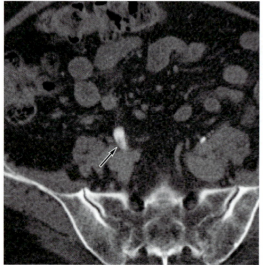

図1-A　造影CT（排泄相）　　　　　図1-B　造影CT（排泄相）

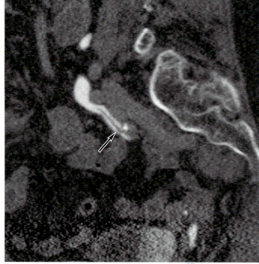

図1-C　造影CT矢状断像（排泄相）

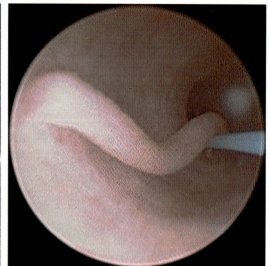

図1-D　尿管鏡像

参考文献

1) Harvin HJ: Ureteral fibroepithelial polyp on MDCT urography. AJR 187: W434-W435, 2006.

● **症例2**：50歳代，男性．血尿の精査のためCTUを施行．

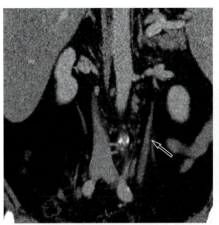

図2-A　造影CT冠状断像（実質相）

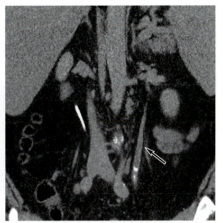

図2-B　造影CT冠状断像（排泄相）

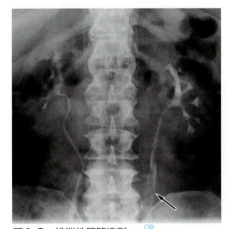

図2-C　排泄性尿路造影

画像の読影

【症例1】　造影CT排泄相にて，右中部尿管に数cm長の線状の陰影欠損が認められる（図1-A～C；→）．実質相では病変は描出されなかった．尿管鏡像（図1-D）で，尿管壁に付着する線状の腫瘤がみられる．尿管鏡下に切除され，尿管線維上皮性ポリープと診断された．

【症例2】　造影CT排泄相にて，左中部尿管に4.0×0.7cmの腫瘤がみられる（図2-B；→）．実質相では軽度の造影効果がみられる（図2-A；→）．排泄性尿路造影にて，平滑な陰影欠損として描出された（図2-C；→）．尿管鏡下に切除され，血管腫と診断された．

尿管線維上皮性ポリープの一般的知識

尿管線維上皮性ポリープは，血管成分の多い間質性組織がポリープ状に尿管内に発育した良性病変である．正常な移行上皮がポリープの表面を覆っている．近位尿管が好発部位である．血尿や間欠性の側腹部痛で発症する場合が多い．

鑑別診断のポイント

造影CT排泄相にて，細長い平滑な陰影欠損として描出される[1]．その形状から，尿管癌との鑑別は容易である．炎症や尿路閉塞に伴った索状のデブリや血腫との鑑別が必要になる可能性もある．

尿管アミロイドーシス
ureteral amyloidosis

山下康行

● **症例1**：70歳代，女性．左の水腎症を指摘．

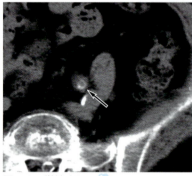
図1-A　単純CT

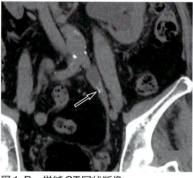
図1-B　単純CT冠状断像

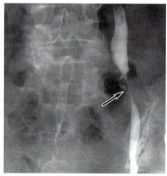
図1-C　逆行性尿路造影

● **症例2**：70歳代，男性．左の水腎症を指摘．

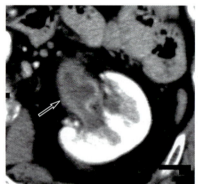
図2-A　造影CT

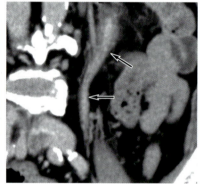
図2-B　造影CT冠状断像

● **症例3**：70歳代，男性．検診で膀胱壁の限局性の肥厚を指摘．

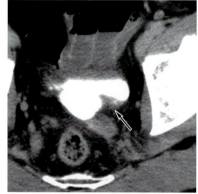
図3-A　造影CT（排泄相）

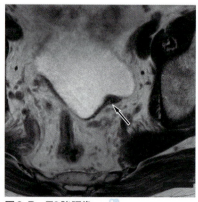
図3-B　T2強調像

画像の読影

【症例1】 左尿管に石灰化を伴った軟部影を認める（図1-A, B；→）．逆行性尿路造影ではスムーズな狭窄を認める（図1-C；→）．中枢側の尿管は軽度拡張している．

【症例2】 左腎盂から尿管にびまん性の壁肥厚を認める（図2；→）．腎盂尿管周囲の脂肪織には毛羽立ちもみられる．

【症例3】 左尿管孔付近に膀胱壁の限局性肥厚を認める（図3；→）．T2強調像（図3-B）で低信号を呈する．生検で膀胱AA型アミロイドーシスと診断された．

尿管アミロイドーシスの一般的知識と画像所見

アミロイドーシスとは，線維構造をもつ特異な蛋白質であるアミロイドが細胞外に沈着し機能障害を起こす疾患であり，全身性と限局性に大別される[1]．限局性では脳・内分泌・皮膚・角膜・消化管・尿路・呼吸器などに発生しやすく，尿路の限局性のアミロイド沈着は比較的稀で2.8%程度，半数が膀胱アミロイドーシス，1/4が尿管アミロイドーシスである[2]．また，腎盂（図2）や尿道にみられることもある．全身性では後腹膜や骨盤内軟部組織にも病変が広がり，尿路を圧迫し，石灰化を来すことがある．

性別では男性に若干多く，年齢は19～83歳で認められ，平均年齢は61歳である[2]．臨床症状は肉眼的血尿を主訴とすることが圧倒的に多く，部位別では下部尿管，尿管膀胱移行部，膀胱三角部・後部に多く認める．内視鏡では粘膜の不整，肥厚，硬化や腫瘤状病変としてみられ，診断には生検が必要である．細胞診で多くは陰性である．

稀な疾患であるが，病変の完全な切除ができれば再発は少ないため，尿路上皮癌のように腎尿管全摘術を行う必要がなく，尿管の端端吻合や自家腎移植が可能である．そのため，本疾患を術前に疑って生検や術中迅速病理を行い，悪性を除外することができれば腎温存が可能となる[3]．

画像所見 CTやMRIでも壁肥厚や結節性の腫瘤としてみられ，非特異的である．アミロイド蛋白はT2短縮を来すため，通常T2強調像で低信号を呈するが（図3-B），合併する炎症のため，軽度高信号となることもある．CTでは線状あるいは粘膜下の石灰化を認めることもある（図1）[1]．

鑑別診断のポイント

限局性に腎盂，尿管，膀胱壁の肥厚を来す尿路上皮癌，結核，寄生虫などの疾患が鑑別となるが，画像診断のみによる癌との確実な鑑別は困難である．

参考文献

1) Kawashima A, Alleman WG, Takahashi N, et a: Imaging evaluation of amyloidosis of the urinary tract and retroperitoneum. RadioGraphics 31: 1569-1582, 2011.
2) 吉川慎一, 細田 悟, 大鶴礼彦・他: 限局性尿管アミロイドーシスの1例. 泌尿紀要 52: 131-134, 2006.
3) Mark IR, Goodlad J, Lloyd-Davies RW: Localized amyloidosis of the genito-urinary tract. J R Soc Med 88: 320-324, 1995.

尿管子宮内膜症
ureteral endometriosis

高橋直幹

● **症例1**：50歳代，女性．側腹部痛のため施行された超音波にて水腎症を指摘され，精査のためMRI施行．

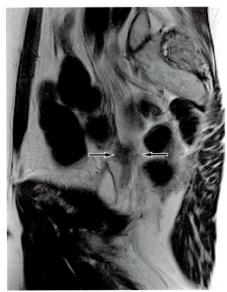

図1-A　T2強調矢状断像

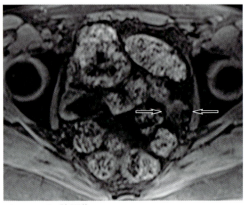

図1-B　T1強調像

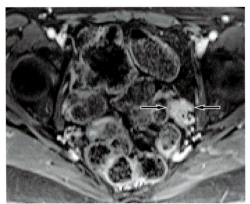

図1-C　造影T1強調像

画像の読影

　　【症例1】　T2強調像にて，左遠位尿管を取り囲む腫瘤を認める（図1-A；→）．辺縁は毛羽立ち状の不整を示す．T1強調像で腫瘤は等信号を示すが，辺縁部にやや高信号の部分が認められる（図1-B；→）．造影後，腫瘤は均一に増強される（図1-C；→）．生検にて，尿管子宮内膜症と診断された．

　　【症例2】　T2強調像にて，子宮体部背側に不整な低信号の軟部組織を認め，直腸および右尿管に浸潤している（図2-A, B；→）．右尿管の拡張もみられる（図2-C；▶）．T1強調像にて，尿管閉塞部に軽度高信号がみられる（図2-D；▶）．造影後，尿管閉塞部に強い増強効果がみられる（図2-E；▶）．直腸および尿管切除にて，尿管子宮内膜症と診断された．

● 症例2：40歳代，女性．慢性の下腹部痛と急性の右側腹部痛のため来院．CTにて水腎症を指摘され，精査のためMRI施行．

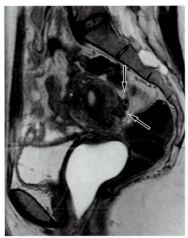
図2-A　T2強調矢状断像

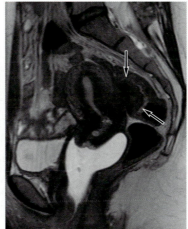
図2-B　T2強調矢状断像

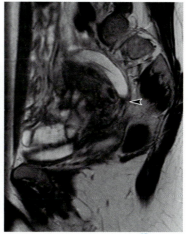
図2-C　T2強調矢状断像

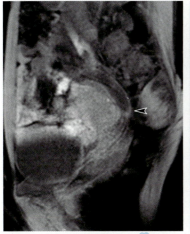
図2-D　T1強調矢状断像

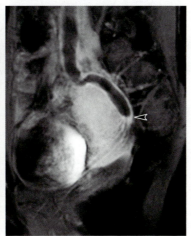
図2-E　造影T1強調矢状断像

尿管子宮内膜症の一般的知識と画像所見

　尿管子宮内膜症は稀な疾患で，深部浸潤性子宮内膜症の数％に合併する[1]．特に，子宮直腸窩，子宮仙骨靱帯などの浸潤性子宮内膜症からの直接浸潤による場合が多い．尿管単独病変は非常に稀である．

画像所見　繰り返す出血とそれに伴う強い線維化を反映し，T2強調像にて低信号，T1強調像では等～高信号を示す．

鑑別診断のポイント

　典型的な所見を示せば鑑別は難しくないが，非典型例では尿管癌や他臓器癌の尿管浸潤との鑑別が必要である．

参考文献
1) Del Frate C, Girometti R, Pittino M, et al: Deep retroperitoneal pelvic endometriosis: MR imaging appearance with laparoscopic correlation. RadioGraphics 26: 1705-1718, 2006.

囊胞性腎盂炎・尿管炎
pyelitis cystica / ureteritis

高橋直幹

● **症例**：70歳代，女性．血尿の精査のためCT urography（CTU）施行．

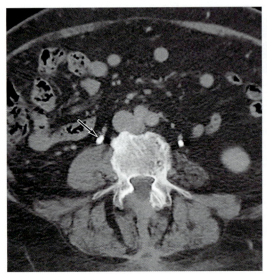

図1-A　造影CT（排泄相）

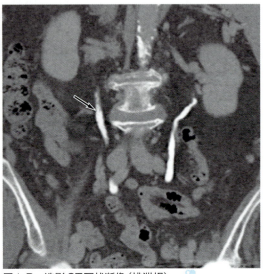

図1-B　造影CT冠状断像（排泄相）

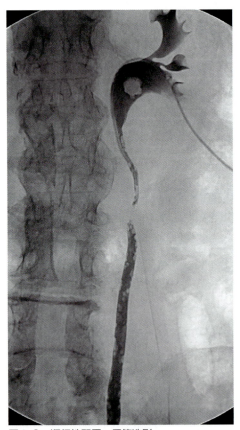

図1-C　順行性腎盂・尿管造影

画像の読影

　造影CT排泄相にて，右尿管に多数の数mm大の円形の陰影欠損が認められる（図1-A，B；→）．順行性腎盂・尿管造影にて，無数の陰影欠損が確認された（図1-C）．腎盂内の陰影欠損は気泡による．

囊胞性腎盂炎・尿管炎の一般的知識と画像所見

　多数の小さな粘膜下の囊胞を来す病態で，慢性の尿路感染症に起因すると考えられている[1]．無症状のことが多いが，血尿や尿路感染症の症状から診断される場合もある．

　本症における囊胞の形成機序は不明であるが，尿路感染症や尿路結石による慢性的な機械的刺激が誘因であるという説が有力である．また，腺上皮化した移行上皮がcryptを形成し，これが閉塞して囊胞を形成するという説や，尿中に排植される毒素，寄生虫，ビタミンA欠乏，あるいは先天性因子なども提唱されている[2]．

　わが国での75例の症例のまとめでは，年齢は20〜84歳（平均61歳），男女比は1：2である．部位は左側35例，右側20例，両側20例で，腎盂と尿管40例，尿管のみ29例，腎盂のみ5例であった．尿路感染を44例（58.7%），結石を34例（43.5%），尿路上皮の悪性腫瘍を4例（5.3%）に合併していた[2]．

　画像所見　囊胞は数mm大とごく小さく，造影効果もないので，通常の造影CT実質相では検出は難しいが，排泄相では円形の陰影欠損として描出されることがある．順行性や逆行性腎盂・尿管造影は，空間分解能が高いので描出が容易である．

鑑別診断のポイント

　順行性や逆行性腎盂・尿管造影では気泡との鑑別が必要になるが，気泡は動き，尿管の中央部に分布するので，鑑別が容易である．稀に，多発性の乳頭状移行上皮癌との鑑別が必要となる．腫瘍は大きい，辺縁不整，実質相で増強されるなどの特徴から，鑑別が可能である．

参考文献

1) Kawashima A, Vrtiska TJ, LeRoy AJ, et al: CT urography. RadioGraphics 24: S35-S54, 2004.
2) 山田裕紀，浅野晃司，阿部和弘・他：両側囊胞性腎盂尿管炎の1例．泌尿器科紀要 49: 427-429, 2003.

尿路悪性リンパ腫
urinary tract malignant lymphoma

高橋直幹

● **症例1**：60歳代，女性．10年に及ぶ慢性血尿のため精査目的にて来院．以前，逆行性腎盂造影を含む精査がされたが，「異常なし」といわれた．

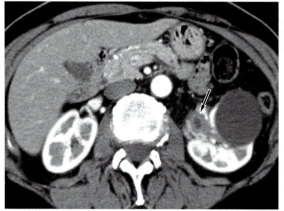

図1-A　造影CT（実質相）

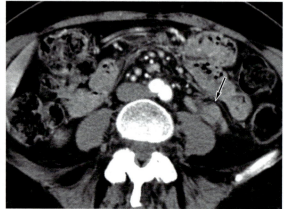

図1-B　造影CT（実質相）

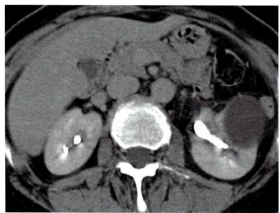

図1-C　造影CT（排泄相）

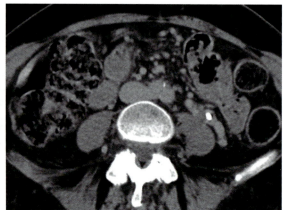

図1-D　造影CT（排泄相）

画像の読影

　【症例1】　左腎盂および尿管周囲に，びまん性・全周性の均一に増強される軟部組織が認められる．軟部組織は7～10mmの厚さに達し，遠位尿管まで連続性に続いている（図1-A，B；→）．排泄相（図1-C，D）で，尿路は軟部組織の中心部を通っているが，尿路の拡張や狭窄は認められない．尿管周囲腫瘤の生検にて，原発性MALTリンパ腫（primary mucosa-associated lymphoid tissue lymphoma）と診断された．

　【症例2】　左腎盂および尿管の壁はびまん性・全周性に肥厚し，強い増強効果もみられる（図2-A，B；→）．尿管は遠位部で狭窄しており，近位部で軽度の尿管拡張がみられる（図2-C，D；→）．狭窄部を含め，明らかな腫瘤の形成はみられない．遠位回腸腸間膜の腫瘤の生検で，濾胞性リンパ腫（follicular lymphoma）と診断された．

● 症例2：50歳代，男性．触診にて腹部腫瘤が疑われ，CT施行．腸間膜腫瘤と上部尿路の異常を認めたため，CT urography（CTU）施行．

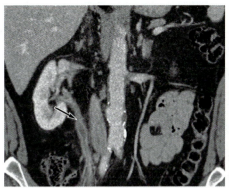

図2-A　造影CT冠状断像（実質相）

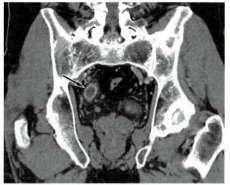

図2-B　造影CT冠状断像（実質相）

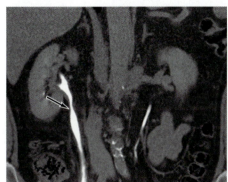

図2-C　造影CT冠状断像（排泄相）

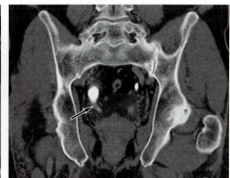

図2-D　造影CT冠状断像（排泄相）

尿路悪性リンパ腫の一般的知識と画像所見

　　上部尿路の悪性リンパ腫は稀な腫瘍で，ほとんどがB細胞性リンパ腫（B-cell lymphoma）である[1]．原発性のものは濾胞性リンパ腫やMALTリンパ腫など悪性度の低い腫瘍が多いが，続発性のものでは，びまん性大細胞型B細胞性リンパ腫（diffuse large B-cell lymphoma）が多い．

　画像所見　びまん性に尿管周囲に軟部組織を形成するか壁肥厚を来すタイプのものと，限局性に腫瘤を形成するパターンのものがある．いずれの場合でも，尿管狭窄や閉塞所見はあっても軽度である．

鑑別診断のポイント

　　大きな腫瘤を形成するものでは浸潤性の移行上皮癌が鑑別に挙がるが，腫瘤が均一に増強される，上皮が保たれている，狭窄所見が少ない点が，悪性リンパ腫を示唆する所見である．
　　びまん性に壁肥厚を来すものでは炎症性疾患，アミロイドーシス，carcinoma *in situ* などが鑑別に挙がる．

・参考文献・

1) Dai Z, Liu Z, Gao Y, et al: Primary follicular non-Hodgkin's lymphoma of the ureter: a case report and literature review. Oncol Lett 11: 3939-3942, 2016.

尿路IgG4関連疾患
urinary tract IgG4-related disease

高橋直幹

● **症例1**： 40歳代，女性．眼窩のIgG4関連疾患の既往あり．全身精査のためCT施行．

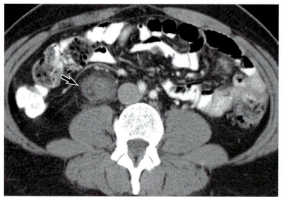

図1-A　造影CT（実質相）

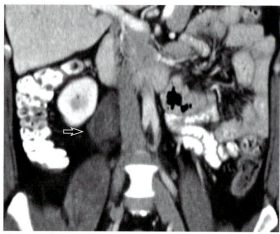

図1-B　造影CT冠状断像（実質相）

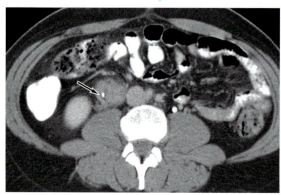

図1-C　造影CT（排泄相）

● **症例2**： 30歳代，男性．左下腹部痛にてCT施行．

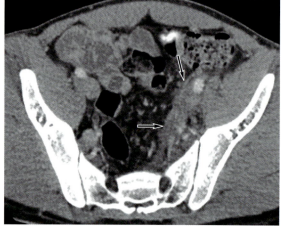

図2　造影CT（実質相）

・参考文献・

1) Takahashi N, Kawashima A, Fletcher JG, et al: Renal involvement in patients with autoimmune pancreatitis: CT and MR imaging findings. Radiology 242: 791-801, 2007.
2) Choi JW, Kim SY, Moon KC, et al: Immunoglobulin G4-related sclerosing disease involving the urethra: case report. Korean J Radiol 13: 803-807, 2012.

● **症例3**：60歳代，女性．下部尿道症状を主訴として来院．尿道腫瘤の疑いで精査．

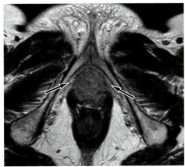
図3-A　T2強調像

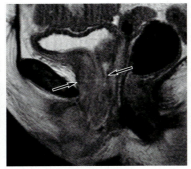
図3-B　T2強調矢状断像

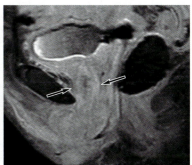
図3-C　造影T1強調矢状断像（実質相）

画像の読影

【症例1】　造影CTにて，右尿管を取り囲む均一に増強される軟部組織腫瘤を認める（図1-A, B；→）．排泄相にて，尿管（図1-C；→）が腫瘤内を通過しているのが確認できるが，近位尿管の拡張はみられない．

【症例2】　造影CTにて，左骨盤壁に沿ったびまん性の軟部組織腫瘤を認める（図2；→）．左尿管は腫瘤により閉塞され，中等度の拡張がみられる．生検にて，IgG4関連疾患と診断された．

【症例3】　T2強調像にて，尿道を取り囲む3cm大の軟部組織腫瘤を認める（図3-A, B；→）．造影T1強調像実質相にて，腫瘤はやや不均一に増強される（図3-C；→）．生検にて，IgG4リンパ球の浸潤と線維化を伴う炎症性腫瘤で，IgG4関連疾患疑いと診断された．

尿路IgG4関連疾患の一般的知識と画像所見

腹部大動脈周囲の後腹膜線維症が進展して尿管まで及ぶものがほとんどであるが，大動脈周囲の後腹膜線維症を伴わず，尿管や腎盂周囲に単独で腫瘤を形成する場合もある．後者の場合，悪性リンパ腫との鑑別が困難である[1]．

尿道のIgG4関連疾患は非常に稀で，2例の症例報告があるだけである．いずれの症例も患者は女性で，尿道を全周性に取り囲む境界明瞭な軟部腫瘤を形成している[2]．

画像所見　悪性リンパ腫と同様均一に増強され，尿管の閉塞が軽度の場合が多い．他臓器でのIgG4関連疾患病変と同様で，MRIのT2強調像で低信号，拡散強調像で高信号，均一な遅延性の造影を示すと考えられる．

鑑別診断のポイント

前述のように，大動脈周囲の後腹膜線維症を伴わず尿管や腎盂周囲に単独で腫瘤を形成する場合には，リンパ腫との鑑別が困難である．IgG4関連疾患で特徴的な他臓器病変の有無，血清IgG4値などが，鑑別上重要になる．

尿道を全周性に取り囲む病変でIgG4関連疾患病変様の所見を示す場合には，鑑別に挙げてよいと考えられる．

転移性尿管腫瘍
metastatic ureteral cancer

扇谷芳光

● **症例1**：70歳代，女性．貧血，体重減少を主訴に来院．精査目的でCTを施行．

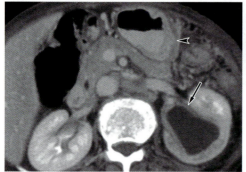

図1-A　腹部造影CT

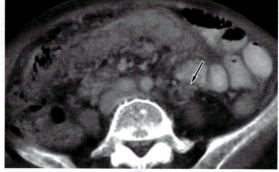

図1-B　骨盤部造影CT

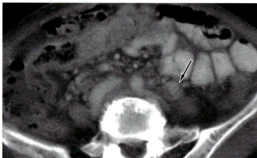

図1-C　骨盤部造影CT

● **症例2**：50歳代，女性．胃癌術後．超音波にて両側水腎症を指摘．

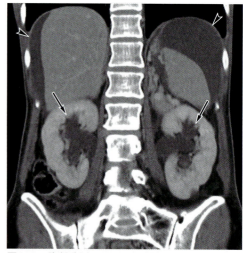

図2-A　腹部造影CT，MPR冠状断像

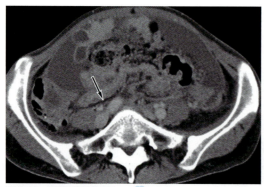

図2-B　骨盤部造影CT

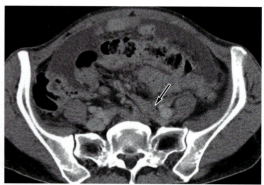

図2-C　骨盤部造影CT

画像の読影

【症例1】 腹部造影CTで，左水腎症と左腎盂壁肥厚がみられる（図1-A；→）．胃壁肥厚も認められる（図1-A；▶）．骨盤部造影CTで，左尿管外側に全層性の壁肥厚と，内腔に突出する結節が認められる（図1-B, C；→）．尿管鏡にて，胃癌の尿管転移であることが確認された．

【症例2】 腹部造影CT，MPR冠状断像で，両側水腎症が認められ（図2-A；→），腹水貯留もみられる（図2-A；▶）．骨盤部造影CTで，尿管拡張を伴わない全長にわたる両側尿管壁の全周性軽度壁肥厚が認められる（図2-B, C；→）．腹水穿刺にて腹膜播種であることが確認され，胃癌の尿管浸潤と診断された．

転移性尿管腫瘍の一般的知識と画像所見

続発性尿管腫瘍は，①血行性・リンパ行性，②尿流性，③直接浸潤の機序があるが，血行性・リンパ行性が転移性尿管腫瘍に分類される．悪性腫瘍の尿管転移は1～2％と，比較的稀とされる．転移性尿管腫瘍の原発部位は，胃が最も多く，腎，結腸，直腸，乳房が続く．

臨床症状は，側腹部痛，腰背部痛，乏尿などの尿路閉塞症状が多い．これは，血行性・リンパ行性に尿管へ転移するために，血管・リンパ管のネットワークの少ない粘膜へは転移しにくく，粘膜下層，筋層，外膜を主体とした粘膜下病変になるためとされる[1]．

画像所見 転移性尿管腫瘍の画像所見は，尿管周囲の軟部組織，全層性の尿管壁肥厚，粘膜下結節として描出される[2]．

鑑別診断のポイント

粘膜下結節の場合，尿管癌（p.244-245参照）との鑑別が問題となる．胃癌からの尿管転移は，広範囲に尿管へ浸潤することが多く，尿管が全長にわたって糸状に均一な狭小化を示すことが多い（表）[3]．このように尿管または尿管周囲に腫瘍が浸潤し，尿管の通過障害を来すが，尿管が拡張しない状態を非拡張型尿管閉塞と呼ぶ[4]．担癌患者で尿管壁の肥厚や結節を認めた場合，転移性尿管腫瘍を疑うが，このような所見が乏しい場合にも，非拡張型尿管閉塞を認めた場合には，尿管浸潤の可能性を考慮する．

表 胃癌の尿管浸潤のIVU所見（文献3）を元に作成）

IVU所見	症例数（全16例）
尿管全長にわたる糸状の狭小化	8
辺縁平滑な波状の多発狭窄	4
限局性の不整狭窄	4

IVU：静脈排泄性尿路造影

参考文献

1) 古目谷暢，中井川昇，佐野 太・他：S状結腸癌の腎盂尿管転移の1例．泌尿器科紀要 55: 339-343, 2009.
2) Winalski CS, Lipman JC, Tumeh SS: Ureteral neoplasms. RadioGraphics 10: 271-283, 1990.
3) 斎田幸久，角田博子，松枝 清・他：胃癌と閉塞性尿路障害．日本医放会誌 50: 390-397, 1990.
4) Naidich JB, Rackson ME, Mossey RT, et al: Nondilated obstructive uropathy: percutaneous nephrostomy performed to reverse renal failure. Radiology 160: 653-657, 1986.

上部尿路癌の術後変化

postoperative change of upper part urinary tract cancer

扇谷芳光

● 症例1：60歳代，女性．右尿管癌術後．1年後に経過観察目的でCTを施行．

● 症例2：70歳代，女性．左尿管癌術後．血尿にて当院受診．超音波にて右水腎症を指摘．

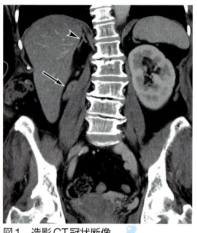

図1　造影CT冠状断像（皮髄相）

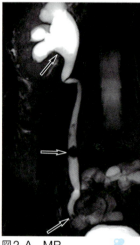

図2-A　MR urography

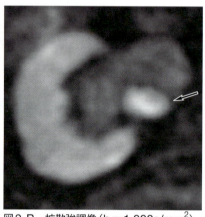

図2-B　拡散強調像（b＝1,000s/mm²）

● 症例3：80歳代，男性．血尿にて近医受診．左腎盂癌と診断され，左腎尿管全摘術が施行された．1年後，血尿にて当院受診し，超音波にて膀胱内に多発性の腫瘤を指摘．

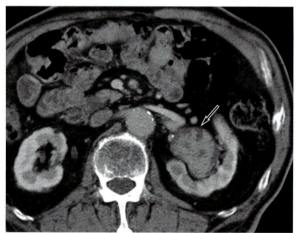

図3-A　左腎盂癌診断時の造影CT（皮髄相）

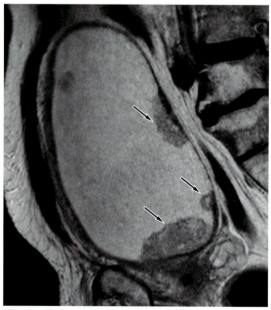

図3-B　術後1年後のT2強調矢状断像

画像の読影

【症例1】 術後変化例．造影CT皮髄相で，右腎尿管全摘術後により右Gerota筋膜内の脂肪組織は切除されており，術部に小腸がみられる（図1；→）．右副腎は温存されている（図1；▶）．

【症例2】 対側再発例．MR urographyで，右水腎症，右尿管拡張がみられる．右腎盂，右尿管内に信号欠損（図2-A；→）が認められる．拡散強調像で，右腎盂に高信号を呈する腫瘍（図2-B；→）がみられる．尿管の信号欠損にも，拡散強調像で高信号の結節を認めた（非提示）．各々，尿管鏡で腎盂癌，尿管癌であることが確認された．

【症例3】 膀胱再発例．造影CT皮髄相で，左腎盂に腫瘍（図3-A；→）が認められる．左腎盂癌と診断され，左腎尿管全摘術が施行された．術後1年後に膀胱に多発性の隆起性病変（図3-B；→）が認められ，経尿道的膀胱腫瘍切除術（transurethral resection of the bladder tumor；TUR-BT）で非浸潤性膀胱癌であることが確認された．

上部尿路癌の術後変化の一般的知識

上部尿路癌（腎盂癌および尿管癌）の標準治療は腎尿管全摘術であり，Gerota筋膜内の脂肪組織とともに腎および尿管を切離し，尿管膀胱吻合部の膀胱壁を切除する術式で，副腎の切除の有無は問わない[1]．上部尿路癌の90%以上が尿路上皮癌で，尿路内に異時性，多発性に発生する特徴がある．上部尿路癌の膀胱再発は30〜50%と高いが，90%は表在性とされる[2]．一方，両側発生は5%以下で，両側同時発生は0.6〜1.6%と少ない．腎尿管全摘術後は，Gerota筋膜内の脂肪組織ごと切除されるため，腎周囲腔のほとんどが消失するが，通常，副腎は温存される[3]．

鑑別診断のポイント

尿路上皮癌は，尿路内に異時性，多発性に発生するため，上部尿路癌術後の経過観察では，局所再発とともに，尿路再発の評価が重要となる．そのため，CT urography（CTU）による対側の上部尿路癌の評価が重要となる．また，腎尿管全摘術後に，対側に上部尿路癌が発生した場合，水腎症による腎機能障害が懸念される．MR urography（MRU）は造影剤を使用せずに，拡張近位部の尿路を描出できる．また，腎盂癌に関して，T2強調像に拡散強調像を追加することで検出能が向上したと報告されている[4]．

参考文献

1) 日本泌尿器科学会，日本病理学会，日本医学放射線学会（編）；腎盂・尿管・膀胱癌取扱い規約，第1版．金原出版，p.67，2011．
2) 高橋 毅：腎盂尿管癌 特論．尿路上皮癌の尿路内再発．III 3. 2）上部尿路癌と膀胱癌．日本臨牀 68：437-440，2010．
3) 秋田大宇，陣崎雅弘，大家基嗣：9. 腎癌・腎盂尿管癌．3 上部尿路癌：腎尿管全摘除術．画像診断臨時増刊号 33（11）：s163-s166，2013．
4) Akita H, Jinzaki M, Kikuchi E, et al: Preoperative T categorization and prediction of histopathologic grading of urothelial carcinoma in renal pelvis using diffusion-weighted MRI. AJR 197: 1130-1136, 2011.

膀胱の解剖と鑑別診断
anatomy of bladder and differential diagnosis

鳴海善文

1. 膀胱の解剖と画像所見（図1）

　　　　　膀胱は反転した腹膜の下面に接して存在する腹膜外臓器で，頂部は発生学的に臍動脈に由来した正中臍索帯へ移行し固定されている．Arantius管に由来する尿膜管（urachus）も正中臍索帯に含まれる（図2）．前壁は腹膜に覆われておらず，豊富な脂肪と静脈叢を含むretropubic fat pad（Retzius腔）を介して恥骨に接している．尿管は底部の壁を斜めに貫き，粘膜下を走行して尿道との間に膀胱三角部に開口する（図1）．

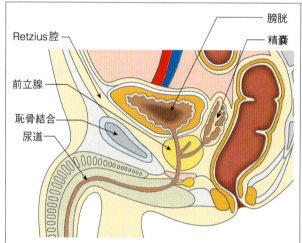

A　膀胱の矢状断マクロ像（男性）

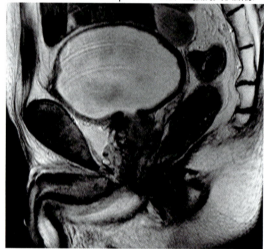

B　Aに対応するfast spin echo法T2強調矢状断像

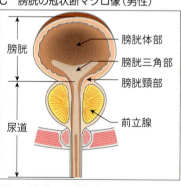

C　膀胱の冠状断マクロ像（男性）

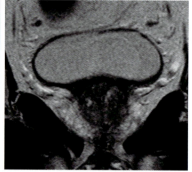

D　Cに対応するfast spin echo法 T2強調冠状断像

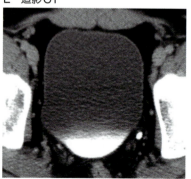

E　造影CT

図1　膀胱の正常解剖と画像
A～E：膀胱は反転した腹膜の下面に接して存在する腹膜外臓器で，前壁は腹膜に覆われておらず，豊富な脂肪と静脈叢を含むretropubic fat pad（Retzius腔）を介して恥骨に接している．尾側に前立腺を認める．
C：膀胱底部において，尿管は膀胱壁を斜めに貫き，膀胱三角部に開口する．
D, E：膀胱壁はMRIのT2強調像（D）では低信号，CT（E）では中程度の信号強度を呈する．

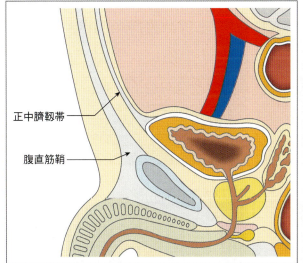
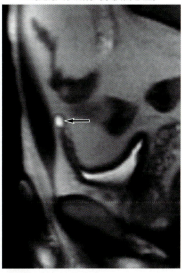

A 膀胱の矢状断マクロ像(男性)

正中臍靱帯
腹直筋鞘

B fast spin echo法
T2強調矢状断像(尿膜管憩室)

図2 膀胱と尿膜管の正常解剖と画像
A,B:膀胱頂部は発生学的に臍動脈に由来した正中臍靱帯へ移行し固定されている.尿膜管(urachus)も正中臍靱帯に含まれ,憩室(B;→)や瘻孔として遺残することがある.

　膀胱壁は3層からなる厚い筋層(外側から縦走,輪状,縦走)と,粘膜下層および粘膜で構成される.尿管から連続した移行上皮がその内壁を覆っている.

　膀胱には,内腸骨動脈から分岐する上膀胱動脈および下膀胱動脈が分布する.膀胱からの血液は膀胱周囲の静脈叢を経て内腸骨静脈に還流する.リンパ流は主として外腸骨リンパ節群に還流するが,膀胱前壁は内腸骨リンパ節に還流する.

　CTでは膀胱壁の層構造の詳細は不明であるが,MRIでは膀胱壁を分離することが可能である.T1強調像で膀胱壁は水よりごくわずか高信号,膀胱周囲脂肪織は高信号,T2強調像で高信号,粘膜は尿と等信号を示し,膀胱筋層は低信号として描出される.造影剤投与後早期に粘膜下層が強く造影され,それに遅れて筋層が造影される.拡散強調像では,膀胱壁の層構造は不明なことが多い.

2. 膀胱壁のMRI層構造

　T1強調像では低信号の尿よりやや高信号を示し,腫瘍と膀胱壁,膀胱壁の粘膜下層と筋層の区別はできない(図3-A)[1].

　T2強調像では粘膜下層と膀胱内の尿は高信号を示し,低信号の筋層だけが認識できる.腫瘍は筋層よりやや高信号を示す(図3-B)[1].

　造影T1強調像早期相で腫瘍は高信号となり,腫瘍基底部の粘膜下層の線状濃染(submucosal linear enhancement;SLE)は,さらに強い高信号帯として描出される(図3-C;→)[1].このSLEの連続性は,腫瘍の筋層浸潤の診断の指標となる.

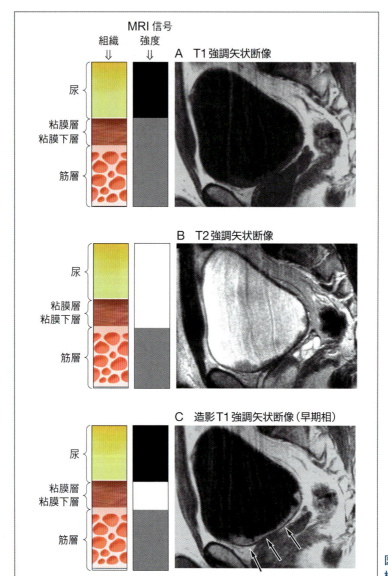

図3 MRIの膀胱壁層構造（文献1）より転載

3. 膀胱疾患の鑑別

膀胱病変の存在診断ならびに組織診断は膀胱鏡および生検で行われ，CT，MRIなどの画像診断の役割はもっぱら病期診断である．一方，一部の腫瘍では，膀胱外に腫瘍の主座が存在するためにCTやMRIの役割が大きい．また，腫瘍を形成する以外に，びまん性の膀胱壁肥厚という形で病変がみられることもある．

1）膀胱腫瘍

尿路上皮癌が代表的な腫瘍であるが，それ以外にも次のような病変が鑑別として挙げられる．
①先天性疾患（尿管瘤など）
②腫瘍［腺癌（adenocarcinoma；AC），扁平上皮癌（squamous cell carcinoma；SCC）など］
③膀胱炎，結核，住血吸虫症，マラコプラキア

④膀胱外炎症の波及（憩室炎，Crohn病など）

⑤子宮内膜症

⑥血腫

（膀胱の腫瘍についてはp.279を参照）

2）小児の膀胱腫瘍

稀であるが，次の疾患が鑑別に挙がる．横紋筋肉腫のことが多い．

①良性腫瘍
- 血管腫，神経線維腫（NF-1）

②悪性腫瘍
- 横紋筋肉腫（膀胱三角部，前立腺に多い）
- 転移（白血病，悪性リンパ腫）

3）びまん性膀胱壁肥厚

前立腺肥大や膀胱炎に伴うものが多い．鑑別として，次のようなものが挙げられる．

①高頻度
- 膀胱内腔の拡張不良
- 前立腺肥大や神経因性膀胱による肉柱形成（trabeculation）
- 慢性膀胱炎［感染，機械的刺激，薬剤，放射線，bacille Calmette-Guérin（BCG）注入，アレルギーなど］

②低頻度
- 膀胱壁浮腫，出血
- 癌浸潤

> **NOTE　【膀胱腫瘍の手術】**
>
> 膀胱腫瘍の手術は，大きく分けて以下の2種類がある．
>
> **1）TURBT（経尿道的膀胱腫瘍切除術）**
>
> 　膀胱鏡下に電気メスで腫瘍を切除する方法で，診断を兼ねて実施される．筋層非浸潤性癌の場合，TURBTで腫瘍を完全に切除できることもある．再発のリスクが高いと判断された場合には，予防的に抗癌剤やBCGの膀胱内注入療法が実施されることもある．組織検査の結果，筋層未採取の場合やハイリスクの筋層非浸潤性膀胱癌と判断された場合には，再度TURBTが行われることがある（2nd TUR）．
>
> **2）膀胱全摘除術＋尿路変向術**
>
> 　筋層浸潤性癌と一部の筋層非浸潤性癌に対して施行される．尿管切断後，膀胱の摘出を行い，男性では前立腺と精嚢を摘出する．尿道も摘出することがある．女性では子宮と腟壁の一部，尿道を一塊として摘出するのが一般的である．骨盤内のリンパ節の郭清を併せて行う．
>
> 　尿路変更術としては小腸の一部を利用した回腸導管が一般的である．術後には臍の右側にストーマができ，採尿バックを貼り付ける．症例によっては尿道から自然排尿が可能な自排尿型代用膀胱を選択することもできる．ストーマがなく術後の不都合が少ないが，尿失禁などの問題点もある．
>
> 　最近は腹腔鏡下手術や，da Vinciによるロボット支援手術（先進医療として保険適応外の診療と保険診療が併用される）で，膀胱全摘除術を施行する場合もある．

参考文献

1）中村仁信（監修），鳴海善文，高橋　哲（学術指導）：放射線医学ビデオ講座5　腎・副腎・尿路CT/MRI（解剖編）．バイエル薬品株式会社宣伝資料．日本シエーリング（企画），アオイスタジオ（制作），2005．

膀胱癌（1）表在性腫瘍
bladder cancer (1) superficial tumor

鳴海善文

●**症例1**：60歳代，男性．無症候性血尿にて来院．

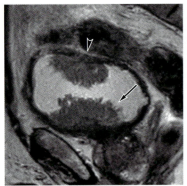
図1-A　T2強調矢状断像

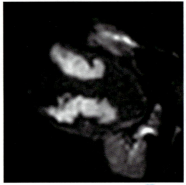
図1-B　拡散強調矢状断像

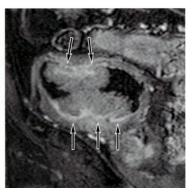
図1-C　ダイナミックMRI 矢状断像

●**症例2**：60歳代，男性．無症候性血尿．

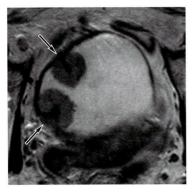
図2-A　T2強調像

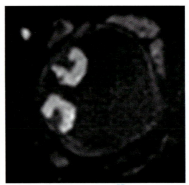
図2-B　拡散強調像

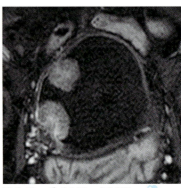
図2-C　ダイナミックMRI

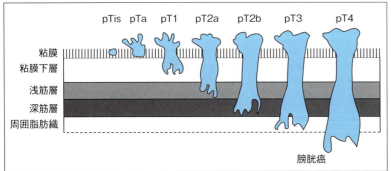
図3　膀胱癌の病期
（文献2）を元に作成）

画像の読影

【症例1】 T2強調像で，膀胱頸部（図1-A；→）と，頂部から後壁にかけて（図1-A；▶），表面乳頭状の比較的浸潤傾向に乏しい腫瘍を認める．S状結腸の蠕動のために，頂部から後壁にかけての腫瘍と筋層の境界は，やや不明瞭である．拡散強調像（図1-B）では，両腫瘍とも基底部に浮腫状の粘膜下層を示す低信号部分が存在し，表在性膀胱癌が考えられる[1]．ダイナミックMRIでは，基底部の粘膜下層の存在を示すSLE（submucosal linear enhancement）が頸部で連続し（図1-C；→），非筋層浸潤癌（stage T1）と診断できる．

【症例2】 T2強調像では膀胱の右側壁に有茎性腫瘍を2個認める（図2-A；→）．拡散強調像（図2-B）ではいずれの病変内部も浮腫状の粘膜下組織を示す拡散低下を認め，非筋層浸潤癌（stage T1）と診断できる．この所見は尺取虫サイン（inchworm sign）と呼ばれ，表在性腫瘍を示す重要な所見である[1]．ダイナミックMRI（図2-C）で後壁側の粘膜下層は腫瘍内側に捲れ込んで造影帯が連続しているようにみえるが，前壁側の腫瘍では連続性が判然としない．

膀胱癌の一般的知識と画像所見（1）

膀胱癌は泌尿生殖器系で最多の悪性腫瘍で，全悪性腫瘍の約2%を占める．膀胱癌の95%は，悪性の上皮性腫瘍である．男性に好発するが（男女比は3：1），女性の膀胱癌は男性よりも予後不良である．

尿路上皮癌が90%以上を占め，尿路上皮癌以外の膀胱癌が5〜10%を占める（扁平上皮癌，腺癌，小細胞癌，稀に肉腫）．

危険因子は喫煙，膀胱結石，膀胱憩室（尿がうっ滞するため），慢性刺激，シクロホスファミドなどの薬剤である．好発部位は三角部，頂部である．

画像所見 MRIは，膀胱腫瘍の画像検査としてCTよりも適しており，膀胱癌の深達度評価の感度は73〜96%である．

MRIはT1強調像およびT2強調像で横断像，T2強調像で冠状断/矢状断像を撮像し，目的とする腫瘍基底部の膀胱壁に垂直な断面を設定する．深達度評価のため，拡散強調像，ダイナミック・スタディを施行する．これはTNM分類に準じており，治療法と予後の点から重要である．『腎盂・尿管・膀胱癌取扱い規約』に基づく膀胱癌の病期のシェーマを図3に示す[2]．壁進達度の診断は，T2強調像よりもダイナミックMRI早期相や拡散強調像が優れている．

CTによる遠隔転移，リンパ節転移の評価には，肝から骨盤までの造影CTを施行する．

> **NOTE 【VI-RADS (vesical imaging-reporting and data system)】**
> 膀胱癌の筋層浸潤の診断の標準化を目的に作られた，T2強調像と拡散強調像，ダイナミック造影（DCE）のmultiparamertic MRIを基本とする診断システム．T2強調像で膀胱筋層の連続性，DCEと拡散強調像で粘膜下層の連続性や有茎性の有無を診断し，総合的に判断する[3]．

参考文献

1) Takeuchi M, Sasaki S, Ito M, et al: Urinary bladder cancer: diffusion-weighted MR imaging--accuracy for diagnosing T stage and estimating histologic grade. Radiology 251: 112-121, 2009.
2) 日本泌尿器科学会，日本病理学会（編）；泌尿器科・病理 膀胱癌取扱い規約，第2版．金原出版，p.44, 1993.
3) Panebianco V, Narumi Y, Altun E, et al: Multiparametric magnetic resonance imaging for bladder cancer: development of VI-RADS (vesical imaging-reporting and data system). Eur Urol 74: 294-306, 2018.

膀胱癌（2）浸潤性腫瘍
bladder cancer（2）invasive tumor

鳴海善文

● **症例1**：60歳代，男性．無症候性血尿．

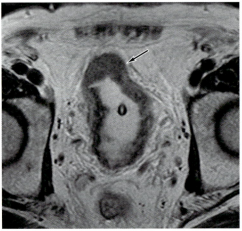
図1-A　T2強調像

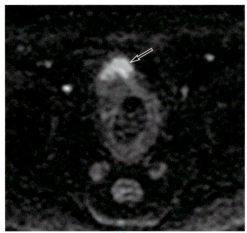
図1-B　拡散強調像

● **症例2**：70歳代，男性．無症候性血尿．

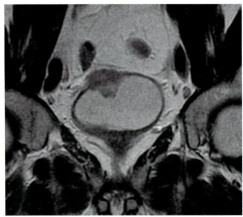
図2-A　T2強調冠状断像

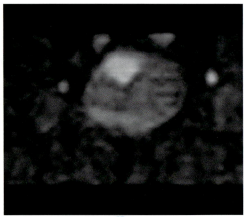
図2-B　拡散強調像

表　膀胱癌の一般的な治療方針（文献4）を元に作成）

臨床病期	治療方針
0期	・手術（TURBT） ・BCG/抗癌剤膀胱内注入
Ⅰ期	・手術（TURBTまたは膀胱摘除術＋尿路変向術） ・BCG/抗癌剤膀胱内注入
Ⅱ期 Ⅲ期	・手術（膀胱全摘除術＋リンパ節郭清術＋尿路変向術）（＋抗癌剤治療） ・手術（TURBT）＋抗癌剤治療＋放射線治療の併用
Ⅳ期	・抗癌剤治療＋放射線治療（＋膀胱全摘除術） ・緩和医療

画像の読影

【症例1】 T2強調像で前壁に広基性腫瘍を認め（図1-A；→），膀胱壁全層に及んでいる．周囲脂肪組織との境界は平滑である．拡散強調像では同部の拡散低下を認める（図1-B；→）．浸潤性膀胱癌（stage T2）と診断された．

【症例2】 T2強調冠状断像（図2-A）で，膀胱頂部壁外脂肪組織に浸潤する広基性腫瘍を認める．拡散強調像（図2-B）では同部の拡散低下を認める．浸潤性膀胱癌（stage T3b）と診断された．

膀胱癌の一般的知識と画像所見（2）

膀胱癌には，粘膜や粘膜下層に癌が留まる表在性膀胱癌（前項p.274の症例参照）と，筋層や膀胱外に癌が浸潤する浸潤性膀胱癌（図1，2）がある．表在性膀胱癌は膀胱癌の70〜80％を占め，多発することが多いが，転移を起こすことは少なく，生命予後は良好である．表面乳頭状や有茎性腫瘍は，表在性膀胱癌であることが多い[1]．

Satohらは膀胱鏡による検討で，1cm以下の乳頭状腫瘍および非乳頭状有茎性腫瘍はすべて表在性腫瘍であり，1cm以上では乳頭状有茎性腫瘍の90％は表在性腫瘍であったと報告している[2]．表に病期ごとの一般的な治療方針を示す[3]．

画像所見 拡散強調像で腫瘍基底部に茎を示す低信号を認めれば，高い確率をもって表在性腫瘍と診断できる．

ダイナミックMRI早期相にて腫瘍基底部に造影される粘膜下層が確認できれば，表在性腫瘍と診断し（感度97％，特異度67％），壁構造の断裂が一部に留まっていればT2a，全層に及んでいればT2bと診断する[4]．固有筋層への浸潤の有無は再発のリスクに深く関係し，治療方針を左右するので重要である．

膀胱周囲の脂肪組織に索状の信号上昇を認めれば，T3bと診断する（感度86％，特異度84％）．ただし，炎症性変化でも脂肪組織内に信号上昇がみられるので，注意が必要である．

鑑別診断のポイント

有茎性腫瘍は，一見，腫瘍基底部の粘膜下層が断裂しているようにみえることがあるので，注意を要する．膀胱頂部に発生した膀胱癌は，尿膜管癌と類似することがあり，その際には腫瘍と尿膜管との連続性の確認が重要となる．

参考文献

1) Wong-You-Cheong JJ, Woodward PJ, Manning MA, et al: Neoplasms of the urinary bladder: radiologic-pathologic correlation. RadioGraphics 26: 553-580, 2006.
2) Satoh E, Miyao N, Tachiki H, et al: Prediction of muscle invasion of bladder cancer by cystoscopy. Eur Urol 41: 178-181, 2002.
3) 国立がん研究センター：がん情報サービス－膀胱がん．治療の選択．（https://ganjono.jp/public/cancer/bladder/trearment.html）
4) Tekes A, Kamel I, Imam K, et al: Dynamic MRI of bladder cancer: evaluation of staging accuracy. AJR 184: 121-127, 2005.

膀胱扁平上皮癌
squamous cell carcinoma of bladder

鳴海善文

- **症例**：50歳代，女性．数年前より膀胱炎にて治療していた．静脈性腎盂造影にて膀胱結石が発見され，経尿道的膀胱結石摘出術が施行された際に膀胱腫瘍を指摘．

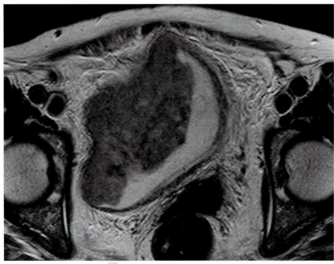

図1-A　T2強調像

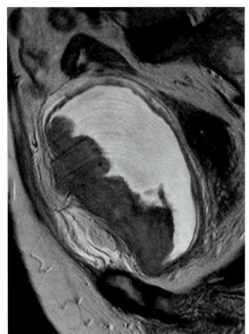

図1-B　T2強調斜位断像

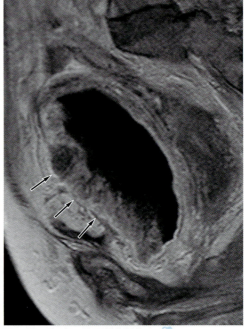

図1-C　造影T1強調斜位断像

画像の読影

膀胱右側壁に壁外に浸潤する広基性腫瘤を認め，強く不均一な造影効果を示す（図1-C；→）．膀胱摘出術が施行され，病理組織学的に扁平上皮癌と診断された（cT3aN2M0）．

膀胱扁平上皮癌の一般的知識と画像所見

膀胱扁平上皮癌は移行上皮癌に次いで多い膀胱癌で，膀胱癌の3〜7％を占める．

大部分は，慢性感染と関連がある．慢性感染の原因としては，尿路結石，長期間のカテーテル留置，寄生虫［住血吸虫症（schistosomiasis）］による慢性刺激や慢性的な感染を伴う憩室が挙げられる．慢性感染と関連するために，移行上皮癌に比べ女性に多い．60〜70歳代に多く，肉眼的血尿で発見される．

移行上皮癌に比べ，広基性腫瘤の形態をとることが多い．局所的もしくはびまん性膀胱壁の肥厚性病変として認めることもある[1]．

移行上皮癌と比べ広範囲に浸潤し，膀胱外浸潤を伴うことが多く，予後は不良である．

単発でサイズが大きく，80％以上の患者で膀胱筋層への浸潤を認める．遠隔転移は，少なくとも10％の患者でみられる．骨，肺，腸管などへの遠隔転移がしばしばみられる[2]．

画像所見 膀胱内に壁外に大きく浸潤する広基性腫瘍で，本例のように扁平上皮癌の特徴として内部に造影されない壊死部分を伴うこともある．

鑑別診断のポイント

膀胱外へ広範な浸潤を伴う広基性腫瘤を認めたら，膀胱扁平上皮癌も疑う必要がある．

膀胱結石，膀胱カテーテル長期留置，住血吸虫症多発地域の居住歴の有無などが診断の参考になる．膀胱でみられる腫瘍を表にまとめる．

表　膀胱でみられる腫瘍

	中〜高頻度	低頻度
悪性	・UC（尿路上皮癌）	・adenocarcinoma ・SCC（扁平上皮癌） ・小細胞癌 ・リンパ腫 ・転移性腫瘍
良性	・平滑筋腫 ・線維上皮性ポリープ	・血管腫 ・褐色細胞腫 ・腺腫

> **【膀胱腺癌】**
> 全膀胱癌の2％が腺癌といわれている．腺性膀胱炎（cystitis grandularis）の悪性転化や尿膜管の腺上皮化生によって発生すると考えられている．発症部位が膀胱頂上部である場合は，尿膜管癌（p.308-309参照）との鑑別が必要である．

参考文献

1) Tekes A, Kamel IR, Chan TY, et al: MR imaging features of non-transitional cell carcinoma of the urinary bladder with pathologic correlation. AJR 180: 779-784, 2003.
2) Wong JT, Wasserman NF, Padurean AM: Bladder squamous cell carcinoma. RadioGraphics 24: 855-860, 2004.

膀胱小細胞癌
small cell carcinoma of bladder

鳴海善文

● **症例**：70歳代，男性．肉眼的血尿．

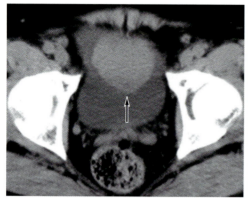
図1-A　単純CT

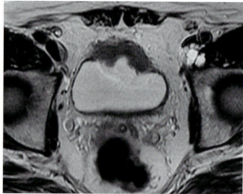
図1-B　T2強調像（TUR生検後）

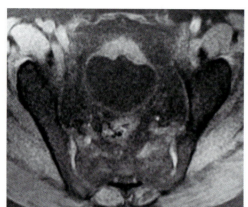
図1-C　ダイナミックMRI（造影前）

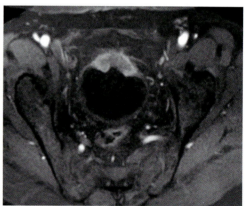
図1-D　ダイナミックMRI（造影直後）

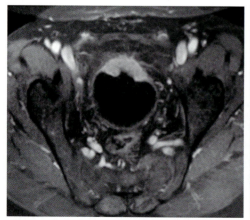
図1-E　ダイナミックMRI（造影2分後）

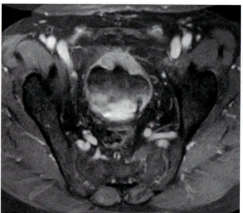
図1-F　ダイナミックMRI（造影5分後）

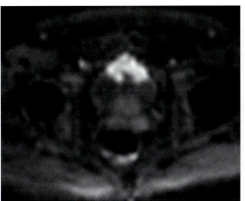
図1-G 拡散強調像（b＝800s/mm²）

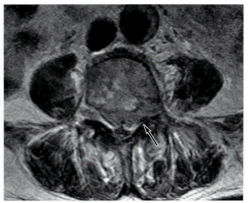
図1-H T2強調像

画像の読影

単純CTで,膀胱前壁に表面平滑な腫瘍を認める(図1-A；→).経尿道的切除術(transurethral resection；TUR)生検後のT2強調像(図1-B)で,腫瘍は筋層より軽度高信号を示す壁外成分の大きい腫瘍として描出される.ダイナミックMRI(図1-C～F)では,経時的に徐々に造影効果が増強し,拡散強調像(図1-G)で強い拡散制限を認め,T2強調像で第4腰椎に骨転移が認められた(図1-H；→).免疫染色の結果,CD56(＋),NSE(＋)で小細胞癌と診断された.

膀胱小細胞癌の一般的知識と画像所見

膀胱原発小細胞癌は,傍神経節腫,カルチノイド腫瘍,大細胞癌とともに神経内分泌系のグループに入る腫瘍(▶NOTE)で,膀胱腫瘍の0.35～0.7％と発生頻度が低く,比較的稀な疾患である.発見時に進行例が多く,5年生存率は16％と予後不良である.症例報告も,本例と同様に初診時にすでに進行例が多い[1][2].

画像所見 腫瘍は壁外進展が多く,高い悪性度を反映して拡散強調像で強い拡散制限を示す.本例では,ダイナミックMRIで漸増性に造影効果が増強した.膀胱全摘を施行される症例もあるが,TUR-BT後に化学放射線療法で長期生存を得た症例もある.

> **NOTE** 【膀胱の神経内分泌腫瘍】
>
> 傍神経節腫,カルチノイド腫瘍,悪性腫瘍として小細胞癌,大細胞癌がある.膀胱のカルチノイド腫瘍や大細胞癌はきわめて少なく,神経内分泌腫瘍の中では傍神経節腫と小細胞癌がほとんどである.前者は,尿中バニリルマンデル酸(VMA)やmicturition attack(排尿時の突発的な頭痛)が多数例にみられ,後者は,腫瘍マーカーTTF(thyroid transcription factor)-1が膀胱原発例の約30％で陽性になるといわれている[3].

参考文献

1) Choong NW, Quevedo JF, Kaur JS, et al: Small cell carcinoma of the urinary bladder. Cancer 103: 1172-1178, 2005.
2) Cheng L, Pan CX, Yang XJ, et al: Small cell carcinoma of the urinary bladder: a clinicopathologic analysis of 64 patients. Cancer 101: 957-962, 2004.
3) 遠藤希之:神経内分泌腫瘍.都築豊徳,森永正二郎(編);腫瘍病理鑑別診断アトラス 腎盂・尿管・膀胱癌.文光堂,p.101-105, 2012.

膀胱憩室由来の膀胱癌
bladder cancer originating in bladder diverticulum

鳴海善文

●**症例1**：70歳代，男性．無症候性血尿を自覚して近医を受診し，CTにて膀胱腫瘍を指摘．

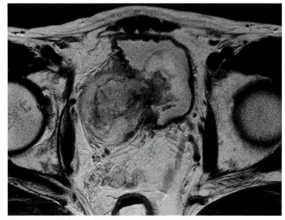

図1-A　T2強調像

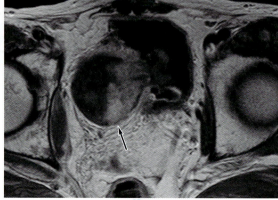

図1-B　造影T1強調像

●**症例2**：60歳代，男性．無症候性血尿を主訴として来院．

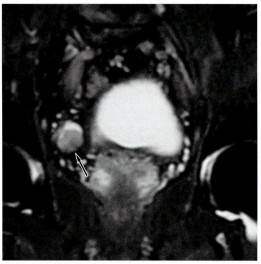

図2-A　STIR冠状断像

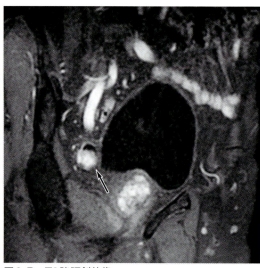

図2-B　T2強調斜位像

画像の読影

【症例1】 膀胱右壁から大きく外に突出し,膀胱内にまたがる腫瘤を認める(図1-A).膀胱右側壁の膀胱憩室入り口部に濃染を示す腫瘤を認める(図1-B;→).造影効果を示さない血餅が腫瘤表面に付着している.経尿道的膀胱腫瘍摘出術(TUR-BT)が施行され,低分化型移行上皮癌と扁平上皮癌の混合癌と診断された.

【症例2】 MRIのSTIR像で膀胱右後壁の憩室内に造影される腫瘤を認める(図2-A;→).T2強調像では,同部の憩室壁は断裂し,周囲脂肪織に浸潤を示す(図2-B;→).病理組織学的に扁平上皮癌と診断された.

膀胱憩室由来の膀胱癌の一般的知識と画像所見

膀胱憩室(▶NOTE)に尿が停滞すると憩室炎を併発し,膀胱粘膜に慢性の刺激を生じて,癌の発生が1〜10%に認められる[1].通常の膀胱癌は,90%以上が移行上皮癌であるのに対し,膀胱憩室内より発生する膀胱癌では扁平上皮癌の比率が多い(17%強).

画像所見 膀胱鏡は大部分の膀胱腫瘍の診断に有効であるが,憩室の入り口が狭い時には膀胱腫瘍に到達できないことがあり,CTやMRIが腫瘍全体の把握に有効である[2].

鑑別診断のポイント

膀胱憩室由来の膀胱癌の早期診断は困難であり,膀胱憩室は筋層が菲薄化あるいは欠如していることが多いため,膀胱外浸潤しやすく,予後不良である.CTやMRIで膀胱憩室を認めた際には,憩室内部に腫瘍の有無を確認することが大切である[3].

NOTE 【膀胱憩室】

膀胱憩室は真性と仮性,すなわち先天性と二次性(後天性)とに分類される.男性は前立腺肥大,尿道狭窄による膀胱内圧の上昇を伴う偽性憩室が多く,女性は真性憩室が多い.偽性憩室は筋層の脆弱部に起こるために,筋層は欠損するか,あってもわずかである.

● 参考症例:膀胱憩室

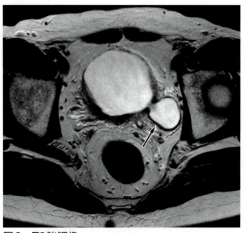

60歳代,男性.偶発的に発見.膀胱の左後壁に低信号の筋層を有する憩室を認め(→),前立腺肥大や尿路閉塞はなく,真性憩室と考えられる.

図3 T2強調像

参考文献

1) Golijanin D, Yossepowitch O, Beck SD, et al: Carcinoma in a bladder diverticulum: presentation and treatment outcome. J Urol 170: 1761-1764, 2003.
2) Matta EJ, Kenney AJ, Barré GM, et al: Best cases from the AFIP: intradiverticular bladder carcinoma. RadioGraphics 25: 1397-1403, 2005.
3) 細見尚弘,鳴海善文,黒田知純・他:膀胱憩室腫瘍の3例−MR像を中心に−.臨床放射線 37: 737-740, 1992.

膀胱癌の術後変化
postoperative change of bladder cancer

竹内 充

● **症例1**： 60歳代，男性．3年前に膀胱癌で膀胱全摘術後．（大阪医科大学放射線医学教室　鳴海善文先生のご厚意による）

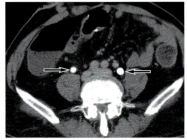 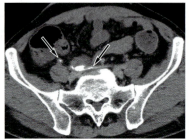 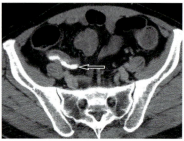

図1-A　造影CT（排泄相）　　図1-B　造影CT（排泄相）　　図1-C　造影CT（排泄相）
A→Cに向かって頭側→尾側

● **症例2**： 40歳代，女性．1年前に膀胱癌で膀胱全摘術後．（大阪医科大学放射線医学教室　鳴海善文先生のご厚意による）

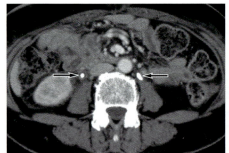 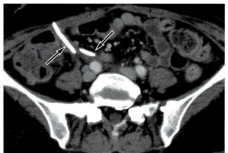

図2-A　造影CT（排泄相）　　図2-B　造影CT（排泄相）
A→Bに向かって頭側→尾側

● **症例3**： 60歳代，男性．10年前に尿膜管癌で膀胱全摘術後．（大阪医科大学放射線医学教室　鳴海善文先生のご厚意による）

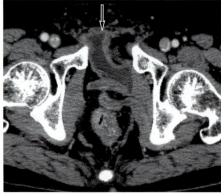

図3　造影CT（静脈相）

> **NOTE**
> 【膀胱癌根治手術後の再発】
>
> 　膀胱全摘術後の局所再発，遠隔転移はいずれも2年以内に多く，それぞれ5〜15%，20〜50%と高い．遠隔転移の好発部位は骨，リンパ節，肺，肝である．また，尿道再発，上部尿路再発も2.4〜164か月の間にそれぞれ1.5〜9%，0.75〜6.4%みられると報告されており，注意が必要である．膀胱癌には有用な腫瘍マーカーはないため，再発の診断において画像診断が中心的な役割を果たす．膀胱全摘術後の読影に当たっては，"局所再発や転移があるはず"くらいの姿勢で読影に臨むべきといっても過言ではない．

画像の読影

【症例1】 造影CT排泄相で，両側上部尿管は通常の位置を走行する（図1-A；→）．左尿管は総腸骨動静脈を乗り越えるように後腹膜右側へ向かって走行し（図1-B；→），造影剤が貯留した回腸へ接続されている（図1-C；→）．右下腹部にストーマを認める．回腸導管造設術後である．

【症例2】 造影CT排泄相で，右腎に限局性の萎縮を認める．両側上部尿管は通常の位置を走行する．左尿管は総腸骨動静脈を乗り越えるように後腹膜右側へ向かって走行し，右下腹部へ導かれている．両側尿管ステントが留置されている（図2-A, B；→）．尿管皮膚瘻造設術後である．なお，右腎に腎盂腎炎後の瘢痕状萎縮が認められる．

【症例3】 造影CT静脈相で，骨盤底に囊状構造物を認める（図3；→）．回腸利用代用膀胱造設術後である．

膀胱全摘術の術後変化の一般的知識と画像所見

筋層非浸潤性膀胱癌（Tis, Ta, T1）に対しては膀胱温存を原則とするが，筋層非浸潤性膀胱癌でもリスクによっては膀胱全摘術が選択される場合がある．転移を伴わない筋層浸潤性膀胱癌（T2以上）に対しては，制癌性を目的とした術前化学療法＋膀胱全摘術＋骨盤内リンパ節郭清術＋尿路変向術が標準的な治療である[1]．

膀胱全摘術の切除範囲は，男性では膀胱，前立腺，精囊を一塊として摘除する．女性では膀胱に加えて子宮と腟前壁を原則的に切除する．

代表的な尿路変向術には尿管皮膚瘻造設術，回腸導管造設術，代用膀胱造設術がある[2]．

尿管皮膚瘻造設術は他の2法よりも簡便で短時間で施行可能であるため，腸管利用尿路変向にリスクがある場合や，合併症をもつ患者が適応となる．回腸導管造設術はすべての膀胱全摘術対象患者が適応となりうる．回腸導管造設術と尿管皮膚瘻造設術では，原則として左中下部尿管を総腸骨動静脈をまたぐように後腹膜右側へ移動させる．尿管皮膚瘻造設術と回腸導管造設術では非尿禁制型であり，腹壁にストーマとパウチが必要となる．また，尿道は膀胱全摘術時に併せて摘除される場合が多い．代用膀胱造設術は尿禁制型であり，自身の尿道から自身の意志で排尿が可能であることが利点である．したがって，尿道は摘除されない．

尿管皮膚瘻造設術と回腸導管造設術に関連する術後早期の合併症には吻合部リーク，術部の感染，出血，急性腎盂腎炎などがある．術後後期の合併症には急性腎盂腎炎，尿路結石，吻合部狭窄，傍ストーマヘルニアなどがある[3]．

画像所見 膀胱全摘術後の画像診断では，まず尿路変向術式をカルテや画像から把握する．変向後の尿路の把握には造影CT排泄相が有用である．ポイントはストーマの有無（あるのが回腸導管造設術と尿管皮膚瘻造設術）と，回腸の術後変化の有無（あるのが回腸導管造設術と術式によっては代用膀胱造設術）である．次に，正常構造物や術後変化を除いた異常部が，術後合併症や癌の再発でないかを評価する．

参考文献

1) 日本泌尿器科学会（編）；膀胱癌診療ガイドライン2015年版．医学図書出版，p.2, 2015.
2) 竹内 充，鈴木智博，内木 拓・他：膀胱全摘出術と尿路変向術．画像診断 33: 168-185, 2013.
3) Catalá V, Solà M, Samaniego J, et al: CT findings in urinary diversion after radical cystectomy: postsurgical anatomy and complications. RadioGraphics 29: 461-476, 2009.

膀胱悪性リンパ腫
malignant lymphoma of bladder

●症例:60歳代,女性.検診で右水腎症を指摘.

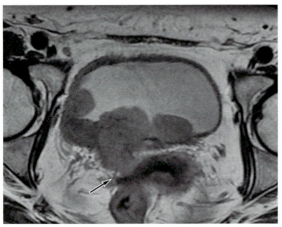

図1-A　T2強調像

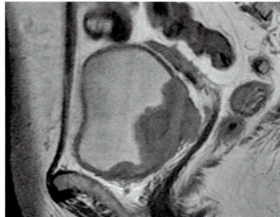

図1-B　T2強調矢状断像

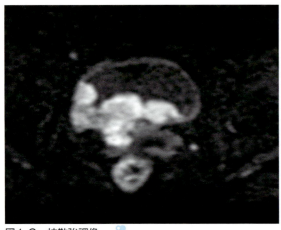

図1-C　拡散強調像

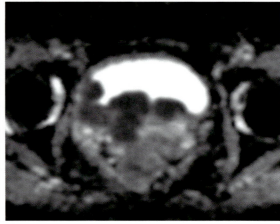

図1-D　ADC map

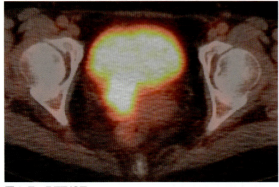

図1-E　PET/CT

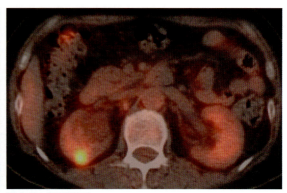

図1-F　PET/CT

画像の読影

　　T2強調像（図1-A）で，膀胱後壁に膀胱筋層より高信号を示す多発腫瘤を認め，周囲脂肪組織への浸潤を伴う．右尿管口はこの腫瘤を起点として塞がれ，水腎症を来している．この腫瘤は，背側で腟上部の子宮頸部と近接している（図1-A；→）．

　　T2強調矢状断像（図1-B）で，膀胱三角部から後壁上部に及ぶ広範な腫瘤を認める．拡散強調像（図1-C）で高信号，ADC map（図1-D）では強い低信号で高度の拡散制限を示す．PET/CT（図1-E）で，膀胱後壁背側に膀胱内の尿と同程度の強い集積を認める．また，水腎症により萎縮した右腎皮質に円形の高度集積を認め（図1-F），悪性リンパ腫の腎皮質へのinvolvementが疑われた．

　　経尿道的膀胱腫瘍摘出術（TUR-BT）の生検組織の病理組織診は，悪性リンパ腫（diffuse large B-cell type）であった．CHOP療法6コース終了時点のPET/CTで，膀胱背側の腫瘤と右腎皮質の結節性集積は消失し（非提示），いずれも一連のリンパ腫病変を示していると考えられた．

膀胱悪性リンパ腫の一般的知識と画像所見

　　悪性リンパ腫はどの臓器にも発生しうるが，膀胱や腎もその例外ではない．膀胱の悪性リンパ腫は比較的稀で，本例のMRI診断は，膀胱腫瘍（尿路上皮癌あるいは扁平上皮癌）であった．欧米では2.7：1であり，日本の1.4：1と比べ女性に多く，日本では50～60歳代に多いが，欧米ではより高齢者に多いとの報告がある[1)～3)]．

　画像所見　PET/CTは，FDGの排泄経路である尿路上皮腫瘍は通常適応とならないが，本例のように，MRIで局所病期の診断後にリンパ節を含む全身の精査としては意味があると考えられる．

鑑別診断のポイント

　　術前MRIによる膀胱癌との鑑別診断は困難であるが，粘膜下から筋層に向かう発育と，柔軟な腫瘍であるために水腎症の程度が比較的軽いことは，悪性リンパ腫を示唆しうる[3)]．

参考文献

1) 西田茂史, 黒子幸一, 星野孝夫・他：膀胱原発悪性リンパ腫の1例. 泌尿紀要 44: 599-601, 1998.
2) Santino AM, Shumaker EJ, Garces J: Primary malignant lymphoma of the bladder. J Urol 103: 310-313, 1970.
3) Yeoman LJ, Mason MD, Olliff JF: Non-Hodgkin's lymphoma of the bladder--CT and MRI appearances. Clin Radiol 44: 389-392, 1991.

膀胱傍神経節腫
paraganglioma of bladder

鳴海善文

● 症例：40歳代，女性．月経異常にて近医を受診し，超音波にて膀胱腫瘍を指摘．血中ノルアドレナリンは5.0ng/ml（正常値：0.15〜0.57ng/ml）と高値を示した．

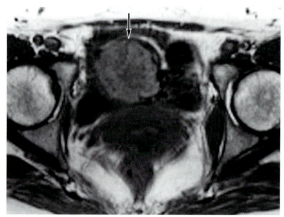

図1-A　T1強調像

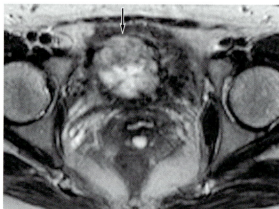

図1-B　T2強調像

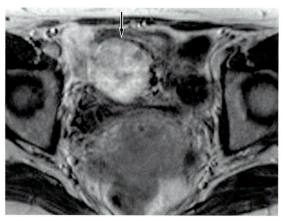

図1-C　造影T1強調像

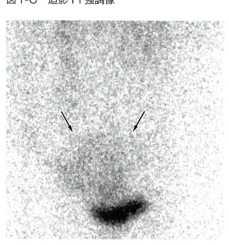

図1-D　T2強調矢状断像

図1-E　^{123}I-MIBGシンチグラム

画像の読影

MRIにて，膀胱頭側に接して径3cm程の腫瘤を認める．腫瘤は，T1強調像で淡い高信号，T2強調像で不均一な高信号を呈し，造影剤投与後，不均一に濃染されている（図1-A〜D；→）．^{123}I-MIBGシンチグラフィでは，MRIで認めた腫瘤に集積を認める（図1-E；→）．

膀胱全摘術が施行され，膀胱傍神経節腫と診断された．

膀胱傍神経節腫の一般的知識と画像所見

褐色細胞腫は，クロム親和細胞から発生する腫瘍で，カテコールアミンを産生する．胎生期中クロム親和細胞は体内に広く分布しているが，生後大部分のクロム親和細胞は退化し，成人では残存細胞が副腎髄質にわずかに認められるのみである．このため，褐色細胞腫の90%ほどは副腎髄質より発生する．傍神経節腫は，副腎外褐色細胞腫の総称である（p.528-531参照）．

膀胱発生の傍神経節腫は，膀胱腫瘍の0.1%であり稀であるが，傍神経節細胞腫の10%は，膀胱より発生する[1]．

発生部位としては，膀胱壁内の粘膜下，筋層内のクロム親和細胞より発生する．

膀胱傍神経節腫では，排尿時にカテコールアミンが分泌され，頭痛，発汗，失神，動悸などの症状が50%でみられる（micturition attack）．

傍神経節腫は，副腎発生の褐色細胞腫よりも悪性の頻度が高い．5〜18%の傍神経節腫に転移がみられるが，病理組織では良悪性の判定はできないため，経過観察が必要である[1]．

血中ノルアドレナリンと尿中バニリルマンデル酸（VMA）の上昇は，褐色細胞腫が強く疑われる（感度はそれぞれ99%，97%）．

画像所見 通常は均一に濃染する分葉状の腫瘤であるが，壊死や出血を伴うと不均一に濃染される[2]．リング状石灰化は，稀であるが傍神経節腫に特徴的な所見である．MRIでは，T1強調像で低信号，T2強調像で高信号を示す．

鑑別診断のポイント

非上皮性の膀胱腫瘍としては，平滑筋腫が最多で（膀胱腫瘍の約4.3%），この他に血管腫，神経線維腫などが挙げられる．平滑筋腫は，MRIのT1強調像，T2強調像ともに低信号を示し，^{123}I-MIBGの集積もなく，鑑別可能と考えられる．

参考文献

1) Jalil ND, Pattou FN, Combemale F, et al: Effectiveness and limits of preoperative imaging studies for the localisation of pheochromocytomas and paragangliomas: a review of 282 cases. French Association of Surgery (AFC), and The French Association of Endocrine Surgeons (AFCE). Eur J Surg 164: 23-28, 1998.
2) Wong-You-Cheong JJ, Woodward PJ, Manning MA, et al: Neoplasms of the urinary bladder: radiologic-pathologic correlation. RadioGraphics 26: 553-580, 2006.

膀胱平滑筋腫・膀胱平滑筋肉腫
bladder leiomyoma / leiomyosarcoma

鳴海善文

● **症例1**：60歳代，女性．CTで膀胱内に腫瘤を偶然発見．（文献1）より転載）

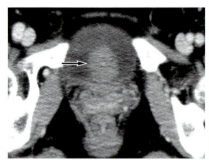

図1-A　造影CT

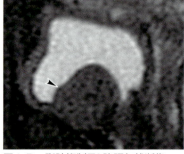

図1-B　脂肪抑制T2強調矢状断像

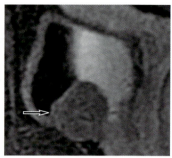

図1-C　造影T1強調矢状断像

● **症例2**：60歳代，男性．肉眼的血尿を認め，近医を受診し，超音波にて膀胱腫瘍を指摘．

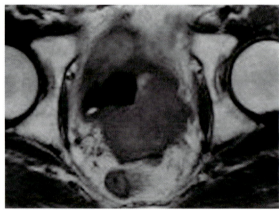

図2-A　T1強調像

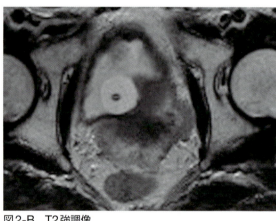

図2-B　T2強調像

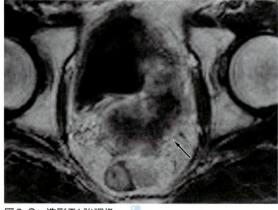

図2-C　造影T1強調像

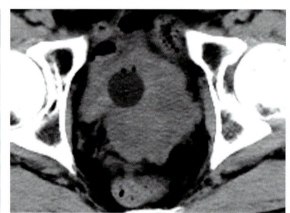

図2-D　骨盤単純CT

画像の読影

【症例1】 造影CTで，膀胱内に突出する中等度造影効果を示す腫瘤を認める（図1-A；→）．脂肪抑制T2強調像で腫瘤は膀胱筋層と等信号を示し，膀胱頸部から膀胱腔内と膀胱壁外に突出し粘膜下腫瘍様の進展様式を示す（図1-B；▻）．造影T1強調像で腫瘤は均一に造影され（図1-C；→），膀胱筋層と比べ造影効果は弱い[1]．

【症例2】 骨盤単純CT（図2-D）およびMRI（図2-A，B）にて，膀胱後壁から壁外へと発育する腫瘤を認める．造影T1強調像で，腫瘤内部に非濃染域が広がっており，壊死部位と推定される（図2-C；→）．胸部単純CT（非提示）にて，右肺尖部に転移を認める．膀胱全摘出術が施行され，膀胱平滑筋肉腫と診断された（pT4pL1pV1 INFγ）．

膀胱平滑筋腫・膀胱平滑筋肉腫の一般的知識と画像所見

1) **膀胱平滑筋腫**：膀胱でみられる間質性の良性腫瘍では最も多い腫瘍で，全膀胱腫瘍の0.43%を占める．この他に血管腫や神経線維腫などもみられる．年齢は17〜87歳（平均年齢46.5歳）と幅広いが，男女比は女性例が約2倍であり，女性では30〜40歳代に好発する傾向がある[4]．三角部に多いため，尿管からの尿流入を妨げたり，膀胱流出障害を来すこともある．膀胱腔へ突出するものが多く（63%），膀胱平滑筋腫は表面平滑で，正常粘膜に覆われることが多く，膀胱鏡では上皮性腫瘍との鑑別は比較的容易である．膀胱壁内（7%）や膀胱外（30%）へ発育することもある[2]．

2) **膀胱平滑筋肉腫**：成人における非上皮性の膀胱悪性腫瘍では最多である．他の悪性腫瘍に対する放射線治療やシクロホスファミドを使用した全身化学療法後に，発生頻度が高くなるとされている．男性に発生しやすく（男女比は3：2），症状として血尿や尿閉塞が認められる．膀胱平滑筋肉腫の80%が高分化度であるが，分化度に関係なく局所再発や遠隔転移を来しやすい．高分化度の膀胱平滑筋肉腫で5年生存率は62%である[3]．

画像所見 MRIによる平滑筋腫，平滑筋肉腫の所見は，一般的な子宮原発のものとほぼ近似しており，通常，T1強調像で筋組織とほぼ同等の軽度低信号を示し，T2強調像で全体に低〜中信号であり，筋組織と比較して軽度高信号を示す．平滑筋腫は周囲組織との境界は明瞭だが，平滑筋肉腫は浸潤性である．いずれも内部に出血，壊死などの変性に伴う高信号を示すこともあり，肉腫でその傾向が強い[4]．

鑑別診断のポイント

膀胱平滑筋腫と平滑筋肉腫は，いずれもT2強調像で低信号を示し，鑑別は困難であるが，平滑筋肉腫はサイズが大きく（平均7cm），出血，壊死を伴うことが多く，辺縁不整で浸潤傾向を示す腫瘤であることが多い．一方，小児では横紋筋肉腫の頻度が高い（p.292-293参照）．

参考文献

1) 鳴海善文，松木 充，伊藤康志：膀胱粘膜下腫瘍．画像診断臨時増刊号 31（4）：s206-s209, 2011.
2) Wong-You-Cheong JJ, Woodward PJ, Manning MA, et al: Neoplasma of the urinary bladder: radiologic-pathologic correlation. RadioGraphics 26: 553-580, 2006.
3) 石田健一郎，柚原一哉，蟹本雄右・他：膀胱平滑筋腫の3例 －本邦151例の検討－．泌尿紀要 49: 671-674, 2003.
4) Mallampti GK, Siegelman ES: MR Imaging of the bladder. Magn Reson Imaging Clin N Am 12: 545-555, 2004.

泌尿生殖器の横紋筋肉腫
urogenital apparatus rhabdomyosarcoma

山下康行

●**症例1**：8歳，男児．下腹部痛あり．超音波で膀胱に腫瘤を指摘．

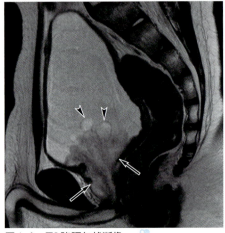

図1-A　T2強調矢状断像

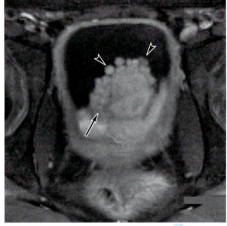

図1-B　脂肪抑制造影T1強調像

●**症例2**：4歳，男児．頻尿，排尿痛，排便障害あり．腹部超音波で下腹部腫瘤，両側水腎症を指摘．

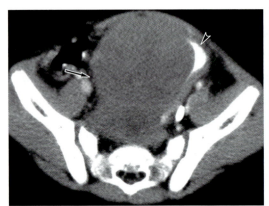

図2-A　造影CT

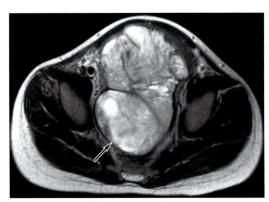

図2-B　T2強調像

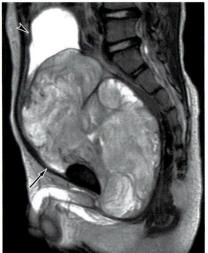

図2-C　T2強調矢状断像

参考文献

1) Ognjanovic S, Linabery AM, Charbonneau B, et al: Trends in childhood rhabdomyosarcoma incidence and survival in the United States, 1975-2005. Cancer 115: 4218-4226, 2009.
2) Newton WA Jr, Gehan EA, Webber BL, et al: Classification of rhabdomyosarcomas and related sarcomas. Pathologic aspects and proposal for a new classification—an Intergroup Rhabdomyosarcoma Study. Cancer 76: 1073-1085, 1995.
3) 日本小児血液・がん学会(編); 第7章 横紋筋肉腫. 小児がん診療ガイドライン. 金原出版, p.254, 2016. (https://www.jspho.jp/pdf/journal/2016_guideline/Rhabdomyosarcoma.pdf)

画像の読影

【症例1】 前立腺から膀胱にかけて膀胱筋層より高信号の腫瘤を認める（図1-A；→）．表面は囊胞状である（図1-A；▶）．造影にて強く増強されている（図1-B；→）．表面はブドウの房状である（図1-B；▶）．手術の結果，胎児型横紋筋肉腫であった．

【症例2】 造影CTで骨盤内に大きな腫瘤を認める（図2-A；→）．膀胱は左側に圧排されている（図2-A；▶）．T2強調像では骨盤内に高信号の腫瘤を認め，内部に多数の索状構造物がみられる（図2-B；→）．矢状断像で骨盤を充満する腫瘤を認め（図2-C；→），膀胱は頭側へ圧排されている（図2-C；▶）．生検の結果，胎児型横紋筋肉腫であった．

泌尿生殖器の横紋筋肉腫の一般的知識と画像所見

横紋筋肉腫は，未分化間葉系細胞から発生する悪性腫瘍で，軟部悪性腫瘍としては小児で最も多い．頭頸部（25％），泌尿生殖器（22％）や四肢に好発する．

病理学的に胎児型，胞巣型に大別される[1]．胎児型は主に男児にみられ（男女比1.5：1），発症年齢のピークは0～4歳であり，最も一般的なタイプである．ほとんどの場合，頭頸部か膀胱や前立腺などの泌尿生殖器に発生し，比較的治りやすいとされている．ブドウ状型，紡錘細胞型，退形成型に細分され，ブドウ状型の予後が最も良い．

胞巣型は性差がなく，胎児型に比べて高年齢（10～20歳）に発症する．四肢発症が多く，次いで傍脊椎，会陰部に発症する．90％以上で相互転座による転写調節因子のPAX遺伝子異常（*PAX3-FKHR*，*PAX7-FKHR*）が認められ，診断にも活用されている．

その他，多形型は成人，中でも50歳代の男性に多く，小児では非常に稀である．

予後因子としては年齢（1～9歳の小児が良好），部位（頭頸部や膀胱・前立腺以外の泌尿生殖器が良好），腫瘍径，切除可能性，病理型（胎児型が良好），遺伝子異常，転移の有無などが報告されている．病期はIRS（Intergroup Rhabdomyosarcoma Study）で採用された術前画像診断に基づく腫瘍の部位，腫瘍径，リンパ節転移の有無による術前ステージ分類が行われる．膀胱，前立腺は頭頸部や他の泌尿生殖器より高いステージとなる（表）[2) 3)]．

一般に横紋筋肉腫が限局性であれば，集学的治療を受ける小児のほとんどが治癒可能であり，診断後5年生存する小児は70％を超え，再燃も稀である．しかしながら，初回手術後に予後不良部位に肉眼的残存を認めたり，あるいは転移巣を認める患者では，再発が多い．

画像所見 通常の軟部腫瘍と同様のCTやMRIの画像所見で，特異性はない．造影にて良好な増強効果を認める．病期診断にCTやMRIは不可欠である．ブドウ状型はブドウ状の管腔内発育をすることがある（図1）．

鑑別診断のポイント

小児で膀胱や前立腺に腫瘤がみられた場合，本症の可能性が高い．その他，骨盤内に病変を認める場合は神経芽腫，Burkittリンパ腫なども鑑別に挙がる．

表 IRSの術前ステージ分類 （文献3）より改変して転載）

ステージ	原発部位	腫瘍	腫瘍径	リンパ節	遠隔転移
1	眼窩，頭頸部（傍髄膜を除く） 泌尿生殖器系（膀胱・前立腺を除く）	T1/T2	a/b	N0/N1/Nx	なし（M0）
2	膀胱/前立腺，四肢，傍髄膜，その他 （後腹膜，躯幹など含む）	T1/T2	a	N0/Nx	なし（M0）
3	同上	T1/T2	a	N1	なし（M0）
			b	N0/N1/Nx	なし（M0）
4	すべて	T1/T2	a/b	N0/N1	あり（M1）

注）腫瘍/T1：原発部位に限局，T2：原発巣の周囲組織に浸潤，腫瘍径/a≦5cm，b＞5cm
リンパ節/N0：臨床的に浸潤なし，N1：臨床的に浸潤あり，Nx：臨床的に浸潤不明
遠隔転移/M0：遠隔転移なし，M1：遠隔転移あり

転移性膀胱腫瘍
urinary bladder metastasis

山下康行

- **症例**：80歳代，男性．約30年前に脈絡膜の悪性黒色腫で手術ならびに化学療法を受けた既往あり．今回，血尿あり．

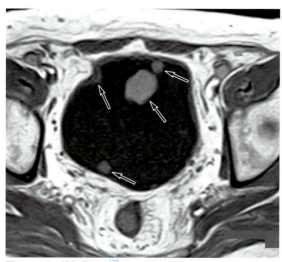

図1-A　T1強調像

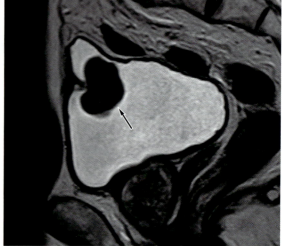

図1-B　T2強調矢状断像

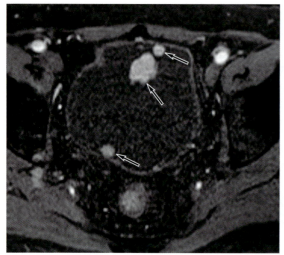

図1-C　ダイナミックMRI（早期相）

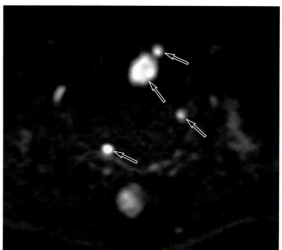

図1-D　拡散強調像

画像の読影

膀胱内に多発性にT1強調像で高信号，T2強調像で低信号の腫瘤を認め，腫瘍内へのメラニン沈着が示唆される（図1-A, B；→）．前壁の腫瘍は有茎性である．腫瘍はダイナミックMRIでは強く濃染され，拡散強調像でも高信号である（図1-C, D；→）．膀胱鏡では黒色の腫瘍が多発性にみられ，経尿道的切除術（TUR）による組織診で悪性黒色腫の転移の診断が得られた．

転移性膀胱腫瘍の一般的知識

続発性膀胱腫瘍は，大部分が直腸癌，子宮癌などの近接臓器の悪性腫瘍の直接浸潤によるもので，遠隔臓器から血行性，リンパ行性，および他の経路によって膀胱壁に転移する例は比較的稀である．Klinger[1]は全膀胱悪性腫瘍の2.8％，Batesら[2]は全膀胱悪性腫瘍の2.3％が転移，または直接浸潤した二次性膀胱悪性腫瘍であったと報告している．

転移性腫瘍の原発巣についてGoldsteinの遠隔転移による転移性膀胱腫瘍の集計では，悪性黒色腫，胃癌，乳癌が多かった報告されている[3]．一方，Batesらの282例の検討では，多くは大腸（21％），前立腺（19％），直腸（12％），子宮（11％）からの直接浸潤で，遠隔転移では胃（4.3％），皮膚（3.9％），肺（2.8％），乳癌（2.5％）からのものが多かったとしている[2]．

鑑別診断のポイント

報告例の多くは単発性で，組織学的に多くの転移巣は膀胱粘膜が転移巣を覆う粘膜下腫瘍として認められたとされるが，腫瘍が大きくなると粘膜面に露出すると考えられ，画像的に原発の膀胱癌と転移との鑑別は難しいと考えられる．特に大腸癌などの腺癌からの転移では尿膜管癌や膀胱原発印環細胞癌との鑑別も要する．

一方，本例では常磁性体物質である腫瘍内のメラニン含有が画像に反映され，T1ならびにT2短縮がみられ，T1強調像で高信号，T2強調像で低信号を呈しており，特徴的であった．

参考文献

1) Klinger ME: Secondary tumors of the genito-urinary tract. J Urol 65: 144-153, 1951.
2) Bates AW, Baithun SI: Secondary neoplasms of the bladder are histological mimics of nontransitional cell primary tumours: clinicopathological and histological features of 282 cases. Histopathology 36: 32-40, 2000.
3) Goldstein AG: Metastatic carcinoma of the bladder. J Urol 98: 209-215, 1967.

BCG後間質性膀胱炎
interstitial cystitis after BCG therapy

鳴海善文

● **症例**：60歳代，男性．細胞診陽性の膀胱上皮内癌に対し，BCG膀胱内注入療法を施行．

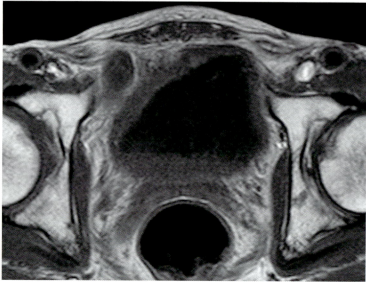

図1-A　T1強調像

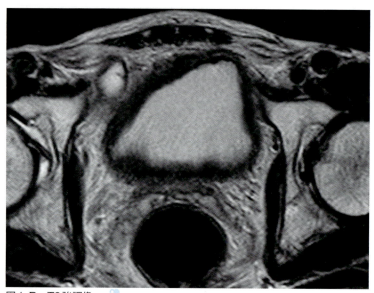

図1-B　T2強調像

画像の読影

膀胱壁のびまん性肥厚を認める（図1）．壁外への浸潤所見なく，Bacillus Calmette-Guérin（BCG）膀胱内注入療法の既往により，BCGによる間質性膀胱炎と診断した．

BCG後間質性膀胱炎の一般的知識と画像所見

BCG膀胱内注入療法は，膀胱上皮内癌の治療や経尿道的切除術（transurethral resection；TUR）施行後の再発予防として行われている．その作用機序としては，①膀胱内に炎症（急性結核性膀胱炎）を引き起こすことにより腫瘍細胞を剥離脱落させること，②膀胱局所での腫瘍に対する免疫能の増強作用，の2つが想定されている．浸潤性膀胱癌の治療としては無効である．副作用としては，頻尿，排尿痛などの膀胱刺激症状や血尿や発熱などがある．

画像所見 膀胱壁の炎症のためにびまん性の壁肥厚が粘膜など粘膜下層に相当する部位に認められる．

鑑別診断のポイント

膀胱壁の肥厚を来す疾患として，放射性膀胱炎，結核，マラコプラキア，浸潤性膀胱癌などが挙げられる．膀胱内へのBCG注入（▶NOTE）や放射性療法の既往歴，壁外浸潤の有無などが鑑別のポイントになる．

> **NOTE** 【膀胱内へのBCG注入療法】
> 　膀胱癌の治療として膀胱内へのBCG（ウシ型弱毒結核菌）注入療法が行われる．BCGと腫瘍細胞に対する免疫を生じ，強い炎症反応が起こり，マクロファージが活発に働き，腫瘍細胞を貪食・破壊する．膀胱の上皮内癌（carcinoma in situ；CIS）に対する治療や経尿道的膀胱腫瘍切除術（TURBT）後の再発予防目的で行われる．この治療に伴い，時に前立腺に肉芽腫性の前立腺炎を起こす（p.356-357参照）．稀に，腎にも肉芽腫性の腎腫瘤を認めることがある（p.204参照）．その他，精巣上体炎，肝障害，間質性肺炎，敗血症なども報告されている．

参考文献

1) Wong-You-Cheong JJ, Woodward PJ, Manning MA, et al: Inflammatory and nonneoplastic bladder masses: radiologic-pathologic correlation. RadioGraphics 26: 1847-1868, 2006.
2) Böhle A, Gerdes J, Ulmer AJ, et al: Effects of local bacillus Calmette-Guerin therapy in patients with bladder carcinoma on immunocompetent cells of the bladder wall. J Urol 144: 53-58, 1990.
3) Kim SH, Yang DM, Kim NR: Polypoid and papillary cystitis mimicking a large transitional carcinoma in a patient without a history of catheterization: computed tomography and magnetic resonance findings. J Comput Assist Tomogr 28: 485-487, 2004.

気腫性膀胱炎
emphysematous cystitis

山下康行

症例1：70歳代，男性．糖尿病の加療中に誤嚥性肺炎を起こし，入院．

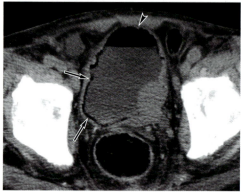

図1-A　単純CT

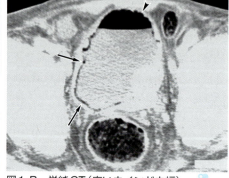

図1-B　単純CT（広いウインドウ幅）

症例2：80歳代，女性．膵癌および糖尿病で加療中，CTを施行．

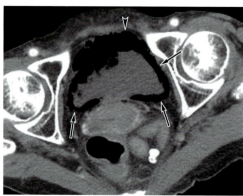

図2-A　単純CT

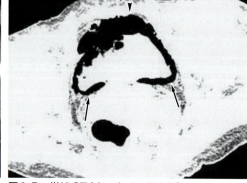

図2-B　単純CT（広いウインドウ幅）

参考症例：膀胱洗浄後

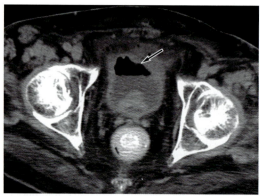

図3　単純CT

80歳代，男性．数日前，血尿のため，
膀胱洗浄された．
膀胱内にガスを認める（→）．

画像の読影

【症例1】 膀胱壁に沿ってガスを認める（図1；→）．また，膀胱内腔にもガスがみられる（図1；▶）．

【症例2】 膀胱壁に沿って厚い幅のガスを認める（図2；→）．また，膀胱内腔にもガスがみられる（図2；▶）．

気腫性膀胱炎の一般的知識と画像所見

気腫性膀胱炎はガス産生菌による膀胱炎で，高齢の糖尿病患者に多い．ガスは主に粘膜下層に貯留するが，膀胱内腔にも貯留すると気尿がみられることもある．28例の集計によると，年齢は46〜83歳（平均66.7歳），男性に多く，男女比は18：10，基礎疾患として，67.9％に糖尿病，50％に神経因性膀胱や尿道狭窄などの排尿障害の合併がみられる．起炎菌は *Escherichia coli* が最も多く，次いで *Klebsiella pneumoniae* で，グラム陰性菌が大半である[1]．これらの菌は嫌気性状態ではCO_2を産生する．特に高血糖の状態では細菌がブドウ糖を分解し，CO_2産生に好都合であると考えられている．病理学的には粘膜下に大小の空胞形成がみられる[2]．

無症状で偶然発見されることもあるが，頻尿，血尿に加えて気尿が認められることもある．重症の敗血症を伴う急性腹症を呈することもある．

一般に予後良好で，抗菌薬の投与と基礎疾患の改善で多くは数日以内に治癒する．死亡率は7％程度であるが，気腫性腎盂腎炎を合併した場合は予後不良である．

画像所見 単純X線写真やCTで膀胱壁内にリング状ガス像や膀胱内のガス像が認められ，診断は容易である．ガスは膀胱内腔に認めることもある．CTは他の原因で，膀胱内にガスがみられる場合にその病因を検索する場合にも有用である[3]．

鑑別診断のポイント

気腫性膀胱炎以外で膀胱内にガスを認める場合，カテーテル挿入などの医原性の膀胱内ガス混入が原因のことが最も多いが(図3)，それ以外で下記の疾患のこともある．

- 結腸膀胱瘻（大腸憩室，大腸癌，Crohn病など．p.306-307参照）
- 膀胱腟瘻
- 外傷

参考文献

1) 米田憲二, 川井恵一, 西田宏人・他: 気腫性膀胱炎の2例. 臨床放射線 47: 349-353, 2002.
2) 小林正雄, 木内利郎, 木下竜弥・他: 担癌患者に発生した気腫性膀胱炎の1例. 泌尿紀要 57: 323-325, 2011.
3) Grayson DE, Abbott RM, Levy AD, et al: Emphysematous infections of the abdomen and pelvis: a pictorial review. RadioGraphics 22: 543-561, 2002.

膀胱子宮内膜症
vesical endometriosis

山下康行

● **症例1**: 40歳代, 女性. 頻尿, 肉眼的血尿（月経との関係は不明）.

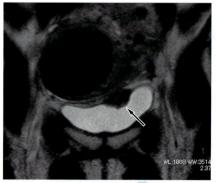

図1-A　T2強調冠状断像

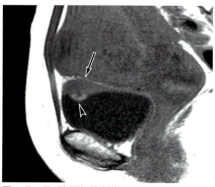

図1-B　T1強調矢状断像

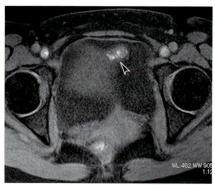

図1-C　脂肪抑制T1強調像

● **症例2**: 20歳代, 女性. 月経時に血尿あり.

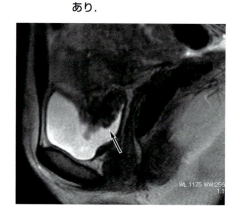

図2-A　T2強調矢状断像

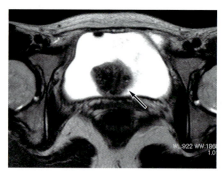

図2-B　T2強調像

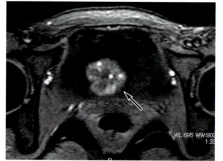

図2-C　脂肪抑制T1強調像

参考文献

1) Abeshouse BS, Abeshouse G: Endometriosis of the urinary tract: a review of the literature and a report of four cases of vesical endometriosis. J Int Coll Surg 34: 43-63, 1960.
2) Shook T, Nyberg L: Endometriosis of the urinary tract. Urology 31: 1-6, 1988.
3) Wong-You Cheong JJ, Woodward PJ, Manning MA, et al: Inflammatory and nonneoplastic bladder masses: radiologic-pathologic correlation. RadioGraphics 26: 1847-1868, 2006.

画像の読影

【症例1】 膀胱後壁頂部に壁肥厚を認める（図1-A, B；→）．肥厚部はT2強調像で低信号，T1強調像で表面に高信号を認める（図1-B；▶）．脂肪抑制T1強調像でも高信号がみられ（図1-C；▶），出血と考えられる．膀胱鏡で内膜症が確認された．

【症例2】 膀胱後壁に内腔に突出する腫瘤を認める（図2；→）．腫瘤部はT2強調像で低信号で，内部に点状の高信号部を認める．脂肪抑制T1強調像では，内部に出血に伴うと考えられる高信号を多発性に認める．膀胱部分切除術で膀胱内膜症が確認された．

膀胱子宮内膜症の一般的知識と画像所見

子宮内膜症は，子宮内膜組織に類似する組織が子宮以外の部位で発生発育する，エストロゲン依存性の良性疾患である．その多くは骨盤内に認めるが，骨盤外に存在することもあり，肺，臍，横隔膜，会陰，腸管など様々である．泌尿器系子宮内膜症は全子宮内膜症の1.1%（0.3～4.6%）とされ[1]，Shookらは，約80%が膀胱，15%が尿管，その他，腎，尿道に認められたと報告している[2]．

発生原因としては様々な説があるが，①膀胱子宮中隔のMüller管遺残からの発生，②子宮前壁の子宮腺筋症からの進展，③月経により膀胱子宮窩に逆流した子宮内膜の implantationなどが考えられている．

発生部位は，膀胱の中でも後壁からの発生が最も多く，症状としては月経周期と一致した血尿，頻尿，排尿痛，下腹部痛を特徴とするが，約30%の例においては月経周期に関連しない．

診断は臨床症状に合わせ，膀胱鏡所見や超音波，MRIなどの画像診断を用いるが，最終的には膀胱生検などで組織検査を施行して診断する．膀胱鏡では，隆起した腫瘤の粘膜下に紫青色の小囊胞が透見される特徴的な所見があり，さらに粘膜面に病変が浸潤すると潰瘍を形成する．経腟超音波にて，蓄尿状態では膀胱壁に不均一なエコー像を呈する腫瘤を認めるが，膀胱内腫瘤の質的診断は困難であり，MRIの有効性が高い．

治療はホルモン療法，手術療法などがある．ホルモン療法単独あるいはTUR-Bt（経尿道的膀胱腫瘍切除術）のみでは再燃や症状の残存も多いとされるが，双方を併用して良好な成績を収めている報告も認められる．最終的な治療としては，開腹，腹腔鏡による病変の摘出が推奨される．また，近年プロゲスチン製剤や低用量ピルの保険認定も進んだため，ホルモン療法の効果も期待されている．一般的に子宮内膜症は，妊娠することにより症状が軽減されることが多い．これは，妊娠中大量に分泌されるプロゲステロンがエストロゲンを抑えるため，子宮内膜症病巣の間質が脱落膜化し，退縮することによる．

画像所見 MRIでは膀胱子宮窩に膀胱壁肥厚や線維筋性間質を反映して，T1強調像，T2強調像ともに中等度～低信号を示す辺縁不整な腫瘤を認め，内膜の出血を反映してT1強調像で高信号を認める．T2強調像でも高信号を示す点状の部分を伴うことがある[3]．卵巣のチョコレート囊胞や腺筋症の合併も半数以上で認める．

鑑別診断のポイント

膀胱癌をはじめ，膀胱壁の肥厚，腫瘤を形成する様々な疾患が鑑別となる．月経周期に一致した症状の出現，腫瘤内に出血を示唆する所見を認めた場合は，本症を疑うこととなる．確定診断としては生検が必要である．

増殖性膀胱炎
proliferative cystitis

鳴海善文

● **症例**：50歳代，男性．膀胱鏡にて膀胱頸部に囊胞性病変を認め，TUR-BTを施行．

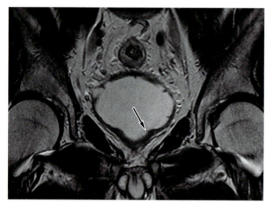

図1-A　T2強調冠状断像

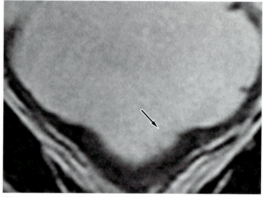

図1-B　T2強調冠状断像（Aの拡大）

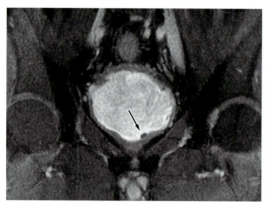

図1-C　造影T1強調冠状断像

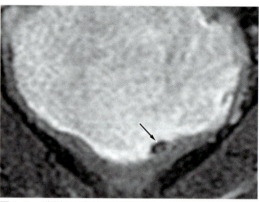

図1-D　造影T1強調冠状断像（Cの拡大）

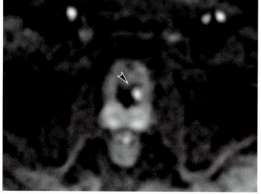

図1-E　拡散強調像

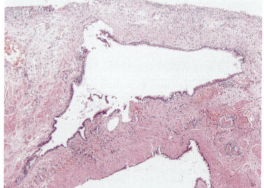

図1-F　病理組織像（HE染色，強拡大）

参考文献

1）日本泌尿器科学会，日本病理学会，日本医学放射線学会：腎盂・尿管・膀胱癌取扱い規約．金原出版，p.98，2011．
2）都築豊徳，森永正二郎（編）；腫瘍病理鑑別診断アトラス－腎盂・尿管・膀胱癌．文光堂，p.109-110，2012．

画像の読影

T2強調冠状断像で内部高信号の囊胞性病変を認め（図1-A, B；→），造影T1強調像で同部は造影効果に乏しく（図1-C, D；→），拡散強調像では拡散低下を示す（図1-E；▸）．

以上より，内部造影効果の乏しい膀胱腫瘍の疑いで経尿道的膀胱腫瘍摘出術（TUR-BT）を施行した．病理組織学的には，腺上皮により囊胞状の拡張した腔を形成する病変が粘膜下層に形成されていて，上皮に明らかな異型はなく，腺性膀胱炎と診断された（図1-F）．囊胞性膀胱炎などと総称として増殖性膀胱炎とした．

増殖性膀胱炎の一般的知識と画像所見

増殖性膀胱炎は，膀胱粘膜に対する慢性炎症や慢性刺激により膀胱尿路上皮が化生を起こし，粘膜下へ向かい下方増殖したものである．この中には，Brunn細胞巣，囊胞性膀胱炎，腺性膀胱炎が含まれ，互いに移行する可逆性病変である．発生部位は膀胱頸部から三角部が多く，臨床症状は肉眼的血尿が多い．膀胱鏡にて多発する境界明瞭なcobble stone appearanceを呈する．

囊胞性膀胱炎（cystitis cystica）も腺性膀胱炎（cystitis glandularis）も増殖性膀胱炎（proliferative cystitis）のひとつの範疇に属し，腺性膀胱炎とのMRI上の区別は困難である（▸NOTE）．いずれも表面は平坦な尿路上皮に被覆される．一部に，小〜中型の胞巣が粘膜固有層内に増生する．『腎盂・尿管・膀胱癌取扱い規約』では，腺性膀胱炎は"円柱上皮からなる腺管構造が粘膜固有巣に認められる"，囊胞性膀胱炎は"尿路上皮からなる腺様構造が囊胞状に拡張"とされる[1]．

画像所見 造影CTやMRIにて腫瘍病変を示す．筋層浸潤はなく，膀胱癌との鑑別点となる．

鑑別診断のポイント

膀胱腫瘍は，T2強調像で筋層と等〜高信号で，ダイナミックMRIで造影効果を示し，拡散低下を示す（図2）．

● 参考症例：膀胱癌

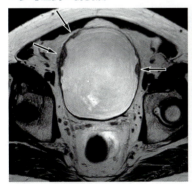
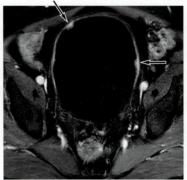
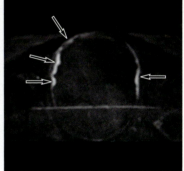

図2-A　T2強調像　　図2-B　ダイナミックMRI（早期相）　　図2-C　拡散強調像

60歳代，男性．肉眼的血尿．
A〜C：T2強調像で筋層と等〜高信号，ダイナミックMRIで造影効果を示し，拡散低下を示す（→）．

> **NOTE【尿路に出現する反応性の病変：増殖性膀胱炎】**
>
> 尿路に出現する反応性の病変には，Brunn細胞巣，腺性膀胱炎，囊胞性膀胱炎，腺性囊胞性膀胱炎，ポリープ状または乳頭状膀胱炎，水泡状膀胱炎，濾胞性膀胱炎など，様々な病態をとる様々な名称が存在し，これらを総称して増殖性膀胱炎（proliferative cystitis）と総称する．囊胞性膀胱炎と腺性囊胞性膀胱炎の鑑別は，MRIでは困難である．病理組織学的にも両者は混在し，腺性囊胞性膀胱炎（cystitis cystica et glandularis）と呼ばれる[2]．

その他の膀胱炎（好酸球性膀胱炎，ループス膀胱炎）
other cystitis (eosinophilic cystitis, lupus cystitis)

秋田大宇，陣崎雅弘

● **症例1**：20歳代，男性．排尿障害と血尿があり，超音波にて膀胱壁の全周性肥厚を認めた．また，その後の血液検査にて好酸球増多を認めた．

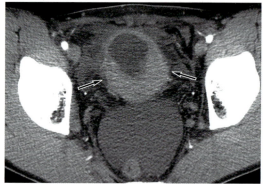

図1-A　造影CT　KEY

図1-B　T2強調矢状断像　KEY

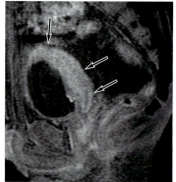
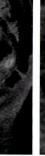

図1-C　造影MRI矢状断像　　図1-D　拡散強調像

● **症例2**：30歳代，女性．全身性エリテマトーデス（SLE）にて経過観察されており，ループス腸炎を繰り返していた．腹痛，嘔吐のためCTが施行された．

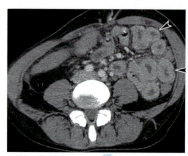
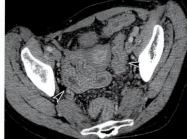
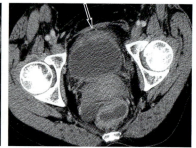

図2-A　造影CT　KEY　　　図2-B　造影CT　KEY　　　図2-C　造影CT　KEY

画像の読影

【症例1】 造影CTで膀胱壁の全周性肥厚を認め，強く造影されている（図1-A；→）．膀胱周囲脂肪組織に浮腫性変化を認め，膀胱直腸窩には腹水を認める．T2強調像や造影MRIでは，膀胱頂部から後壁，頸部の肥厚が顕著である（図1-B，C；→）．拡散強調像では肥厚した膀胱壁が高信号を示す（図1-D；→）．経尿道的膀胱腫瘍切除術にて好酸球性膀胱炎と病理組織学的に診断された．

【症例2】 造影CTで小腸やS状結腸の壁肥厚（図2-A，B；▶）を認め，特に骨盤内では浮腫性の壁肥厚を呈しており，腸炎が示唆される．また，膀胱壁の肥厚と周囲脂肪組織の濃度上昇（図2-C；→）を認め，膀胱炎が示唆される．臨床所見および画像所見から，ループス腸炎およびループス膀胱炎と診断された．

好酸球性膀胱炎，ループス膀胱炎の一般的知識と画像所見

1）好酸球性膀胱炎

著明な好酸球浸潤を特徴とする稀な膀胱炎で，慢性期には線維化と筋層壊死により萎縮膀胱に進行しうる．膀胱で抗原抗体反応が起き，好酸球が活性化されるとの仮説があるが，正確な病因についてはわかっていない[1)～3)]．発症の平均年齢は40歳代とされるが，小児から高齢者までいずれの年齢においても起こりうる[1)2)]．血尿や頻尿，排尿時痛などの膀胱刺激症状を来すが，無症状のこともある[1)3)]．アトピー性皮膚炎や好酸球増多症，膀胱の手術既往がある患者などに発症することが知られている[1)～3)]．また，好酸球性胃腸炎に合併する報告もある．末梢血中の好酸球増多がみられるのは4割程度である[1)3)]．

画像所見 乳頭状腫瘍や浸潤性発育する腫瘍，あるいは，びまん性壁肥厚像を呈したりと様々である[1)3)]．

2）ループス膀胱炎

1983年にOrthらにより，全身性エリテマトーデス（systemic lupus erythematosus；SLE）患者に発症した間質性膀胱炎として初めて報告された[4)]．東アジア，特にわが国からの報告が多い．頻尿などの下部尿路症状があり，膀胱に炎症所見を認めるが，検尿は正常である[5)]．高率にループス腸炎を合併する特徴があり，多くの場合，消化器症状も伴う[4)5)]．

画像所見 通常の膀胱炎と同様に，膀胱の壁肥厚や周囲脂肪組織の濃度上昇がみられる．水腎水尿管症を合併する場合が多いとされるが，炎症が膀胱三角部に及び，尿管口が狭窄することによる[5)]．また，ループス腸炎を合併している場合には，腸管の壁肥厚や腹水といった所見も認める．

鑑別診断のポイント

好酸球性膀胱炎は膀胱癌と同様な画像所見を呈する．そのため画像検査による両者の鑑別は困難であり，病理組織学的な診断が必須である．ループス膀胱炎は非特異的な膀胱炎の画像所見を呈するが，腸炎の画像所見を合併していれば，SLEを鑑別に挙げることは可能である．

参考文献

1) Wong-You-Cheong JJ, Woodward PJ, Manning MA, et al: From the archives of the AFIP: inflammatory and nonneoplastic bladder masses: radiologic-pathologic correlation. RadioGraphics 26: 1847-1868, 2006.
2) Li G, Cai B, Song H, et al: Clinical and radiological character of eosinophilic cystitis. Int J Clin Exp Med 8: 533-539, 2015.
3) Mosholt KS, Dahl C, Azawi NH: Eosinophilic cystitis: three cases, and a review over 10 years. BMJ Case Rep 2014, doi:10.1136/bcr-2014-205708
4) Orth RW, Weisman MH, Cohen AH, et al: Lupus cystitis: primary bladder manifestations of systemic lupus erythematosus. Ann Intern Med 98: 323-326, 1983.
5) Shimizu A, Tamura A, Tago O, et al: Lupus cystitis: a case report and review of the literature. Lupus 18: 655-658, 2009.

結腸膀胱瘻
enterovesical fistula

● **症例**：60歳代，男性．数か月前より尿に便が混じっているのに気づき，当科外来を受診．軽度の膀胱炎症状がみられるも，その他，自覚症状なし．

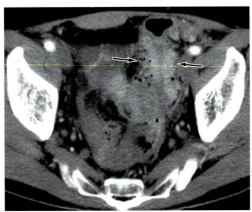

図1-A 造影CT

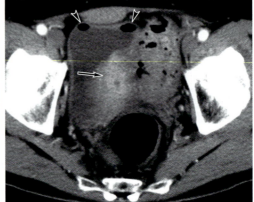

図1-B 造影CT（足側のスライス）

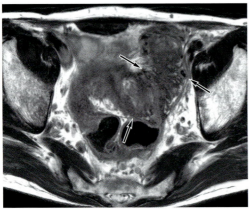

図1-C T2強調像

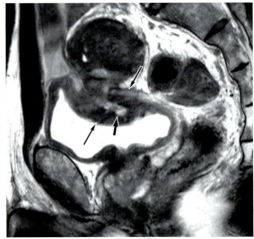

図1-D T2強調矢状断像

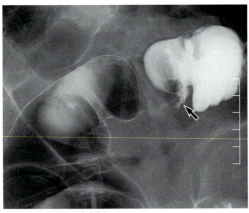

図1-E 注腸二重造影

画像の読影

　　CTおよびMRIの横断像で，S状結腸には著明な壁肥厚および壁外に多発性に内部にガスを入れた憩室を認める（図1-A, C；→）．足側のスライスでは膀胱壁の限局性の肥厚を認め（図1-B；→），膀胱内にガスもみられる（図1-B；▶）．T2強調矢状断像では，S状結腸と膀胱は軟部影を介して連続しており（図1-D；→），内部に瘻孔と考えられる高信号を認める（図1-D；➡）．膀胱頂部の壁肥厚が著明である．

　　注腸二重造影ではS状結腸に瘻孔を認める（図1-E；→）．膀胱は描出されていない．

結腸膀胱瘻の一般的知識と画像所見

　　尿に便や空気が混じることを糞尿や奇尿と呼ぶが，検査時の汚染が否定された場合，消化管（多くは結腸）と膀胱との間の瘻孔形成（結腸膀胱瘻）を疑う必要がある．結腸膀胱瘻の原因としては，炎症，腫瘍（大腸癌），放射線照射後，外傷などが挙げられるが，最も多い原因は結腸憩室炎によるもので，本例のように65％はS状結腸に発生する[1]．Crohn病では回盲部膀胱瘻が形成される．

　　治療としては自然治癒は困難なため，瘻孔切除を伴う結腸切除が基本である[2]．

　　画像所見　　CTやMRIではS状結腸に憩室炎を認め，軟部影を形成し，膀胱との連続がみられる．瘻孔が直接描出されることもある．注腸検査では瘻孔がみられることは10～30％程度とされる．本例では瘻孔は確認できたが（図1-E），膀胱の描出はできなかった．

鑑別診断のポイント

　　画像上の鑑別として，大腸癌の膀胱浸潤，膀胱癌の大腸浸潤，その他，リンパ腫や消化管間質腫瘍（gastrointestinal stromal tumor；GIST）などの粘膜下腫瘍も挙げられるが，多くは多発性に憩室を認めることより，本症の診断は可能である．ただ，画像のみから悪性腫瘍を完全には否定できないので，内視鏡的な生検や尿の細胞診などを行う必要がある．

参考文献

1) Yu NC, Raman SS, Patel M, et al: Fistulas of the genitourinary tract: a radiologic review. RadioGraphics 24: 1331-1352, 2004.
2) 中川国利，小林照忠，遠藤公人・他：S状結腸憩室炎に起因した結腸膀胱瘻症例の検討．日外科系連会誌 33: 570-573, 2008.

尿膜管癌
urachal carcinoma

鳴海善文

● **症例**：30歳代，女性．難治性膀胱炎で近医を受診し，膀胱内腫瘍に対し経尿道的切除を施行．

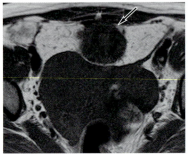
図1-A　T1強調像

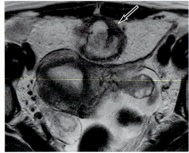
図1-B　T2強調像

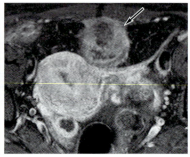
図1-C　造影T1強調像

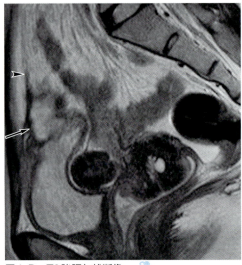
図1-D　T2強調矢状断像

● **参考症例**：尿膜管癌類似の浸潤性膀胱癌（移行上皮癌）pT3bN0M0

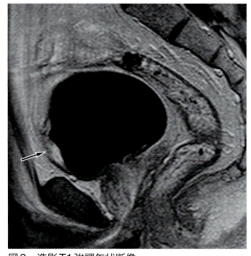
図2　造影T1強調矢状断像

60歳代，男性．肉眼的血尿．
膀胱前壁に均一に濃染される扁平な広基性の腫瘤性病変を認める（→）．壁外で尿膜管と連続しており，膀胱腫瘍の尿膜管浸潤と尿膜管腫瘍の両方の可能性が考えられる．発生部位は尿膜管腫瘍としては低位で，膀胱腫瘍の尿膜管浸潤の可能性が高いと考えられた．

> **NOTE**　【尿膜管遺残，尿膜管由来の良性腫瘍】
> - 胎生期に臍帯と膀胱頂部を結ぶ尿膜管は，出生時には退化して正中臍索となる．尿膜管の退化が不完全な場合に，遺残した尿膜管（尿膜管遺残）が原因となり，臍から尿の排泄がみられたり，感染を合併することがある．
> - 尿膜管遺残はその形態により，尿膜管開存，尿膜管洞，尿膜管囊胞，尿膜管憩室がある．
> - 尿膜管由来の良性腫瘍として，腺腫，線維腫，線維腺腫，過誤腫などがあり，いずれも非常に稀であるが，尿膜管癌と類似している[1]．

画像の読影

膀胱頂部腹側に尿膜管（図1-D；▶）と連続する腫瘤（図1；→）を認める．内部はT2強調像（図1-B）で高信号主体の不均一信号で造影効果は不均一で（図1-C），充実部分を含む囊胞変性を示唆する．

経尿道的切除後，膀胱全摘術および尿膜管全切除術が施行され，尿膜管癌（粘液性囊胞腺癌）と診断された．腫瘍は筋層や周囲組織に浸潤していた．リンパ管侵襲も伴っており，壁在リンパ節への転移を認めた．

尿膜管癌の一般的知識と画像所見

尿膜管は，胎生期に膀胱頂部と臍を結んでおり，出生時には退縮して正中臍索となる．

尿膜管癌は全膀胱癌の0.5%以下と，稀な腫瘍である．尿膜管癌の90%ほどは腺癌であり，膀胱由来の腺癌の約34%を占める．この他に，移行上皮癌，扁平上皮癌などが報告されている．ムチン産生性腺癌は，ムチン産生を反映して50〜70%の症例に石灰化が認められる．

男女比は3：2であり，40〜70歳代に多い．発生部位として，90%は膀胱頂部近傍（尿膜管膀胱移行部）に発生し，膀胱壁外腫瘍として認められ，他に尿膜管中央部に6%，尿膜管臍側に4%発生する．大部分は正中部に発生するが，尿膜管が一側の臍動脈の閉塞により偏位したり，尿膜管癌による局所浸潤があると，傍正中部に認めることがある．また，頭側方向には尿膜管に沿って発育するが，膀胱内には腫瘍を形成するため，臨床症状は膀胱腫瘍と類似することが多い[2]．

腹膜外に発生するため無症状のことが多く，予後は通常の膀胱癌より不良である．局所浸潤と遠隔転移を伴う症例の5年生存率は6.5〜15%である．

画像所見 正中部発生の膀胱直上の腫瘍で，充実性，囊胞性いずれもありうる．粘液産生を反映して，腫瘍内にCTで粘液を示す低吸収域や石灰化を示す高吸収域を認める場合は，比較的鑑別しやすい[3]．腫瘍周囲の脂肪組織の濃度上昇があれば浸潤の疑いがあるが，腫瘍周囲の随伴炎症もありうる．なお，感染を伴った尿膜管囊胞と粘液産生性尿膜管癌の画像上の鑑別は困難である．

鑑別診断のポイント

膀胱頂部正中部に存在する腫瘍で，かつ尿膜管との連続性が認められれば，尿膜管腫瘍を疑う．

膀胱頂部発生の膀胱癌，膀胱粘膜下腫瘍（傍神経節細胞腫，平滑筋腫など）は，尿膜管腫瘍との鑑別が必要である（▶NOTE）．

参考文献

1) Yu JS, Kim KW, Lee HJ, et al: Urachal remnant disease: spectrum of CT and US findings. RadioGraphics 21: 451-461, 2001.
2) Koster IM, Cleyndert P, Giard RW: Best cases from the AFIP: urachal carcinoma. RadioGraphics 29: 939-942, 2009.
3) Narumi Y, Sato T, Kuriyama K, et al: Vesical dome tumors: significance of extravesical extension on CT. Radiology 169: 383-385, 1988.

腎結石
nephrolithiasis

川嶋 明

● **症例1**：50歳代，男性．血尿のため受診，精査．

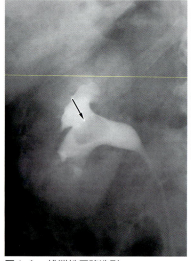

図1-A　排泄性尿路造影
　　　　（造影剤注入後8分）

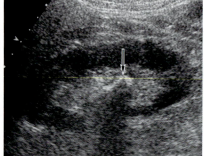

図1-B　超音波像（右腎矢状断像）

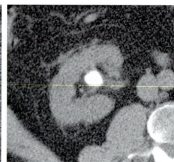

図1-C　単純CT

● **症例2**：30歳代，男性．血尿のため受診，精査．

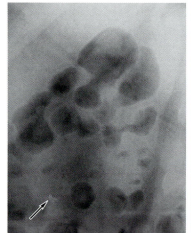

図2-A　腹部単純X線写真

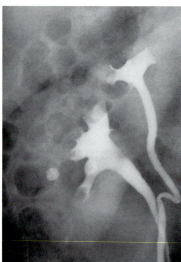

図2-D　排泄性尿路造影

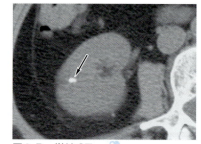

図2-B　単純CT

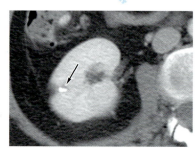

図2-C　造影CT（早期相）

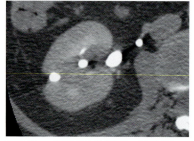

図2-E　造影CT（遅延相，骨条件）

● **症例3**： 60歳代，女性．腹痛，血尿のため受診，精査．慢性尿路感染症そして両側性腎結石症の既往歴あり．

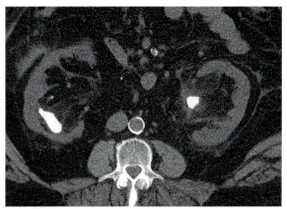

図3 単純CT

画像の読影

　　　【**症例1**】　排泄性尿路造影で右側の腎盂内に辺縁明瞭な類円形の陰影欠損像がみられる（図1-A；→）．超音波像では，その病変に一致して，腎洞の領域に音響陰影を伴う高エコー（図1-B；→）を認め，結石と診断された．CTでも腎盂結石が確認される（図1-C）．
　　以上は，尿酸結石に特徴的な所見である．
　　【**症例2**】　腹部単純X線写真および単純CTにて，右腎内に小さな結石を認める（図2-A, B；→）．造影CT（早期相）で結石に隣接して小さな低吸収域を認める（図2-C；→）．排泄性尿路造影（図2-D）および遅延相CT（図2-E）で結石周囲に造影剤の貯留を認める．
　　以上の所見から，結石を伴った腎杯憩室と診断された．憩室の外側に腎皮質の瘢痕を伴っていることがわかる．先天性の重複腎盂尿管もみられる．
　　【**症例3**】　単純CT（図3）で腎結石が両側にみられる．腎実質は萎縮し，腎洞の脂肪の肥大を伴っている（腎洞脂肪腫症）．経皮的腎砕石術後，*Proteus mirabilis*菌に起因するスツルバイト結石，シュウ酸カルシウム，リン酸カルシウムの混合結石が同定された．

腎結石の一般的知識と画像所見

　　尿路結石の5〜10%は尿酸結石で，そのうち75〜80%は純粋な尿酸結石である．
　　画像所見　尿酸結石は通常，X線陰性で，単純撮影では写らない．尿酸結石は類円形状が多い．90〜95%の結石はカルシウムを含有し，単純撮影で検出可能である．しかしながら，実際はカルシウム結石も大きさが小さい場合や腸管ガス像や骨と重なると，単純撮影での結石の検出は困難となる．CTはコントラスト分解能が優れているので，X線陽性結石に加えて，X線陰性の尿酸結石でも陽性となる．単純撮影，超音波，CTで，腎盂・腎杯に無症候性の結石がみつかることは多い．腎結石が増大し，腎漏斗部（infundibulum）や腎盂尿管移行部を閉塞すると，腎疝痛（側腹部痛）が起こる．また血尿，尿路感染を伴うこともある．
　　腎杯憩室は腎実質内に局在し，腎杯や腎盂と交通があり，腎盂・腎杯に排泄された造影剤は憩室内に逆流すると憩室が濃染される．腎杯憩室は腎上部に好発し，両側性は稀である．通常，無症候性であるが，結石，炎症，血尿を伴うことがある．憩室の頸部は細く，憩室内の

結石が尿路へ自然排石されることは稀である.

慢性炎症を伴う腎結石症などにより, 腎実質が高度に萎縮し, 腎洞部の脂肪織が反応性に増生した状態を腎洞脂肪腫症 (renal sinus lipomatosis), もしくは腎脂肪性置換 (renal fatty replacement, renal replacement lipomatosis) という.

鑑別診断のポイント

排泄性尿路造影で腎盂・腎杯に陰影欠損がみられた時, X線陰性結石, 尿路上皮癌, 凝血, 菌球, 乳頭壊死で剥離した組織, 尿路内のガスが鑑別に含まれる.

尿酸結石はCTや超音波で診断可能である. X線陰性結石は, 純粋な尿酸結石, キサンチン (xanthine) 結石, ジヒドロキシアデニン (dihydroxyadenine；DHA) 結石, インディナビル (indinavir) 結石, トリアムテレン (triameterene) 結石, エフェドリン (ephedrine) 結石, グアイフェネシン (guaifenesin) 結石, そして有機物質 [マトリックス (matrix) 結石] が含まれる. その中でも, 純粋なマトリックス結石とインディナビル結石のCT値は軟部組織に近いので, 画像による診断が難しくなる[1] (p.316-319「尿管結石」参照).

尿酸結石は内科的な治療が可能であり, X線撮影や排泄性尿路造影による診断は重要である. 結石が大きい (4mm以上) 場合, 純粋な尿酸結石のCT値は150〜600HUと低いので, カルシウム結石との鑑別に役立つ. しかしながら, 尿酸結石がカルシウムを含む混合結石では, CT値が上昇するので鑑別には注意が必要である. エネルギーの異なるX線照射を同時に行うdual energy CTを用いると, 高エネルギーと低エネルギーのX線におけるCT吸収値の違いにより, 尿酸結石とカルシウム結石の鑑別が可能である[2].

腎杯憩室は結石を伴うことがあり, 患者の体位変換に伴い憩室内の結石が可動するのが, 単純X線検査, 超音波, CTで観察できる. 憩室内にミルク状や無数の小結石を含むと, 尿と結石の境界面の形成がみられる. 腎嚢胞でも同様の石灰化を伴うことがあるが, 腎杯憩室は憩室内に造影剤の貯留を認める点で, 腎嚢胞と鑑別される.

参考文献

1) Hartman RP, Kawashima A, LeRoy AJ: Helical CT in the diagnosis of urolithiasis. *In* Morcos SK, Cohan RH (eds) ; New techniques in uroradiology. Taylor & Francis Group, New York, p.13-33, 2006.
2) Kambadakone AR, Eisner BH, Catalano OA, et al: New and evolving concepts in the imaging and management of urolithiasis: urologists' perspective. RadioGraphics 30: 603-623, 2010.

珊瑚状結石
staghorn calculus

川嶋 明

● **症例1**：20歳代，男性．腰痛のため受診．腰椎単純X線撮影の検査で右腎に結石を認め，精査．

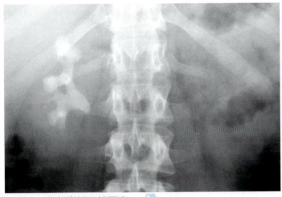

図1-A　腹部単純X線写真

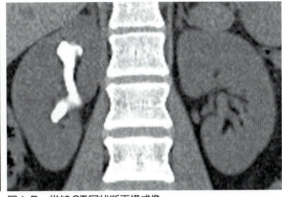

図1-B　単純CT冠状断再構成像

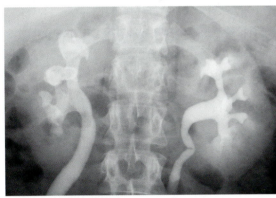

図1-C　排泄性尿路造影

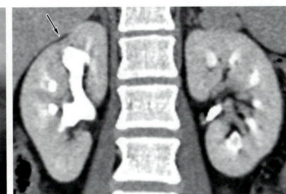

図1-D　造影CT冠状断再構成像（遅延相）

● **症例2**：60歳代，男性．発熱のため受診．*Klebsiella*菌に起因する尿路感染を認め，精査．

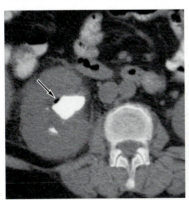

図2-A　単純CT

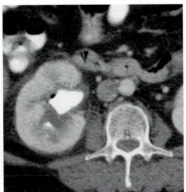

図2-B　造影CT（早期相）

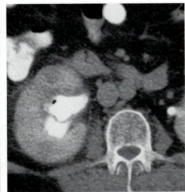

図2-C　造影CT（遅延相）

12 尿路結石

● **症例3**：50歳代，女性．右側背部痛のため受診．単純X線撮影で右下肺野に浸潤影と右腎に結石を認め，精査．

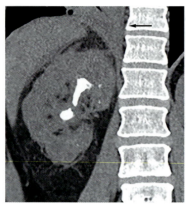
図3-A　単純CT冠状断再構成像

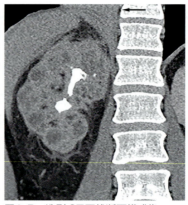
図3-B　造影CT冠状断再構成像（遅延相）

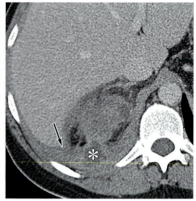
図3-C　造影CT

画像の読影

　【症例1】　右の腎盂・腎杯を占める珊瑚状結石は，右腎上部の腎杯の軽度拡張と，上極に限局する腎皮質の瘢痕（図1-D；→）を伴っているが，腎機能は良好に保たれている．

　【症例2】　軽度腫大した右腎の腎盂に珊瑚状結石を認め，結石に隣接して小さなガスを伴っている（図2-A；→）．造影後，右の腎実質は不均一に濃染している．以上から，上部尿路感染（急性腎盂腎炎と気腫性腎盂炎）を伴った珊瑚状結石と診断された．

　【症例3】　右の腎盂に珊瑚状結石を認める．造影後，腎実質はびまん性に不均一な濃染低下を呈し，造影剤の排泄はなく，腎の機能はみられない．腎盂の壁は肥厚し，収縮している．これらの所見から，珊瑚状結石を伴った黄色肉芽腫性腎盂腎炎と診断された．右下葉に浸潤所見があり，肺炎を伴っている（図3；→）．他の画像で，右腎から右横隔膜，そして胸膜に進展する瘻孔が認められた（図3-C；＊）．

珊瑚状結石の一般的知識と画像所見

　典型的には，結石が腎盂腎杯を占める場合に珊瑚状結石という．広義には，2つ以上の腎杯に及ぶ分枝状の結石は，その形状から珊瑚状結石といわれる[1]～[3]．

　珊瑚状結石の70％以上はスツルバイト結石（struvite, triple-phosphate stones）であり，これはしばしば層状の石灰化を伴う．シスチン結石や尿酸結石も分枝状や珊瑚状の形態をとる．

　スツルバイト結石は，マグネシウム，アンモニウム，リン酸の混合物結石である．尿のpHが7.2以上のアルカリ性となり，*Proteus mirabilis*菌などの尿路感染を伴うと，細菌が産生するウレアーゼという尿素分解酵素が尿中の尿素を分解し，スツルバイト結石が形成されると考えられている．スツルバイト結石はまた感染結石（infection stone）とも呼ばれる．

　尿路感染症を伴い，結石内に細菌が入り込む（infected stone）と抗菌薬の効果は薄くなるので，結石を取り除く必要がある．大きな珊瑚状結石の場合，経皮的腎結石摘出術（percutaneous nephrolithotomy；PNL）と体外衝撃波腎結石破砕術（extracorporeal shock wave lithotripsy；ESWL）を組み合わせて治療することが多い．

画像所見 腎盂腎杯を分枝状に進展する珊瑚状結石は治療の対象となることが多い．また尿路感染などを伴うことが多いので，読影に注意が必要である．

鑑別診断のポイント

無機能か，無機能に近い腎に，珊瑚状結石を認めた場合，結石に伴う慢性水腎症，黄色肉芽腫性腎盂腎炎，そして腎門部脂肪腫症が鑑別に含まれる．黄色肉芽腫性腎盂腎炎の症例の34%に珊瑚状結石がみられる．さらに閉塞を合併したり，腎実質に浸潤するような腎盂や尿管などの尿路上皮癌を除外する必要がある．CTの所見が鑑別上重要となる．

> **NOTE** 【尿路結石の治療方針－尿路結石症診療ガイドライン第2版より】
>
> 尿路結石で用いられる治療法には，次のようなものがある．
> - 自然排石/薬による治療
> - 体外衝撃波砕石術（ESWL）
> - 経尿道的結石砕石術（f-TUL）
> - 経皮的腎・尿管砕石術（PNL）
> - 開腹手術
>
> **1）尿管結石**
> 結石径が10mmで治療方針が異なる．
>
> **2）腎結石**
> 結石径が10mm，20mmで方針が変わる．
> 単独治療が困難な場合は他治療も併用する．
>
>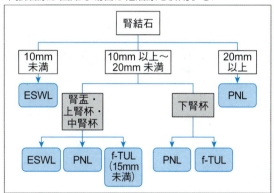
>
> （図は文献4）より一部改変）
>
> 珊瑚状結石は無治療で経過観察すると腎機能低下や敗血症を招くため，まず，PNLを行い，残存結石に対してESWL，f-TULなどを行う．結石がきわめて大きい場合，高度水腎症などでは手術を行う．

参考文献

1) Hartman RP, Kawashima A, LeRoy AJ: Helical CT in the diagnosis of urolithiasis. *In* Morcos SK, Cohan RH (eds); New techniques in uroradiology. Taylor & Francis Group, New York, p.13-33, 2006.
2) Kenney PJ: CT evaluation of urinary lithiasis. Radiol Clin North Am 41: 979-999, 2003.
3) Korkes F, Favoretto RL, Bróglio M, et al: Xanthogranulomatous pyelonephritis: clinical experience with 41 cases. Urology 71: 178-180, 2008.
4) 日本泌尿器科学会，日本泌尿器内視鏡学会，日本尿路結石症学会（編）；尿路結石症診療ガイドライン，第2版．金原出版，2013.

尿管結石
ureterolithiasis

川嶋 明

● **症例1**：50歳代，男性．急激に発症した左側腹部痛のため受診，血尿を認め，精査．

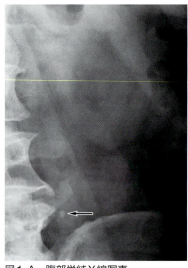

図1-A　腹部単純X線写真　　図1-B　排泄性尿路造影

● **症例2**：50歳代，男性．急激に発症した左側腹部痛のため受診，血尿を認め，精査．

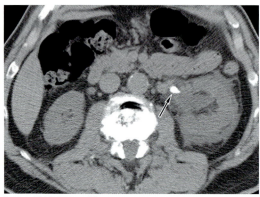

図2　単純CT

● **症例3**：60歳代，男性．右鼠径部に放散する右側腹部痛のため受診，精査．血尿はない．

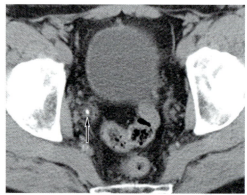

図3-A　単純CT（寛骨臼蓋上部レベル）

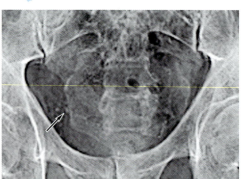

図3-B　単純CTスカウト像
　　　（80kVと300mAの条件で撮像）

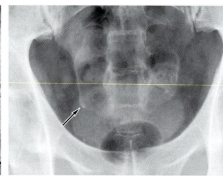

図3-C　腹部単純X線写真（4日後）

画像の読影

【症例1】 第5腰椎の左側に小さな結石（図1；→）がみられる．排泄性尿路造影（図1-B）で，溢尿（urinary extravasation）を腎杯，腎盂，そして近位尿管周囲に認める．

以上の所見より，急性尿管閉塞を伴った尿管結石と診断された．急性尿管閉塞に伴い尿路の内圧が上昇し，腎杯の円蓋部が破裂（forniceal rupture）し，溢尿が起こったと考えられる．

【症例2】 左側の腎盂尿管移行部に結石（図2；→）を認め，左腎の腫大，腎盂の拡張，そして腎周囲の液体貯留など，急性尿管閉塞の所見を伴っている．

【症例3】 右側の遠位尿管に結石を認め，結石周囲の尿管壁の肥厚（"tissue rim" sign）を伴っている（図3-A；→）．結石は単純CTスカウト像（図3-B；→）で陽性なので，カルシウム結石と考えられる．4日後に撮影された腹部単純X線写真で結石は下部坐骨の辺縁に重なっており（図3-C；→），尿管のさらに遠位に移動したが，まだ膀胱には落下していないことがわかる．

尿管結石の一般的知識と画像所見

腎結石が尿管に下降し，尿管を閉塞すると，激しい側腹部痛（疝痛）を起こすことがあるので，尿管結石は急性腹症の重要な鑑別疾患である．血尿を伴うことが多い．腎盂尿管移行部に加えて，総腸骨動脈交差部と尿管膀胱移行部に生理的狭窄部があり，この3か所でよく尿管閉塞がみられる．尿管閉塞により腎盂と尿管内圧が上昇し，腎被膜が伸展し，さらに腎盂と尿管の痙攣が起こり，疝痛が起こると考えられている．

画像所見 排泄性尿路造影で，拡張した尿管を結石までたどることができる．尿酸結石，小さいカルシウム結石，腸管ガスや骨の陰影，静脈結石（phlebolith）などの骨盤内血管の石灰化があると，単純X線写真で尿管結石を診断することが困難である．結石が同定できない場合，尿路造影検査で患側の閉塞所見があると尿管結石と診断される．

排泄性尿路造影と比較し，CTの最大の長所は，造影剤を使用せずに結石を直接同定できる点である．単純CTでも拡張した尿管を結石の所までたどることが可能である．二次所見は，①浮腫に伴う腎周囲の脂肪組織のCT値の上昇や液貯留，②腎杯，腎盂，そして尿管の拡張，③腎の腫大がある．閉塞性尿管結石の90～95%の症例で二次所見を伴っている．特に腎周囲の浮腫を伴った尿管拡張の所見は，尿管結石にしばしば認められる．腎周囲の液体貯留は，腎盂・腎杯の内圧上昇に伴う腎傍組織の浮腫やリンパ液の増加に続発することが多く，必ずしも症例1にみられたような溢尿が原因ではない．尿管結石周囲の尿管壁の肥厚と考えられる軟部組織の肥厚（tissue rim）は，尿管結石に特徴的な所見であり，静脈結石との鑑別に役立つ[1)～3)]．

尿管結石の大きさは，予後（自然に尿管から膀胱に排石されるかどうか）を推定する指標となる．尿管結石が単純CTスカウト像でも同定できると，CT後，腹部単純X線写真で経過観察が可能である．

● **症例4**：40歳代，女性．腰痛と発熱のため受診．腎結石と髄質海綿腎（medullary sponge kidney）の既往があり，精査．

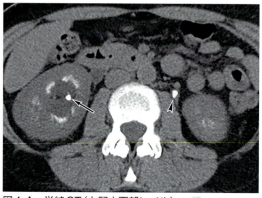
図4-A　単純CT（右腎中下部レベル）

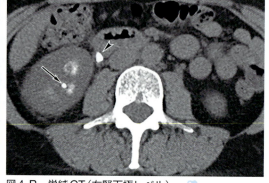
図4-B　単純CT（右腎下極レベル）

● **症例5**：50歳代，女性．悪寒，背部痛と背部腫瘤のため受診し，精査．

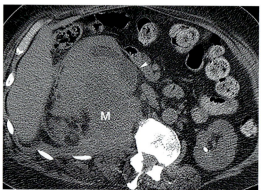
図5-A　単純CT（右腎中下部レベル）

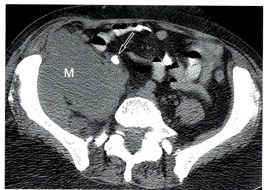
図5-B　単純CT（骨盤上部レベル）

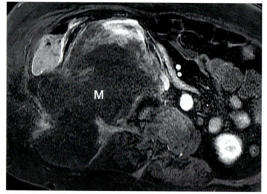
図5-C　脂肪抑制造影T1強調像

> **NOTE　【尿路結石の鑑別診断に役立つサイン】**
>
> 尿路結石では骨盤内の静脈石との鑑別が困難なことがあり，鑑別の助けになる所見として以下のサインがある．
> 1) rim sign：尿管結石により尿管壁に浮腫性変化が起こり，結石の周囲にリング状の軟部組織陰影がみられる．尿管結石の約半数に認められると報告されているが，特異度が高い所見である（図3-A）．
> 2) comet（or tail）sign：静脈石では偏在性の軟部組織濃度を認めることがあり，静脈石の非石灰化部に相当する．腎結石では認められない所見である．
> 3) AIDS治療薬でプロテアーゼ阻害薬のインディナビル（indinavir）は尿管内で析出し，尿管閉塞を起こすことがある．この場合，石灰化はみられず，単純CTでの析出物の指摘は困難である．

画像の読影

【症例4】 右側には腎杯の軽度拡張を伴う閉塞性尿路結石（図4-B；▶），および腎杯に非閉塞性尿路結石（図4-A, B；→）を，左側には非閉塞性尿路結石（図4-A；▶）を認める．髄質海綿腎に伴う両側性の髄質石灰沈着（medullary nephrocalcinosis）がみられる．

【症例5】 単純CT（図5-A, B）で，右後腹膜から腸腰筋，そして背部に浸潤する大きな腫瘤（M）を認める．右腎は前方に偏位し，腎盂の軽度拡張を伴う（図5-A；▷）．右側に閉塞性尿路結石（図5-B；→），左腎下部に非閉塞性結石を認める．脂肪抑制造影T1強調像（図5-C）で右後腹膜腫瘤（M）は辺縁部を除いて増強されず，後腹膜膿瘍と診断された．超音波下穿刺吸引後の培養で大腸菌（*Escherichia coli*）が検出された．

鑑別診断のポイント

尿管結石は単純CTで直接同定可能であるが，卵巣静脈（男性では精巣静脈）や腸骨静脈の静脈結石，骨盤内の動脈硬化に伴う腸骨動脈の石灰化，骨盤内手術後の金属性クリップなどが鑑別に入る．特に，二次所見に乏しい場合やtissue rim signがみられない場合，静脈結石との鑑別が問題になる（▶NOTE）．

通常，静脈結石は遠位尿管よりも外側，足側に位置することが多い．静脈結石の多くは円形で，中心部の石灰化の程度が辺縁部に比べ弱い（central lucency）．静脈結石はコメット様軟部組織の肥厚を伴う場合がある．静脈結石と鑑別が困難な場合は，診断上で造影CTが有用である．

その他，腹腔内に脱落した石灰変性した腹膜垂である腹腔鼠も鑑別診断として挙がる．

単純CTで患側の腎腫大と腎周囲の軟部組織の肥厚を認めるが，結石を認めない場合，急性腎盂腎炎，腎静脈血栓，腎実質の浸潤性腫瘍（腎盂上皮癌，悪性リンパ腫，腎臓癌）などが鑑別疾患となり，造影CTが鑑別に役立つ．急性腎梗塞では腎腫大はみられないので，腎梗塞が疑われた場合，造影CTが診断に必須となる．尿管結石疑いで施行された単純CTの10〜15%の症例で，胆嚢炎，虫垂炎，大腸憩室炎などの尿路外疾患が診断される．また，女性では卵巣腫瘍茎捻転，出血性卵巣嚢胞，子宮内膜症嚢胞，卵管卵巣膿瘍なども鑑別に入る．

尿管結石などで尿管閉塞に上部尿路感染を伴うと［膿腎症（infected hydronephrosis, pyonephrosis）］，抗菌薬治療の反応が悪く，腎実質に感染が広がり，腎内あるいは腎周囲後腹膜に膿瘍を形成したり，尿路性敗血症（urosepsis）を合併する可能性が高い．発熱など上部尿路感染の患者で閉塞性尿管結石が疑われた場合は，造影も考慮すべきである．尿路閉塞が診断されれば，尿管ステントや経皮的腎瘻カテーテルの留置を行う[4]．

参考文献

1) Kawashima A, Sandler CM, Boridy IC, et al: Unenhaced herical CT of ureterolithiasis: value of the tissue rim sign. AJR 168: 997-1000, 1997.
2) Takahashi N, Kawashima A, Ernst RD, et al: Ureterolithiasis: can clinical outcome be predicted with unenhanced herical CT? Radiology 208: 97-102, 1998.
3) Boridy IC, Nikolaidis P, Kawashima A, et al: Ureterolithiasis: value of the tail sign in differentiating pheboliths from ureteral calculi at nonenhanced herical CT. Radiology 211: 619-621, 1999.
4) Preminger GM, Tiselius HG, Assimos DG, et al: 2007 guideline for the management of ureteral calculi. J Urol 178: 2418-2434, 2007.

膀胱結石
cystolithiasis

川嶋 明

● **症例1**：70歳代，男性．前立腺肥大の既往があり，悪化する頻尿のため受診．尿路感染症を認め，精査．

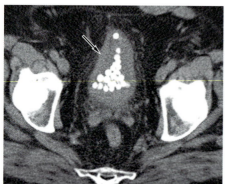
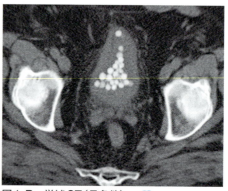

図1-A　単純CT（軟部組織条件）　　　図1-B　単純CT（骨条件）

● **症例2**：70歳代，男性．尿意促迫の症状があり，超音波を行ったところ膀胱内腫瘤を認めたので，当院に紹介となり，精査．

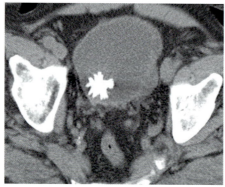
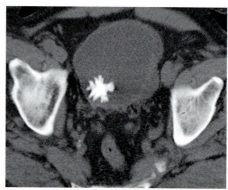

図2-A　単純CT（軟部組織条件）　　　図2-B　単純CT（骨条件）

● **症例3**：60歳代，男性．膀胱癌の既往があり受診．血尿を認め，精査．

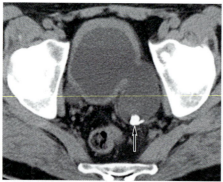
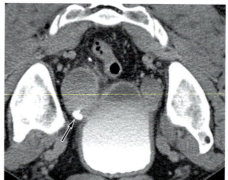

図3-A　単純CT　　　図3-B　造影CT（遅延相，腹臥位）

画像の読影

【症例1】 膀胱内に多数の小さな尿酸結石を認める（図1）．膀胱壁の肥厚がみられる（図1-A；→）．

【症例2】 膀胱内に星状の結石が認められる（図2）．症例1の結石と比較すると，結石の吸収値が高い．膀胱壁は肥厚し，左側に膀胱憩室を伴っている．シュウ酸カルシウム二水化物結石であった．

【症例3】 膀胱憩室を両側に認め，左側の憩室内に結石を認める（図3-A；→）．腹臥位後，結石は憩室内で移動した（図3-B；→）．膀胱壁の肥厚がみられる．

膀胱結石の一般的知識

膀胱結石の成因は尿のうっ滞，下部尿路感染，膀胱内異物（留置経尿道カテーテル）が考えられる．前立腺肥大に伴う膀胱出口部閉塞（bladder outlet obstruction）や神経因性膀胱による排尿障害などで膀胱に尿がうっ滞すると，結石を伴う．腎結石と異なり，膀胱結石は尿酸結石の頻度が高く，50％に達する．下部尿路感染に伴うと，スツルバイト結石（struvite stones, triple-phosphate stones, infection stones）も起こる（p.313-315「珊瑚状結石」参照）．

尿管から膀胱へ落下した結石（migrant calculi）は小さい（1cm以下）ので，尿道を通過し，体外に排泄されることが多い．

鑑別診断のポイント

尿酸結石や珊瑚状結石を除き，画像上の結石の形態からその構成成分を判定することは困難である．星状［または金平糖状，jackstone（6つの先端をもつ玩具）状］の結石がみられた場合，シュウ酸カルシウム二水化物（calcium oxalate dihydrate）で構成されることが多いが，尿酸結石などでも同様な形態をとることがある[1)2)]．

膀胱癌に伴う石灰化は病変の表層または腫瘍内部にみられる．他に石灰化を伴う膀胱疾患は，尿膜管遺残や尿膜管膿瘍，膀胱原発褐色細胞腫，膀胱マンソン住血吸虫症などがあるが，石灰化は腫瘍性病変の内部や膀胱壁内にみられる．造影CTやMRIが鑑別に有用である．

参考文献

1) Hartman RP, Kawashima A, LeRoy AJ: Helical CT in the diagnosis of urolithiasis. *In* Morcos SK, Cohan RH (eds); New Techniques in Uroradiology. Taylor & Francis Group, New York, p.13-33, 2006.
2) Kenney PJ: CT evaluation of urinary lithiasis. Radiol Clin North Am 41: 979-999, 2003.

dual-energy CTによる結石診断
characterization of urinary tract stone with dual-energy CT

髙橋 哲

● **症例**：70歳代，男性．腎結石で経過観察中．

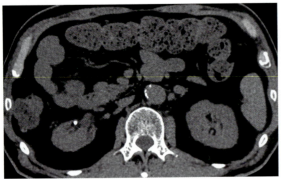

図1-A　単純CT　　　　　　　　　　　　　　図1-B　単純CT（Aよりやや尾側）

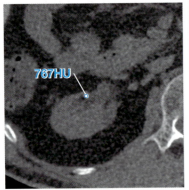 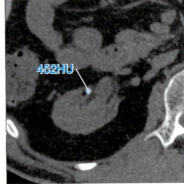 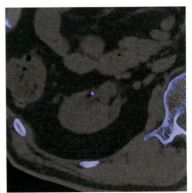

図1-C　単純CT（100kVp）　　図1-D　単純CT（Sn150kVp）　　図1-E　dual-energy CT, 2-material decomposition解析

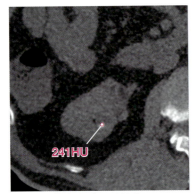 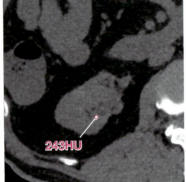 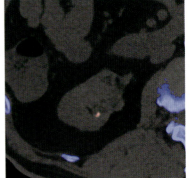

図1-F　単純CT（100kVp）　　図1-G　単純CT（Sn150kVp）　　図1-H　dual-energy CT, 2-material decomposition解析

参考文献

1) 日本泌尿器科学会，日本泌尿器内視鏡学会，日本尿路結石症学会（編）；尿路結石症診療ガイドライン，第2版．金原出版，p.25-87, 2013.
2) Graser A, Johnson TR, Bader M, et al: Dual energy CT characterization of urinary calculi: initial in vitro and clinical experience. Invest Radiol 43: 112-119, 2008.

画像の読影

単純CTで，変形した右腎の中部腹側（図1-A）および下極背側（図1-B）に高吸収域を認める．腎結石と考えられるが，両者の見かけに差はない．しかし，dual-energy CT撮像では，中部腹側の結石のCT値は150kVp管電圧での撮像（図1-D）で452HUであるのに対し，100kVp（図1-C）では767HUと大きくなっている．2-material decompositionによる解析（図1-E）で青く描出され，石灰化結石と診断される．一方，下極背側の結石は150kVp（図1-G）で243HU，100kVp（図1-F）で241HUと差は大きくない．解析画像（図1-H）では赤く描出され，尿酸結石と診断された．

dual-energy CTによる結石診断の一般的知識と画像所見

自然排石を期待できる10mm以下の結石は薬剤を用いて促進するというmedical expulsive therapy（MET）が提唱されており，これで対応できない場合，体外衝撃波結石破砕術（extracorporeal shock wave lithotripsy；ESWL）や経尿道的結石破砕術（transurethral lithotripsy；TUL）などの外科的治療が適応される[1]．ESWLでは，CT値の高い結石の完全排石率が悪いと報告されている．

尿酸結石は薬物による溶解療法の適応もあるため，治療前，排石前に結石の化学的性状を知ることができれば，治療方針の決定に役立つ．

高尿酸血症や痛風では尿が酸性化しており，合併する結石は必ずしも尿酸結石ではなく，シュウ酸カルシウム結石なども合併する．

画像所見 尿酸結石は単純X線写真では描出されないX線透過性結石であるが，CTでのCT値は石灰化結石より低いが高吸収で検出される．

鑑別診断のポイント

dual-energy CTは，物質のX線吸収が原子番号に依存することを利用し，異なるX線エネルギー（管電圧）で撮像して得られたデータから，物質の化学的性状を弁別するものである．ここでは，異なるエネルギーで撮像された画像におけるCT値に基づく方法を概説する．

尿酸結石では高エネルギー撮像でのCT値と低エネルギー撮像でのCT値の差は小さいが，石灰化結石では高エネルギーに比べ低エネルギー撮像でのCT値が大きくなる．この高・低エネルギー撮像におけるCT値の比から，物質を弁別する[2]．本例の結石のCT値をプロットすると図2のようになり，撮像条件により決まる比率の閾値より大きなものが石灰化結石，小さなものが尿酸結石と診断される．

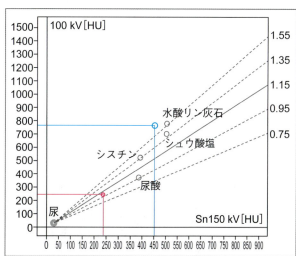

図2 症例のdual-energy CT値比
○：中部腹側；石灰化結石
○：下極背側；尿酸結石

前立腺の解剖と鑑別診断
anatomy of prostate and differential diagnosis

1. 解剖と画像所見

1) 前立腺と周囲の解剖

　　前立腺は膀胱の尾側に位置し，内部を尿道が貫く．前立腺のうち，膀胱下面に接し膀胱頸部と連続する部分を底部，最尾部の尿生殖隔膜直上に接する部分を尖部と呼ぶ．左右の射精管は前立腺底部背側部を貫き，精丘の前立腺小室の両脇で尿道に開口する．前立腺の腺成分として，尿道周囲に移行域，射精管の周囲には中心域が分布し，残りの領域が最大の体積の辺縁域となる．また，非腺組織として前立腺腹側部分に前線維筋間質が存在する（図1）．

　　前立腺には真の被膜はないが，密な平滑筋線維や骨盤筋膜などが合わさって，T2強調像で被膜様の低信号線として描出される．その外側にある前立腺周囲静脈叢の拡張の程度は様々である．

　　前立腺の両側背外側（5時および7時方向）で，直腸，肛門挙筋に囲まれた領域は，豊富な脂肪で占められており，神経血管束はこの部分を通ることが多いとされてきた．しかし，近年の前立腺周囲の神経分布に関する研究により，前立腺外側から腹側を走行する症例が一定数あることもわかってきた．

　　精嚢は内側部分が前立腺底部背側に接し，横断像では"ハの字"形に広がる．精嚢の排出管が精管膨大部の外側壁に合流し，精管は射精管となる．

2) 前立腺の正常所見[1]と癌の所見

a．T2強調像（図2）

　　T2強調像で，移行域内の肥大結節は低～高信号と様々な信号を呈する．結節と結節の間を埋めるように，低信号の線維筋性成分が存在する部分もある．

　　中心域は，精嚢下面に接する均一な低信号構造として同定できる．主に背側部分に存在す

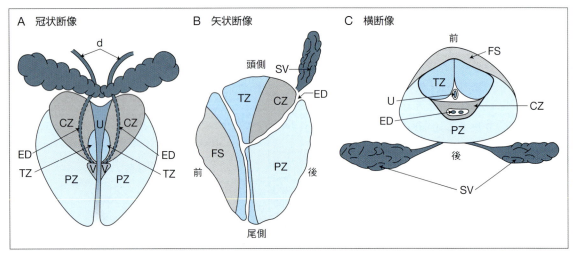

図1　前立腺の正常解剖と画像
A〜C：前立腺は腺組織と非腺組織に分けられ，腺組織は移行域（transitional zone；TZ），中心域（central zone；CZ），辺縁域（peripheral zone；PZ），と少量の内尿道周囲腺に分けられ，非腺組織は前線維筋間質（fibromuscular stroma；FS）と尿道である．d：精管，ED：射精管，SV：精嚢，U：尿道，V：精阜

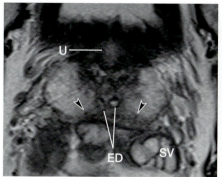
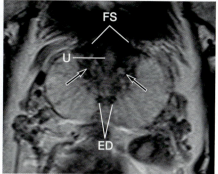
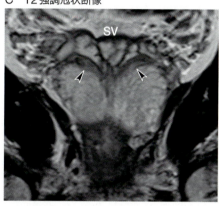
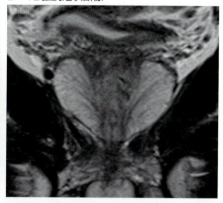
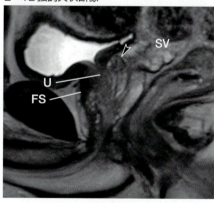

図2 T2強調像による前立腺の解剖

底部から前立腺中央の高さの横断像では，射精管（ED）周囲の低信号域が中心域（A；▶）となる．冠状断像では，精囊（SV）直下にあるV字形の低信号域が中心域（C；▶）である．矢状断像では，精囊付着部の腹側にわずかに中心域がみえる（E；▶）．本例は移行域の腫大はほとんどないが，横断像で尿道（U）の外側に小さな高信号を呈する結節状構造があり，移行域を表す（B；→）．辺縁域は両外側から背側に分布するが，底部の高さでは正中部背側は上述の中心域の低信号がある．辺縁域内には尿道方向に向かう細い線状構造があり，前立腺液を含む導管である．前立腺の腹側には低信号の前線維筋間質（FS）があり，一部，排尿筋も含まれていると考えられる．

るが，移行域の外側を前方に伸びる様子を観察できることもある．冠状断像では，精囊に接する前立腺内に，逆三角形あるいはV字型の低信号域が中心域に相当する．

　背側から外側を占める辺縁域には，放射状に分布する前立腺導管があり，尿道に開く．T2強調像では導管内の前立腺液を反映して高信号を呈し，尖部では尿道の腹側にも辺縁域が分布する．

　精囊は，T1強調像では低信号，T2強調像ではブドウの房状の形態で内部が高信号，隔壁部分が低信号となる．精囊の内側に接して精管膨大部が存在し，その壁は精囊の隔壁よりも厚くみえる．

　前立腺癌は，T2強調像では低信号を呈することが多いので，辺縁域や精囊のように背景が

A T2強調像（図2-Aと同一）	B ADC map	C ダイナミックMRI（早期相）
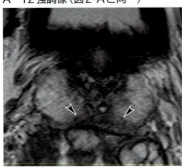	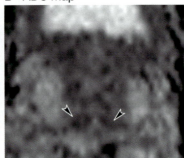	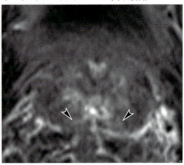

図3　前立腺の各領域のみえ方
T2強調像で低信号にみえる中心域（A；▶）は，ADC mapでは外側に存在する辺縁域に比べて低い値を呈する（B；▶）．ダイナミックMRI早期相では，中心域（C；▶）は辺縁域よりもやや強く増強されている．腫大が軽度である移行域では，ADC値は辺縁域よりも低いが，均一ではない．ダイナミックMRIでも，まだらな増強を呈する．辺縁域はADC値が高く，炎症がない場合はダイナミックMRIでほとんど増強されない．なお，ダイナミックMRIでは尿道粘膜や射精管内の粘膜も増強されている．

A　T2強調像とスペクトルの重ね合わせ画像

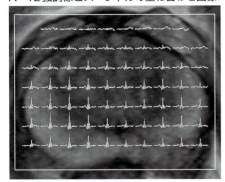

図4　プロトンMR spectroscopyによる観察（前立腺肥大結節例）
T2強調像にスペクトルを重ね合わせた画像（A）では，移行域が腫大し内部に低信号と高信号が混在しており，肥大結節である．辺縁域については，左背側5～6時方向に線状の低信号があり，形態からは炎症と考える．スペクトルをみると，全体にクエン酸ピーク（2.6ppm）が高く，悪性を疑わせるコリンピーク（3.2ppm）の増高はない．辺縁域のスペクトル（B）に比較して，移行域（肥大結節）のスペクトル（C）はクエン酸ピークがやや低く，コリンとクレアチンのスペクトルが高くなったようにみえる．しかし，これは低下したクエン酸ピークが大きく表示されるように拡大した影響であり，コリンピークが高くなったわけではない．

B 辺縁域のスペクトル	C 移行域（肥大結節）のスペクトル
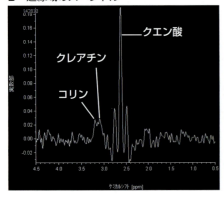	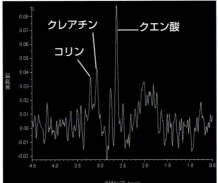

もともと高信号の部位に生じた癌はみつけやすい．一方，移行域や中心域に生じた癌の大きさが小さい場合，T2強調像での検出は難しい．

b．ダイナミックMRI（図3）
　　前立腺の移行域は肥大結節の状態によって，早期から増強されプラトーに達する場合や，緩徐に増強される，あるいはゆっくりとwashoutを呈することもある．中心域も淡く増強される．辺縁域は，炎症や腫瘍がない場合は増強されにくい．精嚢の壁や隔壁には血流があるた

め，緩徐だが増強効果を有する．

　前立腺癌の特徴的な所見としては，他臓器の癌と同様に早期濃染後にwashoutを呈するパターンがある．前立腺癌のうちこの所見を呈するのは1/4程度だが，特に辺縁域の良性病変でwashoutを呈する疾患はないので，この所見があれば強く癌といえる．

c．拡散強調像（図3）

　拡散強調像は水分子の拡散能を画像化する方法である．見かけの拡散係数（apparent diffusion coefficient；ADC）値を算出し，位置情報を加えたADC mapと併せて評価する．

　前立腺液が豊富な辺縁域では拡散制限は少なく，拡散強調像では低信号を呈する．移行域は肥大結節の合併があるため，拡散強調像で高信号となることがある．中心域も液体成分が少ないので，拡散強調像でやや高信号，ADC値が軽度低下していることが多い．

　辺縁域のみならず移行域においても，癌病巣は健常部に比較してADC値が低い傾向にあり，ADC値の低下と悪性度との関連性が複数の論文で示されている．

d．プロトンMR spectroscopy（図4）

　プロトンMR spectroscopy（MRS）では，強力な水抑制と脂肪抑制を行うことで，微量の代謝産物を測定する方法である．前立腺を測定すると，健常辺縁域では2.6ppmの位置にクエン酸ピークが認められる．一方，前立腺癌では旺盛な膜合成と破壊を示唆するコリンピーク（3.2ppm）が高く，クエン酸ピークは減少する．経直腸コイルを用いたMRSでは，辺縁域の場合，（コリン＋クレアチン）/クエン酸比（ピーク下面積比）が0.86以上であれば，癌の疑いが強くなる．悪性度が高くなると，この数字は大きくなっていく．移行域では肥大結節の影響のため，癌でなくてもクエン酸ピークとコリンピークが同じ程度の高さになることもあるが，クエン酸ピークが消失しコリンピークしか同定できない場合は，癌の可能性が高い．

2．前立腺病変の鑑別診断

　前立腺内に生じた病変を鑑別するには，まず，中心域，移行域，辺縁域のうちどの領域に生じているかを見極める．領域ごとに生じやすい病変が異なるためである（表）．また，病変が2つの領域にまたがって存在する，あるいは前立腺外に広がる，などの存在範囲に関する情報も鑑別に役立つ．

　次に，充実性の腫瘍か，嚢胞性か，それらの混在かを確認し，MRIの各撮像法を用いて性状を評価する．癌以外にT2強調像で低信号を呈するものは何か，拡散強調像で高信号となる良性病変は何か，MRSでクエン酸ピークとコリンピークの相対的な割合の変化は何を表すか，T1強調像の信号変化をどのように考えるかなど，撮像法の特徴を知って解釈する（図5～8）．

図5　前立腺生検後血腫

T2強調像（A）では，左辺縁域2～5時方向が淡い低信号を呈する．導管様構造が内部に同定できるため，炎症を疑う．しかし，T1強調像（B）では，4～5時方向に高信号域が広がっており，境界は明瞭である．
後からMRI検査の3週間前に前立腺生検が行われていたことが判明した．

A　T2強調像　　　B　T1強調像

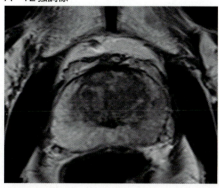
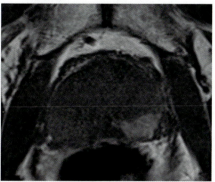

表　MRIで検出可能な前立腺病変の例（領域別）

1. 中心域	前立腺肥大結節，前立腺癌，Müller管嚢胞，前立腺小室嚢胞
2. 移行域	前立腺肥大結節，前立腺癌，前立腺部尿道癌，前立腺膿瘍
3. 辺縁域	前立腺癌，生検後血腫，前立腺炎症性変化，前立腺肥大結節，炎症後の萎縮性変化，炎症後の導管拡張，前立腺膿瘍

A　T2強調像　　　　　　　　　B　ADC map

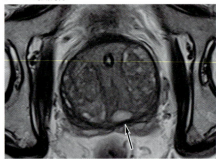 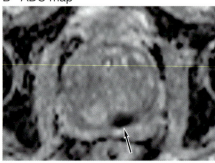

図6　前立腺膿瘍
T2強調像では，肥大結節のために腫大した移行域内の傍正中部左寄り背側に高信号域あり（A；→）．内部の信号をよくみると高信号が主体だが，一部淡い信号低下もある．同部は拡散強調像で高信号（非提示），ADC mapで著しい拡散能の低下を示す（B；→）．T1強調像（非提示）では出血様の高信号はなく，信号パターンから前立腺膿瘍を疑う．

A　T2強調像　　　　　　　　　B　T2強調冠状断像

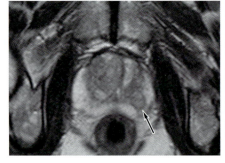 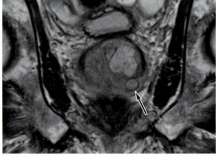

図7　辺縁域に生じた肥大結節
T2強調像では，左辺縁域4～5時方向に被膜様の低信号で囲まれた中等度信号を呈する結節あり（A；→）．その後，経過観察でも大きさに変化なく，T2強調冠状断像でも被膜を有する結節が同定可能である（B；→）．辺縁域内の肥大結節と考える．

A　T2強調像とスペクトルの　　B　左辺縁域癌部のスペクトル
　　重ね合わせ画像

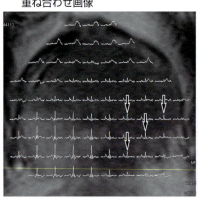 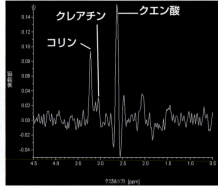

図8　プロトンMR spectroscopyによる前立腺癌の観察
T2強調像にスペクトルを重ね合わせた画像（A）では，両側移行域の腹側部分から左辺縁域に連続する低信号構造あり．この部分から少し離れた左辺縁域背側5～6時方向にも同様な低信号腫瘤あり，いずれも癌を疑う．最腹側部分のスペクトルは励起が不十分であるが，前立腺中央から左背側の低信号病変部では，対側と比べてクエン酸ピークの明らかな低下（→）と，コリンピークの増高が目立っている（B）．典型的な癌の所見である．

参考文献

1) Yacoub JH, Oto A: MR imaging of prostate zonal anatomy. Radiol Clin North Am 56: 197-209, 2018.

PI-RADS version 2

樋 靖

　European Society of Urogenital Radiology (ESUR) は，prostate MR guidelines 2012 を作成し，その中で読影所見を客観的に示すスコアリングシステムとして，Prostate Imaging Reporting and Data System (PI-RADS) を提唱した[1]．その後，ESUR と American College of Radiology (ACR) が共同で修正し，PI-RADS version 2（以下，PI-RADS v2）として発表した[2]．

　PI-RADS v2 では，T2強調像，拡散強調像それぞれで癌の疑い度合いをスコア1～5の5段階に分類する．スコア4が「おそらく"臨床的に意義のある癌"が存在」，スコア5が「ほぼ確実に"臨床的に意義のある癌"が存在」を意味する．PI-RADS v2が検出の対象とする癌は，治療すべき癌ともいえる（▶NOTE）．T2強調像では，病変が辺縁域に存在するか，それとも移行域かによって，スコアリングの基準が変化する．辺縁域の場合は周囲の健常部が高信号であり，境界明瞭な均一な低信号腫瘍がスコア4となる．移行域では肥大結節との鑑別が問題となり，レンズ形，または境界不明瞭で均一な低信号腫瘍がスコア4である．また，拡散強調像では，ADC mapの情報と併せた判断を行い，拡散強調像で高信号，ADC mapではADC値の低下を生じる病変がスコア4となる．T2強調像・拡散強調像ともに，癌に典型的な信号を呈していても，"大きさが1.5cm以上"か"浸潤所見陽性"のどちらか，あるいは両者が存在する場合に限って，スコア5と判定する．

　ダイナミックMRIでは，周囲健常部に比べ早期の限局性増強があるかどうかによって，陽性と陰性の2つに分ける．たとえ，ダイナミックMRIで早期増強と後期washoutを呈していても，「癌を強く疑う」に相当するスコアはない．

　このように3種類の画像を独立して評価した後，それらを統合して全体の癌の疑い度合い（PI-RADSカテゴリー）を決定する（表）．辺縁域病変では，拡散強調像による癌の疑い度合いを最も重視し（dominant sequence），スコア1，2，4，5の場合はそのままカテゴリーも1，2，4，5となる（図1）．スコア3の場合は，ダイナミックMRIで陽性の場合に限りカテゴリーを4とし，陰性の場合はカテゴリー3とする．一方，移行域病変は，まずT2強調像で低

表　PI-RADS version 2におけるPI-RADSカテゴリーの決め方

辺縁域				移行域			
DWIスコア*	T2Wスコア	DCEスコア	PI-RADSカテゴリー	T2Wスコア*	DWIスコア	DCEスコア	PI-RADSカテゴリー
1	Any	Any	1	1	Any	Any	1
2	Any	Any	2	2	Any	Any	2
3	Any	−	3	3	≦4	Any	3
3	Any	+	4	3	5	Any	4
4	Any	Any	4	4	Any	Any	4
5	Any	Any	5	5	Any	Any	5

DWI：拡散強調像，T2W：T2強調像，DCE：ダイナミックMRI
＊最も重視する撮像法（dominant sequence）

A T2強調像

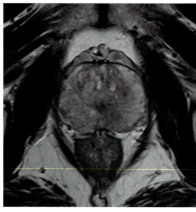

B 拡散強調像

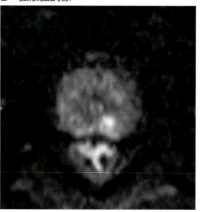

C ADC map

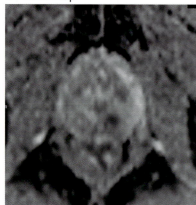

D ダイナミックMRI（早期相）

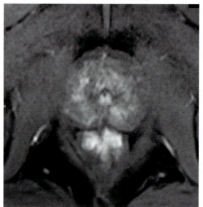

図1 辺縁域癌，PI-RADSカテゴリー4

T2強調像（A）では，左辺縁域の5〜6時方向に境界が不明瞭な低信号域がある（T2Wスコア3）．この病変は，拡散強調像（B）で高信号，ADC map（C）で明瞭な低値を示している．大きさは1.5cmには達せず，浸潤傾向もない（DWIスコア4）．ダイナミックMRI早期相（D）では，前述の病変部に増強効果はあるが，周囲にも同程度の増強があり，区別できない（DCE陰性）．辺縁域病変なので，DWIスコアを最重視し，PI-RADSカテゴリーは4となる．

> **NOTE**
>
> **【前立腺癌病理診断におけるトピックス：Gleason scoreとgrade group分類】**
>
> 　前立腺癌の病理学的悪性度はGleason score（GS）で表現される．前立腺癌の組織構築によって1〜5にパターン分類し，主たるGleasonパターンと2番目のパターンを足し算するものである．実際の診療ではGleasonパターン1および2と判定されるものはほとんどなく，GS＝3＋3＝6が最も低悪性度の癌を表すことになる．また，GS＝7でも，パターン3＋4の場合と4＋3の場合では，予後に差があるとされている．GS＝8以上の場合も1つのグループにはならず，GS＝8とGS＝9，10の間にも悪性度に差があるといわれている．これらの点を考慮してわかりやすくまとめ直したのが，grade group（GG）分類である．
> 　GG1：GS＝2〜6
> 　GG2：GS＝3＋4＝7
> 　GG3：GS＝4＋3＝7
> 　GG4：GS＝8
> 　GG5：GS＝9またはGS＝10
> 　GG分類は，2014年のISUP（International Society of Urological Pathology）コンセンサス会議で承認され，2016年のWHO分類にも採用されている[3]．

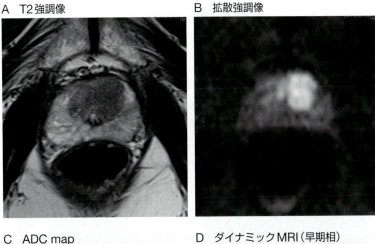
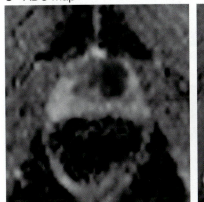
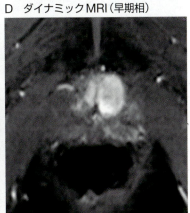

図2 移行域癌，PI-RADSカテゴリー5

T2強調像（A）では，左移行域に無構造な低信号域があり，移行域を越え左腹側の辺縁域に及んでいると判断すると，スコアは5となる．この病変は，拡散強調像（B）で高信号，ADC map（C）で低値を示している．大きさは1.5cmには達しない（DWIスコア4）．ダイナミックMRI早期相（D）では，病変部は限局性増強あり（DCE陽性）．移行域病変なので，T2強調像のスコアを最重視し，PI-RADSカテゴリーは5となる．

信号腫瘤の大きさや浸潤所見に基づいてスコア1，2，4，5を決定し，拡散強調像やダイナミックMRIの所見にかかわらずカテゴリーをそのまま1，2，4，5とする（図2）．T2強調像のスコアが3の場合のみ拡散強調像の所見を参考にし，拡散強調像のスコアが5であればカテゴリーを4とする．それ以外ではカテゴリーは3のままとする．

このように決定されたPI-RADSカテゴリーは，癌の悪性度との関連性があるとの報告が数多くなされている．しかし，PI-RADS v2のルールに則った癌の疑い度合いと，画像所見から感じられる疑い度合いが異なることも時々経験する．例えば，移行域病変でT2強調像でも拡散強調像でも良悪を決めきれなかった場合（いずれもスコア3）は，ダイナミックMRIの所見にかかわらずカテゴリーは5段階中の3となる．しかし，ダイナミックMRIで典型的なwashoutパターンが認められれば，癌の存在を疑うことができるので，読影レポートにしっかり記載する．

参考文献

1) Barentsz JO, Richenberg J, Clements R, et al: ESUR prostate MR guidelines 2012. Eur Radiol 22: 746-757, 2012.
2) Weinreb JC, Barentsz JO, Choyke PL, et al: PI-RADS prostate imaging - reporting and data system: 2015, version 2. Eur Urol 69: 16-40, 2016.
3) Epstein JI, Zelefsky MJ, Sjoberg DD, et al: A contemporary prostate cancer grading system: a validated alternative to the Gleason score. Eur Urol 69: 428-435, 2016.

前立腺癌の検出
detection of prostate cancer

玉田　勉

● **症例1**：70歳代．PSA監視療法中にPSAの上昇（9.55ng/m*l*）を指摘．

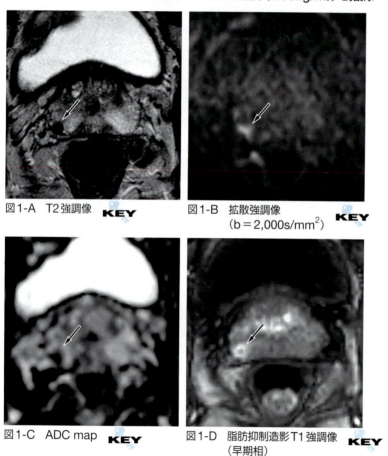

図1-A　T2強調像

図1-B　拡散強調像
　　　　（b＝2,000s/mm²）

図1-C　ADC map

図1-D　脂肪抑制造影T1強調像
　　　　（早期相）

● **症例2**：70歳代．検診で高PSA血症（11.01ng/m*l*）を指摘．

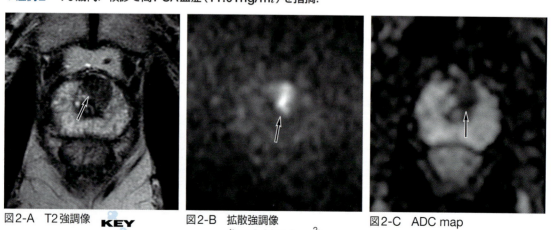

図2-A　T2強調像

図2-B　拡散強調像
　　　　（b＝2,000s/mm²）

図2-C　ADC map

画像の読影

【症例1】 右辺縁域に6.4mm大の，T2強調像（図1-A）で内部均一な低信号，拡散強調像（b値＝0, 2,000s/mm^2, 図1-B）で高信号，ADC map（図1-C）で低信号（ADC値＝0.628×10^{-3}mm^2/s），脂肪抑制造影T1強調像（図1-D）で早期濃染を示す腫瘍がみられる（→）．明らかな被膜外浸潤を示唆する所見は認められない．

経直腸超音波ガイド下の前立腺生検が施行され，Gleasonスコア（▶NOTE 1）4＋3の腺癌であることが確認された．

【症例2】 両側移行域腹側を主体として，13.5mm大の不定形の腫瘍が認められる（図2；→）．病変は，T2強調像（図2-A）で被膜様構造物がなく内部均一な低信号，拡散強調像（b値＝0, 2,000s/mm^2, 図2-B）で高信号，ADC map（図2-C）で低信号（ADC値＝0.552×10^{-3} mm^2/s）として描出される．明らかな被膜外浸潤を示唆する所見は認められない．

経直腸超音波ガイド下の前立腺生検が施行され，Gleasonスコア4＋4の腺癌であることが確認された．

前立腺癌の検出の一般的知識と画像所見

前立腺癌は，高齢男性（わが国での平均年齢は70歳）に発生し，現在，わが国における男性癌罹患数の上位に位置している．多中心性発生を示し，根治療法の適応となる臨床的有意癌（▶NOTE 2）と，PSA（prostate specific antigen）監視療法の適応となる非有意癌に分類される．前立腺マルチパラメトリックMRIで検出される腫瘍は，臨床的有意癌であることが多く，特に腫瘍部のADC（▶NOTE 3）と腫瘍悪性度（Gleasonスコア）との相関性が報告されている[1〜3]．したがって，MRIで検出された病巣を的確に生検し，腫瘍のリスク分類を正確に行うことが，前立腺癌症例のマネージメントにおいて必要である．

画像所見 前立腺癌は，約7割が辺縁域，約3割が移行域に発生する．辺縁域癌は，特に拡散強調像による腫瘍検出能が高く，移行域癌はT2強調像において特徴的な所見（不定形またはレンズ状の形態，被膜様構造物のない内部均一な低信号病変）を呈する[1]．しかしながら，臨床的にはマルチパラメトリックMRIのすべての撮像（T2強調像，ダイナミック・スタディおよび拡散強調像）を総合的に評価することが，MRIを用いた前立腺癌の検出感度を高めるために重要である．

鑑別診断のポイント

辺縁域に発生する前立腺癌は，慢性前立腺炎との鑑別が必要で，それはT2強調像で楔状，線状やびまん性の低信号域として描出されることが多い（図3）．また，造影効果は軽度で，ADC値の低下は軽微なことが多い．一方，移行域に発生する前立腺癌は，前立腺肥大症との鑑別が重要である．腺優位型の前立腺肥大症はT2強調像で被膜様構造物を伴い，内部に高信号域を含む低信号病変として描出されるため，鑑別は容易であるが（図4），間質優位型の前立腺肥大症は，移行域癌と類似した画像所見を呈するため，臨床的に区別が困難な場合が多い．したがって，辺縁域癌のみならず移行域癌が疑われる病変をすべて拾い上げ，MR画像をガイドとした前立腺生検を行い，良悪の鑑別および悪性度の評価を適切に行うことが大切である．

● 参考症例1：辺縁域に発生する前立腺癌

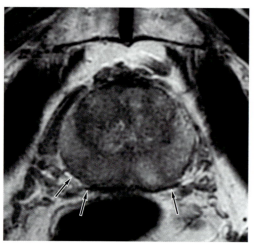

図3　T2強調像
80歳代．
T2強調像で，楔状，線状やびまん性の低信号域として描出されることが多い（→）．

● 参考症例2：腺優位型の前立腺肥大症

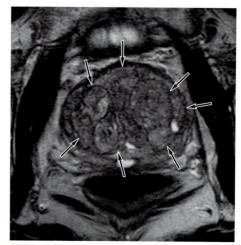

図4　T2強調像
60歳代．
T2強調像で被膜様構造物を伴い，内部に高信号域を含む低信号病変として描出される（→）．

NOTE

❶【Gleasonスコア】[4]

　前立腺癌の組織学的悪性度の指標．前立腺癌を組織学的形態と浸潤増殖様式から，1～5のパターンに分類し（細胞異型は考慮しない），病巣内の最も多いものを第1パターン，次いで多くみられるものを第2パターンとし，その合計によってGleasonスコアを算出する（2～10点）．Gleasonスコア6以下は低悪性度群，スコア7は中間群，スコア8～10は高悪性度群に相当する．前立腺針生検のGleasonスコアは，前立腺全摘術後のそれに比して過小評価される傾向がある．

❷【臨床的有意癌】

　臨床的有意癌は，腫瘍サイズ$0.5cm^3$以上（およそ10mm大），Gleasonスコア7以上および被膜外浸潤の1つ以上の項目を満たす病変のことで，手術療法，放射線療法，ホルモン療法といった根治療法の適応となる病変である．

❸【見かけの拡散係数（apparent diffusion coefficient；ADC）】

　ボクセル内の水分子のランダムな動き（ブラウン運動）の程度を定量化したもの．最近のPACS（picture archiving and communication systems）装置であれば，ADC mapの病変部に関心領域を設定することにより，容易に計測することができる．前立腺癌，特に悪性度の高い病変では，高い細胞密度を反映して病変内の拡散が低下し，ADC値が低くなる．ADC値は，MRIの撮像機種や磁場強度，拡散強調像の撮像条件（b値など）によって変化する．

参考文献

1) Weinreb JC, Barentsz JO, Choyke PL, et al: PI-RADS prostate imaging-reporting and data system: 2015, version 2. Eur Urol 69: 16-40, 2016.
2) Tamada T, Prabhu V, Li J, Babb JS, et al: Prostate cancer: diffusion-weighted MR imaging for detection and assessment of aggressiveness-comparison between conventional and kurtosis models. Radiology 284: 100-108, 2017.
3) Tamada T, Sone T, Jo Y, et al: Diffusion-weighted MRI and its role in prostate cancer. NMR Biomed 27: 25-38, 2014.
4) 日本泌尿器科学会，日本病理学会，日本医学放射線学会（編）；前立腺癌取り扱い規約，第4版．金原出版，p.64-68, 2010.

前立腺癌の局所病期診断
local staging of prostate cancer

玉田　勉

● 症例1： 70歳代．検診で高PSA血症（11.63ng/ml）を指摘．（文献1）より転載）

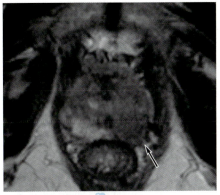

図1　T2強調像　KEY

● 症例2： 80歳代．検診で高PSA血症（6.36ng/ml）を指摘．

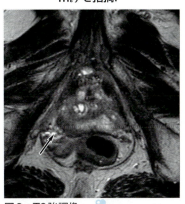

図2　T2強調像　KEY

● 症例3： 70歳代．検診で高PSA血症（24.4ng/ml）を指摘．

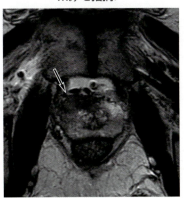

図3　T2強調像　KEY

● 症例4： 60歳代．検診で高PSA血症（8.00ng/ml）を指摘．（文献1）より転載）

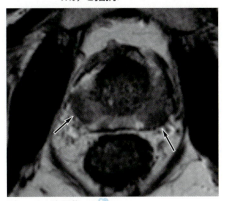

図4　T2強調像　KEY

● 症例5： 60歳代．検診で高PSA血症（21.2ng/ml）を指摘．

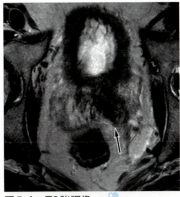

図5-A　T2強調像　KEY

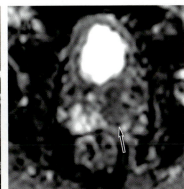

図5-B　ADC map

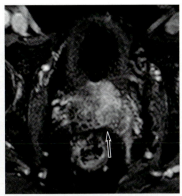

図5-C　脂肪抑制造影T1強調像（早期相）

画像の読影

【症例1】 T2強調像で左辺縁域に14.3mm大の内部均一な低信号病変を認め,同病変の被膜外への進展を示唆する直腸前立腺角の鈍化が認められる(図1;→)[1]. 前立腺全摘術が施行され,前立腺外進展を伴う腺癌であることが確認された.

【症例2】 T2強調像で右辺縁域に15.4mm大の内部均一な低信号病変を認め,同病変の被膜外への進展を示唆する不規則な,または棘状の前立腺辺縁が認められる(図2;→). 前立腺切除術が施行され,前立腺外進展を伴う腺癌であることが確認された.

【症例3】 T2強調像で右側を主体とする前方域(辺縁域+移行域)に,18.6mm大の低信号病変を認め,同病変の被膜外への進展を示唆する前立腺外への不整な突出が認められる(図3;→). 前立腺全摘術が施行され,前立腺外進展を伴う腺癌であることが確認された.

【症例4】 T2強調像で両側辺縁域に内部均一な低信号病変を認める(図4;→)[1]. いずれの病変も,被膜外への進展を示唆する被膜との1cm以上の接触が認められる[1]. 前立腺全摘術が施行され,右の病変は前立腺外進展が認められ,左は前立腺内に留まる病変であった.

【症例5】 精嚢内左側にT2強調像で低信号(図5-A;→),ADC mapでADCの低下(図5-B;→),ダイナミック・スタディで早期濃染(図5-C;→)を示す,精嚢浸潤を示唆する病変を認める. 経直腸超音波ガイド下の前立腺生検が施行され,Gleasonスコア4+5の腺癌であることが確認された.

前立腺癌の局所病期診断の一般的知識と画像所見

前立腺癌の局所病期診断としては,前立腺外進展(T3a),精嚢浸潤(T3b),および直腸・膀胱浸潤(T4)の有無を診断する必要がある(表1)[2].

画像所見 被膜外浸潤(▶NOTE 1),膀胱・直腸浸潤の評価は,高分解能のT2強調像,精

表1 前立腺癌の病期診断 (右段:文献2より転載)

T1	限局癌(偶発癌)		T1:触知不能,画像診断不能 　T1a:組織学的に切除組織の5%以下に偶発的に発見 　T1b:組織学的に切除組織の5%をこえて偶発的に発見 　T1c:針生検により確認
T2	限局癌		T2:前立腺に限局 　T2a:片葉に1/2以内の進展 　T2b:片葉の1/2をこえて広がるが,両葉には及ばない 　T2c:両葉に進展
T3	局所浸潤癌		T3:前立腺被膜をこえて進展*1 　T3a:被膜外へ進展 　T3b:精嚢に浸潤
T4	周囲臓器浸潤癌	N1, M1 転移癌 (骨・リンパ節)	T4:精嚢以外の隣接組織に固定または浸潤 N1:所属リンパ節転移*2 M1a:所属リンパ節以外のリンパ節転移 M1b:骨転移 M1c:リンパ節,骨以外の転移*3

注 *1 前立腺尖部,または前立腺被膜内への浸潤(ただし,被膜をこえない)はT3ではなく,T2に分類する.
　*2 0.2cm以下の転移はpNmiと表すことができる.
　*3 多発転移の場合は,最進行分類を使用する.(p)M1cは最進行分類である.

囊浸潤を評価する時はダイナミック・スタディと拡散強調像を追加する．

高分解能T2強調像（▶NOTE 2）を用いた被膜外浸潤の所見には，表2に示すものがある[3][4]．信頼性の高い所見と，そうでない所見がある．

一方，精囊浸潤の所見は，表3に示すとおりである．精囊浸潤に対するMRIの診断能はきわめて高い．

表2　被膜外浸潤の所見と信頼性（文献3）4）を元に作成）

所見	信頼性
神経血管束の非対称または神経血管束への浸潤像	高
直腸前立腺角の鈍化	高
腫瘍の直接浸潤または膀胱壁への浸潤による被膜の断裂	高
前立腺外への不整な突出	中等度
不規則な，または棘状の前立腺辺縁	中等度
1cm以上にわたる腫瘍と被膜との接触	低

表3　精囊浸潤の所見

- T2強調像における精囊内の限局性またはびまん性の低信号
- 精囊内の異常な造影効果
- 精囊内の拡散制限
- 前立腺底部と精囊の間の角度の鈍化
- 精囊への前立腺腫瘍の直接進展

鑑別診断のポイント

　昨今のPSA検診の普及によって，たとえ術後の病理で"被膜外浸潤あり"と診断された病変であっても，その程度は微細（microinvasion）で，術前のMRIによる被膜外浸潤の判定に難渋する症例（1cm以上にわたる腫瘍と被膜との接触を示すことが多い）が増加している．しかしながら，被膜外浸潤が陽性であっても術後の切除断端が陰性であれば，その腫瘍の根治性は担保されるため，治療前に正確な腫瘍の局在と被膜外浸潤の確信度を泌尿器科医に伝え，それに応じて切除範囲を決定することがきわめて重要である．

> **NOTE**
>
> **❶【前立腺被膜】**
> 　組織学的に前立腺被膜，すなわち線維性被膜は存在しないので，病理学的に前立腺外の脂肪組織への腫瘍細胞の浸潤によってT3aと診断される．また，以前使われていた被膜外浸潤（extracapsular extension；ECE）は，前立腺外進展（extraprostatic extension；EPE）に改称された．
>
> **❷【高分解能T2強調像】**
> 　2Dのfast spin echo法を用いて，スライス厚3mm（ギャップ0mm），面内の分解能を0.7mm以下（位相エンコード方向）×0.4mm以下（周波数エンコード方向）で撮像したT2強調像のこと[3]．

参考文献

1) 玉田　勉，木戸　歩，山本　亮・他：Ⅵ. PI-RADS Section Ⅴ. 前立腺癌の病期診断．INNERVISION 31: 53-64, 2016.
2) Brierley JD, Gospodarowicz MK, Wittekind C (ed), UICC日本委員会TNM委員会（訳）；TNM悪性腫瘍の分類，第8版．金原出版，p.191-192, 2017.
3) Weinreb JC, Barentsz JO, Choyke PL, et al: PI-RADS prostate imaging-reporting and data system: 2015, version 2. Eur Urol 69: 16-40, 2016.
4) Barentsz JO, Richenberg J, Clements R, et al: ESUR prostate MR guidelines 2012. Eur Radiol 22: 746-757, 2012.

前立腺の生検後変化
post-biopsy changes of prostate

玉田 勉

● **症例1**：70歳代．検診で高PSA血症（12.40ng/m*l*）を指摘．

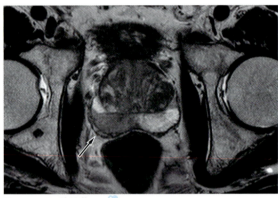

図1-A　T2強調像　**KEY**

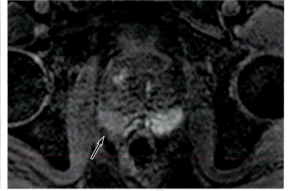

図1-B　脂肪抑制T1強調像　**KEY**

● **症例2**：60歳代．検診で高PSA血症（13.09ng/m*l*）を指摘．生検の結果，左辺縁域の前立腺癌と診断．

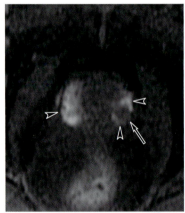

図2-A　脂肪抑制T1強調像　**KEY**

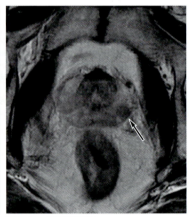

図2-B　T2強調像

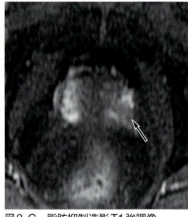

図2-C　脂肪抑制造影T1強調像
　　　　（早期相）

画像の読影

【症例1】 T2強調像で右辺縁域に明瞭な低信号域を認め（図1-A；→），前立腺癌が疑われる所見である．しかし，同部位は対側の辺縁域とともに，T1強調像で生検後の出血に相当するびまん性の高信号域が認められ（図1-B；→），偽病変であることがわかる．

前立腺全摘術が施行され，同部位に明らかな前立腺癌は検出されなかった．

【症例2】 T1強調像で，両側辺縁域に生検後の出血に相当する高信号域が認められる（図2-A；▸）．T2強調像では，左辺縁域に7.2mm大の低信号病変が認められる（図2-B；→）．同部位はT1強調像でも低信号を示し（図2-A；→），出血を示さない領域であることがわかる．同病変はダイナミック・スタディで早期濃染を示している（図2-C；→）．

前立腺の生検後の出血に関する一般的知識と画像所見

生検後の出血による影響は，近年の前立腺生検本数の増加によって，約8週間程度は持続するとされている[1)2)]．ただし，出血が遷延する原因となるクエン酸（▶NOTE）は辺縁域に多く含まれるため，移行域の出血は比較的速やかに吸収される[1)]．

画像所見 生検後の出血部位がT2強調像で低信号を示し，前立腺癌と誤って診断することがあるため，特に生検後の症例では，必ずT1強調像と併せて評価する必要がある．

鑑別診断のポイント

生検後症例の前立腺癌の検出に際し，T1強調像で生検後の出血による高信号域内に低信号を示す部位が，T2強調像でも低信号を示した場合，そこを腫瘍とみなす"hemorrhage exclusion sign on T1-weighted prostate MR images"が，Barrettらによって報告されている[3)]．このように，生検後の症例におけるMRIの評価では，T1強調像による出血の程度を参照することがきわめて重要である．

NOTE 【前立腺MRSの評価におけるクエン酸について】

前立腺MR spectroscopy（MRS）の評価に利用される代謝産物は，2.6ppmにピークがあるクエン酸と，3.2ppmにピークがあるコリンである．健常な前立腺の辺縁域には，2.6ppmの位置に抗凝固作用を有するクエン酸のピークが認められる一方，前立腺癌ではクエン酸ピークが低く，細胞膜の活性や細胞密度の上昇を反映するコリンピークが高くなるのが特徴である．

参考文献

1) Tamada T, Sone T, Jo Y, et al: Prostate cancer: relationships between postbiopsy hemorrhage and tumor detectability at MR diagnosis. Radiology 248: 531-539, 2008.
2) Qayyum A, Coakley FV, Lu Y, et al: Organ-confined prostate cancer: effect of prior transrectal biopsy on endorectal MRI and MR spectroscopic imaging. AJR 183: 1079-1083, 2004.
3) Barrett T, Vargas HA, Akin O, et al: Value of the hemorrhage exclusion sign on T1-weighted prostate MR images for the detection of prostate cancer. Radiology 263: 751-757, 2012.

前立腺生検後の動静脈瘻

arteriovenous fistula after prostate biopsy

黒木嘉典

●**症例1**: 50歳代．PSA高値（6.37ng/ml）にて経直腸的前立腺生検後（生検本数12本），病理学的に前立腺癌と診断され，術前精査目的でダイナミックCTを施行．

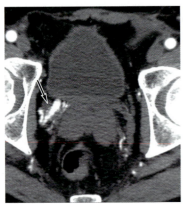
図1-A　ダイナミックCT（動脈相）

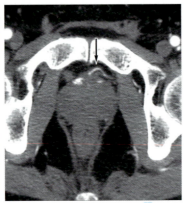
図1-B　ダイナミックCT（動脈相）

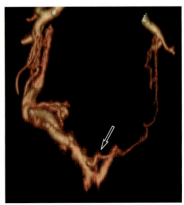
図1-C　3D VR像（動脈相）

●**症例2**: 70歳代．PSA高値（8.26ng/ml）にて経直腸的前立腺生検後（生検本数12本），病理学的に前立腺癌と診断され，術前精査目的でダイナミックCTを施行．

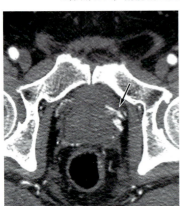
図2-A　ダイナミックCT（動脈相）

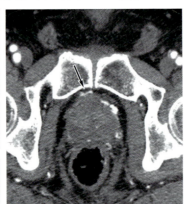
図2-B　ダイナミックCT（動脈相）

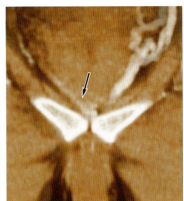
図2-C　partial MIP像（動脈相）

参考文献

1) Chen JK, Johnson PT, Fishman EK: Diagnosis of clinically unsuspected posttraumatic arteriovenous fistulas of the pelvis using CT angiography. AJR 188: W269-W273, 2007.
2) Villani U, Leoni S: Massive pelvic arteriovenous fistula. Eur Urol 7: 51-52, 1981.
3) Laurian C, Leclef Y, Gigou F, et al: Pelvic arteriovenous fistulas: therapeutic strategy in five cases. Ann Vasc Surg 4: 1-9, 1990.
4) 黒木嘉典，新村友季子，新村眞司・他：前立腺針生検後の骨盤内動静脈瘻の検討．第106回日本泌尿器科学会総会会議録．p.136, 2018.

画像の読影

【症例1】 前立腺ダイナミックCTの動脈相にて，前立腺の右外側～右腹側にかけて拡張した脈管が造影・描出され（図1-A；→），骨盤内動静脈瘻と診断された．前立腺腹側にて，動静脈瘻に流入する左内腸骨動脈の分枝が認められ（図1-B, C；→），両側から血流が供給されていることがわかる．本例では，術中出血量が1,400mlと平均（50ml）よりも著明に多く，手術時間が延長された．

【症例2】 前立腺ダイナミックCTの動脈相にて，前立腺の左外側に拡張した脈管が造影・描出され（図2-A；→），骨盤内動静脈瘻と診断された．症例1と同様に，前立腺腹側（特に尖部レベル）にて動静脈瘻に流入する右内腸骨動脈の分枝が認められ（図2-B, C；→），両側から血流が供給されていることがわかる．本例では，術者は動静脈瘻の存在を術前から認識しており，術中出血量は300mlとやや多かったが，手術は安全に完遂された．

前立腺生検後の動静脈瘻の一般的知識と画像所見

骨盤内の動静脈瘻は，先天性・外傷性にかかわらず非常に稀で，外傷性では刺傷や銃外傷がその原因として知られている[1)～3)]．この一般には稀と考えられていた動静脈瘻が，安全かつ前立腺癌の診断には欠かせない前立腺生検後に比較的高率に認められることは，画像診断医として十分認識しておく必要がある．自験例の検討では，前立腺生検症例の24.5%に動静脈瘻が認められ，その中で両側から血流が供給される症例が全体の8.6%であった[4)]．特に，両側から血流が供給される動静脈瘻の存在は，前立腺全摘術中の大量出血・手術時間延長のリスクファクターとなりうるために，術前情報として重要である．ただし，両側から血流が供給される動静脈瘻であっても，術者が術前にその存在を把握することで，手術のcontra-indication（禁忌）とはならず，十分安全に手術を施行することができる．

画像所見 前立腺を対象としたダイナミックCTの動脈相で動静脈瘻が造影される．動静脈瘻に血流を供給する動脈は内腸骨動脈系であるが，これを同定することが重要である．特に血流供給が両側からなのか，片側からなのかを術前情報として把握する必要がある．

鑑別診断のポイント

前立腺周囲には様々な静脈叢が発達しており，これらと動静脈瘻を鑑別するためには，前立腺周囲の脈管描出を目的としたダイナミックCTを施行する必要がある．現在の前立腺癌の診断と治療のフローは，前立腺特異抗原（prostate specific antigen；PSA）のスクリーニングなどで発見された疑わしい症例をmulti-parametric MRIにて精査し，生検が必要な症例を層別化するという傾向になりつつある．

multi-parametric MRIでのダイナミック・スタディは動静脈瘻の十分な検出能力を有するが，前立腺生検前の施行であるために検出に寄与しない．前立腺癌術前診断目的のダイナミックCTにて動静脈瘻を検出し，さらに血流供給を把握した上で術者に情報を提供することが求められる．

前立腺癌の治療後変化（手術，ホルモン療法，放射線治療）と合併症

吉田理佳，吉廻 毅

● **症例1**：70歳代．PSA 9.0ng/m*l*，前立腺癌（T2aN0M0，Gleason score 3＋4）に対して強度変調放射線治療（IMRT）およびホルモン療法1年後．

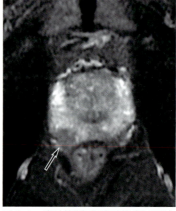
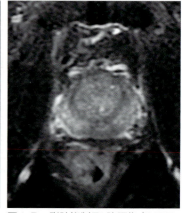

図1-A　脂肪抑制T2強調像（治療前）　　図1-B　脂肪抑制T2強調像（IMRTおよびホルモン療法1年後）

● **症例2**：70歳代．前立腺癌に対してロボット支援腹腔鏡下前立腺全摘除術（RALP or RARP）施行後．

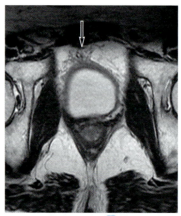
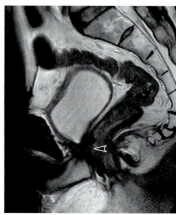

図2-A　T2強調像　　図2-B　T2強調矢状断像

● **症例3**：70歳代．前立腺癌に対してロボット支援腹腔鏡下前立腺全摘除術（RALP or RARP）施行7日後．

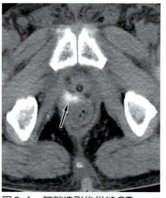
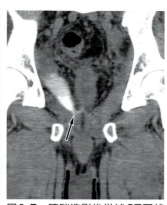

図3-A　膀胱造影後単純CT　　図3-B　膀胱造影後単純CT冠状断像

画像の読影

【症例1】 治療前の脂肪抑制T2強調像では，前立腺中部の高さ，右葉辺縁域に低信号を示す癌を認める（図1-A；→）．強度変調放射線治療（intensity modulated radiation therapy；IMRT）およびホルモン療法1年後の脂肪抑制T2強調像（図1-B）では，前立腺のサイズは縮小し，癌は同定できない．また，外科的被膜や内腺域，辺縁域のzonal anatomyは不明瞭化している．

【症例2】 限局性前立腺癌に対して，ロボット支援腹腔鏡下前立腺全摘除術（robot-assisted laparoscopic radical prostatectomy；RALP or RARP）を施行後．前立腺と精嚢が摘除され，尿道と膀胱を吻合後の画像である．開腹手術よりも操作による侵襲が少ないので，恥骨－膀胱間の脂肪織が保たれ，明瞭に描出されている（図2-A；→）．また膀胱は下降している．膀胱－直腸間では，手術操作のため脂肪織が不明瞭となり，T2強調矢状断像で線維化と考えられる低信号域が確認される（図2-B；▶）．

【症例3】 ロボット支援腹腔鏡下前立腺全摘除術（RARP）施行7日後，膀胱造影後単純CTでは，縫合不全のため，膀胱尿道吻合部右後外側から造影剤の漏出を認める（図3-A, B；→）．膀胱留置カテーテルの長期留置にて改善が得られた．

前立腺癌の治療後変化（手術，ホルモン療法，放射線治療）と合併症の一般的知識

PSA（prostate specific antigen）の半減期は3.15日といわれており，全摘除術後約3週間～1か月で検出できなくなる[1]．全摘除術後もPSAが検出できる場合は，腫瘍や前立腺組織の残存を示す．

鑑別診断のポイント

治療内容および手術術式に応じた画像評価が必要である．内分泌療法（ホルモン療法）では前立腺，精嚢のサイズが縮小し[2]，特に辺縁域の縮小が目立つ[3]．また，外照射，IMRT，密封小線源挿入療法後を含む放射線療法でも前立腺，精嚢のサイズは縮小し，T2強調像でびまん性に信号が低下を示し，前立腺内部のzonal anatomy（辺縁域，移行域，中心域）が不明瞭化する．前立腺癌は縮小し，被膜の不整や被膜外浸潤も軽減するといわれている[2]．

前立腺癌の術後合併症には，尿失禁，性機能障害，リンパ嚢腫，膀胱－尿道吻合部の問題（leakage, urinoma, 吻合部狭窄）などがある．尿漏出は膀胱－尿道吻合部の後外側に生じやすいとされる（図3）[4] [5]．膀胱－尿道吻合部狭窄は，吻合部からの漏れに対処するためのカテーテル留置期間との関連はないとされている[6]．

参考文献

1) Sciarra A, Panebianco V, Salciccia S, et al: Role of dynamic contrast-enhanced magnetic resonance (MR) imaging and proton MR spectroscopic imaging in the detection of local recurrence after radical prostatectomy for prostate cancer. Eur Urol 54: 589-600, 2008.
2) Vargas HA, Wassberg C, Akin O, et al: MR imaging of treated prostate cancer. Radiology 262: 26-42, 2012.
3) Chen M, Hricak H, Kalbhen CL, et al: Hormonal ablation of prostatic cancer: effects on prostate morphology, tumor detection, and staging by endorectal coil MR imaging. AJR 166: 1157-1163, 1996.
4) Park R, Martin S, Goldberg JD, et al: Anastomotic strictures following radical prostatectomy: insights into incidence, effectiveness of intervention, effect on continence, and factors predisposing to occurrence. Urology 57: 742-746, 2001.
5) Borboroglu PG, Sands JP, Roberts JL, et al: Risk factors for vesicourethral anastomotic stricture after radical prostatectomy. Urology 56: 96-100, 2000.
6) Berlin JW, Ramchandani P, Banner MP, et al: Voiding cystourethrography after radical prostatectomy: normal findings and correlation between contrast extravasation and anastomotic strictures. AJR 162: 87-91, 1994.

前立腺肉腫とSTUMP
prostatic sarcoma and STUMP

山下康行, 樹 靖

● **症例1**: 40歳代. 尿閉を主訴に来院. 直腸指診で手拳大, 弾性硬, 表面不整な腫瘤を触知. PSA値は0.9ng/m*l*.

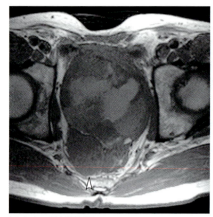

図1-A　T1強調像

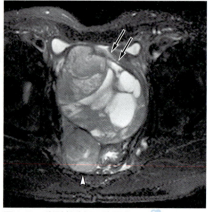

図1-B　脂肪抑制T2強調像

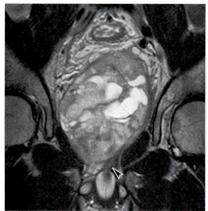

図1-C　T2強調冠状断像

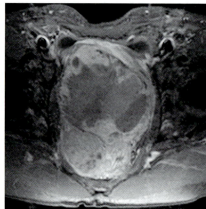

図1-D　脂肪抑制T1強調像

画像の読影

【症例1】　前立腺に相当する位置に, MRIのT1強調像(図1-A), T2強調像(図1-B)で低信号と高信号が混在する巨大な腫瘤を認める. この腫瘤と連続して, 右背側に突出する腫瘤も認める(図1-A, B；▷). 造影効果は辺縁部に強く, 中心部はほとんど造影されず(図1-D), 壊死が示唆される. 前立腺部尿道(図1-B；→)と膜様部尿道(図1-C；▶)は大きく左へ偏位している. 通常の癌であれば, 前立腺内に広がることによる尿道の狭窄はありうるが, 前立腺の中心を走行する尿道の偏位は本例ほどではなく, 前立腺被膜などから生じ, 前立腺が層構造を残して左側へ偏位した状態と考えられる. また, 不均一な信号や中心壊死を示唆する造影効果の不良などにより, 通常の癌よりも肉腫が疑われ, 剖検で平滑筋肉腫が確認された.

【症例2】　T2強調矢状断像(図2-A)で前立腺(P)の背側から精囊(SV)を前方および左右に圧排する境界明瞭な多房性の腫瘤を認める(→). MRIのT1強調像で高信号を認めること

● **症例2**：50歳代．検診でPSA高値を指摘（21.4ng/m*l*）．自覚症状は特にない．

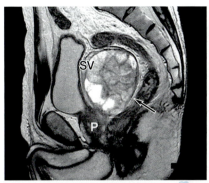
図2-A　脂肪抑制T2強調矢状断像

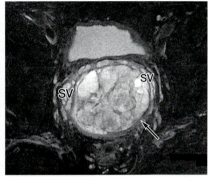
図2-B　T2強調像

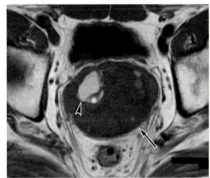
図2-C　T1強調像

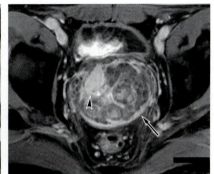
図2-D　脂肪抑制造影T1強調像

より（図2-C，D；▶），腫瘤内に出血を伴っていることが示唆される．内部信号のパターンは図1に類似する．手術後の病理でSTUMPと診断された．

前立腺肉腫とSTUMPの一般的知識と画像所見

　前立腺肉腫はきわめて稀で，全前立腺腫瘍の0.1～0.2％を占めるに過ぎず，1/3は小児例が占め，その大半は横紋筋肉腫である．成人では平滑筋肉腫の頻度が高い[1)2)]．一方，前立腺固有間質由来の腫瘍はさらに稀であり，報告例も少ない．2004年のWHO分類ではstromal tumor of uncertain malignant potential（STUMP）と stromal sarcoma（SS）に分類されている[1)]．

　前立腺平滑筋肉腫は50歳以下が過半数を占め，初診時に肺や肝に転移を認めることも多く，根治手術に代わる有効な治療法が確立されていない．予後は不良で，1年以内に死亡する症例は50％以上である．PSA値は上昇していないことが多い．

　前立腺STUMPは中年男性にみられ，臨床症状は腫瘍増大による排尿症状が主なものであり，血清PSA値は図2のように上昇を示すものもあるが，正常であることが多い．症状としては排尿困難や頻尿，尿閉などの排尿症状が多く，腫瘍径は19～100mm（中央値60mm）であった[4)]．Hossainらは悪性転化の可能性はなく良性の経過をたどるとしているが[5)]，Herawiらの報告ではSS 14例のうち7例がSTUMPから悪性転化したものであった[6)]．これらは経尿道的切除術（transurethral resection；TUR）や放射線治療など姑息的治療の後に悪性転化を示していることから，初回から積極的な外科治療を考慮すべきとの考えがあ

る．確立された治療法はないが，根治的前立腺摘除術が選ばれることが多い．

画像所見 前立腺肉腫の画像所見は多くは非特異的であるが[3]，発見時の腫瘍径は8cm台のことが多く，前立腺外に進展することも多い．周囲臓器に対して圧排性に発育し，偽被膜を有することもある．T2強調像では内部構造が不均一で，壊死に伴う囊胞を認めることも多い．T1強調像で出血による高信号を認めることもある．ADC値は低く，FDGの強い取り込みもみられる．

STUMPの画像の報告は少ないが，"British Journal of Radiology（BTR）"のcase reportは図2に酷似している[7]．

鑑別診断のポイント

通常の前立腺癌や，あるいは前立腺肥大症などが鑑別に挙げられる．前立腺肉腫およびSTUMPは発見時に腫瘍径が大きなことが多く，発生臓器の同定が困難なことが多い．癌との鑑別が最も問題となるが，年齢が比較的若い場合（50歳以下），PSA値上昇があまりみられない場合，MRIで内部構造が不均一な場合，前立腺外に圧排性に発育する場合，初診時に骨ではなく肺などに転移を認める場合などに前立腺肉腫が疑われる．その場合には腫瘍と腺内の辺縁域，移行域，中心域の位置関係や，周囲構造（精囊，精管，膀胱，直腸，周囲静脈叢，神経）が正常大に同定できるか，特異的な信号強度を有していないか（脂肪，血腫，粘液基質，flow void）などを丹念に観察する必要がある．

一方，若年者では横紋筋肉腫の頻度が高い（p.292-293参照）．その他，前立腺には平滑筋肉腫以外に他の組織型の腫瘍（▶NOTE）も発生しうるが，きわめて稀である．

NOTE 【通常の前立腺癌以外の前立腺腫瘍性病変（代表的なもの）】

上皮由来病巣：類内膜腺癌，粘液癌，小細胞癌，移行上皮癌，葉状腫瘍
造血器系由来：悪性リンパ腫，白血病
間葉系由来：平滑筋腫，平滑筋肉腫，横紋筋肉腫，褐色細胞腫，solitary fibrous tumor，
　　　　　　滑膜肉腫
神経系：神経鞘腫，悪性末梢神経鞘腫（MPNST）
転移

参考文献

1) Cheville J, Cheng L, Algaba F, et al: Tumours of the prostate: mesenchymal tumours. *In* Eble JN, Sauter G, Epstein JI, et al (eds); World Health Organization Classification of Tumours. Pathology and Genetics of Tumours of the Urinary System and Male Genital Organs. IARC Press, Lyon, p.209-211, 2004.
2) Cheville JC, Dundore PA, Nascimento AG, et al: Leiomyosarcoma of the prostate. Report of 23 cases. Cancer 76: 1422-1427, 1995.
3) Andreou A, Whitten C, MacVicar D, et al: Imaging appearance of sarcomas of the prostate. Cancer Imaging 13: 228-237, 2013.
4) 稲垣裕介，福田聡子，井上 均・他：前立腺 stromal tumors of uncertain malignant potential（STUMP）の1例．泌尿紀要 61: 245-248, 2015.
5) Hossain D, Meiers I, Qian J, et al: Prostatic stromal hyperplasia with atypia: follow-up study of 18 cases. Arch Pathol Lab Med 132: 1729-1733, 2008.
6) Herawi M, Epstein JI: Specialized stromal tumors of the prostate: a clinicopathologic study of 50 cases. Am J Surg Pathol 30: 694-704, 2006.
7) Muglia VF, Saber G, Maggioni G Jr, et al: MRI findings of prostate stromal tumour of uncertain malignant potential: a case report. Br J Radiol 84: e194-e196, 2011.

前立腺肥大症
benign prostatic hyperplasia (BPH)

樋 靖

● 症例1： 60歳代．PSA 7.6ng/ml．

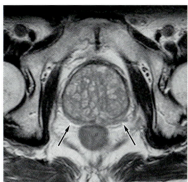
図1-A　T2強調像

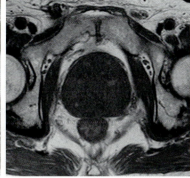
図1-B　T1強調像

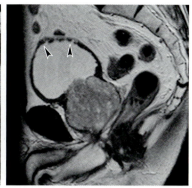
図1-C　T2強調矢状断像

● 症例2： 50歳代．PSA 8.3ng/ml．

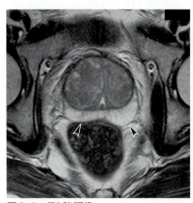
図2-A　T2強調像

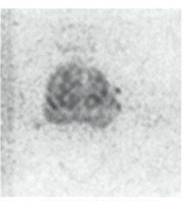
図2-B　拡散強調像（白黒反転画像，b＝1,000s/mm²）

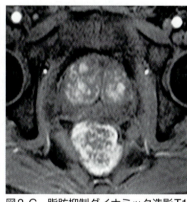
図2-C　脂肪抑制ダイナミック造影T1強調像（動脈優位相）

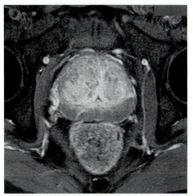
図2-D　脂肪抑制造影T1強調像（後期相）

画像の読影

【症例1】　MRIのT2強調像(図1-A)，T1強調像(図1-B)で前立腺が腫大しており，移行域の腫大が主で高信号と低信号の領域が混在している．辺縁域は圧排され菲薄化しており，信号も低下している(図1-A；→)．矢状断像では，腫大した移行域は腹側のみならず頭側にも膨隆している．膀胱壁には全周性に肉柱形成が認められ(図1-C；►)，膀胱流出障害があることがわかる．

【症例2】　MRIのT2強調像で前立腺移行域の腫大はあるが，辺縁域の高信号(図2-A；►)は保たれている．拡散強調像(図2-B)では移行域内部で多少の信号差はあるが，著しい拡散能の低下はない．ダイナミック造影動脈優位相(図2-C)で移行域内に早期に造影される領域があるものの，後期相(図2-D)でのwashoutははっきりしない．

前立腺肥大症の一般的知識と画像所見

前立腺肥大症(肥大結節)の主たる発生母地としては，移行域と尿道周囲腺があり，発生した領域により形態が異なる[1]．移行域が腫大した場合，腺内の圧力が増し，尿道を左右方向から圧排する形になる．この時，前立腺背側から外側を取り巻く被膜は容易には伸びず，腺内の圧力が高まり辺縁域は圧迫され菲薄化する．一方，前線維筋間質は弾性力に乏しく，移行域に圧迫されるがままとなり，前立腺前方に膨隆しやすい．もし，膀胱頸部側が弱い時には，前方に突出する代わりに，頭側へ膨隆する．尿道後壁側の尿道周囲腺が腫大した場合は，尿道を背側から圧排し，内尿道口背側部から膀胱内へ突出する形をとる(いわゆる中葉肥大)．稀に，辺縁域内にも肥大結節が生じることがあり，T2強調像で低信号を呈する被膜様構造をもつことが典型的とされている(p.328 図7参照)．

画像所見　前立腺肥大症の診断に用いられる代表的な画像検査は超音波検査であり，MRIは前立腺肥大症の評価には必須とはされていない．しかし，PSAが高値を示した場合，前立腺局所評価のためにMRIが選択される．

前立腺肥大結節は腺成分と筋・間質成分が混在しているため，多くの場合，T2強調像で低信号域と高信号域が混在する．腺成分の領域は，T2強調像で高信号，造影像では軽度増強され，プロトンMR spectroscopy(MRS)ではクエン酸が豊富である．筋・間質成分が主となる領域は，T2強調像で低信号が主で，造影像では腺成分の領域よりも高い造影効果を呈する．プロトンMRSではクエン酸は乏しいが，コリンやクレアチンのピーク高さは健常領域と同等である[2] (p.326 図4参照)．なお，前立腺肥大症により膀胱流出障害を生じている場合には，様々な程度の膀胱壁肥厚(肉柱形成)や憩室を観察できる．

圧排された辺縁域は，導管の閉塞による炎症を生じ，T2強調像で低信号に変化することがあり，辺縁域由来の癌との鑑別が必要になる．楔状の形態を呈する場合や，mass effectを伴わないびまん性に広がる低信号域は，良性病変の可能性が高い．

鑑別診断のポイント

移行域内に生じた癌との鑑別が求められる．T2強調像で低信号の腫瘍が前線維筋間質や外科的被膜など解剖構造を破壊している場合には，癌が疑われる．しかし，純粋に肥大症の内部に小さい癌が偶然生じた場合は，診断が困難である．PSA値が高く癌の存在が強く疑われる場合には，ダイナミックMRIや拡散強調像で追加情報を得ておき，疑わしい領域を生検する．

> **NOTE** 【前立腺肥大症の治療】
>
> **1) 薬物治療**
>
> 　前立腺肥大が尿の通過障害を引き起こす原因として，①前立腺の平滑筋に対する交感神経の緊張が亢進して前立腺（平滑筋）が収縮し，尿道を圧迫することによるものと，②肥大した前立腺が物理的に尿道を圧迫して，尿流を悪くすることによるものがある．
>
> 　このようなメカニズムに応じて，大別して2種類の薬剤が用いられる．前者が主な原因の場合，α遮断薬で前立腺平滑筋を弛緩し（緩め）尿道の圧迫を解除して，尿流を改善する．後者が原因の場合は，抗男性ホルモン剤で前立腺を小さくして，前立腺肥大による尿道の物理的な圧迫を軽減する．
>
> **2) 手術治療**
>
> 　薬物治療を行っても症状の十分な改善が得られない場合や，前述したような肉眼的血尿，尿路感染，尿閉を繰り返す場合，あるいは膀胱に結石が形成されたり，腎機能障害が発生した場合には手術が選択される．100g（ml）を超えるような巨大な前立腺肥大の場合には，開腹手術によって肥大した前立腺を摘出することがあるが，通常は，内視鏡手術が標準的な手術である．最近新しい技術が開発最近では，レーザーを用いた，新しい内視鏡手術も行われる．
>
> **a. 経尿道的前立腺切除術（transurethral resection of prostate；TUR-P）**
>
> 　最も標準的な治療で，尿道から内視鏡を挿入し，内視鏡の先端に装着した切除ループに電流を流し（電気メスと同じ），肥大した前立腺を尿道側から切除する方法である．前立腺切除は，少しずつ切除して，肥大した前立腺（内腺）を完全にくり抜くように切除する．
>
> **b. ホルミウムレーザー前立腺核出術（holmiumu laser enucleation of prostate）**
>
> 　尿道から内視鏡を挿入し，レーザーを照射しながら，肥大した前立腺（内腺）と外腺の間を剥離して，内腺の部分を塊としてくり抜く．くり抜いた内腺は，膀胱の中で細かく砕いて，吸引して取り出す．最近広まりつつある手術方法で，大きい前立腺肥大に対しても少量の出血で施行可能である．
>
> **c. 光選択的レーザー前立腺蒸散術（photoselective vaporization of the Prostate by KTP laser；PVP）**
>
> 　尿道から挿入した内視鏡下に高出力のレーザーを照射して，肥大した内腺を蒸散（蒸発）させながら切除する．非常に出血量が少なく，大きな前立腺肥大にも施行可能で，術後の尿道へのカテーテル留置期間も短い利点がある．
>
> **d. 経尿道的マイクロ波高温度治療術（transurethral microwave thermotherapy；TUMT）**
>
> 　低侵襲治療であり，尿道から挿入したカテーテルからマイクロ波を発射し，前立腺組織を熱によって壊死させることにより前立腺内腺を縮小する．TURPと同程度の治療効果があるが，再手術率が高いという報告もある．
>
> **e. 尿道ステント（urethral stent）**
>
> 　前立腺により圧迫された尿道にステントを留置する方法で，内視鏡操作で行う．侵襲は低く，安全性も高いが，合併症も多いため，全身状態が不良な場合や，手術が困難な場合のみ施行される．
>
> **3) 保存治療**
>
> 　水分を摂り過ぎない，コーヒーやアルコールを飲み過ぎない，刺激性食物の制限，便通の調節，適度な運動，長時間の座位や下半身の冷えを避けるなどの生活上の注意は，前立腺肥大症の症状緩和に役立つ．症状や合併症のない前立腺肥大症は治療の必要はなく，定期的な経過観察を行う．
>
> 　　　　　　　　　　　　　　　　　　　　　　　　　　　　　　　　　　　　　（山下康行）

◆参考文献◆

1) Wasserman NF: Benign prostatic hyperplasia: a review and ultrasound classification. Radiol Clin North Am 44: 689-710, 2006.
2) Noworolski SM, Henry RG, Vigneron DB, et al: Dynamic contrast-enhanced MRI in normal and abnormal prostate tissues as defined by biopsy, MRI, and 3D MRSI. Magn Reson Med 53: 249-255, 2005.

前立腺嚢胞腺腫
prostatic cystadenoma

竹山信之，佐々木春明

● **症例**：60歳代．排尿障害，尿閉にて近医受診，経直腸エコーで前立腺腫大・巨大嚢胞を指摘．PSAは低値．

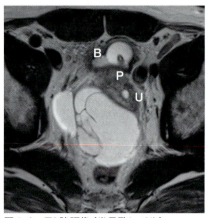

図1-A　T2強調像（坐骨孔レベル）

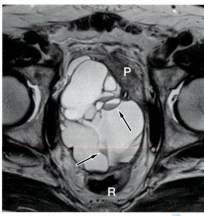

図1-B　T2強調像（臼蓋レベル）

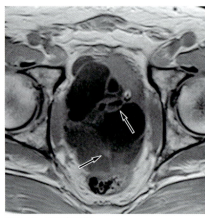

図1-C　T1強調像

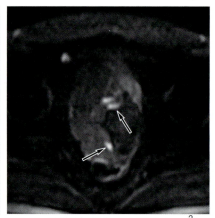

図1-D　拡散強調像（b＝1,800s/mm^2）

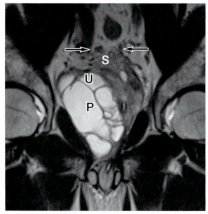

図1-E　T2強調冠状断像

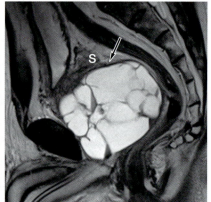

図1-F　T2強調矢状断像

画像の読影

骨盤部正中から右側では，巨大な多房性囊胞性腫瘍が認められる．T2強調像（図1-A，B）では，膀胱（B）は病変腹側へ，直腸（R）は背側に位置している．尿道カテーテルが挿入されている前立腺（P）は，左頭側へ偏位している．前立腺小室囊胞（U）が描出されるが，病変との連続性はない．病変内に多数の隔壁，辺縁に被膜様構造が認められる．内部液体はT2強調像で高信号，T1強調像（図1-C）で中等度～低信号である．一部がT1強調像で軽度高信号域（図1-C；→），T2強調像では液面形成を示す低信号域（図1-B；→），拡散強調像で高信号（図1-D；→）を示す．出血性もしくは高粘稠度液体が考えられる．T2強調冠状断像（図1-E）では，前立腺小室囊胞（U）・精囊（S）・輸精管（→）が病変と離れている．T2強調矢状断像では，前立腺外腺辺縁から連続すると考えられるbeak sign（図1-F；→）が認められる．

前立腺全摘術が施行され，前立腺囊胞腺腫であることが確認された．

前立腺囊胞腺腫の一般的知識と画像所見

前立腺囊胞腺腫は，病理学的には，線維性間質に囊胞拡張した前立腺腺組織から構成される良性腫瘍である（▶NOTE）．サイズ，多房性囊胞，軟部腫瘤から腫瘍性と判定される[1]．平均14cm（9～45cm），有茎性もしくは前立腺内病変を示す．症状は尿閉や腹部腫瘤触知である．罹患年齢は様々で，23～80歳まで（平均47歳）報告がある．prostate specific antigen（PSA）値は上昇することが多い．診断は，手術もしくは生検で行われる[2]．前立腺由来かどうかは，囊胞上皮細胞のPSA染色陽性にて確定する．囊胞吸引では出血性液体や単球が検出され，悪性細胞は検出されない．

 様々な大きさの多房性囊胞を反映して，囊胞液体はT2強調像で高信号を示すが，出血が混在すると様々な信号・液面形成を示す．T1強調像ではムチンや出血成分により様々な信号を示す．隔壁，外層壁，充実性成分は間質成分を反映して，T2強調像にて等信号で，ADC値は軽度低値・造影効果を示す．腫瘤の膀胱背側・直腸前レベルに位置し，巨大になると膀胱レベルでの骨盤全体を占拠する．mass effectを生じるが近隣臓器への浸潤はない．巨大，多房性，被膜形成という点から前立腺癌と区別される．

鑑別診断のポイント

前立腺肥大結節の囊胞変性，前立腺肥大結節のphyllodes variant，囊胞性の前立腺癌，前立腺肉腫，平滑筋肉腫，Müllerian duct cyst，精囊囊胞，前立腺小室囊胞，腹膜中皮腫などが鑑別対象となる．囊胞腺癌は画像では鑑別できないが，内部に造影される充実性腫瘤がないことや，骨盤部臓器に浸潤傾向を示さないことで診断される．

> **NOTE** 【WHO分類における前立腺囊胞腺腫】
> 2016年出版のWHO classification of the tumors of prostateにおいては，前立腺囊胞腺腫は，miscellaneousもしくはmixed epithelial and stromal tumorsに分類される[3]．

参考文献

1) Hauck EW, Battmann A, Schmelz HU, et al: Giant multilocular cystadenoma of the prostate: a rare differential diagnosis of benign prostatic hyperplasia. Urol Int 73: 365-369, 2004.
2) Baad M, Ericson K, Yassan L, et al: Giant multilocular cystadenoma of the prostate. RadioGraphics 35: 1051-1055, 2015.
3) Compérat E, Pan CC, Tan PH, et al: Miscellaneous tumours. In Moch H, Humphrey PA, Ulbright TM, et al (eds); WHO classification of tumours of the urinary system and male genital organs. IARC Press, Lyon, p.179, 2016.

前立腺の稀な腫瘍
rare prostate tumor

上野嘉子

● **症例1**：70歳代．前立腺癌（低分化腺癌，cT3b）にて内分泌療法中．血清PSA 0.04ng/mlと正常範囲内（治療前11ng/ml）にもかかわらず血尿，尿閉症状あり．血清NSE（neuron-specific enolase）162.8ng/mlと高値．

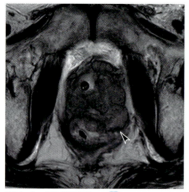 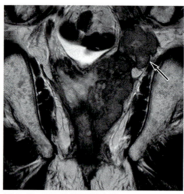 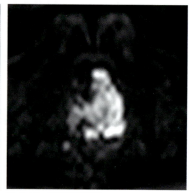

図1-A　T2強調像　　　　図1-B　T2強調冠状断像　　　　図1-C　拡散強調像（b＝2,000s/mm²）

● **症例2**：40歳代．鼻腔の悪性リンパ腫の精査中，PET-CTで前立腺に異常信号を指摘された．血清PSA 1.3ng/ml，正常範囲内．

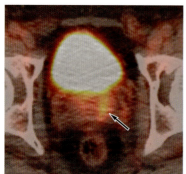 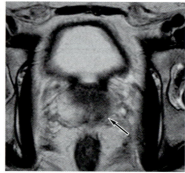 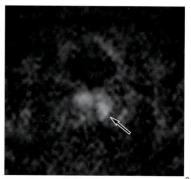

図2-A　FDG-PET/CT　　　図2-B　T2強調像　　　　図2-C　拡散強調像（b＝2,000s/mm²）

画像の読影

【症例1：小細胞癌】　前立腺は，MRIのT2強調像（図1-A，B）で不均一に低～高信号，拡散強調像（図1-C）で強い高信号，ADC map（非提示）で低信号を示す分葉状の腫瘤で置き換わっており，直腸外膜への浸潤がみられる（図1-A；▶）．また，左内腸骨リンパ節が腫大しており，転移が疑われる（図1-B；→）．およそ1年前の初回MRI（非提示）と比べて，病勢増悪と考えられた．再生検の結果，小細胞癌（一部腺癌も混在）と診断．全身CTでは多数の骨転移も認められた（非提示）．

【症例2：悪性リンパ腫】　前立腺底部レベルの左葉辺縁域に，FDG-PET/CTで集積亢進がみられる（図2-A；→）．同部はMRIのT2強調像で低信号（図2-B；→），拡散強調像で高信号を示し（図2-C；→），ダイナミックMRI早期相で濃染がみられる（非提示）．生検の結果，続発性悪性リンパ腫（NK-T cell lymphoma，鼻腔原発）と診断された．

前立腺の稀な腫瘍の一般的知識と画像所見

1) 小細胞癌

前立腺小細胞癌は，前立腺原発悪性腫瘍の0.5～2%に認められる比較的稀な疾患であり[1]，2016年WHO分類の神経内分泌腫瘍に含まれる（▶NOTE）[2]．組織学的に，①純粋な小細胞癌，②小細胞癌/腺癌混合癌，③初診時腺癌であったが経過中に神経内分泌変化（neuroendocrine differentiation；NED）により小細胞癌に変化した病態，の3パターンに分類され，それぞれの頻度は①35.4%，②17.7%，③46.9%と報告されている[3]．症例1は初回から小細胞癌/腺癌混合癌であった可能性は否定できないものの，再生検で大部分の組織が小細胞癌であったことから，経過中にNEDを起こしたと考えられた．前立腺小細胞癌は悪性度が強く，発見された時には周囲臓器への浸潤や遠隔臓器，リンパ節への転移を伴っていることが多い．NEDを起こし小細胞癌に変化した場合も，きわめて進行が速く，予後不良と考えられている．血清PSA値の上昇はみられないことがほとんどであり，血清NSEおよびpro-GRPが腫瘍量や病勢を反映するとされる．シスプラチンなどによる化学療法が行われるが，いまだ根本的な治療法は確立されていない．

画像所見 画像所見のみでの診断は困難であるが，血清PSA値が上昇していないにもかかわらずサイズが大きく，浸潤傾向が高い前立腺病変をみた場合に鑑別に挙げられる．また前立腺癌の内分泌治療中，血清PSA値と臨床症状の乖離がみられた場合には，NEDを疑う必要がある．稀であるため画像所見の報告例は少ないが，我々の症例と同様，分葉状の形態を示したという報告がある[4]．また，病理学的に小細胞癌と診断された場合でも，他部位からの転移でないか，全身検索する必要がある．

2) 悪性リンパ腫

原発性，続発性とも悪性リンパ腫が前立腺に生じる頻度は低く，そのほとんどは非Hodgkinリンパ腫とされる[5]．血清PSA値は，症例2のように正常範囲内であることが多い．サイズが大きいものは尿閉を来し，発見されることがある．

画像所見 他部位のリンパ腫と同様に多様な像を示しうるが，原発性ではびまん性の前立腺腫大を来したという報告がみられる[5][6]．活動性病変はFDG集積亢進することが多いため，病期の決定や治療効果判定にPET-CTの有用性が報告されている[5]．

> **NOTE 【前立腺腫瘍のWHO分類】**
>
> 2016年のWHO分類では，前立腺に発生する腫瘍を，上皮性腫瘍，神経内分泌腫瘍，間葉系腫瘍，血液腫瘍性疾患，その他の腫瘍，転移性腫瘍に分類している[2]．

参考文献

1) Nadal R, Schweizer M, Kryvenko ON, et al: Small cell carcinoma of the prostate. Nat Rev Urol 11: 213-219, 2014.
2) Humphrey PA, Moch H, Cubilla AL, et al: The 2016 WHO classification of tumours of the urinary system and male genital organs-part B: Prostate and bladder tumours. Eur Urol 70: 106-119, 2016.
3) Yashi M, Terauchi F, Nukui A, et al: Small-cell neuroendocrine carcinoma as a variant form of prostate cancer recurrence: a case report and short literature review. Urol Oncol 24: 313-317, 2006.
4) Chang JM, Lee HJ, Lee SE, et al: Pictorial review: unusual tumours involving the prostate: radiological-pathological findings. Br J Radiol 81: 907-915, 2008.
5) Hu S, Wang Y, Yang L, et al: Primary non-Hodgkin's lymphoma of the prostate with intractable hematuria: a case report and review of the literature. Oncol Lett 9: 1187-1190, 2015.
6) Antunes AA, Dall'Oglio M, Srougi M: Primary lymphoma of the prostate: a rare cause of urinary obstruction. Int Braz J Urol 30: 410-412, 2004.

前立腺炎・膿瘍
prostatitis / prostatic abscess

樹 靖

● **症例1**：70歳代．PSA 5.7ng/m*l*．前立腺炎．

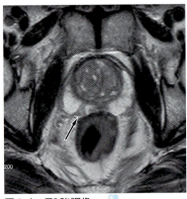
図1-A　T2強調像

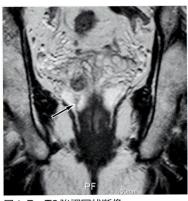
図1-B　T2強調冠状断像

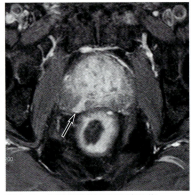
図1-C　脂肪抑制造影T1強調像

● **症例2**：50歳代．精巣腫瘍の脳転移，肺転移に対する化学療法後に発熱あり．CRP 18.8mg/*l*，白血球数 10,700/μ*l*．前立腺膿瘍．

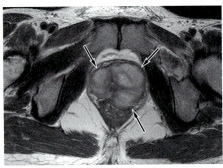
図2-A　T2強調像

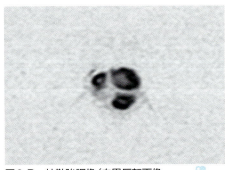
図2-B　拡散強調像（白黒反転画像，b＝800s/mm²）

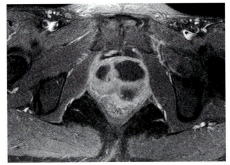
図2-C　脂肪抑制造影T1強調像

参考文献
1) Langer JE, Cornud F: Inflammatory disorders of the prostate and the distal genital tract. Radiol Clin North Am 44: 665-677, 2006.
2) Barozzi L, Pavlica P, Menchi I, et al: Prostatic abscess: diagnosis and treatment. AJR 170: 753-757, 1998.

画像の読影

【症例1】 MRIのT2強調像では，前立腺右辺縁域に楔形の低信号域を認める（図1-A；→）．T2強調冠状断像では内部に淡い高信号域を含み，複数の導管に沿った低信号域と考えられる（図1-B；→）．ダイナミックMRI（非提示）では早期の造影効果はなかったものの，その後に追加撮像したT1強調像では，病変部が緩徐に造影されている（図1-C；→）．前立腺炎と診断し，経過観察となった．

【症例2】 MRIのT2強調像では，前立腺辺縁域および移行域内に高信号を呈する腫瘤構造を認める（図2-A；→）．これにより特に前立腺左葉は腫大している．拡散強調像（図2-B）で観察すると，高信号を呈していた腫瘤は著しい拡散低下域として描出される．造影T1強調像（図2-C）では内部に造影効果を認めず，厚い壁がよく造影されている．前立腺膿瘍の典型的な画像である．

前立腺炎・膿瘍の一般的知識と画像所見

前立腺炎の分類として，最近では米国National Institute of Health (NIH)分類が用いられることが多い（Ⅰ. 急性細菌性前立腺炎，Ⅱ. 慢性細菌性前立腺炎，Ⅲ. 慢性前立腺炎/慢性骨盤痛症候群，Ⅳ. 無症候性炎症性前立腺炎）．診断は前立腺マッサージ前後の検尿，直腸診所見，症状などにより行われる．前立腺管腔内への尿の逆流による感染，前立腺結石，下部尿路の閉塞性病変，前立腺液の前立腺間質内への漏出，自己免疫などが原因と考えられている[1]．膀胱癌の治療のために，BCG（Bacillus Calmette-Guérin）膀胱内注入療法を行っている場合には，前立腺内にBCGを含んだ尿が逆流し，結核性肉芽腫性前立腺炎を生じることがある．前立腺炎自体が画像診断の対象になることはないが，前立腺炎でもPSAが上昇するので，癌との鑑別のために炎症の画像についても知識が求められる．

画像所見 前立腺炎は主として辺縁域内に生じ，T2強調像で低信号を呈する．導管が炎症病巣の輪郭を形成していることが多く，境界が明瞭な線状〜楔形の形態を呈することが多い．炎症が高度になると組織を破壊することもあるが，その場合は癌との区別が困難になる．

また，糖尿病やステロイドの使用，HIV感染症，悪性疾患に対する化学療法後など，免疫力が低下している場合には，炎症が増悪し，膿瘍形成を生じることもある．直腸診では前立腺が腫大し，圧痛が高度で，波動を触れ，血液生化学検査では炎症所見が目立つ．経直腸的超音波検査やCT，MRIなどでは，前立腺内部や外部に突出するように，正常構造を破壊して存在する液貯留を認める[2]．膿瘍形成が，前立腺内で隔壁構造により複数の房に分かれてみえることもある．

鑑別診断のポイント

前立腺炎については，早期の癌との鑑別が必ずしも可能ではない．臨床的に炎症所見がある時は，炎症が治まった頃にPSAを再検し，PSAの正常化がなければ，MRIを再検査する．

前立腺膿瘍に関しては，臨床所見と画像を併せて考えれば，ほぼ正診できると考えられる．強いていえば，嚢胞を形成する腫瘍（前立腺嚢胞腺癌），あるいは前立腺粘液癌などが挙げられるが，膿瘍は本例のように拡散強調像で内容成分の拡散能が低下する点が鑑別に役立つ．

肉芽腫性前立腺炎
granulomatous prostatitis

山下康行

● 症例：60歳代．膀胱腫瘍手術後にBCG療法を施行したが，副作用が出現し途中で中止．排尿困難も出現．

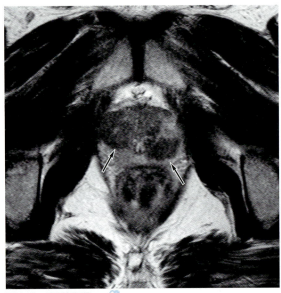

図1-A　T2強調像

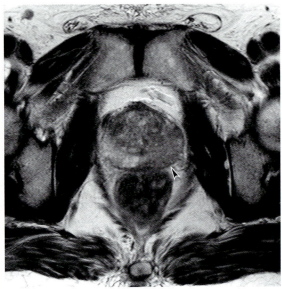

図1-B　T2強調像

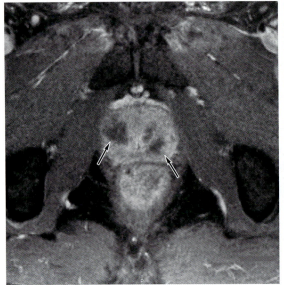

図1-C　脂肪抑制造影T1強調像

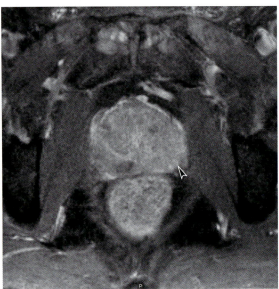

図1-D　脂肪抑制造影T1強調像（Cより腹側）

画像の読影

前立腺内に，T2強調像で低信号の結節性病変を多発性に認める（図1-A；→）．造影後，同部の増強効果はあまりみられない（図1-C；→）．また，やや腹側では辺縁域に中間の信号強度のびまん性病変を認め（図1-B；▶），同部は均一に増強されている（図1-D；▶）．

生検によって診断が確定し，経過観察されている．

肉芽腫性前立腺炎の一般的知識と画像所見

表在性膀胱腫瘍に対し，Bacillus Calmette-Guérin（BCG）膀胱内注入療法が広く行われるようになり，稀であるが，局所的あるいは全身的な合併症が報告されている．局所的には膀胱炎（p.296-297「BCG後間質性膀胱炎」参照），精巣上体炎，肉芽腫性前立腺炎，尿道炎などがみられ，全身的には肉芽腫性腎炎（p.204-205「BCG膀胱内注入による腎肉芽腫症」参照），腎膿瘍，肺炎，肝炎，骨髄炎などが報告されている[1]．

前立腺には肉芽腫性炎症性変化が起こりやすく，触診のみでは癌との鑑別が困難なほど，前立腺は硬く腫大することがある．また，prostate specific antigen（PSA）も上昇することが多い．多くは無症状で治療を要しないことが多いが，前立腺炎による症状が顕著な場合や膿瘍化した場合には，抗結核薬の投与やドレナージなどが必要となる．

一方，最近は稀であるが，肺結核の血行性撒布や上部尿路結核に引き続いて前立腺に肉芽腫性の結核性病巣をみることがある．また，多発血管炎性肉芽腫症（旧名称：Wegener肉芽腫症）などの自己免疫性疾患に伴って，前立腺に肉芽腫性病変を認めることもある[2]．

画像所見 前立腺は腫大し，辺縁域にびまん性あるいは限局性のT2強調像での低信号がみられる[1]．頻度は限局性の結節性病変としてみられることが大半で，前立腺癌との鑑別が困難である．膿瘍を形成した場合，拡散強調像も有用である[2,3]．

鑑別診断のポイント

PSAの上昇もみられ，画像上も前立腺癌と類似することがあるため，両者の鑑別は困難であり，生検が必要なことが多い[1]．

参考文献
1) Ma W, Kang SK, Hricak H, et al: Imaging appearance of granulomatous disease after intravesical Bacille Calmette-Guérin (BCG) treatment of bladder carcinoma. AJR 192: 1494-1500, 2009.
2) 上野嘉子，田中宇多留，高橋 哲・他：泌尿器領域の骨盤内感染症．画像診断 36: 51-58, 2016.
3) Bour L, Schull A, Delongchamps NB, et al: Multiparametric MRI features of granulomatous prostatitis and tubercular prostate abscess. Diagn Interv Imaging 94: 84-90, 2013.

前立腺・傍前立腺嚢胞性疾患
prostatic and periprostatic cystic lesions

● 症例1：70歳代．PSA 4.6ng/m*l*．症状はない．Müller管嚢胞．

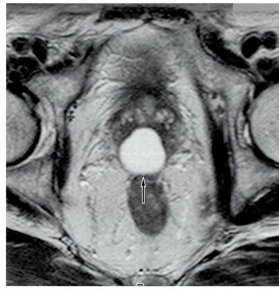

図1-A　T2強調像（前立腺底部の高さ）

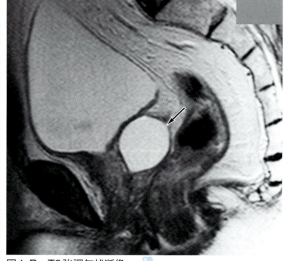

図1-B　T2強調矢状断像

● 症例2：60歳代．発熱，白血球数2万/μ*l*．精嚢膿瘍．

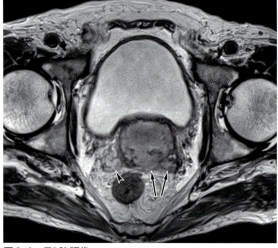

図2-A　T2強調像

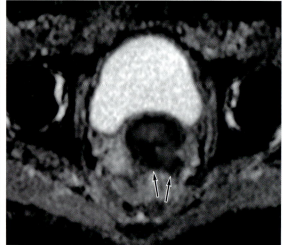

図2-B　ADCマップ

参考文献

1) Curran S, Akin O, Agildere AM, et al: Endorectal MRI of prostatic and periprostatic cystic lesions and their mimics. AJR 188: 1373-1379, 2007.
2) Kim B, Kawashima A, Ryu JA, et al: Imaging of the seminal vesicle and vas deferens. RadioGraphics 29: 1105-1121, 2009.

画像の読影

【症例1】 MRIのT2強調像（図1）で，精阜を頂点とし背側頭側に突出する囊胞性病変を認める（→）．充実性構造なし．前立腺の輪郭を越えて突出がみられ[1]，典型的なMüller管囊胞と考えられる．

【症例2】 MRIのT2強調像では，高信号の右精囊（図2-A；▶）は同定できるが，正中部から左にかけての精囊がはっきりせず，不均一高信号の囊胞状構造に置き換わっている（図2-A；→）．拡散強調像（非提示）では高信号，ADCマップでは著しい低値を示しており（図2-B；→），膿瘍形成が疑われる．この後，抗菌薬投与で改善した．

前立腺・傍前立腺囊胞性疾患の一般的知識

前立腺内や前立腺周囲には様々な囊胞性病変が発生し，精路や尿路を圧迫することによる症状も呈することがある．

1) 前立腺内

前立腺小室囊胞とMüller管囊胞はいずれも正中部に発生するもので，画像上は区別が困難である（▶NOTE）．前立腺小室囊胞は尿道との交通が保たれており，尿道下裂や停留精巣，片側性腎低形成などの奇形と関連することがある．Müller管囊胞は，尿道との関連性はなく，囊胞の辺縁が前立腺の後上縁から突出することが多い．その他，前立腺内傍正中部に生じる囊胞としては射精管囊胞，貯留囊胞，前立腺肥大症の囊胞変性，囊胞腺癌，前立腺膿瘍などがある．

2) 傍前立腺領域[2]

精囊囊胞と精管囊胞は前立腺の背外側頭側，Cowper腺囊胞は前立腺の尾側に位置する．精囊囊胞は無症状であることが多く，成人では多発囊胞腎との関連がある．Cowper腺は前立腺直下の尿生殖隔膜内に存在し，導管は球部尿道に開口する．開口部が閉塞すれば貯留囊胞を形成する．

鑑別診断のポイント

囊胞を形成する悪性腫瘍，囊胞内に生じた悪性腫瘍，膿瘍などが鑑別に挙がる．

MRIで前立腺の層構造と尿道，射精管，精囊などの構造を確認することで，鑑別診断を絞り込むことができる．どの種類の囊胞かを考える前に，悪性病変の除外を行う．

> **NOTE** 【発生学的にみたMüller管と前立腺小室】
>
> 中胚葉に由来するMüller管の頭側部はWolff管の外側を走行し，尾側部はWolff管の腹側を交差して正中で対側のMüller管と癒合，その尾側端は尿生殖洞の後壁に突出してMüller結節を作る．左右のWolff管は結節の両側に開口し，後に射精管・精管となる．男性では管が退縮し，その尾側部は前立腺小室に接する．管尾側の遺残物から生じた囊胞がMüller管囊胞である．一方，前立腺小室は管に由来するのではなく，尿生殖洞の内胚葉から発生したものであり，管との管腔は連続していないが，尿道とは連続することになる．前立腺小室が拡大し囊胞状となった前立腺小室囊胞とMüller管囊胞の発生する母地はこのように近接しているため，形態や位置からは鑑別が困難な場合が多い．

精巣，精巣上体，精管，精囊の解剖

anatomy of testicle, epidiymis, vas deferens, and seminal vesicle

精巣，精巣上体，精管，精囊の解剖と画像所見（図1）

1) 精巣，精巣上体

　精巣は白膜で被われ，精巣中隔によって多数の小葉に分けられる．精子は曲精細管で作られる．曲精細管は精巣縦隔に集まり，精巣網を作る．精巣網を出た十数条の精巣輸出管は精巣上体頭で1本に合流し，精巣上体管を作る．精巣上体管は下行し，精管に移行する．精巣は，臓側および壁側腹膜由来の精巣鞘膜で覆われ，陰囊水腫の際には，この臓側鞘膜と壁側鞘膜の間に液体が貯留する．

　精巣は大動脈ないし腎動脈から分岐する精巣動脈で栄養され，精管動脈と精巣上体で吻合する．また，内陰部動脈の分枝と被膜を介して吻合する．静脈系は精巣縦隔に集まり，蔓状静脈叢を作る．リンパ流は精索に沿って，傍大動脈リンパ節に直接注ぐ．

　CTで精巣は低吸収であるが，その詳細な評価は困難である．MRIでは，精巣はT1強調像で筋肉よりもやや高信号，T2強調像では強い高信号を呈し，精巣縦隔は断面によっては低信号のバンドとしてみられる．精巣上体はT2強調像で低信号の構造としてみられる．頭部は精巣の頭側に接して位置し，体・尾部は頭部に連続する細長い構造物として精巣の外側に接してみられる[1]．

2) 精管，精囊

　精管は血管，神経とともに被膜に包まれて精索を形成し，鼠径管を通って腹壁を貫き，腹腔に入る．精管膨大部となった後，精囊の導管と合して射精管となり，前立腺を貫いて尿道に開口する（p.270 図1参照）．射精管は前立腺の中心域（central zone；CZ）を通過して，前立腺部尿道背側の左右の精丘に開く．精囊は多数の小室からなり，精囊液が充満している．

　MRIでは精管の同定は困難であるが，精囊は前立腺の後方にT1強調像では均一な信号，T2強調像では高信号の分葉状臓器として認められる[2]．

参考文献

1) Watanabe Y: Scrotal anatomy at MRI. In Bertolotto M, Trombetta C (eds); Scrotal pathology. Springer, Berlin, p.55-66, 2012.
2) Kim B, Kawashima A, Ryu JA, et al: Imaging of the seminal vesicle and vas deferens. RadioGraphics 29: 1105-1121, 2009.

A マクロ像

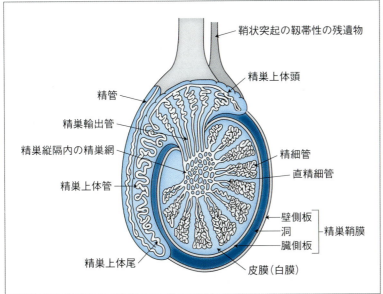

図1 精巣・精巣上体の正常解剖と画像

A：精巣は精巣中隔によって多数の小葉に分けられる．精巣網を出た十数条の精巣輸出管は精巣上体頭で1本に合流し，精巣上体管を作り，精管に移行する．精巣は臓側および壁側腹膜由来の精巣鞘膜で覆われる．

B〜D：精巣は，MRIではT2強調像で強い高信号を呈し（B；→），精巣縦隔は断面によっては低信号のバンドとしてみられる．精巣上体頭部は低信号の構造としてみられる（C；▶）．精索は鼠径管内を斜め頭側に上行する低信号の被膜構造で，内部に精管・血管・神経・リンパ管を含む（D；➜）．

B〜D fast spin echo法T2強調冠状断像（背側から腹側へ）

B 前立腺レベル

C 恥骨レベル

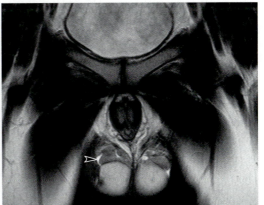

→：精巣

▶：精巣上体

D 鼠径レベル

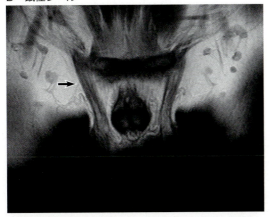

→：精索

急性陰嚢症の鑑別診断
differential diagnosis of acute scrotum

宮坂実木子

1. 急性陰嚢症とは

急性陰嚢症とは，陰嚢の急激な有痛性腫脹を呈する疾患の総称である．症状として，疼痛，発赤，腫脹，腫瘤触知などがある．

急性陰嚢症の原因疾患には，精巣捻転，精巣垂・精巣上体垂捻転，精巣上体炎，精巣炎，ムンプス精巣炎，特発性陰嚢浮腫，陰嚢水腫，鼠径ヘルニア嵌頓，精巣腫瘍，外傷などがある（表1）．このうち，精巣捻転は，適正な診断と外科的治療（golden time；発症から4～6時間以内）が施行されないと，壊死に陥り，精巣機能を消失する結果となる．

急性陰嚢症の診断においては，精巣捻転や外傷性精巣破裂のような外科的治療を必要とする疾患と，他の疾患とを鑑別することが大切である[1]．

2. 症状と臨床経過，身体所見

急性陰嚢症の診断において，臨床経過が疾患の鑑別に役立つことが多く，年齢，疼痛部位，発症時間，発症状態（急激な発症か緩徐な発症か），悪心，嘔吐，発熱，下部尿路症状，外傷の有無などを確認することが重要である[1]．精巣捻転の発症年齢は2相性で，新生児期および学童後期である．また，精巣上体炎は，乳幼児期，学童期以降，成人男性にみる比較的頻度の高い疾患である．

精巣捻転の疼痛は，精巣垂・精巣上体垂捻転や精巣上体炎などに比して突然で，激しい疼痛であることも多く，発症から受診までの平均時間も短い．悪心，嘔吐は，腹腔神経節の刺激によるといわれ，精巣捻転で認めることが多く，精巣垂・精巣上体垂捻転や精巣上体炎では局所症状のみのことが多く，悪心，嘔吐を伴うことが少ないとされる[1]．

身体所見としては，皮膚の発赤，腫脹はいずれの疾患でも認めるため，鑑別に有用とはいえない．しかし，発症から24時間以上経過していても皮膚所見が乏しい場合は，精巣捻転の可能性は低い．精巣挙筋反射の消失は，精巣捻転の診断に有用な所見である．Prehn徴候は，疼痛側の精巣を挙上した時に，疼痛が軽減しない，あるいは増強するという所見で，精巣捻転にみられる．一方，精巣上体炎では疼痛が軽減する．精巣垂・精巣上体垂捻転では，blue dot

表1　急性陰嚢症の原因疾患

・精巣捻転	・特発性陰嚢浮腫
・精巣垂・精巣上体垂捻転	・陰嚢水腫
・精巣上体炎	・鼠径ヘルニア嵌頓
・精巣炎	・精巣腫瘍
・ムンプス精巣炎	・外傷

signといわれる陰嚢皮膚を透見して捻転垂の点状の青色斑を認めることがあり，特徴的所見である[1]．

血液検査所見では，精巣上体炎で白血球数が上昇するのに対して，精巣捻転や精巣垂・精巣上体垂捻転において白血球数上昇の頻度は少ない．また，精巣上体炎では尿中の白血球の上昇を認めることが多い[1]．

3. 画像診断

急性陰嚢症に対する画像診断には，超音波検査，MRI，核医学検査などの報告があるが，第一選択は超音波検査である．CTは，鼠径ヘルニアや外傷の診断には有用であるが，精巣実質の詳細な評価は困難である．

1) 超音波検査

超音波検査は簡便かつ非侵襲的な検査であり，精巣，精巣上体，精索などの陰嚢内の構造物だけでなく，カラードプラを用いて血流評価も可能である．急性陰嚢症に対して第一選択となる検査である[1,2]．7.5MHz以上のリニア型プローブを用いて評価する[2,3]．グレースケールにて，精巣のサイズ，実質の性状，精巣上体の腫大の有無，陰嚢水腫の有無などを評価する．カラードプラ，パワードプラで，精巣や精巣上体の血流の評価を行う．グレースケール，カラードプラともに，長軸，短軸で観察し，患側だけでなく対側と比較し，評価することが大切である[2,3]．精巣の正常像は卵円形で，実質は均一な低～高エコーを示す．精巣の頭部方向に，精巣縦隔が索状の高エコーとして認められる．精巣の血流は，使用する超音波装置や流速，精巣の容量などによって異なるが，学童期以降は全例に血流を確認できる．思春期前は，精巣の容量も$1cm^3$以下と少なく，カラードプラでの検出率は低いため，低速血流が計測できるパワードプラの併用が望ましい．精巣上体は，精巣の頭側から側面に存在し，頭側では類三角形の形態で低エコーを呈している．精巣垂・精巣上体垂は，陰嚢水腫が存在している場合は描出可能であるが，通常は精巣や精巣上体と類似したエコーレベルであり，判別が難しいことが多い[2]．

2) MRI

T1強調像，T2強調像を用いて，精巣およびその周囲臓器全体を評価し，造影剤を用いてダイナミック撮像を行うことによって，精巣実質への血流情報を得ることが可能である．最近では，拡散強調像が精巣の性状の評価に有用との報告もある[3]．MRIは，超音波検査に比して客観的評価に優れているが，利便性や救急対応という点を考慮すると第一選択は超音波検査であり，超音波検査で結論が得られなかった場合にMRIの適応が考慮される[1,4]．

3) 核医学検査

^{99m}Tcヒトアルブミンを用いた精巣シンチグラフィが精巣捻転の診断に有用との報告がある．精巣捻転では患側の精巣への血流低下を認める．実際は，緊急で施行できる施設は限られており，行われることはほとんどない[1]．

各検査法の簡便性，精巣血流と内部性状の情報の信頼性は表2のとおりである[5]．

表2　画像診断の簡便性，精巣血流と内部性状の情報の信頼性 (文献5) より転載)

	簡便性	血流情報	内部性状情報
ドプラ超音波	++	+	++
MRI	±	++	++
核医学	±	±	−
CT	++	±	±

4. 超音波検査による急性陰嚢症の鑑別診断

代表的な鑑別疾患について，表3に記す[3)6)]．

1) 精巣捻転

発症直後では，精巣の大きさや実質エコーは正常である．時間経過とともに精巣は腫大し，実質エコーは低く，不均一となる．カラードプラによる精巣への血流評価は有用であり，患側の血流低下または欠損がみられる．whirlpool signは精索の捻れであり，精巣捻転の直接的所見である．ただし，描出される頻度は低い．その他，精索の腫大や蛇行と精巣上体の腫大，精巣の位置の偏位，陰嚢水腫，陰嚢壁肥厚を伴う[2)6)〜8)]．ただし，間欠的または不完全な精巣捻転は，精巣上体炎の所見と類似するため，診断に迷う場合がある．

2) 精巣垂・精巣上体垂捻転

精巣や精巣上体に小結節として認める．捻転した精巣垂や精巣上体垂は，大きさが5〜15mmほどになると報告されている．小結節は高エコーまたは低エコーを呈し，カラードプラで血流を認めない．その他，精巣・精巣上体の腫大や血流増加を認める[2)3)5)]．

3) 精巣上体炎，精巣炎

精巣上体炎は，原則的に精巣上体の限局性またはびまん性の腫大を示す．カラードプラ，パワードプラでは血流増加を認める．陰嚢水腫を伴う場合もある．精巣への炎症の波及がない限りは，精巣の大きさやエコーレベルに異常を認めない[2)3)8)]．

精巣炎単独の疾患は稀であり，多くは精巣上体炎からの二次的な炎症所見である．精巣の腫大を認め，進行している場合には，部分的に実質の低エコー域を認める．血流は増加する[6)]．

4) 特発性陰嚢浮腫

原因は不明であるが，アレルギー反応によるものと考えられている．陰嚢壁の腫大と反応性の陰嚢水腫を認める．カラードプラで陰嚢壁への血流増加を認める[2)6)]．精巣および精巣上体については，異常を認めないことが多い．

5) 陰嚢水腫

陰嚢水腫は，特発性の他，外傷，炎症，捻転などに付随して認められる．陰嚢内に無エコーの液体貯留を認める．特発性の場合は，精巣，精巣上体に異常を認めない．感染や出血を伴っている場合には，液体貯留のエコーレベルが上昇し，隔壁や液面形成などを伴う[2)6)7)]．

6) 精巣外傷

外傷の既往が確認されていれば診断は容易である．超音波検査では，外傷に伴う精巣の損傷や合併症についての評価が中心である．画像所見は，損傷の程度により様々である．精巣に損傷がある場合は，精巣内が不均一な低エコーを呈する．血腫の部分は，急性期では高エコーを示すことが多いが，精巣の損傷部位と鑑別が難しい場合がある．カラードプラでは，損

表3 超音波検査による急性陰嚢症の鑑別診断のポイント (文献3) 6) を元に作成)

超音波所見＼鑑別	精巣捻転	精巣垂・精巣上体垂捻転	精巣上体炎	特発性陰嚢浮腫	陰嚢水腫	精巣外傷
精巣の大きさ	正常大（発症早期）〜腫大	正常大	正常大	正常大	正常大	様々
精巣の実質輝度	均一（発症早期）〜不均一（時間経過）	均一	均一	均一	均一	様々
精巣の血流	低下または血流欠損	正常〜増加	正常〜増加	正常	正常	低下（損傷部位）
精巣上体の大きさ	正常〜腫大	腫大	正常〜腫大	正常	正常	様々
精巣上体の輝度	様々	様々	低〜高エコー	正常	正常	様々
精巣上体の血流	正常〜増加 whirlpool sign（精索）	正常〜増加	増加	正常〜増加	正常	様々
精巣垂・精巣垂		小結節 血流欠損				
陰嚢壁	時間経過とともに肥厚	正常〜肥厚	正常〜肥厚	肥厚 血流増加	正常	様々
陰嚢水腫	時間経過とともに出現	少量	少量	様々	無エコーの液体貯留	出血のため，様々なエコーレベルを呈する

傷部位の血流欠損を認める．精巣の輪郭が不連続であった場合には，精巣破裂を考える．その他，陰嚢壁肥厚，陰嚢内の血腫を認める[3)6)7)].

7) 鼠径ヘルニア

鼠径ヘルニアを認めた場合には，脱出した臓器とその血流評価を行う．脱出する臓器には，腸管，大網などの腹腔内の脂肪組織などがある．嵌頓している場合には，精索の圧迫に伴い精巣への血流障害が生じることがあるため，同時に，精巣を血流を含めて観察することが大切である[3)7)].

参考文献

1) 日本泌尿器科学会（編）；急性陰嚢症診療ガイドライン2014年版．金原出版, 2014.（http://www.urol.or.jp/info/guideline/data/09_acute_scrotum_2014.pdf）
2) Coley BD, Siegel MD: Male genital tract. *In* Marilyn J, et al（eds）; Pediatric sonography, 4th ed. Lippincott Williams & Wilkins, Philadelphia, p.554-601, 2011.
3) McAdams CR, Del Gaizo AJ: The utility of scrotal ultrasonography in the emergent setting: beyond epididymitis versus torsion. Emerg Radiol 25: 341-348, 2018.
4) Tsili AC, Bertolotto M, Turgut AT, et al: MRI of the scrotum: recommendations of the ESUR scrotal and penile imaging working group. Eur Radiol 28: 31-43, 2018.
5) 渡邊祐司：急性陰嚢症．山下康行（編）；知っておきたい泌尿器のCT・MRI．秀潤社, p.222-225, 2008.
6) Kühn AL, Scortegagna E, Nowitzki KM, et al: Ultrasonography of the scrotum in adults. Ultrasonography 35: 180-197, 2016.
7) 金川公夫：男性生殖器 精巣・精巣上体・陰嚢．金川公夫，河野達夫（編）；小児超音波診断のすべて．メジカルビュー社，p.544-553, 2015.
8) Bandarkar AN, Blask AR: Testicular torsion with preserved flow: key sonographic features and value-added approach to diagnosis. Pediatr Radiol 48: 735-744, 2018.

精巣捻転
testicular torsion

渡邊祐司

● 症例1： 10歳代前半．突然の左陰嚢痛．発症48時間後のMRI．

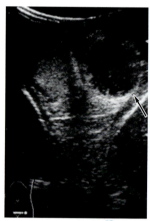
図1-A　超音波像

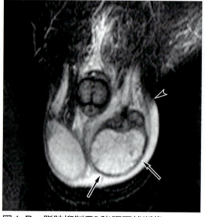
図1-B　脂肪抑制T2強調冠状断像

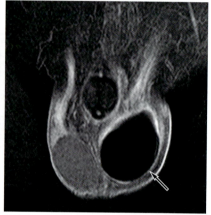
図1-C　造影T1強調冠状断像
（ダイナミックサブトラクション）

● 症例2： 20歳代．突然の左陰嚢痛．発症3時間後のMRI．

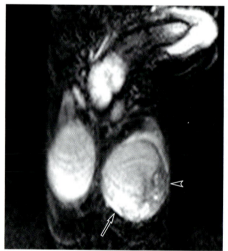
図2-A　脂肪抑制T2強調冠状断像

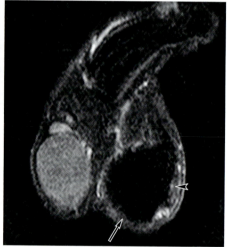
図2-B　造影T1強調冠状断像
（ダイナミックサブトラクション）

画像の読影

【症例1】　グレースケール超音波では，左精巣は低エコーを呈し（図1-A；→），カラードプラ超音波（非提示）では血流信号を認めない．MRIの脂肪抑制T2強調像では，左精巣の辺縁に線状の低信号域がみられ（図1-B；→），精巣上体も軽度の低信号を呈している（図1-B；▶）．造影T1強調像（ダイナミックサブトラクション）では，左精巣（図1-C；→）と左精巣上体ともに全く造影効果を認めない．右精巣は正常である．手術（精巣摘除術）を行った．左精巣と精巣上体は720°捻転していた．捻転解除後も精巣の血流回復はみられず，精巣摘除術を行い，精巣と精巣上体の広範な出血壊死を組織学的に確認した．

●**症例3**：生後5日目の新生児．右陰嚢は硬く腫脹．

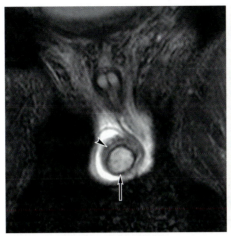

図3-A　脂肪抑制T2強調冠状断像

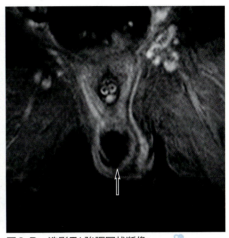

図3-B　造影T1強調冠状断像
　　　　（ダイナミックサブトラクション）

●**症例4**：10歳代後半．突然の左陰嚢痛，左鼠径部腫瘤．発症15時間後のMRI．

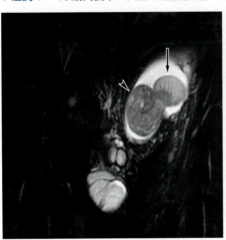

図4-A　脂肪抑制T2強調冠状断像

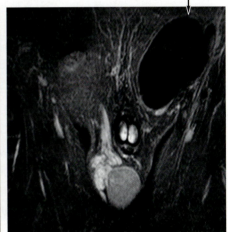

図4-B　造影T1強調冠状断像
　　　　（ダイナミックサブトラクション）

【**症例2**】　MRIの脂肪抑制T2強調像では，左精巣（図2-A；→）は右精巣と同様に異常所見を認めない．精巣上体頭部（図2-A；▶）も正常である．造影T1強調像（ダイナミックサブトラクション）では，左精巣（図2-B；→）と精巣上体頭部（図2-B；▶）には全く造影効果を認めない．右精巣は正常である．手術（精巣固定術）を行った．左精巣と精巣上体は720°捻転していた．精巣は捻転解除後，血流の回復がみられた．精巣に出血壊死などのダメージはみられないため，精巣を温存，固定術を行った．対側精巣の固定術を同時に施行した．

【**症例3**】　MRIの脂肪抑制T2強調像では，右精巣（図3-A；→）は辺縁に低信号帯と内部に淡い斑状の低信号域がみられ，精巣上体も腫大し軽度の低信号を呈している（図3-A；▶）．造影T1強調像（ダイナミックサブトラクション）では右精巣（図3-B；→）と精巣上体ともに全く造影効果を認めない．手術（精巣摘除術）を行った．鞘膜外捻転で，精巣と精巣上体の広範な出血壊死を組織学的に確認した．

【症例4】 MRIの脂肪抑制T2強調像では，左精巣（図4-A；→）は鼠径部の停留精巣．精巣内には車軸状の線状の低信号域がみられる．精巣上体は高度に腫大し（図4-A；▶），全体に軽度の低信号を呈している．造影T1強調像（ダイナミックサブトラクション）では，左精巣（図4-B；→）と左精巣上体ともに全く造影効果を認めない．右精巣は正常である．手術（精巣摘除術）を行った．鼠径管内の左精巣と精巣上体は360°捻転していた．捻転解除後も精巣の血流回復はみられず，精巣摘除術を行い，精巣と精巣上体の広範な出血壊死を組織学的に確認した．

精巣捻転の一般的知識

1) **精巣捻転の分類**[1]：捻転の部位から，鞘膜外捻転（extravaginal torsion）と鞘膜内捻転（intravaginal torsion）に大別される（図5）．鞘膜外捻転は新生児にのみ発症し，鞘膜ごと鞘膜内容物が捻転する．鞘膜内捻転には精索捻転と精巣間膜捻転がある．精巣は本来，陰嚢壁に鞘膜の折れ返り部で固定されているが，精索捻転の場合には精巣の陰嚢壁への固定異常（bell-clapper deformity）があり，精巣は陰嚢内で固定されずに精索のみでつり下げられている．この可動制限のない状態のため，精巣は精巣上体とともに精索を軸として捻転する．精巣間膜捻転ではもともと精巣間膜（精巣と精巣上体頭部の連結膜）が異常に長く細い状態があり，これを軸として精巣のみが捻転する．

2) **精巣捻転の好発年齢**[1]：新生児期と思春期の2峰性のピークを示す．新生児期の捻転は鞘膜外捻転で，症状に気づいた時には精巣は既に出血壊死に陥っているのが常である．思春期では鞘膜内精索捻転（spermatic cord torsion）を来すことが多く，精巣上体も精巣と一体となって捻転し，出血壊死を来す．一側で精索捻転を来した場合は，対側も同様にbell-clapper deformityである可能性が高く，通常患側だけでなく，対側の精巣固定術も行う．

3) **捻転精巣の温存のゴールデンタイム**：精巣捻転は陰嚢病変の中でも頻度が高く，また，外科的緊急性の高い疾患であり，診断の遅れは精巣の出血壊死を来す危険性がある．出血壊死の程度は，捻転の程度と発症からの時間によって異なる．捻転が270〜360°程度の軽度であれば，静脈の還流障害に伴ううっ血壊死を来す．高度であれば，静脈還流だけでなく動脈血流障害も伴い，精巣の出血壊死は短時間で高度となる．精巣の温存のためには，発症から12時間以内に捻転整復を行う必要があり，24時間以上経過すると精巣を温存できる確率は低下する．

4) **精巣捻転の自然整復**：捻転精巣は自然に整復することがある．事実，精巣捻転の患者は過去に何度か同様の陰嚢痛の既往を有していることがある．画像診断では，bell-clapper deformityを診断するのは困難であることが多く，捻転精巣が精巣の出血壊死なしに自然整復した場合には，画像診断のみで精巣捻転を診断するのは困難である．この場合は，臨床経過と画像所見から自然整復と判定し，精巣固定術を行うのがよい．

5) **巣捻転の特殊型**：停留精巣は正常位置の精巣よりも数倍捻転を起こしやすい

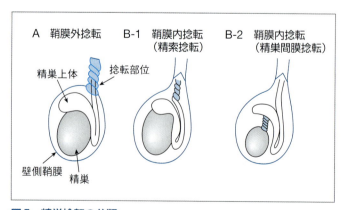

図5　精巣捻転の分類

ので，停留精巣の診断には捻転の有無に留意する．

鑑別診断のポイント

　捻転による精巣の血流欠損と，精巣の出血壊死による精巣内部性状の異常像を捉えることが鑑別のポイントである[2]．自然整復を来すことがあるので画像所見は複雑になるが，捻転の有無と精巣の出血壊死について4つに分類すると理解しやすい（表）[3]．また，精巣上体も同時に捻転し出血壊死を起こすので，精巣上体の所見も参考にする．出血壊死の程度は，精巣上体の方が精巣よりも高度である．

　超音波では，捻転後出血壊死を来した精巣では，内部エコーが粗で不均一な低エコーを示すが，捻転急性期の精巣の内部エコーは異常を示さない．このため，ドプラ超音波で患側精巣の血流が低下あるいは欠損していることが，精巣捻転を早期に診断する重要な所見である．しかし，正常精巣の血流の検出は年齢，精巣の大きさ，用いる超音波の感度により様々で，思春期以前の患者の正常側の精巣血流を検出するのは困難なことが多い．

　MRIでは造影剤をボーラス静注するダイナミックMRIサブトラクションを行うことで，捻転精巣は造影欠損あるいは造影低下を示す[2]．従来のT2あるいはT2*強調像で精巣内に点状，線状の低信号があれば，出血壊死を来した精巣捻転と診断される[3]．一方，捻転精巣が造影欠損あるいは造影低下を来しているのに，T2強調像で低信号を示さなければ，出血壊死を来していない早期の精巣捻転と診断でき，精巣の温存が期待できる．精巣上体も精巣と同様に血流障害，出血壊死を来す．このため，精巣上体の造影欠損やT2強調像，T2*強調像で著明な信号低下がみられる．

　精巣の血流欠損を呈する疾患は，精巣捻転，精巣梗塞，外傷性精巣出血，精巣膿瘍などが挙がる．画像所見では，精巣捻転では精巣と精巣上体全体が血流欠損を来し，その他の疾患では，精巣の部分血流欠損であることと，精巣上体と精巣の画像所見に乖離があることから，鑑別は難しくない．また，臨床経過からも鑑別が容易である．

表　精巣捻転の鑑別診断のポイント

捻転	精巣出血壊死	超音波		MRI	
		超音波	カラードプラ精巣血流	T2強調像	ダイナミック造影
捻転	＋	低エコー	欠損	低信号	欠損
捻転	−	正常	欠損	正常	欠損
自然整復	＋	低エコー	欠損	低信号	欠損
自然整復	−	正常	正常	正常	正常

参考文献

1) Hricak H, Hamm B, Kim B: Torsion in acute scrotum. *In* Imaging of the scrotum, 1st ed. Raven Press, New York, p.106-117, 1995.
2) Watanabe Y, Dohke M, Ohkubo K, et al: Scrotal disorders: evaluation of testicular enhancement patterns with dynamic contrast-enhanced subtraction MR imaging. Radiology 217: 219-227, 2000.
3) Watanabe Y, Nagayama M, Okumura A, et al: MR imaging of testicular torsion: Features of testicular hemorrhagic necrosis and clinical outcomes. J Magn Reson Imaging 26: 100-108, 2007.

精巣垂・精巣上体垂捻転
appendiceal torsion

渡邊祐司

● **症例1**：50歳代．右鼠径ヘルニア手術後．右陰嚢痛を発症．10日後のMRI．

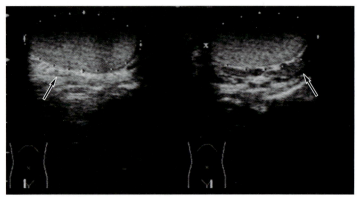

図1-A　超音波像

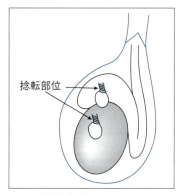

図3　精巣垂捻転

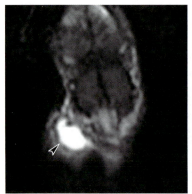

図1-B　脂肪抑制T2強調冠状断像

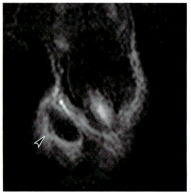

図1-C　造影T1強調冠状断像
（ダイナミックサブトラクション）

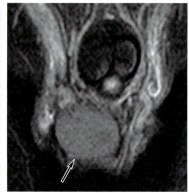

図1-D　造影T1強調冠状断像
（ダイナミックサブトラクション）

● **症例2**：10歳代前半．突然の左陰嚢痛．発症24時間後のMRI．

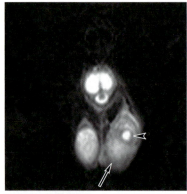

図2-A　脂肪抑制
T2強調冠状断像

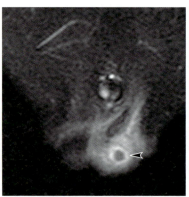

図2-B　造影T1強調冠状断像
（ダイナミックサブトラクション）

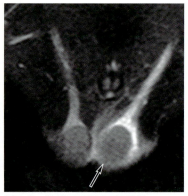

図2-C　造影T1強調冠状断像
（ダイナミックサブトラクション）

画像の読影

【症例1】 超音波では両側精巣に異常エコーはみられない（図1-A；→）．カラードプラ超音波でも血流信号は正常（非掲載）．MRIの脂肪抑制T2強調像では，右精巣前面にT2強調像で高信号の構造物があり（図1-B；▶），辺縁に低信号帯がみられる．造影T1強調像（ダイナミックサブトラクション）では，前述の構造物には全く造影効果を認めないが（図1-C；▶），周囲にリング状の軽度の造影効果がみられる．右精巣（図1-D；→）の造影効果は正常である．手術を行い，右精巣垂の捻転壊死を確認した．

【症例2】 MRIの脂肪抑制T2強調像では，左精巣（図2-A；→）の前上面に高信号の構造物（図2-A；▶）があり，辺縁に低信号帯がみられる．造影T1強調像（ダイナミックサブトラクション）では前述の構造物（図2-B；▶）には全く造影効果を認めないが，周囲にリング状の軽度の造影効果がみられる．左精巣（図2-C；→）の造影効果は正常だが，精巣上体と精索に造影効果がみられる．手術を行い，左精巣垂の捻転壊死を確認した．

精巣垂・精巣上体垂捻転の一般的知識

精巣垂・精巣上体垂は胎生期の遺残物で，精巣や精巣上体の付属器である（図3）．付属器は精巣鞘膜腔内に有茎性に紡錘状に突出している．正常では精巣にほとんど常にみられ，精巣上体には約1/3でみられる程度である．この付属器の捻転は"垂捻転"と呼ばれ，好発年齢は7〜14歳の学童期で，精巣垂・精巣上体垂捻転は精巣捻転と同じくらいの頻度でみられ，幼児では急性陰嚢症の20〜40%を占める[1]．

この付属器の捻転は無症状のこともあるが，通常は急性の疼痛，陰嚢腫大など，急性陰嚢症の症状を呈し，反応性に陰嚢水腫を来すことが多い．肉眼的には，うっ血腫大した付属器は陰嚢皮膚を透かして青い斑点として認められ，"blue dot sign"と呼ばれる[1]．症状は精巣捻転に比し軽度であるが，炎症が拡大すると精巣上体炎や精巣捻転との鑑別が困難となってくる．

治療は，本来は保存的治療による経過観察が基本であるが，炎症が強度の際には捻転した精巣垂や精巣上体垂を切除する．

鑑別診断のポイント

精巣捻転との鑑別のポイントとして，垂捻転では，精巣の血流は正常である．ドプラ超音波やダイナミックサブトラクションを用いて，精巣に血流，造影効果が認められれば，通常，捻転を除外できる．垂捻転の直接所見を超音波で検出するのは困難であるが，精巣上体近傍に血流のない低エコー構造物を検出することがある．精巣上体頭部近傍で捻転した精巣垂・精巣上体垂は，T2強調像で高信号の構造物で辺縁に低信号帯を伴い，ダイナミックサブトラクション像でこの構造物に造影効果はみられないが，周囲にリング状の造影効果を確認する[2]．

参考文献

1) Hricak H, Hamm B, Kim B: Torsion in acute scrotum. *In* Imaging of the scrotum, 1st ed. Raven Press, New York, p.106-117, 1995.
2) Watanabe Y, Dohke M, Ohkubo K, et al: Scrotal disorders: evaluation of testicular enhancement patterns with dynamic contrast-enhanced subtraction MR imaging. Radiology 217: 219-227, 2000.

14. 精巣・精囊

急性精巣上体炎・精巣上体膿瘍
acute epididymitis / epididymal abscess

渡邊祐司

● 症例1： 10歳代後半．右陰囊痛．発症2日後のMRI．

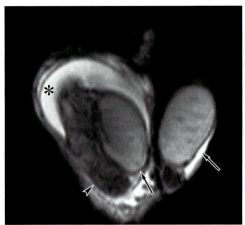

図1-A　脂肪抑制T2強調冠状断像

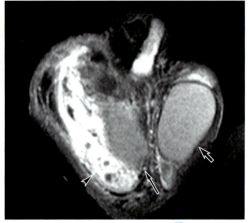

図1-B　造影T1強調冠状断像
（ダイナミックサブトラクション）

● 症例2： 70歳代．糖尿病で加療中，10日前から陰囊腫大を来し持続．CRP 10mg/l．

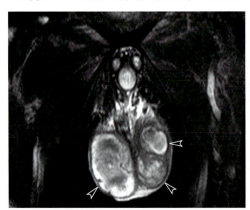

図2-A　脂肪抑制T2強調冠状断像

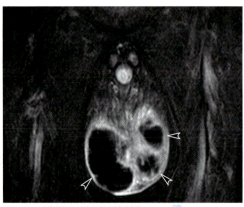

図2-B　造影T1強調冠状断像
（ダイナミックサブトラクション）

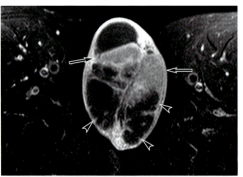

図2-C　脂肪抑制造影T1強調像

画像の読影

【症例1】 MRIの脂肪抑制T2強調像では，右精巣上体は著明に腫大している（図1-A；►）．また，陰嚢水腫を来している（図1-A；＊）．精巣（図1-A；→）は左右ともに正常の信号強度である．造影T1強調像（ダイナミックサブトラクション）では右精巣上体は強い濃染を示す（図1-B；►）．右精巣（図1-B；→）は左の対側正常精巣（図1-B；➤）と同様に正常の緩徐な造影効果を示す．超音波とカラードプラ超音波では，両側精巣に異常エコーはみられなかった（非提示）．淋菌による急性精巣上体炎であった．抗菌薬で加療軽快した．

【症例2】 MRIの脂肪抑制T2強調像では，両側精巣上体は著明に腫大し（図2-A；►），内部に不均一な高信号を呈する液体を含有する，壁の厚い多房性の囊胞病変がみられる．造影T1強調像（ダイナミックサブトラクション）では両側精巣上体の囊胞液は造影されず（図2-B；►），壁はヒダ構造を伴い高度の造影効果を示す．横断像では両側精巣（図2-C；→）は正常に造影されている．精巣を囲むように前述の病変（図2-C；►）がみられる．黄色ブドウ球菌による精巣上体膿瘍であった．切開排膿と抗菌薬で加療軽快した．

急性精巣上体炎の一般的知識

急性精巣上体炎の原因は，前立腺炎・尿道炎や他の尿路感染症から精管・精索を介しての上行性感染によって引き起こされることが最も多く，他の炎症巣からのリンパ行性や血行性感染は稀である[1]．青年期では性交による感染から続発し，淋菌，クラミジア，マイコプラズマなどが起炎菌である[1]．小児や高齢者では性交と関係なく前立腺炎や膀胱尿道炎に続発し，大腸菌，プロテウス菌，腸球菌，緑膿菌，ブドウ球菌などが起炎菌であることが多い．結核菌による感染は稀である．

治療は，早期に速やかに抗菌薬で加療すれば，後遺症なく完治するのが一般的である．しかし，加療せずに放置していたり，糖尿病などの易感染性の状態であれば，精巣上体炎は重症化し，膿瘍形成や精巣炎を合併することがある．

鑑別診断のポイント

臨床所見や尿所見から診断されることがあるが，精巣捻転との鑑別が重要である．超音波やMRIなどの画像で精巣は正常であることが，精巣捻転との大きな鑑別点である[2,3]．本疾患の本体である精巣上体は，ドプラ超音波では，内部は粗糙な高エコーを呈し，血流増加がみられる[3]．MRIでは患側精巣上体は腫大し，T2強調像で高信号を呈し，造影T1強調像（ダイナミックサブトラクション）で著明な造影効果を呈するのが特徴である[2]．膿瘍形成があれば，超音波では無エコー域がみられ，MRIではT2強調像で不均一な高信号の膿貯留と，造影T1強調像（ダイナミックサブトラクション）で壁は厚く高度の造影効果がみられる[2]．

参考文献

1) Hricak H, Hamm B, Kim B: Inflammation and infection in acute scrotum. *In* Imaging of the scrotum, 1st ed. Raven Press, New York, p.94-106, 1995.
2) Watanabe Y, Dohke M, Ohkubo K, et al: Scrotal disorders: evaluation of testicular enhancement patterns with dynamic contrast-enhanced subtraction MR imaging. Radiology 217: 219-227, 2000.
3) Weber DM, Rosslein R, Fliegel C: Color Doppler sonography in the diagnosis of acute scrotum in boys. Eur J Pediatr Surg 10: 235-241, 2000.

急性精巣炎
acute orchitis

渡邊祐司

● **症例**：40歳代．子供が急性耳下腺炎に罹患後1か月で，耳下腺腫脹，発熱発症．その5日後に左陰嚢に腫脹と疼痛出現．

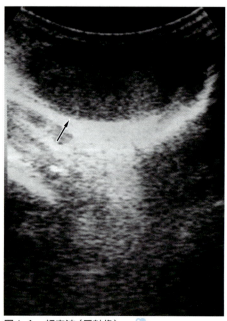

図1-A　超音波（長軸像）

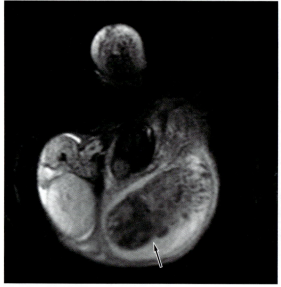

図1-B　脂肪抑制T2強調冠状断像

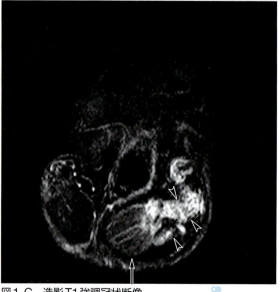

図1-C　造影T1強調冠状断像
（ダイナミックサブトラクション，早期相）

画像の読影

　　超音波では，左精巣は軽度の腫大と内部粗糙な軽度の低エコーを呈している（図1-A；→）．MRIの脂肪抑制T2強調像では，左精巣は全体に均一な低信号域を示す（図1-B；→）．精巣上体も腫大している（図1-B；▶）．造影T1強調像（ダイナミックサブトラクション）では，左精巣は右精巣に比べ造影効果が強く（図1-C；→），車軸状に分布する線状の高信号域もみられる．また，左精巣上体も強く造影されている（図1-C；▶）．右精巣の造影効果は正常である．ムンプス精巣炎であった．安静加療で数日後に症状軽快した．

急性精巣炎の一般的知識と画像所見

　　急性精巣炎は，急性精巣上体炎からの直接的な炎症波及と，ムンプスなどのウイルス性精巣炎に分類される[1]．精巣上体炎からの波及では，起炎菌として大腸菌，緑膿菌が最も多く，淋菌やクラミジアは若年層に多い．思春期以後の男性に発症するウイルス性精巣炎である急性ムンプス精巣炎は，高い頻度で認められる．小児ではムンプス感染症は精巣に波及しにくいが，成人男性では耳下腺感染後，数日のうちに約15～30％が精巣感染を呈する．そして，ウイルスによる障害や炎症による精巣間質浮腫により，精巣が虚血性壊死に陥り，精巣穿孔・膿瘍形成を引き起こしたり，精巣萎縮や精細管萎縮による無精子症に発展したりする可能性がある．

　　治療は，ムンプス精巣炎自体は安静と鎮痛による経過観察のみで，通常1～2週間で軽快する．

画像所見　ドプラ超音波では，患側の精巣の著明な血流増加が主所見で，車軸状に血流がみられる[2]．重症例では膿瘍形成もみられる．MRIでは，合併症がなければ患側精巣は健側精巣に比べてやや腫大し，T2強調像では均一な低信号を呈する[3]．造影T1強調像（ダイナミックサブトラクション）で造影早期相から著明な内部均一な造影効果を示す．陰嚢水腫や陰嚢皮膚の炎症性肥厚も認められることが多い．随伴する精巣上体炎があれば，精巣上体の腫大と造影効果も認められる．

鑑別診断のポイント

　　精巣がびまん性にT2強調像低信号を呈する疾患として，悪性リンパ腫が鑑別に挙がる．急性ウイルス性精巣炎では，精巣本体が造影MRI早期相で車軸状の造影増強部を伴う実質全体の造影効果があり，かつ精巣上体の造影効果を有する腫大を伴うことが，腫瘍性ではなく炎症性病変であることの特徴的所見である．

参考文献

1) Hricak H, Hamm B, Kim B: Inflammation and infection in acute scrotum. *In* Imaging of the scrotum, 1st ed. Raven Press, New York, p.94-106, 1995.
2) Cook JL, Dewbury K: The changes seen on high-resolution ultrasound in orchitis. Clin Radiol 55: 13-18, 2000.
3) Watanabe Y, Dohke M, Ohkubo K, et al: Scrotal disorders: evaluation of testicular enhancement patterns with dynamic contrast-enhanced subtraction MR imaging. Radiology 217: 219-227, 2000.

精巣外傷
testicular injury

丸上永晃,平井都始子,吉川公彦

● **症例1**:20歳代.サッカーの試合中にボールが股間に当たり,陰嚢が腫大したため来院.

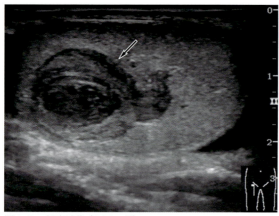

図1-A 超音波像(Bモード)　　　　　図1-B カラードプラ像

● **症例2**:40歳代.バイク乗車中の交通事故で救急来院.

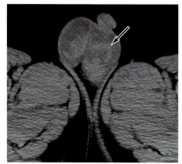 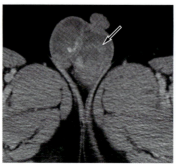 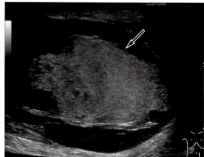

図2-A 単純CT　　　　図2-B 造影CT　　　　図2-C 超音波像(Bモード)

● **症例3**:20歳代.バイク乗車中の交通事故で救急来院.

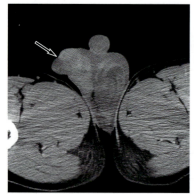 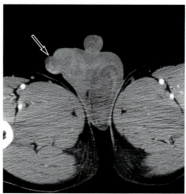 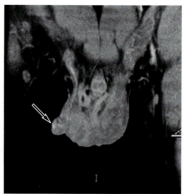

図3-A 単純CT　　　　図3-B 造影CT　　　　図3-C 造影CT冠状断像

画像の読影

【症例1】 超音波Bモードでは精巣内に低エコー域（図1-A；→）を認めるも，精巣表面は整で保たれている．陰嚢内の液貯留も認めず．カラードプラでも低エコー内部にカラー表示は認めない（図1-B；→）．血腫を伴う精巣挫傷と診断し，保存的な加療で血腫は縮小した．

【症例2】 CTでは左陰嚢は腫大し，左精巣内に造影される領域（図2-A，B；→）を認めるが，精巣表面の性状評価は困難である．超音波では，精巣内部エコーは不均一で，精巣表面も不整を呈し，精巣の正常形態は破壊されている（図2-C；→）．緊急手術により精巣破裂であることが確認され，精巣摘出術が施行された．

【症例3】 CTでは右陰嚢内は不均一な高吸収を示し，右陰嚢内容物が陰嚢外に脱出している（図3；→）．精巣脱出症と診断され，緊急手術が施行された．右陰嚢には，5cmにわたる裂傷と血腫貯留および表面への精巣露出がみられた．精巣白膜にも断裂があり精巣内容物の脱出も伴っていたため，精巣摘出術が施行された．

精巣外傷の一般的知識と画像所見

精巣外傷とは，主にバイクを中心とした交通事故やスポーツ外傷などによる鈍的外力により精巣に損傷が生じた状態で，①精巣内に挫傷を生じた精巣挫傷（図1），②精巣白膜が断裂して精巣組織が白膜外に露出した精巣破裂（図2），③精巣が陰嚢外に脱出した精巣脱出症（図3）に分けられる[1]．

精巣挫傷の治療は，安静やクーリングを中心とした保存的治療が第一選択である．

精巣破裂は原則手術治療であるため，初期診断では超音波やMRIを用いた両者の鑑別が重要となる．

稀な損傷である精巣脱出症は，①外鼠径輪を通らず鼠径部や陰茎部の皮下に脱出した表在性脱出，②外鼠径輪を通って鼠径輪や腹腔内に脱出した内在性脱出，③陰嚢の開放損傷を合併した複合性脱出に分けられ，表在性鼠径部脱出が多い．陰嚢内に精巣を認めない場合には，精巣位置の確認の後，可及的早期に手術的に精巣の整復や固定を行う．

画像所見 精巣外傷では，まず超音波が第一選択となり，超音波で診断が困難な場合にはMRIの適応となる[2]．ただし，交通事故による多発外傷の場合には，全身CTが先に施行される．この場合，CTのみで精巣外傷を疑うことは困難なことが多く，臨床所見から精巣外傷を疑って，まず超音波を施行することが臨床上重要である．

鑑別診断のポイント

精巣挫傷では精巣内部が不均一となり，精巣表面は保たれている．一方，精巣白膜に断裂を生じた精巣破裂では，精巣表面の不整および精巣組織の脱出所見がみられる．MRIでは精巣白膜は低信号帯として描出され，その連続性を確認することが重要である．

保存的治療が選択される精巣挫傷では，精巣腫瘍との鑑別を要する場合がある．血流を有する精巣内病変があれば，精巣腫瘍の可能性を考慮し精査を加える必要がある．多発外傷により陰嚢損傷を合併した精巣脱出症では，CTが先に施行されていることが多く，陰嚢の臨床所見より脱出症と診断できる．

参考文献

1) 小谷俊一：外傷（陰茎と精巣）．臨床泌尿器科 68: 141-146, 2014.
2) Wang Z, Yang JR, Huang YM, et al: Diagnosis and management of testicular rupture after blunt scrotal trauma: a literature review. Int Urol Nephrol 48: 1967-1976, 2016.

精巣微石症（精巣微小石灰化）
testicular microlithiasis

● **症例1**： 30歳代．精上皮腫患者の正常側超音波．

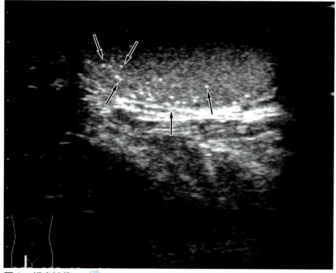

図1　超音波像

● **症例2**： 30歳代．精上皮腫患者の患側超音波．

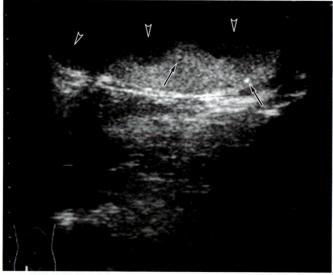

図2　超音波像

画像の読影

【症例1】 超音波にて正常側精巣には小さな高エコースポット（図1；→）を多数認める．精巣微石症である．

【症例2】 超音波にて精巣内には多結節の精上皮腫（図2；▶）を認める．正常部には多数の小さな高エコースポット（図2；→）を認める．

精巣微石症の一般的知識と画像所見

組織学的に精巣微石は，輸精管内の石灰化である．精巣腫瘍，停留精巣，Klinefelter症候群と関連が高い．成因や発生機序は明らかではない．

精巣微石症は以前は，病理学的もしくは単純X線写真にて証明されていたが，近年は超音波にて診断されることが多くなっている．精巣微石症は通常両側性にみられるが，片側にのみ認める症例も報告されている[1)～3)]．

精巣微石症と胚細胞腫瘍の発生の間に明確な因果関係が証明されているわけではないが，精巣微石症と胚細胞腫瘍の合併は数多く報告されており，精巣微石症の経過観察中に胚細胞腫瘍が合併した例も報告されている．精巣微石症は正常精巣よりも胚細胞腫瘍発生のリスクが高いのではないかと考えられる[3)]．

画像所見 超音波では1～2mm大の小さな高エコーのスポットとして多数みられる．小さいために音響陰影はみられない[1) 2)]．通常両側にみられる．MRIではほとんど検出できない．CTでは小さな石灰化をみることがある．特に，精巣微石症をみつけた時には，精巣腫瘍の有無に注意する必要がある．

鑑別診断のポイント

精巣微石症はMRIで異常所見をとらえることは困難である．一方，超音波で高感度に確診できるので，鑑別診断よりもむしろ胚細胞腫瘍の合併の有無を診断することが重要である．

参考文献

1) Hricak H, Hamm B, Kim B: Testicular tumor and tumorlike lesions. *In* Imaging of the scrotum, 1st ed. Raven Press, New York, p.49-91, 1995.
2) Patel MD, Olcott EW, Kerschmann RL, et al: Sonographically detected testicular microlithiasis and testicular carcinoma. J Clin Ultrasound 2: 447-452, 1993.
3) 前田雄司, 小松和人, 岩佐陽一・他: 精巣微小石灰化の臨床病理学的検討. 日泌尿会誌 91: 673-678, 2000.

停留精巣
cryptorchidism

●**症例1**：9歳．左陰嚢に精巣を触知しない．

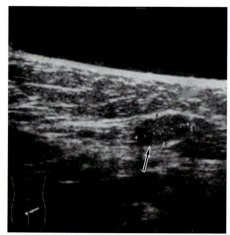

図1-A　超音波像

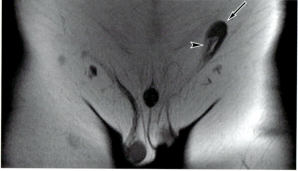

図1-B　T1強調冠状断像

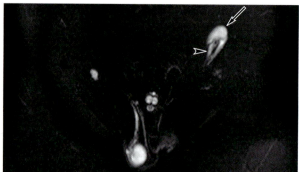

図1-C　脂肪抑制T2強調冠状断像

●**症例2**：40歳代．左鼠径部の腫瘤と疼痛．発症36時間後のMRI．

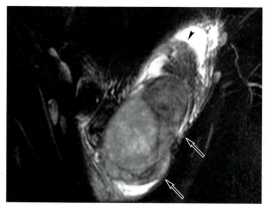

図2-A　脂肪抑制T2強調冠状断像

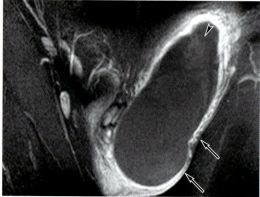

図2-B　造影T1強調冠状断像
　　　　（ダイナミックサブトラクション，後期相）

・:参考文献:・

1) Hricak H, Hamm B, Kim B: Congenital anomalies of the testis. *In* Imaging of the scrotum, 1st ed. Raven Press, New York, p.37-48, 1995.
2) Whitaker RH: Undescended testis: the need for a standard classification. Br J Urol 70: 1-6, 1992.

画像の読影

【症例1】 超音波では，左鼠径部に均一な低エコーを呈する結節：精巣（図1-A；→）を認める．MRIのT1強調像と脂肪抑制T2強調像では左陰嚢内には精巣はなく，鼠径部で精巣（図1-B, C；→）と精巣上体（図1-B, C；▶）は引き延ばされた形態を呈している．外鼠径輪の直前の前陰嚢型停留精巣である．右精巣はT2強調像で均一な高信号を呈し，正常と考えられる．

【症例2】 MRIの脂肪抑制T2強調像では，左側は停留精巣で，精巣（図2-A；→）と精巣上体（図2-A；▶）は，鼠径部から陰嚢にかけて大きく腫大している．精巣は多結節状で内部信号強度は不均一であり，頭側の結節は低信号を呈している．腫大した精巣上体も低信号を呈している．造影T1強調像（ダイナミックサブトラクション）では，左精巣（図2-B；→）と左精巣上体（図2-B；▶）ともに全く造影効果を認めない．陰嚢から鼠径部にかけて鞘膜が強く造影されている．右精巣は正常である．

手術（精巣摘除術）を行った．陰嚢から鼠径部の左精巣（前陰嚢型停留精巣）と精巣上体は720°捻転し，広範な出血壊死を認めた．組織学的に精上皮腫の捻転壊死と確認した．

停留精巣の一般的知識

停留精巣は，精巣が発生学的に下降する道程の中途に留まっている状態を指す[1)2)]．生下時での発生頻度は満期産で3〜4％，未熟児で30％と報告されている．年齢とともに発生頻度は低くなり，1歳まででは0.8％である．患者の10％は両側性である．

停留精巣は部位によって3つに分類される（表1）．最も頻度が高いのは前陰嚢型で，次いで鼠径管内型である．

合併症（表2）の頻度が高いので，早期の治療が必要である．GnRH, hCGなどのホルモン療法，精巣固定，精巣摘除術が年齢に応じて行われる．

移動性精巣（retractile or migratory testis）は，陰嚢内と外鼠径輪の間を移動する可動性の精巣で小児期に多い[1)2)]．通常，思春期になると精巣は陰嚢内に収まるようになるので，治療は不要である．

表1　停留精巣の分類
1. 腹腔内（intra-abdominal retension）
2. 鼠径管内（intracanalicular retension）
3. 前陰嚢（prescrotal retension）

表2　停留精巣の合併症
1. 不妊
2. 悪性精巣腫瘍：精上皮腫など
3. 精巣捻転
4. 精巣上体異常
5. 鼠径ヘルニア
6. 腎泌尿器奇形

鑑別診断のポイント

超音波では陰嚢内に精巣がないことと，精巣が下降する経路に結節状の低エコー構造物を探す．小児では正常大の精巣であることが多いが，成人では小さな変形萎縮した精巣で高度の低エコーを呈することが多いので，超音波での停留精巣の探索は，小児よりも成人の方が困難である．また，成人で停留精巣内に限局性病変を検出すれば，悪性精巣腫瘍の合併を考える．

MRIでは，前陰嚢型と鼠径管内型の停留精巣を検出するのは容易である．均一なT2強調像で高信号の類球形の結節が特徴的である．

陰嚢水腫
hydrocele

渡邊祐司

● 症例：3歳．右陰嚢腫大．疼痛．

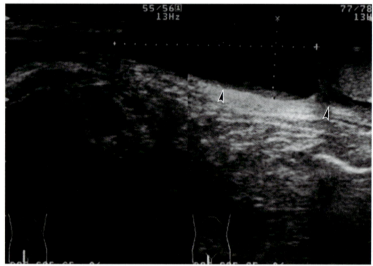

図1-A　超音波像

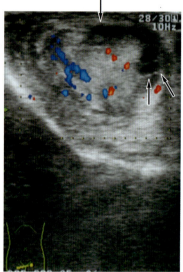

図1-B　カラードプラ超音波像

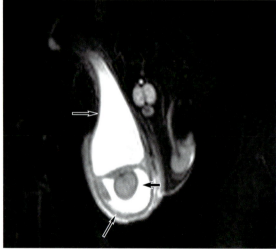

図1-C　脂肪抑制T2強調冠状断像

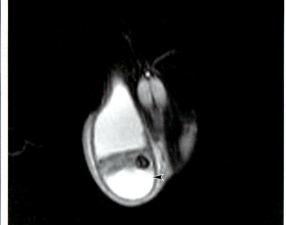

図1-D　脂肪抑制T2強調冠状断像

●参考文献●

1) Hricak H, Hamm B, Kim B: Extratesticular fluid collections. *In* Imaging of the scrotum, 1st ed. Raven Press, New York, p.139-158, 1995.
2) Woodward PJ, Schwab CM, Sesterhenn IA: Extratesticular scrotal masses: radiologic-pathologic correlation. RadioGraphics 23: 215-240, 2003.
3) Dogra VS, Gottlieb RH, Rubens DJ, Liao L: Benign intratesticular cystic lesions: US features. RadioGraphics 21 (spec issue): S273-S281, 2001.
4) Akbar SA, Sayyed TA, Jafri SZ, et al: Multimodality imaging of paratesticular neoplasms and their rare mimics. RadioGraphics 23: 1461-1476, 2003.
5) Bhosale PR, Patnana Mi, Viswanathan C, Szklaruk J: The inguinal canal: anatomy and imaging features of common and uncommon masses. RadioGraphics 28: 819-835, 2008.

画像の読影

超音波では右精巣と精索の周囲に無エコー域がみられる（図1-A；▶）．カラードプラ超音波では，精巣周囲の無エコー域は隔壁を伴う多房性の形態を呈している（図1-B；→）．精巣の血流信号は正常．MRIの脂肪抑制T2強調像では，陰嚢内に高信号の液体貯留を認める（図1-C；→）．精巣の頭側に隔壁がみられる（図1-C；➤）．右精巣の腹側に脂肪抑制T2強調像で低信号の構造物がみられる（図1-D；▶）．

視診でblue dot signを認めた．右精巣垂捻転に伴う反応性の陰嚢水腫として，保存的に加療した．

陰嚢水腫の一般的知識と画像所見

陰嚢水腫は，陰嚢内の壁側鞘膜と臓側鞘膜の間腔に漿液が貯留した状態である[1)〜5)]．発生学的に鞘膜間腔は腹腔と交通している．生後1歳頃には精索周囲で壁側鞘膜と臓側鞘膜が癒着し，腹腔との交通は閉鎖する．陰嚢水腫は腹腔との交通の有無で，交通性と非交通性に分類される．新生児の先天性陰嚢水腫は交通性で，触診や体位変換により水腫の液体量が増減する．非交通性陰嚢水腫は，漿液の再吸収障害によって起こる．また，種々の陰嚢内の疾患に続発して起こる．精巣上体炎や精巣炎などの炎症性疾患，外傷，精巣捻転や精巣垂捻転，精巣腫瘍などがその原因となる．

画像所見 陰嚢水腫の診断は超音波が最も簡便で感度が高い．精巣，精索周囲に三日月状の無エコー域を呈する．

鑑別診断のポイント

鑑別としては，精索静脈瘤や精液嚢腫が挙がる[4) 5)]．また，慢性陰嚢水腫では貯留した液体が濃縮され内部エコーがみられることがあるので，この場合はMRIを用いてT2強調像で高信号の液体を確認する．

> **NOTE** 【陰嚢内腫瘤の鑑別】
>
> 陰嚢内で，精巣外の病変はそれほど頻度の高いものではないが，次のようなものが鑑別として挙がる[4) 5)]．
>
> | | solid | cystic |
> | --- | --- | --- |
> | 精巣上体 | 腫瘍（adenomatoid tumorなど） | 精巣上体嚢胞
精液嚢腫 |
> | 精巣鞘膜 | ヘルニア
腫瘍（mesothelioma） | 陰嚢水腫 |
> | 精索 | 腫瘍（良性：lipoma，悪性：rhabdomyosarcoma） | 精索静脈瘤 |

陰嚢腫瘤の鑑別診断

differential diagnosis of stromal mass

丸上永晃, 平井都始子, 吉川公彦

陰嚢内に生じる疾患の大部分は炎症や陰嚢水腫で占められ, 臨床所見や自家検査であるベッドサイドでの超音波で診断されることが多い[1]. 陰嚢内病変の頻度としては, 炎症48%, 水腫24%, 捻転9%, 静脈瘤7%, 精液瘤4%, 嚢胞4%, 悪性腫瘍2%, 良性腫瘍0.7%とされる[1]. CTやMRIが撮像される陰嚢内腫瘤性病変は比較的稀であるため, 日常画像診断で遭遇する頻度も少ないが, 特にMRIでは特異的な画像を示す疾患も少なくなく, 画像診断の臨床的意義は高い[2].

陰嚢内腫瘤は, 精巣内腫瘤と広義の精巣外腫瘤とに大きく分けられる (表1)[1]. また, 広義の精巣外腫瘤は, 傍精巣腫瘤 (paratesticular mass) と狭義の精巣外腫瘤 (extra-testicular mass) に分類される. 傍精巣腫瘤とは, 精索, 精巣上体, 精巣鞘膜などから発生したものを, 狭義の精巣外腫瘤とはそれ以外で陰嚢皮膚との間から発生したもの (例えば, 硬化性脂肪肉芽腫や血管奇形) に亜分類され, 広義の精巣外腫瘤の大部分は傍精巣腫瘤で占められる.

精巣内腫瘤の大部分は悪性腫瘍である一方, 精巣外腫瘤では良性疾患が多いため, 陰嚢内腫瘤の鑑別の第一として, 腫瘤が精巣内に存在するのか, 精巣外に存在するのかを判断することが重要となる. 陰嚢内腫瘤を疑った場合, まずは超音波が施行される. 超音波による精巣内腫瘤か精巣外腫瘤かの鑑別は80〜95%の診断能を有している.

表1 代表的な陰嚢内病変の鑑別 (文献1)を元に作成)

	精巣内腫瘤	精巣外腫瘤
良性	・嚢胞性腫瘤 ・炎症, 膿瘍, 梗塞 ・血腫 ・肉芽腫 (サルコイドーシス, 結核など) ・精索間質腫瘍 (大部分は良性) ・脂肪腫 ・adrenal rest tumor	＜充実性腫瘤＞ ・精索脂肪腫 ・腺腫様腫瘍 ・線維性偽腫瘍 ・多精巣症 ・平滑筋腫 ＜嚢胞性腫瘤など＞ ・類表皮腫 ・陰嚢水腫 ・精液瘤 ・精巣上体嚢胞 ・静脈瘤 ・血管腫・リンパ管腫
悪性	・胚細胞腫瘍 ・悪性リンパ腫/白血病 ・転移性腫瘍	・肉腫 ・悪性中皮腫 ・転移

1. 精巣内腫瘍

　精巣内腫瘍は15〜40歳位の比較的若年男性に多く，約90％は悪性である．胚細胞腫瘍（germ cell tumor）が90〜95％を占め，中でも精上皮腫（seminoma）が40〜50％程度，非精上皮腫（non-senimomatous tumor）が20〜30％，これらの混合型が30％程度である．その他，間質腫瘍（stromal tumor）が3〜6％程度，悪性リンパ腫が2〜5％程度の頻度である．2016年のWHO分類の改訂に伴い，2018年8月には精巣腫瘍取扱い規約（第4版）が改訂され，組織分類も大きな変更がなされているので注目していただきたい（表2）[3]．

　通常，陰嚢腫大を主訴に超音波が施行され，echogenicで血流の豊富な充実性腫瘤が精巣内に認められれば悪性を疑う．超音波で必ずしも悪性といえない場合や悪性リンパ腫を疑った場合には，次にMRIを施行することもある．MRIでの鑑別は次項p.387-389「胚細胞腫瘍」に委ねるが，年齢や腫瘍マーカー（▶NOTE），腫瘍分布（片側 or 両側）などの臨床所見に加え，被膜の有無や信号の均一性，拡散強調像のADC値も鑑別の一助となる．しかし，胚細胞腫瘍の質的診断には困難な場合も多く，成人の精巣内に限局する充実性腫瘤であれば，鑑別にかかわらず準緊急で高位精巣摘除術が選択され，MRIが省略されることも少なくない．

表2　精巣腫瘍取扱い規約（第4版）による組織分類 （文献3）より改変）

(1) 胚細胞腫瘍（germ cell neoplasia in situ；GCNIS）	(2) 性索間質性腫瘍
1) GCNIS由来胚細胞腫瘍	a) 単一型
a) 非浸潤性胚細胞腫瘍	① Leydig細胞腫
b) 単一型	② Sertoli細胞腫
① セミノーマ	③ 顆粒膜細胞腫
合胞性栄養膜細胞を伴うセミノーマ	④ 莢膜細胞腫-線維腫群腫瘍
② 非セミノーマ性胚細胞腫瘍	b) 混合型および分類不能型性索間質性腫瘍
Ⅰ）胎児性癌	① 混合型性索間質性腫瘍
Ⅱ）卵黄嚢腫瘍，思春期後型	② 分類不能型性索間質性腫瘍
Ⅲ）絨毛性腫瘍	(3) 胚細胞および性索間質成分両者をもつ腫瘍
i）絨毛癌	(4) その他の精巣腫瘍
ii）非絨毛癌性絨毛性腫瘍	(5) 血液リンパ組織性腫瘍
Ⅳ）奇形腫，思春期後型	(6) 集合管と精巣網の腫瘍
Ⅴ）体細胞型悪性腫瘍を伴う奇形腫	(7) 傍精巣組織の腫瘍
c) 複数の組織型を有する非セミノーマ性胚細胞腫瘍	a) 腺腫様腫瘍
混合型胚細胞腫瘍	b) 中皮腫
d) 組織型不明な胚細胞腫瘍	c) 精巣上体腫瘍
退縮性胚細胞腫瘍（regressed germ cell tumors）	d) 扁平上皮癌
2) GCNIS非関連胚細胞腫瘍	e) 黒色神経外胚葉性腫瘍
a) 精母細胞性腫瘍	f) 腎芽腫
b) 奇形腫，思春期前型	g) 傍神経節腫
① 皮様嚢腫	(8) 精管および精巣付属器の間葉系腫瘍
② 類表皮嚢腫	a) 脂肪細胞性腫瘍
③ 高分化神経内分泌腫瘍（単胚葉性奇形腫）	b) 平滑筋性腫瘍
c) 奇形腫・卵黄嚢腫瘍混合型，思春期前型	c) 骨格筋性腫瘍
d) 卵黄嚢腫瘍，思春期前型	d) 線維芽細胞性/筋線維芽細胞性腫瘍
	e) 神経鞘腫
	f) その他の精管および精巣付属器の間葉性腫瘍
	(9) 転移性腫瘍

> **NOTE** 【精巣腫瘍の腫瘍マーカー】
>
> 精巣腫瘍においては腫瘍マーカーが診断，予後評価，治療方針の決定にきわめて有用である．精巣腫瘍の腫瘍マーカーには下記の3種類がある．
>
> | | |
> |---|---|
> | α-胎児性蛋白（AFP） | ・胎児性癌・卵黄嚢腫瘍で高値
・非セミノーマの約50〜70％で高値 |
> | ヒト絨毛性性腺刺激ホルモン（hCG） | ・絨毛癌・胎児性癌
・セミノーマの10〜20％で高値 |
> | 乳酸脱水素酵素（LDH） | ・セミノーマで有用
・精巣腫瘍の50％で高値 |

2. 精巣外腫瘤

精巣外腫瘤のうち，傍精巣腫瘤の75％は良性病変であるが，様々な鑑別疾患が挙げられる．というのも，先に述べた傍精巣腫瘤の由来臓器としては，精巣上体や精索に含まれる精管・血管・神経由来の腫瘤の他，腹膜鞘状突起に由来する腹膜病変（中皮腫や腺様腫瘍，播種病変）や後腹膜病変などと多岐にわたるからである（図1）．精巣外腫瘤に遭遇した場合には，良性疾患が多く不要な手術を回避できることもあり，特に充実性腫瘤性病変の質的診断目的でMRIが施行される．MRIでは，腫瘤位置や腫瘤形態，組織診断に寄与しうる．精巣外腫瘤で最も頻度の高い精索脂肪腫は，CTやMRIで脂肪性腫瘤として同定できる．

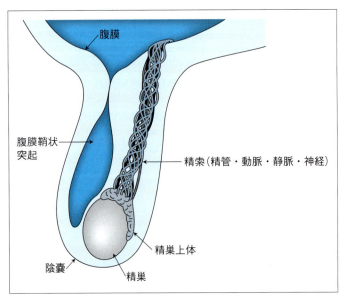

図1　陰嚢の解剖

精巣は，通常胎生26週頃より，腹膜より憩室のように発達した腹膜鞘状突起と呼ばれる袋状の鞘膜腔の形成とともに，精巣は陰嚢へと下降し，腹膜鞘状突起は最終的に精巣を覆う固有鞘膜（精巣鞘膜）となって精巣上体部で精巣と付着して固定され，精巣鞘膜の頭側は通常閉鎖および消失する．精巣は線維性の白膜で覆われ，精巣上体は頭部・体部・尾部からなる．精索には精巣上体より連続する精管の他，動・静脈や神経・リンパ管を含む．

参考文献

1) Dahnert W: Scrotal mass. *In* Radiology review manual, 8th ed. Wolters Kluwer Lippincott Williams & Wilkins, Philadelphia, p.1177-1179, 2017.
2) Mittal PK, Abdalla AS, Chatterjee A, et al: Spectrum of extratesticular and testicular pathologic conditions at scrotal MR imaging. RadioGraphics 38: 806-830, 2018.
3) 日本泌尿器科学会, 日本病理学会, 日本医学放射線学会・他（編）; 精巣腫瘍取扱い規約, 第4版. 金原出版, 2018.

胚細胞腫瘍（セミノーマ，非セミノーマ）
germ cell tumors (seminoma, non-seminoma)

丸上永晃，平井都始子，吉川公彦

● **症例1**： 40歳代．陰嚢腫大を主訴に来院．AFP，βhCG，LDHは正常範囲内．

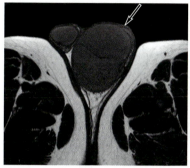 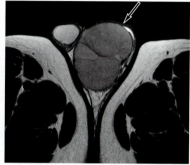 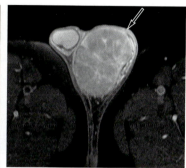

図1-A　T1強調像　　　　　図1-B　T2強調像　　　　　図1-C　造影T1強調像

● **症例2**： 30歳代．陰嚢腫大を主訴に来院．AFP，βhCG，LDHは異常高値．

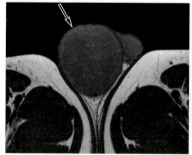 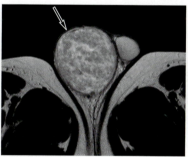 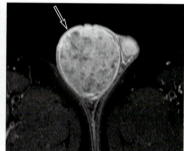

図2-A　T1強調像　　　　　図2-B　T2強調像　　　　　図2-C　造影T1強調像

AFP：alpha fetoprotein，βhCG：beta human gonadotropin，LDH：lactate dehydrogenase

● **症例3**： 30歳代．右精巣腫瘍にて緊急入院．（熊本大学大学院生命科学研究部放射線診断学分野　山下康行先生のご厚意による）

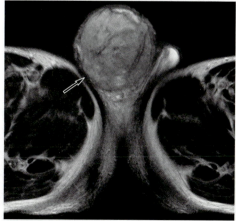 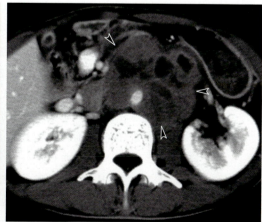

図3-A　T2強調像　　　　　　　　　　図3-B　造影CT

画像の読影

【症例1】 左精巣にT1強調像，T2強調像ともに，均一な低信号を示す分葉状の腫瘤を認める（図1-A, B；→）．内部にT2強調像低信号を示す隔壁様構造を伴う．造影後は均一に造影され，隔壁部分に強い造影効果を伴う（図1-C；→）．単一組織型のセミノーマであった．

【症例2】 右精巣にT1強調像で低信号，T2強調像で不均一な信号を示す腫瘤を認める（図2-A, B；→）．造影後は内部不均一に造影される（図2-C；→）．胎児性癌と奇形腫を合併した非セミノーマであった．

【症例3】 右精巣にT2強調像で内部がやや不整な充実性の腫瘤を認める（図3-A；→）．同時期に施行された造影CTでは，傍大動脈に内部に囊胞を伴った著明なリンパ節腫大を認める（図3-B；▶）．高位除睾術が施行され，合胞体栄養細胞を伴うセミノーマと診断された．

胚細胞腫瘍の一般的知識と画像所見

精巣腫瘍の日本人の罹患率は，男性100万人当たり10～15人程度と少ないが，年々増加傾向にある．発症年齢は20～30歳代と，乳幼児時に小さなピークをもつ2峰性を示す．欧州諸国の罹患率は日本の2倍以上であり，米国では人種を問わず高い傾向がある．精巣腫瘍の発生には遺伝因子と環境因子が関わっており，人種の差，家族発生，エストロゲンなど胎内ホルモン環境や母親の喫煙など出生前における影響，未熟児や低体重児・停留精巣や環境ホルモン被ばくなど出生〜思春期における影響など多くの因子が関わっているといわれている．無痛性の睾丸腫大や硬結が主な症状である．

2016年に精巣腫瘍のWHO分類が改訂され[1]，2018年8月には精巣腫瘍取扱い規約も改訂された（p.385「陰囊腫瘤の鑑別診断」表2参照）．これまでの精巣腫瘍の病理組織分類は形態学的な類似性に基づくものであったが，新分類では形態学的な類似性よりも，組織発生の類似性を優先させた分類となり，精巣胚細胞腫瘍は主にGCNIS（germ cell neoplasia in situ）由来胚細胞腫瘍とGCNIS非関連胚細胞腫瘍に大別された．GCNIS由来胚細胞腫瘍とは，多分化能をもつ原始胚細胞からGCNISを経て多彩な組織像へと分化した腫瘍で，セミノーマや非セミノーマ群がこれに属し，悪性の経過をたどる．一方，GCNIS非関連胚細胞腫瘍はGCNISを介さずに生じた腫瘍で，思春期前型に発生する奇形腫や卵黄囊腫瘍，比較的高齢に発生する精母細胞性腫瘍が属し，いずれも比較的良好な経過をたどる．

臨床的には単一型のセミノーマのみをセミノーマとし，セミノーマ以外の成分を含む場合は単一型・混合型を問わず非セミノーマとして取り扱う．今回の改訂でも，いわゆる非セミノーマは"非セミノーマ性胚細胞腫瘍"と"複数の組織型を有する非セミノーマ性胚細胞腫瘍，混合型胚細胞性腫瘍"と，これまでの臨床分類に沿った形で分類されている．

精巣胚細胞腫瘍の病期は，腫瘍の大きさや広がり，転移および腫瘍マーカーなどを考慮に入れて決定される．多くの場合，最初に転移するのは所属リンパ節である傍大動脈周囲のリンパ節である（図3）．血行性には肺，さらに肝，脳などに転移する．胚細胞腫瘍の予後は，組織所見（セミノーマ vs. 非セミノーマ），腫瘍進展（精巣のみ vs. 後腹膜リンパ節転移 vs. 肺転移，または遠隔リンパ節転移 vs. 肺以外の臓器への転移），さらに非セミノーマにおいては，血清腫瘍マーカー高値の程度で規定される．また進行したセミノーマの予後不良因子としては，肺以外の臓器（例：骨，肝，または脳）への転移の存在，血清腫瘍マーカーの異常高値

が挙げられる．また精巣よりもむしろ縦隔原発の腫瘍が予後不良である．

病変の進展を重視した日本泌尿器科学会の病期分類と国際胚細胞共同研究グループ（IGCCC）による予後分類については，次項p.390「胚細胞性腫瘍の病期診断」の表2を参照されたい．

画像所見　単一組織よりなるセミノーマでは，均一な淡明細胞の敷石状増殖からなる腫瘍で，著明な線維化を伴うことがある．画像では周囲に被膜を伴わない分葉状・多結節状の形態で，超音波では内部均一な低エコー，MRIのT2強調像でも内部均一な低信号を示し，造影後に造影効果を示す隔壁を有することが特徴である．

セミノーマの亜型として，セミノーマ全体の約2割に，合胞体栄養細胞（syncytiotrophoblastic cell；STC）を伴うセミノーマがある．STCは免疫組織化学的にhCG陽性を示すため，術前の血中hCGの軽度上昇を伴う．さらに，STCが大型で多数存在する場合には出血を伴うため，絨毛癌やその混合型との鑑別が問題となる．一方，非セミノーマ系腫瘍では腫瘍の構成組織を反映し，出血・壊死，嚢胞や石灰化，脂肪などといった様々な所見を呈しうる．

鑑別診断のポイント

精巣腫瘍に遭遇した場合には，まず嚢胞性腫瘍か充実性腫瘍かの鑑別が重要で，壮年期に生じた充実性腫瘍であれば胚細胞腫瘍を，60歳を超えた症例の充実性腫瘍であれば悪性リンパ腫を考慮する．精巣腫瘍の腫瘍マーカーとしては，AFP，hCG，LDHがある．セミノーマよりなる単一組織型では通常AFPの上昇はみられず，hCGが軽度上昇する程度であるが，複合組織型ではAFPやhCGの腫瘍マーカーが上昇することが多い．

臨床および画像においても，セミノーマと非セミノーマとの鑑別が重要となる．MRIは両者の鑑別に有用な場合があり（表）[2]，MRIで均一な信号で内部に隔壁構造およびその造影効果（septa enhancement），比較的低いADC値が得られれば，セミノーマを疑う．しかし，内部不均一な腫瘍の場合，鑑別が容易でないことも多い．

表　セミノーマと非セミノーマとの鑑別ポイント（文献2）を元に作成）

	セミノーマ	非セミノーマ
MRI所見	・多結節 ・T1強調像で大部分が低信号 ・T2強調像で比較的均一で低信号 ・T2強調像で低信号を示す帯状構造（線維血管間質を反映） ・造影T1強調像で帯状構造の造影効果 ・非セミノーマと比較して低いADC値	・稀に低信号ハローで被包化（線維性被膜を反映） ・T1強調像で不均一 ・T2強調像で著しく不均一 ・造影T1強調像で不均一な造影効果

参考文献

1) Moch H, Humphrey PA, Ulbright TM, et al (eds)；WHO classification of tumours of the urinary system and male genital organs, 4th ed. IARC, Lyon, 2016.
2) Tsili AC, Bertolotto M, Turgut AT, et al: MRI of the scrotum: recommendations of the ESUR Scrotal and Penile Imaging Working Group. Eur Radiol 28: 31-43, 2018.

胚細胞腫瘍の病期診断
staging of germ cell tumor

山田香織

1. 精巣腫瘍の病期分類

　成人の精巣腫瘍の大半が胚細胞腫瘍である．以下，単に精巣腫瘍とした場合，精巣胚細胞腫瘍を指すこととする．

　精巣腫瘍の病期分類にはTNM分類も用いられるが，特に，日本泌尿器科学会の病期分類（表1）[1]がよく用いられている．これは，いたずらに細分化することを避け，実際の臨床に即

表1　精巣腫瘍の日本泌尿器科学会病期分類（文献1）より改変）

Ⅰ期		転移を認めず
Ⅱ期		後腹膜以下のリンパ節にのみ転移を認める
	ⅡA	後腹膜転移巣が最大径5cm未満のもの
	ⅡB	後腹膜転移巣が最大径5cm以上のもの
Ⅲ期		遠隔転移
	Ⅲ0	腫瘍マーカーが陽性であるが，転移部位を確認しえない
	ⅢA	縦隔または鎖骨上リンパ節に転移を認めるが，その他の遠隔転移を認めない
	ⅢB	肺に遠隔転移を認める
	B1	いずれかの肺野で転移巣が4個以下で，かつ最大径が2cm未満のもの
	B2	いずれかの肺野で転移巣が5個以上，または最大径が2cm以上のもの
	ⅢC	肺以外の臓器にも遠隔転移を認める

表2　IGCCC：International Germ Cell Classification（文献2）より転載）

Good prognosis	
非セミノーマ	セミノーマ
精巣または後腹膜原発で，肺以外の臓器転移を認めない．さらに，腫瘍マーカーが，以下の条件をみたす．すなわち，AFP＜1000ng/mLで，hCG＜5000IU/Lで，しかも，LDH＜1.5x正常上限値である． ＊5年非再発率89％，5年生存率92％	原発巣は問わないが，肺以外の臓器転移を認めない．さらに，腫瘍マーカーが，以下の条件をみたす．すなわち，AFPは正常範囲内であるが，hCGおよびLDHに関しては問わない． ＊5年非再発率82％，5年生存率86％
Intermediate prognosis	
非セミノーマ	セミノーマ
精巣または後腹膜原発で，肺以外の臓器転移を認めない．さらに，腫瘍マーカーが，以下の条件をみたす．すなわち，AFP≧1000ng/mLで≦10000ng/mL，または，hCG≧5000IU/Lで，≦50000IU/L，または，LDH≧1.5x正常上限値で≦10x正常上限値である． ＊5年非再発率75％，5年生存率80％	原発巣は問わないが，肺以外の臓器転移を認める．さらに腫瘍マーカーが，以下の条件をみたす．すなわち，AFPは正常範囲内であるが，hCGおよびLDHに関しては問わない． ＊5年非再発率67％，5年生存率72％
Poor prognosis	
非セミノーマ	セミノーマ
縦隔原発，または肺以外の臓器転移を認めるか，あるいは腫瘍マーカーが，以下の条件をみたす．すなわち，AFP＞10000ng/mL，またはhCG＞50000IU/LまたはLDH＞10x正常上限値である． ＊5年非再発率41％，5年生存率48％	該当するものはない．

＊非再発率および全生存率に関して，1997年に報告された当時のものであり，近年の報告では，成績は向上している．特に非セミノーマのpoor prognosis群の向上は目覚ましく，約70～80％の全生存率を得られる．

していることを主眼とした分類である．陰囊内に留まる腫瘍は，T分類によらず臨床的に差があまりないことから，すべてⅠ期となっている．Ⅱ期は，手術などの治療の困難さに応じてAとBに亜分類される．Ⅲ期は遠隔転移を認めるもので，血行性転移を認めるものはⅢB期以上である．肺転移を認めるⅢB期では，Ⅱ期と同様に臨床的見地からB1とB2に分けられている．

また，リスク分類としてIGCCC（International Germ Cell Consensus Classification）が，予後をよく反映することから広く用いられている．IGCCCでは組織型（セミノーマ・非セミノーマ），転移の部位および腫瘍マーカーの値によって，予後良好群・中程度予後群・予後不良群に分類する（表2）[2)3)]．現在では，予後不良群においても約70〜80％の全生存率が得られる．つまり，精巣腫瘍は適切に診断治療を行うことで，多発転移があっても長期生存が望めるという点が特徴的な腫瘍である．

2. Ⅱ期

精巣腫瘍で最も転移の頻度が高いのは後腹膜リンパ節で，後腹膜以下のリンパ節にのみ転移を認めた場合，5cm未満ではⅡA期，5cm以上ではⅡB期となる（図1）．

基本的に径1cm以上のリンパ節を転移の疑いとするが，このサイズに満たない転移は偽陰性となる．また，炎症性腫大などがあると偽陽性の原因となりうる．このように，サイズによるリンパ節転移の診断には限界があり，実際にはequivocalで転移かどうか悩む症例も多いが，リンパ流の解剖を知っておくことで，ある程度の診断の手助けとなることがある（図2）．

右精巣腫瘍においては，腎静脈尾側の大動静脈間リンパ節が最初に還流が認められる部位（primary landing zone）で，次に傍大静脈〜大静脈前〜大動脈前リンパ節にかけてリンパ節転移が好発する．一方，左精巣腫瘍では腎静脈尾側の傍大動脈リンパ節がprimary landing zoneで，次に大動静脈間〜大動脈前リンパ節にかけてリンパ節転移が好発する（図3）．また，右精巣から左側のリンパ節群に還流することはしばしば認められるが，左精巣から右側への交差還流は報告されていない[4)]．

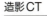
造影CT

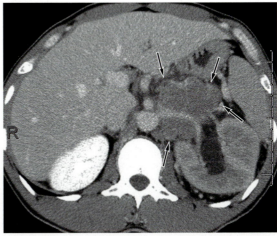

図1　左精巣セミノーマⅡB期
左腎門部レベルの傍大動脈領域に，径5cm以上の粗大な分葉状腫瘤が認められ（→），リンパ節転移と考えられる．左腎動脈が腫瘍の中を貫通している．下流で尿管は巻き込まれており，左水腎症を伴っている．ⅡB期と診断された．

A 造影CT（術直後）	B 造影CT（3か月後）
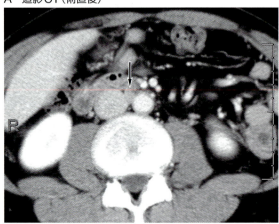	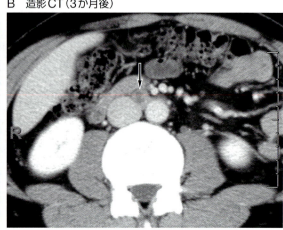

図2 右精巣非セミノーマ（高位精巣摘除後）
A：大動静脈間リンパ節に，equivocalなサイズのリンパ節を認める（→）．転移かどうかの判断が難しいが，右精巣腫瘍のリンパ節転移の好発部位であり，注意を要する．
B：3か月後のCTで増大し，内部が低吸収を呈してきており（→），転移と考えられる．

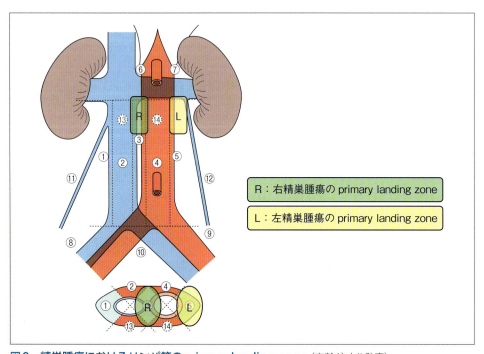

図3 精巣腫瘍におけるリンパ節のprimary landing zone（文献1）より改変）
①傍大静脈（大静脈外側）リンパ節，②大静脈前リンパ節，③大動静脈間リンパ節，④大動脈前リンパ節，⑤傍大動脈（大動脈外側）リンパ節，⑥右上腎門部リンパ節，⑦左上腎門部リンパ節，⑧右腸骨リンパ節，⑨左腸骨リンパ節，⑩腸骨間リンパ節，⑪右性腺静脈リンパ節，⑫左性腺静脈リンパ節，⑬大静脈後リンパ節，⑭大動脈後リンパ節

CTによる後腹膜リンパ節転移の正診率は73〜97%,感度65〜96%,特異度81〜100%と報告されている[5].病期診断でFDG-PETを追加する有用性について,『精巣腫瘍診療ガイドライン』[2]や欧米の代表的ガイドラインでは,明らかな根拠はないとしている.ただ,実臨床においては時に病期診断にFDG-PETが有用な場合を経験することもあり,わが国の『画像診断ガイドライン』では,グレードC1(明確な根拠はないが施行を考慮してもよい)となっている[6].

3. ⅢO期

精巣摘除後に腫瘍マーカーの正常化が認められず陽性が持続するものの,画像上は転移を指摘できない場合は,潜在的な残存病変があるものとしてⅢO期に分類される.

4. ⅢA期,ⅢB期

縦隔リンパ節の検出に関しては,いずれのガイドラインにも詳細な記述はないが,胸部CTが優れている.縦隔または鎖骨上リンパ節転移を認める場合はⅢA期である.

さらに,肺転移があればⅢB期である.肺転移の検出では,胸部CTは胸部単純X線写真よりも感度が高い.ただし,1cm以下の肺病変では偽陽性が多いことが知られている.特にⅠ期のセミノーマでは,胸部単純X線写真で異常がなければ,胸部CTは省略できる可能性がある[7].

5. ⅢC期

肺以外の臓器に遠隔転移を認める場合はⅢC期である.遠隔転移の検索に用いるモダリティとして,CT以外には,骨シンチグラフィおよび脳MRIが挙げられるが,ルーチンでの施行は推奨されない.『精巣腫瘍診療ガイドライン』では,それぞれの転移が疑われる場合や症状がある場合,または,非常に大きな転移巣を認める場合や腫瘍マーカーが非常に高値である場合に,これらを施行することを推奨している[2].

参考文献

1) 日本泌尿器科学会,日本病理学会,日本医学放射線学会・他(編);精巣腫瘍取扱い規約,第4版.p.25,27-28,2018.
2) 日本泌尿器科学会(編);精巣腫瘍診療ガイドライン 2015年版.金原出版,p.8,2015.(http://www.urol.or.jp/info/guideline/data/02_testicular_tumor_2015.pdf)
3) International Germ Cell Consensus Classification: a prognostic factor-based staging system for metastatic germ cell cancers. International Germ Cell Cancer Collaborative Group. J Clin Oncol 15: 594-603, 1997.
4) Donohue JP, Zachary JM, Maynard BR: Distribution of nodal metastases in nonseminomatous testis cancer. J Urol 128: 315-332, 1982.
5) Yacoub JH, Oto A, Alleu BC, et al: American College of Radiology ACR Appropriateness Criteria®. Clinical Condition: Staging of Testicular Malignancy. p.3, 1996. (https://acsearch.acr.org/docs/69375/Narrative/)
6) 日本医学放射線学会(編);画像診断ガイドライン 2016年版.金原出版,p.479,2016.
7) Horan G, Rafique A, Robson J, et al : CT of the chest can hinder the management of seminoma of the testis; it detects irrelevant abnormalities. Br J Cancer 96: 882-885, 2007.

胚細胞腫瘍の治療効果判定および経過観察

treatment effect evaluation and follow-up of germ cell tumor

山田香織

セミノーマと非セミノーマでは治療方針の他，治療効果判定，経過観察の方法も変わってくるので，これらは必ず分けて考える必要がある．

1. 治療効果判定

1）セミノーマ（seminoma）

Ⅱ期以上のセミノーマでは多くの場合，化学療法が施行される．化学療法後は55～80％に残存腫瘍が認められるが，その多くは壊死組織や線維化組織である．特に，CTでの最大腫瘍径が3cm以下の場合，viabilityの残存はほとんどないとされており，経過観察が可能であ

A 造影CT（化学療法前）

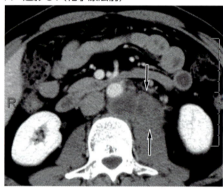

B 造影CT（化学療法後）

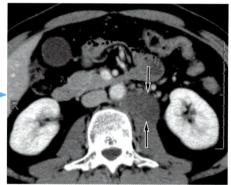

BEP療法
3コース

C FDG-PET（化学療法後）

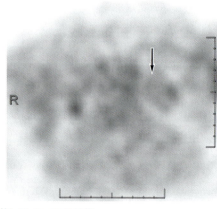

D FDG-PET/CT fusion画像（化学療法後）

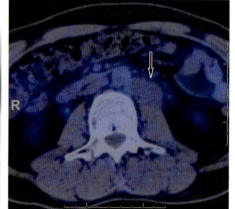

図1　左精巣セミノーマⅡB期
A：傍大動脈リンパ節転移を認め（→），左精巣セミノーマⅡB期と診断された．
B：BEP（ブレオマイシン・エトポシド・シスプラチン）療法3コース施行後．傍大動脈リンパ節転移は縮小しているが，3cm以上の残存腫瘍を認める（→）．
C，D：FDG-PETでは，残存腫瘍に異常なFDG集積を認めない（→）．
後腹膜リンパ節郭清（RPLND）が施行されたが，壊死組織のみであった．

る．さらに，3cm以上の残存腫瘍でもviableな病変は11〜37%にしか認められない[1]．3cm以上の残存腫瘍のviability評価に関してはFDG-PETが有用で[2][3]，各種ガイドラインで推奨されている．FDG-PETの診断能は，報告によりややばらつきがあるが[1][4]，陰性的中率が高いことが特徴である．よって，3cm以上の残存腫瘍でもFDG-PET陰性であれば，経過観察を考慮してよい（図1）．

一方，FDG-PET陽性の場合はviabilityの残存が示唆されるものの，偽陽性の可能性もある．特に，3cm以下の病変では陽性的中率が低くなることが知られているので，3cm以上の病変で積極的に施行すべきである．なお化学療法後，間隔を空けずにFDG-PETを施行すると正診率が低下することが知られており，6週間〜2か月以上空けて施行することが推奨されている（図2）．

2）非セミノーマ（non-seminoma）

非セミノーマの化学療法後の残存腫瘍には，壊死瘢痕組織，奇形腫，癌があり，これらが混在することもある．特に，奇形腫の存在がセミノーマとは異なる点である．成熟奇形腫自体は良性だが，その自然史としてgrowing teratoma syndrome[5]（図3，▶NOTE）や悪性転化[6]が発生しうることが報告されており，非セミノーマの化学療法後は，残存癌細胞に加え，奇形腫も完全摘除することが必要である．後腹膜リンパ節郭清（retroperitoneal lymph node dissection；RPLND）は侵襲度が高く，また高度な技術を必要とするため，術前にviableな腫瘍（奇形腫あるいは癌）が残存しているかどうかがわかることが理想的であるが，結論からいうと，現時点ではこれを正確に予測することは困難である．

化学療法後のCTで，残存腫瘍のサイズが小さいほど，また縮小率が高いほど，壊死組織のみの可能性が高い．しかし，残存腫瘍のサイズが9mm以下の28%，サイズ縮小率が85%以上の20%にviableな腫瘍の残存が認められる[7]．また，20mm以下の残存病変に対し

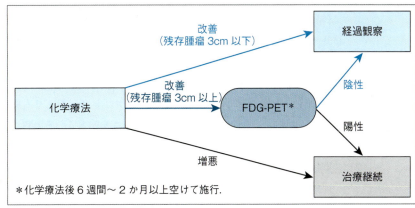

図2　Ⅱ期以上のセミノーマの化学療法後の方針

＊化学療法後6週間〜2か月以上空けて施行．

> **NOTE**　【growing teratoma syndrome】
> 胚細胞腫瘍で，化学療法後に腫瘍マーカーが正常化するものの腫瘍の増大を認めることがあり，これらのうち切除標本にて成熟奇形腫成分のみを認めるものをgrowing teratoma syndromeと呼ぶ．

A　単純CT（化学療法直後）　　　　　　B　単純CT（化学療法後1か月）

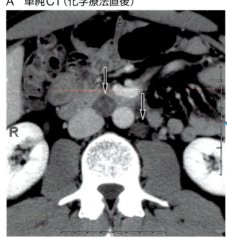 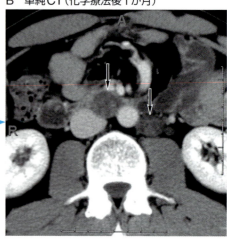

経過観察

図3　右精巣非セミノーマⅡA期（growing teratoma syndrome）
A：右精巣非セミノーマⅡA期に対しBEP療法3コース施行後．腫瘍マーカーは陰性化したが，傍大動脈および大動静脈間に腫大リンパ節が認められる（→）．
B：1か月後．腫瘍マーカーは陰性を維持していたが，リンパ節が増大し（→），growing teratoma syndromeが疑われる．RPLNDが施行され，成熟奇形腫と確認された．

RPLNDを行うと，33%にviableな腫瘍を認める[8]．非セミノーマにおいては，化学療法後残存腫瘤のサイズが小さくてもviableな腫瘍残存の可能性は比較的高い（図4）．また，非セミノーマの化学療法後，FDG-PETでは壊死瘢痕組織，奇形腫，癌の鑑別は困難で[9]，いずれのガイドラインにおいても，FDG-PETの施行は推奨されていない．

2. 経過観察

1）Ⅰ期の精巣腫瘍の経過観察

『精巣腫瘍診療ガイドライン』では，特に2～3年は密にサーベイランスすべきであるとしており，5年以上の長期にわたってフォローアップすることを推奨している[10]．画像検査としては胸部単純X線写真，全腹部CTが基本的サーベイランス方法に含まれる．画像診断を施行する間隔については各ガイドラインで幅があるが，『精巣腫瘍診療ガイドライン』の例（表）[10]では，欧米のガイドラインに記載されているプロトコールよりも綿密である．また，わが国では，腹部CT撮影時に同時に胸部が撮影されることが多く，その場合，胸部単純X線写真は省略可能と記載されている．

2）Ⅱ期以上の精巣腫瘍の完全寛解後経過観察

Ⅱ期以上の精巣腫瘍で，治療によって完全寛解となった場合の経過観察に用いる画像診断の方法については確立しておらず，各ガイドラインによってまちまちであるが，『精巣腫瘍診療ガイドライン』によると，画像検査としては全腹部CTと，胸部単純X線写真（胸部CTが撮影されていれば省略可能）を定期的に施行することが推奨されている．頻度については，予想されるリスクを加味し，個別に検討すべきとしている[10]．

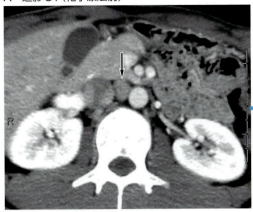
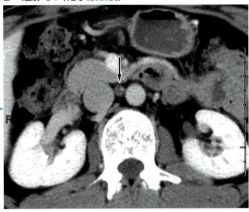

A 造影CT（化学療法前）　　B 造影CT（化学療法後）

VIP療法
4コース

図4　右精巣非セミノーマⅡA期
A：大動静脈間リンパ節転移を認め（→），右精巣非セミノーマⅡA期と診断された．
B：VIP（エトポシド，イホスファミド，シスプラチン）療法4コース施行後，大動静脈間リンパ節転移は8mm大に縮小（→）．RPLNDが施行され，成熟奇形腫の残存が認められた．

表　経過観察方法（例）（文献10）より改変）

セミノーマⅠ期で経過観察された場合

	2年以内	2〜3年	3〜4年	4〜5年	5年〜（10年）
胸部X線	3か月ごと	4か月ごと	6か月ごと	1年ごと	1年ごと
CT（腹部）	3か月ごと	4か月ごと	6か月ごと	1年ごと	（1年ごと）

非セミノーマⅠ期で経過観察された場合

	1年	2年	3年	4年	5年	6年以降
胸部X線	1〜2か月ごと	2か月ごと	3か月ごと	4か月ごと	6か月ごと	12か月ごと
CT（腹部）	3〜4か月ごと	4〜6か月ごと	6〜12か月ごと	6〜12か月ごと	12か月ごと	12〜24か月ごと

参考文献

1) Bachner M, Loriot Y, Gross-Goupil M, et al: 2-[18]fluoro-deoxy-D-glucose positron emission tomography (FDG-PET) for postchemotherapy seminoma residual lesions: a retrospective validation of the SEMPET trial. Ann Oncol 23: 59-64, 2012.
2) De Santis M, Bokemeyer C, Becherer A, et al: Predictive impact of 2-[18]fluoro-2-deoxy-D-glucose positron emission tomography for residual postchemotherapy masses in patients with bulky seminoma. J Clin Oncol 19: 3740-3744, 2001.
3) Becherer A, De Santis M, Karanikas G, et al: FDG PET is superior to CT in the prediction of viable tumour in post-chemotherapy seminoma residuals. Eur J Radiol 54: 284-288, 2005.
4) De Santis M, Becherer A, Bokemeyer C, et al: 2-[18]fluoro-deoxy-D-glucose positron emission tomography is a reliable predictor for viable tumor in postchemotherapy seminoma: an update of the prospective multicentric SEMPET trial. J Clin Oncol 22: 1034-1039, 2004.
5) Logothesis CJ, Samuels ML, Trindade A, et al: The growing teratoma syndrome. Cancer 50: 1629-1635, 1982.
6) Ahmed T, Bosl GJ, Hajdu SI: Teratoma with malignant transformation in germ cell tumors in men. Cancer 56: 860-863, 1985.
7) Steyerberg EW, Keizer HJ, Sleijfer DT, et al: Retroperitoneal metastases in testicular cancer: role of CT measurements of residual masses in decision making for resection after chemotherapy. Radiology 215: 437-444, 2000.
8) Oldenburg J, Alfsen GC, Lien HH, et al: Postchemotherapy retroperitoneal surgery remains necessary in patients with nonseminomatous testicular cancer and minimal residual tumor masses. J Clin Oncol 21: 3310-3317, 2003.
9) De Santis M, Pont J: The role of positron emission tomography in germ cell cancer. World J Urol 22: 41-46, 2004.
10) 日本泌尿器科学会（編）；精巣腫瘍診療ガイドライン 2015年版．金原出版，p.79, 82, 2015．（http://www.urol.or.jp/info/guideline/data/02_testicular_tumor_2015.pdf）

burned-out testicular tumor

山田香織

● **症例**：30歳代．自覚症状なし．健康診断で胸部異常陰影を指摘．

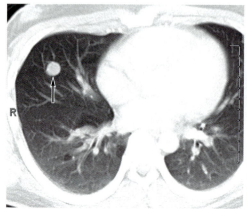

図1-A　胸部CT

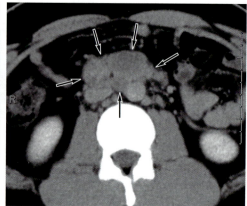

図1-B　造影CT

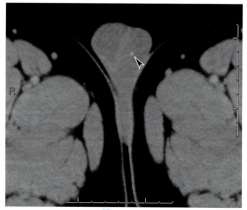

図1-C　造影CT

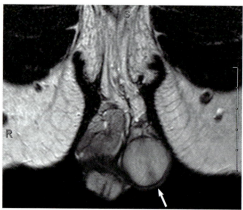

図1-D　T2強調冠状断像

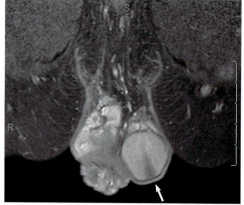

図1-E　脂肪抑制造影T1強調冠状断像

参考文献

1) Tasu JP, Faye N, Eschwege P, et al: Imaging of burned-out testis tumor: five new cases and review of the literature. J Ultrasound Med 22: 515-521, 2003.
2) 三木田 馨, 小林英夫, 恐田尚幸・他：MD-CTにより精巣内石灰化を検出しえた転移性胚細胞腫瘍の1例．日呼吸会誌 46: 722-725, 2008.
3) 沖原宏治, 中村晃和, 水谷陽一・他：精巣腫瘍．超音波医学 32: 167-175, 2005.
4) Patel MD, Patel BM: Sonographic and magnetic resonance imaging appearance of a burned-out testicular germ cell neoplasm. J Ultrasound Med 26: 143-146, 2007.

画像の読影

　CTでは，肺結節（図1-A；→）および後腹膜リンパ節腫大（図1-B；→）を認める．血液検査ではhCGが著明高値であり，胚細胞性腫瘍が疑われる．精巣には明確な腫瘤は認めず（図1-C），性腺外胚細胞腫も考慮されるが，左精巣のわずかな石灰化（図1-C；▶）に着目し，精巣MRIを施行した．T2強調像で左精巣に楔状の低信号域を認め（図1-D；⇨），脂肪抑制造影T1強調像で同部の造影効果は低下している（図1-E；⇨）．

　後腹膜腫瘍生検で絨毛癌と診断された．左高位精巣摘除術が施行されたが，viableな腫瘍細胞はみられず瘢痕組織のみを認め，左精巣burned-out testicular tumorと考えられた．

burned-out testicular tumorの一般的知識と画像所見

　転移で発症した胚細胞性腫瘍の患者の精巣に，壊死，瘢痕組織，あるいは退縮した成熟奇形腫しか認められないことがあり，これをburned-out testicular tumorと呼ぶ．精巣胚細胞腫瘍の1.4%に相当するといわれている非常に稀な病態である．発症機序として，腫瘍細胞の代謝亢進による壊死，腫瘍の梗塞による退縮，自己抗体による何らかの免疫学的反応の関与などが挙げられているが，決定的なものはない．

　通常，精巣の触診は正常で，原発不明癌として発症するが，腫瘍マーカー（AFP，hCG）が高値を示した場合は胚細胞腫瘍を疑うことは容易で，性腺外胚細胞腫とburned-out testicular tumorの鑑別が問題になる．burned-out testicular tumorでは精巣に微小な腫瘍が残存している可能性があり，見逃しにより性腺外胚細胞腫として治療を行うと，精巣・血管関門のため精巣に腫瘍が存在し続け，再発の原因となりうるとされている点で注意が必要である．

　画像所見　burned-out testicular tumorの診断は従来，超音波が主体で，macrocalcification, microlithiasis, highly echogenic foci, hypoechoic areaの単独ないし合併を呈するとされる[1]．CT，MRIの報告は乏しいが，CTでは微小石灰化を検出した例の報告があり[2]，本例でも認められた．MRIではT2強調像で索状・点状の低信号を認めた例が報告されている[3)4)]．また，本例では瘢痕部の造影効果は乏しかったが，造影効果を認めた例の報告もある[4]．

鑑別診断のポイント

　原発巣不明の多発転移として発症した場合，特に若年男性では胚細胞腫瘍の可能性を考慮し，腫瘍マーカーを測定することが重要である．AFPやhCGが高値であれば，胚細胞腫瘍を疑うことは容易だが，これらが上昇していない場合（特にセミノーマ），他の原発不明癌や悪性リンパ腫などとの鑑別は難しく，転移巣からの組織学的診断を要する．胚細胞腫瘍が疑われるも，触診上，精巣が正常の場合は性腺外胚細胞腫の他にburned-out testicular tumorの可能性を念頭に置いて，精巣の軽微な異常所見の有無に気をつけることが，診断に至るためのキーと考えられる．

　また，MRIで精巣の楔状の異常信号を呈するものとしては，segmental testicular infarctionが鑑別に挙げられるが，通常，急性陰嚢症として発症し，臨床像からの鑑別は容易と思われる．

悪性リンパ腫
malignant lymphoma

丸上永晃，平井都始子，吉川公彦

● **症例1**：60歳代．悪性リンパ腫の治療中にIL-2R値の再上昇を認めた．

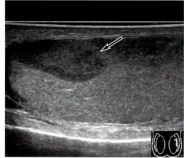
図1-A　超音波像（Bモード）

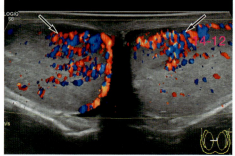
図1-B　カラードプラ像

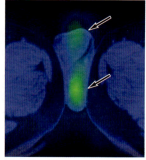
図1-C　FDG-PET/CT

● **症例2**：70歳代．無痛性陰囊腫大を主訴に来院．LDHとIL-2R高値．

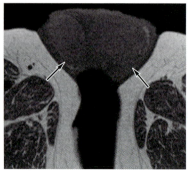
図2-A　T1強調像

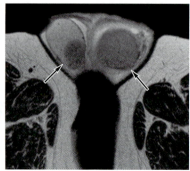
図2-B　T2強調像

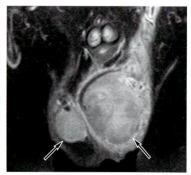
図2-C　造影T1強調冠状断像

● **症例3**：80歳代．無痛性陰囊腫大を主訴に来院．LDHとIL-2R高値．

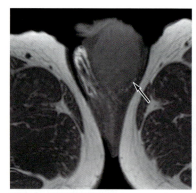
図3-A　T1強調像

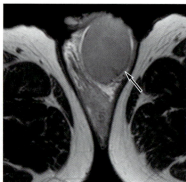
図3-B　T2強調像

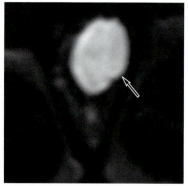
図3-C　拡散強調像

LDH：lactate dehydrogenase, IL-2R：interleukin-2 receptor

画像の読影

【症例1】 超音波Bモードでは両側精巣に均一な低エコー域を認め，内部に精巣縦隔に向かう線状構造が保たれている（図1-A：左精巣のみ表示；→）．カラードプラでは低エコー域に一致してカラーの増強を認める（図1-B；→）．FDG-PET/CTでは両側精巣腫瘤にFDGの集積を認める（図1-C；→）．びまん性大細胞型B細胞性リンパ腫（diffuse large B-cell lymphoma；DLBCL）の精巣再発と診断された．

【症例2】 両側精巣にT1強調像，T2強調像ともに低信号を示す腫瘤性病変を認める（図2-A，B；→）．造影後は不均一な造影効果を示す（図2-C；→）．DLBCLと診断された．

【症例3】 左精巣にT1強調像，T2強調像ともに低信号を示す腫瘤性病変を認める（図3-A，B；→）．拡散強調像では著明な高信号を示し，ADC値は0.45と強い拡散低下を示す（図3-C；→）．DLBCLと診断された．

悪性リンパ腫の一般的知識と画像所見

精巣の悪性リンパ腫は，全節外性悪性リンパ腫の1%程度に，また全精巣腫瘍の1〜8%に発生する稀な腫瘍である．好発年齢は60歳代であり，高齢者の無痛性陰嚢腫大では一番に疑うべき疾患である．他の組織型の精巣腫瘍に比べて両側発生頻度が高く，異時性・同時性含め，20%程度に両精巣発生が認められる．病理学的にはほとんどがDLBCLである．精巣悪性リンパ腫の特徴として，対側精巣，皮膚，中枢神経系への節外臓器への浸潤・再発が高く，予後不良である点にある．同時性精巣悪性リンパ腫では，すでにリンパ節や他臓器に原発巣が存在しており，精巣以外の病変にも注目する必要がある．

画像所見 画像診断では，超音波で均一な低エコーを示し，精巣縦隔より放射状に広がるhypoechoic bandsが特徴とされる[1]．MRIでは内部均一で，T2強調像低信号を示し，拡散強調像でも低いADC値を示す[2]．造影MRIでは，放射状の線状構造がみられることがある．FDG-PETでは，生理的集積を示す正常精巣よりも高い集積を示す．

鑑別診断のポイント

鑑別疾患としては，精巣炎や精巣上体炎，白血病，サルコイドーシスの他，両側性に生じる精巣胚細胞性腫瘍や稀な副腎遺残腫瘍（adrenal rest tumor）が挙がる．60歳を超えた高齢者の精巣に無痛性の内部均一な両側性精巣腫瘍を認めた場合には，LDHやIL-2Rの測定値を参考に悪性リンパ腫を鑑別に挙げる．拡散強調像での低いADC値も，悪性リンパ腫を挙げる一助となる．

参考文献

1) Emura A, Kudo S, Mihara M, et al: Testicular malignant lymphoma; imaging and diagnosis. Radiat Med 14: 121-126, 1996.
2) Mittal PK, Abdalla AS, Chatterjee A, et al: Spectrum of extratesticular and testicular pathologic conditions at scrotal MR imaging. RadioGraphics 38: 806-830, 2018.

精巣内嚢胞性腫瘤
intratesticular cystic mass

丸上永晃,平井都始子,吉川公彦

● **症例1**:70歳代.精巣に硬結を自覚し泌尿器科受診.腫瘍マーカーは正常範囲内.単純性嚢胞.

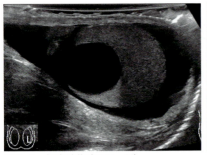
図1-A 超音波像(Bモード)

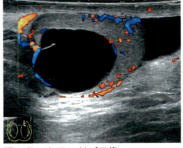
図1-B カラードプラ像

図1-C T2強調像

● **症例2**:20歳代.右精巣に小さな腫瘤を触知し受診.圧痛は認めない.白膜嚢胞.

● **症例3**:60歳代.偶然,精巣腫瘤を指摘.精巣網管状拡張.

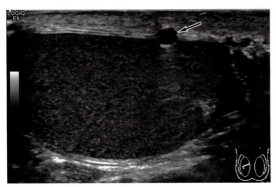
図2 超音波像(Bモード)

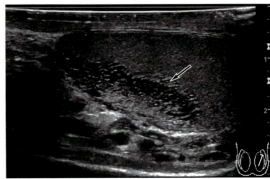
図3 超音波像(Bモード)

● **症例4**:10歳代.精巣腫大を主訴に近医受診.精巣腫瘍が疑われ精査目的で来院.精巣類表皮嚢腫.

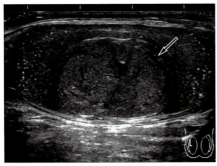
図4-A 超音波像(Bモード)

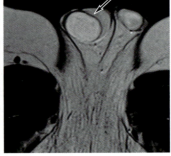
図4-B T2強調像

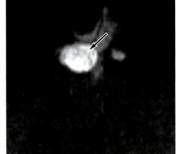
図4-C 拡散強調像

参考文献

1) Kim W, Rosen MA, Langer JE, et al: US-MR imaging correlation in pathologic conditions of the scrotum. RadioGraphics 27: 1239-1253, 2007.
2) Cho JH, Chang JC, Park BH, et al: Sonographic and MR imaging findings of testicular epidermoid cysts. AJR 178: 743-748, 2002.

画像の読影

【症例1】 超音波Bモード(図1-A)では,後方エコーの増強を伴う境界明瞭で内部無エコーの腫瘤を認める.カラードプラ(図1-B)で内部に血流は認めない.T2強調像(図1-C)では著明な高信号を示す.腫瘍マーカーも正常範囲内であり,単純性嚢胞として経過観察となった.

【症例2】 超音波Bモードでは,精巣表面の白膜に接して後方エコーの増強を伴う境界明瞭で内部無エコーの小さな腫瘤を認める(図2;→).白膜嚢胞として経過観察となった.

【症例3】 超音波Bモードでは,高エコーを示す精巣縦隔に向かう管状〜小嚢胞状の無エコー域を認める(図3;→).精巣網管状拡張と診断された.

【症例4】 超音波Bモードでは,精巣内に低エコーで充実様エコーを示す腫瘤を認める(図4-A;→).内部に層状構造を示す低エコー域や石灰化を伴う.T2強調像では,腫瘤は低信号の被膜で覆われた内部均一で著明な高信号を示す(図4-B;→).拡散強調像では,周囲精巣実質と同程度の高信号を示す(図4-C;→).腫瘍核出術が施行され,精巣類表皮嚢腫と診断された.

精巣内嚢胞性腫瘤の一般的知識と画像所見

従来,精巣の嚢胞性病変は稀と考えられてきたが,陰嚢超音波の普及により偶発例が増えている.精巣の嚢胞性腫瘤の鑑別疾患として,単純性嚢胞,白膜嚢胞,類表皮嚢腫などの良性疾患や,嚢胞性奇形腫やその他精巣腫瘍の部分的な二次性嚢胞状変化などが挙げられる.まずは,超音波による嚢胞か充実性腫瘍かの正確な判定が重要である.

画像所見 単純性嚢胞,白膜嚢胞:超音波で辺縁が整で内部は均一な無エコーを呈し,大きさも5cm未満と小さいことが多い.単純性嚢胞と白膜嚢胞の鑑別は,嚢胞の存在部位による.白膜に接して嚢胞病変が認められた時は,白膜嚢胞の可能性がある.また,単純性精巣嚢胞は通常触知不能であるが,白膜嚢胞は触知できるとされる[1].

一方,精巣網に小嚢胞や拡張管の集簇像がみられることもあり,これは精巣網管状拡張と呼ばれる.50歳以上の比較的高齢男性にみられ,精巣縦隔側に嚢胞が集族した特徴的な像を呈しうる[1].両側精巣にみられることや精液瘤を合併することもある.

類表皮嚢腫:精巣の良性腫瘍の中では最も多い疾患である.『精巣腫瘍取扱い規約,第4版』では,GSNIS非関連胚細胞腫瘍の中で,奇形腫・思春期前型の一亜型として分類されており,組織学的には単純角化上皮で重層されたケラチン物質からなる.超音波では嚢胞性腫瘤であるものの内部が不均一な充実様エコーを呈し,内部に層状の高〜低エコーを示す"onion-ring"パターンや"target appearance"が特徴的とされる[2].石灰化も起こりうる.MRIのT2強調像で低信号を示す被膜で覆われた著明な高信号を示し,内部は造影されない.拡散強調像ではADC低下を伴わない高信号を示す.内部に含まれるケラチン物質の性状にもよるが,T2強調像で嚢胞を疑う著明な高信号腫瘤であるものの,拡散強調像でも高信号を示す点や,超音波Bモードでの不均一な充実様エコーを示す点は,類表皮嚢腫に特徴的な乖離所見であり,単純性嚢胞との鑑別点になる.

鑑別診断のポイント

単純性嚢胞と充実性腫瘍に合併した嚢胞との鑑別が重要である.エコーやMRIで充実性成分を含む場合には,非セミノーマや奇形腫成分を含む悪性腫瘍を考慮する必要がある.また,T2強調像で著明な高信号を示した場合,安易に単純性嚢胞と決めつけるのではなく,類表皮嚢腫を考慮し,拡散強調像の異常高信号所見や超音波での充実様エコーの有無も確認することが重要で,精巣機能温存を目的とした腫瘍核出術を選択する.

精巣副腎遺残腫瘍
testicular adrenal rest tumor

丸上永晃, 平井都始子, 吉川公彦

● **症例**：30歳代．両側精巣の腫大に気づく．

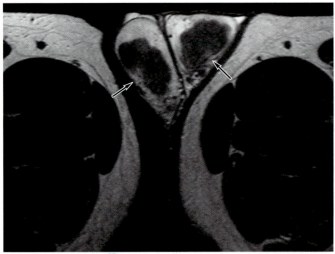

図1-A　T2強調像　**KEY**

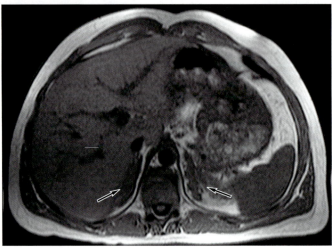

図1-B　上腹部T1強調像

画像の読影

　　T2強調像で両側精巣の精巣縦隔側に，内部均一で境界明瞭な低信号結節を認める（図1-A；→）．上腹部のT1強調像で，両側副腎に腫大を認める（図1-B；→）[1]．

testicular adrenal rest tumorの一般的知識と画像所見

　　adrenal restとは，胎生期の発生過程において遺残または迷入した副腎組織であり，四肢を除く様々な部位に認められる．精巣においては，胎生期に副腎皮質と性腺とが近接していることから，副腎皮質由来の細胞が精巣に迷入したのではないかと考えられている．この副腎皮質由来の細胞は，先天性副腎皮質過形成の場合にACTH（adrenocorticotropic hormone）の上昇に伴って過形成を来し，精巣腫瘍として認められる．両側性発生は80％以上と頻度が高く，さらに思春期以降の先天性副腎皮質過形成の90％以上に精巣内病変が超音波で認めたとの報告もある[2]．

画像所見　画像診断では，腫瘍は精巣縦隔に近接して存在し，両側精巣に発生することが多い．超音波Bモードで多くが低エコー，周囲と同程度のカラー表示を示し，大きくなると多血性となる．MRIのT1強調像で等信号，T2強調像では境界明瞭な低信号を示す[2]．

鑑別診断のポイント

　　精巣の画像のみでは悪性腫瘍との鑑別が困難な場合もあるが，背景疾患として副腎皮質過形成であるため，ホルモン値を含めた臨床所見や両側副腎が腫大している点に加え，ステロイド補充によるACTHの抑制後に腫瘍が縮小する点や，精巣静脈からのサンプリングなどによって，本疾患の診断に至ることができる．また，肝に生じたadrenal rest tumorの診断と同様，副腎皮質シンチグラフィによる集積が本疾患の質的診断に寄与しうることもある[3]．

> **NOTE**　【adrenal rest tumor（副腎遺残腫瘍）】
> 　　adrenal rest tumor（副腎遺残腫瘍）とは，異所性に発生した副腎組織由来の腫瘍である．精巣以外の発生部位としては，腹腔動脈周囲，広靱帯が多く，後腹膜，卵巣，鼠径部，肝などにも発生する．肝に発生したadrenal rest tumorでは，右副腎に近接した肝後区域に脂肪を含有する多血性腫瘍像を呈するため，肝細胞癌との鑑別を要する[3]．

参考文献

1) 丸上永晃, 平井都始子, 吉川公彦：両側性精巣腫瘍．画像診断臨時増刊号 31: s176-s179, 2011.
2) Stikkelbroeck NM, Suliman HM, Otten BJ, et al: Testicular adrenal rest tumours in postpubertal males with congenital adrenal hyperplasia: sonographic and MR features. Eur Radiol 13: 1597-1603, 2003.
3) Bernard V, Chougnet CN, Tenenbaum F, et al: ^{131}I-noriodocholesterol uptake by testicular adrenal rest tumors in a patient with classical 21-hydroxylase deficiency. J Clin Endocrinol Metab 99: 3956-3957, 2014.

精巣の非腫瘍性病変（梗塞，膿瘍）
non-tumorous seminal lesions (infarction, abscess)

丸上永晃，平井都始子，吉川公彦

● **症例1**：30歳代．右陰嚢痛を主訴に来院．血液検査に異常所見なし．精巣区域梗塞．

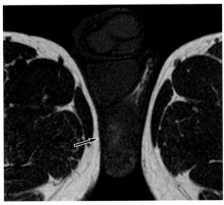

図1-A　T1強調像

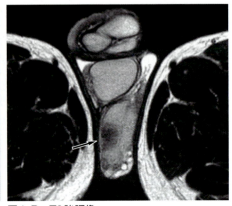

図1-B　T2強調像

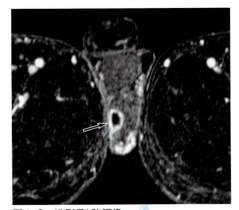

図1-C　造影T1強調像

● **症例2**：70歳代．発熱と陰嚢痛を主訴に来院．CRP高値（11mg/dl）．精巣膿瘍．

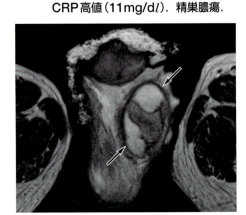

図2-A　T2強調像

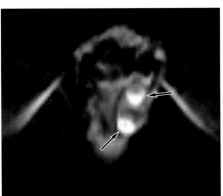

図2-B　拡散強調像

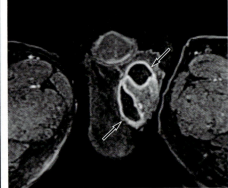

図2-C　造影T1強調像

画像の読影

【症例1】 左精巣には，T1強調像で淡い高信号，T2強調像で低信号を示す腫瘤を認める（図1-A, B；→）．造影後，内部は造影されずに辺縁部にリング状の造影効果を認める（図1-C；→）．精巣区域梗塞が疑われたが，抗精子抗体産生による不妊の原因となる可能性も考慮し，精巣摘出術が施行され，精巣区域梗塞と診断された．

【症例2】 左精巣には，T2強調像で著明な高信号域を複数認める（図2-A；→）．拡散強調像では著明な高信号を示す（図2-B；→）．造影後は内部は造影されずに，辺縁部にリング状の造影効果を認める（図2-C；→）．精巣膿瘍が疑われ抗菌薬が投与され，経過で膿瘍腔は著しく縮小した．

精巣の非腫瘍性病変の一般的知識と画像所見

1）精巣区域梗塞

精巣区域梗塞は稀な疾患で，発症年齢は幅広く，半数以上が20〜30歳代である．原因としては，直接的血管障害と間接的血管障害，あるいは特発性に分類される．精巣血流障害の原因には，結節性多発動脈炎や動脈硬化などの血管性病変，鎌状赤血球症，多血症，白血病などの血液疾患によるもの，精巣上体炎，精索捻転，外傷などの血管外因子によるものなどがあるが，原因不明の特発性と診断される症例も少なくない．

画像所見 診断は超音波カラードプラやMRIが有用である．超音波カラードプラで血流低下や消失した領域が描出されることが特徴的で，梗塞領域の形状は楔状や類円形を示す．造影MRIでは，造影T1強調像で梗塞部周囲のリング状造影効果が特徴的であると報告されている[1]．

2）精巣膿瘍

精巣膿瘍は，陰嚢内の炎症性疾患である精巣炎や精巣上体炎に比べて稀な疾患であり，持続する発熱と陰嚢局所の強い炎症所見が特徴的とされる．感染経路としては逆行性の経精管性感染の他，血行性感染や陰嚢皮膚からの直接感染が挙げられている．起炎菌としては，経精管性感染では大腸菌をはじめとするグラム陰性桿菌が多い．稀な精巣結核の報告もあり，治療抵抗性の場合には留意する必要がある．

画像所見 超音波では低エコーを示し，MRIでは膿瘍の液体成分を反映してT1強調像で低信号，T2強調像で高信号を示し，造影で膿汁は造影効果がなく，膿瘍周囲組織に造影効果を認めるとされる[2]．拡散強調像で著明な高信号を示す所見も特徴的である．

鑑別診断のポイント

精巣区域梗塞や精巣膿瘍は，腫瘤内に梗塞や膿汁を伴い，内部は造影されず周囲にリング状の造影効果を呈する病変であり，出血・壊死を伴う精巣腫瘍と鑑別を要する．腫瘍マーカーや，痛みや発熱などの臨床症状の有無に加え，精巣区域梗塞では楔状の形態，精巣膿瘍では拡散強調像での強い高信号所見が鑑別の一助となりうる．

参考文献

1) Fernández-Pérez GC, Tardáguila FM, Velasco M, et al: Radiologic findings of segmental testicular infarction. AJR 184: 1587-1593, 2005.
2) Parker RA 3rd, Menias CO, Quazi R, et al: MR imaging of the penis and scrotum. RadioGraphics 35: 1033-1050, 2015.

精巣外病変（線維性偽腫瘍，平滑筋腫）
extratesticular lesions (fibrous pseudotumor, leiomyoma) 丸上永晃，平井都始子，吉川公彦

● **症例1**： 60歳代．右鼠径部に腫瘤を触知．線維性偽腫瘍．

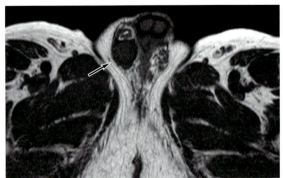

図1-A　T1強調像

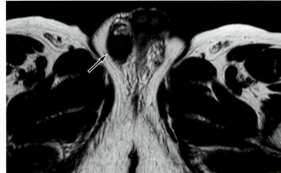

図1-B　T2強調像

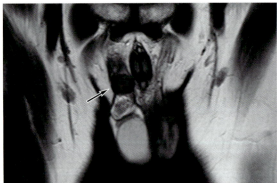

図1-C　T2強調冠状断像

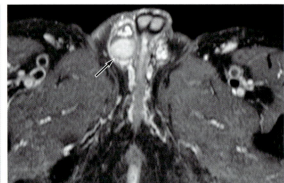

図1-D　造影T1強調像

● **症例2**： 70歳代．陰嚢内に腫瘤を触知．平滑筋腫．

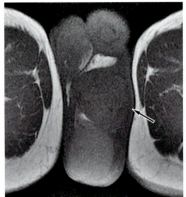

図2-A　T1強調像

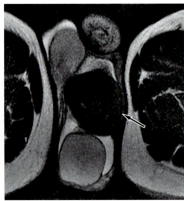

図2-B　T2強調像

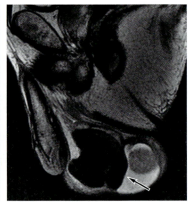

図2-C　T2強調矢状断像

画像の読影

【症例1】 右鼠径部にT1強調像で低信号（図1-A；→），T2強調像でも著明な低信号（図1-B, C；→）を示す腫瘤を認める．造影後は均一な造影効果を示す（図1-D；→）．手術により，線維性偽腫瘍と診断された．

【症例2】 陰嚢内にT1強調像，T2強調像で低信号を示す腫瘤を認める（図2；→）．手術により，精索より発生した平滑筋腫と診断された．

精巣外病変の一般的知識と画像所見

1）線維性偽腫瘍

線維性偽腫瘍は，反応性肉芽腫性増殖によって形成された良性の腫瘍性病変であり，結核，サルコイドーシスなどの特異的な肉芽腫による腫瘤を除く腫瘍と定義されている．通常は消化器に好発し，陰嚢内の発生は比較的稀である．陰嚢内精巣外腫瘍という点では，脂肪腫や腺腫様腫瘍（adenomatoid tumor）に次いで3番目に多いとされる．陰嚢内での発生部位は，固有鞘膜，精索，精巣上体などより発生する．誘因としては，精巣上体炎や外傷など，陰嚢内の炎症の既往が考えられている．30歳代に多く，通常無痛性で，陰嚢腫大や腫瘤触知により発見される．

画像所見 線維性偽腫瘍のMRI所見の特徴としては，線維化を反映しT1強調像とT2強調像ともに低信号で，特にT2強調像で著明な低信号を示す所見が特徴的である．造影では，ゆっくりと持続的に造影されるのが典型的である[1)2)]．

2）平滑筋腫

平滑筋腫は，平滑筋を含む様々な器官から発生する良性腫瘍であるが，陰嚢内に発生する平滑筋腫の報告は少ない．陰嚢内平滑筋腫の発生起源として，精巣上体，精索，精巣白膜や固有鞘膜などが過去に報告され，中でも精巣上体からの発生が最も多く，精巣上体より発生する腫瘍では2番目に多い腫瘍である．陰嚢皮膚から発生する皮膚平滑筋腫とは区別される．40～50歳代に多く，特異的な症状はない．

画像所見 腫瘍が大きくなると平滑筋組織に加え，硝子化，粘液変化，石灰化などを伴うため，超音波では様々な像を呈しうる．MRIでもT1強調像で低信号，T2強調像でも中間的高信号を示し，造影後には造影効果を示す．鑑別は様々で，平滑筋肉腫の報告もあり，良悪の鑑別が困難な場合もありうる．

鑑別診断のポイント

精巣外腫瘍の多くは良性腫瘍である．線維性偽腫瘍では，T2強調像で著明な低信号を示す点が特徴的であり，良性を支持する所見となりうる．平滑筋腫も本例のように低信号を示す場合には良性を疑うことができるが，変性を伴う場合にはT2強調像で高信号となり，様々な精巣外悪性腫瘍（肉腫や中皮腫，転移性腫瘍）との鑑別が困難となり，術中迅速病理診断を併用した手術の施行が必要となる．

参考文献

1) Park SB, Lee WC, Kim JK, et al: Imaging features of benign solid testicular and paratesticular lesions. Eur Radiol 21: 2226-2234, 2011.
2) Akbar SA, Sayyed TA, Jafri SZ, et al: Multimodality imaging of paratesticular neoplasms and their rare mimics. RadioGraphics 23: 1461-1476, 2003.

精索脂肪腫
spermatic cord lipoma

丸上永晃, 平井都始子, 吉川公彦

● **症例1**: 60歳代. 陰嚢内腫瘤を触知.

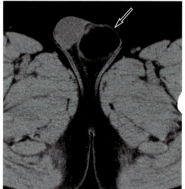

図1-A　単純CT

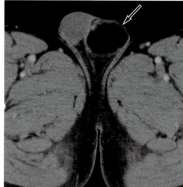

図1-B　造影CT

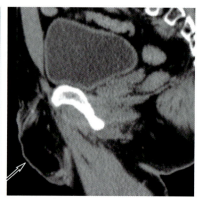

図1-C　造影CT矢状断像

● **症例2**: 60歳代. 陰嚢内腫瘤を触知.

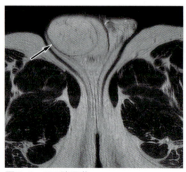

図2-A　T1強調像

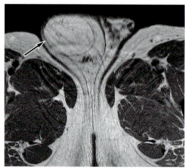

図2-B　T2強調像

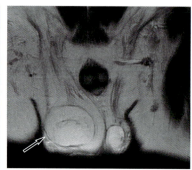

図2-C　T2強調冠状断像

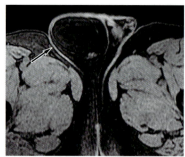

図2-D　脂肪抑制T1強調像

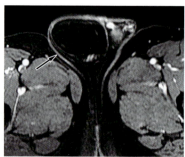

図2-E　脂肪抑制造影T1強調像

画像の読影

【症例1】 左鼠径部〜陰嚢内にかけて，単純CTで低吸収（図1-A；→），造影後も造影効果を示さない脂肪性腫瘤（図1-B；→）を認める．矢状断像で腹腔内との連続性はなく（図1-C；→），精索脂肪腫と診断された．

【症例2】 右鼠径部〜陰嚢内に，T1強調像，T2強調像ともに高信号を示す腫瘤を認める（図2-A，B；→）．冠状断像で腹腔との連続性は認めない（図2-C；→）．脂肪抑制T1強調像で信号低下を示し（図2-D；→），造影後も造影効果を示さず（図2-E；→），脂肪腫と診断され，手術により精索脂肪腫と最終診断された．

精索脂肪腫の一般的知識と画像所見

精索脂肪腫は，精索に発生する良性腫瘍の中で最も頻度の高い腫瘍であり，約3割を占め，多くは陰嚢内腫瘍として発生する．通常，被膜に被われた成熟脂肪組織よりなり，内部に線維成分に代表される間葉系成分を含む場合もある．本症の年齢分布は幅広く，50〜70歳代に多くみられる．大半は誘因なく生じ，無痛性陰内腫瘤が最多である．

治療法は手術療法が基本であるが，特に腫瘍の増大や有症状である場合，画像での確定診断が困難な場合では，積極的に腫瘍摘出術が選択される．良性の場合は腫瘍のみの摘出に留めるべきとされているが，術前に良悪性の鑑別が困難なことや混合型の場合もあり，迅速診断に限界があることから，高位精巣摘除術が施行されることが多い．

画像所見 脂肪腫の画像は，超音波では境界明瞭な高エコーを呈し，カラードプラで血流表示は伴わない．CTでは，皮下脂肪と同等の内部均一な低い脂肪濃度を示す．MRIでは，T1強調像，T2強調像で高信号，脂肪抑制で信号低下を示し，造影後は造影効果を示さない[1)2)]．純粋な脂肪成分の存在が認められれば，脂肪性腫瘤との診断は容易である．しかしながら，内部不均一な場合には，脂肪肉腫との鑑別が困難となる．

鑑別診断のポイント

CTでの脂肪濃度，MRI脂肪抑制での信号低下の有無が，脂肪腫を考える所見となりうる．非脂肪性成分を含んでいる場合には稀な脂肪肉腫を疑う所見となるが，鑑別困難な場合も少なくない．脂肪を含有する陰嚢内腫瘤の鑑別疾患としては，大網をヘルニア内容とする鼠径ヘルニアが挙がる．鼠径ヘルニアでは鼠径管を介して腹腔内との連続性を有しており，腹腔との連続性の有無，超音波では体位変換や腹圧による可動性の有無が鑑別に有用となる．

参考文献

1) Wolfman DJ, Marko J, Gould CF, et al: Mesenchymal extratesticular tumors and tumorlike conditions: from the radiologic pathology archives. RadioGraphics 35: 1943-1954, 2015.
2) Akbar SA, Sayyed TA, Jafri SZ, et al: Multimodality imaging of paratesticular neoplasms and their rare mimics. RadioGraphics 23: 1461-1476, 2003.

精索静脈瘤
varicocele

丸上永晃, 平井都始子, 吉川公彦

● **症例1**: 10歳代. 左陰嚢痛を主訴に来院.

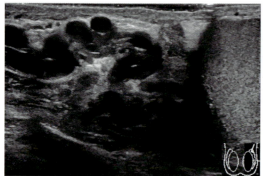

図1-A　超音波像（Bモード）

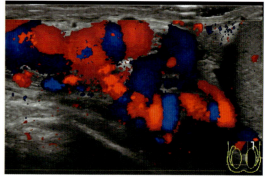

図1-B　カラードプラ像

● **症例2**: 80歳代. 陰嚢内腫瘤を触知.

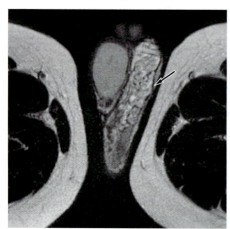

図2-A　T2強調像

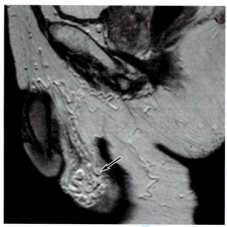

図2-B　T2強調矢状断像

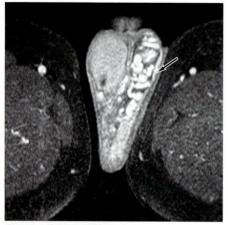

図2-C　造影T1強調像

参考文献

1) Bhosale PR, Patnana M, Viswanathan C, et al: The inguinal canal: anatomy and imaging features of common and uncommon masses. RadioGraphics 28: 819-835, 2008.
2) Aso C, Enríquez G, Fité M, et al: Gray-scale and color Doppler sonography of scrotal disorders in children: an update. RadioGraphics 25: 1197-1214, 2005.

画像の読影

【症例1】 超音波Bモード(図1-A)では，左精索に屈曲蛇行した無エコーを示す血管腔を認める．カラードプラ(図1-B)では，Valsalva法により逆流するカラー表示を認める．精索静脈瘤と診断された．

【症例2】 T2強調像で，左精索に屈曲蛇行した高信号を示す管状構造を認める(図2-A, B；→)．造影T1強調像で拡張血管内に造影効果を認める(図2-C；→)．精索静脈瘤と診断された．

精索静脈瘤の一般的知識と画像所見

精索静脈瘤は，精索の静脈である精巣静脈の蔓状静脈叢の停滞や逆流により生じた静脈瘤とされ，左側に生じることが多い．左側に発症することが多いのは，主に解剖学的に精巣静脈の走行に違いがあるためで，右精巣静脈は下大静脈に流入することが多い一方で，左精巣静脈は左腎静脈に流入するため，合流点で血流が停滞したり，静脈圧が上昇することが原因と考えられている．さらに，上腸間膜動脈による左腎静脈の圧排による腎静脈の拡張，いわゆるナットクラッカー現象との関連も示唆されているが，骨盤内での左右の静脈の吻合も報告されており，その病態については，いまだに一概には説明はできない点も残されている．

臨床的に，男性不妊外来の30～40％の患者に精索静脈瘤が認められ，陰嚢痛を生じることも稀ではない．内精静脈の拡張によるうっ血により，陰嚢温度の上昇，精巣内の低酸素，腎や副腎から代謝産物の逆流や蓄積により造精機能障害が生じ，男性不妊の原因となりうる．

精索静脈瘤の臨床的診断は，視診および触診にて比較的容易であり，静脈瘤の程度が3分類されている(グレード3：立位にて拡張した静脈瘤が確認できる，グレード2：立位にて触れる，グレード1：立位Valsalva法にて触れる)．補助的な検査として，超音波による拡張した静脈(3mm以上)や，カラードプラによるValsalva法により逆流の確認を行うが，超音波で初めて診断できるような"オカルト静脈瘤"の臨床的意義は明らかではない．

治療は，内精静脈(精巣静脈)を結紮して逆流が起きないようにする手術が行われる．しかし，不妊症を予防する目的で，偶然発見例や症状に乏しい症例を手術すべきか否かは，一定の見解が得られていない．

画像所見 超音波では，屈曲蛇行した精巣静脈の拡張と，Valsalva法で拡張静脈内に逆流のカラー表示を認めれば診断は容易である．あえてMRIを施行する意義は乏しいが，拡張静脈瘤と左腎静脈との連続性などの全体像を把握できる点では有用なことがある[1)2)]．

鑑別診断のポイント

陰嚢や鼠径部に生じた血管奇形(動静脈奇形)とは鑑別を要する．動静脈奇形は，動静脈が正常な毛細血管床を介さずに交通する異常短絡であり，様々な領域に生じうる．動脈優位の血管奇形では超音波ドプラで拍動性の血流が得られ，拡張し停滞した静脈拡張が本態である精索静脈瘤とは異なり，鑑別点となる．

精嚢アミロイド沈着
seminal vesicle amyloidosis

眞鍋知子, 東 直隆, 北村 創

● **症例1**: 60歳代. 血清PSA 4.4ng/mlで前立腺癌が疑われた.

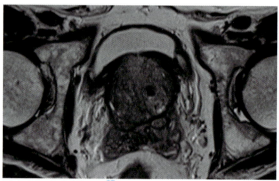

図1-A　T2強調像

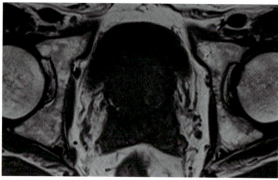

図1-B　T1強調像

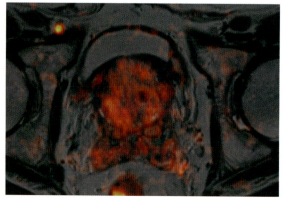

図1-C　T2強調像と拡散強調像のfusion画像

● **症例2**: 70歳代. 血清PSA 10.8ng/mlで前立腺癌が疑われた.

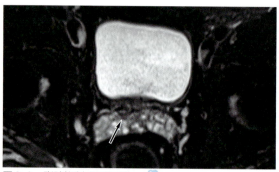

図2-A　脂肪抑制T2強調像

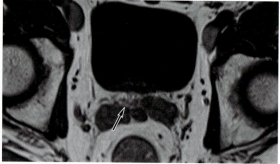

図2-B　T1強調像

PSA：prostate specific antigen（前立腺特異抗原）

画像の読影

【症例1】 MRIのT2強調像（図1-A）で，精嚢腺の信号強度が全体に低下しているが，よくみると精嚢腺壁の肥厚と内腔の信号低下によって全体に信号が低下している．T1強調像（図1-B）では，精嚢腺内腔は淡い高信号を呈している．拡散強調像（図1-C）では拡散抑制を認めない．生検にて精嚢腺壁へのアミロイド沈着が認められた．

【症例2】 MRIの脂肪抑制T2強調像で，精嚢腺中心部優位の壁の肥厚を認める（図2-A；→）．T1強調像では同部は高信号を呈している（図2-B；→）．生検にて精嚢腺壁へのアミロイド沈着が認められた．

精嚢アミロイド沈着の一般的知識と画像所見

精嚢アミロイド沈着は，全身性アミロイドーシスに関連した症例の報告もあるが，ほとんどが限局性アミロイドーシスである．精嚢アミロイド沈着は，精嚢上皮からの分泌物であるsemenogelin Iに由来するアミロイド線維が沈着するとされている[1]．精嚢分泌物より生成されることから，最近では精嚢のみでなく，射精管や精管膨大部へのアミロイド沈着も報告されており，senile seminal tract amyloidosis（SSTA）ともいわれる[2]．

精嚢アミロイド沈着の頻度は，剖検例では8〜16％で，決して稀な病態ではない．60歳未満では0〜8％であるのに対し，75歳以上では16〜34％と，年齢ともに増加するため，加齢性変化のひとつとも考えられている．また，慢性炎症や放射線治療の既往，前立腺癌のホルモン療法との関連も示唆されている．

精嚢・射精管・精管膨大部以外の，前立腺や血管へのアミロイド沈着を認めないため，一般的に無症状だが，血精液症や精嚢腫大の報告もある．血精液症はアミロイドの沈着した粘膜上皮の破綻が原因とされ，通常経過観察で消失する．

画像所見 精嚢アミロイド沈着は精嚢上皮下組織へのアミロイド線維の沈着を来すため，精嚢壁は肥厚し，内腔が狭小化する．MRIではそれを反映して，T2強調像で低信号を呈する精嚢壁のびまん性の肥厚として描出される．精嚢内腔の血液成分により，T1強調像での信号が上昇することもある．

鑑別診断のポイント

前立腺癌の精嚢浸潤との鑑別が重要である．どちらもMRIのT2強調像で低信号として描出されるが，前立腺癌精嚢浸潤の場合，精嚢内腔の異常な低信号や，局所的な精嚢壁肥厚を呈する．それに対し，精嚢アミロイド沈着は精嚢壁のびまん性の肥厚を呈するとされるが，時に結節状や限局性の壁肥厚を呈することもあり，紛らわしいこともある．鑑別には造影や拡散強調像が有用であり，前立腺癌の精嚢浸潤の場合には造影で増強効果を呈し，拡散強調像で拡散抑制を呈するのに対し，精嚢アミロイド沈着では増強効果は認めず，拡散抑制は呈さない．

参考文献

1) Kee KH, Lee MJ, Shen SS, et al: Amyloidosis of seminal vesicles and ejaculatory ducts: a histologic analysis or 21 cases among 447 prostatectomy specimens. Ann Diagn Pathol 12: 235-238, 2008.
2) Rath-Wolfson L, Bubis G, Shtrasburg S, et al: Seminal tract amyloidosis: synchronous amyloidosis of the seminal vesicle, deferent ducts and ejaculatory duct. Pathol Oncol Res 23: 811-814, 2017.

精嚢腺腫瘍(乳頭状嚢胞腺腫)
seminal vesicle tumor (papillary cystadenoma)

石山公一

● **症例**:40歳代.前立腺癌の精査目的のMRIにて精嚢腺に腫瘤を指摘.

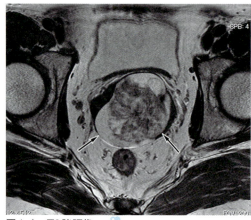

図1-A　T2強調像

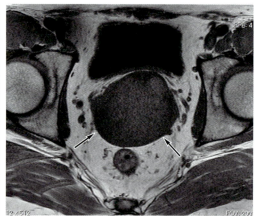

図1-B　T1強調像

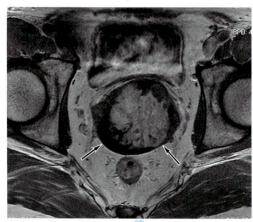

図1-C　造影T1強調像

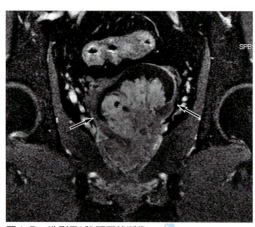

図1-D　造影T1強調冠状断像

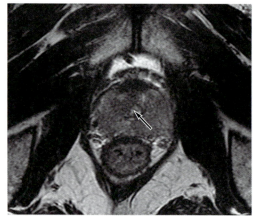

図1-E　T2強調像(前立腺レベル)

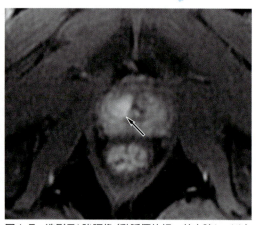

図1-F　造影T1強調像(動脈優位相,前立腺レベル)

画像の読影

　前立腺底部の頭側に接する明瞭平滑な腫瘤を認める（図1-A〜D；→）．腫瘤は囊胞成分と，内部に乳頭状に発育する充実成分からなる．正常の精囊腺構造は同定できない．ダイナミックMRI（非提示）では，充実成分が徐々に増強される漸増パターンを呈する．前立腺辺縁域右側にT2強調像で軽度低信号（図1-E；→），造影T1強調像動脈優位相で増強される病変（図1-F；→）を認め，前立腺癌に一致する．

　前立腺全摘除術および精囊摘除術が行われた．精囊腺は囊胞状に拡張し，内部に乳頭状の白色腫瘍が充満していた．病理組織診断にて，異型のない精囊腺が乳頭状，樹枝状に発育しており，精囊由来の乳頭状囊胞腺腫と診断された．前立腺癌は精囊腺腫瘍とは別のものと診断され，前立腺癌と精囊腺囊胞腺腫が同時に発生したきわめて稀な症例であった．

精囊腺腫瘍の一般的知識と画像所見

　精囊原発の腫瘍は非常に稀であり，前立腺癌，直腸癌，膀胱癌などからの二次性進展であることがほとんどである．精囊原発の悪性腫瘍としては腺癌が多く，これ以外では肉腫，絨毛癌，扁平上皮癌，悪性葉状腫瘍などが報告されている．良性病変としては精囊腺囊胞が多いが，良性の腫瘍性病変としては囊胞腺腫が最多で，線維腫，平滑筋腫，葉状腫瘍などが鑑別に挙がる[1)2)]．精囊腺原発の腫瘍は，進行するまで症状をほとんど呈することがなく，症状を呈する場合も非特異的なものであるため，発見が難しく，他の目的の画像診断で偶然に発見されることが多い．

画像所見　精囊腺の囊胞腺腫の画像所見の報告は少ないが，多房性の囊胞を呈することが多いようである[3)]．本例のように乳頭状囊胞腺腫では，囊胞内に乳頭状の腫瘤を認める．

鑑別診断のポイント

　精囊原発の悪性腫瘍の場合，画像で組織診断を類推するのは困難で，最終診断は病理組織診断による．精囊原発か隣接臓器からの二次性進展かの判断には，超音波での詳細な観察や，MRI・CTでの多方向での再構成像による観察が有用であるが，腫瘍のサイズが大きく，精囊腺と隣接臓器にまたがっている場合は判断が困難であることも多い．

　隣接臓器の癌からの二次性進展をみている場合，病変は左右の精囊腺にまたがって存在する場合が多いが，精囊腺原発の病変は良性，悪性のいずれの場合も片側性を呈することが多いとされる．

　腫瘍以外の鑑別診断としては，精囊腺囊胞，精囊腺炎・膿瘍，アミロイドーシスなどがある．精囊腺囊胞は片側性で，境界明瞭平滑な単房性囊胞性腫瘤を呈するが，内部に出血を生じ，T1強調像で高信号を呈することがある．精囊腺炎・膿瘍は造影効果を呈する点が鑑別点となる．精囊腺へのアミロイド沈着はT2強調像で低信号を示し，この点においては腫瘍の精囊腺浸潤と似ているが，造影剤にて増強されないことが鑑別点との報告がある．

参考文献

1) Sahani DV, Samir AE: Abdominal imaging, volume II. Elsevier, Missouri, p.1324-1333, 2011.
2) Dagur G, Warren K, Suh Y, et al: Detecting diseases of neglected seminal vesicles using imaging modalities: a review of current literature. Int J Reprod Biomed（Yazd）14: 293-302, 2016.
3) Kim B, Kawashima A, Ryu JA, et al: Imaging of the seminal vesicle and vas deferens. RadioGraphics 29: 1105-1121, 2009.

精路系の石灰化
calcification of the seminal tract

眞鍋知子, 東 直隆, 北村 創

● **症例1**：40歳代. 背部痛のためCTを施行. 糖尿病治療中.

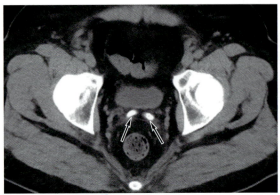

図1-A　単純CT

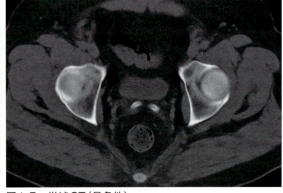

図1-B　単純CT（骨条件）

● **症例2**：60歳代. 右尿管結石疑い. 既往歴は特になし.

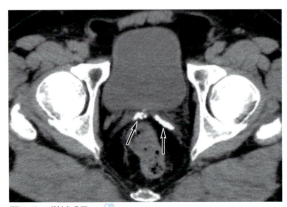

図2-A　単純CT

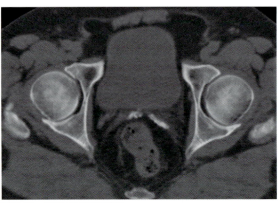

図2-B　単純CT（骨条件）

● **症例3**：80歳代. 食思不振にてスクリーニング. 糖尿病治療中.

● **症例4**：80歳代. 前立腺癌の診断で，転移検索のためCT施行. 既往歴は高血圧のみ.

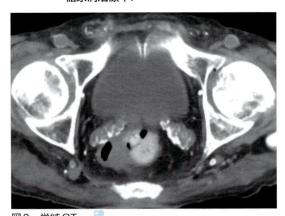

図3　単純CT

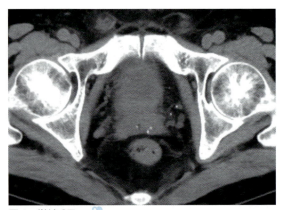

図4　単純CT

画像の読影

【症例1】　単純CTで精管膨大部に左右対称性の石灰化を認める（図1-A；→）．骨条件（図1-B）では，壁に沿った管状の石灰化であることがわかる．

【症例2】　単純CTで精管膨大部に石灰化を認める（図2-A；→）．左右対称で，骨条件では壁に沿った石灰化であるが，症例1と比べるとやや不整である．

【症例3】　単純CT（図3）で精嚢腺の壁に沿った石灰化を認める．一部粗大な石灰化を呈している．精管や精管膨大部の石灰化は認めなかった．

【症例4】　単純CT（図4）で両側精嚢腺に石灰化が散見される．左右非対称で，精管や精管膨大部には石灰化は認めなかった．

精路系の石灰化の一般的知識と画像所見

　精路系の石灰化の原因は，非炎症性と炎症性に大別される．非炎症性はさらに特発性，加齢性（退行性），代謝性に分けられる．代謝性としては糖尿病がよく知られているが，その他に副甲状腺機能亢進症や尿毒症，骨Paget病がある．炎症性には慢性炎症と機械的閉塞がある．慢性炎症は結核，住血吸虫，淋病，梅毒，クラミジアがあり，機械的閉塞は先天異常や線維化，精嚢の嚢胞性変化などによる精路の閉塞である[1]．

　精管の石灰化は通常は無症状で，ほとんどの場合，単純X線写真やCTによって偶然にみつけられるが，時に血精液症，射精時痛，陰部痛，精巣痛を来す．炎症が原因の場合には内腔狭窄により不妊を来すこともある．

　糖尿病患者に，無症状で左右対称性の管状石灰化を認めた場合には精査は不要であるが，それ以外の場合には代謝性疾患や炎症，先天異常など，原因の検索が必要とされる．石灰化自体の治療は必要ないとする報告が多いが，大きな結石で有症状の場合には外科的に摘出する場合もある．原疾患を治療した場合に石灰化が消退するかはわかっていない[2]．

画像所見　非炎症性では筋組織の石灰化のため，内腔が保たれる．壁在性・左右対称性で，CTで骨条件にすると，管状の石灰化として認識される．それに対し，炎症性では粘膜・粘膜下に石灰化を来すため，内腔狭窄を来す．また片側性で分節状を呈し，直腸診で触知できるような大きな石灰化を来すこともあるとされているが，実際に石灰化の性状から非炎症性と炎症性を鑑別することは難しい．MRIではT1強調像，T2強調像ともにsignal void（無信号）として描出されるが，小さな石灰化や淡い石灰化ではMRIでは認識できない．

鑑別診断のポイント

　単純X線写真では膀胱結石や外陰部・精巣動脈の石灰化，静脈石，前立腺内の石灰化などが鑑別に挙げられるが，CTでは石灰化の存在部位から鑑別は容易である．

参考文献

1) Stasinou T, Bourdoumis A, Owegie P, et al: Calcification of the vas deferens and seminal vesicles: a review. Can J Urol 22: 7594-7598, 2015.
2) Christodoulidou M, Parnham A, Nigam R: Diangosis and management of symptomatic seminal vesicle calculi. Scand J Urol 51: 237-244, 2017.

鼠径ヘルニア
inguinal hernia

● **症例**：20歳代．3年前から左陰嚢部腫大．

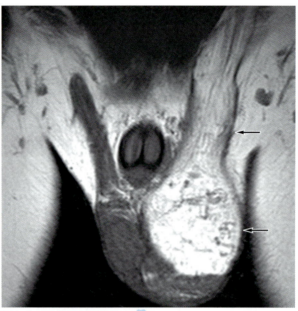

図1-A　T1強調冠状断像

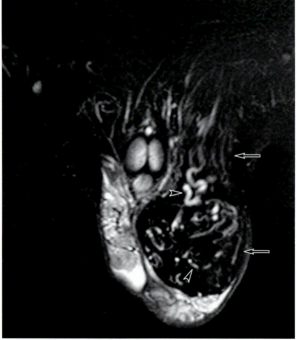

図1-B　脂肪抑制T2強調冠状断像

画像の読影

　　MRIのT1強調像では，左鼠径管から陰嚢内にかけて大きなとっくり状の高信号の構造物を認める(図1-A；→)．脂肪抑制T2強調像では，この構造物は無信号を呈し(図1-B；→)，内部に拡張した大網静脈が管状の高信号を呈している(図1-B；▶)．大網の脱出した鼠径ヘルニアである．精巣は圧排されている．

鼠径ヘルニアの一般的知識と画像所見

　　鼠径ヘルニアは小児や新生児で最も高頻度の先天異常で，1〜4.4%にみられる．男児(12歳以下)に多い．停留精巣と関連が高く，停留精巣患者の90%以上で鼠径ヘルニアがみられる．鼠径輪は大きく弾性があり，脱出物は腹膜，大網，小腸・大腸である[1)〜3)]．小腸大腸などの脱出物が嵌頓すると，その静脈還流が障害され，浮腫，炎症，出血壊死を来し，壊疽，穿孔に至ることもある．

　　画像所見　超音波では鼠径部に様々なエコーの柔らかい構造物を認める．通常，ヘルニアの診断は容易であるが，嵌頓の有無を超音波で診断するのは困難である．

　　MRIでは正常精巣を認め，鼠径部に精巣以外の構造物を確認する．大網であれば，T1強調像で高信号，脂肪抑制T2強調像で強い低信号の脂肪性構造物を確認する[1)〜3)]．内部の静脈うっ血は，脂肪抑制T2強調像で容易に確認できる．消化管が脱出物である時は，壁の肥厚やうっ血浮腫を脂肪抑制T2強調像で高信号の程度で判定する．

　　CTでは，腹腔内の消化管の拡張とニボー形成の有無から，嵌頓を知ることができる．

鑑別診断のポイント

　　脱出物が大網・腸間膜であれば，脂肪腫/脂肪肉腫や皮様嚢腫などの脂肪を含有する腫瘍が鑑別に挙がる．腹腔内から連続する大網・腸間膜の血管を確認することで，大網・腸間膜の脱出を診断できる[2) 3)]．

　　脱出物が腸管の場合には，原発性腫瘍(悪性黒色腫など)や転移性腫瘍，腹腔内播種などの充実性腫瘍が鑑別に挙がる．腹腔内から連続する腸管係蹄と腸間膜を確認することで，腸管の脱出を診断できる[2) 3)]．

参考文献

1) Hricak H, Hamm B, Kim B: Extratesticular fluid collections. *In* Imaging of the scrotum, 1st ed. Raven Press, New York, p.139-158, 1995.
2) Shadbolt CL, Heinze SB, Dietrich RB: Imaging of groin masses: inguinal anatomy and pathologic conditions revisited. RadioGraphics 21 (spec issue): S261-S271, 2001.
3) Bhosale PR, Patnana M, Viswanathan C, Szklaruk J: The inguinal canal: anatomy and imaging features of common and uncommon masses. RadioGraphics 28: 819-835, 2008.

血精液症
hematospermia

● **症例**：40歳代．主訴：血精液．2週間前に鮮紅色の精液が出現したが，会陰部不快感などの症状はなく，その後，精液の鮮紅色は改善し，正常化した．

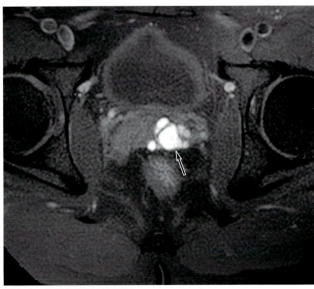

図1-A　脂肪抑制T1強調像

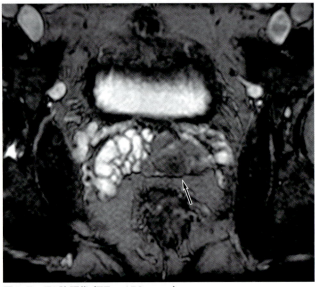

図1-B　T2強調像（TE＝150msec）

画像の読影

精嚢左葉は軽度腫大し，脂肪抑制T1強調像で著明な高信号（図1-A；→），T2強調像で低信号（図1-B；→）を呈している．新鮮な精嚢内出血である．

血精液症の一般的知識

　血精液症とは精液に血液を混じる病態で，泌尿器系患者の0.5〜1％を占めるといわれている．出血部位は精巣から精嚢までの精路，前立腺や尿路にあり，多くは精嚢内の出血である．20〜60歳代に発症し，40歳代以下に好発し，多くの場合は良性の経過をたどる[1)2)]．症状は通常，無痛性の血精液で，その他に射精時痛，会陰部不快感，排尿時痛，排尿困難などを伴うことがある．

　血精液症の精液の色は，混じる出血の時期によって様々で，新鮮な出血が混じる場合は鮮紅色〜ピンク色，古い出血が混じる場合は茶褐色〜黒褐色を呈する[1)2)]．

　原因で圧倒的に多いのは，前立腺生検による医原性と，原因が特定できない特発性である．他に，精嚢・前立腺・尿道の炎症，精路や前立腺の腫瘍・囊胞・結石，凝固能異常などが挙がる．血精液症は自然治癒することが多く，2〜3週間で血精液は消失するので，経過観察でよいことがほとんどである．しかし，血精液の症状を繰り返す場合には，prostate specific antigen（PSA）を含む血液検査や，超音波・CT・MRIなどの画像診断が必要となる．

画像所見　原因を特定するための画像検査として，超音波・CT・MRIを行う．経直腸的超音波検査（transrectal ultrasound；TRUS）では45〜95％で異常所見を検出でき，前立腺結石・肥大，射精管囊胞・拡張，精嚢結石・拡張・囊胞などが検出される[2)]．しかし，病変の性状診断が結論に至らない場合が多い．

　MRIで異常所見が検出できるのは54〜86％と報告されているが，囊胞や結石を検出するだけでなく，精嚢内出血の有無を検出し，その新旧を鑑別できる．また，原因となる病変の特定や前立腺癌の検出に有用である．

　血精液症のMRIの目的は，精嚢内出血を確認することと，原因となる病変の検出である．正常の精嚢の信号強度はT1強調像低信号，T2強調像高信号である．精嚢内出血のMRI所見は，精嚢の拡張とT1強調像高信号が特徴的で，T2強調像では低〜高信号まで様々で，出血の新旧によって異なる[1)]．比較的新しい出血は，片側性あるいは両側性のT1強調像高信号で，T2強調像ではT1強調像高信号部に相当する部位がびまん性〜結節状の低信号を呈する．血精液症を繰り返す慢性化例では，T1強調像では片側性あるいは両側性に中等度〜高信号で，T2強調像でも中等度〜高信号を呈し，下層がT2強調像低信号の層形成や精嚢壁の肥厚を呈することがある．

鑑別診断のポイント

　精嚢内結石はT2強調像で多角結節状の低信号として検出される．精嚢がT2強調像低信号を呈する場合の鑑別診断として，アミロイドーシスの可能性を念頭に置く必要がある[2)]．

参考文献

1) Li BJ, Zhang C, Li K, et al: Clinical analysis of the characterization of magnetic resonance imaging in 102 cases of refractory haematospermia. Andrology 1: 948-956, 2013.
2) Torigian DA, Ramchandani P: Hematospermia: imaging findings. Abdom Imaging 32: 29-49, 2007.

尿道，陰茎の解剖と鑑別診断

anatomy and diffential diagnosis of urethra and penis

山下康行

1. 尿道，陰茎の解剖と画像所見（図1）

　男性の尿道は，16～18cmの長さで，前立腺部（後部尿道），隔膜部，海綿体部（前部尿道）に分けられる．後部尿道には射精管が開口する．陰茎の内部には，左右1対の陰茎海綿体と，その下側にある尿道海綿体の，計3本の海綿体が通っている．尿道海綿体には中に尿道が通っている．海綿体の内部は，蛇行する静脈洞が密集してスポンジ状になっており，副交感神経を通じて，陰茎深動脈からの血流が調節されている．陰茎には内陰部動脈から分かれた陰茎背動脈，陰茎深動脈，海綿体動脈が分布する．勃起時には海綿体と緊張した白膜の間を斜めに貫く導出静脈が圧迫され，血液の流出が阻害される．

　MRIでは陰茎の正常構造を明瞭に描出できる．T2強調像において，陰茎海綿体は高信号を呈し，白膜はどのパルス系列でも低信号を呈する[1]．

　女性尿道は，膀胱頸部の内尿道口に始まり，腟開口部前方の外尿道口に終わる．全長は2.5

A　尿道，陰茎の矢状断マクロ像

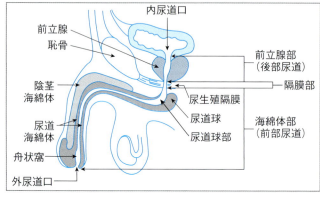

B　Aに対応する尿道造影

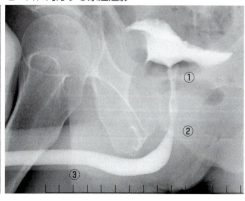

C　fast spin echo法T2強調矢状断像による陰茎の正常構造

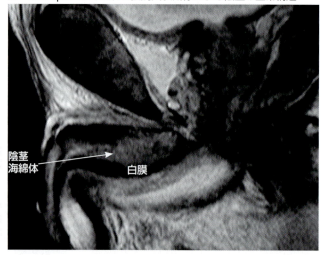

図1　尿道，陰茎の正常解剖と画像
A，B：男性尿道は，前立腺部（後部尿道），隔膜部，海綿体部（前部尿道）に分けられる．尿道造影では隔膜部に生理的狭窄がある．①前立腺部（後部尿道），②隔膜部，③海綿体部（前部尿道）．
C：MRIでは尿道の描出は困難である．MRIでは陰茎の正常構造を明瞭に描出できる．T2強調像において，陰茎海綿体は高信号を呈し，白膜はどのパルス系列でも低信号を呈する．

〜4cmで腟の前壁に密着して走行する．組織学的には内層の縦走筋と外層の輪状筋からなっている．MRIではT2強調像においてターゲット状の構造物として腟前方に同定され，粘膜は高信号，筋層は低信号を呈する（図1-F）．

2. 尿道病変の鑑別

尿道の病変が画像診断の対象となる機会は少ないが，多くの場合，尿道狭窄として症状を呈する．尿道狭窄の鑑別には次のような疾患が挙げられるが，病歴と患者の年齢が重要である．

- 感染（非淋菌，淋菌，結核）
- 医原性（尿道カテーテル，手術など）
- 外傷
- 腫瘍（癌，ポリープ）

D 陰茎のマクロ冠状断像

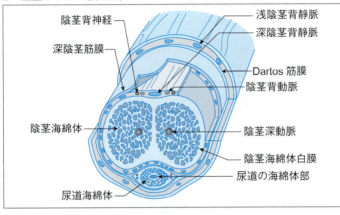

図1（つづき）
D, E：陰茎の内部には，左右1対の陰茎海綿体と，その下側にある尿道海綿体の，計3本の海綿体が通っている．周囲を白膜に囲まれる．
F：女性尿道．①恥骨，②肛門挙筋，③直腸，→：尿道，▶：腟

E Dに対応する陰茎根部のfast spin echo法T2強調矢状断像

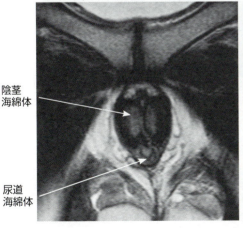

F 女性尿道のT2強調像

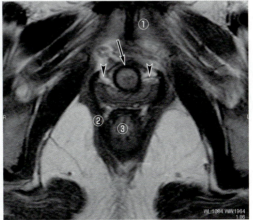

参考文献

1) Kirkham AP, Illing RO, Minhas S, et al: MR imaging of nonmalignant penile lesions. RadioGraphics 28: 837-853, 2008.

尿道憩室
urethral diverticulum

門田正貴

● **症例1**：30歳代，女性．排尿時痛のため受診．

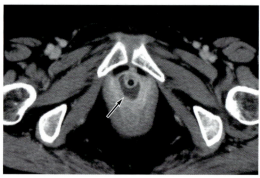

図1　造影CT

● **症例2**：30歳代，女性．尿道下端の腫瘤を自覚したため受診．

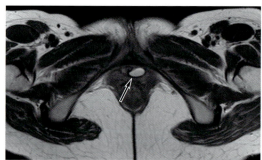

図2-A　T2強調像

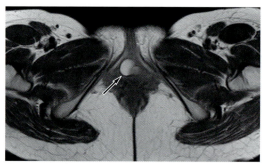

図2-B　T2強調像

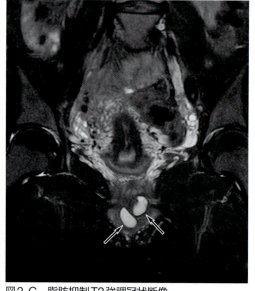

図2-C　脂肪抑制T2強調冠状断像

画像の読影

【症例1】　造影CTにて尿道を周囲3〜11時方向に取り囲むように囊胞性腫瘤を認める（図1；→）．CT上は尿道との交通は明確ではなかった．症状と画像の総合的判断により尿道憩室と診断された．

【症例2】　尿道周囲に2つの囊胞性腫瘤を認める（図2-A〜C；→）．MRIにて尿道との交通を指摘できず，膀胱鏡でも憩室口を確認できなかったが，腫瘤を圧迫することにより分泌物の排出があるため，尿道憩室と診断．手術標本では，異型のない扁平上皮が確認された．

尿道憩室の一般的知識と画像所見

尿道周囲の囊胞性疾患は，一般的には尿道との交通の有無にかかわらず尿道憩室と定義されるが，狭義には尿道と交通を有するものを尿道憩室と定義し，尿道との交通を認めないものは傍尿道囊胞と呼ばれる．尿道憩室の多くは，Skene腺に感染，閉塞を来し，膿瘍が尿道に破裂することにより憩室が形成されると考えられている．Skene腺は尿道下端の後外側に開口し，少量の粘液を分泌する器官であり，男性の前立腺に相当すると考えられている[1]（図3，4）．先天性尿道憩室はGartner管遺残，Müller管遺残，子宮腔管遺残，Skene腺囊胞などが尿道に開口することにより形成されると考えられている．尿道憩室は全女性の0.6〜6％にみられるとされ，20〜50歳代に多くみられる．本疾患における症状は古くは"triad of Ds"と呼ばれ，dysuria（排尿困難），dyspareunia（性交痛），postvoid dribbling（排尿後尿滴下）であるとされていたが，実際は頻尿，尿意切迫，骨盤部痛，尿路感染，失禁，尿閉など，多彩な尿路症状を呈することがわかってきた[1]．

画像所見 本疾患の診断には，排尿時膀胱尿道造影検査やダブルバルーン尿道造影などが行われていたが，現在は超音波やCT，MRIにて，より正確に憩室の位置，大きさ，開口部を診断できるようになった．憩室は単房性のことも多房性のこともあり，開口部の大きさはまちまちである．形態も多様であり，尿道の側方あるいは後方の円形の囊胞にみえるものから，尿道を完全に取り巻くものまである[1]．

尿道憩室では時に感染，石灰化，腫瘍を合併することが知られている．女性尿道の悪性腫瘍の多くが扁平上皮癌であるのに対し，尿道憩室由来の悪性腫瘍は60％が腺癌で，30％が尿路上皮癌，10％が扁平上皮癌であったとされている．

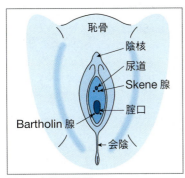

図3　女性外陰部

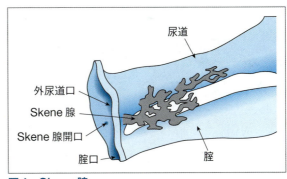

図4　Skene腺

鑑別診断のポイント

尿道と囊胞の間に交通がないものは傍尿道囊胞とされる．傍尿道囊胞にはGartner管囊胞，Müller管囊胞，封入囊胞，Skene腺囊胞，Bartholin腺囊胞，異所性尿管瘤，内膜症性囊胞が含まれる[2]．きわめて稀ながら，尿道憩室の男性例の報告もある．大部分が尿道球部，尿道陰茎部に認められ，尿道隔膜部からの発生は少ない．尿道前立腺部においては，他の前立腺囊胞との鑑別が問題となる．

参考文献

1) Chaudhari VV, Patel MK, Douek M, et al: MR imaging and US of female urethral and periurethral disease. RadioGraphics 30: 1857-1874, 2010.
2) Prasad SR, Menias CO, Narra VR, et al: Cross-sectional imaging of the female urethra: technique and results. RadioGraphics 25: 749-761, 2005.

尿道憩室発生腫瘍
urethra diverticulum outbreak tumor

吉田耕太郎

● 症例1： 70歳代，女性．排尿障害と顕微鏡的血尿で受診．

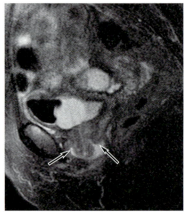
図1-A　脂肪抑制T2強調矢状断像

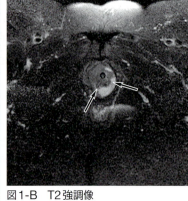
図1-B　T2強調像

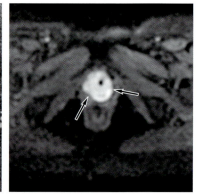
図1-C　拡散強調像

● 症例2： 60歳代，女性．尿失禁，血尿．膀胱鏡では異常を認めない．

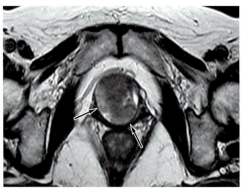
図2-A　T2強調像

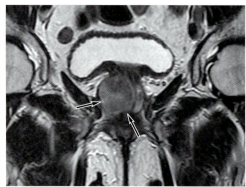
図2-B　T2強調冠状断像

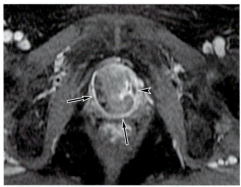
図2-C　脂肪抑制造影T1強調像

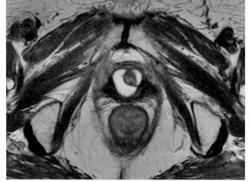
図2-D　T2強調像（治療後）

画像の読影

【症例1】 尿道周囲は憩室のためT2強調像で高信号を呈している．膀胱尾側，腟前方に，T2強調像で淡い高信号を呈する腫瘍を認める（図1-A，B；→）．腫瘍左側には液体貯留を伴っている．尿道にはバルーンが留置されているが，腫瘍内を貫通している．拡散強調像で病変は高信号を呈している（図1-C；→）．

【症例2】 尿道に境界明瞭な腫瘍性病変を認める（図2-A〜C；→）．腫瘍は尿道を取り囲むように存在し，尿道は軽度左側に偏位している（図2-C；▶）．放射線化学療法後に，尿道を全周性に取り囲む憩室が明瞭となった（図2-D）．

尿道憩室発生腫瘍の一般的知識と画像所見

尿道憩室は中高年女性に認められることが多く，0.6〜6％の頻度とされる．排尿困難，頻尿，尿意急迫や，繰り返される尿路感染症などを症状とすることが多い．診断は尿道鏡，排尿時膀胱造影，超音波検査，MRIなどを組み合わせて行われる．その憩室内に発生する尿道憩室発生腫瘍は稀である．

通常の尿道癌では組織学的に，45％は尿路上皮（移行上皮）癌，29％は腺癌，19％は扁平上皮癌と報告されているが，尿道憩室に発生する癌はその約半数が腺癌［特に淡明細胞型腺癌（clear cell adenocarcinoma）］であり，次いで尿路上皮癌，扁平上皮癌が多い[1]．尿道憩室発生癌の臨床症状は，慢性の尿路感染や血尿などとされる．

画像所見 MRIでは，尿道憩室は液体貯留を呈したT2強調像での高信号構造として認められる．尿道の後側方に認められ，サイズが大きくなると馬蹄形，あるいは尿道を取り囲む全周性病変を呈する[2]．尿道憩室発生腫瘍は，この憩室内にT2強調像で中間高信号の乳頭状病変を呈し，辺縁にrim状の低信号（憩室壁）が認められる．尿道が中心部に低信号として描出されることが特徴とされる（target like appearance）[3][4]．尿道バルーンが留置されていると，これが腫瘍内を貫通する様子が明瞭となる．完全な充実性となると，女性でありながら，あたかも前立腺を有しているような画像所見を呈し，特徴的とされる．

鑑別診断のポイント

鑑別を要する尿道に発生する腫瘍として，原発性尿道癌，転移性尿道腫瘍，尿道平滑筋腫がある．rim状の低信号が腫瘍周囲を取り囲む，T2強調像で低信号の尿道が腫瘍内を貫通する点，尿道憩室が背景にあることを読み取れれば，鑑別は可能である．

参考文献

1) Derksen JW, Visser O, de la Rivière GB, et al: Primary urethral carcinoma in females: an epidemiologic study on demographical factors, histological types, tumour stage and survival. World J Urol 31: 147-153, 2013.
2) Hosseinzadeh K, Heller MT, Houshmand G: Imaging of the female perineum in adults. RadioGraphics 32: E129-E168, 2012.
3) Singla P, Long SS, Long CM, et al: Imaging of the female urethral diverticulum. Clin Radiol 68: e418-e425, 2013.
4) Kim TH, Kim SY, Moon KC, et al: Clear cell adenocarcinoma of the urethra in women: distinctive MRI findings for differentiation from nonadenocarcinoma and non-clear cell adenocarcinoma of the urethra. AJR 208: 805-811, 2017.

陰嚢内硬化性脂肪肉芽腫
scrotal sclerosing lipogranuloma

門田正貴

● **症例**：30歳代，男性．陰茎根部に無痛性腫瘤を自覚．

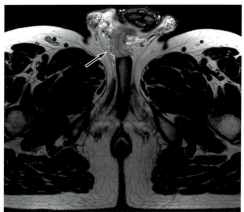

図1-A　T2強調像　**KEY**　　　　図1-B　T1強調像

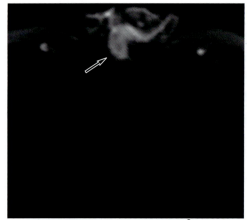
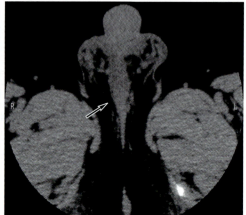

図1-C　拡散強調像（b＝1,000s/mm²）　　　　図1-D　単純CT

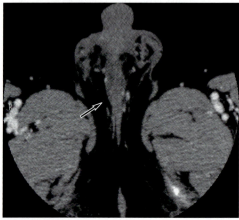
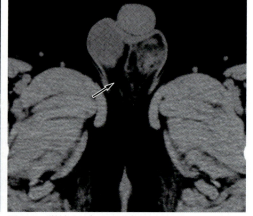

図1-E　造影CT　　　　図1-F　単純CT（2か月後）

画像の読影

陰嚢の左右総鞘膜の間から陰茎根部に腫瘤を認める．MRIのT2強調像，T1強調像では筋肉よりも軽度高信号で，内部は不均一な信号強度を呈している（図1-A，B；→）．拡散強調像にて高信号を呈し（図1-C；→），ADC値は0.9〜1.3程度の値を示していた．同時期のCTでは尿道の腹側に筋肉よりもわずかにCT値が低く（図1-D；→），造影により軽度濃染された（図1-E；→）．消炎鎮痛薬のみによる保存的治療が行われ，2か月後のCTでは腫瘤は消失していた（図1-F；→）．

陰嚢内硬化性脂肪肉芽腫の一般的知識と画像所見

陰嚢内脂肪肉芽腫では，脂肪組織の不整な壊死に伴う異物巨細胞の出現と，多数の好酸球を含む炎症細胞浸潤および線維組織の増生を示す肉芽腫を認める．この肉芽腫の組織像は1950年に，Smetanaら[1]が"sclerosing lipogranuloma"と名づけた，外傷後に皮下脂肪にできる肉芽腫と類似しており，病名の由来となっている．

陰嚢内硬化性脂肪肉芽腫の原因は解明されていないが，外傷，圧迫，寒冷刺激，異物注入を原因とする報告がある一方で，何らかのアレルギーの関与が疑われる症例の報告も少なくない．発症年齢は20〜70歳までと広範だが，30〜40歳代のいわゆる性活動期に好発する．数日〜数週程度の，比較的急速に増大する陰嚢内・陰茎根部の腫瘤を主訴に病院を受診することが多く，多くの症例では発赤や疼痛の訴えはなく，消炎鎮痛薬による保存的治療のみで消退する．

外科的治療の適応は限られるが，切除後に寒冷刺激により再発した例の報告がある．

画像所見 画像所見の報告は多くないが，MRIのT2強調像では腫瘤内に低信号部分を含む不均一な像として描出され，in phase，out of phaseの比較では，腫瘤内の少量の脂肪の存在が示される．造影では不均一な濃染を呈するとされている．CTにて陰茎根部周囲に不規則な腫瘤が描出されたとする報告や，超音波にて境界明瞭，内部エコーの均一な腫瘤が描出されたとする報告もある．

鑑別診断のポイント

腫瘤の形状を分類する試みの報告もあるが，多くは陰嚢内中央から陰茎根部を取り囲むようにT字型あるいはV字型の形態を呈しており，この形状が本疾患の特徴のひとつと考えられる．坪ら[2]は，成人における精索後面，会陰，陰茎根部における脂肪組織の分布が"尿道腹側を覆い陰茎根部で分岐して両側鼠径部に連なるY字型の腫瘤"に関係していると報告している．

参考文献

1) Smetana HF, Bernhard W: Sclerosing lipogranuloma. Arch Pathol (Chic) 50: 296-325, 1950.
2) 坪 俊輔，野々村克也，小林真也・他：原発性陰嚢内硬化性脂肪肉芽腫の2例．日泌会誌 79: 155-159, 1988.

ペロニー病
Peyronie's disease

山下康行, 松尾義朋

● **症例1**: 20歳代, 男性. 陰茎内の硬結を自覚して来院. 触診上は楕円形の硬結を触れる.

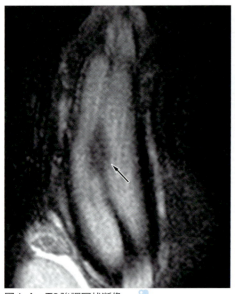

図1-A　T2強調冠状断像

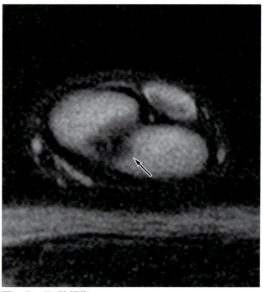

図1-B　T2強調像

● **症例2**: 30歳代, 男性. 勃起時に陰茎が屈曲する. 陰茎根部右側に硬結を触知.

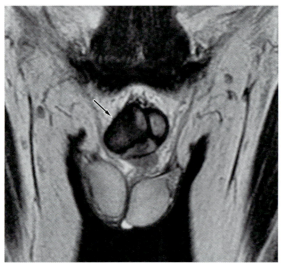

図2　T2強調冠状断像

画像の読影

【症例1】 陰茎の中ほどで，陰茎中隔に一致して低信号の結節状構造を認める（図1；→）．同部で白膜は不明瞭化しており，白膜の病変と考えられる．

【症例2】 陰茎根部の右側に，比較的低信号の腫瘤性病変が認められる（図2；→）．腫瘤は，右側陰茎海綿体と陰茎筋膜の間に存在して，右陰茎海綿体や尿道海綿体を圧迫しているが，病変部で右陰茎海綿体白膜は不明瞭化しており，白膜由来の病変であることが示唆される．

ペロニー病の一般的知識と画像所見

ペロニー病は，フランス人のPeyronieが1743年に最初に報告した疾患で，陰茎硬化症や形成性陰茎硬化症と呼ばれることもある．陰茎海綿体白膜にしこり（プラーク）ができる良性疾患である．勃起時の痛み，しこりの触知，陰茎彎曲，陰茎短縮，勃起障害などになり，性交障害の原因となる[1]．

原因は外傷との関連が考えられているが，はっきりわかっていない．病気の危険因子として，糖尿病や高血圧，喫煙に加えてデュピュイトラン（Dupuytren）拘縮などがいわれている．また，性交渉時に陰茎にダメージが加わり，発症するリスクが高くなるとも考えられている．

ペロニー病は実臨床では非常にありふれた疾患で，年齢別発生頻度は，30歳代1.5%，40歳代3.0%，50歳代3.0%，60歳代4.0%，70歳以上6.5%と，中高年になるほど頻度が高くなる．

病気の段階については，大まかに①急性期（発症から半年〜1年）と②慢性期（症状固定期）があり，病期によって治療法が選択される．急性期においては，症状が安定するまでビタミンEとトラニラスト（ケロイドや肥厚性瘢痕の治療薬）などの薬剤治療が行われる．内服治療で軽快しない場合は，硬化部にカルシウム拮抗薬を局所注射する．さらに，縫縮法（プリケーション法）と移植法（真皮や静脈移植）などの外科手術が行われることもある．

画像所見 超音波やMRIでしこりの厚さや大きさを観察でき，しばしば石灰化もみられる．MRIでは，T1強調像およびT2強調像で低信号の白膜の肥厚として認められる[1]．Hauckらは，プラークの検出において触診では91.4%触知されたのに対し，超音波で55.9%，MRIで68.2%が検出されたと報告している[2]．また造影では，プラーク自体の増強効果や周囲の炎症の増強効果がみられる[1]．

鑑別診断のポイント

病変の局在と臨床症状から診断自体は難しくない．MRIの適応は術前に，陰茎の変形，白膜の評価，プラークの位置，海綿体の径などを正確に評価する必要がある場合といわれる[1]．

参考文献

1) Kirkham AP, Illing RO, Minhas S, et al: MR imaging of nonmalignant penile lesions. RadioGraphics 28: 837-853, 2008.
2) Hauck EW, Hackstein N, Vosshenrich R, et al: Diagnostic value of magnetic resonance imaging in Peyronie's disease--a comparison both with palpation and ultrasound in the evaluation of plaque formation. Eur Urol 43: 293-299, 2003.

陰茎癌
penile carcinoma

●症例：60歳代，男性．陰茎背側の腫瘤を自覚して来院．

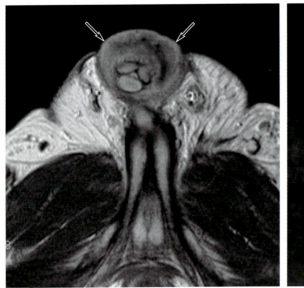

図1-A　T2強調像

図1-B　拡散強調像

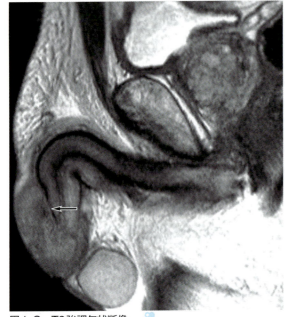

図1-C　T2強調矢状断像

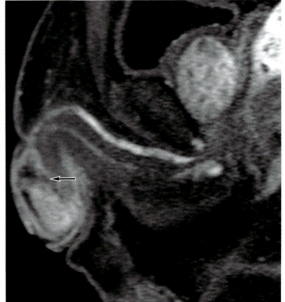

図1-D　造影T1強調矢状断像

・参考文献・
1) Jackson SM: The treatment of carcinoma of the penis. Brit J Surg 53: 33-35, 1966.
2) Brierley JD, Gospodarowicz MK, Wittekind C（編著），UICC日本委員会TNM委員会（訳）；TNM悪性腫瘍の分類，第8版．金原出版，p.188-189, 2017.
3) Singh AK, Saokar A, Hahn PF, et al: Imaging of penile neoplasms. RadioGraphics 25: 1629-1638, 2005.

画像の読影

亀頭部から陰茎海綿体の背側に腫瘍（図1；→）を認める．T2強調像（図1-A, C）では亀頭部よりわずかに低信号であるが，拡散強調像（図1-B）では著明な高信号を呈する．造影後は腫瘍内部の造影効果は弱い．造影T1強調矢状断像（図1-D）にて腫瘍と陰茎海綿体との境界が不整で，海綿体への浸潤が疑われる．

術後病理診断は陰茎の扁平上皮癌で，海綿体への浸潤（T2）が確認された．

陰茎癌の一般的知識

陰茎癌は稀な悪性腫瘍（人口10万人に0.4～0.5人）で，男性泌尿生殖器癌の2～5％にすぎない．組織型はほとんどが扁平上皮癌で，陰茎に発生する悪性腫瘍の95％を占める．60～70歳代に好発する．好発部位は亀頭部で，腫瘤や潰瘍で気づかれる．恥垢による慢性刺激が発生誘因と考えられ，包茎の人で有意に発生率が高いといわれていたが，最近では子宮頸癌同様，ヒトパピローマウイルスの関与（性病）が示唆される例が増えている．病期分類はJackson分類とTNM分類の両者が用いられる（表1, 2）[1)2)]．

予後はリンパ節転移の有無で大きく異なり，治療後の5年生存率は1期，2期では90％以上であるのに対し，3期，4期では30％に低下する．リンパ節転移の有無でみると，リンパ節転移のない群の5年生存率が95％であるのに対し，鼠径リンパ節転移の個数が1～3個の群では81％，4個以上の群では50％との報告もある．リンパ節転移と局所深達度はよく相関し，T1症例におけるリンパ節転移率20％に対し，T2～T4症例では47～66％に上昇する．

治療は，3期までは外科手術が推奨されるが，小さな病変に対しては広範囲切除ではなく，局所切除やレーザー治療による温存治療も選択される．

表1　陰茎癌の病期分類（Jackson分類）（文献1）を元に作成）

1期	腫瘍が亀頭部，包皮もしくは両者の表層に限局
2期	腫瘍が陰茎体部に浸潤
3期	鼠径リンパ節転移を認めるが手術可能
4期	隣接臓器への浸潤あるいは手術不可能な鼠径リンパ節転移

表2　陰茎癌の病期分類（TNM分類）（文献2）より改変して転載）

Tis	上皮内癌（陰茎上皮内新生物－PeIN）	N0	リンパ節転移を認めない
Ta	非浸潤局所扁平上皮癌[*1]	N1	1個の表在鼠径リンパ節転移
T1	上皮下結合組織に浸潤する腫瘍[*2]	N2	複数あるいは両側性の表在鼠径リンパ節転移
T1a	上皮下結合組織に浸潤するが，脈管侵襲または神経周囲浸潤がなく，かつ分化度が低くない腫瘍	N3	深部の表在鼠径リンパ節転移あるいは骨盤内リンパ節転移
T1b	上皮下結合組織に浸潤し，脈管侵襲もしくは神経周囲浸潤を伴う，または分化度が低い腫瘍	M0	遠隔転移なし
		M1	遠隔転移あり
T2	尿道浸潤の有無に関係なく，尿道海綿体へ浸潤する腫瘍		
T3	尿道浸潤の有無に関係なく，陰茎海綿体へ浸潤する腫瘍		
T4	他の隣接構造に浸潤する腫瘍		

[*1] 疣贅性腫瘍を含む．
[*2] 亀頭：粘膜固有層に浸潤する腫瘍．包皮：真皮，粘膜固有層または肉様膜に浸潤する腫瘍．体・根部：場所に関係なく，表皮と海綿体の間の結合組織に浸潤する腫瘍．

鑑別診断のポイント

病期診断が画像診断の役割である．局所深達度診断にはMRIが有用である．T2強調像と造影T1強調像が正常構造（白膜，海綿体，尿道）の描出に優れており，腫瘍の深達度診断にも用いられる[3)]．撮像断面は，腫瘍と正常構造（海綿体など）との接触面が最もわかりやすい断面を適宜，選択する．

鼠径リンパ節転移の診断は，サイズによる評価のみではしばしば困難である．健常者でも腫大のみられることの多い部位であることに加え，陰茎癌では感染を伴って反応性腫大を来すことも少なくない．そのため，リンパ節生検まで必要となることが少なくない．鼠径リンパ節転移のない症例に，骨盤内リンパ節転移を来すことはまずない．

転移性陰茎腫瘍
metastatic penile tumor

山下康行

● **症例**：70歳代，男性．前立腺癌に対し近医にてホルモン療法を受けていた．3年後，下腹部・陰茎痛が出現し来院．

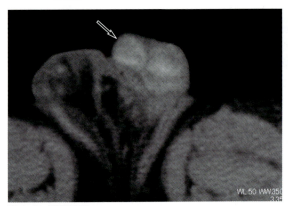

図1-A　造影CT

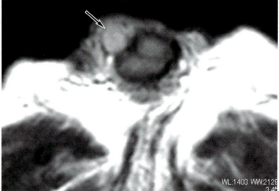

図1-B　T2強調像

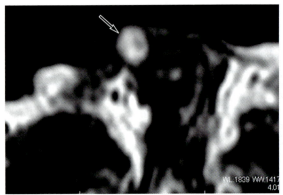

図1-C　ダイナミックMRI（早期相）

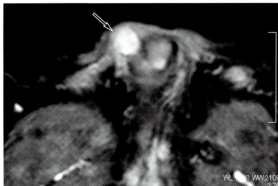

図1-D　脂肪抑制造影T1強調像

┤参考文献├

1) Abeshouse BS, Abeshouse GA: Metastatic tumor of the penis: a review of the literature and a report of two cases. J Urol 86: 99-112, 1961.
2) 澤田篤郎, 清川岳彦, 中西真一・他: 初診時より陰茎転移を認めた前立腺癌の1例. 泌尿紀要 51: 771-773, 2005.
3) Powell BL, Craig JB, Muss HB: Secondary malignancies of the penis and epididymis: a case report and review of the literature. J Clin Oncol 3: 110-116, 1985.
4) 阿部礼男, 平田輝夫, 坂田安之輔・他: 持続勃起症の2例: とくに腫瘍性持続勃起症について. 癌の臨床 9: 100-104, 1963.
5) Singh AK, Gonzalez-Torrez P, Kaewlai R, et al: Imaging of penile neoplasm. Semin Ultrasound CT MR 28: 287-296, 2007.

画像の読影

　造影CTで陰茎の右側に結節状に良好な増強効果を示す腫瘤を認める（図1-A；→）．MRIのT2強調像で腫瘤は陰茎海綿体より高信号である（図1-B；→）．ダイナミックMRIの早期相および造影T1強調像では強い増強効果を認める（図1-C，D；→）．腫瘤は皮下組織から一部，白膜へも浸潤がみられるようである．

転移性陰茎腫瘍の一般的知識

　陰茎の大部分は海綿体静脈洞で占められ，血流は比較的豊富であるが，近傍の膀胱，前立腺，直腸などは高い発生率を有するにもかかわらず，転移性陰茎腫瘍の報告は少ない．転移性陰茎腫瘍は1870年にEberthらによって最初に報告され，1961年Abeshouseらは140例を集計し[1]，現在までに約500例の報告がある．わが国での報告例は100例に満たないようである．

　原発部位としては，わが国の報告例の集計では膀胱が25％，前立腺が24％，直腸が12％の順に多く[2]，海外報告例でも前立腺，膀胱がそれぞれ29.8％，大腸が15.6％，腎が10.6％と，骨盤内臓器の悪性腫瘍が6割以上を占めている[3]．

　転移経路としては，静脈逆行性，リンパ管逆行性，動脈性，直接浸潤，播種などが推測されているが，骨盤内臓器の割合が多いことより，静脈逆行性による経路が最も有力ではないかと考えられている[1]．

　わが国における年齢分布は原疾患の性質上，高齢者が多い．症状は硬結腫瘤の触知が最も多く，次いで自発痛・圧痛，排尿困難などである．悪性持続勃起症が50％の症例でみられる．

　病変は陰茎の基部，体部，亀頭部いずれにもみられ，病理学的には結節性病変を作ることが最も多く，増大すると陰茎海綿体に浸潤し，静脈還流を阻害することにより悪性持続勃起症を発症する[4]．尿道海綿体や亀頭，包皮に初発することは稀で，原発性陰茎癌とは異なる．報告が少ないため，画像所見の報告はきわめて限られるが，陰茎海綿体や白膜に結節状の腫瘤としてみられるものが多いようである[5]．

　陰茎転移は癌の全身転移の終末期に多くみられる病態であり，わが国の報告例の多くでも陰茎転移発見時に様々な遠隔転移を認めており，その予後はきわめて不良である．陰茎転移発生後の長期生存例の報告はなく，本症が末期癌の一症候に過ぎないことを示唆している．

鑑別診断のポイント

　癌進行期にみられることが多いため，臨床的に他の疾患と鑑別になることは少ないが，原発性の陰茎癌の発生部位は亀頭部，包皮，冠状溝に多い．良性疾患では尖圭コンジロームが鑑別の対象となる．

尿道異物
urethral foreign body

松尾義朋

● **症例**：30歳代，男性．酔って屋外で排尿中に前方（竹やぶ）に転倒した．その後，陰茎根部の痛み，排尿困難，肉眼的血尿が出現．

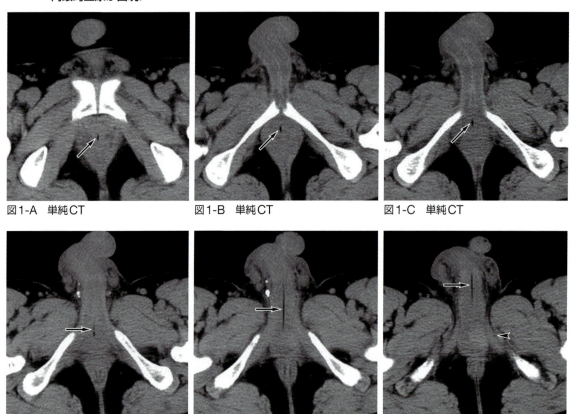

図1-A　単純CT　　　図1-B　単純CT　　　図1-C　単純CT

図1-D　単純CT　　　図1-E　単純CT　　　図1-F　単純CT

● **参考症例：尿道異物（ボールペン先端部）による陰茎内膿瘍**

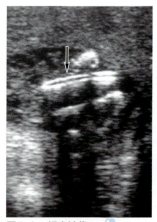

図2-A　超音波像

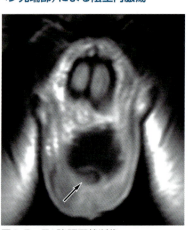

図2-B　T1強調冠状断像

40歳代，男性．尿道異物（ボールペン先端部）が長期間放置されたために，尿道周囲に膿瘍を形成し，膿瘍内に異物が逸脱した症例．
膿瘍は，超音波では内部点状エコーを伴う低エコー域として，造影MRIでは造影効果のみられない領域として描出され，その内部の異物は，超音波では線状の強い反射体として，MRIでは低信号構造として描出されている（→）．

画像の読影

CTにて，尿道の走行に一致して細長い低吸収構造を認める（図1；→）．空気を含んだ細長い異物と想像される．尿道海綿体球部左側にはやや高吸収の領域がみられ（図1-F；▶），血腫を疑う．手術により異物が摘出され，竹の枝であることが確認された．

尿道異物の一般的知識と画像所見

尿道異物は，自慰や性行為目的で挿入されたものが抜去できなくなったものが多い．発症機序の性質上，しばしば正確な病歴が得られずに，本例のように不自然な病歴が聴取される．画像所見から本症を疑う場合は十分な配慮の上，病歴の再聴取を勧めるべきである．

異物には体温計，筆記具，ロウソク，ヘアピン，竹串，ビニール製品など，様々なものが報告されている．膀胱内に到達すると膀胱異物となる．尿道損傷や海綿体損傷を伴い，血尿や排尿時痛を生じる．長期間放置されると感染や結石の原因となる．

治療は膀胱鏡下での摘出が試みられるが，切開が必要となることも少なくない．

画像所見　X線不透過のものであれば，単純X線写真で容易に検出され，異物の種類もある程度，特定できる．単純X線写真による検出の困難なものでは，CTや超音波が必要となる．乾燥した木片や竹は，CTではしばしば空気に近い吸収値を呈する．時間の経過とともに乾燥した状態でなくなると，筋肉よりも高吸収を呈するとされる（8〜9日以降）[1)2)]．

鑑別診断のポイント

異物の検出のみでなく，周囲構造（尿道や海綿体）の損傷状態，二次的な膿瘍形成なども画像で評価されなくてはならない．海綿体内部の血腫はCTで高吸収を呈する．尿道や海綿体病変（断裂，血腫，線維化，膿瘍）の評価にはMRIが有用である（図2）．

参考文献

1) 松尾義朋, 熊副洋幸, 中園貴彦・他: 陰茎および尿道疾患. 臨床放射線 47: 1517-1526, 2002.
2) Uchino A, Kato A, Takase Y, et al: Intraorbital wooden and bamboo foreign bodies: CT. Neuroradiology 39: 213-215, 1997.

フルニエ壊疽
Fournier gangrene

山下康行，松尾義朋

● **症例1**：60歳代，男性．発熱，陰嚢の腫脹を訴えて来院．臀部には褥瘡を認めた．

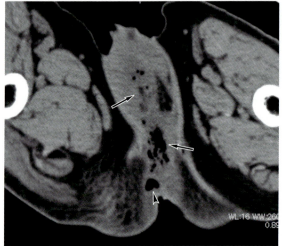

図1-A　下腹部単純CT

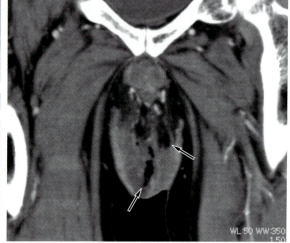

図1-B　下腹部造影CT冠状断像

● **症例2**：70歳代，男性．陰嚢部の急速な腫脹にて来院．

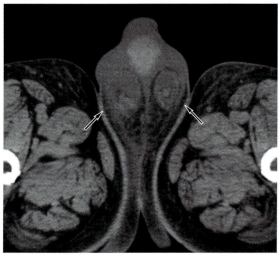

図2-A　下腹部単純CT

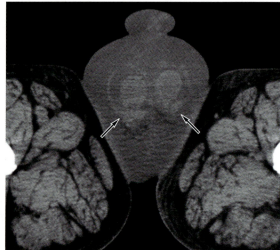

図2-B　下腹部単純CT

参考文献

1) Levenson RB, Singh AK, Novellin RA: Fournier gangrene: role of imaging. RadioGraphics 28: 519-528, 2008.

画像の読影

【症例1】 両側陰嚢の軟部の肥厚，液体貯留を認め，多数のガス像を認める（図1；→）．炎症は臀部皮下まで連続し（図1-A；►），臀部褥瘡からのフルニエ壊疽と考えられた．

【症例2】 両側の陰嚢の軟部組織に著明な腫脹，皮下の液体貯留を認める（図2；→）．皮下の腫脹は会陰や下腹壁にも及んでいた（非提示）．

フルニエ壊疽の一般的知識と画像所見

フルニエ壊疽は，若年男性の外性器に発症し急激に進行する原因不明の特発性生殖器壊疽として，1883年にFournierによって報告されたが，現在では年齢，性別を問わず，会陰部の壊死性筋膜炎（▶NOTE）とされている．

50～60歳代の男性に多く（9割は男性），男性に多い理由としては陰嚢の皮下組織が層状構造を呈し血流に乏しく，細菌の増殖が容易であるためと考えられている．糖尿病患者に多く（発症者の約半数は糖尿病を有するといわれている），アルコール依存，免疫能低下，高齢，長期入院，栄養不良，悪性疾患，ステロイド使用などが基礎疾患として重要である．最近，糖尿病治療薬であるSGLT2（sodium glucose cotransporter 2）阻害薬の合併症として報告されている．

感染経路としては，外陰部周囲の外傷，虫刺され，尿路感染，肛門周囲膿瘍や後腹膜腔などからの炎症の進展がある．血管造影や外科手術，尿道カテーテル留置などの医療行為に伴う発症もみられる．起炎菌は，好気性菌では*Escherichia coli*，*Streptococcus*，通性嫌気性菌では*Bacteroides*，*Peptostreptococcus*などがあるが，これらの混合感染が最も多い．既に抗菌薬が投与されている場合は，菌が検出されないこともある．進行が速く，鼠径部や大腿，腹壁，後腹膜へ炎症が広がる．死亡率が非常に高く（15～50％），早期の広域スペクトル抗菌薬投与と外科的処置（デブリードマン）が重要である．

画像所見 診断にはCTが最も有用である．CTでは，陰嚢や会陰部の軟部組織の著明な腫脹や筋膜の肥厚，液体貯留や膿瘍を認める．ガス産生菌による気腫は特徴的だが（図1），早期の症例でガス像がなくても否定はできない（図2）．炎症波及による液体貯留，瘻孔などがみられる．また，膿瘍や瘻孔などの感染源と考えられる部分が同定されることもある[1]．

鑑別診断のポイント

多くは臨床症状から診断可能であり，CTでの役割はもっぱら病変の進展範囲を評価することである．そのため，撮像範囲は広めであることが望ましい．皮下の炎症だけではなく，腹壁や後腹膜への進展にも注意する[1]．

【壊死性筋膜炎】

病変の主座を浅在筋膜とし，急速に拡大する．周囲組織の微小血管血栓閉塞による壊死を引き起こすことから壊死性筋膜炎と呼ばれているが，実際には，病変は皮膚から筋肉までの軟部組織いずれにも起こり，壊死性軟部組織感染症（necrotizing soft-tissue infection；NSTI）の呼称が推奨されている．初期には，蜂窩織炎（病変の主座は真皮から皮下脂肪組織）と画像および皮膚所見が類似するが，より深層で病変の急速な進行および壊死が生じており，蜂窩織炎として考えた場合でも，全身状態不良の所見があれば，壊死性筋膜炎を疑う必要がある．

流入過剰型持続勃起症
high flow priapism

青木悠介, 辻村 晃

● 症例：10歳代後半，男性．会陰部打撲後に，陰茎の腫脹と疼痛を主訴に受診．（文献1）より転載）

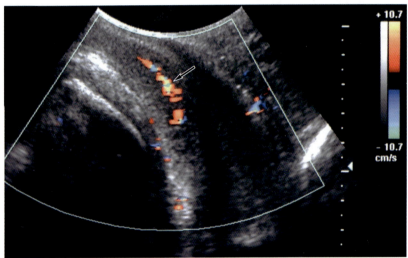

図1-A　超音波カラードプラ像

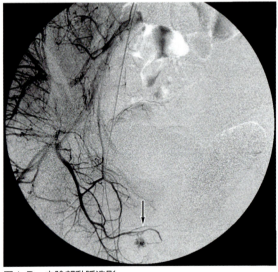

図1-B　内陰部動脈造影

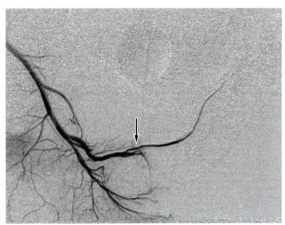

図1-C　内陰部動脈造影（塞栓術後）

・参考文献・
1) Takao T, Osuga K, Tsujimura A, et al: Successful superselective arterial embolization for post-traumatic high-flow priapism. Int J Urol 14: 254-256, 2007.

画像の読影

　超音波カラードプラの左上が陰茎の亀頭部，右下が陰茎根部になる．海綿体動脈の破綻部位ではモザイクパターン（図1-A；→）となり，乱流がみられる．内陰部動脈からの造影では，海綿体動脈の破綻部位に造影剤の貯留（図1-B；→）がみられる．以上より，流入過剰型（非虚血性）持続勃起症の診断となった．スポンゼルを用いた破綻部位の塞栓術施行後には，造影剤貯留の消失（図1-C；→）を確認することができる．

持続勃起症の一般的知識と画像所見

　持続勃起症は，"性的刺激に無関係である勃起が4時間以上継続している状態"と定義される，泌尿器科救急疾患である．主に，①流入過剰型（非虚血性），②静脈閉塞性（虚血性），③間欠性の3つに分類される．非虚血性は痛みが少なく不完全勃起状態であることが一般的だが，虚血性では激痛を伴う．

　診断には超音波カラードプラ，造影CTなどによる画像診断，また陰茎海綿体の血液ガス分析も参考にされる．非虚血性では動脈血（酸素分圧が高い）に近い状態であるのに対し，虚血性では静脈血（酸素分圧が低い）に近くなる．

　両者の治療法は全く異なり，虚血性では緊急処置が必要となるため，迅速かつ正確な診断が必要となる．間欠性は頻度が少ない．

画像所見　流入過剰型（非虚血性）では，超音波カラードプラ検査で海綿体動脈と海綿体洞の瘻孔をカラーイメージの乱流（モザイクパターン）として認識できることが多い．また損傷部位以外での海綿体動脈の血流速度は正常，または増加する．

　静脈閉塞性（虚血性）では，超音波カラードプラ検査で海綿体動脈の拍動は消失しており，海綿体の血流は認められない．

鑑別診断のポイント

　[陰茎折症]　外傷を契機に陰茎の急激な腫脹と疼痛を訴えるものとして，陰茎折症（penile fracture）が鑑別に挙がる．陰茎折症は勃起時の受傷で起こることがほとんどであり，MRIで陰茎海綿体白膜の断裂像を確認できる（図2）．流入過剰型持続勃起症では白膜断裂はなく，陰茎海綿体自体の腫脹となる．

● 参考症例：陰茎折症

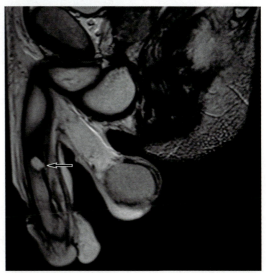

図2　T2強調矢状断像
40歳代，男性．
陰茎海綿体白膜の断裂がある（→）．

血管性勃起障害
erectile dysfunction

青木悠介, 辻村 晃

●**症例1**: 60歳代, 男性. 勃起障害. (文献1) より転載, 箕面市立病院泌尿器科 古賀 実先生のご厚意による)

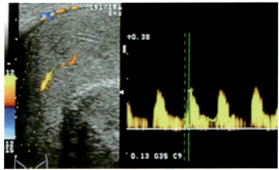

図1-A　超音波カラードプラ像

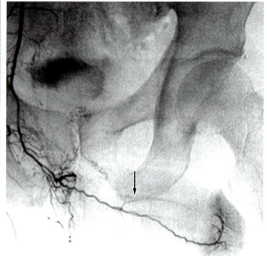

図1-B　内陰部動脈造影

●**症例2**: 60歳代, 男性. 勃起障害. (文献1) より転載, 箕面市立病院泌尿器科 古賀 実先生のご厚意による)

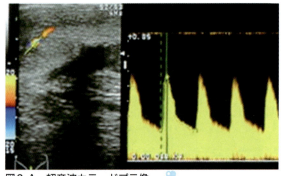

図2-A　超音波カラードプラ像

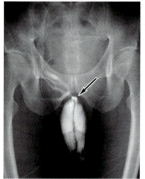

図2-B　DICC正面像

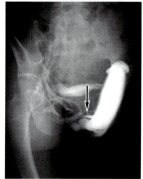

図2-C　DICC斜位像

DICC: dynamic infusion cavernousometry and cavernousography (陰茎海綿体内圧測定および造影)

-**参考文献**-
1) 古賀 実, 竹山政美, 奥山明彦: 勃起不全治療の最前線: 泌尿器科の立場から. 綜合臨牀 53: 482-489, 2004.
2) 佐々木春明, 後藤隆太, 佐藤雅道・他: 男性性機能不全: 勃起障害の診断　超音波カラードプラ法. 日本臨牀 60 (増刊号 6): 178-182, 2002.
3) 奈路田拓史, 山中正人, 松下和弘・他: カラードプラ超音波検査による静脈性インポテンスの検討－陰茎海綿体動脈 Resistance Index の評価. 日泌尿科会誌 87: 1231-1235, 1996.

画像の読影

【症例1】 プロスタグランジンE_1（PGE_1）を陰茎海綿体内に注射した後に超音波カラードプラ（図1-A）で観察したところ，左右海綿体動脈の収縮期最大血流速度（peak systolic velocity；PSV）が15.0cm/sと血流低下している状態であった．さらに内陰部動脈造影では総陰茎動脈，陰茎動脈は描出されるが，陰茎海綿体動脈の狭窄（図1-B；→）が指摘される．以上より，動脈性勃起障害の診断となった．

【症例2】 PGE_1を陰茎海綿体に注射した後に超音波カラードプラ（図2-A）で観察したところ，左右海綿体動脈のPSVは56.0cm/sと正常であった．海綿体内圧測定・海綿体造影検査（dynamic infusion cavernousometry and cavernousography；DICC）では，陰茎背静脈からの流出路が指摘される（図2-B, C；→）．以上より，静脈性勃起障害の診断となった．

血管性勃起障害の一般的知識と画像所見

陰茎は，性的刺激による陰茎海綿体への血流増加と，流出静脈の圧迫による陰茎海綿体内圧上昇により勃起状態となる．勃起障害の主な原因として血管性勃起障害がある．シルデナフィル内服無効，もしくは使用禁忌の患者が原因精査を希望され，性機能専門外来へ受診されることが多い．血管性勃起障害は動脈性と静脈性に分類される．

1) **動脈性勃起障害**：陰茎に至る動脈血流低下による勃起障害である．その原因には，内陰部動脈から螺旋動脈までの動脈硬化や手術・外傷による損傷がある．治療法には下腹壁動脈を用いた血行再建術がある．損傷による動脈血流障害は良い適応になるが，糖尿病などの全身性動脈硬化に伴うものは適応外となる．血行再建を行う場合には，血管造影が必要となる．

2) **静脈性勃起障害**：勃起により腫脹する陰茎海綿体と陰茎白膜の間を通過する流出静脈の閉塞障害である．治療法には陰茎背静脈結紮術や，陰茎海綿体脚部結紮術・縫縮術がある．

画像所見 陰茎海綿体への血流の変化をみる必要があるため，PGE_1を陰茎海綿体に注射した後，超音波カラードプラで観察する．注射後に正常の勃起が得られれば，血管性勃起障害は否定される．超音波カラードプラではPSVと拡張期血流速度（end diastolic velocity；EDV）を測定する．PSVが30cm/s以下の場合は血流の流入障害，すなわち動脈性勃起障害と診断される[2]．

RI値［=（PSV－EDV）/PSV］≦0.75であれば，静脈性勃起障害を疑う．

鑑別診断のポイント

狭窄部位の診断には血管造影が実施される．PSV 30cm/s以上は陰茎海綿体動脈が正常と判断される．PSV値とEDV値から算出されるRI値が0.75以下では，流出静脈の閉鎖不全が原因である静脈性勃起障害を強く疑う[3]．詳細な検査として，DICCが実施される．

泌尿器の発生
development of the urinary system

山下康行

　泌尿生殖器は腹膜外，後腹膜に存在する．このため，泌尿器疾患を診断する上で，各臓器の解剖とともに，後腹膜臓器の解剖とその関係をよく知っておく必要がある．また，腎の生理，機能の知識も重要である．さらに前立腺，精嚢といった生殖器は，年齢，性周期によって大きく変化するため，その認識も必要である．

泌尿器の発生

1) 腎の発生

　ヒトの腎発生には3つの段階がある．まず，胎生3週頃で，中胚葉から前腎が形成される時期である．次に胎生4週頃に中腎が形成される．これらの前腎や中腎は，一過性に出現する器官であり，発生が進むにつれて退化・消失する．生後にみられる腎は，胎生5週になってから出現する後腎に由来する（図1, 2）[1]．

　後腎は，中腎管（Wolff管）から出る尿管芽と，それを包むように発生する造後腎組織から形成される（図2）[1]．造後腎組織からはBowman嚢と尿細管が形成され，尿管芽からは集合管，腎盂，尿管などが形成される．

2) 膀胱の発生

　一方，膀胱は胎生期の尿膜管下部から形成される．はじめ，尿膜管は後腸下端とともに原始排泄腔（cloaca）をなすが，その後，尿直腸中隔によって尿生殖洞として直腸と分離し，ここから膀胱が形成される（図3）[1]．なお，閉塞して索状となった尿膜管は，生後は正中臍索となって認められる．

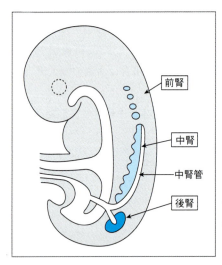

図1　泌尿器の発生初期
（文献1）より改変して転載）
まず胎生3週頃，中胚葉から前腎が形成され，次に胎生4週頃に中腎が形成される．これらの前腎や中腎は，一過性に出現する器官であり，発生が進むにつれて退化・消失する．胎生5週には後腎が発生し，後に腎となる．

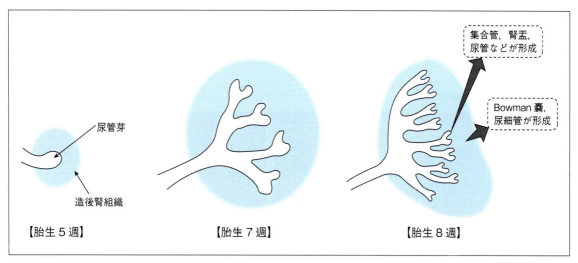

図2　後腎から腎へ（文献1）より改変して転載）
後腎は，中腎管から出る尿管芽と，それを包むように発生する造後腎組織から形成される．造後腎組織からはBowman嚢と尿細管，尿管芽からは集合管，腎盂，尿管などが形成される．

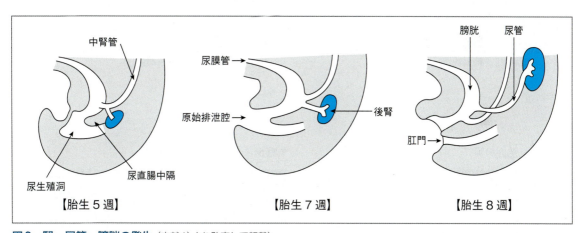

図3　腎，尿管，膀胱の発生（文献1）より改変して転載）
尿直腸中隔によって排泄腔は膀胱部と直腸部を分割する．尿膜管は後腸下端とともに原始排泄腔（cloaca）をなすが，その後，尿直腸中隔によって尿生殖洞として直腸と分離し，膀胱が形成される．

参考文献

1) 松村讓兒：泌尿器の発生．イラスト解剖学．中外医学社, p.333, 1997.

よくみる腎正常変異
normal variant of kidney

赤坂好宣

● 症例1： Bertin柱の肥厚

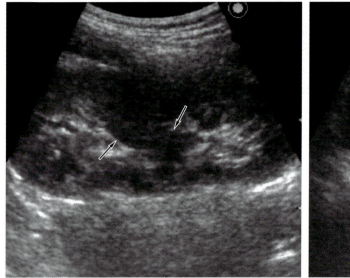

図1-A　超音波（左腎長軸像）　　　　図1-B　超音波（左腎長軸像）

● 症例2： 胎児分葉

● 症例3： dromedary hump

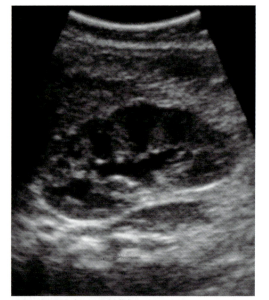
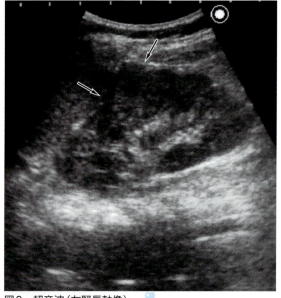

図2　超音波（右腎長軸像）　　　　図3　超音波（左腎長軸像）

画像の読影

【症例1】 図1-A, Bともに, 腎の中央部に腎皮質より腎洞方向に隔壁様に伸びる低エコー構造があり, 内部エコー像は周囲腎実質と同様である (→).

【症例2】 腎の輪郭は等間隔の凹凸を伴い, 分葉状の形態である.

【症例3】 左腎の上外側には脾による圧痕があり, くぼんでいるが, その尾側に三角形の突出がみられる (図3;→). いわゆる"ヒトコブラクダのこぶ"のような形態である. その部位は正常腎実質と同様の超音波像で, 明らかな腫瘤は指摘できない.

腎正常変異の一般的知識

1) **Bertin柱の肥厚 (図1)**：腎は解剖学的に上腎, 下腎 (metanephric lobes) の癒合した形態で, 上腎杯群, 下腎杯群に分かれているが, 両者の境界で腎皮質輪郭にくびれが生じることがあり, "junctional parenchymal defect"と呼ばれる. これより皮質を横切るエコーレベルの高い切れ目がみられれば"interrenicular groove"と呼ぶ. この境界部の腎皮質が大きく腎洞内の隔壁のように認められることがあり, Bertin柱の肥厚 (hypertrophic column of Bertin) という[1].

臨床的な意義としては, 超音波上, 腎腫瘍との鑑別を要する正常変異で, 他には胎児分葉, dromedary hump (ヒトコブラクダのこぶ) などが知られる.

2) **胎児分葉 (fetal lobulation) (図2)**：妊娠中期, 腎は多数の腎小葉の融合によって形成され, 分葉状の形態を示しているが, 徐々に腎表面は平滑となる. 生後しばらくこの分葉形態を保つことがあり, 胎児分葉と呼ぶ. 成人でもみられることがある. 分葉状の突出を腫瘤と間違えないようにするための形態上の用語であるが, 通常, 両側性であり, 比較的容易に鑑別できる[2].

3) **dromedary hump (図3)**：主に胎児期の脾による圧迫が左腎上外側にあり, 圧痕となった結果, その尾側に三角形の突出を来す変形をいう. この形態がヒトコブラクダのこぶに似ているためにこの名がついたが, 他に"splenic bump"ともいわれる[3].

鑑別診断のポイント

Bertin柱の肥厚は, 必ず腎皮質より連続性に腎門方向に伸びており, 径は3cmを超えない[1]. 画像上, いずれの検査でも他の部位の腎皮質と同様の像をとり, 造影されれば同様に造影される. 超音波などで内部に腎錐体が認められれば診断は容易である.

参考文献

1) Dahnert W: urogenital tract. *In* Radiology review manual, 5th ed. Williams & Wilkins, Baltimore, p.867-985, 2003.
2) 赤坂好宣：尿路造影；fetal lobulation. 村上卓道 (編)；腹部・骨盤部造影検査のキーワード132. メジカルビュー社, p.116-117, 2002.
3) 赤坂好宣：尿路造影；dromedary hump. 村上卓道 (編)；腹部・骨盤部造影検査のキーワード132. メジカルビュー社, p.114-115, 2002.

腎無発生
agenesis of the kidney

赤坂好宣

● 症例1： Potter sequences

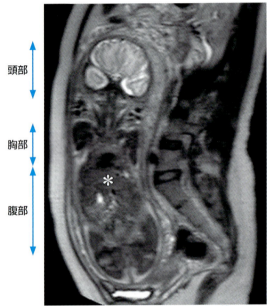

頭部
胸部
腹部

図1　胎児MRI, T2強調冠状断像

● 症例2： Mayer-Rokitansky syndrome

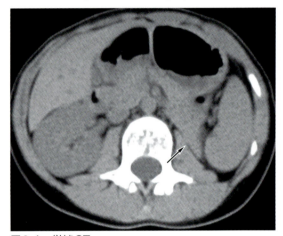

図2-A　単純CT

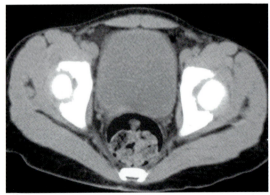

図2-B　単純CT

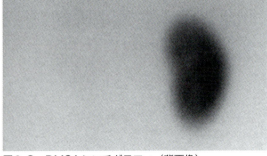

図2-C　DMSAシンチグラフィ（背面像）

参考文献
1) 赤坂好宣：小児先天性疾患に強くなる：泌尿生殖器．画像診断 31: 590-602, 2011.
2) Bedard MP, Wildman S, Dillman JR: Embryology, anatomy, and variants of the genitourinary tract. *In* Coley BD (ed); Caffey's pediatric diagnostic imaging, 12th ed. Elsevier Saunders, Philadelphia, p1163-1173, 2013.

画像の読影

【症例1】 羊水は極度に少なく，胎児や臓器の輪郭も不明瞭であるが，肝がT1強調像で高信号（非提示），T2強調像で低信号で同定しやすいため，頭部，胸部，腹部の大まかな比率がわかる（図1；＊：肝）．胸郭が非常に小さく，肺の高信号がみられない．

【症例2】 単純CTでは左腎床部に明らかな腎を認めない（図2-A；→）．膀胱の背側には直腸のガスが認められるのみで，明らかな子宮を指摘できない（図2-B）．DMSAシンチグラフィ背面像（図2-C）では，右腎への集積以外に異所性腎を含めて明らかな腎を思わせる集積を認めない．

腎無発生の一般的知識

両側腎無発生と片側腎無発生とでは，臨床像が全く異なる．

1) **両側腎無発生（Potter sequences）**：全例死産ないし出生後早期に死亡するので，胎児期に診断が求められるが，出生後は画像診断の対象とならない．両側腎の高度の低形成や多嚢胞異形成腎（multicystic dysplastic kidney）でも，同様の経過をたどる．この時の死因は肺低形成である．すなわち，尿が作られない（非常に少ない）ことにより羊水過少を来すが，極度に羊水が少ないため，胎児は子宮内で絶えず圧迫された結果，肺の成長が行われず高度の肺低形成を来して死亡する．

画像診断では，妊娠継続の確認のため早期の週数での撮像が多く，対象が小さいため画像はみやすくはない．超音波や胎児MRIなどで両腎がはっきりしないことが必須であるが，胸郭が小さい，いずれの画像でも膀胱が指摘できない，羊水が極度に少ないといった随伴所見が診断に参考となる[1]．

2) **片側腎無発生**：存在する腎に異常がなければ，通常，無症状で偶然発見される．原則として患側の尿管と膀胱三角部が欠損することが多いが（尿管芽が発生しなかった場合），10～20％に盲端尿管と正常三角部が認められるとされる（尿管芽は発生したが後腎芽組織が誘導されなかった場合）．男子の約10％に片側の精巣，精管，精嚢の欠損，女子の50％に重複子宮や子宮の欠損ないし低形成，腟の異常などをみるとされる（Mayer-Rokitansky-Küster-Hauser syndromeなど）[2]．思春期の女子で，しばしば重複子宮で腎欠損側の子宮の留血症を発症することがある（obstructed hemivagina and ipsilateral renal anomaly syndrome；OHVIRA症候群）．左右のMüller管の癒合により子宮および腟上部1/3が発生する時にWolff管（中腎管）が関与している．Wolff管は腎の発生にも関与しているが，Wolff管の機能不全により，Müller管の癒合も障害され，片側腎無発生と子宮・腟の異常との組み合わせが生じる．単腎女子では，思春期に月経の発来に際してこのような病態が生じる可能性を，早くから考慮すべきである．

鑑別診断のポイント

Potter sequencesの診断においては，両腎が無発生であること自体の証明は時に困難であるが，低形成であろうとも，羊水が非常に少ないこと，その結果，胸郭が育たず非常に小さいことが病気の本質であるため，むしろ腎の有無よりも重度の肺低形成を指摘することの方が重要である．鑑別としては前期破水などにより羊水過少を来すことで，この場合，胸郭は正常で，膀胱内に尿をみる場合が多い．

片側腎無発生と鑑別すべきは，片側高度の低形成ないし萎縮した異形成腎（次項p.452-453参照）や，異所性腎（p.454-455参照），癒合腎（p.456-457参照）など位置異常の場合である．時に鑑別は非常に難しい．

腎異形成・低形成
dysplasia / hypoplasia of kidney

赤坂好宣

● 症例1：3歳, 女児　cystic dysplasia / hypodysplasia

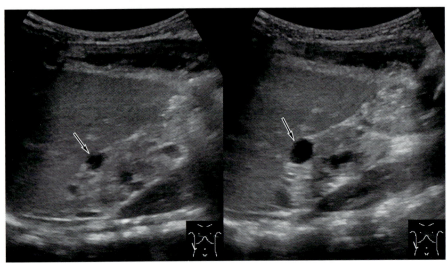

図1　超音波右腎長軸像

● 症例2：1歳, 女児　異所性低形成腎

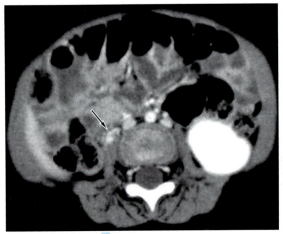

図2-A　造影CT

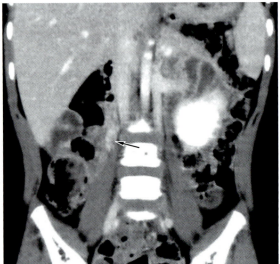

図2-B　造影CT冠状断再構成像

画像の読影

【症例1】　対側の水腎症の精査で行われた超音波で偶然に発見された．右腎は小さく全体に高エコーで，小囊胞（図1；→）が散見される．

【症例2】　右腎は非常に小さく，通常の位置よりやや尾側の椎体右前に認められる（図2；→）．造影効果を認め，わずかながら腎機能を有していることがわかる．

●症例3： dysplastic kidney

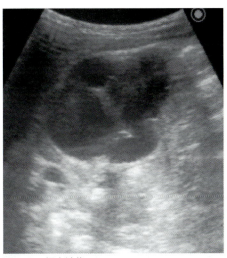

図3-A　超音波像

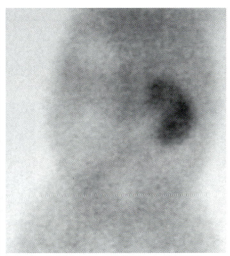

図3-A　DMSAシンチグラフィ（背面像）

【症例3】 胎児期より高度の尿管拡張を指摘されている．超音波（図3-A）では，左腎の腎盂・腎杯は高度に拡大し，腎実質は非常に菲薄である．DMSA（^{99m}Tc-dimercaptosuccinic acid）シンチグラフィ（図3-B）では左腎への集積は認められず，無機能であった．

腎異形成・低形成の一般的知識

異形成腎とは，糸球体や尿細管の形成過程の異常によるもので，正常に形成されず腎機能を有さない．原因として膀胱尿管逆流症，尿管口の異常，尿管瘤，尿道弁など下部尿路通過障害が挙げられる．異形成腎で最も頻度の高いものは多囊胞性異形成腎（multicystic dysplastic kidney；MCDK）であり，他項（p.152-153参照）で解説する．

下部の尿路通過障害が基礎にあっても，腎機能が低いまま残ると，小囊胞を有する小さな腎となることがある．この場合，"cystic dysplasia"や"hypodysplasia"などと呼ばれ，臨床的には異形成と低形成は曖昧に用いられるが，両者を厳密に区別する必要もない．

また，異所性低形成腎という特別小さい低形成腎があり，高頻度で尿管が異所開口する．女児では腟や括約筋より遠位の尿道に開口し，持続性の尿漏れの原因となる[1)2)]．

発生段階での低形成と，後天的に生じた腎萎縮とは，鑑別が難しいことがある．

鑑別診断のポイント

膀胱尿管逆流症，尿管口の位置異常，尿管瘤，尿道弁に伴って認められる異形成腎は腎の一部，ないし全体にDMSAシンチグラフィなどの核医学検査で集積のみられないことで診断される．集積がみられることもあり，この場合，"hypodysplasia"とも呼ばれる．

異所性低形成腎は，位置異常があり非常に小さいので，超音波，単純CT，MRIなどでみつけにくい．腎機能を有する場合は，造影CTや核医学検査（DMSAシンチグラフィ）が発見に有用である[2)]．

参考文献

1) Bedard MP, Wildman S, Dillman JR: Embryology, anatomy, and variants of the genitourinary tract. *In* Coley BD (ed); Caffey's pediatric diagnostic imaging, 12th ed. Elsevier Saunders, Philadelphia, p.1163-1173, 2013.
2) 赤坂好宣：小児先天性疾患に強くなる：泌尿生殖器．画像診断 31: 590-602, 2011.

腎の位置異常（高さの異常）
longitudinal ectopic kidney

赤坂好宣

●症例1：10歳代後半，女性　腰部腎

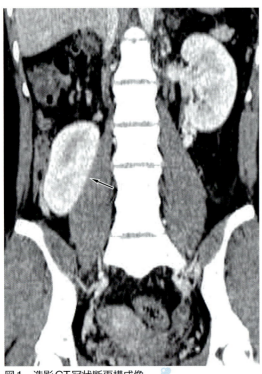

図1　造影CT冠状断再構成像

●症例2：10歳代前半，女性　総排泄腔外反症例にみられた骨盤腎

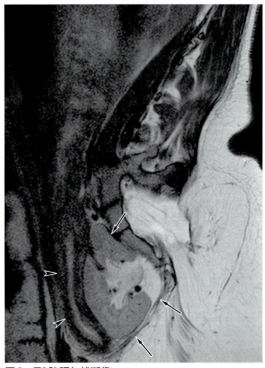

図2　T2強調矢状断像

●症例3：腰部腎

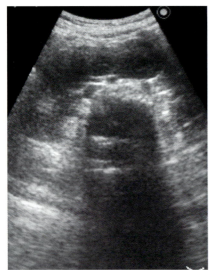

図3-A　超音波像

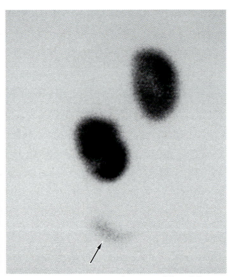

図3-B　DMSAシンチグラフィ（背面像）

画像の読影

【症例1】　右腎は対側よりやや尾側に位置し，腰部腎となっている（図1；→）．

【症例2】　総排泄腔外反症例．脊髄脂肪髄膜瘤合併．右腎は子宮（図2；▶）の背側に認められ，骨盤腎（図2；→）となっている．

【症例3】　左腎は通常よりやや低位正中に低エコーの構造として認められる（図3-A）．
DMSAシンチグラフィ（背面像，図3-B）でも，やや低位正中に対側と同様の集積が認められる（→；膀胱の淡い描出）．

腎の位置異常（高さの異常）の一般的知識

腎の位置異常には大きく，①上下方向の位置異常，②交差性変位腎，③融合腎の3つに分けられる．正常では腎はL1-3のレベルに存在するが，高さの異常には図4のようなものがある[1]．

骨盤腎は，馬蹄腎（次項p.456参照）に次いで多い位置異常で，胎児期の腎の上昇障害によるとされる．総排泄腔外反症などの他の奇形の合併も多い．腎疾患で，痛みを訴える時に部位が典型的でないため，腸炎などとしてしばしば見逃される．骨盤腎に伴う副腎は通常，骨盤内には存在しない[2]．

胸腔内腎は，腎が横隔膜部あるいは横隔膜の上に位置するもので，男子，左側にやや多い．腎動脈起始部が正常で横隔膜の異常（弛緩症，ヘルニア，欠損症）が多いことから，多くは横隔膜形成過程に異常があり，腎が二次的に上昇したものと考えられている[2]．

鑑別診断のポイント

正常の形態，サイズの腎が単に位置異常となっているのみでは診断は難しくないが，低形成や異形成を伴っている場合では，超音波では見逃す可能性がある．腎機能を有している場合は核医学検査が診断に有用である．腎の高さの異常には，水腎症などの先天異常の合併が多いので注意する．

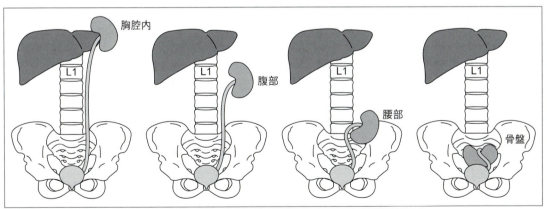

図4　腎の高さの異常（文献1）より転載）

参考文献

1) 赤坂好宣：小児先天性疾患に強くなる：泌尿生殖器．画像診断 31: 590-602, 2011.
2) 折笠精一：尿路性器の先天異常疾患．吉田　修（編）；ベッドサイド泌尿器科学－診断・治療編．南江堂，p.189-236, 2000.

腎の位置異常（癒合など）
fused kidney, crossed ectopia

赤坂好宣

●症例1： 馬蹄腎

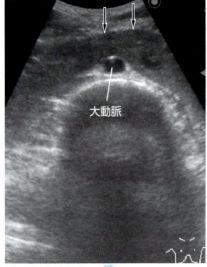

図1-A　超音波像

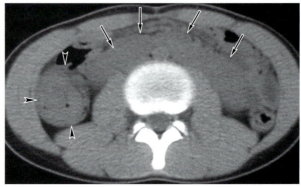

図1-B　単純CT

●症例2： 交差性癒合腎

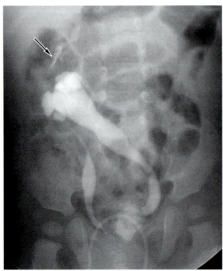

図2-A　膀胱造影

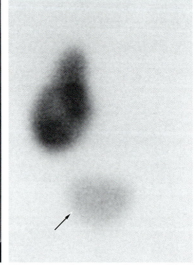

図2-B　DMSAシンチグラフィ（前面像）

参考文献

1) Dahnert W: Urogenital tract. *In* Radiology review manual, 5th ed. Williams & Wilkins, Baltimore, p.867-985, 2003.
2) 赤坂好宣, 金川公夫, 杉村和朗: 腎尿路, 生殖器の発生とその奇形－腎・尿路の奇形. 画像診断 24: 831-841, 2004.
3) Bauer SB: Anomalies of the kidney and ureteropelvic junction. *In* Walsh PC, Retik AB, Vaughn ED Jr, et al (eds); Campbell's urology, 7th ed. WB Saunders, Philadelphia, 1998.

画像の読影

【症例1】 腸炎患児に偶然みつかった馬蹄腎．超音波では，左右の腎下極が大動脈の前方正中で癒合している（図1-A；→）．単純CTでも同様の所見である（図1-B；→）．上行結腸には全周性の壁肥厚が認められる（図1-B；▶）．

【症例2】 膀胱造影では両側の膀胱尿管逆流症が認められるが，左側尿管は対側に向かい正中を越えて走行し，右尿管からの腎盂（図2-A；→）の尾側のやや拡張した腎盂に連続する．DMSA（^{99m}Tc-dimercaptosuccinic acid）シンチグラフィ前面像では，左腎床部に集積は認められず，膀胱の淡い描出（図2-B；→）の右頭側に，ややいびつな形態の右腎の集積が認められるのみである．

腎の位置異常（癒合など）の一般的知識

癒合腎は左右腎が癒合した状態で，最も多いものが馬蹄腎で，蹄鉄のごとく左右の腎下極（90％）ないし上極（10％）が正中で癒合した形態を示す．心血管系，中枢神経系や他の泌尿生殖器系の形成異常に伴って認められることが多いが，Turner症候群でも60％程度にみられるとされる[1]．

腎が尿管開口部の反対側に存在している状態を交差性腎というが，80～90％は癒合腎である．交差性癒合腎には形態より，図3のごとく様々な名称で呼ばれるものがあるが[3]，S型腎，L型腎など，対側の下極に変位腎の上極が癒合するものが多い．

これらの位置異常に伴って，しばしば先天性水腎症や膀胱尿管逆流症を合併する．腎血管の走行も種々あるので，手術の際には注意が必要である[2]．

鑑別診断のポイント

馬蹄腎については，尿路の異常で痛みを伴う場合，症状の位置が通常と異なるので超音波や単純CTで腸管などと間違われたり，気づかれないことがあるので注意する．交差性癒合腎の中でも上下に癒合し，腎門が同側を向く場合（癒合性上方変位腎，癒合性下方変位腎），重複腎盂尿管症との鑑別が難しい時がある．

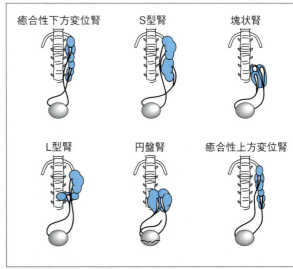

図3　交差性癒合腎のシェーマ

先天性水腎症の鑑別診断
differential diagnosis of congenital hydronephrosis

赤坂好宣

● 症例1：生後2日，女児　多嚢胞性異形成腎（MCDK）

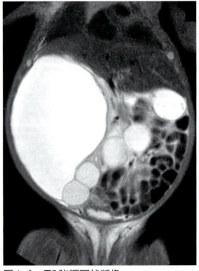

図1-A　T2強調冠状断像

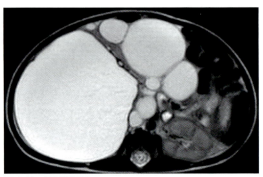

図1-B　T2強調像

● 症例2：10歳代前半で偶然発見された腎盂尿管移行部狭窄（UPJS）

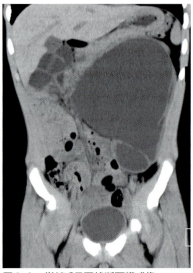

図2-A　単純CT冠状断再構成像

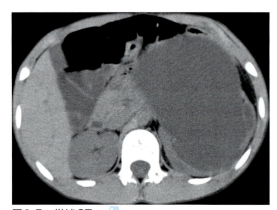

図2-B　単純CT

表　先天性水腎症の鑑別

異常部位	鑑別疾患
尿細管，腎杯	多嚢胞性異形成腎（MCDK）
腎盂尿管移行部	腎盂尿管移行部狭窄（UPJS）
尿管	下大静脈後尿管（右），血管など外方からの圧迫
膀胱尿管移行部	膀胱尿管移行部狭窄（VUJS） 膀胱尿管逆流症（vesicoureteral reflux；VUR） 尿管瘤（ureterocele） 尿管異所開口（ectopic orifice of ureter）
尿道	後部尿道弁（posterior urethral valve）

画像の読影

【症例1】 右腎は大小の囊胞の集簇で大きい（図1）.
【症例2】 左腎の腎盂・腎杯の拡大が高度で，正中を越える．腎実質は菲薄である（図2）.

先天性水腎症の一般的知識

腎以外の尿路（腎盂，尿管，膀胱，尿道）の奇形では，多くは尿路拡大を伴う．異常の部位（通過障害）より上位の尿路が拡大するため拡張尿路を見極めることが重要である．

異常の部位が高位のものより代表的な疾患を表に挙げる．

1）多囊胞性異形成腎（multicystic dysplastic kidney；MCDK）

何らかの原因で胎児期に作られた尿が腎盂に到達できず，ブドウの房状に実質内に留まって機能停止を来したもので，最多の異形成腎である．腎機能がないため，核医学検査［DMSA（^{99m}Tc-dimercaptosuccinic acid）シンチグラフィ］で集積しない．大小の囊胞の集簇で，鑑別には高度の腎盂尿管移行部狭窄や多房性腎腫（multilocular cystic nephroma）があがる．胎児期や新生児期にみつかると大きいが，体の成長に比して縮小傾向で，学童期以後には超音波で指摘できないこともしばしばである[1]．

2）腎盂尿管移行部狭窄（ureteropelvic junction stenosis / obstruction；UPJS）

最も多い尿路拡大で，腎盂・腎杯に拡大がみられるが，尿管の拡大はみられない．手術時，腎動脈の一部など外方からの圧迫や腎盂尿管移行部の屈曲・癒着，尿管が腎盂の高位に接合（high insertion）なども認められるが，多くは機能的閉塞が原因と考えられ，これらは腎盂拡大による二次的変化ととらえられている．胎生期の尿管筋層の発達異常が基礎にあり，腎盂尿管移行部で蠕動の伝達がうまくゆかず，尿の輸送が障害されるとみられている．腎盂拡大の程度は様々であるが，腎盂尿管移行部は生後しばらく成長するので，多くは経過観察で自然治癒が期待できる[2]（p.240-241も参照のこと）.

3）膀胱尿管移行部狭窄（vesicoureteric junction stenosis / obstruction；VUJS）

腎盂，腎杯，尿管に拡大がみられ，いわゆる巨大尿管の尿路拡大を示すもののうち，原因が逆流や尿管瘤，尿道の異常などでないものをVUJSという．尿管下端部の先天性狭窄で，発生過程の尿管内腔の再開通や尿管筋層の形成が下端部で最後に起こるため，発達遅延や停止によりこの部位に起こるといわれている[2]．

後部尿道弁（p.468-469参照），異所性尿管瘤（p.466-467参照），膀胱尿管逆流症（p.460-461参照）については他項で解説する．

鑑別診断のポイント

尿路拡大を示す疾患にはいろいろな疾患が含まれるが，まず尿路のどの部位より上流が拡大しているのか見極めることが重要で，それにより尿路拡張の原因を推定できる．超音波が有用で，膀胱尿管逆流症の診断には膀胱造影が有用である．

UPJSの拡張尿路は，後天的に拡大した腎盂・腎杯と比べて通常，高度の拡大を示す．

参考文献

1) 赤坂好宣：小児先天性疾患に強くなる：泌尿生殖器．画像診断 31: 590-602, 2011.
2) 折笠精一：尿路性器の先天異常疾患．吉田　修（編）；ベッドサイド泌尿器科学－診断・治療編．南江堂，p.189-236, 2000.

膀胱尿管逆流症
vesicoureteral reflux（VUR）

赤坂好宣

● 症例1：両側膀胱尿管逆流症（VUR）

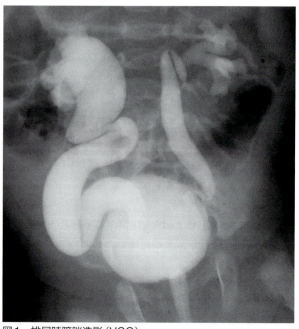

図1　排尿時膀胱造影（VCG）

● 症例2：腎内逆流（intrarenal reflux）

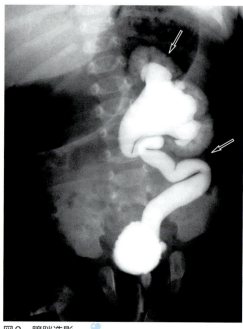

図2　膀胱造影

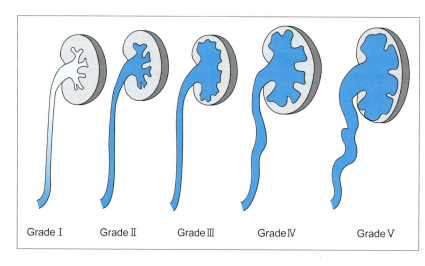

図3　国際分類によるVUR-grade
Grade Ⅰ：逆流は尿管まで
Grade Ⅱ：逆流は腎盂に達し，水腎症（腎盂の拡張）はない
Grade Ⅲ：逆流は腎盂に達し，水腎症は軽度
Grade Ⅳ：逆流は腎盂に達し，水腎症は中等度
Grade Ⅴ：逆流は腎盂に達し，水腎症は高度で尿管のねじれを認める
（文献4）を元に作成）

参考文献

1) 島田憲次：VURとreflux nephropathy. 吉田 修（編）；ベッドサイド泌尿器科学－診断・治療編. 南江堂, p.670-685, 2000.
2) 赤坂好宣, 金川公夫, 杉村和朗：腎尿路, 生殖器の発生とその奇形－腎・尿路の奇形. 画像診断 24: 831-841, 2004.
3) International Reflux Study Committee: Medical versus surgical treatment of primary vesicoureteral reflux: a prospective international reflux study in children. J Urol 125: 277-283, 1981.
4) O'Hara SM: Congenital abnormalities; vesicoureteral reflux. In Donelly LF; Diagnostic imaging (Pediatrics), Amirsys, Salt Lake City, p.556-559, 2005.

画像の読影

【症例1】 両側の膀胱尿管逆流症例．排尿時膀胱造影（図1）では，右Ⅴ度，左Ⅳ度の逆流を認める．

【症例2】 膀胱造影では左側の逆流を認めるが，屈曲蛇行する尿管，腎盂，腎杯の拡張の描出以外に腎実質内への逆流もみられる（図2；→）．

膀胱尿管逆流症の一般的知識

VURとは，膀胱内の尿が膀胱の充満時あるいは排尿時に尿管，腎盂，さらには腎実質内に逆流する現象をいう．尿管膀胱接合部の先天性形成不全により逆流する原発性と，尿管膀胱移行部の機能的あるいは器質的異常に加えて尿道弁，尿道狭窄，神経因性膀胱などの下部尿路通過障害が存在し，逆流の増悪因子となっている続発性とがある．特に小児では，VURと診断された後に，潜在性二分脊椎とそれによる神経因性膀胱が発見されることもあるので，基礎疾患の除外は重要である[1)2)]．

逆流の高度な症例では，腎の成長に障害が起きたり（逆流性腎症），頻回に腎に感染を繰り返すと腎瘢痕ができたり機能障害を来す．

逆流の証明には排尿時膀胱造影（voiding cystography；VCG）が必要で，とらえられた逆流による腎盂，腎杯の拡張程度を元に様々な分類がなされているが，中でも腎杯の拡張の有無と程度を元に5段階に分類された国際分類が広く用いられている（図3）[1)3)]．逆流の高度な症例では，腎実質内まで造影剤が逆流することがある［腎内逆流（intrarenal reflux）：症例2］．

鑑別診断のポイント

小児に頻用される超音波では，拡張尿路のサイズ変化や拡張，縮小を繰り返すことで逆流が疑えるが，正常の尿管蠕動がいかにも逆流のようにみえるので注意する．逆流によって引き起こされる瘢痕の検出には有用である．超音波では正常のようにみえてVURがあることもよくあるので，診断にはVCGが必要である．その際，尿道の異常が基礎にあることも考えられるため，排尿時の斜位像が有用である．核種を膀胱内に注入して逆流を観察する方法もあり，VCGより被ばくが少なく鋭敏に検出できるといわれるが，解剖学的詳細や尿道の異常などはわからない[4)]．

● **参考症例：Hutch憩室**

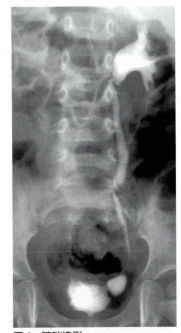

図4　膀胱造影

> **NOTE　Hutch憩室**
>
> 尿管膀胱移行部の逆流防止機能が不十分なために生じるものを原発性VURというが，尿管口の形や位置，周囲膀胱壁の性状に異常が観察される．この，尿管が膀胱排尿筋を貫く尿管裂孔部に生じる膀胱憩室を，Hutch憩室（図4）や"paraureteral diverticula"と呼び，先天性膀胱憩室の中でもVURにしばしば合併する[1)]．

尿管異所開口と重複腎盂尿管
ectopic opening of the ureter / duplication of the urinary system

赤坂好宣

● **症例1**：腎機能を有する異所性腎の存在と尿管の腟への異所開口が疑われて検索．尿管異所開口を伴った異所性低形成腎．

● **症例2**：尿路拡大を伴った重複腎盂尿管症例．

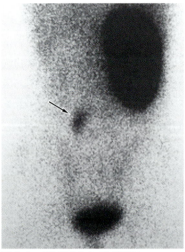
図1-A　DMSAシンチグラフィ（背面像）

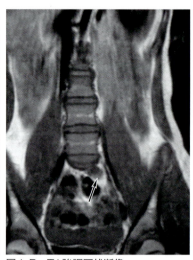
図1-B　T1強調冠状断像

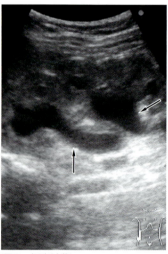
図2　超音波像

● **症例3**：繰り返す尿路感染症で膀胱尿管逆流症を疑って膀胱造影を施行．重複腎盂尿管．

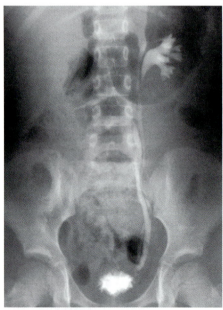
図3-A　膀胱造影

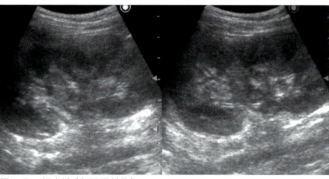
図3-B　超音波（左腎長軸像）

画像の読影

【症例1】 DMSAシンチグラフィ背面像では，右腎よりやや低い位置に小さな左腎の存在を疑う集積を認める（図1-A；→）．MRIで同部に小さな結節構造を認める（図1-B；→）．

【症例2】 重複腎盂尿管．上腎，下腎ともに腎盂，腎杯，尿管の拡大を認める（図2；→）．

【症例3】 膀胱造影（図3-A）で，造影剤の左尿管への逆流により偶然，左重複腎盂尿管がみつかった．超音波（図3-B）では尿路拡大がなく，重複腎盂尿管はわかりにくい．

尿管異所開口と重複腎盂尿管の一般的知識

尿管異所開口も重複腎盂尿管もそれぞれ単独の疾患であるが，両者をともに持つ異常が次項で解説する異所性尿管瘤であり，その前に併せて解説する．

1）尿管異所開口

尿管は様々な位置に開口しうる[1]が，膀胱頸部や尿道の他，男児では精嚢や射精管，女児では腟，腟前庭などに開口する．女児では昼夜の尿失禁，男児では繰り返す精巣上体炎の原因となっていることがある．約70％は完全重複尿管例で，異所開口尿管所属腎は異形成や低形成であることが多い[2]．

2）重複腎盂尿管

腎盂のみが二分した重複腎盂は約10％にみられる頻度の高いnormal variantであるが，これに尿管の重複症を伴ったものを重複腎盂尿管といい，約1％以下とされる．完全型と不完全型がある．完全型は尿管芽が2本発生し，それぞれが後腎芽組織の上極，下極に接合して起こり，不完全型は尿管芽が途中で分枝して起こる．完全型の尿管開口位置はWeigert-Meyerの法則に従う（p.467 図4参照）[3]．

鑑別診断のポイント

尿管異所開口は，拡張尿路があれば尿管下端部が通常より尾側にあることで疑われるが，尿路拡張がなければ診断は難しい．女児の尿失禁で尿管の異所開口が疑われる場合，DMSA（^{99m}Tc-dimercaptosuccinic acid）シンチグラフィなど核医学検査が診断に有用なことがある．

重複腎盂尿管でも尿路拡張が上腎，下腎ともにない場合は，超音波で気づかれないことがある．

参考文献

1) 折笠精一：上部尿路奇形．生駒文彦（監修）；川村 猛，小柳知彦（編）；小児泌尿器科学書．金原出版，p.230-248，1998．
2) 折笠精一：尿路性器の先天異常疾患．吉田 修（編）；ベッドサイド泌尿器科学－診断・治療編．南江堂，p.189-236，2000．
3) 赤坂好宣，金川公夫，杉村和朗：腎尿路，生殖器の発生とその奇形－腎・尿路の奇形．画像診断 24: 831-841, 2004．

尿管瘤内結石（成人例）
stone in the ureterocele (adult case)

門田正貴

●**症例**：40歳代，男性．検尿にて尿蛋白と尿潜血を認めた．

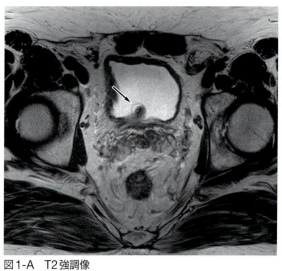

図1-A　T2強調像

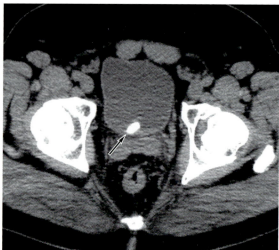

図1-B　単純CT

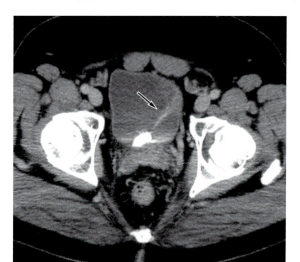

図1-C　造影CT

画像の読影

MRIのT2強調像では尿管瘤の膜様壁が明瞭に描出されている（図1-A；→）．単純CTにて，右尿管開口部に石灰化結石を認める（図1-B；→）．造影CTでは，尿管瘤から造影剤が噴出する像が明瞭に描出されている（図1-C；→）．

尿管瘤内結石の一般的知識と画像所見

単純性尿管瘤への結石合併は稀ではなく，4〜39％にみられるとされる[1]．結石を形成しやすい要因として，尿管の弛緩や閉塞，尿管瘤内での尿の停留，家族歴，尿路感染症が挙げられる[2]．尿管瘤内の結石は，血尿や尿管閉塞を来すまでは無症状のまま増大するとされている．

治療法は経膀胱的開放手術，経尿道的内視鏡手術などが選択される．尿管瘤ではしばしば膀胱尿管逆流（vesicoureteral reflux；VUR）が問題となるが，経尿道的内視鏡手術後にVURが認められた症例は，1cm以上の大きな結石を有しており，切開の大きさと術後VURとの関連が示されている[3]．

画像所見 尿管瘤は超音波と排泄性尿路造影にて50〜70％が診断可能とされる．尿管瘤の診断において，CT，MRIは必須ではないとされるが，尿路全体像を把握する目的に検査施行される場面もある．

鑑別診断のポイント

膀胱結石との鑑別が必要であるが，部位的に尿管開口部において，CTやMRIで囊状の構造物内に結石を認めれば，尿管瘤内結石の診断は容易であろう．

参考文献

1) Messing EM, Henry SC: Stones in orthotopic, non-obstructing ureteroceles. J Urol 122: 403-404, 1979.
2) Sarsu SB, Koku N, Karakus SC: Multiple stones in a single-system ureterocele in a child. APSP J Case Rep 6: 19, 2015.
3) 後藤隆康, 新井浩樹, 小森和彦・他: ESWLにより砕石し経尿道的に摘出しえた尿管瘤内結石の1例. 泌尿器科紀要 46: 467-470, 2000.

尿管瘤
ureterocele

赤坂好宣

● 症例1：3歳，女児　異所性尿管瘤

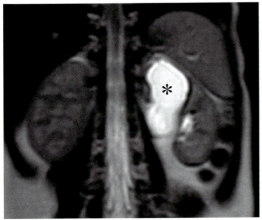

図1-A　T2強調冠状断像

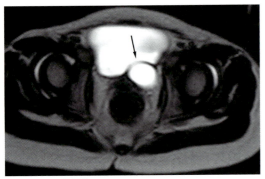

図1-B　T2強調像

● 症例2：6歳，男児　単純性尿管瘤

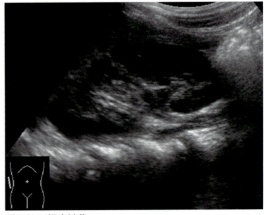

図2-A　超音波像

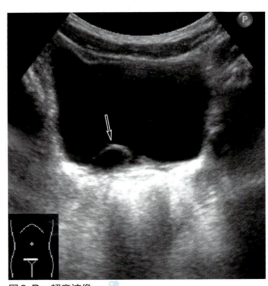

図2-B　超音波像

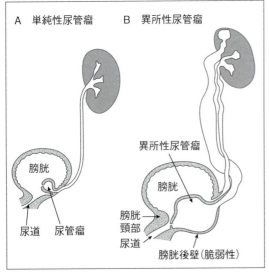

図3　単純性尿管瘤と異所性尿管瘤のシェーマ
（文献2）より転載）

画像の読影

【症例1】 重複腎盂尿管となった左腎上腎の腎盂,腎杯が拡大している(図1-A;＊).左上腎からの尿管は尿管瘤(図1-B;→)を伴う.

【症例2】 超音波(図2)で膀胱内の右尿管口付近に内腔に突出する袋状構造がみられ,尿管瘤と考えられる(図2-B;→).右腎は腎門がひとつであり,単純性尿管瘤と考えられる.

尿管瘤の一般的知識

尿管瘤は膀胱粘膜と排尿筋の間で尿管が囊状に拡大したもので,成因については胎生7〜9週に存在するChwalla膜の異常存続や粘膜下尿管の筋組織の異常などが推定されるが,明らかではない[1].前述の完全型重複腎盂尿管に合併する異所性尿管瘤と,単尿管にみられる単純性尿管瘤に分かれる.

1) 単純性尿管瘤(図3-A)[2]

年長児や成人でみつかることが多く,水腎水尿管症を伴うことはあるが,症状に乏しい.膀胱内に突出する瘤が,排泄性尿路造影では早期にはコブラの頭状の充盈像となる(cobra head appearance).

2) 異所性尿管瘤(図3-B)[2]

小児期に多くみつかり,尿管瘤の約80％を占める.完全型重複腎盂尿管はWeigert-Meyerの法則(図4)[3]に従い,上腎からの尿管は下腎からの尿管よりやや尾側に異所開口するが,膀胱内に開口する場合,尿管瘤を伴うことが多い.女児に多く,尿管囊状部の壁と膀胱壁とが共有の状態にあることがあり,脆弱で,瘤が外尿道口や腟内より脱出することもある.上腎は尿路の拡大が強く機能を有さないか(異形成),機能が低いことが多い[4].

鑑別診断のポイント

尿管瘤は壁が薄いものやしぼんだものでは,うっかりすると超音波で気づかれないことがある.異所性尿管瘤では,前述したように尿道口や腟内に脱出することがあるので,これを念頭に置いて検査する.膀胱造影では,逆流がなければ膀胱内の平滑な欠損像を示す.

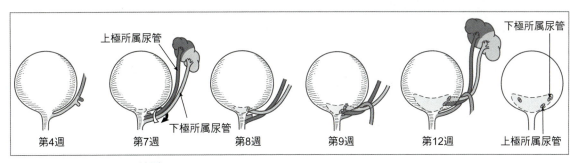

図4 Weigert-Meyerの法則(文献3)より改変して転載)
上腎盂から出た尿管は下腎盂から出た尿管と交差し,膀胱内では下腎盂から出た尿管が上方(正常尿管口付近)に,上腎盂から出た尿管が下方に開口する.

参考文献

1) 井川幹夫,椎名浩昭:腎尿路系,男子生殖器系の発生とその奇形.杉村和朗,井川幹夫(編著);泌尿器の画像診断.秀潤社,p.121-146, 2001.
2) 川村 猛:泌尿生殖器.鈴木宏志,横山穣太郎,岡田 正(編);標準小児外科学,第3版.医学書院,p.256, 1995.
3) Schlussel RN, Retik AB: Anomalies of the ureter. In Walsh PC, Retik AB, Vaughan ED Jr, Wein AJ (eds); Campbell's urology, 11th ed. WB Saunders, Philadelphia, 2015.
4) 赤坂好宣,金川公夫,杉村和朗:腎尿路,生殖器の発生とその奇形−腎・尿路の奇形.画像診断 24: 831-841, 2004.

後部尿道弁
posterior urethral valve

赤坂好宣

● **症例1**: 1か月, 男児.

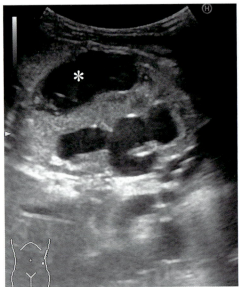

図1-A　超音波像

図1-B　超音波像

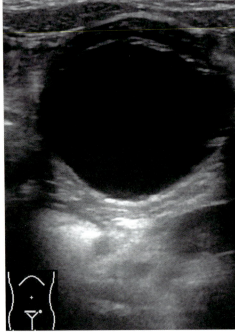

図1-C　超音波像

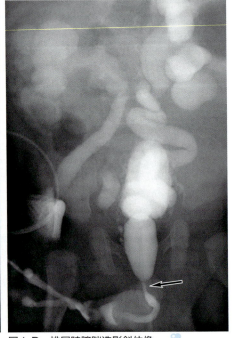

図1-D　排尿時膀胱造影斜位像

参考文献
1) 谷風三郎: 泌尿生殖器. 岡田 正, 伊藤泰雄, 高松英夫(編); 標準小児外科学 第4版. 医学書院, p.244-260, 2000.
2) 赤坂好宣, 金川公夫, 杉村和朗: 腎尿路, 生殖器の発生とその奇形−腎・尿路の奇形. 画像診断 24: 831-841, 2004.

画像の読影

【症例1】 排尿時膀胱造影斜位像で，後部尿道と前部尿道との間に著明な口径差があり，後部尿道弁によるものと考えられる（図1-D；→）．超音波（図1-A〜C）で膀胱には神経因性膀胱による壁不整がみられ，両側に高度の膀胱尿管逆流症が認められる．左腎では腎周囲に尿瘤を伴っていた（図1-A；＊）．

【症例2】 排尿時膀胱造影斜位像で，後部尿道と前部尿道との間に著明な口径差があり，後部尿道弁によるものと考えられる（図2；→）．膀胱には神経因性膀胱による壁不整がみられるが，膀胱尿管逆流症は認められない．

● **症例2**：1か月，男児．

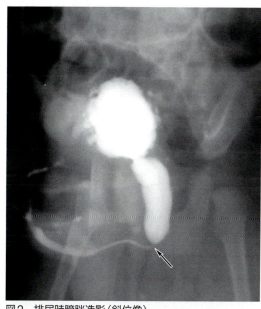

図2　排尿時膀胱造影（斜位像）

後部尿道弁の一般的知識

　後部尿道弁は男子の下部尿路通過障害の代表的疾患で，前立腺部尿道，精阜下端のやや末梢部に発生する膜様構造物（弁）により種々の程度の通過障害を来す．排尿障害により上部尿路全体の閉塞性拡張や神経因性膀胱とそれに伴う二次性膀胱尿管逆流症（VUR）などの症状を来し（p.460-461「膀胱尿管逆流症」参照），早期に診断されるほど重症例が多いといわれる．男子出生の5,000〜8,000例に1例といわれ，腎機能障害をもたらす重症例は，20,000〜30,000例に1例といわれている．

　成因として，Wolff管の尿道への合流異常が考えられているが，前部尿道にも尿道弁を生じるものの，発生機序が異なるといわれ（前部尿道弁），臨床像も上部尿路の通過障害が軽微なものが多い．

　最近では胎児期に発見される症例も稀でなく，膀胱の拡張や両側水腎症などがみられるが，尿路の破裂により腎周囲に尿瘤（urinoma）を形成することもある[1]．

鑑別診断のポイント

　両側性の水腎症や膀胱の拡張をみた場合，本疾患を疑う．排尿時膀胱造影にて，後部尿道遠位端での尿道の途絶や狭窄をみることで診断が確定するが，神経因性膀胱や二次性VURの所見にも注意する．超音波でも，膀胱頸部より連続性に拡張した後部尿道が観察できる．胎児期のMRIでも同様の像をとらえることができれば，診断が疑える．より上部の尿路拡張の評価も重要である[2]．

総排泄腔遺残症と総排泄腔外反症
persistent cloaca and cloacalexstrophy

赤坂好宣

● 症例：総排泄腔遺残症

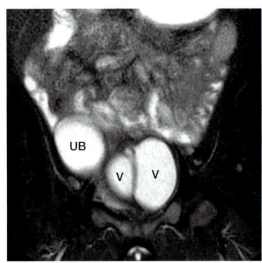

図1-A　T2強調冠状断像

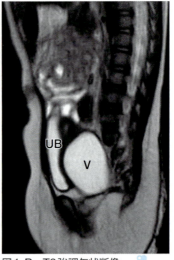

図1-B　T2強調矢状断像

UB：urinary bladder
V：vagina
→：rectum

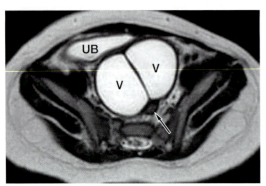

図1-C　T2強調像

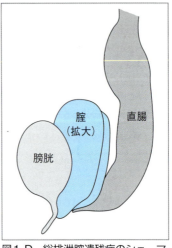

図1-D　総排泄腔遺残症のシェーマ

● 参考症例：総排泄腔外反症の外観

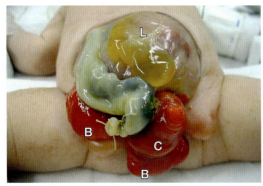

図2
L：肝（臍帯ヘルニア），B：膀胱粘膜（外反），C：盲腸粘膜

-|参考文献|-

1) 岩井直躬：直腸・肛門．岡田　正（監修）；標準小児外科学，第5版．医学書院 p.169-179, 2007.
2) Dillman JR, Bates DG: Upper urinary tract-congenital and neonatal abnormalities. *In* Caffey's pediatric diagnostic imaging, 12th ed. Elsevier Saunders, Philadelphia, 2013.
3) 谷風三郎：泌尿生殖器．岡田　正，伊藤泰雄，高松英夫（編）；標準小児外科学，第4版．医学書院，p.244-260, 2000.

画像の読影

総排泄腔遺残症．MRIのT2強調像3方向（図1-A～C）にて，膀胱（UB）の背側に中隔で2つの腔となって拡大した腟（V）が認められる．その中隔背側に接して直腸（図1-C；→）が認められる．これら膀胱，拡大した2つの腟，直腸が合流して共通管を形成し，会陰部に開口する（図1-D）．

総排泄腔遺残症と総排泄腔外反症の一般的知識

1）総排泄腔遺残症

総排泄腔遺残症（persistent cloaca, cloacal remnant）は総排泄腔奇形（cloacal malformation）などとも呼ばれ，女児の鎖肛の特殊型と考えられている（女児のみにみられる奇形）．5～10万人に1例といわれている[1]．尿路，性路，糞路がひとつにまとまって会陰部に開口する奇形で，共通管部分の長さは比較的短いものや長いものがあり，多くは種々の程度の尿路拡大，性路拡大を伴う．また，拡大する子宮や腟が重複するものも多いが，はっきりしないものもある．名称の似ている総排泄腔外反症と異なり，基本的には下部腹壁に異常を来さない．

原因について定まったものはないが，胎生期に尿直腸中隔（urorectal septum）がcloacal membraneまで達しないことに起因していると考えられている．

片側腎欠損や尿管異所開口，膀胱尿管逆流症，馬蹄腎などの腎尿路奇形や，脊髄の異常の合併が多いとされる[2]．

2）総排泄腔外反症

総排泄腔外反症はしばしば総排泄腔遺残症と混同されるが，全く異なる疾患であり，下部腹壁の欠損を伴う多臓器に及ぶ，非常に稀な複雑奇形である．胎生早期（4～7週）にcloacal membraneが存続することにより下腹壁の形成が障害され，尿直腸中隔による尿路と糞路の分離が行われないまま外反し，左右膀胱粘膜の間に回盲部粘膜が存在する特有の形態で出生する（図2）．恥骨離開は必発で，同時期に起こる神経管閉鎖も障害されることが多く，脊髄髄膜瘤の合併も多い[1)2)]．

男児，女児ともに生じるが（やや女児に多い），外陰部や性器の形成も障害され，男児であっても陰茎の発育がきわめて不良で，男性として形成ができないために女性を選択せざるを得ない症例もある[3]．従来30～40万人に1例といわれていたが，国別の頻度にも差があり，最近のわが国の集計では17万人に1例と報告される．

特徴的な外観から診断は容易で，出生後早期に外反部分の一期的閉鎖が行われるため，画像診断の対象となることは少ない．

鑑別診断のポイント

鎖肛自体は外観からすぐに発見されるが，鎖肛の中でも水腎水尿管症や水子宮腟症を伴うことが多く，それを契機に鑑別診断される．女児の場合，このような特殊型があることを知っておくことが望ましい．

下腹壁が欠損し，膀胱粘膜だけが外反する膀胱外反症や，外反した膀胱の表面が皮膚で覆われるclosed exstrophyなど亜型の存在も知られている[3]．

尿膜管遺残（小児例）
urachal remnants（child case）

赤坂好宣

● 症例1：尿膜管開存症

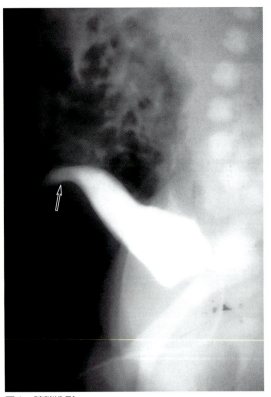

図1　膀胱造影

● 症例2：尿膜管遺残症

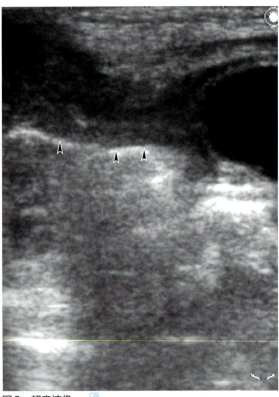

図2　超音波像

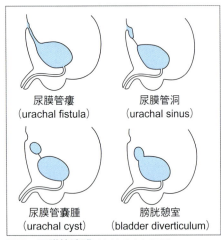

図3　尿膜管遺残（文献1）より転載）

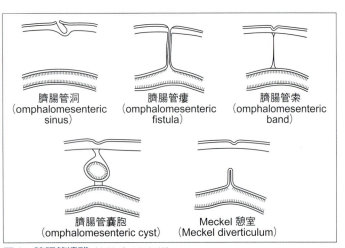

図4　臍腸管遺残（文献1）より転載）

画像の読影

【症例1】 尿膜管開存症の膀胱造影では，膀胱は頂部より臍方向へ伸びており，連続する管状構造が描出されている（図1；→）．

【症例2】 尿膜管遺残症の超音波像では，膀胱頂部より臍部にかけて連続する低エコーの索状構造が，腹壁に沿って認められる（図2；▶）．中心部に線状の高エコーがみられる．

尿膜管遺残の一般的知識

胎生6週頃には膀胱は臍帯内の尿膜に連続しているが，膀胱の下行に伴い頂部が延長し，狭小化して尿膜管となる．臍帯の脱落後は索状物となり，正中臍索として残る．この尿膜管の閉鎖が不十分であると，尿膜管瘻，尿膜管洞，尿膜管囊腫，尿膜管性膀胱憩室など種々の形態で残存する（図3）[1]．その形態や開存の程度によって，下腹部腫瘤，尿膜管囊腫感染による下腹部や臍周囲の膿瘍，臍部びらんや臍部からの尿漏れなどの症状を呈する．成人では尿膜管癌の発生に注意する[1,2]（p.474-475参照）．

鑑別診断のポイント

尿膜管遺残は新生児，乳児期に臍部の排液で気づかれることが多いが，鑑別には臍炎，臍ヘルニア，臍腸管遺残などが挙がる．

臍腸管遺残は，胎児期の卵黄嚢と腸管を結ぶ卵黄腸管が種々の程度に遺残したものである（図4）[1]．尿膜管遺残では，超音波上，膀胱頂部が臍方向に突出した形態であることや，臍部腹壁と腸管との間に呼吸性のずれが生じることなどが鑑別に役立つ．尿膜管囊腫や尿膜管に膿瘍を形成したりすれば腫瘤状になるが，病変の主座は腹膜外である（図5）．

● 参考症例：尿膜管膿瘍

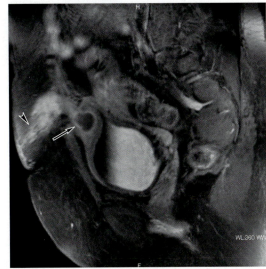

膀胱頂部の膀胱壁は腫瘤状に肥厚し，内部にリング状に造影される病変を認める（→）．腫瘤の周囲の軟部組織は不整であり，腹壁に浸潤影を認める（▶）．

図5　脂肪抑制造影T1強調矢状断像

✥参考文献✥

1) 高松英夫：尿膜管遺残．伊藤泰雄，高松英夫，福澤正洋（編）；標準小児外科学 第5版．医学書院，p.205, 2007.
2) 赤坂好宣，金川公夫，杉村和朗：腎尿路，生殖器の発生とその奇形−腎・尿路の奇形．画像診断 24: 831-841, 2004.

尿膜管遺残および膿瘍（成人例）
urachal remnants and abscess（adult cases）

山下康行

● **症例1**：40歳代，男性．臍部の発赤・腫脹を認める．

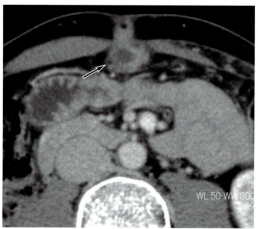

図1-A　造影CT

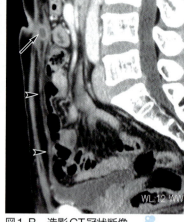

図1-B　造影CT冠状断像

● **症例2**：80歳代，男性．膀胱炎症状にて近医受診．超音波にて膀胱頂部に腫瘤を指摘．

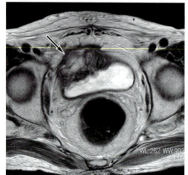

図2-A　T2強調像

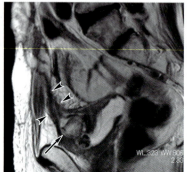

図2-B　T2強調矢状断像

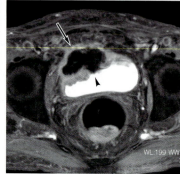

図2-C　脂肪抑制造影T1強調像

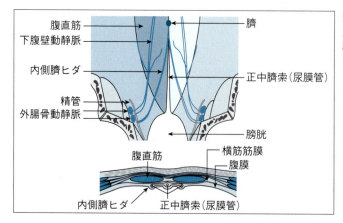

図3　腹壁内面・横断面と尿膜管

正中臍索，あるいは尿膜管は臍から膀胱頂部の間を腹壁と腹壁筋群に挟まれて走行する．左右に内側臍ヒダ（臍動静脈の遺残）がみられる．

参考文献

1) Parada Villavicencio C, Adam SZ, Nikolaidis P, et al: Imaging of the urachus: anomalies, complications, and mimics. RadioGraphics 36: 2049-2063, 2016.
2) Yu JS, Kim KW, Lee HJ, et al: Urachal remnant diseases: spectrum of CT and US findings. RadioGraphics 21: 451-461, 2001.

画像の読影

【症例1】 臍から腹壁の辺縁部が増強され,内部が低吸収の膿瘍を認める(図1;→).膀胱頂部に連続する索状物を認め(図1-B;►),遺残尿膜管および尿膜管洞膿瘍と考えられる.

【症例2】 膀胱頂部前壁に軟部腫瘤を認め(図2;→),臍への連続を認める(図2-B;►).腫瘤は辺縁部が増強されている(図2-C;→).内部には造影効果を認めず,壊死物質が貯留していると考えられる.膀胱内腔に開口部を認める(図2-C;►).尿膜管膿瘍と考えられたが,尿膜管癌との鑑別は困難であった.保存的治療によって軽快した.

尿膜管遺残および膿瘍(成人例)の一般的知識

尿膜管(urachus)は,胎児の膀胱からの排出経路で臍帯につながっている尿膜(allantois)が,出生後,臍から膀胱頂部の間に索状に残存したもので(図3),横筋筋膜より前,腹膜より後ろのRetzius腔(恥骨後腔)にある.正常でも膀胱頂部には尿膜管の遺残があり,正中臍索(線維性の索状構造)として臍に向かう[1].

しかし,出生時以降も尿膜管の閉鎖が不完全であると尿膜管は遺残する.開存している部位により尿膜管瘻,尿膜管洞,尿膜管嚢腫,膀胱憩室の4つに分けられる(前項p.472 図3参照).このうち尿膜管洞,尿膜管憩室(図4)は感染を併発しやすいが,症状の有無は膀胱,臍との交通の有無にもよる.膀胱と交通している場合は膀胱炎症状,臍と交通している場合は臍からの膿流出など臍炎が起こる[2].交通のない場合は,下腹部痛,有痛性腫瘤,発熱などを認める.稀に腹腔内に破綻し,腹膜炎を起こすことがある.

尿膜管の膿瘍はやや男性に多く,比較的若年者(20歳代)にみられ,感染経路として血行性,膀胱よりの上行性,下腹部手術からの波及などが考えられている.治療は膀胱頂部を含んだ尿膜管全摘が行われる.成人では膀胱頂部に発生する尿膜管癌の発生に注意する必要がある.

鑑別診断のポイント

尿膜管の病変は様々な腹腔内・骨盤内疾患(子宮内膜症性嚢胞,急性虫垂炎,憩室炎,手術後変化など),Meckel憩室などの臍腸管遺残と鑑別を要する[1].しかし,特異な臨床症状,特徴的な部位から診断は可能である.一方,尿膜管膿瘍と癌の鑑別は困難なことも少なくなく(図2),生検や吸引細胞診が必要となる.

臍部の病変は臍炎,肉芽腫や内膜症,転移性腫瘍なども鑑別に挙がる.また,尿膜管憩室は膀胱憩室と鑑別を要するが,特異な部位,形態,臍と膀胱との関係や,索状構造の存在などによって多くは鑑別可能である.

●参考症例:尿膜管憩室

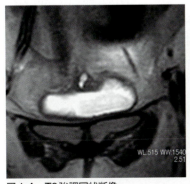
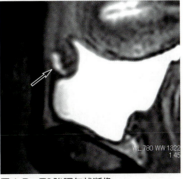

図4-A　T2強調冠状断像　　図4-B　T2強調矢状断像

30歳代,女性.膀胱頂部に頭側に伸びる高信号域を認め,壁はやや厚い(→).

腎外傷の分類
classification of renal injury

中村信一

腎損傷は腹部外傷の8〜10%にみられ，80〜90%は鈍的外傷である[1]．腎外傷の分類としては，日本外傷学会分類が用いられている[2]．腎損傷では，受傷腎からの出血・尿溢流の有無などを把握し，それらにいかに対応するかが求められる．また，腎自体の損傷だけにとらわれず，副腎を含めた他臓器や尿管の損傷にも留意する必要がある．

1. 日本外傷学会腎損傷分類

分類を図，表に示す．2008年に改訂されたJAST分類（JAST分類2008）は，腎を含む実質臓器全体でⅠ〜Ⅲの3型に統一されており，JAST分類1997でのⅣ型は削除され，腎茎部血管損傷は"PV"として表記されることとなった[2]．以下に，腎損傷分類について解説する．

1) **Ⅰ型　被膜下損傷　subcapsular injury**：腎被膜の断裂を認めない損傷形態で，血液の被膜外への漏出がない損傷形態をいう．被膜下血腫（Ia）と実質内血腫（Ib）がある．
2) **Ⅱ型　表在性損傷　superficial injury**：腎皮質に留まると思われる損傷があり，腎被膜への連続性が保たれていない場合（腎外への出血を認める場合）をいう．腎被膜の損傷を伴い，腎周囲への血腫を合併することが多い．
3) **Ⅲ型　深在性損傷　deep injury**：損傷が腎実質の1/2以上の深さに及ぶ場合をいう．概ね腎髄質に達する場合をいう．離断，粉砕があればⅢbとする．
4) **Appendix**：腎茎部血管損傷（pedicle vessel）はPVとして表記する．血腫の広がりがGerota筋膜内に留まるものはH1，Gerota筋膜を超えるものはH2と表記する．
   尿漏がGerota筋膜内に留まる時はU1，Gerota筋膜を超えるものはU2と表記する．
5) **記載方法**：損傷分類の前に右腎はr，左腎はlとする．また，腎を三分し，上部は（U），中部は（M），下部は（L）とする．表記の順は左右別，損傷形態部位，Appendixとする．
   例：（lM）：左腎中部
   例：Ⅱ（lM）H1（左腎中部のⅡ型損傷で，血腫がGerota筋膜内に留まっている）

2. 治療

治療には，保存的治療，経カテーテル動脈塞栓術（transcatheter arterial embolization；TAE），手術がある．生命を脅かす他臓器合併損傷を見落とさないよう，注意が必要である．

1) **腎損傷**

来院時に循環動態が不安定だったのが，輸液にて安定した症例，いわゆるresponderの症例では，造影CTにて造影剤血管外漏出像（extravasation）や仮性動脈瘤（pseudoaneurysm）が認められる場合に，TAEが推奨される．急速輸液でも循環動態が安定しない症例，いわゆるnon-responderの症例では，TAEよりも緊急手術が勧められる．ただし，TAEにするか手術を施行するかは施設によって違いがあり，明確な適応ははっきりしない[3]．

2) **腎茎部血管引き抜き損傷**

多くはnon-responderであり，保存的治療は困難である．開腹手術が勧められる[4]．

参考文献

1) McAninch JW: Renal injuries. In Gillenwater JY, Grayhack JT, Howards SS, et al(eds); Adult and pediatric urology, 3rd ed. Mosby, St. Louis, p.539-553, 1996.
2) 日本外傷学会臓器損傷分類委員会：腎損傷分類2008（日本外傷学会）．日外傷会誌22: 265, 2008.
3) 西巻　博：腹部外傷．日獨医報 51: 66-70, 2006.
4) 日本泌尿器科学会（編）; CQ14：腎外傷に対する開腹手術の適応は？　腎外傷診療ガイドライン2016年版．金原出版，p.42-43, 2016.

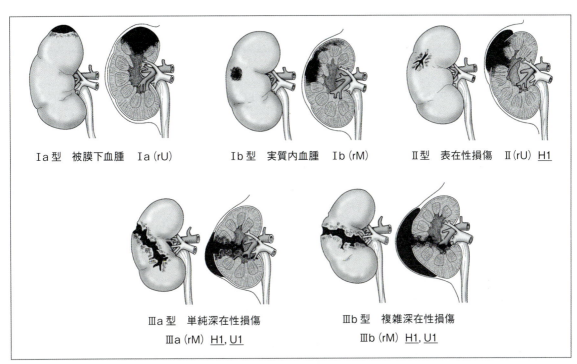

図 日本外傷学会腎損傷分類2008（文献2）より改変して転載）

表　日本外傷学会腎損傷分類（JAST分類）（文献2）より改変して転載）

腎損傷分類 1997	腎損傷分類 2008
Ⅰ型　腎被膜下損傷　subcapsular injury 　a. 挫傷　contusion 　b. 被膜下血腫　subcapsular hematoma 　c. 実質内血腫　parenchymal hematoma	Ⅰ型　被膜下損傷　subcapsular injury 　a. 被膜下血腫　subcapsular hematoma 　b. 実質内血腫　intraparenchymal hematoma
Ⅱ型　腎表在性損傷　superficial injury 　表在性裂傷　superficial laceration	Ⅱ型　表在性損傷　superficial injury
Ⅲ型　腎深在性損傷　deep injury 　a. 深在性裂傷　deep laceration 　b. 離断　transection 　c. 粉砕　fragmentation	Ⅲ型　深在性損傷　deep injury 　a. 単純深在性損傷　simple deep injury 　b. 複雑深在性損傷　complex deep injury
Ⅳ型　腎茎部血管損傷　pedicle injury 　a. 腎動脈閉塞　renal artery occlusion 　b. 茎部動静脈損傷　avulsion or disruption of renal pedicle vasculature	
Appendix 1：腎周辺への血腫の広がりを付記する （H1）：腎周囲腔への血腫　perirenal hematoma （H2）：傍腎腔の血腫　pararenal hematoma （H3）：contralateral pararenal type あるいは central type の血腫　extended hematoma Appendix 2：腎周辺への尿漏の広がりを付記する （U1）：（H1）と同様の尿漏　perirenal extravasated urine （U2）：（H2）と同様の尿漏　pararenal extravasated urine （U3）：（H3）と同様の尿漏　extended extravasated urine	[Appendix] 腎茎部血管損傷（pedicle vessel）は PV として表記する．血腫の広がりが Gerota 筋膜内に留まるものは H1，Gerota 筋膜を超えるものは H2 と表記する．尿漏が Gerota 筋膜内に留まるものは U1，Gerota 筋膜を超えるものは U2 と表記する．

腎断裂（深在性損傷）
renal rupture (deep injury)

中村信一

● **症例**：20歳代，男性．スノーボードで転倒した際，右側胸部から側腹部を柱で打撲．

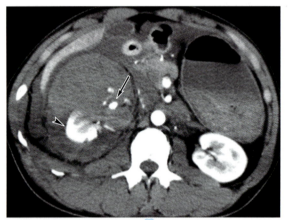

図1-A　造影CT（来院時）

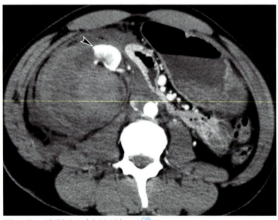

図1-B　造影CT（来院時）

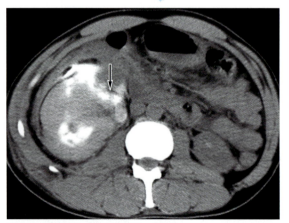

図1-E　単純CT（TAE施行後，翌日）

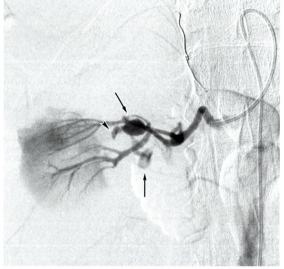

図1-C　右腎動脈造影（TAE施行時）

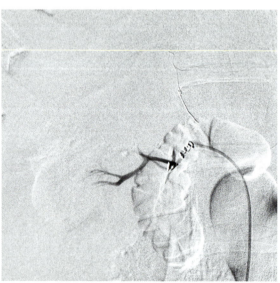

図1-D　右腎動脈造影（TAE施行後）

画像の読影

　来院時のCTでは，右腎は大きく2つに離断し（図1-A, B；▶），IIIb型の腎損傷（複雑深在性損傷）と考えられる．Gerota筋膜内および前腎傍腔に著明な血腫を認め，仮性動脈瘤（pseudoaneurysm）も伴っている（図1-A；→）（腹腔内出血は，肝損傷が原因である）．輸液にて循環動態が安定する，いわゆるresponderの症例であった．腎摘出術が考慮されたが，術中かなりの出血が予想されたため，経カテーテル動脈塞栓術（TAE）が先行された．

　TAE施行時の右腎動脈造影にて，多発性のpseudoaneurysmがみられ（図1-C；→），一部，造影剤血管外漏出像（extravasation）を認めた（図1-C；▶）．右腎動脈本幹に親カテーテルを進め，金属コイルにて塞栓術を施行した．

　TAE後の血管造影（図1-D）では，extravasationやpseudoaneurysmは消失した．

　TAE施行後，翌日の単純CTにて腎盂・尿管外への造影剤漏出が認められ（図1-E；→），尿管損傷の合併も疑われた．

　TAE施行3日後，右腎摘出術を施行した．術後特に問題なく，経過良好である．

腎断裂（深在性損傷）の一般的知識

　深在性損傷（III型）は，裂傷がcollecting systemに達しており[1)～3)]，尿漏を認めることが多い．また，腎はGerota筋膜で囲まれているため，損傷部から出血してもタンポナーデ効果により，保存的治療で軽快する場合がある．ただし，III型で保存的治療を行うためには，血行動態が安定していることと，尿漏が持続進行していないことが必要条件であり[4)]，循環動態が不安定，あるいは造影CTにてextravasationやpseudoaneurysmが認められる場合は，TAEや手術が考慮される．

　腎はend-artery organのため，腎動脈分枝の閉塞は，その支配領域の実質に梗塞を引き起こす．したがって，TAEを施行する場合は，できるだけ最小限の範囲を塞栓する必要がある[5)]．本例の場合は，腎が断裂しており，腎摘出術の適応と考えられたが，まずは止血目的でTAEが施行された．塞栓物質としては，ゼラチンスポンジやマイクロコイルが用いられ，必要に応じてシアノアクリレート系製剤（NBCA）も使用される[4)]．

　保存的治療あるいはTAEを選択した場合，後出血，尿溢流に対する感染などが起こりうるため，注意が必要である．

参考文献

1) Kawashima A, Sandler CM, Corl FM, et al: Imaging of renal trauma: a comprehensive review. RadioGraphics 21: 557-574, 2001.
2) Harris AC, Zwirewich CV, Lyburn ID, et al: CT findings in blunt renal trauma. RadioGraphics 21: S201-S214, 2001.
3) Park SJ, Kim JK, Kim KW, et al: MDCT findings of renal trauma. AJR 187: 541-547, 2006.
4) 日本泌尿器科学会（編）; CQ10：腎外傷に対する保存的治療の適応と方法は？　CQ13：腎外傷に対するTAEの方法は？　腎外傷診療ガイドライン2016年版．金原出版, p.27-28, p.39-40, 2016.
5) 西巻　博，山本紳一郎：IVR；鈍的脾損傷と腎損傷．救急医学28: 1354-1360, 2004.

被膜下損傷・表在性損傷
subcapsular injury / superficial injury

中村信一

● **症例1**：40歳代，男性．バイクを運転中に乗用車と衝突し，左側腹部を打撲．

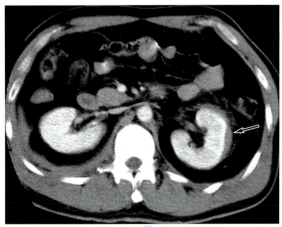

図1-A　造影CT（来院時）

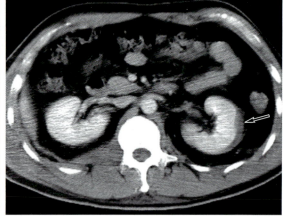

図1-B　造影CT（第5病日）

● **症例2**：60歳代，男性．乗用車同士の正面衝突．一方の乗用車は大破．左下腿骨に開放骨折あり．

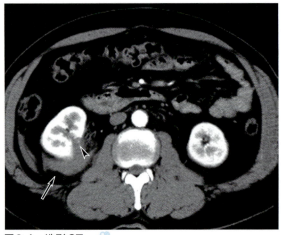

図2-A　造影CT

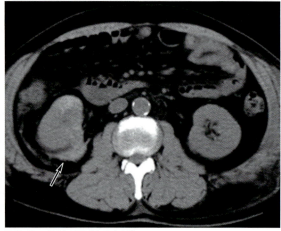

図2-B　単純CT（第4病日）

画像の読影

【症例1】 来院時のCTでは腎実質に明らかな断裂はないが，腎被膜下血腫を認め（図1-A；→），Ia型の腎損傷（被膜下血腫）と考えられる．

第5病日のCTでは，血腫の量はほとんど変化がみられない（図1-B；→）．

貧血の進行はなく，第8病日に退院となった．その後も経過良好である．

【症例2】 CTでは右腎下極に裂傷がみられ（図2-A；▶），Gerota筋膜内に血腫を認め（図2-A；→），II型の腎損傷（表在性損傷）と考えられる．

第4病日のCTでは右腎下極の血腫は減少傾向にある（図2-B；→）．

貧血の進行はみられず，経過良好であり退院となった．その後も経過良好である．

被膜下損傷・表在性損傷の一般的知識と画像所見

被膜下損傷（I型）は，Ia（被膜下血腫），Ib（実質内血腫）に分類される．被膜下血腫は，単純CTにて腎実質よりも高吸収に描出され，量が少なければ三日月状の形態を呈し，量が多くなると凸型になる[1]．実質内血腫は造影CTにおいて，周囲の腎実質より造影効果が悪い部位として描出され，しばしば円形や卵円形の形態をとるが，画像診断でとらえにくい場合もある[2]．

表在性損傷（II型）は，裂傷部は不整形ないし線状の実質の欠損として認められ，周囲に血腫を伴う[3]．腎被膜の断裂が明らかでなくても，腎周囲に被膜下以上の血腫が認められれば，表在性損傷（II型）と考える．

I，II型の腎外傷は，循環動態が安定し，造影CTにて造影剤血管外漏出像（extravasation）や仮性動脈瘤（pseudoaneurysm）などがみられない場合は，保存的治療が選択される場合が多い．腎外傷診療ガイドライン2016年版でも，I型は保存的治療の適応で，II型も大部分の症例で保存的治療が積極的に勧められるとされている[4]．

> **NOTE 【FACT (focused assessment with CT for trauma)】**
>
> FACTは外傷における全身CTを最初に評価する時に3分程度で行う迅速評価である．超音波におけるFAST (focused assessment with sonography for trauma) に相当するもので，意識・呼吸・循環に影響する損傷の有無を把握し，大まかな方向性を決める．
>
> 拾い上げる所見として，緊急減圧開頭が必要な血腫，大動脈損傷・縦隔血腫，広範な肺挫傷，血気胸，心嚢血腫，腹腔内出血，骨盤骨折，後腹膜出血，実質臓器（肝，脾，腎，膵），腸管血腫の有無の評価が重要とされている[5]．外傷全身CTにおいて，腹部のみならず，頭部外傷，胸部外傷，骨盤骨折などの有無の迅速な把握も大事である．

参考文献

1) Harris AC, Zwirewich CV, Lyburn ID, et al: CT findings in blunt renal trauma. RadioGraphics 21: 201-214, 2001.
2) Kawashima A, Sandler CM, Corl FM, et al: Imaging of renal trauma: a comprehensive review. RadioGraphics 21: 557-574, 2001.
3) Park SJ, Kim JK, Kim KW, et al: MDCT findings of renal trauma. AJR 187: 541-547, 2006.
4) 日本泌尿器科学会（編）; CQ10: 腎外傷に対する保存的治療の適応と方法は？ 腎外傷診療ガイドライン2016年版．金原出版，p.27-28, 2016.
5) 日本外傷学会外傷初期診療ガイドライン改訂第5版編集委員会（編）; Trauma imaging. 外傷初期診療ガイドラインJATEC，改訂第5版．へるす出版，p.227-239, 2016.

腎茎部血管損傷
renal pedicle injury

中村信一

● **症例**：20歳代，男性．交通事故にて左側腹部を打撲．

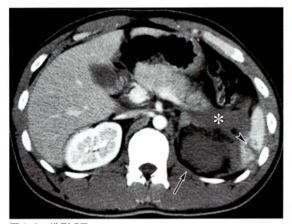

図1-A　造影CT

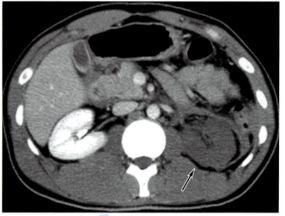

図1-B　造影CT

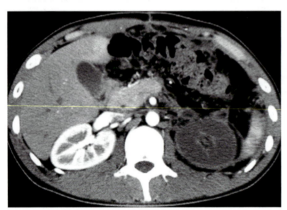

図1-C　造影CT（受傷25日目，退院後）

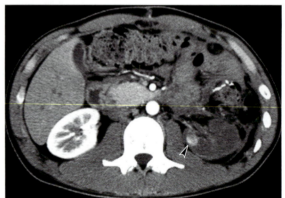

図1-D　造影CT（受傷25日目，退院後）

画像の読影

造影CTにて，左腎全体はほとんど造影効果を認めない（図1-A, B；→）．脾下極の裂傷も認め（図1-A；▶），脾周囲に血腫がみられる（図1-A；＊）．

受傷25日目（退院後）のCT（図1-C, D）では，ほとんどの腎実質が造影されないが，左腎下極の一部の腎実質は造影され，再灌流していると考えられる（図1-D；▶）．

保存的に加療し，発熱，膿瘍形成などの合併症もなく，第13病日に退院となった（本例は腎動脈閉塞の症例である）．

腎茎部血管損傷の一般的知識と画像所見

腎茎部血管損傷（renal pedicle injury）は，JAST分類2008のAppendixでPVとして表記される．

画像所見 腎動脈分枝の閉塞や裂傷では，動脈支配領域の腎梗塞が起こり，画像上は腎実質の楔状の造影不良域として認められる．また，腎動脈本幹に閉塞あるいは裂傷が起こると，腎全体が造影不良となるが，保存的治療により腎実質の一部に再灌流を認めることもある[1]．腎静脈損傷では，腎静脈の造影効果が不良となる[2]．重複腎動脈があり，損傷を逃れた腎動脈がある場合や損傷腎動脈が血腫で止められている場合，腎静脈損傷の場合などでは腎全体が造影され，診断が困難なことがある．腎動脈が狭窄で留まる場合は，受傷早期には梗塞を伴わないことも多く，動脈壁の不整像が唯一の所見となりうる．薄いスライスあるいはMIP（maximum intensity projection）を併せての腎血管の評価が有用と考えられる．また，対側傍腎腔へ及ぶ血腫，尿漏は，腎茎部損傷を疑う必要がある．

腎茎部血管損傷の場合は，多量の造影剤血管外漏出像（extravasation）を伴う血腫が腎茎部に認められ，腎全体の造影は不良である[1]．

治療としては，腎茎部血管引き抜き損傷は出血が多く致命的になりやすいため，直ちに手術に移行される場合が多い[3]．腎外傷診療ガイドライン2016年版でも，腎茎部血管引き抜き損傷は開腹適応であるとされている[4]．腎動脈閉塞に関しては保存的に治療する場合が多いとされるが，積極的に腎機能温存を図る必要があれば，早期の血行再建術を考慮される場合もある[5]．近年，血管内治療として腎動脈ステント留置の報告も散見される[6]．

参考文献

1) Kawashima A, Sandler CM, Corl FM, et al: Imaging of renal trauma: a comprehensive review. RadioGraphics 21: 557-573, 2001.
2) Harris AC, Zwirewich CV, Lyburn ID, et al: CT findings in blunt renal trauma. RadioGraphics 21: 201-214, 2001.
3) Brandes SB, McAninch JW: Reconstructive surgery for trauma of the upper urinary tract. Urol Clin North Am 26: 183-199, 1999.
4) 日本泌尿器科学会（編）; CQ14: 腎外傷に対する開腹手術の適応は？ 腎外傷診療ガイドライン2016年版. 金原出版, p.42-43, 2016.
5) 井戸口孝二: 腹部外傷. 画像診断 33: 1562-1576, 2013.
6) Lopera JE, Suri R, Kroma G, et al: Traumatic occlusion and dissection of the main renal artery: endovascular treatment. J Vasc Interv Radiol 22: 1570-1574, 2011.

尿管損傷
ureteral injury

中村信一

● **症例**：40歳代，男性．1トンの鉄骨が右腰に落下．来院時，循環動態が不安定であり，血圧低下を認めた．

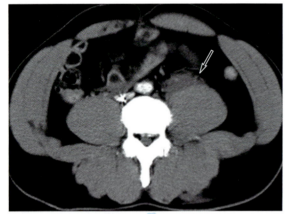

図1-A　造影CT（来院時）

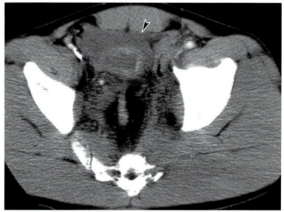

図1-B　造影CT（来院時）

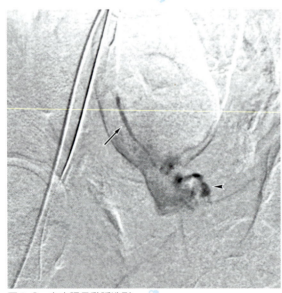

図1-C　右内腸骨動脈造影

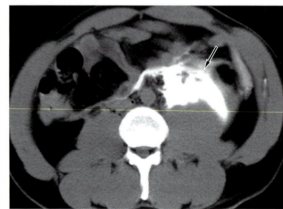

図1-D　造影CT（TAE後）

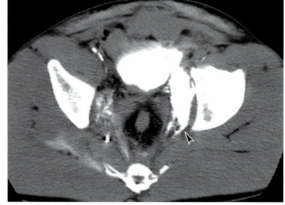

図1-E　造影CT（TAE後）

画像の読影

　来院時の造影CTでは，左腸腰筋腹側（図1-A；→）と膀胱周囲（図1-B；►）に濃度の高い液体貯留が認められ，血腫と考えられる．排泄相が撮影されていないため，尿管損傷の有無は不明である．

　骨盤骨折に対し経カテーテル動脈塞栓術（TAE）を施行した際の血管造影では，膀胱からの造影剤漏出を認め（図1-C；►），膀胱損傷の可能性が示唆される（図1-C；→の部分は，尿管を示している）．

　TAE直後のCTでは，左腸腰筋腹側（図1-D；→），膀胱周囲（図1-E；►）に造影剤漏出を認め，尿管損傷および膀胱損傷が疑われる．

尿管損傷の一般的知識と画像所見

　尿管損傷は腎盂尿管移行部に多い．原因としては鈍的あるいは貫通性損傷の他に，尿管結石や尿管結紮，腹部や骨盤内腫瘤の圧迫による尿管内圧の上昇，医原性などが挙がる[1]．

画像所見　CTにて，腸腰筋腹側などの尿管の走行に沿った後腹膜に造影剤漏出がみられた場合，尿管損傷を疑う必要がある．なお，造影剤投与後5～20分後にCTを撮影するのが，尿漏出の診断に最適といわれている[1]．また，造影剤投与後早期のCTでは，尿管損傷が疑われなくても，経過観察のCTにて造影剤漏出が顕在化することがあるので，注意が必要である．

　尿溢流はドレナージを行わなければ尿瘤を形成し，放置すれば感染を引き起こして膿瘍となり，さらに尿管狭窄や水腎症の原因となるので[2]，ドレナージを行う必要がある．尿漏の程度が強い場合は，手術も考慮される．

> **NOTE　【医原性尿管損傷】**
> 　医原性尿管損傷の頻度は，手術した症例の0.3～10%程度と報告されている．55例の医原性尿管損傷の後ろ向き研究では，内訳は婦人科疾患が最多で50%程度，次いで泌尿器疾患，結腸・直腸疾患，血管疾患の順であった[3]．骨盤腔内の尿管損傷の割合が高く（67%），尿管損傷の機序として，尿管の切断，尿管の結紮，尿管粘膜の焼灼などによる穿孔などが挙げられる[3]．医原性尿管損傷は10%程度が術中に診断されるが，70～80%の症例では診断までに時間がかかるとされている[4]．
> 　尿管損傷を疑って造影CTを撮影する場合，造影の実質相だけでなく排泄相での撮影が必要である．

参考文献

1) Titton RL, Gervais DA, Hahn PF, et al: Urine leaks and urinomas: diagnosis and imaging-guided intervention. RadioGraphics 23: 1133-1147, 2003.
2) 新垣義孝，中村信之，松岡政紀・他：腎外傷．尿管損傷の診断と治療．西日泌尿 53: 665-669, 1991.
3) Bašić D, Ignjatović I, Potić M: Iatrogenic ureteral trauma: a 16-year single tertiary centre experience. Srp Arh Celok Lek 143: 162-168, 2015.
4) Summerton DJ, Kitrey ND, Lumen N, et al: EAU guidelines on iatrogenic trauma. Eur Urol 62: 628-639, 2012.

膀胱損傷
bladder injury

中村信一

● **症例**：20歳代，男性．フォークリフトが下腹部に当たり受傷．来院時，循環動態が不安定であり，血圧低下を認めた．超音波にてMorrison窩に血性腹水を認めた．

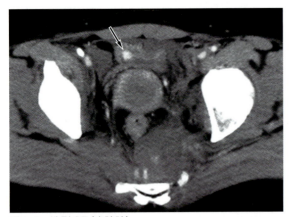

図1-A 造影CT（来院時）

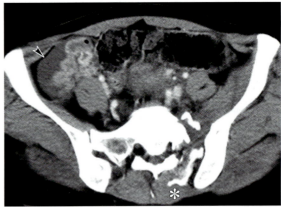

図1-B 造影CT（来院時）

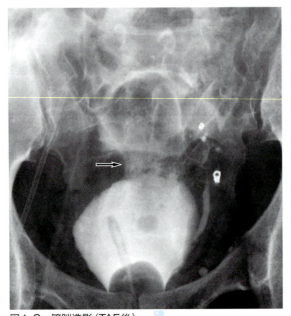

図1-C 膀胱造影（TAE後）

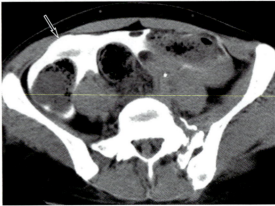

図1-D 造影CT（TAE後）

画像の読影

　来院時のCTでは，膀胱の腹側に血管外造影剤漏出がみられる（図1-A；→）．腹腔内には下腹部を中心に腹水が認められる（図1-B；▶）．左仙骨骨折もみられる（図1-B；＊）．骨盤骨折からの出血に対し，コイルにて経カテーテル動脈塞栓術（TAE）を施行．

　TAE後に膀胱造影を行い，膀胱頭側から腹腔内の造影剤漏出を認めた（図1-C；→）．TAE後のCTでは，腹腔内に高濃度の造影剤が貯留し，膀胱損傷からの造影剤溢流を認めた（図1-D；→）．

　同日手術となり，膀胱縫合術が行われた．骨盤骨折に対する手術も行われ，第62病日に退院となった．その後，経過良好である．

膀胱損傷の一般的知識と画像所見

　膀胱損傷は，骨盤骨折を伴う外傷で生じやすい．膀胱損傷には，腹腔内膀胱損傷（35％）と腹腔外膀胱損傷（65％）がある[1]．腹腔内膀胱損傷は，損傷が腹膜に及び，腹腔内に尿の漏出がみられる．鈍的外傷に伴う場合が多く，外圧により腹腔内圧が急激に上昇し，膀胱ドームが破裂することにより生ずる．腹腔外膀胱損傷は，腹膜が保たれているもので，骨盤骨折などに伴い，膀胱に剪断力や直接裂傷が及ぶことにより生ずる．腹腔内，腹腔外とも尿漏出を伴う複合型膀胱損傷は，5〜10％でみられる．

画像所見　CT所見としては，腹腔内あるいは膀胱周囲への尿の漏出像として認められる．損傷部位の診断には，CT膀胱造影が有用である（▶NOTE）[2]．骨盤外傷に伴う尿道損傷の可能性がある場合，CT膀胱造影の前には尿道造影も行っておく必要がある．

　腹腔内膀胱損傷では，尿による腹膜炎を起こす可能性があるため，手術が必要とされる．腹腔外膀胱損傷は，膀胱カテーテルによるドレナージで経過をみる場合が多いので，両者の鑑別は重要である．

NOTE　【CT膀胱造影】

　CT膀胱造影（CT cystography）は，尿道カテーテルから希釈造影剤350〜400mlをゆっくりと滴下注入し，カテーテルをクランプし，単純CTを撮影したものである．一般に，膀胱損傷の診断において透視下逆行性膀胱造影がgold standardとされているが，手技による差もあり偽陰性となることがある．また，造影剤静注15〜30分後の排泄相のCTでは，尿の漏出像を描出するためには膀胱内圧上昇が必要であり，描出されないこともある．

　そのため，膀胱損傷の診断にはCT膀胱造影（感度95〜100％）が推奨される．特に尿漏出の部位が腹腔内・腹腔外であるかの鑑別は直接治療方針の決定に重要であるため，CT膀胱造影の意義は高い．

参考文献

1) Titton RL, Gervais DA, Hahn PF, et al: Urine leaks and urinomas: diagnosis and imaging-guided intervention. RadioGraphics 23: 1133-1147, 2003.
2) Vaccaro JP, Brody JM: CT cystography in the evaluation of major bladder trauma. RadioGraphics 20: 1373-1381, 2000.

尿道損傷
urethral injury

中村信一

● **症例**：20歳代，男性．塗装作業中，左脇にあった鉄板が倒れ骨盤が挟まれた．近医でのCTにて，骨盤骨折を認め，当院へ紹介搬送．

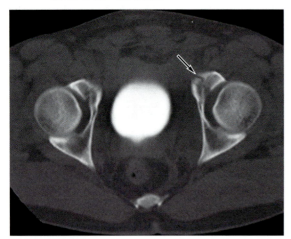

図1-A 単純CT

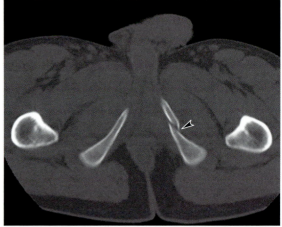

図1-B 単純CT

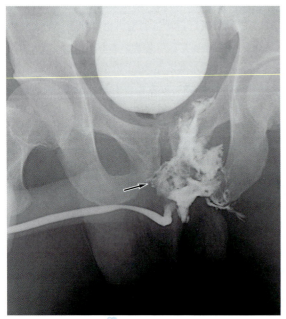

図1-C 尿道造影

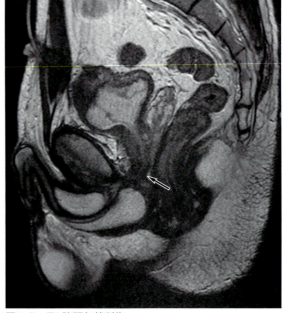

図1-D T2強調矢状断像
（受傷後23日目，経皮的膀胱ドレナージ後）

画像の読影

　単純CTでは，左寛骨臼（図1-A；→）および左坐骨骨折（図1-B；▶）を認める．尿道造影では尿道外へ著明な造影剤漏出が認められ（図1-C；→），損傷部より近位の尿道は全く造影されず，完全断裂が疑われる（膀胱内の造影剤は，前医での造影CTによるものである）．

　経皮的膀胱ドレナージ後のMRI（受傷後23日目）では，尿道は前立腺部までは確認できるが，尿生殖隔膜部から末梢は追えなくなり（図1-D；→），同部位での断裂が疑われる．

　受傷から7か月後，内視鏡的尿道形成術が施行され，その後，経過良好である．

尿道損傷の一般的知識

　尿道損傷は，ほとんど男性に起こり，膀胱損傷の合併は17％にみられる[1]．外尿道口からの出血や排尿困難，尿道カテーテルの通過困難，骨盤骨折合併などの場合に，尿道損傷が疑われる[2]．尿道は海綿体部，膜様部，前立腺部に区分されるが，尿道損傷は尿生殖隔膜により，前部尿道損傷（海綿体部）および後部尿道損傷（膜様部，前立腺部）に分類される．治療の上では，完全断裂か不完全断裂かを見極めることが重要となる[3]．尿道造影にて損傷部の近位の尿道や膀胱が造影されれば不完全断裂，造影されなければ完全断裂を疑う．

　外傷患者で尿道損傷が疑われる場合は，直ちに導尿すると不完全断裂が完全断裂になる恐れがあるため，診断がつくまでは控える必要がある．

　損傷部の瘢痕組織は3か月で安定・固定するため，再建は受傷後3～12か月で行う（2期的再建）ことが多い[1]．

　前部尿道損傷は，ほとんどが騎乗型損傷（straddle injury）で起こる．初期治療としては，完全断裂では膀胱瘻を形成し，不完全断裂では尿道カテーテル留置を行う．その後，2期的に開放手術あるいは内視鏡的再建を行う[3]．

　後部尿道損傷は，鈍的外傷による骨盤骨折，あるいは医原性に生じうる[1][4]．初期治療としては膀胱瘻造設が一般的であり，不完全断裂に対し尿道連続性の維持のために，尿道カテーテルを留置することもある[1]．その後，2期的に開放手術あるいは内視鏡的再建を行う[3]．

　再建術後に尿道再狭窄やインポテンツを生じることもあり，注意が必要である[5]．

参考文献

1) McAninch JW, Santucci RA: Genitourinary trauma. Campbell's urology, 8th ed. Saunders, Philadelphia, p.3721-3737, 2002.
2) Titton RL, Gervais DA, Hahn PF, et al: Urine leaks and urinomas: diagnosis and imaging-guided intervention. RadioGraphics 23: 1133-1147, 2003.
3) 中島洋介：泌尿器外傷　膀胱外傷，尿道外傷．Urology View 4: 28-30, 2006.
4) Ali M, Safriel Y, Sclafani SJ, et al: CT signs of urethral injury. RadioGraphics 23: 951-963, 2003.
5) Kawashima A, Sandler CM, Wasserman NF, et al: Imaging of urethral disease: a pictorial review. RadioGraphics 24 (Spec Issue): S195-S216, 2004.

後腹膜血腫
retroperitoneal hematoma

中村信一

● **症例1**：20歳代，男性．3メートルの高さから転落．

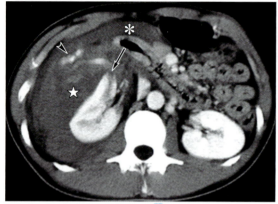

図1-A　造影CT（搬送当日）

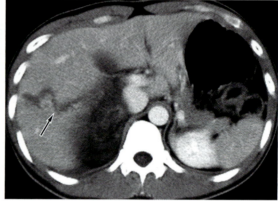

図1-B　造影CT

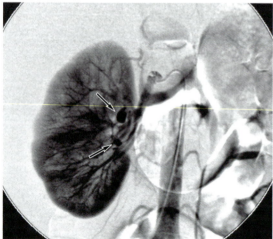

図1-C　右腎動脈造影

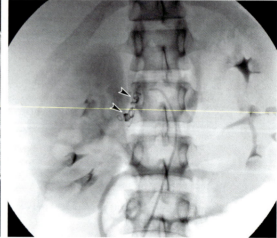

図1-D　右腎動脈造影

● **症例2**：7歳，男児．トラックにはねられる．

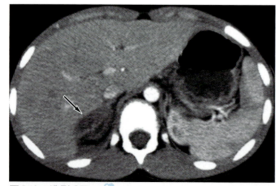

図2-A　造影CT

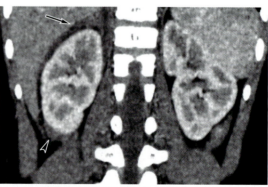

図2-B　造影CT冠状断MPR像

画像の読影

【症例1】 搬送当日の造影CTでは，腎損傷は線状の低吸収域として描出される（図1-A；→）．後腹膜には血腫がみられ，腎周囲腔（図1-A；★）だけでなく，同側前腎傍腔（図1-A；＊）にも及んでいる．造影剤血管外漏出像（extravasation）も認める（図1-A；▶）．肝右葉に肝損傷も合併している（図1-B；→）．深さは6cmほどあり，III型の肝損傷と考えられるが，腹腔内に血腫はみられない．

第5病日に突然の右側腹部痛を認め，放射線科に経カテーテル動脈塞栓術（TAE）依頼．血管造影にて腎門部に仮性動脈瘤（pseudoaneurysm）を認めたが（図1-C；→），pseudoaneurysmに対する選択的TAEは困難と判断し，摘出前の止血目的で，腎動脈本幹をコイルで塞栓した（図1-D；▶）．

腎摘出術が施行された．その後，血腫は減少し，第20病日に退院となった．肝損傷に関しては，extravasationやpseudoaneurysmは認められず，follow-upのCTでも腹腔内に血腫はみられなかったため，保存的に加療されている．

【症例2】 明らかな腎損傷は認めないが，右副腎に軟部影が認められ（図2-A, B；→），Gerota筋膜内に血腫が認められる（図2-B；▶）．副腎出血が疑われる．

follow-upのCTでも明らかな血腫の増加はみられず，保存的に加療し，第7病日に退院となった．

後腹膜血腫の一般的知識と画像所見

後腹膜血腫の原因としては，外傷による臓器損傷が最多であり，他には腎・後腹膜の悪性腫瘍，腹部動脈瘤の破裂，血液疾患，抗凝固薬内服，長期の透析などが挙げられる[1]．特に腎腫瘍によるもの，中でも腎細胞癌や血管筋脂肪腫が原因となることが多い．

画像所見 単純CTでは，急性期の血腫は高吸収となる．また，造影CTにおいて活性出血がある場合は造影剤血管漏出像（extravasation）がみられうる．

鑑別診断のポイント

後腹膜血腫は鈍的外傷の12％にみられるといった報告もある[2]．後腹膜の実質臓器損傷としては腎以外に副腎損傷も挙げられ，腹部外傷の際には，同部の損傷の有無も確認する必要がある．また他臓器合併損傷の有無の確認も重要である．

参考文献

1) Illescas FF, Baker ME, McCann R, et al: CT evaluation of retroperitoneal hemorrhage associated with femoral arteriography. AJR 146: 1289-1291, 1986.
2) Daly KP, Ho CP, Persson DL, et al: Traumatic retroperitoneal injuries: review of multidetector CT findings. RadioGraphics 28: 1571-1590, 2008.

尿瘤
urinoma

中村信一

● 症例：80歳代，女性．転倒し右側腹部を打撲．糖尿病にてインスリン皮下注射を行っている．

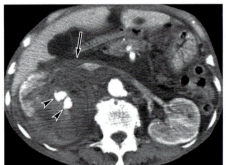

図1-A　造影CT（来院当日）

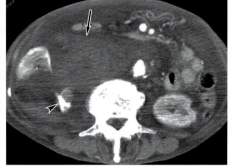

図1-B　造影CT（来院当日）

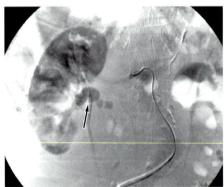

図1-C　右腎動脈造影

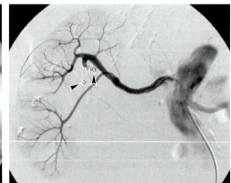

図1-D　右腎動脈造影

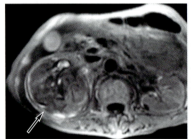

図1-E　T1強調像（第5病日）

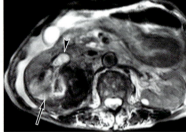

図1-F　T2強調像（第5病日）

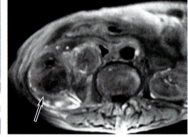

図1-G　T1強調像（第5病日）

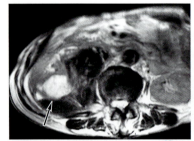

図1-H　T2強調像（第5病日）

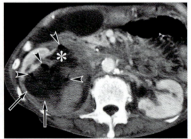

図1-I　造影CT（第8病日）

画像の読影

　　　来院当日のCTでは右腎は離断し，腎周囲腔から後腹膜腔にかけて血腫が認められる（図1-A, B；→）．また，造影剤血管外漏出像（extravasation）や仮性動脈瘤（pseudoaneurysm）も認め（図1-A, B；▶），活動性の出血が示唆される．循環動態が不安定であったため，止血目的にて経カテーテル動脈塞栓術（TAE）を施行．右腎動脈造影にて，右腎動脈分枝にpseudoaneurysmを認めた（図1-C；→）．コイル4本にて塞栓術を施行し（図1-D；▶），その後は保存的加療を行った．

　　　第5病日のMRIでは，右腎盂の拡張を認める（図1-F；▶）．また，右腎盂と連続するようにしてT1強調像で低信号（図1-E, G；→），T2強調像で高信号域が認められ（図1-F, H；→），urinomaが疑われる．

　　　第8病日に38℃の高熱，血圧低下を来した．腎周囲の血腫の量は著変ない．第8病日の造影CTでは，右腎盂の拡張（図1-I；＊），腎周囲腔のurinomaを認める（図1-I；→）．尿管内およびurinoma内部にairを伴っており（図1-I；▶），ガス産生菌による膿瘍形成が疑われる．

　　　膿瘍穿刺では，*Escherichia coli*（*E. coli*）および*Candida albicans*が検出された．右腎摘出術を施行．右腎は悪臭を伴う膿腎症の所見であった．

urinomaの一般的知識

　　　urinomaは，尿の尿管外漏出が腎周囲腔に起こり被包化されたものを指し，腎杯・腎実質の損傷により起こる[1)2)]．urinomaは，Gerota筋膜内の腎周囲腔や腎被膜下にみられることが多いが，腹腔内と交通がある場合は，腹腔内にも尿の貯留がみられることがある[2)3)]．

　　　治療は，ごく小さなurinomaは自然吸収されるので保存的治療でよいが，サイズが大きかったりサイズの縮小がみられない場合は，膿瘍や発熱，敗血症の原因となりうるので，通常はドレナージが必要となる[4)]．ドレナージ施行の状況やタイミングについては，発熱や腹痛が遷延し，CTで尿瘤が原因と判断された受傷3日後から3週間以内という報告が多い[5)]．また，膿瘍形成，敗血症を来した場合は，手術が必要となることもある．

鑑別診断のポイント

　　　外傷性の場合は鑑別が問題となることはないが，他の原因で起こった場合，リンパ管腫，腎周囲血腫，膿瘍，膵の偽嚢胞などを鑑別する必要がある．

> **NOTE**　【urinomaの原因】
> urinomaの原因としては，尿路に閉塞を伴うものと閉塞がないものに大別される．
> - **非閉塞性**：外傷や手術による損傷以外に感染，結石による腎盂尿管損傷など
> - **閉塞性**：結石，bladder outlet syndrome（後部尿道弁など）など

参考文献

1) Gayer G, Zissin R, Apter S, et al: Urinomas caused by ureteral injuries: CT appearance. Abdom Imaging 27: 88-92, 2002.
2) Feinstein KA, Fembach SK: Septated urinomas in the neonate. AJR 149: 997-1000, 1987.
3) Gore RM, Balfe DM, Aizenstein RI, et al: The great escape: interfascial decompression planes of the retroperitoneum. AJR 175: 363-370, 2000.
4) Titton RL, Gervais DA, Hahn PF, et al: Urine leaks and urinomas: diagnosis and imaging-guided intervention. RadioGraphics 23: 1133-1147, 2003.
5) 日本泌尿器科学会（編）；CQ11: 腎外傷に伴う尿漏はドレナージが必要か？　腎外傷診療ガイドライン2016年版．金原出版，p.32-33, 2016.

副腎の解剖
anatomy of adrenal gland

古田昭寛, 藤本晃司, 小山 貴

副腎の解剖（図1）

　副腎は腎上極の上前方に位置し，腎筋膜（Gerota筋膜）内に存在している．周囲は脂肪で囲まれている．

　右副腎の方が左副腎より高位置にあることが多い．右副腎の形状は三角形に近く，左副腎は半円形に近い．左副腎は右副腎よりやや大きい．

　副腎の皮質と髄質は発生起源が異なり，皮質は中胚葉，髄質は外胚葉（クロム親和性細胞）から生じる．病理学的に，皮質は球状層，束状層，網状層の3層から構成される．

　出生時には皮質が大きく，副腎のサイズも大きいが（腎の約1/3），生後2週になると重量は急速に減少し，1年後には原始皮質は完全に消失する．その後，3層構造が完成し，皮質と髄質の割合が一定となるが，年齢とともに副腎重量は増加し，20歳代で最大となり，老齢になると再び減少する．

A　副腎のマクロ像

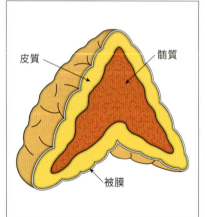

B　副腎の単純CT

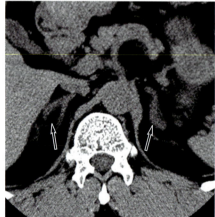

C　副腎のT2強調像

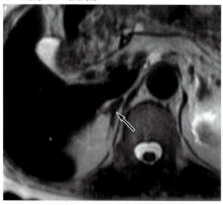

D　造影CT冠状断像（MPRによる）

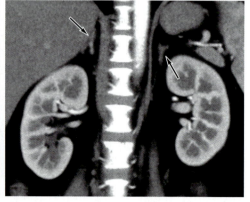

図1　副腎の正常解剖と画像
A, B：副腎（B：→）は皮質と髄質に分かれる．一般に画像診断ではこの両者は識別されない．
C：副腎は腎上極の上前方に存在し（→），周囲は脂肪で囲まれている．
D：右副腎の方が左副腎より高位置にあることが多い．左副腎は右副腎よりやや大きい．
→：副腎

副腎皮質組織は，発生の段階で迷入して異所性に存在することがあり，副副腎（accessory adrenals）と呼ばれる（▶NOTE）．

1）先天性の低形成と過形成

副腎皮質は生命維持に不可欠であるため，疾患として無形成はない．

副腎皮質の発育分化には，ACTH（adrenocorticotropic hormone）が大きく関わっているため，ACTHの作用を受けられない場合やその作用が不応な場合に副腎皮質の発育障害がみられ，先天性の副腎皮質低形成となる．副腎低形成はその原因により，下垂体ホルモン複合欠損症，ACTH欠損症，副腎皮質ACTH不応症，先天性副腎皮質低形成に大別される[1]．

先天性副腎過形成は，大部分がコルチコステロイドの生合成の過程に関与する酵素の遺伝的欠損によって生じる．最も頻度が高いものは21-水酸化酸素欠損症で，次に先天性リポイド過形成症とされる．その他，Wolman病や17α-水酸化酸素欠損症などがある[2]．

2）脈管系

副腎は通常は，下横隔動脈から分岐する上副腎動脈，腹部大動脈から直接分岐する中副腎動脈と，直接腎動脈から分岐する下副腎動脈（一部は腎被膜動脈から分岐することもあり，卵

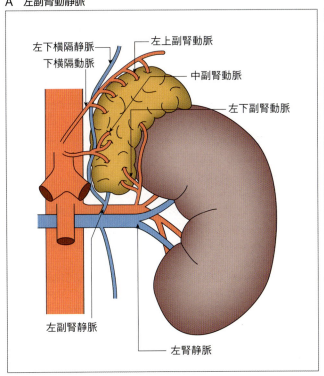

A　左副腎動静脈

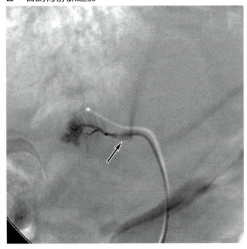

B　右副腎静脈造影

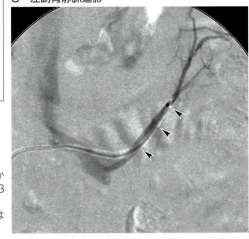

C　左副腎静脈造影

図2　副腎動静脈
A：副腎は通常は，下横隔動脈から分岐する上副腎動脈，腹部大動脈から直接分岐する中副腎動脈と，直接腎動脈から分岐する下副腎動脈の3本の動脈から栄養される．
B，C：右副腎静脈は下大静脈へ直接流入する（B；→）．左副腎静脈は下横隔静脈と合流した後，左腎静脈へ流入する（C；▶）．

巣動脈や精巣動脈から直接分岐する場合もある）の3本の動脈から栄養される（図2-A）．副腎内の静脈は合流して中心静脈となり，副腎門から副腎外へ出て，副腎静脈となる．右副腎静脈は下大静脈へ直接流入し，左副腎静脈は下横隔膜静脈と合流した後，左腎静脈へ流入する（図2-B，C）．通常，右副腎静脈は左に比べて短く，径も小さいため，右からの静脈サンプリングは左に比べて難しい．

皮質のリンパ流は，被膜を貫通して被膜のリンパ流へと流入する．一方，髄質のリンパ流は副腎静脈分枝の周囲を走行するが，皮質・髄質のリンパ流には交通がある．副腎からのリンパ流は中副腎動脈，副腎静脈に沿って外側大動脈リンパ節群へ至る．一部，上副腎動脈に沿って走行し，腹腔動脈周囲のリンパ節へ至るものもある．

3）画像所見

副腎はCTでは腎頭側に逆Y型としてみられる．超音波では，右副腎は肋間操作で肝と下大静脈の間で同定できる場合があるが，左副腎は同定困難である．副腎が腫大したり腫瘍が存在すると確認しやすくなる．MRIでは周囲の脂肪のため，比較的明瞭に描出される．副腎は皮質と髄質に分かれるが，形態上これを区別できない．

核医学では^{131}I-アドステロールが皮質に集積し，^{131}I-MIBGが髄質に集積する．ただし，^{131}I-MIBGの正常髄質集積は，ほとんどの場合，指摘できない．

NOTE 【副副腎（accessory adrenals）】[1)2)]

副副腎は，発生段階で副腎皮質組織が本来の位置から迷入して生じる．剖検例では，拡大鏡で探すと新生児や乳児の約10%で発見されるとされる．

副副腎の分布は非常に広範囲にわたる．副腎皮質と性腺はその原基が胎生期に近接して存在しているため，性腺組織に異所性形成した副腎皮質組織が，卵巣，精巣における移動とともに，その経路沿いに副副腎を発生させやすい．そのため，男性では精索沿いにみられることが多く，精巣上体や副腎周囲に位置することもある．女性では広靱帯に最も多いが，卵巣や副腎の周囲にもみられる．時に同一症例で数個みられる場合もある．その他にも肺，脊髄，脳でも副副腎の発生が報告されている．

副副腎は正常の副腎皮質細胞に類似した組織学的構造で形成され，主副腎と同様にコルチゾールおよびアルドステロン合成に必要なすべての合成酵素を発現している．そのため，コルチコステロイド産生能を有すると考えられている．副副腎のホルモン産生は，主副腎が健在な場合は，その存在意義は臨床的に明らかでないが，主副腎が両側とも広範囲に冒された場合に代償性肥大する．

参考文献

1) 田中藤樹, 堤 裕幸, 梅澤明弘：Ⅲ. 副腎 8 その他．副腎の発生異常．日本臨牀 別冊（内分泌症候群I）：756-759, 2006.
2) 笹野伸昭：発生・分化の異常．飯島宗一・他（編）；現代病理学大系 17B 副甲状腺 副腎；胃腸膵内分泌系．中山書店, p.105-113, 1991.

副腎静脈サンプリング
adrenal venous sampling（AVS）

山田隆之

1. AVSの目的

　副腎静脈サンプリング（AVS）は，原発性アルドステロン症（primary aldosteronism；PA）の局在診断に用いられる．

　PAの診断は，まずスクリーニングとして，血漿アルドステロン値（PAC）/血漿レニン活性（PRA）比（ARR）が用いられ，一般にARR＞200かつPAC＞120pg/mlが基準として推奨されている．機能確認検査は，日本内分泌学会では生理食塩水負荷試験（PAC＞60pg/ml），立位フロセミド負荷試験（PRA＜2ng/ml/h），カプトリル負荷試験（PAC/PRA＞200）の3つの検査のうち2つが陽性の場合，日本高血圧学会ではさらに経口食塩負荷試験を含め，4つのうちいずれかひとつが陽性の場合にPAと診断する．

2. AVSの適応

　PAの原因として片側病変と診断された場合で，患者が手術を希望する場合にAVSの適応となる．片側病変であれば外科的切除により高血圧症の消失・改善ならびに薬剤の中止・減薬が期待できるが，手術を希望しない場合はAVSの意味はない．さらに，高血圧症による二次的イベントを防ぐことが本症の治療目的であるので，他疾患で予後があまり期待できないなどの場合も適応から外れる．

　次に，手術を考慮する患者すべてにAVSが必要かである．35歳以下では，CTにて指摘された結節病変が責任病変であったとする報告がある[1]．American Association of Clinical Endocrinologists（AACE）/American Association of Endocrinological Society（AAES）ガイドライン（2009）では，40歳以下で上記を満たす患者は外科手術を紹介するように記載されている[2]．わが国でも上記の患者においてAVSの省略を考慮してもよいとするが，AVSの合併症は専門施設では稀なことから，手術が考慮される場合は，原則AVSを実施することを積極的に推奨している[3]．

3. なぜAVSが必要なのか？

　AVSとCT/MRIによる局在診断の一致率は約60％で，CT/MRIのみで診断した場合の正診率は低いことが挙げられている．これは，年齢とともに副腎偶発腫の頻度が高くなるためである．したがって，CT/MRIで認められる結節病変が責任病変とは限らない．CTで明確な副腎腫瘍を認めない場合でも，約20％がAVSで片側性と判定され，AVSを施行しないと手術可能症例を落とすことにつながりうる．以上から，AVSが現在PAの局在診断に標準とされている．

　施設によっては，副腎静脈の分枝採血を行っている．分枝採血を行うメリットは，単純に分枝採血でのみアルドステロン上昇をとらえられ片側性が証明できることがあること[4]，他には責任病変の箇所をより末梢レベルで特定し，もし中心静脈が温存できる場合，副腎の部分切除にとどめられることである．専門施設で，左平均2.11本，右1.02本の分枝（中心静脈

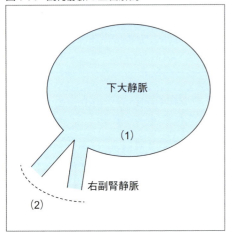
図1-A　副腎静脈の血管解剖

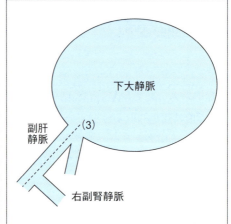
図1-B　副腎静脈の血管解剖

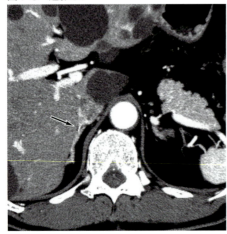
図1-C　造影CT

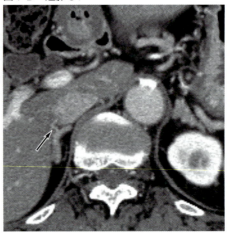
図1-D　造影CT

図1　右副腎静脈の評価ポイント（横断像）
A：(1)下大静脈（IVC）の何時の位置に合流するか，(2)左右方向の角度．
B：(3)副肝静脈が存在する場合，どの位置に合流するか．
C：7時方向からIVCの7〜8時の位置に合流している（→）．
D：4時方向からIVCの7〜8時の位置に合流している（→）．

のみだと0本）にマイクロカテーテルを挿入できたという報告もあるが[5]，手技時間も延び，どの施設でも施行可能とはいえない．

4. AVSのために必要なCT所見

　AVSの際にカテーテルを挿入する副腎静脈の血管解剖を把握することが，画像診断の重要な目的であり，造影MDCTにて施行する．ダイナミック造影45秒後付近で副腎静脈の造影効果は良好であるが，副肝静脈の造影効果は弱いので，副肝静脈は門脈相などより後期の画像で確認が必要である．

　AVS不成功の原因として最も多いのが，右副腎静脈への挿入不成功である．右副腎静脈の解剖の把握が最も重要である．副腎静脈に関するMDCT解剖は報告されており[6]，下大静脈に合流する椎体レベル，横断像での位置，合流する方向（左右方向，頭尾方向），副肝静脈との

図2-A　副腎静脈の血管解剖
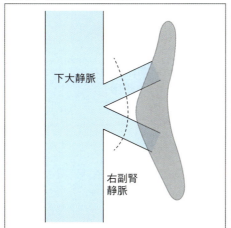

図2-B　造影CT矢状断MPR像
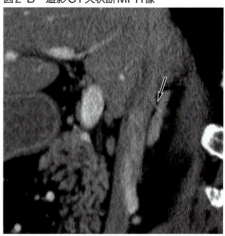

図2-C　造影CT矢状断MPR像
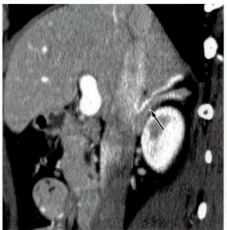

図2-D　造影CT矢状断MPR像
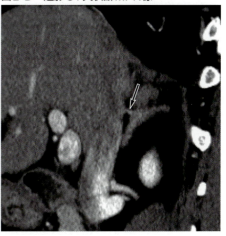

図2　右副腎静脈の評価ポイント（矢状断MPR像）
A：頭尾方向の合流角度．
B：上向きに合流する（→）．
C：下向きに合流する（→）．
D：水平に近い方向で合流する（→）．

位置関係が評価項目である（図1-A，1-B，2-A）．これらの形態に合わせた3D形状のカテーテルも存在し，右副腎静脈の解剖の把握がカテーテル選択に必要となる．通常，右副腎静脈は，右副腎体部右側を出て下大静脈に走行する（図1）．周囲に脂肪が少なく肝と接している場合には，認識が難しい．副腎静脈の分枝が後腹膜の静脈と直接連続していることもあり，そちらから採血せざるを得ない場合もあり，これらの静脈の存在にも注意する必要がある．左副腎静脈は椎体の左側縁付近で左腎静脈に合流しており，カテーテル挿入自体は容易なことが多い．以上は通常の右側下大静脈の場合である．

重複下大静脈，左側下大静脈や左腎静脈の正常変異（retroaortic, circumaortic）のこともある．これらの場合についてもAVSはかなり高率に成功したとする報告があるが[7]，副腎静脈に到達するルートの把握が重要である．

5. AVSの実際

左副腎静脈カテーテルにて下大静脈下部で採血した後，左腎静脈から副腎静脈に挿入する．逆行性造影を行い，合流する下横隔静脈との太さの関係や腎被膜静脈との交通の有無を

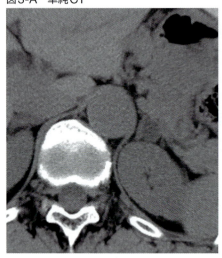
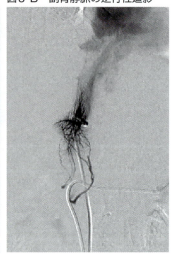
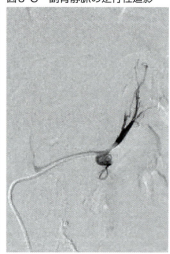

図3 70歳代，女性　原発性アルドステロン症
単純CT（A）にて左副腎に低吸収結節を認める．副腎静脈の逆行性造影（B, C）では分枝が良好に造影されている．AVSでは selectivity index（SI）は左右とも5.0を超えており，カテーテル留置は成功．LR 12.4, CR 0.21であり，左側が責任病変と考えられる．
右：A/11,400, C/1,080, SI/61.7　左：A/149,000, C/1,140, SI/65.1

確認する．当施設では，マイクロカテーテルを用いて，下横隔静脈合流部を越えた中心静脈に進めておく．次に，CT所見に基づき右副腎静脈のカテーテルを選択し，下大静脈上部で採血した後，右副腎静脈に挿入する．逆行性造影を行い，分枝が描出されているかを確認する（図3）．

1）ACTH（adrenocorticotropic hormone）負荷

通常はACTH負荷を行うが，その目的は，①検査中にストレスによって引き起こされるアルドステロン分泌変動を緩和する，②下大静脈と副腎静脈のコルチゾールの格差を増大してAVS成功の可否を確認しやすくする，③アルドステロン産生腺腫においてアルドステロン分泌を最大まで刺激することで左右差を明確にすることが挙げられている[8]．ACTH負荷法には静注，点滴静注，その併用があり，静注投与量は250μgが一般的である．カテーテルの留置法（左右同時か左右遂次的か）や分枝採血か否かによって選択する．

2）AVSの成否の判断

コルチゾール値を使ったselectivity index（SI，副腎静脈と下大静脈の濃度比）で判定されることが一般的である．カットオフ値としては，3.0や5.0とする施設が多かったとされている[3]．通常，左右副腎静脈に選択的に（マイクロ）カテーテルが留置されており，逆行性造影で副腎静脈が良好に造影される場合には，SIが5.0を下回ることはないが，後腹膜の静脈や腎被膜静脈の合流がみられ，かつこれらが副腎静脈よりも太い場合には，希釈効果によりコルチゾール値が低下し，カットオフ値を下回る可能性がある．当施設ではコルチゾール迅速測定で確認している．

3）片側性の決定

ACTH負荷後のlateralized ratio（LR），次いでcontralateral ratio（CR）が最も一般

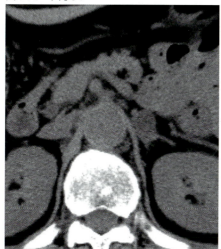 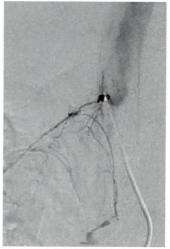 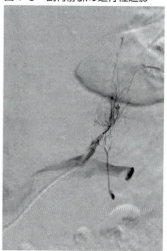

図4-A 単純CT　　図4-B 副腎静脈の逆行性造影　　図4-C 副腎静脈の逆行性造影

図4　70歳代，女性　原発性アルドステロン症
単純CT（A）にて左副腎に低吸収結節を認める．副腎静脈の逆行性造影（B, C）では分枝が良好に造影されている．AVSではSIは左右とも5.0を超えており，カテーテル留置は成功．LR 3.0，CR 2.8であり，片側性は明らかではないと判断された．
右：A/26,700，C/634，SI/16.3，左：A/28,700，C/726，SI/18.7

的な指標である．アルドステロン/コルチゾール比（A/C）を用いて，

$$LR = \frac{[A/C]（高値側）}{[A/C]（低値側）} \qquad CR = \frac{[A/C]（低値側）}{[A/C]（下大静脈）}$$

により算出する．LR＞4が判定基準として優れているという報告があり，最も使用されているようであるが，LR＞2.6という報告もある[3]．CRに関してはCR＜1が予後との関連が報告されている．「コンセンサス・ステートメント」では，LR＞4かつCR＜1をカットオフ値とすることが推奨されている[3]（図4）．ただし，この組み合わせの診断能が最も高いというエビデンスはない．

参考文献

1) Lim V, Guo Q, Grant CS, et al: Accuracy of adrenal imaging and adrenal venous sampling in predicting surgical cure of primary aldosteronism. J Clin Endocrinol Metab 99: 2712-2719, 2014.
2) Zeiger MA, Thompson GB, Duh QY, et al: The American Association of Clinical Endocrinologists and American Association of Endocrine Surgeons medical guidelines for the management of adrenal incidentalomas. Endoc Pract 15: 450-453, 2009.
3) 「原発性アルドステロン症ガイドライン実施の実態調査と普及に向けた標準化に関する検討」委員会：副腎静脈サンプリング（AVS）．診断と治療社，p.27-33, 2016.
4) 小黒草太，栗原 勲，宮下和季・他：原発性アルドステロン症 −診断から治療まで−．画像診断 36: 1206-1219, 2016.
5) Satani N, Ota H, Seiji K, et al: Intra-adrenal aldosterone secretion: segmental adrenal venous sampling for localization. Radiology 278: 265-274, 2016.
6) Matsuura T, Takase K, Ota H, et al: Radiologic anatomy of the right adrenal vein: preliminary experience with MDCT. AJR 191: 402-408, 2008.
7) Endo K, Morita S, Suzaki S, et al: Techniques of adrenal venous sampling in patients with inferior vena cava or renal vein anomalies. Jpn J Radiol 2018.
8) 田辺晶代，成瀬光栄，桑鶴良平：D 副腎静脈サンプリング．7 ACTH負荷の目的と意義．成瀬光栄，平田結喜緒，田辺晶代（編）；原発性アルドステロン症診療マニュアル，改訂第3版．診断と治療社，p.112, 2017.

副腎病変の鑑別診断
differential diagnosis of adrenal lesion

古田昭寛, 藤本晃司, 小山 貴

　副腎疾患の診断には, 高血圧などの内分泌学的な異常があって副腎をターゲットとして撮像が行われる場合と, 他部位の画像診断において偶然, あるいは転移巣検索などで副腎に病変がみつかる場合があり, そのアプローチは全く異なる[1].

1. 機能亢進を伴った副腎病変の鑑別

　副腎皮質系の内分泌学的に異常が疑われている場合は, まず, ホルモン学的な検索が行われ, ①下垂体腺腫や異所性ホルモン産生腫瘍によるACTH (adrenocorticotropic hormone) などの上位の副腎皮質ホルモンが高値で両側副腎に過形成が起こる場合と, ②副腎に腺腫や副腎癌などのホルモン産生腫瘍が存在し, 機能亢進を来している場合の2つのシナリオに大別される.

　Cushing病では副腎に過形成がみられることが多いが, 全体的に均一な腫大で正常な大きさの範囲内であることも多く, 画像上は過形成と診断できないことが多い. このような過形

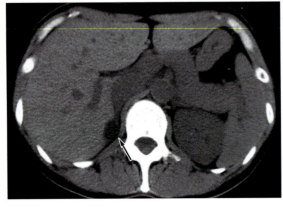

図1-A　単純CT

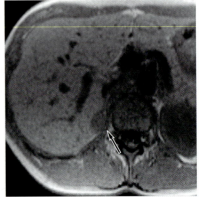

図1-B　in phase画像

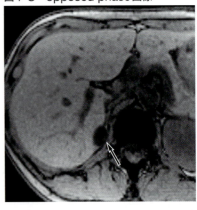

図1-C　opposed phase画像

図1　原発性アルドステロン症
A: 右副腎に低吸収の腫瘤を認める (→).
B: 右副腎腫瘤は肝よりやや低信号を示している (→).
C: 右副腎腫瘤の信号は著明に低下している (→). 腫瘤が脂肪を含んでいると考えられる.

成では, CTよりもむしろ副腎シンチグラフィの方が有用である. 他方, 異所性ACTH産生腫瘍でみられる過形成では全体に均一に腫大し, Cushing病と比べ, 腫大の程度が大きいことが多い.

一方, 副腎の機能性腫瘍は通常, 直径20〜30mm以下である. 特に原発性アルドステロン症の腺腫は径が小さなことが多く, CTの薄いスライスで検索する必要がある. 注意すべき点は, 腺腫がみつかっても非機能性腺腫の可能性もあり, ^{131}I-アドステロール副腎シンチグラフィとの融合画像などで, 本当に機能性のものかどうかを慎重に判断する必要があろう (図1).

また, ACTH非依存性大結節性副腎過形成 (adrenocorticotropic hormone-independent macronodular adrenal hyperplasia ; AIMAH) や原発性副腎異形成は稀であるが, 報告は増えている. 前者は両側副腎全体が多数の結節で置換された状態で, 大きな結節は40mm程度にも達することがある.

一方, カテコールアミンが高値で副腎髄質系の内分泌異常が疑われる場合は, 副腎の褐色細胞腫の頻度が高いが, 副腎外にも15〜20% (paraganglioma), 多発性も時にみられることもあり, 副腎以外に^{131}I-MIBGなどで全身の検索が必要である. また, カテコールアミンが正常で, 発作性に高血圧がみられる症例や, カテコールアミンが高値でも血圧が正常の例もあることには注意が必要である.

図1-D　^{131}I-アドステロールシンチグラム
　　　（背面からのplaner画像）

図1-E　^{131}I-アドステロールシンチグラムとCTとの融合画像
　　　（SPECT-CT）

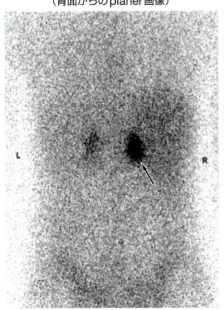
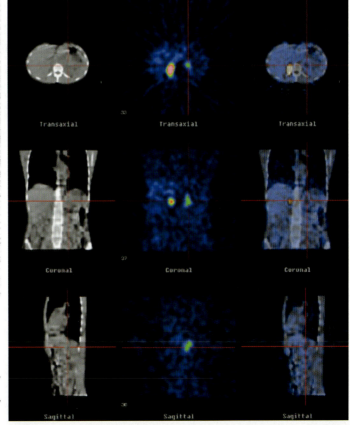

図1　続き
D : ^{131}I-アドステロールが右副腎に強く集積している (→).
E : CTとの融合画像で, 小さな腺腫がホルモンを産生していることが明らかである.

2. 非機能性の副腎病変の鑑別

他部位の検査の撮像範囲内に副腎が含まれる場合や，転移巣検索で副腎が撮像された場合，偶然，腫瘍がみつかることも少なくなく，偶発腫（incidentaloma）と総称される（表1）．その多くは腺腫である．偶発腫の頻度は1～10％程度といわれている．悪性腫瘍のない患者約1,000例でみられた副腎腫瘍の検討では，75％が腺腫で，骨髄脂肪腫，血腫，嚢胞，褐色細胞腫などが続いていたとされる[2]．一方，偶発腫と考えられる病変でも，よく調べてみると，いわゆるサブクリニカルCushing症候群のこともある．これはメタボリックシンドロームの原因となることから，メタボリックシンドロームの患者に偶発腫が発見された場合は，内分泌的な検索が勧められる．

また，転移巣検索で撮像された場合，この腫瘍が転移性腫瘍か，腺腫をはじめとする偶発腫かが問題となる．この鑑別において，CT値による評価はまず単純CTを行い，CT値が10HU以下の場合は腺腫の可能性が非常に高い．しかし，脂質の乏しい腺腫は10HUより高いCT値をとるため，この方法では確定診断できない．そこで，偶発腫内に関心領域（region of interest；ROI）を設定し，すべてのCTピクセル値をヒストグラム表示させる診断方法が報告されている[3]．この方法を用いて，脂質に乏しい腺腫でCT値10HUより高くても診断可能な場合がある．その他，副腎のダイナミックCTを施行することにより，CT値が10HUより高くても診断できる場合があるが，遅延相の撮影が造影剤注入してから15分後と検査に時間を要し，日本の実臨床では現実的ではない．これを鑑みて，遅延相を5分に設定し，washout率などから鑑別する方法も報告もされている[4]．その他，MRIによるchemical shift imagingを行って診断する方法もある．このような手順を踏んでも鑑別がつかない場合は生検が必要となる[1]．副腎偶発腫の鑑別について，表1にまとめた．

CTやMRIで脂肪塊がみられた場合は，骨髄脂肪腫が考えられる．腺腫では細胞内脂質のため，脂肪と認識できるほど低吸収となることは稀である．副腎癌や褐色細胞腫で脂肪を認めることもありうる．また，副腎に嚢胞性病変を認めた場合，副腎嚢腫（adrenal endothelial cyst），仮性嚢胞（陳旧性血腫など），リンパ管腫などが鑑別に挙がる．褐色細胞腫や悪性黒色腫の転移なども嚢胞性となる頻度が比較的高い[5][6]．

表1 副腎偶発腫の主な鑑別

	腺腫	骨髄脂肪腫	褐色細胞腫	副腎癌	悪性リンパ腫	転移	器質化血腫	結核
脂肪	微細	脂肪塊	微細	微細				
嚢胞（変性）			○	○		○		
石灰化	△	△	△	△			△	△
両側性	○	△	△		△	○		○
内部性状	均一	CTで脂肪塊が同定できる	多血性，不均一	不均一	均一	不均一		
その他	小さい．CT値10HU以下でほぼ確定	腺腫などの副腎病変と合併することあり	15～20％で副腎外に発生				辺縁に石灰化	粗大な石灰化

○：しばしば，△：時折

さらに，石灰化が認められる副腎病変も多様に存在する．骨髄脂肪腫，腺腫，褐色細胞腫，副腎癌のような腫瘍性疾患や，結核やヒストプラズマ症などの肉芽腫疾患がある．また，器質化した血腫が嚢胞とともに石灰化を有することもある．

その他，頻度は低いが血管腫，神経節細胞腫などの良性腫瘍や，悪性では原発の副腎癌，悪性褐色細胞腫以外に悪性リンパ腫，血管肉腫，悪性黒色腫がみられる[4)5)]．

一方，非機能性で両側性に腫瘤がみられる場合は，両側性の腺腫や転移の可能性が考えられる．また，副腎出血，悪性リンパ腫，褐色細胞腫，結核やヒストプラズマ症などの肉芽腫性疾患が鑑別として挙がる[5)6)]．

3. 副腎機能低下の画像診断

原発性の慢性副腎皮質機能低下症は先天性と後天性に分けられ，後天性のものはAddison病と呼ばれる．Addison病で最も多いのは特発性（自己免疫性副腎炎）である．その他の原因として，結核，真菌，悪性腫瘍の両側性副腎転移，悪性リンパ腫，サルコイドーシスなどが挙げられ，副腎の形態的な異常や性状の変化がみられる場合が多い．既往歴などから臨床的に原因がある程度推察できる場合もあるが，原因のはっきりしない場合はCTで腫瘍の有無（転移やリンパ腫）や石灰化（結核など）を確認する必要がある．急性副腎皮質機能低下症の原因としては，重症感染症，抗凝固療法，抗リン脂質抗体症候群などに伴う副腎出血や副腎梗塞などが挙げられる[7)]．

副腎機能低下症は特徴的な臨床症状や血漿コルチゾールといった副腎皮質ホルモン値の低下などを加味した診断基準により判定される．副腎の形態異常や性状変化を示す原発性副腎皮質機能低下症は，表2のようなものが挙げられる．

表2　副腎の形態的異常や性状変化を示す原発性副腎皮質機能低下症

急性発症	慢性発症
・両側副腎出血 ・両側副腎梗塞 （原因として重症感染症，抗凝固療法，抗リン脂質抗体症候群など）	・結核 ・真菌（クリプトコッカス，ヒストプラズマなど） ・両側性副腎転移 ・悪性リンパ腫 ・サルコイドーシス

参考文献

1) Mayo-Smith WW, Boland GW, Noto RB, et al: State-of-the-art adrenal imaging. RadioGraphics 21: 995-1012, 2001.
2) Song JH, Chaudhry FS, Mayo-Smith WW: The incidental adrenal mass on CT: prevalence of adrenal disease in 1,049 consecutive adrenal masses in patients with no known malignancy. AJR 190: 1163-1168, 2008.
3) Halefoglu AM, Bas N, Yasar A, et al: Differentiation of adrenal adenomas from nonadenomas using CT histogram analysis method: a prospective study. Eur J Radiol 73: 643-651, 2010.
4) Kamiyama T, Fukukura Y, Yoneyama T, et al: Distinguishing adrenal adenomas from nonadenomas: combined use of diagnostic parameters of unenhanced and short 5-minute dynamic enhanced CT protocol. Radiology 250: 474-481, 2009.
5) Otal P, Escourrou G, Mazerolles C, et al: Imaging features of uncommon adrenal masses with histopathologic correlation. RadioGraphics 19: 569-581, 1999.
6) Elsayes KM, Mukundan G, Narra VR, et al: Adrenal masses: MR imaging features with pathologic correlation. RadioGraphics 24（suppl 1）: S73-S86, 2004.
7) 柳瀬敏彦: アジソン病. 最新医学 71: 1969-1976, 2016.

副腎偶発腫瘍
adrenal incidentaloma

山田隆之

ここでは，副腎偶発腫瘍のマネージメントについて解説する．各腫瘍の画像所見については，他項目を参照されたい．

1. 定　義

副腎偶発腫瘍とは，画像検査にて特に疑われていなかったにもかかわらず発見された副腎腫瘤である．American Association of Clinical Endocrinologists (AACE)/American Association of Endocrine Surgeons (AAES) ガイドライン (2009)[1]では，癌患者に対して施行された精査・ステージングの画像検査は除外されており，転移検索で発見された結節病変は偶発腫瘍とはならない．American College of Radiology (ACR) ガイダンス (2010, 2017)[2,3]では，サイズは1cm以上としている．

2. 疫　学

偶発腫瘍の中で最も多い病変は，非機能性腺腫 (80%) である．以下，サブクリニカルCushing症候群・褐色細胞腫 (5%)，アルドステロン症 (1%)，副腎皮質癌 (5%未満)，転移 (2.5%)，その他 (骨髄脂肪腫，神経節細胞腫，囊胞など) が挙げられる[1]．

3. 画像検査によるマネージメント

偶発腫瘍の画像診断目的は，非機能性腺腫，骨髄脂肪腫，囊胞などの良性病変 ("leave-me" mass) と，転移，褐色細胞腫，副腎皮質癌のような治療の必要な病変との鑑別である．ACRガイダンス (2017) では画像検査を中心に記載されており，表1[3]に示すとおりである．以下に説明を補足する．

1) 良性腫瘍として診断的所見がある腫瘍

(1-a) 肉眼的脂肪組織があれば骨髄脂肪腫，造影効果がなければ囊胞や出血，石灰化があれば陳旧性の出血や結核などの肉芽腫性感染症の疾患が想定され，これらの経過観察は不要となる．

(1-b) 単純CTにてCT値が10HU以下，あるいはケミカルシフト (chemical shift；CS) MRIで信号低下 (▶NOTE 1，表2)[4]がみられればlipid-rich病変が想定され，ほぼ腺腫と考えられ，これ以上の画像診断は不要である．一方，AACE/AAESガイドラインでは，内分泌学的に活動性があるかを確認し，活動性があれば外科的切除，非機能性の場合，内分泌学

> **NOTE**
> ❶【ケミカルシフトMRIの信号低下】
> 腺腫と診断する信号低下の評価パラメータとカットオフ値は表2[4]に示すとおりである．signal intensity indexは簡便だが，撮像パラメータが異なると変わるため，比較しにくい．そのため，他臓器の信号値で割ることで標準化した比も報告されている．脾を用いることが最も多いが，鉄沈着が多い時は腎で代用する．

表1　ACRガイダンス（2017）に基づく副腎偶発腫のマネージメント（文献3）を元に作成）

1-a	良性所見（＋）	造影効果（−），石灰化				no f/u
1-b		CT≦10HU CS MRI↓（＋）				no f/u ＊f/u 3〜6か月後 →1回/年 1, 2年
2-a-i	良性所見（−）	1〜4cm	過去画像（＋）	安定		no f/u
				増大，新規		PET/CT or 生検
2-a-ii			癌の既往（−）	1〜2cm		f/u 12か月
				2〜4cm	CT≦10HU CS MRI↓（＋）	no f/u
					CT≦10HU CS MRI↓ （−） washout O.K.	no f/u
					washout No	f/u 6〜12か月 or 外科的切除
2-a-iii			癌の既往（＋）		CT≦10HU washout No	PET/CT or 生検
2-b		≧4cm	癌の既往（−）			外科的切除
			癌の既往（＋）			PET/CT or 生検

＊：AACE/AAESガイドラインによる
CS：chemical shift, f/u：follow up

表2　ケミカルシフトMRIの信号低下の評価パラメータ（文献4）を元に作成）

名前	式	1.5Tカットオフ値	3Tカットオフ値
adrenal signal intensity index（ASII）	$\dfrac{S(IP) - S(OP)}{S(IP)} \times 100$	＞16.5％	＞1.7％
adrenal-to-spleen ratio（ASR）	$\left[S^*(OP) - \dfrac{S^*(IP)}{S(IP)} \right] \times 100$ $S^* = \dfrac{S(lesion)}{S(spleen)}$	≦−35.9％	≦−17.2％

IP：in phase, OP：out of phase

的経過観察とともに，画像でも3〜6か月後，さらに年1回の頻度で1年ないし2年の経過観察が推奨されている．

2）診断的所見がない腫瘍

腫瘍サイズは1〜4cmと4cm以上で分かれる．良悪性鑑別のROC（receiver operating characteristic）解析では，サイズに関するカットオフ値の最適値は4.75cmで，感度90％，特異度58％[5]，一方4cmを閾値とすると感度93％，特異度42％と報告されている[6]．

(2-a) 1〜4cm

(2-a-i) 過去画像があり，新規ないし増大する病変は悪性が疑われ，癌の既往がある場合には，転移除外のためにPET/CTあるいは生検が考慮される．生検を行う場合，褐色細胞腫の可能性を除外しておくべきである（以下，生検に関する記載に関しても同様）．内分泌学的検査や[123]I-MIBGシンチグラフィを施行した方が良いと考える．癌の既往がな

く腫瘤が増大する場合，内分泌学的検査を施行するべきである．増大速度によっては副腎皮質癌の可能性も考慮し，生検を経ずに外科的切除が推奨されている．ただし，良悪性鑑別のための増大速度の閾値は明らかではないので，画一的な対応は難しい．

(2-a-ii) 2〜4cmの場合には，単純CTないしCS MRIを施行する．良性病変という所見が得られなかった場合には，造影CTによるwashoutを評価する．造影効果がない（10HU未満の上昇）場合は，囊胞や出血の可能性が高く，画像検査は不要である．washoutが基準を満たす場合（▶NOTE 2），腺腫の可能性が高く，やはり画像検査は不要である．基準を満たさない場合には，腫瘤の経時的安定性をみるために6〜12か月の経過観察を行うか，外科的切除を考慮する．

(2-a-iii) 癌の既往はあるが既知の他転移性病変は存在せず，副腎腫瘍に良性所見がみられず，過去画像からの安定性が判断できず，良性と判断できない場合には，単純・造影CTによる副腎精査が必要である．内部に壊死など転移を示唆する画像所見が得られた場合には，生検ないしPET/CTを考慮する．

3) ACRガイダンスに当てはまらない腫瘍

ACRガイダンスでの良性の所見を満たさないが，画像所見から良性と診断できるものもある．例えば，神経節細胞腫，血管腫，血腫や良性腫瘍の衝突腫瘍が挙げられる．これらは，単純CTのCT値やwashoutが良性の基準を満たさないが，特徴的所見から診断可能である．

逆に，悪性でも腺腫との鑑別が難しい病変もある．腎細胞癌の副腎転移は，明細胞型であれば脂肪を有することから，CS MRIで信号低下が認められたり，同様の造影パターンを呈することもありうる．肝細胞癌の転移でも，腺腫と同様の造影パターンを呈することがある．褐色細胞腫の30%はwashoutを示すとされており，腺腫との鑑別が問題となることも考えられるが，15分後の後期相でもCT値は高い傾向があり，後期相のCT値と併せて診断することで鑑別可能とする報告もある．病変のサイズが2〜4cmでも下大静脈へ腫瘍栓の形成がみられれば，副腎皮質癌の可能性が高いので，生検を経ずに外科的切除の適応になると考えられる．

NOTE ❷【副腎造影CTのwashout】

ACRガイダンスの造影CTプロトコールは，造影剤を2〜3ml/secで注入しており，早期相は60〜90秒後，後期相は15分後である[3]．

$$\text{absolute percentage washout rate (APW)} = \frac{(早期相HU - 後期相HU)}{(早期相HU - 単純HU)} \times 100$$
：単純・造影CTが同時に施行された場合

$$\text{relative percentage washout rate (RPW)} = \frac{(早期相HU - 後期相HU)}{(早期相HU)} \times 100$$
：造影CTのみが施行された場合

APW 60%，RPW 40%が基準．良性病変としての感度98%，特異度92%と感度の改善が得られている[7]．AACE/AAESガイドラインでは，後期相を10〜15分としてAPW，RPWの区別はなく，washoutが50%を超えるとしばしば腺腫であると記載している．

4. 内分泌学的検査

　画像検査は腫瘍の良悪性の鑑別を考える上では有用であるが，機能性か非機能性かを鑑別するのには有用ではない．サブクリニカルCushing症候群は偶発腫の5〜9％を占め，外科的に切除された褐色細胞腫も偶然発見されたものが多い（70％）ともされる．

　ACRガイダンス（2010）[2]では高血圧や他の機能性症状を示す場合に推奨されていたが，現行版（2017）[3]ではルーチンでの内分泌学的検査を勧めている．AACE/AAESガイドライン[1]でも，すべての偶発腫で，褐色細胞腫，サブクリニカルCushing症候群，原発性アルドステロン症を除外するために初回の内分泌学的検査を推奨している．ただし，性ホルモンについては，臨床症状がない場合には検索不要である．さらに，腺腫を経過観察すると1年後17％，2年後29％，5年後47％と機能性に変化することが報告されており[8]，腺腫については，初回非機能性であっても，年1回5年間の内分泌学的経過観察を推奨している．

> **NOTE ❸ 【ACRガイダンス（2017）とAACE/AAESガイドライン（2009）】**
>
> 　AACE/AAESガイドラインは，その名の通りガイドラインとして出版されている[1]．記載は引用文献を記すとともに，4段階のエビデンスレベルを併記している．
>
> 　一方，ACRガイダンス[3]では，用語として「ガイドライン」ではなく，「ガイダンス」ないし「推奨」を用いている．ACR Incidental Findings委員会（IFC）の副腎小委員会（内分泌外科医も交えて）によるマネージメント・アルゴリズム原案作成に始まり，IFCの他委員も加えた見直しを経た草案をACR関係者に提出し，随時修正されたものを最終稿として論文発表しているが，ACR Practice Guidelineの方針，あるいはACR Appropriateness Criteriaを示すというお墨付きを得ているわけではないことが理由である．ACRガイドラインを名乗るためには，ACR内でのより厳格な手続き・手法を必要とする[2]．

参考文献

1) Zeiger MA, Thompson GB, Duh QY, et al: The American Association of Clinical Endocrinologists and American Association of Endocrine Surgeons medical guidelines for the management of adrenal incidentalomas. Endocr Pract 15: 450-453, 2009.
2) Berland LL, Silverman SG, Gore RM, et al: Managing incidental findings on abdominal CT: white paper of the ACR incidental findings committee. J Am Coll Radiol 7: 754-773, 2010.
3) Mayo-Smith WW, Song JH, Boland GL, et al: Management of Incidental Adrenal Masses: A White Paper of the ACR Incidental Findings Committee. J Am Coll Radiol 14: 1038-1044, 2017.
4) Adam SZ, Nikolaidis P, Horowitz JM, et al: Chemical shift MR imaging of the adrenal gland: principles, pitfalls, and applications. RadioGraphics 36: 414-432, 2016.
5) Kim HY, Kim SG, Lee KW, et al: Clinical study of adrenal incidentaloma in Korea. Korean J Internal Med 20: 303-309, 2005.
6) Mantero F, Terzolo M, Arnaldi G, et al: A survey on adrenal incidentaloma in Italy. Study Group on Adrenal Tumors of the Italian Society of Endocrinology. J Clin Endocrinol Metab 85: 637-644, 2000.
7) Caoili EM, Korobkin M, Francis IR, et al: Adrenal masses: characterization with combined unenhanced and delayed enhanced CT. Radiology 222: 629-633, 2002.
8) Libe R, Dall'Asta C, Barbetta L, et al: Long-term follow-up study of patients with adrenal incidentalomas. Eur J Endocrinol 147: 489-494, 2002.

原発性アルドステロン症
primary aldosteronism (PA)

古田昭寛, 藤本晃司, 小山 貴

●症例：50歳代，女性．7～8年前に検診で高血圧，不整脈を指摘され，投薬治療を受けていた．

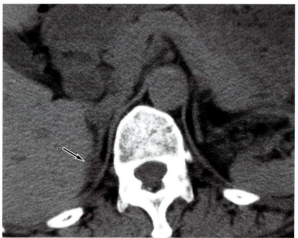

図1-A　単純CT

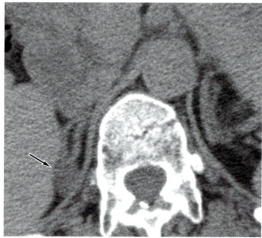

図1-B　単純CT
（thin sliceでの拡大再構成像）

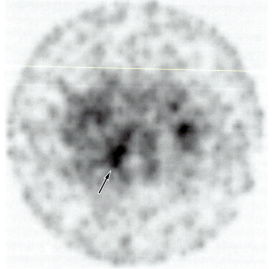

図1-C　^{131}I-アドステロールシンチグラム

NOTE 【デオキシコルチコステロン（DOC）産生腫瘍】[1]

アルドステロンの前駆体であり，アルドステロンより数十倍弱い電解質コルチコイドのデオキシコルチコステロン（DOC）の過剰産生を伴う腫瘍であり，低レニン性高血圧を示す疾患の中ではきわめて稀な副腎腫瘍である．

原発性アルドステロン症と比べると，副腎癌が多く，副腎腺腫が少ない．DOC過剰産生は，低カリウム血症や血中レニン活性低値を呈する高血圧を来す．また，アルドステロンの増加はなく，コルチゾールは正常範囲を示す．

参考文献
1) 柴田洋孝：III. 副腎 3. アルドステロン異常症 1) 原発性アルドステロン症および類縁疾患 f. デオキシコルチコステロン産生腫瘍．日本臨牀 別冊（内分泌症候群I）：641-644, 2006.
2) 日本高血圧学会：高血圧治療ガイドライン2014．(http://www.jpnsh.jp/download_gl.html)
3) Magill SB, Raff H, Shaker JL, et al: Comparison of adrenal vein sampling and computed tomography in the differentiation of primary aldosteronism. J Clin Endocrinol Metab 86: 1066-1071, 2001.

画像の読影

単純CTでは，右副腎に17mm大の低吸収値を呈する結節が認められる（図1-A, B；→）．デキサメタゾン投与下における^{131}I-アドステロールシンチグラムでは右副腎に有意な集積亢進が認められ（図1-C；→），副腎静脈サンプリングにおいてもACTH負荷後の採血でコルチゾールの有意な上昇が認められたことから，右副腎腺腫による原発性アルドステロン症が疑われた．手術が施行され，腺腫と診断され，高血圧にも改善が認められた．

原発性アルドステロン症の一般的知識

　原発性アルドステロン症（PA）は，副腎皮質の病変により血漿アルドステロン濃度が上昇する疾患と定義される．内分泌学的検査においては，血漿アルドステロン濃度が上昇する他，ネガティブフィードバックにより血漿レニン活性の低下が認められる．アルドステロンの電解質コルチコイド作用により典型的には，高ナトリウム血症，低カリウム血症を来す．前者は循環血漿量の増加を招き二次性高血圧の原因となり，後者は筋痛，脱力，四肢麻痺，多飲多尿などの症状の原因となる．高血圧患者の5〜10%を占めるとされ，内分泌性高血圧として最も頻度が高い．近年，正常なカリウム値であるPA患者が多く存在していることがわかってきた．そのため，原発性アルドステロン症による高血圧は本態性高血圧との鑑別が難しく，全高血圧患者におけるスクリーニングが望ましい．しかし，その費用対効果のエビデンスが未確立であることから，特にPA高頻度の高血圧群（低カリウム血症合併，若年者の高血圧，II度以上の高血圧，治療抵抗性高血圧，副腎偶発腫瘍合併例，40歳以下で脳血管障害発症例）の場合は，血漿レニン活性と血漿アルドステロン濃度を測定して，スクリーニングすることが推奨される[2]．

　PAの原因は腫瘍性病変と非腫瘍性病変に大別され，前者が80〜90%以上を占める．腫瘍性病変は原則として片側性のアルドステロン産生副腎皮質腺腫（aldosterone-producing adenoma；APA）（狭義のConn症候群）だが，稀には両側性の腺腫も原因となりうる．その他にも稀だが，血中のアルドステロン濃度が正常から低値で，アルドステロンの前駆体であるデオキシコルチコステロン（DOC），コルチコステロン（B），18-ヒドロキシコルチコステロン（18-OH-B）などを過剰産生する副腎腫瘍も報告されている（▶NOTE）．非腫瘍性病変として両側副腎球状層の過形成によるアルドステロンの過剰分泌が原因となることがあり，特発性アルドステロン症（idiopathic hyperaldosteronism；IHA）と呼ばれる．

鑑別診断のポイント

　通常，この病態は臨床的に診断されるため，画像診断の役割は第一にAPAの有無を評価することである．腺腫は単純CTおよびMRIにおいて特徴的な所見を呈しうる（p.515-519「非機能性副腎腺腫」参照）が，APAはサイズが小さくても内分泌活性が高いことが多いため，約7割の症例ではCTでは異常を指摘できないとの報告もある[3]．手術適応の決定には病変の有無のみならず，片側性か否かが重要な問題となる．APAは片側副腎摘除によって治癒が期待できるが，両側副腎からアルドステロン過剰分泌が認められる特発性アルドステロン症（IHA，両側副腎球状層過形成）では手術による治癒が期待できないため，生涯にわたる薬物治療が必要となる．副腎シンチグラフィでは^{131}I-アドステロールの取り込みが認められ診断に寄与するが，手術の適応を決定するためには，IVR（interventional radiology）による選択的副腎静脈採血で副腎病変の局在診断がなされることが多い．

Cushing症候群
Cushing syndrome

古田昭寛, 藤本晃司, 小山　貴

● **症例**：40歳代, 女性. スクリーニングの超音波で右副腎に腫瘤を指摘.

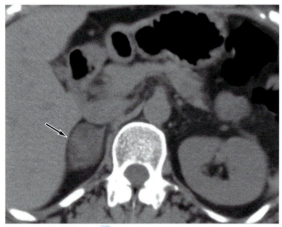

図1-A　単純CT

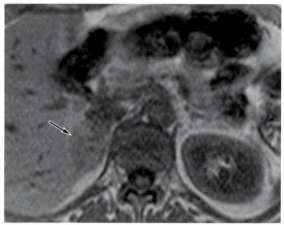

図1-B　T1強調像（in phase）

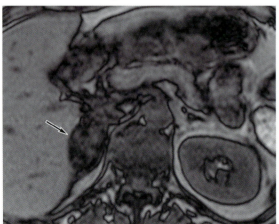

図1-C　T1強調像（opposed phase）

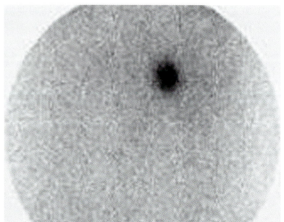

図1-D　^{131}I-アドステロールシンチグラフィ（背面像）

表1　Cushing症候群の原因

ACTH依存性	・Cushing病（ACTH産生下垂体腺腫） ・異所性ACTH産生腫瘍（肺小細胞癌, 気管支カルチノイド, 胸腺腫, 膵癌など） ・異所性CRH産生腫瘍
ACTH非依存性	・副腎腺腫, 副腎癌 ・原発性副腎結節性過形成［球状層の過形成を呈する特発性アルドステロン症（idiopathic hyperaldosteronism；IHA）や, 先天的な副腎皮質の過形成］ ・両側性大結節性副腎過形成（ACTH-independent macronodular adrenal hyperplasia；AIMAH） ・原発性色素性結節性副腎異形成（primary pigmented nodular adrenal dysplasia；PPNAD）

ACTH：adrenocorticotropic hormone.　CRH：corticotropin-releasing hormone

画像の読影

　単純CTで，右副腎に33mm大の類円形の腫瘤を認める（図1-A；→）．内部は不均一な低吸収値を呈し，肝や筋肉よりも低吸収値を示す．MRIのT1強調像で，右副腎の腫瘤はin phase（図1-B；→）と比しopposed phase（図1-C；→）で著明な信号低下を認める．デキサメタゾン抑制試験では2mg，8mgいずれの投与量でも血中コルチゾールの低下（抑制）を認めなかった．^{131}I-アドステロールシンチグラフィ（図1-D）では右副腎への集積亢進と左副腎への集積低下がみられた．

　以上より，機能性の右副腎皮質腺腫と，それに伴うCushing症候群が疑われた．右副腎摘出術が施行され，腺腫と診断された．

Cushing症候群の一般的知識

　Cushing症候群は満月様顔貌，野牛肩，中心性肥満，皮下溢血，挫創，伸展性皮膚線条，皮膚の菲薄化，筋力低下，月経異常などの徴候を呈する疾患であり，高血圧，骨粗鬆症，糖尿病，脂質異常症などを高頻度に伴う．これらの症状はコルチゾール過剰による蛋白合成抑制と異化促進，脂肪合成の促進，ミネラルコルチコイド作用の結果生じる．その他，尿中カルシウム増加のため尿路結石を生じやすくなり，低カリウム血症，精神神経症状，免疫低下による感染症などがみられる．診断にはデキサメタゾン抑制試験およびメトピロン試験により，コルチゾールの過剰分泌と自律性分泌を評価する必要がある（p.515-519「非機能性副腎腺腫」参照）．コルチゾール産生能が弱く特徴的な臨床症状のみられないものは，サブクリニカルCushing症候群（▶NOTE）と診断される．

　Cushing症候群の病因は，ACTH（adrenocorticotropic hormone）依存性とACTH非依存性に二分される（表1）．Cushing病は，下垂体腺腫（ACTH産生腺腫）あるいは下垂体以外に発生した異所性ACTH産生腫瘍により両側副腎の過形成を来す疾患で，Cushing症候群の原因の70%を占めるとされる．ACTH非依存性の病因の多くは副腎皮質の機能性腺腫である．若年発症のCushing症候群は稀だが，原因疾患としてMcCune-Albright症候群，ACTH非依存性大結節性副腎過形成（adrenocorticotropic hormone-independent macronodular adrenal hyperplasia；AIMAH），原発性色素性結節性副腎異形成（primary pigmented nodular adrenocortical disease；PPNAD）などを考慮する．両側に大結節性過形成を来すAIMAHは腺腫，癌と比べてCushing徴候が軽度であることが多く，サブクリニカルCushing症候群を呈することもある（診断基準は表2[1]参照）．PPNADでは大半がCushing徴候を認める．

鑑別診断のポイント

　Cushing症候群においては，画像診断は腺腫，過形成などの器質的病変の有無を評価するのに重要な役割を果たす．腫瘤が認められる場合には，腺腫の可能性が疑われるが，その質的な診断は単純CT，chemical shift imagingを含むMRI，アドステロールシンチグラフィなどにより行われる．副腎腺腫は腫瘍細胞内には脂質を含有するため，CTにおいては典型的には10HU以下のCT値を呈し，MRIのchemical shift imagingのopposed phaseにおいて信号低下を呈する．^{131}I-アドステロールシンチグラフィは，副腎皮質機能亢進が片

側性か両側性かを鑑別するのに有用である．また，副腎腺腫においては約半数が機能性であり，コルチゾール産生によりCushing症候群を呈するものが多いが（5～47％），1.6～3.3％はアルドステロンを産生する（p.510-511「原発性アルドステロン症」参照）[2]．

表2 サブクリニカルCushing症候群の診断基準 （文献1）より転載）

1. 副腎腫瘍の存在
2. Cushing症候群の特徴的な身体徴候の欠如
3. 検査所見
   1) 血中コルチゾール値基礎値（早朝時）が正常範囲内
   2) コルチゾール分泌の自律性
   3) ACTH分泌の抑制
   4) 副腎シンチグラフィでの患側の取り込みと健側の抑制
   5) 日中変動の消失
   6) 血中DHEA-S低値
   7) 副腎腫瘍摘出後，一過性の副腎不全症状があった場合，または付着皮質組織の萎縮を認めた場合
   検査所見の判定：1），2）は必須，さらに3）～6）のうち1つ以上の所見，あるいは7）があるとき陽性と判定する．

ACTH : adrenocorticotropic hormone, DHEA-S : dehydroepiandrosterone sufate

> **NOTE 【サブクリニカルCushing症候群】**
>
> 　副腎シンチグラフィではCushing症候群に合致する腫瘍側のみへの取り込みがみられながら，Cushing症候群に特徴的な臨床所見が認められない症例が存在することが知られていた．1981年，Charbonnelら[3]により，こうした症例に内分泌的検査を行った結果が報告され，サブクリニカルCushing症候群が知られるようになった[4]．
>
> 　Cushing症候群との違いは，副腎腫瘍からのコルチゾールの分泌量が少ないことにある．そのため，ACTH基礎値，デキサメタゾン抑制後のコルチゾール値は異常を示すが，臨床的にはCushing症候群に特徴的な症状が明らかではなく，副腎偶発腫瘍の中からサブクリニカルCushing症候群の診断基準（表2）[1]により判定されることが多い．Cushing症候群へ移行する可能性があるという意味でプレクリニカルCushing症候群と称されていたが，最近ではCushing症候群へはほとんど発展しない別の病態であることが知られるようになった[5]．そのため，現在ではサブクリニカルCushing症候群と称されている．機能性副腎腫瘍の中のかなりの数がサブクリニカルCushing症候群とされる．高血圧，糖尿病，肥満の合併が多く，メタボリックシンドロームの原因となる．これらの症状をもつ患者に副腎偶発腫が発見された場合は，サブクリニカルCushing症候群の可能性を念頭に，精査が勧められる．

参考文献

1) 柳瀬敏彦, 沖　隆, 方波見卓行・他：日本内分泌学会臨床重要課題：潜在性クッシング症候群（下垂体性と副腎）の診断基準の作成「副腎性サブクリニカルクッシング症候群 新診断基準」の作成と解説．日内分泌会誌 93 (Suppl)：1-18, 2017.
2) Mansmann G, Lau J, Balk E, et al: The clinically inapparent adrenal mass: update in diagnosis and management. Endocr Rev 25: 309-340, 2004.
3) Charbonnel B, Chatal JF, Ozanne P: Does the corticoadrenal adenoma with "pre-Cushing syndrome" exist? J Nucl Med 22: 1059-1061, 1981.
4) 田中一成：III. 副腎 2. Cushing症候群 4) Subclinical Cushing's syndromeおよびpreclinical Cushing's syndrome. 日本臨牀 別冊（内分泌症候群I）：604-606, 2006.
5) 日本泌尿器科学会, 日本病理学会, 日本医学放射線学会・他（編）；副腎腫瘍取扱い規約，第3版．金原出版, p.39-50, 2015.

非機能性副腎腺腫（典型例）

nonfunctioning adrenocortical adenoma (typical case)

古田昭寛, 藤本晃司, 小山 貴

● **症例**: 60歳代, 女性. 検診で左副腎に腫瘤を指摘されていた. 自覚症状や血液生化学, ホルモン検査での異常はない.

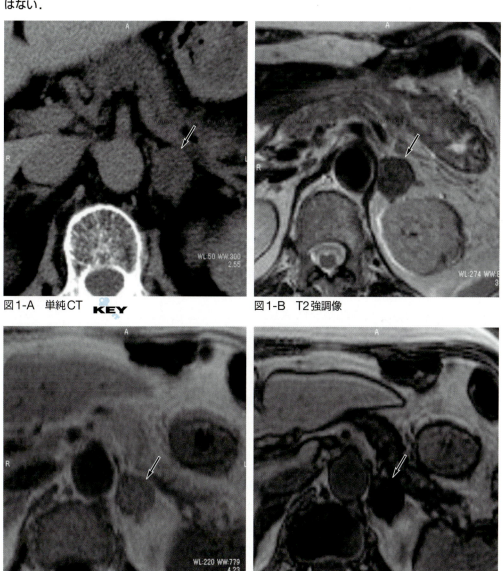

図1-A　単純CT

図1-B　T2強調像

図1-C　T1強調像（in phase）

図1-D　T1強調像（opposed phase）

画像の読影

単純CT上，左の副腎に肝や腎などより低吸収の腫瘍を認める（図1-A；→）．CT値は9HUである．MRIのT2強調像で，副腎の腫瘍は比較的低信号で筋肉と同程度である（図1-B；→）．

化学シフト画像のT1強調像in phaseで肝と同程度の信号強度，T1強調像opposed phaseで強い信号低下を認め，腫瘍の中に脂肪の存在が示唆される（図1-C, D；→）．

非機能性の腺腫ということでフォローされ，その後大きさの変化はない．

非機能性副腎腺腫の一般的知識

副腎に偶発的に腫瘍がみつかる頻度は1～10%程度とされる．このような副腎病変を一般的に偶発腫（incidentaloma）と呼称することが多い（p.518 NOTE参照）．incidentalomaで最多のものは腺腫（41%）で，転移（19%）がこれに次ぐ[1]．担癌患者においても病変が3cm以下であれば，良性腫瘍が87%を占めるとされる[2]．他に転移性病変のみられない担癌患者においては，副腎病変の鑑別が腫瘍の臨床病期（staging）に大きく影響するために，副腎病変の鑑別が臨床的に重要である．

鑑別診断のポイント

機能性腺腫の場合と異なり，非機能性腺腫の診断はもっぱら画像診断に委ねられ，そのモダリティとしては，単純CT，MRIのgradient echo（GRE）法による化学シフト画像（chemical shift imaging）および核医学検査がある．病理学的には非機能性腺腫においても，機能性腺腫と同様に腫瘍細胞は淡明な細胞質を有し，細胞内に豊富に存在する脂質を反映すると考えられる．単純CTにおいては，この病理組織学的な特徴を反映して，低吸収域を呈する．

病変のCT値（hounsfield unit；HU）による評価では，10HUを閾値とした場合に感度71%，特異度98%，20HUを閾値とした場合に感度88%，特異度84%が得られるとされる[3]．単純CTで10HUより高い値を示す場合，関心領域（region of interest；ROI）のCT値の平均値を測定するのではなく，ROI中で負のCT値を示すピクセル値の割合を計算する手法（ヒストグラム解析）も報告されている．負のCT値を示すピクセルが全体の10%以上であった場合，感度は91%，特異度は100%になり，ROIのCT値の平均値が10HUより高かったとしても，腺腫と診断できる可能性がある[4]．ダイナミックCTによるwashout率からの鑑別も報告されているが，古典的なものは遅延相を造影剤注入から15分後に撮影するもので，時間を要し，実臨床では現実的ではない．それを鑑みて，遅延相を5分に設定し，鑑別する方法も報告もされている[5]．それによると，全体では感度94%，特異度96%で，脂質の少ない腺腫（＞10HU）に限ると，感度87%，特異度92%が得られたとされる．

MRIのGRE T1強調像において，in phaseおよびopposed phaseを用いた化学シフト画像では，opposed phaseで信号低下が認められる．視覚的な評価で信号低下が明らかな場合には診断が容易であるが，所見が曖昧である時には，

信号低下率（signal intensity index）＝（in phaseでの信号強度 − opposed phaseでの信号強度）／（in phaseでの信号強度）×100%

が11.2～16.5%以上あれば，腺腫と確定診断することが可能とされる[6]．

この手法は，CTで10HU以上を呈する腺腫にも有用との報告もみられる[7]．ただし，2D法が主体なため，空間分解能が低く，化学シフトアーチファクトに小さな副腎腺腫が隠れてしまい，診断できないことがある．近年，Dixon法を用いた3D T1強調像を用いることによって，高分解能画像を撮像することが可能となり，小さな副腎腺腫でも診断できるようになってきている[8]．

　PET-CTにおいてはSUVの閾値を3.1以下とした場合，腺腫の感度は98％，特異度は92％とされる．PET-CTの利点は腺腫に含まれる脂質の量に関係なくSUV（standardized uptake value）値を利用できることにある[9]．しかし，腺腫内部の出血や変性などにより，必ずしも腫瘍細胞内に脂質が存在するとは限らないため，非特異的な所見を呈することもある．

　非典型的な画像所見を呈する副腎腫瘍の診断においては，内分泌検査により機能性腫瘍や褐色細胞腫を除外する必要がある．他に転移がみられない担癌患者において転移性腫瘍との鑑別が困難な場合には，CTまたは超音波ガイド下による生検や手術が考慮される．

参考文献

1) Mansmann G, Lau J, Balk E, et al: The clinically inapparent adrenal mass: update in diagnosis and management. Endocr Rev 25: 309-340, 2004.
2) Candel AG, Gattuso P, Reyes CV, et al: Fine-needle aspiration biopsy of adrenal masses in patients with extraadrenal malignancy. Surgery 114: 1132-1137, 1993.
3) Boland GW, Lee MJ, Gazelle GS, et al: Characterization of adrenal masses using unenhanced CT: an analysis of the CT literature. AJR 171: 201-204, 1998.
4) Halefoglu AM, Bas N, Yasar A, et al: Differentiation of adrenal adenomas from nonadenomas using CT histogram analysis method: A prospective study. Eur J Radiol 73: 643-651, 2010.
5) Kamiyama T, Fukukura Y, Yoneyama T, et al: Distinguishing adrenal adenomas from nonadenomas: combined use of diagnostic parameters of unenhanced and short 5-minute dynamic enhanced CT protocol. Radiology 250: 474-481, 2009.
6) Fujiyoshi F, Nakajo M, Fukukura Y, et al: Characterization of adrenal tumors by chemical shift fast low-angle shot MR imaging: comparison of four methods of quantitative evaluation. AJR 180: 1649-1657, 2003.
7) Haider MA, Ghai S, Jhaveri K, et al: Chemical shift MR imaging of hyperattenuating (>10HU) adrenal masses: does it still have a role? Radiology 231: 711-716, 2004.
8) Marin D, Dale BM, Bashir MR, et al: Effectiveness of a three-dimensional dual gradient echo two-point Dixon technique for the characterization of adrenal lesions at 3 Tesla. Eur Radiol 22: 259-268, 2012.
9) Metser U, Miller E, Lerman H, et al: 18F-FDG PET/CT in the evaluation of adrenal masses. J Nucl Med 47: 32-37, 2006.

非機能性副腎腺腫(非典型例)

nonfunctioning adrenocortical adenoma (atypical case)

古田昭寛, 藤本晃司, 小山 貴

● 症例:40歳代,女性,慢性腎不全により透析中.左側腹部痛の精査のためCTを施行.

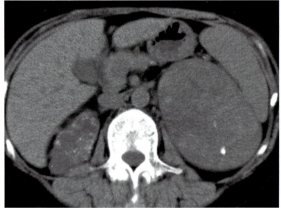

図1-A 単純CT

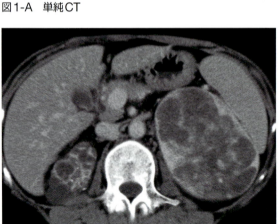

図1-B 造影CT

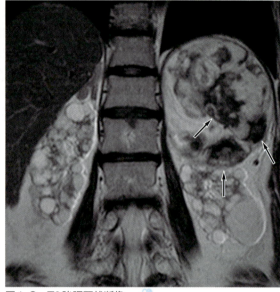

図1-C T2強調冠状断像

> **NOTE** 【副腎偶発腫(adrenal incidentaloma)】
> 　副腎腫瘍は一般に考えられているよりも高率に認められ,その頻度は年齢とともに増加する.剖検例では30歳以下の有病率は1%未満だが,70歳以上ではおよそ7%に認められる.腹部CTにおける副腎偶発腫の頻度も0.5〜5.0%と報告されている.副腎偶発腫の平均腫瘍径は約30mmで,その過半数が非機能性副腎腺腫である.アルドステロン,コルチゾール,カテコールアミンのいずれかを産生する腺腫は偶発腫全体の20〜25%を占め,コルチゾール産生腺腫が8.9%,褐色細胞腫が8.6%,アルドステロン産生腺腫が4.2%と報告されている.

画像の読影

　左副腎に内部不均一な吸収値を呈する巨大な腫瘤を認め，内部には点状の石灰化を認める．右腎は慢性腎不全により萎縮し，透析による囊胞（acquired cystic disease of the kidneys；ACDK）が多発している（図1-A）．腫瘤内には不均一な濃染がみられる（図1-B）．MRIのT2強調像では，腫瘤は低～高信号が混在する不均一な様相を呈する．腫瘤のサイズが大きく腫瘍性病変を否定できないため，体腔鏡下に手術が施行され，著明な出血と壊死を伴う副腎皮質腺腫と診断された．MRIのT2強調像における著明な低信号の部分（図1-C；→）は，陳旧性の出血によるヘモジデリンの沈着を反映すると考えられる．

非機能性副腎腺腫の一般的知識

　副腎に出血や変性が起こることは稀であるが，出血による二次性変性が起こることがあり，変性腺腫（degenerated adenoma）と呼ばれる．通常，腺腫には明らかな線維成分や浮腫性間質はほぼ存在しないが，腺腫内に出血が起こった場合には引き続き変性が起こり，無血管域や囊胞域が生じ，最終的には線維化が起こることがある．その後，腺腫は増大し，液状変性，石灰化，線維化，軟部組織結節，血管腫瘍様血管新生などが生じる[1)2)]．

　Newhouseらの報告では女性に多く，発症年齢は比較的高齢（平均63歳）で，大きさは平均11.1cm（5～20cm）で，10例で石灰化を伴っていた．4例はCushing症候群を呈しており，そのうち2例はカテコールアミンの高値を伴っていた[1)]．

鑑別診断のポイント

　変性腺腫は画像所見，特にMRIで腫瘤の内部が多彩であるが，特異的な所見ではない．囊胞成分が充実成分よりもかなり大きく占めている場合は，臨床的，病理学的に囊胞，仮性囊胞（血管腫）と診断される場合があるが，より詳細な病理学的検索をすることで，残存した腫瘍性の皮質組織が明らかになり，変性腺腫と診断されることもある．副腎癌に壊死，出血などの二次性変化が加われば，類似した所見を呈することもあり，両者を確実に鑑別することは困難である．

　褐色細胞腫も囊胞変性や石灰化を伴うことがあるため鑑別疾患となりうるが，ほとんどの場合，ホルモン活性がみられ，特徴的な症状を呈することから，変性腺腫との鑑別は可能である．

　副腎血管腫は変性を伴うことも多く，やはり多彩な画像所見を呈する．造影CT・MRIの動脈相で辺縁部に綿花状の造影効果がみられ，遅延相で中央部に広がる造影効果がみられれば特徴的である．また，比較的特異的な点状，輪状の石灰化がみられる場合がある．ただし，変性を伴うことも多く，典型的所見を示す頻度は肝血管腫ほど高くない．

参考文献

1) Newhouse JH, Heffess CS, Wagner BJ, et al: Large degenerated adrenal adenomas: radiologic-pathologic correlation. Radiology 210: 385-391, 1999.
2) Otal P, Escourrou G, Mazerolles C, et al: Imaging features of uncommon adrenal masses with histopathologic correlation. RadioGraphics 19: 569-581, 1999.

副腎過形成
adrenal hyperplasia

福倉良彦，熊谷雄一，藤本晃司，小山 貴

● **症例**：60歳代，男性．意識障害にて近医搬送．低K血症とACTH高値を指摘．

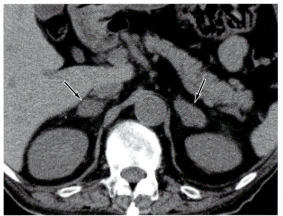

図1-A　単純CT

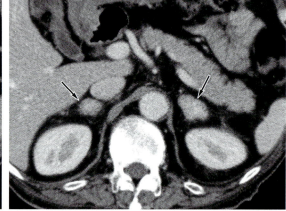

図1-B　造影CT

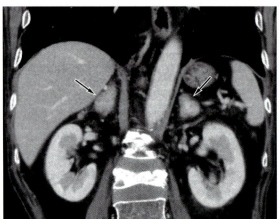

図1-C　造影CT，MPR冠状断像

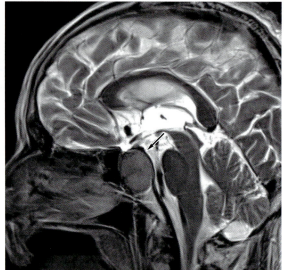

図1-D　T2強調矢状断像

ACTH：adrenocorticotropic hormone（副腎皮質刺激ホルモン）

画像の読影

　　CTでは，両側副腎（図1-A〜C；→）はほぼ形態を保ったまま腫大している．造影効果は均一で，結節性病変は指摘できない．ACTHが高値であり，Cushing病が疑われた．頭部MRIが施行され，トルコ鞍部に径25mmの腫瘍性病変を認める（図1-D；→）．
　腫瘍摘出術が行われ，ACTH産生下垂体腺腫であることが確認された．

副腎過形成の一般的知識

　副腎皮質は球状層，束状層，網状層の3層に分かれており，それぞれアルドステロン，コルチゾール，アンドロゲンを主として分泌する．副腎髄質からはカテコラミンが分泌され，これらのホルモン異常により各種代謝異常・疾患が形成される．このうち，選択的低アルドステロン症，あるいは副腎萎縮を伴う特発性Addison病などを除いて，副腎疾患の多くは腫大あるいは結節性変化を伴う．
　副腎には種々の原因により，過形成による両側の腫大が生じうる．その病態には下垂体腺腫によるCushing病，ACTH非依存性大結節性副腎過形成（AIMAH），先天性副腎皮質過形成などがある．Cushing病では，通常副腎の正常形態を保ったまま腫大するが，両側性に結節性の腫大を呈することがあり，"macronodular hyperplasia"と呼ばれる[1]．AIMAHは両側副腎の多結節状の腫大により，ACTH（副腎皮質刺激ホルモン）非依存性に副腎皮質機能亢進症を来す病態である（p.522-523「AIMAH」参照）．先天性副腎皮質過形成は，副腎酵素欠損症に伴うコルチゾールの分泌低下により下垂体からACTHが過剰に分泌され，副腎が過形成を来す病態であり，大部分は新生児期に発見されるが，幼児期以降に発症する遅発型の症例もある．先天性副腎皮質過形成の原因の最多を占める21-水酸化酵素欠損症のうち，塩類喪失型の約2割は無症状とされ，無症候性の副腎腫大の原因となりうる[2]．

鑑別診断のポイント

　副腎腫大の基準として，脚の短径を計測し3mm以上であれば感度100％，5mm以上であれば特異度100％とする報告がみられる[3]．
　副腎過形成は副腎の正常形態を保つ場合もあれば，多結節性に腫大する場合もある．副腎両側性に病変を形成する病態（転移，悪性リンパ腫，肉芽腫性疾患など）が鑑別に挙がるが，臨床的に副腎ホルモン値の測定や，コルチゾールの過剰分泌と自律性分泌を評価することにより鑑別が可能である．^{131}I-アドステロールシンチグラフィでは，両側の腫大した副腎に集積亢進がみられる[4]．

参考文献

1) Doppman JL, Miller DL, Dwyer AJ, et al: Macronodular adrenal hyperplasia in Cushing disease. Radiology 166: 347-352, 1988.
2) Therrell BL Jr., Berenbaum SA, Manter-Kapanke V, et al: Results of screening 1.9 million Texas newborns for 21-hydroxylase-deficient congenital adrenal hyperplasia. Pediatrics 101: 583-590, 1998.
3) Lingam RK, Sohaib SA, Vlahos I, et al: CT of primary hyperaldosteronism (Conn's syndrome): the value of measuring the adrenal gland. AJR 181: 843-849, 2003.
4) Gross MD, Shapiro B: Scintigraphic studies and adrenal hypertension. Semin Nucl Med 19: 122-143, 1989.

ACTH非依存性大結節性副腎過形成
adrenocorticotropic hormone-independent macronodular adrenal hyperplasia（AIMAH）

福倉良彦，熊谷雄一，藤本晃司，小山 貴

● 症例：70歳代，男性．下肢浮腫および筋力低下にて近医受診．満月様顔貌とCushing徴候を認めた．

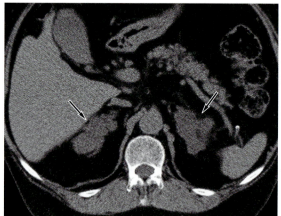

図1-A　単純CT

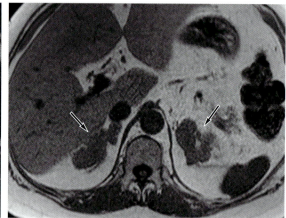

図1-B　T1強調像（in phase）

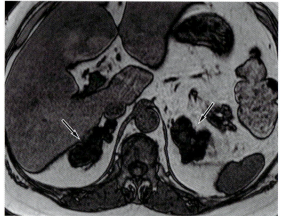

図1-C　T1強調像（opposed phase）

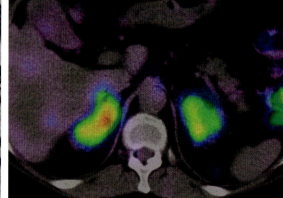

図1-D　131I-アドステロールシンチグラフィ（SPECT/CT）

> **NOTE**　【AIMAHの疾患名に関して】
> 　近年，本疾患は過形成副腎で産生されるACTHによって調節されていることが示唆され，原発性両側性大結節性副腎過形成（primary bilateral macronodular adrenal hyperplasia；PBMAH）の名称が推奨されている．

画像の読影

単純CTにて両側副腎には，多数の低吸収結節を認める（図1-A；→）．いずれの結節（→）もT1強調像in phase（図1-B）と比較してopposed phase（図1-C）では著明な信号低下を呈しており，豊富な細胞内脂質を反映していると考えられる．^{131}I-アドステロールシンチグラフィ（図1-D）では，両側の腫大した副腎に集積亢進を認め，AIMAHと診断された．

ACTH非依存性大結節性副腎過形成（AIMAH）の一般的知識と画像所見

ACTH非依存性大結節性副腎過形成（AIMAH）は，両側副腎の多結節状の腫大により，ACTH（adrenocorticotropic hormone）非依存性に副腎皮質機能亢進症を来す稀な疾患である[1]．正確な病因は明らかではないが，副腎に対する何らかの慢性的な刺激を背景として，副腎がACTH非依存性の分泌能を獲得したという説が考えられている（▶NOTE）．

画像所見 AIMAHでは，両側副腎に粗大な結節が多発して認められることが特徴である．病理学的には副腎皮質の過形成であることから，個々の結節は細胞内脂質を反映して，副腎皮質腺腫と同様な画像所見を呈することが多い．すなわち，単純CTでは低吸収（＜10HU），MRIのchemical shift imagingではopposed phaseで信号低下を認める．

鑑別診断のポイント

両側副腎腫大がみられる病態（転移，悪性リンパ腫，肉芽腫性病変など）と鑑別を要するが，上述の特徴的な画像所見により，鑑別に苦慮することは少ない．

臨床的にはCushing病や異所性ACTH産生腫瘍に伴う二次的な両側の副腎皮質過形成が主な鑑別の対象となるが，これらの病態に認められる副腎過形成は形態を保ったまま腫大することが多く，AIMAHとは画像所見が異なる[2]．

ACTH非依存性Cushing症候群の鑑別として，原発性小結節性副腎皮質異形成（PPNAD；primary pigmented nodular adrenocortical dysplasia）が知られる．この疾患は稀であるが，若年女性にみられることが多く，副腎には両側性に色素沈着を伴った数mm大の結節が多数認められる．病理所見を反映して，CTにおいても両側副腎に多発する微小な結節が認められることがあるが，多くは病変の指摘が困難である．治療はAIMAH，PPNADのいずれにおいても両側副腎摘出が選択されることが多い．

参考文献

1) Rockall AG, Babar SA, Sohaib SA et al: CT and MR imaging of adrenal glands in ACTH-independent Cushing syndrome. RadioGraphics 24: 435-452, 2004.
2) Doppman JL, Chrousos GP, Papanicolaou DA et al: Adrenocorticotropin independent macronodular adrenal hyperplasia: an uncommon cause of primary adrenal hypercortisolism. Radiology 216: 797-802, 2000.

原発性色素性結節性副腎異形成
primary pigmented nodular adrenocortical disease（PPNAD）

山下康行

●症例：20歳代，女性．高血圧，脂質異常症，満月様顔貌，骨折，ACTH低値，コルチゾール日内変動の消失などを認め，Cushing症候群の精査加療目的に来院．

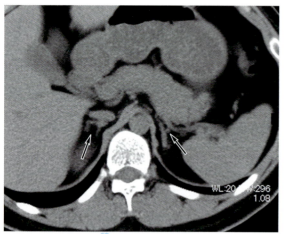

図1-A　単純CT

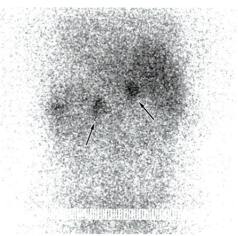

図1-B　副腎シンチグラフィ背面像

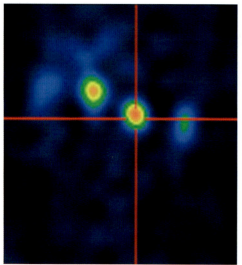

図1-C　副腎シンチグラフィ冠状断像

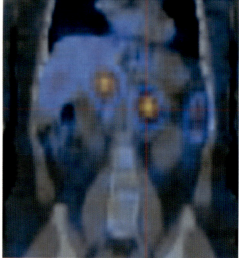

図1-D　副腎シンチグラフィとCTとの融合

参考文献
1) Carney JA, Gordon H, Carpenter PC, et al: The complex of myxomas, spotty pigmentation, and endocrine overactivity. Medicine (Baltimore) 64: 270-283, 1985.
2) Rockall AG, Babar SA, Sohaib SA, et al: CT and MR imaging of the adrenal glands in ACTH-independent Cushing syndrome. RadioGraphics 24: 435-452, 2004.

画像の読影

CTで両側副腎はほぼ正常の大きさであるが（図1-A；→），副腎シンチグラフィ（図1-B〜D）で両側副腎の取り込みは亢進している（図1-B；→）．

両側の副腎摘出が行われ，両側副腎は核の腫大，好酸性胞体を有する大型細胞と淡明な大型細胞が結節状に増生し，一部の細胞内に色素顆粒を有しており，原発性色素性結節性副腎異形成（PPNAD）に矛盾しない所見であった．Carney複合体の発症は確認されていない．

原発性色素性結節性副腎異形成の一般的知識と画像所見

原発性色素性結節性副腎異形成（PPNAD）は，ACTH非依存性大結節性副腎過形成（ACTH-independent macromodular adrenocortical hyperplasia；AIMAH）と同様，両側副腎を病変とする特殊型Cushing症候群である．PPNAD, AIMAHいずれも孤発例および家族性の症例があり，その成因としてコルチゾール産生に重要なcAMPカスケードに関するG蛋白質や*PKA*（protein kinase A）の遺伝子異常が提起されている．

PPNADの好発年齢は10〜30歳である．病理学的には径2〜4mm程度で黒褐色の結節性病変が両側副腎に多発する．隣接する正常副腎皮質組織は萎縮する．*PRKAR1A*変異陽性者では45歳までに45％の男性，70％の女性にPPNADによるCushing症候群の身体所見が認められる．

PPNADは常染色体優性遺伝であるCarney複合体（Carney complex；CNC）の一表現型とされる．CNCは厚生労働省の指定難病のひとつで，皮膚の色素沈着異常，粘液腫，内分泌腫瘍や機能亢進，神経鞘腫によって特徴づけられる疾患である[1]．淡褐色〜黒色の多発性色素斑がCNCの最も特徴的な所見であり，典型例ではこれらは思春期に数を増す．心臓の粘液腫は若年者でも発症し，いずれの房室にも生じうる．症状としては心内血流の閉塞，肺塞栓症，心不全である．他に粘液腫を生じる部位としては，皮膚，乳房，口腔咽頭部，女性生殖路がある．PPNADはCNCで最も高頻度にみられる内分泌腫瘍で，約25％の患者に発症する．CNC患者の剖検では，PPNADの所見はほぼ100％に認められる．

PPNADの治療は，両側副腎摘出が原則である．しかし，Cushing徴候の軽度例では今後治療の選択肢が増える可能性がある．

画像所見 CTやMRIでは個々の結節を同定することは困難なこともあり，正常の副腎皮質の萎縮によって副腎自体は萎縮してみえることも多い[2]．典型的には萎縮した副腎皮質と結節によってstrings of beads様の所見を呈するといわれている．

鑑別診断のポイント

本症はACTH非依存性の特殊型Cushing症候群で，腺腫や副腎癌は多くは一側性であり，両側性であればAIMAHやPPNADの可能性がある．AIMAHでは両側の副腎は肥大するのに対し，PPNADでは萎縮することが多い．しかし，両側の微小副腎腺腫の可能性も完全に否定はできない．

副腎性器症候群
adrenogenital syndrome

福倉良彦, 熊谷雄一

● **症例**: 40歳代, 男性. 低身長あり. 全身倦怠感や悪心, 微熱, 食欲低下, 下痢などの症状にて近医受診. 血液検査にて副腎皮質機能不全が疑われた.

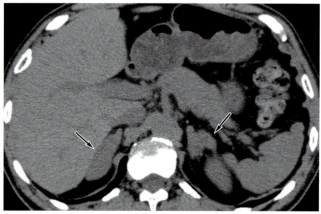

図1-A　単純CT

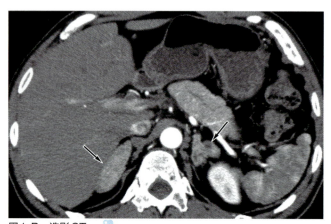

図1-B　造影CT

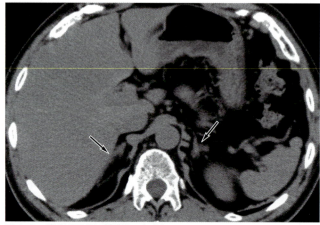

図1-C　単純CT（治療開始1年後）

画像の読影

　CTでは両側副腎が比較的形態を保ったまま腫大している（図1-A，B；→）．造影効果は比較的均一である（図1-B；→）．血液および尿検査にて，コルチゾールの合成低下およびアルドステロンの合成亢進がみられ，小人症の合併もあり，副腎性器症候群（単純男性化型）と診断された．その後，コルチゾール補充療法にて，両側副腎腫大は軽減した（図1-C；→）．

副腎性器症候群の一般的知識

　副腎性器症候群は，先天性副腎過形成とも呼ばれる．副腎酵素欠損症に伴うコルチゾールの分泌低下により，ACTH（adrenocorticotropic hormone）依存性に副腎皮質機能亢進症を来す病態である．21-水酸化酵素欠損症が約90％を占める．発症頻度は1.5～2万人に1人とされ，女性仮性半陰陽を示す代表的疾患である[1)2)]（▶NOTE）．

鑑別診断のポイント

　ACTH非依存性大結節性副腎過形成（adrenocorticotropic hormone-independent macronodular adrenal hyperplasia；AIMAH）では，両側副腎に粗大な結節が多発して認められることが特徴であるが（p.522-523参照），副腎性器症候群は形態を保ったまま腫大して認められることが多い[1)2)]．画像上は，副腎に両側性に病変を形成する病態（転移や悪性リンパ腫，肉芽腫性疾患など）が鑑別に挙がるが，臨床所見や副腎ホルモン値などにより総合的に診断可能である．

NOTE 【ステロイドホルモンの合成経路と21-水酸化酵素の役割】

　図2のステロイドホルモンの合成経路において，21-水酸化酵素はプロゲステロンからアルドステロンへの経路および17-水酸化プロゲステロンからコルチゾールの合成を行う．21-水酸化酵素が欠損した場合，アルドステロンやコルチゾールの生成が妨げられ，二次的にACTHの活性が高くなり，テストステロンが増加するため，女性は男性化や男性は性的早熟が起こる．

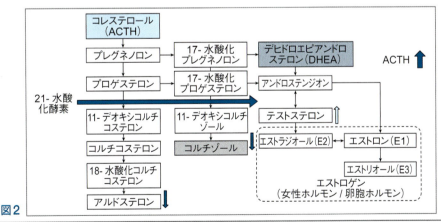

図2

参考文献

1) Harinarayana CV, Renu G, Ammini AC, et al: Computed tomography in untreated congenital adrenal hyperplasia. Pediatr Radiol 21: 103-105, 1991.
2) Michelle MA, Jensen CT, Habra MA, et al: Adrenal cortical hyperplasia: diagnostic workup, subtypes, imaging features and mimics. Br J Radiol 90: 20170330, 2017.

褐色細胞腫
pheochromocytoma

古田昭寛, 藤本晃司, 小山 貴

● **症例1**： 30歳代, 男性. 検診の腹部超音波で左副腎腫瘤を指摘.

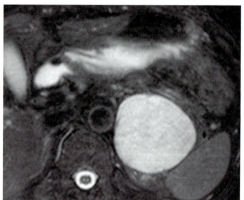

図1-A　脂肪抑制T2強調像

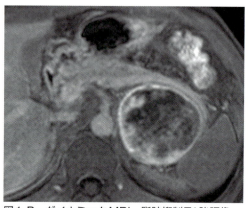

図1-B　ダイナミックMRI, 脂肪抑制T1強調像
　　　　（遅延相）

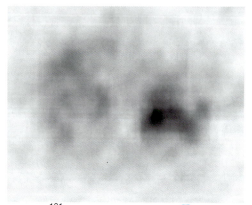

図1-C　^{131}I-MIBGシンチグラム

● **症例2**： 80歳代, 女性. 10年前より高血圧にて近医で加療されていた. 全身倦怠感および脱水の精査で施行されたCTで右副腎に腫瘤を指摘. 血中および尿中ノルアドレナリン・アドレナリンが著明に高値で, 褐色細胞腫が疑われた.

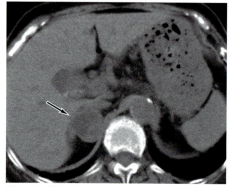

図2-A　単純CT

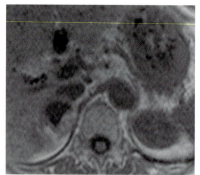

図2-B　T1強調像（in phase）

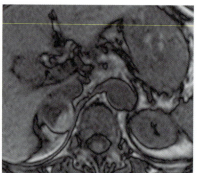

図2-C　T1強調像（opposed phase）

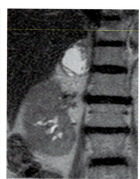

図2-D　脂肪抑制
　　　　T2強調像

画像の読影

【症例1】 左副腎に辺縁明瞭な腫瘤を認め，MRIの脂肪抑制T2強調像（図1-A）で内部はほぼ均一な高信号を呈する．ダイナミックMRIの遅延相（図1-B）でも腫瘤の造影効果は不均一であり，辺縁のみ強く造影されることから，中心部での壊死が疑われる．^{131}I-MIBGシンチグラム（図1-C）では腫瘤に一致した集積亢進が認められ，褐色細胞腫の診断を示唆する．血中ノルアドレナリンが高値で，クロニジン（選択的α2受容体アゴニスト）負荷試験でも抑制されなかったことから，内分泌学的にも褐色細胞腫が疑われた．

【症例2】 単純CTで右副腎に辺縁明瞭な腫瘤を認め，内部に低吸収域を伴っている（図2-A；→）．この低吸収域はMRIのT1強調像（図2-B, C）で低信号，T2強調像（図2-D）で高信号を呈し，嚢胞変性と考えられる．症状および検査所見と併せ，褐色細胞腫として矛盾しない像と考えられた．

褐色細胞腫の一般的知識

褐色細胞腫は副腎髄質に存在するクロム親和性細胞に由来する腫瘍で，カテコールアミンなどの種々の生理活性物質を産生する．古典的臨床症状は，hypertension, headache, hyperhydrosis, hyperglycemia, hypermetabolism（高血圧，頭痛，発汗過多，高血糖，代謝亢進）から，"5H"と称される（▶NOTE 1）．高血圧は発作性または持続性にみられる．約1割は非機能性であり，大きな病変を形成する傾向にある．スクリーニングには血中カテコールアミンの測定が施行される．尿中カテコールアミン（アドレナリン，ノルアドレナリン）やその代謝産物であるノルメタネフリン，メタネフリン，VMA（バニリルマンデル酸）の上昇も診断に有用な所見である．また頸部，後縦隔，傍大動脈領域，膀胱などに同様の組織像を呈する腫瘍が発生し，傍神経節腫（paraganglioma）として知られる．上述の臨床症状や検査値の異常を呈する患者で副腎に病変が認められない場合には，これらの部位の画像評価が必要となる．

症例の中には，肝，リンパ節，骨などに転移を来し，悪性腫瘍としての経過を示すことがあるが，病理学的検査でも本疾患の良悪を正確に鑑別することは困難である点が問題であり，初発時に転移を認めない例でも長期にわたって経過観察を行う必要がある[1]．褐色細胞腫は各10%程度で両側性に発生，副腎外で発生，悪性，遺伝性とされていたため，"10% disease"と呼ばれていた．しかし，最近では15〜20%が副腎外，30〜40%が悪性，約40%が遺伝性であるとされるようになり，10% diseaseといえなくなっている[2]．

〈褐色細胞腫／神経節細胞腫の背景となる遺伝性疾患〉

褐色細胞腫／神経節細胞腫の背景となる遺伝性疾患（▶NOTE 2）として，*RET*遺伝子変異による多発性内分泌腺腫症（multiple endocrine neoplasia；MEN）type 2A（褐色細胞腫，甲状腺髄様癌，副甲状腺腺腫），2B（褐色細胞腫，甲状腺髄様癌，粘膜神経腫，消化管ganglioneuromatosis, Marfan様体型），*VHL*遺伝子によるvon Hippel-Lindau病，*NF1*遺伝子による神経線維腫症1型（＝von Recklinghausen病）がよく知られている．近年では遺伝的な背景の解明が進み，さらに少なくとも10数種類の原因遺伝子が同定されている（表）[3]．それに伴い，褐色細胞腫／神経節細胞腫は遺伝子腫瘍と認識され，遺伝子解析が診断や治療に不可欠となっている[3]．

鑑別診断のポイント

　褐色細胞腫で内部に囊胞変性や出血を呈する頻度は少なくなく，症例により多彩な画像所見を呈しうるが，診断は臨床症状や検査値の異常に準拠するところが大きい．血管に富む腫瘍であり，非機能性の場合には，造影CT（特に動脈相）における強い造影効果と持続する濃染はこの腫瘍を疑う手がかりとなりうる．臨床的にこの腫瘍が疑われる場合には，CT造影剤の投与は原則として禁忌とされているが，European Society of Urogenital Radiology Guidelines on Contrast Media, version 10.0では，「経静脈的ヨード造影剤の投与をする場合でも特別な準備の必要はない」と記載されている[4]．CTでは石灰化は10%程度にみられるとされる．

　褐色細胞腫はMRIのT2強調像では高信号を呈することが比較的多いものの，30%以上の症例で低信号を呈する[5]．T1強調像で低信号であるが，出血成分は高信号を呈することがある．造影MRIではCTと同様に良好な造影効果が認められ，MRI用造影剤に関しては血中カテコラミンを上昇させるとの報告はみられない．しかし，臨床的にすでに本疾患が疑われている症例におけるMRIの有用性は定かではない．^{131}I-MIBGシンチグラフィでは，尿中カテコールアミンが有意な上昇を示さない場合でも集積亢進がみられ，診断にきわめて重要な所見である[6]．また，副腎外の病変を合併することがあるので，シンチグラフィは他部位病巣の検索に重要である．これらの所見が認められない場合には，画像診断は非特異的であることが多い．

> **NOTE** ❶【pheochromocytoma multisystem crisis】
> 　褐色細胞腫の臨床像の中で最も最重症型で，多臓器不全，高熱，脳症，重篤な血圧異常を四徴とする致死的病態である．臨床像が多彩で，非特異的で敗血症性ショックと類似することがある．血中・尿中カテコールアミンとその代謝産物を定量することにより診断されるが，検査に時間がかかることが問題とされる．そのため，診断確定前に，画像所見や臨床像から本病態をまずは疑うことが求められ，治療抵抗性の臨床像に合わせてpheochromocytomaを疑わせる副腎腫瘍が存在した場合は，鑑別のひとつとして考慮する．

> **NOTE** ❷【Carney's triad】
> 　Carney's tiradは胃平滑筋肉腫，肺軟骨腫，副腎外傍神経節腫の三徴候のうち，二徴候以上を合併する症例をひとつの症候群としてとらえたものであり，今までに約100例程度報告されている．現在では，胃平滑筋肉腫とされていた多くはGIST (gastrointestinal stromal tumor) として扱われている．三徴候がそろって発見されることは少ないが，それは三徴候が揃うまでに長時間を要することが理由と考えられている．若年に多いという特徴から，何らかの遺伝性があると予測されたが，家族内発生を認めず，現在に至るまで発症の原因は解明されていない．三徴候のうち，胃GISTが最も多く，副腎外傍神経節腫は最も少ない．なお，2002年にCarneyとStaratakisが胃GISTと副腎外傍神経節腫の合併例が家族内発生した例を，Carney's triadとは異なる症候群として紹介している．これは*SDH*遺伝子の変異が原因と考えられている[7]．

表 褐色細胞腫/神経節細胞腫の原因になりうる遺伝子（文献3）より転載）

遺伝子	発生部位	家族歴のある率	腫瘍の数	悪性化のリスク	随伴症状
NF1	副腎が多い	高	単発	中	神経線維腫，悪性末梢神経鞘腫
RET	副腎	高	多発	低	甲状腺髄様癌
VHL	副腎が多い	高	多発	低	中枢神経系の血管芽腫，腎細胞癌
SDHA	副腎外	低	単発	?	GIST
SDHB	副腎外が多い	低	多発	高	GIST
SDHC	副腎外	低	多発	低	GIST
SDHD	副腎外が多い	高	多発	低	GIST，下垂体腫瘍
SDHAF2	副腎外	高	単発	?	報告なし
TMEM127	副腎	中程度	多発	低	報告なし
MAX	副腎が多い	中程度	多発	低〜中	報告なし
HIF2A	副腎外が多い	?	多発	?	多血症，ソマトスタチノーマ
KI1B	?	?	?	?	神経芽細胞腫
PHD2	?	?	?	?	多血症
HRAS	?	?	単発	?	報告なし
FH	?	?	?	?	子宮平滑筋腫症

GIST : gastrointestinal stromal tumor

参考文献

1) Khorram-Manesh A, Ahlman H, Nilsson P, et al: Long-term outcome of a large series of patients surgically treated for pheochromocytoma. J Intern Med 258: 55-66, 2005.
2) Dahia PL: Pheochromocytoma and paraganglioma pathogenesis: learning from genetic heterogeneity. Nat Rev Cancer 14: 108-119, 2014.
3) 竹越一博: MEN以外の家族性副腎髄質腫瘍 – Pheochromocytoma/Paragangliomaと遺伝子異常 –. 日内分泌・甲状腺外会誌 32: 189-195, 2015.
4) European Sociery of Urogenital Radiology (ESUR) Guidelines on Contrast Media, version 10.0, 2018.
5) Varghese JC, Hahn PF, Papanicolaou N, et al: MR differentiation of phaeochromocytoma from other adrenal lesions based on quantitative analysis of T2 relaxation times. Clin Radiol 52: 603-606, 1997.
6) Taieb D, Sebag F, Hubbard JG, et al: Does iodine-131 meta-iodobenzylguanidine (MIBG) scintigraphy have an impact on the management of sporadic and familial phaeochromocytoma? Clin Endocrinol 61: 102-108, 2004.
7) 坪井光弘, 青山万理子, 三好孝典・他: 稀な肺疾患Carney's triad. 呼吸 31: 1130-1134, 2012.

骨髄脂肪腫
myelolipoma

福倉良彦，熊谷雄一，藤本晃司，小山　貴

●**症例1**：60歳代，男性．PET検診にて左副腎腫瘤を指摘．

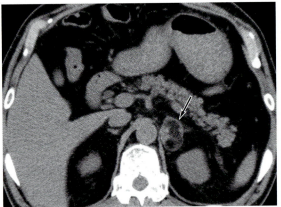

図1-A　単純CT

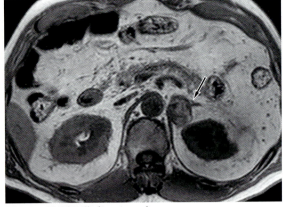

図1-B　T1強調像（in phase）

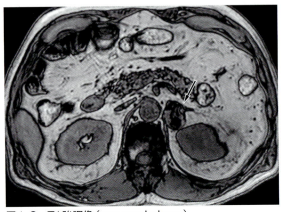

図1-C　T1強調像（opposed phase）

●**症例2**：70歳代，女性．高血圧にて加療中．左背部痛にてCTが施行され，左副腎腫瘤を指摘．

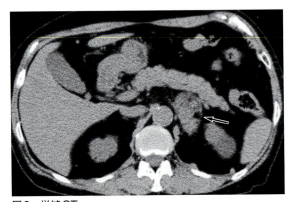

図2　単純CT

> **NOTE**　【脂肪を有する副腎腫瘤の鑑別】
> 1) 頻度の多いもの
>   - 副腎腺腫
>   - 骨髄脂肪腫
>   - 肝細胞癌
> 2) 稀なもの
>   - 腎細胞癌
>   - 副腎癌
>   - 褐色細胞腫

画像の読影

【症例1】　単純CTにて左副腎に径3cmの腫瘤を認める（図1-A；→）．腫瘤は辺縁平滑・整であり，内部には部分的に著明な低吸収域が存在する．同部分（→）は，T1強調像in phase（図1-B）と比較してopposed phase（図1-C）で著明な信号低下を認めており，脂肪成分の存在が示唆される．骨髄脂肪腫が強く疑われる所見である．

経過観察されているが，変化は認めていない．

【症例2】　単純CTにて左副腎に径4cmの腫瘤を認める．腫瘤は不均一な吸収値を呈している．内部には脂肪成分を示唆する著明な低吸収域が認められる（図2；→）．

摘出術が施行され，骨髄脂肪腫化生を伴った皮質腺腫と診断された．

骨髄脂肪腫の一般的知識と画像所見

骨髄脂肪腫は，造血細胞と成熟脂肪細胞から構成される良性腫瘍で，偶発腫の約3.9％を占める[1]．通常，無症状で偶発的に発見されることが多い[2]．病変が大きくなると，稀に腫瘍内に出血を来し，腹痛で発症することもある．骨髄脂肪腫は時に内部に変性を伴う副腎腺腫や褐色細胞腫の一部に合併することが報告されており[1]，それらの腫瘍が産生するホルモンによる内分泌異常がみられることがある．

副腎外に発生することも報告されており，約半数は仙骨前面に生じる．その他，後腹膜，骨盤腔や腎近傍での報告がみられる[3]．17-OHlase欠損症や21-OHlase欠損症といった副腎性器症候群（先天性副腎皮質過形成）においては，副腎内に骨髄脂肪腫様の変性が多数みられる症例や巨大な骨髄脂肪腫を合併する症例が報告されており，高い血中ACTHによる慢性の刺激が原因として推測されている[4][5]．

骨髄脂肪腫が疑われた場合には経過観察が推奨されるが，症状を有する場合や，サイズが大きく出血のリスクが高い場合には手術が考慮される．

画像所見　典型的には腫瘍の大部分が成熟した脂肪で構成されるため，CTおよびMRIで脂肪を反映した所見をとらえることにより，診断は容易である[6]．稀に，内部に造血細胞が多くを占める病変では，軟部腫瘍の濃度や信号を呈するため，腺腫との鑑別が困難となる（▶NOTE）．

鑑別診断のポイント

骨髄脂肪腫の5〜24％に腺腫や過形成など，他の副腎病変を伴うとされ，腫瘍の一部にのみ脂肪の存在を認める場合には，別の腫瘍に合併した骨髄脂肪腫の可能性を考慮する必要がある（図2）．

参考文献

1) Rao P, Kenney PJ, Wagner BJ, et al: Imaging and pathologic features of myelolipoma. RadioGraphics 17: 1373-1385, 1997.
2) Dunnick NR, Korobkin M: Imaging of adrenal incidentalomas: current status. AJR 179: 559-568, 2002.
3) Rao P, Kenney PJ, Wagner BJ, et al: Imaging and pathologic features of myelolipoma. RadioGraphics 17: 1373-1385, 1997.
4) Umpierrez MB, Fackler S, Umpierrez GE, et al: Adrenal myelolipoma associated with endocrine dysfunction: review of the literature. Am J Med Sci 314: 338-341, 1997.
5) Sasano H, Masuda T, Ojima M, et al: Congenital 17 alpha-hydroxylase deciency: a clinicopathologic study. Hum Pathol 18: 1002-1007, 1987.
6) Kenney PJ, Wagner BJ, Rao P, et al: Myelolipoma: CT and pathologic features. Radiology 208: 87-95, 1998.

副腎癌
adrenocortical carcinoma

福倉良彦, 熊谷雄一, 藤本晃司, 小山 貴

● **症例**：70歳代，女性．高血圧にて近医受診．腹部超音波にて右副腎に腫瘤を指摘．

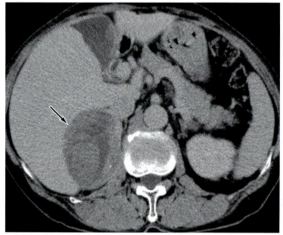

図1-A　単純CT

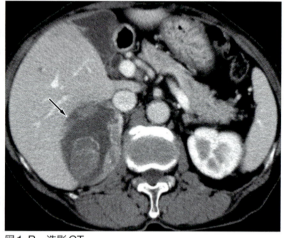

図1-B　造影CT

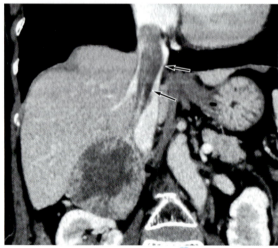

図1-C　造影CT，MPR冠状断像

画像の読影

肝と右腎の間に，単純CTで内部不均一な吸収値を呈する径8cmの腫瘤が認められる（図1-A；→）．造影CTでは腫瘤は不均一に造影され（図1-B；→），出血や壊死の存在が疑われる．造影CT冠状断像では，腫瘤から連続して下大静脈内に腫瘍塞栓が認められる（図1-C；→）．摘出術が施行され，副腎癌と診断された．

副腎癌の一般的知識と画像所見

副腎癌は偶発腫の約1％と稀な疾患であるが，その5年生存率は約38％と予後不良であ

る．したがって，いかに早期に診断・治療できるかが重要となる．副腎癌は約60〜70％の患者で，何らか（尿中17KSやDHEA-Sの増加）の副腎機能異常がみられる内分泌活性癌である[1]．成人ではCushing症候群を呈することが多いが，腺腫と比較して複数のホルモン過剰症状が認められることが多く，Cushing症候群に加えて男性化症状あるいは女性化症状が認められる．小児では約8割の症例において，アンドロゲン産生による男性化を呈する[2]．典型的には腫瘤は大きく，平均12〜15cmとされている[3]．副腎癌は巨大児，臍ヘルニア，巨舌を三徴とするBeckwith-Wiedermann症候群に合併する内臓悪性腫瘍のひとつとしても知られる．

腺腫との病理組織学的鑑別において，一般的な組織学的指標（細胞の異型や核分裂像）は有用とはいえず，Weissの指標（表）で9項目中3項目以上を満たせば副腎癌と診断される．

画像所見 画像上は，分化度の高い腫瘍においては，腺腫と同様に単純CTで低吸収値を示しうるが，典型的には内部に出血や壊死もしくは石灰化を伴った不均一な巨大腫瘤として描出される．周囲組織へ浸潤しやすく，右副腎原発の場合は下大静脈内に腫瘍塞栓を伴いやすい．傍大動脈領域のリンパ節に転移を呈することも多い．石灰化は約40％にみられるとされる[4]．MRIでは内部の出血と壊死を反映して，T1強調像，T2強調像ともに不均一な高信号を呈することが多い[4]．

鑑別診断のポイント

腺腫との鑑別において，サイズが6cm以上の場合には副腎癌の可能性が疑われる[5]．ダイナミックCTでは，典型的には早期相で良好な濃染，後期相で遷延性濃染を呈するが，腺腫とのオーバーラップが大きく，実際はサイズや内部の均一性および周囲組織への浸潤所見などによる総合的な鑑別が必要となる．FDG-PETは副腎皮質は代謝がきわめて活発な臓器であり，良質の腺腫でも取り込みがみられるために良悪性の鑑別には必ずしも寄与しない．

また，非機能性の場合には，治療方針の決定上，転移性腫瘍の除外が重要であり，全身検索が必要となる．

表　Weissの指標
1. 核異型度
2. 50高倍視野で6個以上の核分裂像
3. 異型核分裂像
4. 淡明細胞が25％未満
5. 正常副腎に類似する構造が2/3未満
6. 凝固壊死
7. 被膜浸潤
8. 毛細血管への浸潤
9. 静脈への浸潤

9項目中3項目以上を満たせば副腎癌と診断される．

参考文献

1) Caoili EM, Korobkin M, Francis IR, et al: Adrenal masses: characterization with combined unenhanced and delayed enhanced CT. Radiology 222: 629-633, 2002.
2) Michalkiewicz E, Sandrini R, Figueiredo B, et al: Clinical and outcome characteristics of children with adrenocortical tumors: a report from the International Pediatric Adrenocortical Tumor Registry. J Clin Oncol 22: 838-845, 2004.
3) Brunt LM, Moley JF: Adrenal incidentaloma. World J Surg 25: 905-913, 2001.
4) Dunnick NR, Korobkin M: Imaging of adrenal incidentalomas: current status. AJR 179: 559-568, 2002.
5) Ng L, Libertino JM: Adrenocortical carcinoma: diagnosis, evaluation and treatment. J Urol 169: 5-11, 2003.

副腎転移
adrenal metastasis

福倉良彦, 熊谷雄一, 藤本晃司, 小山 貴

●**症例1**：50歳代, 男性. 食道癌にて術前放射線化学療法および切除術後. 経過観察のCTで右副腎に腫瘤を指摘.

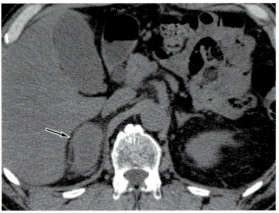
図1-A　単純CT

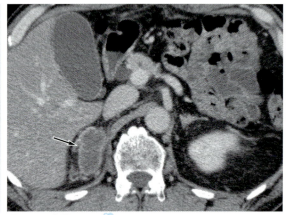
図1-B　造影CT

●**症例2**：80歳代, 男性. 4年前に右腎癌（淡明細胞癌）にて摘出術後. 経過観察のCTで左副腎に結節を指摘.

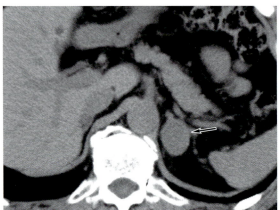
図2-A　単純CT

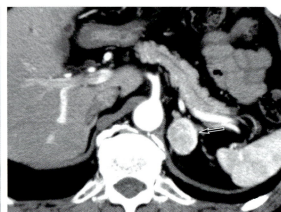
図2-B　造影CT（動脈相）

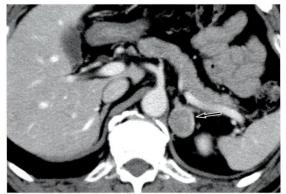
図2-C　造影CT（門脈相）

画像の読影

【症例1】 単純CTでは，右副腎に辺縁不整，内部不均一な吸収値を呈する径4cmの腫瘤（図1-A；→）を認める．造影CTでは辺縁に造影効果を認めるが，内部の造影効果は乏しく，壊死の存在が疑われる（図1-B；→）．

摘出術が施行され，食道癌（扁平上皮癌）からの副腎転移と診断された．

【症例2】 左副腎に単純CT（図2-A）で軽度低吸収，造影早期（図2-B）にて著明に濃染され，その後（図2-C）washoutする辺縁整な径2.5cmの結節（→）を認める．造影パターンは皮質腺腫を疑う所見である．

摘出術が施行され，腎癌（淡明細胞癌）からの副腎転移と診断された．

副腎転移の一般的知識と画像所見

転移性腫瘍は偶発腫の約5%以下と稀ではあるが，担癌患者にみられる副腎腫瘍の約25～36%は転移性腫瘍である[1]．したがって，副腎に腫瘍性病変が発見された場合，まずは副腎に転移を来しうるような担癌患者か否かを確認する必要がある．病変が3cm以下であれば良性腫瘍が87%とされ[2]，他に転移のみられない担癌患者においては画像による鑑別は重要な意義を有する．

副腎に転移を来しやすい原発性腫瘍として，乳癌（39%），肺癌（35%），悪性黒色腫（46～50%）が多く，その他に膵癌，大腸癌，腎癌，肝細胞癌，食道癌などが挙げられる．

画像所見 転移性腫瘍の画像所見は非特異的であるが，病変のサイズが大きくなると，中心部寄りに壊死や出血がみられることが多い．

鑑別診断のポイント

病変が両側性の場合には転移性腫瘍の可能性が疑われるが，両側性に副腎腫大を呈する他疾患（悪性リンパ腫，肉芽腫性病変，副腎過形成，腺腫，両側性褐色細胞腫など）との鑑別が必要となる．転移の場合には機能不全は比較的稀であるが，両側性の悪性リンパ腫または肉芽腫性病変の場合，副腎機能不全を呈することが多い．副腎過形成では，特徴的な臨床症状および副腎皮質細胞内の脂質を反映した特徴的なCTまたはMRI所見がみられること，両側性褐色細胞腫では臨床症状のみならず遺伝的背景から鑑別が可能である．片側性の場合には，副腎原発腫瘍との鑑別が問題となる．特に頻度が多い皮質腺腫との鑑別が重要であり，CTやMRIのchemical shift imagingが皮質腺腫の診断に有用である．しかしながら，血流豊富で，脂質を有する肝細胞癌や腎細胞癌では，皮質腺腫と同様の画像所見を呈し，鑑別が困難である（図2）[3]．

FDG-PETが診断に有用ではあるが，腺腫や炎症性疾患による偽陽性，1cm以下の小結節の偽陰性が問題となる．副腎の腫瘍が典型的な皮質腺腫の所見を示さない場合は，常に転移性腫瘍の可能性を念頭に置き，必要に応じて生検が考慮される．

参考文献

1) Blake MA, Cronin CG, Boland GW: Adrenal imaging. AJR 194: 1450-1460, 2010.
2) Candel AG, Gattuso P, Reyes CV, et al: Fine-needle aspiration biopsy of adrenal masses in patients with extraadrenal malignancy. Surgery 114: 1132-1137, 1993.
3) Schieda N, Siegelman ES: Update on CT and MRI of adrenal nodules. AJR 208: 1206-1217, 2017.

副腎悪性リンパ腫
adrenal malignant lymphoma

福倉良彦, 熊谷雄一

● **症例**：80歳代，男性．背部痛にて近医受診．CTにて両側副腎腫瘤を指摘．

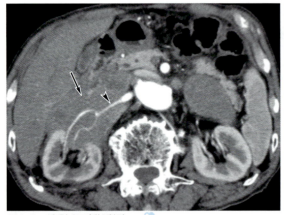

図1-A 造影CT（動脈相）

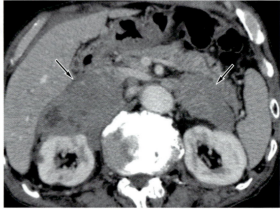

図1-B 造影CT（門脈相）

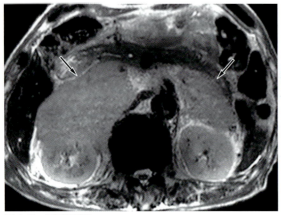

図1-C T2強調像

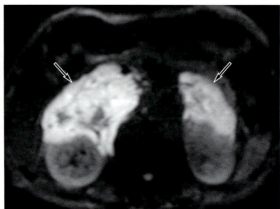

図1-D 拡散強調像（b＝1,000s/mm^2）

画像の読影

造影CTで，両側副腎に周囲に浸潤性に増殖する腫瘤を認める（図1-A, B；→）．部分的に不均一な造影効果を呈し，腫瘤内には血管が貫通する所見を認める（図1-A；▶）．MRIでは，T2強調像で比較的均一な高信号を呈し（図1-C；→），拡散強調像では強い拡散制限を認める（ADC＝0.55×10^{-3}mm^2/s, 図1-D；→）．

腫瘍生検術が施行され，副腎悪性リンパ腫（diffuse large B-cell type）と診断された．

副腎悪性リンパ腫の一般的知識

悪性リンパ腫の副腎浸潤は25％以上の症例でみられるが，副腎原発の悪性リンパ腫は稀で，全非Hodgkinリンパ腫の約3％である[1]．副腎原発では，ほとんどが高悪性度のdiffuse large B-cell typeの非Hodgkinリンパ腫であり，約50％で両側副腎にみられる（表）．血管内悪性リンパ腫（intravascular lymphomatosis）が両側副腎に病変を形成する傾向を有することが知られている[2]．腫瘤は副腎を置換するように6cm以上の比較的大きな腫瘤を形成することが多い．副腎不全を来す頻度が高く，他に，肝機能異常やLDH高値，汎血球減少などの血液データの異常も悪性リンパ腫を疑う手がかりとなりうる．

鑑別診断のポイント

悪性リンパ腫は，周囲の後腹膜や膵，腎，消化管などの臓器へ連続性に増殖する傾向があり，周囲との境界は不明瞭となることが多い．転移性腫瘍や副腎皮質癌などの他の悪性腫瘍との鑑別を要する．

転移や副腎癌と比較すると，顕著な壊死を有することは少なく，比較的均一な腫瘍として描出されることが，鑑別診断の一助となる[3]．また，病変内に既存の血管が取り残された所見が認められれば，悪性リンパ腫の可能性が強く示唆される．

副腎に限局した境界明瞭な病変として認められる場合は，非特異的所見となり診断困難であるが，副腎の三角形の形態を保ったまま腫大し，過形成に類似した画像所見を呈する場合は，悪性リンパ腫を考慮する必要がある[4]．

表　両側性副腎腫瘍の鑑別

頻度の多いもの	稀なもの
・腺腫 ・転移	・副腎出血 ・悪性リンパ腫 ・肉芽腫（結核，ヒストプラズマ症） ・褐色細胞腫

参考文献

1) Dunnick NR, Korobkin M: Imaging of adrenal incidentalomas: current status. AJR 179: 559-568, 2002.
2) Fukushima A, Okada Y, Tanikawa T, et al: Primary bilateral adrenal intravascular large B-cell lymphoma associated with adrenal failure. Intern Med 42: 609-614, 2003.
3) Zhou L, Peng W, Wang C, et al: Primary adrenal lymphoma: radiological; pathological, clinical correlation. Eur J Radiol 81: 401-405, 2012.
4) Pimentel M, Johnston JB, Allan DR, et al: Primary adrenal lymphoma associated with adrenal insufficiency: a distinct clinical entity. Leuk Lymphoma 24: 363-367, 1997.

副腎血腫・血管腫

adrenal hematoma / hemangioma

福倉良彦，熊谷雄一，藤本晃司，小山　貴

● **症例**：60歳代，男性．多発大腸ポリープの精査中に，超音波にて左副腎に腫瘤を指摘．

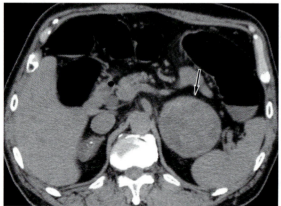

図1-A　単純CT

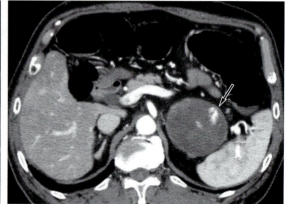

図1-B　造影CT

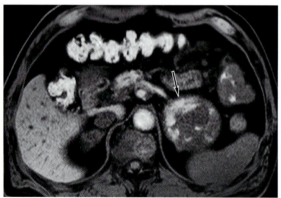

図1-C　脂肪抑制T1強調像

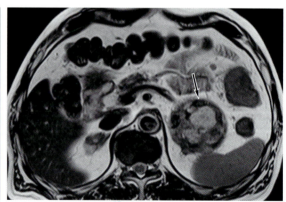

図1-D　T2強調像

● **参考症例：器質化血腫**

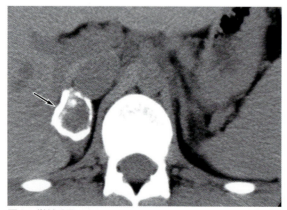

図2　単純CT
20歳代，女性．体重減少で受診．結核の既往あり．
右副腎（→）は軽度肥大し，周囲にリング状の石灰化を呈する．

画像の読影

左副腎に，単純CTで内部不均一な径5cmの腫瘤（図1-A；→）を認める．造影CTにて辺縁に血管と同程度の強い造影効果を認める（図1-B；→）．腫瘤内部にT1強調像で高信号，T2強調像で低信号を呈する部分が散在し（図1-C, D；→），血腫を反映していると考えられる．摘出術が施行され，副腎血腫と診断された．

副腎血腫・血管腫の一般的知識と画像所見

副腎内部に新旧の血腫を含む腫瘤状の器質化血腫が形成されることがある．病因には様々であり，外傷や抗凝固薬の使用，感染症，嚢胞，腺腫，医原性などが挙げられる．頻度としては，致命的な鈍的外傷の約8%，副腎静脈サンプリングの約3%[1]でみられると報告されている．上腹部手術による直接的な損傷による副腎血腫は，特に肝移植や腎切除の際にみられることが多い．

特異的な臨床症状や検査所見を示さないことが多いが，両側性にみられる場合には，急性副腎不全を起こし，生命を脅かす危険があるため，注意が必要である．

画像所見 病変は比較的大きいことが多く，腫瘤内に様々な時期の血腫を認める[2]．CTでは不均一な高吸収を呈し，経過とともに低吸収化する．数か月以上経過した慢性期の血腫では，病変の辺縁に石灰化を認めることが多く，この病態を疑う手がかりとなる（図2）．MRIにおいては新旧様々な時期の血腫により，不均一な信号を呈する．T1強調像では血腫の時期を反映して，等～高信号を呈する．T2強調像における著明な低信号は，病変内部のヘモジデリン沈着を反映し，この病態を疑う重要な所見のひとつである．

鑑別診断のポイント

充実性成分を有する腫瘤の場合には，皮質腺腫や血管腫などの腫瘍の可能性が考慮される．腺腫については細胞質内の脂質を反映した画像所見が認められない場合や，内分泌学的な異常がない場合には，診断困難である．血管腫は，腫瘤辺縁に血管と同程度の強い造影効果が認められることがひとつの手がかりとなりうる[3]．また，病変の一部に嚢胞成分を有することがあり，その際は副腎癌や褐色細胞腫と類似した画像所見を呈するため，注意を要する[3]．

参考文献

1) Magill SB: Adrenal vein sampling: an overview. Endocrinologist 11: 357-363, 2001.
2) Kawashima A, Sandler CM, Ernst RD, et al: Imaging of nontraumatic hemorrhage of adrenal gland. RadioGraphics 19: 949-963, 1999.
3) Sacerdote MG, Johnson PT, Fishman EK: CT of the adrenal gland: the many faces of adrenal hemorrhage. Emerg Radiol 19: 53-60, 2012.

副腎オンコサイトーマ
adrenal oncocytoma

上野嘉子

● **症例1**：50歳代，女性．上腹部違和感を主訴に受診．

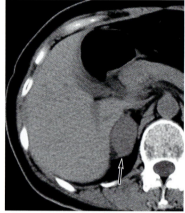
図1-A　単純CT

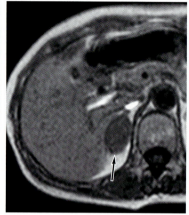
図1-B　T1強調像 (in phase)

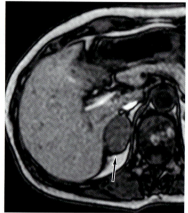
図1-C　T1強調像 (opposed phase)

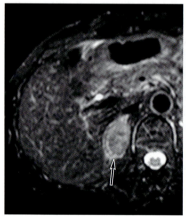
図1-D　脂肪抑制T2強調像

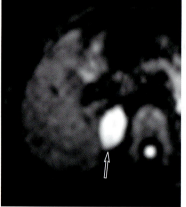
図1-E　拡散強調像 (b＝1,000s/mm²)

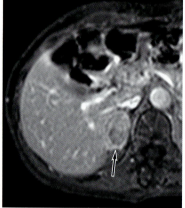
図1-F　脂肪抑制造影T1強調像

● **症例2**：30歳代，女性．腹部膨満感を主訴に受診．

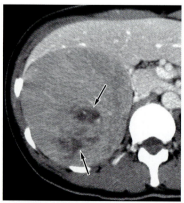
図2　造影CT

> **NOTE 【副腎腫瘤の良悪性鑑別】**
>
> 副腎腫瘤の良悪性の鑑別において，腫瘤径40mmをカットオフ値とした場合，感度93%・特異度42%，65mmをカットオフ値とした場合，感度100%・特異度91.7%であったとの報告がある[1]．一方，これまでに報告されている良性の副腎オンコサイトーマの平均サイズは76mmであったとの報告もあり，現在のところ画像所見のみで良悪性を判定することは困難である．

画像の読影

【症例1】 単純CTで右副腎に40mm大, CT値40HUの均一な濃度の腫瘍を認める(図1-A;→). MRIのT1強調像in phaseで均一な低信号を示し, opposed phaseでの信号低下は認められない(図1-B, C;→). T2強調像, 拡散強調像では高信号を示し, 脂肪抑制造影T1強調像で比較的均一な造影効果が認められる(図1-D〜F;→). 増大傾向にあったため右副腎摘出術が行われ, オンコサイトーマと診断された. Weissらの診断基準[2]で, 悪性所見は認められなかった.

【症例2】 右副腎に107mm大の腫瘍を認め, 内部に造影効果の弱い部分がみられる(図2;→). 右副腎摘出術が行われ, オンコサイトーマと診断された. Weissらの診断基準[2]で, 悪性所見は認められなかった. 造影効果の弱い部分は浮腫状の間質に相当していた.

副腎オンコサイトーマの一般的知識と画像所見

オンコサイトーマはミトコンドリアに富み, 好酸性に染色される, 細胞よりなる稀な腫瘍である. 男女比1:1.3〜2.5で女性にやや多く, 幅広い年代に認められる[3]. 腎, 唾液腺, 甲状腺に発生することが多いが, 副腎に発生する頻度は低い. 大半は良性・非機能性で偶発的に発見されるが, 内分泌学的異常を伴ったという報告や, 転移など悪性所見を示したという報告例もみられる. Weissらによる病理学的悪性の大基準として, ①血管浸潤, ②核分裂像数>5/50HPF, ③異型核分裂像, ④血管浸潤, 小基準として①腫瘍径>10cmかつ(または)重量>200g, ②被膜浸潤, ③洞様毛細血管浸潤がある(大基準を1項目以上満たせば悪性, 小基準を1項目以上満たせばmalignant potentialと診断される)[2].

 画像所見 画像のみでの診断は困難だが, CT, MRIともに均一な吸収値, 信号を示すことが多い[4)5]. CT値は20〜40HUを示すとの報告がある[6]. 脂質を欠くためMRI, gradient echo (GRE)法T1強調像における化学シフト画像opposed phaseでの信号低下はみられない. 造影効果は腫瘍のサイズや細胞密度によって異なり, 均一ないし不均一に造影される. サイズが大きい場合には, 中心性瘢痕を認めることがある. 良性であってもFDG-PETで強い集積を来すことがあり, 豊富なミトコンドリアの存在, 糖代謝の亢進が原因として考えられている[7].

鑑別診断のポイント

脂質を欠く点が一般的な腺腫と異なる. またサイズが大きくても周囲臓器への浸潤は通常みられず, 副腎癌との鑑別点となりうる. 画像のみで診断をつけることは難しいが, indeterminate adrenal tumorをみた場合には, 鑑別疾患としてオンコサイトーマが挙げられる.

参考文献

1) Mantero F, Terzolo M, Arnaldi G, et al: A survey on adrenal incidentaloma in Italy. Study Group on Adrenal Tumors of the Italian Society of Endocrinology. J Clin Endocrinol Metab 85: 637-644, 2000.
2) Aubert S, Wacrenier A, Leroy X, et al: Weiss system revisited: a clinicopathologic and immunohistochemical study of 49 adrenocortical tumors. Am J Surg Pathol 26: 1612-1619, 2002.
3) Bisceglia M, Ludovico O, Di Mattia A, et al: Adrenocortical oncocytic tumors: report of 10 cases and review of the literature. Int J Surg Pathol 12: 231-243, 2004.
4) Shah RK, Oto A, Ozkan OS: Adrenal oncocytoma: US and CT findings. JBR-BTR 87: 180-182, 2004.
5) Tirkes T, Gokaslan T, McCrea J, et al: Oncocytic neoplasms of the adrenal gland. AJR 196: 592-596, 2011.
6) Hong Y, Hao Y, Hu J, et al: Adrenocortical oncocytoma: 11 case reports and review of the literature. Medicine (Baltimore) 96: e8750, 2017.
7) Kim DJ, Chung JJ, Ryu YH, et al: Adrenocortical oncocytoma displaying intense activity on 18F-FDG-PET: a case report and a literature review. Ann Nucl Med 22: 821-824, 2008.

副腎肉芽腫性病変
adrenal granulomatous diseases

福倉良彦, 熊谷雄一, 藤本晃司, 小山 貴

● 症例: 70歳代, 男性. 糖尿病にて近医加療中. 胸部CT施行時に偶然, 両側副腎腫大を指摘.

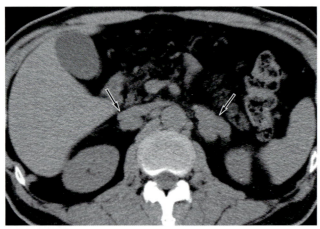

図1-A　単純CT

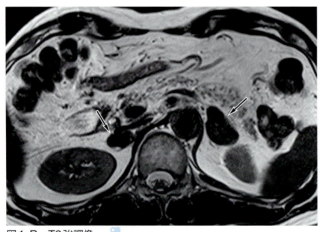

図1-B　T2強調像

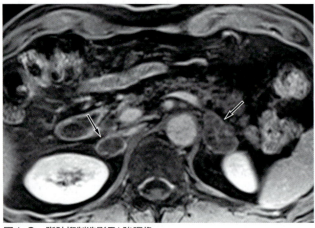

図1-C　脂肪抑制造影T1強調像

> **NOTE**　【副腎石灰化の鑑別】
> 1) 頻度の多いもの
>   - 副腎出血（慢性期）
>   - 結核
>   - 副腎囊胞
> 2) 稀なもの
>   - 副腎癌
>   - 褐色細胞腫
>   - 神経芽細胞腫

画像の読影

単純CTで，両側副腎の腫大を認める（図1-A；→）．T2強調像では，両側ともに低信号を呈し（図1-B；→），造影MRIでは，腫瘍辺縁部および内部に線状の増強効果を認める（図1-C；→）．腫瘍生検術が施行され，ヒストプラズマ症と診断された．

副腎肉芽腫性病変の一般的知識と画像所見

副腎は肺外における結核の好発部位のひとつである．剖検例では結核患者の約6割に副腎病変が認められ，その7割の症例では両側性であったと報告されている[1]．両側の副腎結核は副腎機能不全（Addison病）を来す頻度が高く，副腎機能不全の原因としては自己免疫性に次いで多い（約7〜20％）[2]．

ヒストプラズマ症は，欧米における副腎の感染症では最多である．従来は輸入感染症と考えられてきたが，近年わが国においても報告が増加しつつある．海外渡航歴のない日本人にも報告がみられることから，輸入植物や果物の土壌から感染する可能性も示唆される．

画像所見 副腎結核は活動性の場合には内部に乾酪性壊死を伴う腫瘤として認められる．一方，ヒストプラズマ症は典型的には両側対称性の広範な内部壊死を伴った腫瘤として認められる[3]．

鑑別診断のポイント

［副腎結核］ 活動性の場合には，内部に乾酪性壊死を伴う腫瘤性病変として認められ，悪性腫瘍との鑑別を要する．慢性期には腫瘤内部に石灰化を形成する傾向にある（▶NOTE）．両側に病変がみられた場合，副腎転移との鑑別が問題になるが，副腎転移は副腎機能不全を来す頻度が低い[4]．肺に活動性の結核を有する頻度は低く，肺病変の有無は副腎結核の参考にはならない．

［ヒストプラズマ症］ 両側副腎の対称性腫大を呈し，慢性期には萎縮や石灰化を伴う．MRIでは壊死や炎症，線維化，石灰化の程度によって信号が変化し，T2強調像では不均一な低信号，造影にて辺縁の増強効果を認める[5]．壊死傾向のある転移性腫瘍との鑑別が時として困難であるが，原発となりうる悪性疾患の有無や海外居住，渡航歴が診断の一助となりうる．結核と同様，肺などの他臓器には異常を認めないことが多い．この病態はFDG-PETにおいても強い取り込みを呈し，このモダリティによる良悪性の鑑別には限界があることが報告されている[3]．

参考文献

1) Lam KY, Lo CY: A clinical examination of adrenal tuberculosis and a 28-year autopsy experience of active tuberculosis. Clin Endocrinol 54: 633-639, 2001.
2) Zelissen PM, Bast EJ, Croughs RJ: Associated autoimmunity in Addison's disease. J Autoimmun 8: 121-130, 1995.
3) Umeoka S, Koyama T, Saga T, et al: High ^{18}F-fluorodeoxyglucose uptake in adrenal histoplasmosis; a case report. Eur Radiol 15: 2483-2486, 2005.
4) Wilms GE, Baert AL, Kint JE, et al: Computed tomographic findings in bilateral adrenal tuberculosis. Radiology 146: 729-730, 1983.
5) Rozenblit AM, Kim A, Tuvia J, et al: Adrenal histoplasmosis manifested as Addison's disease: unusual CT features with magnetic resonance imaging correlation. Clin Radiol 56: 682-684, 2001.

副腎の偽病変
adrenal pseudolesion

福倉良彦，熊谷雄一，藤本晃司，小山 貴

● **症例1**：70歳代，女性．PET検診にて左副腎に結節が疑われた．

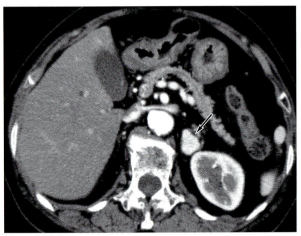

図1　造影CT

● **症例2**：70歳代，男性．高血圧にて近医加療中．CTにて左副腎に結節を認めた．

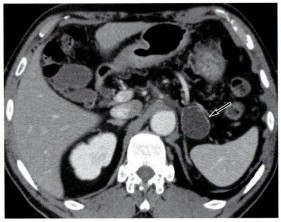

図2-A　造影CT

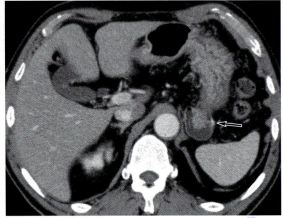

図2-B　造影CT（Aより5mm上方のスライス）

● **症例3**：70歳代，女性．肝硬変およびHCCで加療中．

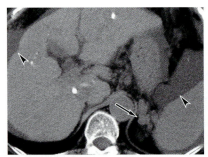

図3-A　単純CT

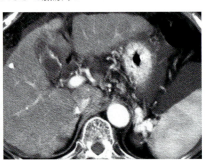

図3-B　ダイナミックCT（動脈相）

画像の読影

【症例1】 左副腎に，造影CTにて均一に強く濃染される径2cmの結節を認める（図1；→）．切除術が施行され，Castleman病と診断された．

【症例2】 左副腎付近に内部液体成分で構成された径3cmの結節を認める（図2-A；→）．胃穹隆部と連続し，内部に微小な空気も認められ，胃憩室が疑われる（図2-B；→）．胃内視鏡検査にて，胃憩室が確認された．

【症例3】 肝臓は表面不整で脾腫を伴っており，肝硬変が示唆される．脾，肝および胃の周囲に腹水が認められる（図3-A；▶）．単純CTで左副腎の腫大が疑われる（図3-A；→）が，ダイナミックCT（図3-B）で門脈と同程度の造影効果を示し，脾腎短絡による左副腎静脈の拡張と判断される．

副腎の偽病変の一般的知識

副腎は周囲臓器や間膜に囲まれた狭い領域に存在するため，副腎外の臓器や組織に発生した病変との鑑別を常に考慮しなければならない．左右いずれにおいても，腎外性に発育する腫瘍，後腹膜組織や腎被膜に発生する間葉系腫瘍，リンパ節病変などとの鑑別が問題となる．右側では肝由来，左側では膵や脾由来の腫瘍性病変，胃穹隆部の間葉系腫瘍や憩室も鑑別に挙がる．

鑑別診断のポイント

肝，腎，膵などの実質臓器から発生した腫瘍との鑑別には，MDCTによるMPR画像がこれらの臓器と腫瘍の関係の評価に有用であることが多い．腫瘍に隣接する臓器の辺縁がくちばし（beak）状に変形するというbeak signは，腫瘍の発生臓器を同定するのに有用なsignとされる．副腎由来の腺腫はしばしば副腎外性に発育するので，正常の副腎が腫瘍と隣接して認められることは，副腎由来であることを否定する根拠にはなりえないことに注意すべきである．CTにて腫瘍と連続して拡張した栄養動脈，導出静脈が同定される場合にも，腫瘍の発生部位を推定するのに有用である（prominent feeding artery sign）[1)2)]．肝動脈や左胃動静脈の拡張が認められる場合には，肝や胃由来の腫瘍が疑われる．

また，肝硬変などの病態において，脾腎短絡が側副血行路として発達する場合には，左副腎静脈を介して腎静脈に流入することが多く，単純CTにおいては拡張した静脈瘤が左副腎腫瘍と紛らわしいことがある．造影CTにおいては側副血行路の形成が明らかであるために，この病態を認識していれば，鑑別に苦慮することは少ない．

参考文献

1) Nishino M, Hayakawa K, Minami M, et al: Primary retroperitoneal neoplasms: CT and MR imaging findings with anatomic and pathologic diagnostic clues. RadioGraphics 23: 45-57, 2003.
2) Scali EP, Chandler TM, Heffernan EJ, et al: Primary retroperitoneal masses: what is the differential diagnosis? Abdom Imaging 40: 1887-1903, 2015.

副腎遺残腫瘍
adrenal rest tumor

福倉良彦, 熊谷雄一, 井上 大

● 症例:80歳代,女性.下腹部痛にて近医受診.CTにて肝腫瘍が疑われた.

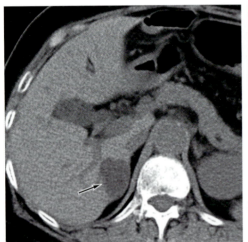

図1-A 単純CT

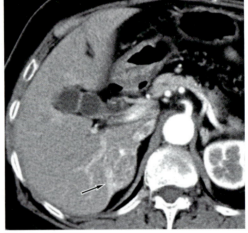

図1-B 造影CT

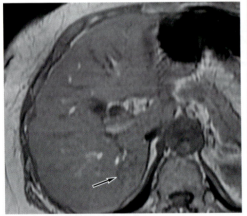

図1-C T1強調像(in phase)

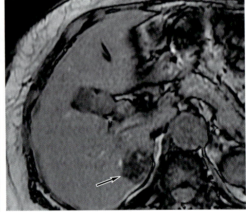

図1-D T1強調像(opposed phase)

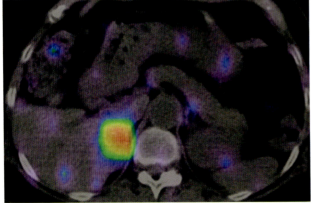

図1-E ¹³¹I-アドステロールシンチグラフィ(SPECT/CT)

画像の読影

単純CTでは，肝後区域内側辺縁に径3cmの低吸収腫瘤を認める（図1-A；→）．造影CTでは肝内血管から腫瘤への血流（図1-B；→）が疑われる．腫瘤は，T1強調像のin phase（図1-C；→）と比較してopposed phase（図1-D；→）で信号が低下しており，脂質の存在が示唆される．^{131}I-アドステロールシンチグラフィ（図1-E）では，腫瘤に一致した集積亢進がみられる．切除術が施行され，肝内に遺残あるいは迷入した副腎組織（adrenal rest）から発生した腺腫と診断された．

副腎遺残腫瘍の一般的知識と画像所見

副腎遺残腫瘍は，胎生期の発生過程において遺残または迷入した副腎組織に由来する腫瘍性病変で，副腎腺腫や副腎腺癌が生じうる．機能性のことも非機能性のこともある．発生部位として腹腔動脈周囲や広靱帯が多く，肝の報告は稀である[1]．また，精巣や卵巣に発生する症例も報告されている[1]．

画像所見　肝に発生する副腎遺残腫瘍は通常，CTでは低吸収値を呈する辺縁明瞭な腫瘤として肝右葉後区域に認められる．またMRIのchemical shift imagingでは，opposed phaseで信号低下を呈する．

鑑別診断のポイント

肝副腎遺残腫瘍は，形状は円形で，肝右葉後区域に位置することが多い．内部に脂肪を含有することが多く，単純CTで低吸収，chemical shift imagingのopposed phaseで信号低下などの副腎腺腫と類似した画像所見を呈する．しかしながら，これらの画像所見は，脂肪変性を伴う肝細胞癌や血管筋脂肪腫においても認められ，肝副腎遺残腫瘍が稀であることから，術前診断は容易ではない[2)3)]．内分泌学的な異常を伴う症例において，特徴的な発生部位に病変がみられる場合には本腫瘍が疑われる．

参考文献

1) Lack EE: Heterotopic and accessory adrenal tissues. *In* Lack EE (ed); Atlas of tumor pathology: Tumors of the adrenal gland and extra-adrenal paraganglia, Fascicle 19. Armed Forces Institute Pathology, Washington DC, p.34-35, 1997.
2) Elsayes KM, Mukundan G, Narra VR, et al: Adrenal masses; MR imaging features with pathologic correlation. RadioGraphics 24: s73-s86, 2004.
3) Tajima T, Funakoshi A, Ikeda Y, et al: Nonfunctioning adrenal rest tumor of the liver: radiologic appearance. J Comput Assist Tomogr 25: 98-101, 2001.

副腎衝突腫瘍
adrenal collision tumor

山田隆之

● **症例**：70歳代，女性．体調不良にて近医受診．超音波にて副腎に異常を指摘．

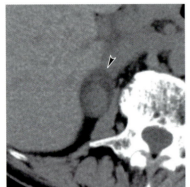

図1-A　単純CT

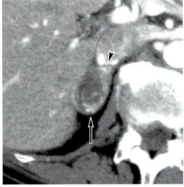

図1-B　ダイナミックCT（早期相）

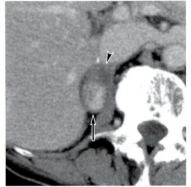

図1-C　ダイナミックCT（後期相）

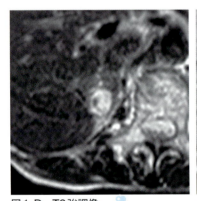

図1-D　T2強調像

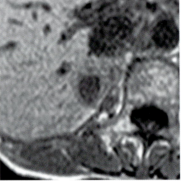

図1-E　T1強調像

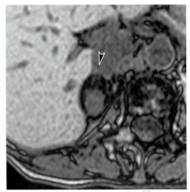

図1-F　T1強調像（out of phase）

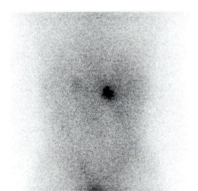

図1-G　^{131}I-アドステロール副腎皮質シンチグラム

> **NOTE** 【composite and collision tumor】
>
> composite tumorも衝突腫瘍と同様に同一臓器に形態学的，免疫組織学的に異なる2つの腫瘍が存在する．衝突腫瘍は由来の全く異なる腫瘍が同時に同一臓器に存在し，両者に混在はないのに対して，composite tumorはしばしば共通のドライバー変異を有し共通由来組織から相異なる組織へと変化し，実際細胞組織も混在している[1]．副腎のcomposite tumorの例としては，composite pheochromocytoma（褐色細胞腫と神経節細胞腫）がある．褐色細胞腫と骨髄脂肪腫は衝突腫瘍である．

画像の読影

CTにて右副腎に結節病変を認める．単純CTでは結節の腹側辺縁に低吸収域が認められ（図1-A；▶），他領域は軟部影を呈している．ダイナミックCT早期相では，腹側辺縁が造影されており（図1-B；▶），他領域は辺縁が造影されている（図1-B；→）．後期相では腹側辺縁はwashoutを示し低吸収となっている（図1-C；▶）．一方，他領域は全体が均一に造影されている（図1-C；→）．

MRIのT2強調像（図1-D）では，CTで主体を示していた成分が明瞭な高信号を示している．T1強調像（図1-E）とout of phase画像（図1-F）を比較すると，腹側辺縁部の信号がout of phase画像で顕著に低下している（図1-F；▶）．

以上の所見を併せると，結節の腹側辺縁はlipid-rich componentを有する病変と考えられ，腺腫成分と考えられる．ダイナミックCTでも早期相で造影され，後期相ではwashoutされていることも合致する．他領域は，ダイナミックCTで辺縁から全体が経時的に造影されていること，T2強調像で高信号を示す点から血管腫成分と考えられる．両成分の境界は明瞭であり，混じることなく接している状態である．衝突腫瘍といえる．

^{131}I-アドステロール副腎皮質シンチグラム（図1-G）では，右副腎結節に対して集積亢進を認める．

副腎衝突腫瘍の一般的知識

衝突腫瘍は，組織学的に異なる2つの腫瘍が混じることなく接している状態である．髄膜，胸部，腸管，肝胆道系，泌尿器系と様々な部位でみられるが，副腎でも症例報告がみられる．腫瘍の組み合わせとして最も高頻度のものは，腺腫－骨髄脂肪腫とされている[2]．他には，腺腫－血管腫[3]，腺腫－転移（肺癌，乳癌など），骨髄脂肪腫－褐色細胞腫[4]，腺腫－転移（乳癌）－骨髄脂肪腫や癌肉腫－転移（直腸癌）[5]など，様々な組み合わせが報告されている．

鑑別診断のポイント

衝突腫瘍は様々な組織の組み合わせなので，各々の腫瘍の画像所見から鑑別を挙げられるかということがポイントとなる．本例のような腺腫や血管腫，さらには骨髄脂肪腫のように特徴的な画像所見をみつけられるかがポイントとなる．非典型的腺腫を疑わせる性状やサイズを示す病変を認めた場合や，転移の既往があり内部に不均一性があった場合には，衝突腫瘍も鑑別として考慮に入れるべきである[2]．しかし，上述のように稀な腫瘍や非特異的な画像を呈する腫瘍の組み合わせの場合，衝突腫瘍を鑑別に挙げることは困難である．実際，症例報告例の画像は非特異的なものが多い．

参考文献

1) Sung CT, Shetty A, Menias CO, et al: Collision and composite tumors; radiologic and pathologic correlation. Abdom Radiol (NY) 42: 2909-2926, 2017.
2) Liu D, Kumar SA: An exceedingly rare adrenal collision tumor: adrenal adenoma-metastatic breast cancer-myelolipoma. J Community Hosp Intern Med Perspect 7: 241-244, 2017.
3) Siddiqi AJ, Miller FH, Kasuganti D, et al: Adrenal hemangioma-adenoma: an exceedingly rare adrenal collision tumor. J Magn Reson Imaging 29: 949-952, 2009.
4) Ukimura O, Inui E, Ochiai A, et al: Combined adrenal myelolipoma and pheochromocytoma. J Urol 154: 1470, 1995.
5) Bertolini F, Rossi G, Fiocchi F, et al: Primary adrenal gland carcinosarcoma associated with metastatic rectal cancer: a hitherto unreported collision tumor. Tumori 97: 27e-30e, 2011.

副腎梗塞
adrenal infarction

西川浩子

● **症例1**： 70歳代，女性．近医より血液像異常にて血液内科を紹介され，骨髄穿刺施行6日後，突然の下腹部痛で救急搬送．

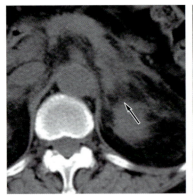
図1-A　単純CT

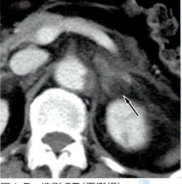
図1-B　造影CT（平衡相）

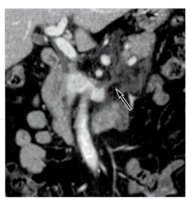
図1-C　造影CT冠状断像（平衡相）

● **症例2**： 70歳代，女性．突然の腹痛にて救急外来受診．

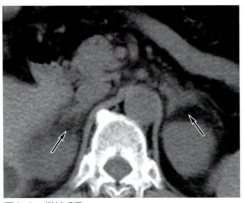
図2-A　単純CT

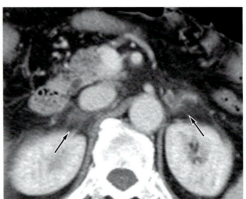
図2-B　造影CT（平衡相）

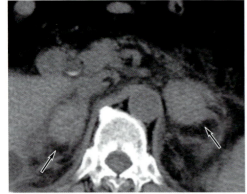
図2-C　単純CT（翌日）

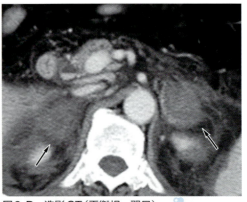
図2-D　造影CT（平衡相，翌日）

画像の読影

【症例1】 単純CTで左側副腎の腫大および周囲脂肪織の吸収値上昇を認め（図1-A；→），造影CTではびまん性に造影不良を認めた（図1-B；→）．造影CT冠状断像で，左副腎静脈内に血栓と考えられる造影欠損を認め（図1-C；→），副腎梗塞と診断した．6日前に施行されていた骨髄検査にて，骨髄異形成症候群（myelodysplastic syndrome；MDS）（RAEB-2）と診断された．

【症例2】 単純CTで両側副腎の腫大および周囲脂肪織の吸収値上昇（図2-A；→），造影CTで両側副腎内に部分的造影不良域を認め（図2-B；→），副腎梗塞が疑われた．翌日の単純CTで両側副腎の腫大が増悪し，副腎内に高吸収域が出現した（図2-C；→）．造影CTでは造影不良域の拡大を認め（図2-D；→），出血性梗塞と診断した．その後，血液像で芽球の出現を認め，骨髄検査にてMDS（RAEB-2）と診断された．1週間後には副腎の腫大は改善し，10か月後の経過観察CTでは，ほぼ正常大まで縮小し，微小な石灰化が出現した．

副腎梗塞の一般的知識と画像所見

副腎梗塞はごく稀な急性腹症の原因疾患で，副腎静脈血栓症や微小動脈血栓に起因することもある[1]．副腎静脈血栓症の原因として，抗リン脂質抗体症候群（antiphospholipid syndrome；APS）がよく知られているが，自験例の他にもMDSの診断前後に随伴して発症した症例の報告があり[2)3)]，MDSの潜在的な凝固異常を反映して副腎梗塞を発症し，初発症状となる可能性があると考えられている．その他には，妊娠女性やCrohn病患者，ヘパリン起因性血小板減少症（heparin-induced thrombocytopenia；HIT）II型での報告がある．

画像所見 CTでは，副腎の腫大および周囲脂肪織の吸収値上昇，造影不良を呈するが，非特異的な所見である．副腎静脈血栓症を原因とする場合は，副腎静脈内の血栓が描出されることがある．また，二次的に出血性梗塞を来し，副腎出血を呈することがある．MRIでは，梗塞領域がT2強調像で高信号を呈し，造影後，副腎の増強効果不良を呈すると報告されている．

鑑別診断のポイント

両側副腎のびまん性腫大を呈する疾患として，ACTH非依存性大結節性副腎皮質過形成（ACTH-independent macronodular adrenal hyperplasia；AIMAH）が鑑別に挙げられるが，AIMAHは多結節状構造を伴うことより鑑別可能と考えられる．担癌患者の場合，出血を伴う副腎転移が鑑別に挙げられる．

> **NOTE 【骨髄異形成症候群（MDS）と発作性夜間ヘモグロビン尿症（PNH）】**
>
> 後天性骨髄不全症候群に含まれるMDSと，発作性夜間ヘモグロビン尿症（paroximal nocturnal hemogrobinuria；PNH）は，オーバーラップすることがある．PNHは赤血球の細胞膜蛋白の異常により血管内溶血を起こす疾患で，続発性に血小板凝集能が亢進し，血栓塞栓症を生じる．PNHの診断に至れば，エクリズマブ（赤血球細胞膜蛋白異常に対する特異的な治療薬）など，MDSと異なる治療が行われる．そのため，MDSと診断されている症例で，造影CT上，稀な部位での血栓塞栓症がみられる場合，PNHのオーバーラップの可能性を疑って，PNH型血球の検索を臨床医に提案することが望まれる．

参考文献

1) Riddell AM, Khalili K: Sequential adrenal infarction without MRI-detectable hemorrhage in primary antiphospholipid-antibody syndrome. AJR 183: 220-222, 2004.
2) Lockett HA, Hamilton-Wood C, Vaidya B: Addison's disease due to bilateral adrenal infarction in a patient with myelodysplastic syndrome. Eur J Gen Med 8: 72-74, 2011.
3) 服部由紀, 吉川 淳, 山本 享・他：急性腹症にて発症した副腎病変を契機に診断された骨髄異形成症候群の3例. 臨床放射線 61: 471-475, 2016.

副腎髄質腫瘍を合併する遺伝子性腫瘍症候群
hereditary neoplastic syndrome associated with adrenal medulla tumors

扇谷芳光

● **症例1**：20歳代，男性．意識障害，右片麻痺を主訴に救急搬送．

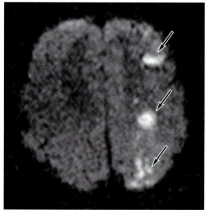

図1-A　頭部拡散強調像

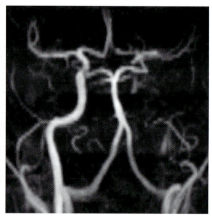

図1-B　頭部MRA

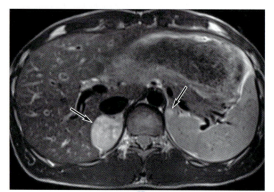

図1-C　腹部T2強調像

● **症例2**：20歳代，女性．神経線維腫症1型の患者．背部痛を主訴に来院．

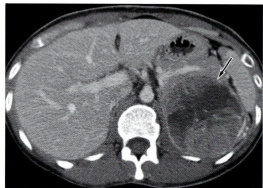

図2-A　造影CT

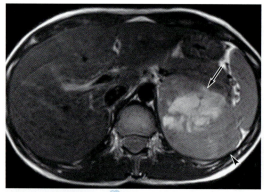

図2-B　T2強調像

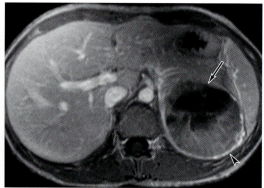

図2-C　造影T1強調像

画像の読影

【症例1】 頭部MRIの拡散強調像で，左分水嶺領域（watershed area）に高信号域（図1-A；→）がみられ，急性期梗塞と考えられる．頭部MRA（図1-B）で左内頸動脈の描出が認められず，高度狭窄ないしは閉塞と考えられる．2週間後の頭部MRA（非提示）で，左内頸動脈に狭窄はなく，可逆性脳血管攣縮症候群と診断された．腹部MRIのT2強調像で，両側副腎に高信号を呈する腫瘤（図1-C；→）が認められた．手術にて両側褐色細胞腫であることが確認された．また，超音波（非提示）にて甲状腺に腫瘤がみられ，生検にて甲状腺髄様癌であることが確認された．以上より，多発性内分泌腫瘍症2型（MEN2）と診断された．

【症例2】 腹部造影CTで，左副腎に約7cmの不均一に造影される腫瘤（図2-A；→）が認められる．腹部MRIのT2強調像で，左副腎に変性・壊死を思わせる高信号域（図2-B；→）を伴う充実性腫瘤（図2-B；▶）がみられる．造影T1強調像で，変性・壊死部（図2-C；→）は造影されず，充実部（図2-C；▶）は造影されている．手術にて褐色細胞腫であることが確認された．

副腎髄質腫瘍を合併する遺伝子性腫瘍症候群の一般的知識と画像所見

ここでは，副腎髄質腫瘍を合併する腫瘍症候群について述べる．

1) **多発性内分泌腫瘍症2型（multiple endocrine neoplasia type 2；MEN2）**：甲状腺髄様癌，副腎褐色細胞腫を主徴とする常染色体優性遺伝性疾患である．約60％に褐色細胞腫を合併する．

2) **von Hippel-Lindau（VHL）病**：癌抑制遺伝子*VHL*の変異で生じる常染色体優性遺伝性疾患である．網膜や小脳などの血管芽腫，内耳リンパ嚢腫，膵嚢胞や膵神経内分泌腫瘍，腎嚢胞や腎細胞癌，褐色細胞腫を合併する．約10〜20％に褐色細胞腫を合併する．

3) **神経線維腫症1型**：常染色体優性遺伝性疾患で，約1％に褐色細胞腫を合併する．

4) **遺伝性パラガングリオーマ・褐色細胞腫症候群**：コハク酸脱水素酵素サブユニットをコードする遺伝子群の変異による常染色体優性遺伝性疾患である．副腎の他に，傍大動脈，頭頸部，縦隔，骨盤腔，膀胱などに生じる[1]．

画像所見 上記の全身系統疾患，または遺伝性疾患を合併した褐色細胞腫の画像所見は，孤発例と特に変わらない[2][3]．

鑑別診断のポイント

MEN2では，約60〜70％が両側性[1]であるため，病変が両側副腎にみられる場合はMEN2を考慮する．褐色細胞腫またはパラガングリオーマ患者の約20〜25％が上記の全身系統疾患または遺伝性疾患を合併していると推定されている[2]．したがって，褐色細胞腫が疑われる場合には，これらの全身系統疾患を念頭に置いて読影する必要があろう．また，褐色細胞腫を合併するMEN2患者の約80％は甲状腺髄様癌が先に発見されており，全身系統疾患で合併する疾患が認められた場合には，褐色細胞腫やパラガングリオーマをスクリーニングする必要がある．

参考文献

1) 櫻井晃洋：副腎皮質・髄質病変を随伴する遺伝性疾患．病理と臨床 33: 1326-1334, 2015.
2) Lattin GE Jr, Sturgill ED, Tujo CA, et al: From the radiologic pathology archives: adrenal tumors and tumor-like conditions in the adult: radiologic-pathologic correlation. RadioGraphics 34: 805-829, .2014.
3) 岡内研三, 対馬義人：1. 遺伝性内分泌腫瘍症．Imaging findings. 多発性内分泌腫瘍症2型（MEN2）．臨床画像 31: 16-17, 2015.

神経芽腫
neuroblastoma（NBL）

小山雅司

● **症例1**：1歳3か月，男児．原因不明の発熱で前医を受診．CTで腹部に腫瘤を指摘．

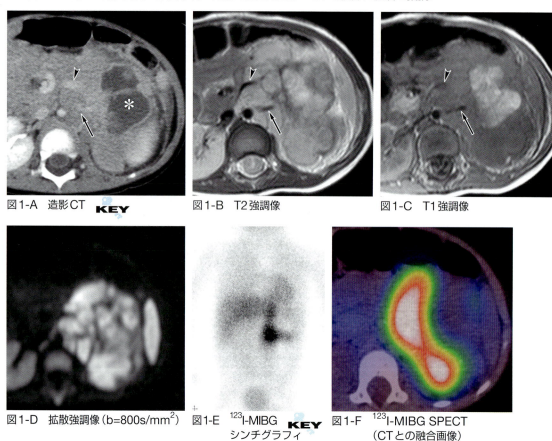

図1-A 造影CT

図1-B T2強調像

図1-C T1強調像

図1-D 拡散強調像（b=800s/mm²）

図1-E ¹²³I-MIBGシンチグラフィ（正面planar像）

図1-F ¹²³I-MIBG SPECT（CTとの融合画像）

● **症例2**：4歳，女児．数か月前から食思不振と腹痛を認めた．腹部膨隆と上腹部腫瘤に気づき受診．

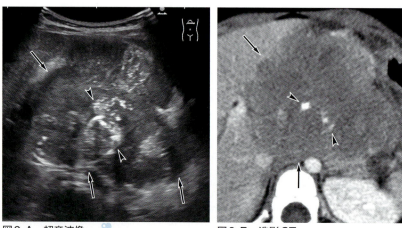

図2-A 超音波像

図2-B 造影CT

● **症例3**：1歳2か月，男児．発熱と足の動きが悪いために近医を受診．下肢麻痺と膀胱直腸障害を指摘．

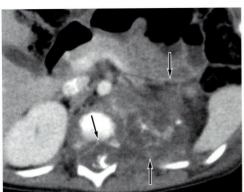

図3-A　造影CT

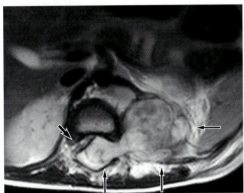

図3-B　T2強調像

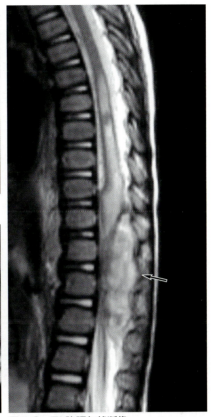

図3-C　T2強調矢状断像

画像の読影

【症例1】　左上腹部に分葉状の腫瘤を認め，その中を左腎静脈（図1-A～C；▶）や腎動脈（図1-A～C；→）が抜けるように走行している．CTの造影不良域（図1-A；＊）に一致してT1強調像，T2強調像とも高信号を呈し，壊死あるいは出血を伴う嚢胞変性が示唆される．拡散強調像（図1-D）では同部を含めた病変全体が高信号（拡散低下），多結節状を示す．^{123}I-MIBGシンチグラフィ（図1-E）では，造影不良域を除いた領域に集積亢進を認め，その分布はCTとSPECTの融合画像（図1-F）で明瞭である．生検で神経芽腫（NBL）と診断された．

【症例2】　超音波およびCTで上腹部の腹部大動脈前面に分葉状の腫瘤を認める（→）．超音波（図2-A）ではややエコーレベルの高い病変内に，石灰化の高エコーが多発する（▶）．CT（図2-B）での造影効果は弱く不均一で，結節状石灰化を認める（▶）．生検で神経芽腫と診断された．

【症例3】　下部胸椎の左傍椎体に，CTでの造影効果不均一で（図3-A；→），T2強調像では高信号を呈する腫瘍を認める（図3-B，C；→）．腫瘍は脊柱管内に進展し，管内を頭尾方向に広がっている．硬膜嚢は右腹側に圧排され（図3-B；▶），より頭側の脊髄内に高信号域を認める．大脊髄動脈傷害による梗塞が疑われる．傍椎体腫瘍の生検で神経芽腫と診断された．

神経芽腫の一般的知識と画像所見

神経芽腫は，小児期にみられる固形腫瘍の中で脳腫瘍に次いで多く，小児腫瘍全体の8～10％を占める[1)2)]．副腎髄質や交感神経節に由来するため，頸部から骨盤部のいずれにも発生するが，副腎髄質（35％）と副腎外後腹膜（30～35％）を併せた腹部に多い[1)]．

神経芽腫は，神経芽細胞の分化異常による腫瘍化と考えられ，その約40％は1歳未満，90％は5歳までに発見される．診断時の平均年齢は約2歳である．神経線維腫症1型やBeckwith-Wiedemann症候群，Hirschsprung病，中枢性低換気症候群，DiGeorge症候群などとの合併が知られている[2)]．

症状は多彩である．発熱や食思不振などの全身症状や偶発的な腫瘤の触知，脊髄圧迫症状，転移に伴う骨痛や眼球突出などが受診動機となる．

診断は腫瘍の病理組織で確定されるが，骨髄生検による腫瘍細胞とカテコラミン代謝産物であるvanillyl-mandelic acid（VMA）やhomovanillic acid（HVA）の尿中増加がそろえば診断できる[2)]．血中のLDHやフェリチン，神経特異エノラーゼ（NSE）は神経芽腫の病勢を示す指標となる．

神経芽腫の腫瘍動態は多様で，その予後は年齢や腫瘍の遺伝子背景，組織型，病期によって異なる．そのため，これらの項目を複合したリスク群を作成し，症例ごとに分類した上で層別化した治療を適用している[1)3)]．

年齢や遺伝子背景で予後に関与するのは，患児の月齢，*MYCN*遺伝子の増幅，11番染色体長腕の異常，プロイディ（染色体数）などである．

組織型は腫瘍神経細胞の分化度に応じて悪性の神経芽腫（NBL），神経節芽腫（ganglio-neuroblastoma；GNBL）・混成型，良性の神経節腫（ganglioneuroma；GN），さらに異なる腫瘍結節からなるGNBL・結節型に大別し，神経芽腫を未分化型，低分化型，分化型に亜分類している．

病期は従来のInternational Neuroblastoma Staging System（INSS）とともに，近年はInternational Neuroblastoma Risk Group（INRG）が提唱するINRG Staging System（INRGSS）が普及しつつある[4)5)]．INRGSSでは治療前の画像をもとに，規定された所見（image-defined risk factors；IDRFs）と遠隔転移の有無によって，

L1：IDRFのない限局性腫瘍，
L2：IDRFを1つ以上有する限局性腫瘍，
M：遠隔転移を有するもの（MSを除く），
MS：18か月未満で，遠隔転移は皮膚，肝，骨髄に限定，

の4つの病期に分類する（表）（▶NOTE 1，2）[2)4)5)]．

画像所見　画像検査には腫瘍発見時の質的診断，神経芽腫が疑われる場合のIDRFsと遠隔転移の評価，治療開始後の効果判定が求められる．^{123}I-MIBGシンチグラフィを除いて神経芽腫に特異的な画像所見はなく，質的な評価には患児の年齢と病変部位が重要となる．神経芽腫の初期病変は類球形だが，初診時に巨大化していることが多く，腫瘍は分葉状，多結節状を呈する．充実性でしばしば壊死や出血，囊胞変性を伴い，内部は不均一となる．高率に石灰化を合併する．既存の血管を取り囲む発育形態が特徴で，5～15％の症例では脊柱管内に進展する．新生児や乳児の副腎あるいは傍椎体，仙骨前面にこうした病変を認める場合は神

表　Image Defined Risk Factors (IDRFs) （文献5）を元に作成

部位	所見
片側の2部位を越えた進展：頸-胸部，胸-腹部，腹-骨盤部	
頸部	・頸動脈，椎骨動脈，内頸静脈の内包 ・頭蓋底への浸潤 ・気管の圧排
頸胸移行部	・腕神経叢の内包 ・鎖骨下動静脈，椎骨動脈，頸動脈の内包 ・気管の圧排
胸部	・大動脈，大動脈腫瘍分枝の内包 ・気管，主要気管支の圧排 ・Th9-12レベル肋椎関節への浸潤
胸腹移行部	・大動脈，下大静脈の内包
腹部・骨盤部	・肝門部，肝十二指腸間膜への浸潤 ・腸間膜根部での上腸間膜動脈分枝の内包 ・腹腔動脈根部，上腸間膜動脈根部の内包 ・片側あるいは両側腎茎部への浸潤 ・大動脈，下大静脈の内包 ・腸骨動静脈の内包 ・坐骨切痕を乗り越える骨盤内腫瘍
脊柱管内への進展 （部位に依らず）	・水平断面で脊柱管1/3以上の占拠 ・脊髄周囲くも膜下腔の消失 ・脊髄異常信号
隣接臓器・構造（心膜，横隔膜，腎，肝，膵頭十二指腸，腸間膜）浸潤	
IDRFsではないが記録すべき内容：多巣性原発腫瘍，胸水，腹水 （胸，腹水とも腫瘍細胞の有無にかかわらず）	

註・内包（encasement）：動脈では血管周囲50％以上が腫瘍と直接的に接触した状態，静脈では接触する腫瘍によって内腔が消失した状態．
　・浸潤（infiltration）：腫瘍と隣接する臓器・構造の境界が不鮮明あるいは消失した状態．
　・圧排（compression）：腫瘍に圧迫されて気道の気腔が変形・狭小化した状態．上気道に対しても適用される．

経芽腫の可能性が高い．

　超音波では不均一なエコーレベルを示す腫瘍内に石灰化の点状高エコーを認めるが，必ずしも音響陰影を伴わない．造影CTは腫瘍の局所浸潤や転移の評価に欠かせない．CT上，不均一な造影効果を認め，80〜90％の症例で石灰化を確認できる．MRIは脊柱管内進展や脊髄の評価に優れ，腫瘍はT1強調像で低信号，T2強調像で高信号，拡散強調像で拡散低下を示す．^{123}I-MIBGシンチグラフィは神経芽腫に対する感度，特異度とも高く，初期診断や転移の検索に欠かせないが，約10％に存在する偽陰性例には注意が必要である．また，SPECTとCTやMRIの融合画像は，詳細な集積分布や小病変の検出に有用である．

鑑別診断のポイント

　児の年齢や諸検査の結果から神経芽腫を疑うことは難しくないが，同じ神経芽腫群に含まれる良性の神経節腫と区別することはしばしば難しい（p.565-567「神経節腫」参照）．また，脊柱管内進展の傾向を有する神経芽腫以外の神経原性腫瘍や悪性ラブドイド腫瘍（腎外），悪

性リンパ腫との形態的な区別は難しく，MIBGの集積や石灰化の有無，血液・尿検査を参考にする必要がある．

　新生児期の神経芽腫は囊胞状の形態を示すことが多く，副腎出血に伴う偽囊胞との鑑別を求められることがある（図4）．超音波上，壁の高エコー（石灰化）やドプラ法での血流は神経芽腫を示唆するといわれているが，1回の検査での判別は難しい．経過観察が必要で，数か月の経過で消退する偽囊胞に対し，神経芽腫は経時的に縮小しながら充実成分と囊胞が混在する病変に変化する[6]．

> **NOTE** ❶【INSSとINRGSS】
>
> 　いずれも神経芽腫に対する病期分類である．INSSは，Children's Oncology Group（COG）が定める分類で，腫瘍切除の可否と局所リンパ節転移の有無が重視される．COGではINSSを用いたリスク分類をもとに治療の有効性を評価してきた．しかし，手術所見と病理診断が基本となるため治療開始前の分類には向かず，外科医の判断と技量によって病期が異なる恐れもある．これに対しINRGSSでは，基準を画像に置くことで治療前の分類が可能となり，IDRFsを手術方針（摘出，生検）に関与させることで施設差を低減させている．

> **NOTE** ❷【International Neuroblastoma Risk Group Staging System (INRGSS) 治療前リスク分類】
>
> 　INRGSSでは治療前リスク群を超低，低，中間，高リスクに分類し，それぞれの5年無病生存率を≧85％，75〜85％，50〜75％，≦50％と報告している．

治療前リスク群	病期	月齢	組織型	MYCN遺伝子	染色体異常（11q欠失）	プロイディ（染色体数）
超低	L1		GN（成熟型），GNBL（混成型）			
	L2					
	L1		GN（成熟型）・GNBL（混成型）以外	非増幅		
	MS	＜18			なし	
低	L2	＜18	GN（成熟型）・GNBL（混成型）以外	非増幅	なし	
		≧18	NBL分化型 GNBL（結節型），結節＝NBL分化型			
	M	＜18				高2倍体
中間	L2	＜18	NBL分化型	非増幅	あり	
		≧18	GNBL（結節型），結節＝NBL分化型			
		≧18	NBL未分化型・低分化型 GNBL（結節型），結節＝NBL未分化型・低分化型			
	M	＜18				2倍体
高	L1		GN（成熟型）・GNBL（混成型）以外	増幅		
	L2					
	M	＜18				
		≧18				
	MS	＜18		非増幅	あり	
				増幅		

注：空欄の項目は内容不問．
GN：神経節腫，GNBL：神経節芽腫，NBL：神経芽腫
（文献2）より改変して転載）

● **参考症例：副腎出血後の偽嚢胞**

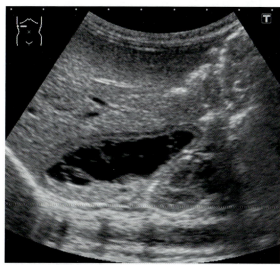

生後12日，男児．多呼吸のため前医を受診し，超音波で右副腎病変を指摘．
右副腎に嚢胞性腫瘤を認める．内部に隔壁構造を認め，背側ではエコーレベルのやや高い領域が液面を形成している．2か月後に消失し，副腎出血後の偽嚢胞と診断された．
副腎出血は神経芽腫よりも頻度が高く，右優位に発生する．右では副腎静脈が下大静脈に直接合流することで，静脈圧の影響を受けやすいためといわれている．

図4　超音波像

参考文献

1) Colon NC, Chung DH: Neuroblastoma. Adv Pediatr 58: 297-311, 2011.
2) Navarro OM, Daneman A: Acquired conditions. *In* Coley BD (ed); Caffey's pediatric diagnostic imaging, vol. 2, 12th ed. Elsevier Saunders, Philadelphia, p.1280-1284, 2013.
3) Monclair T, Brodeur GM, Ambros PF, et al: The international neuroblastoma risk group (INRG) staging system: an INRG task force report. J Clin Oncol 27: 298-303, 2009.
4) Brisse HJ, McCarville MB, Granata C, et al: Guidelines for imaging and staging of neuroblastic tumors: consensus report from the international neuroblastoma risk group project. Radiology 261: 243-257, 2011.
5) Cohn SL, Pearson ADJ, London WB, et al: The international neuroblastoma risk group (INRG) classification system: an INRG task force report. J Clin Oncol 27: 289-297, 2009.
6) Eo H, Kim JH, Jang KM, et al: Comparison of clinico-radiological features between congenital cystic neuroblastoma and neonatal adrenal hemorrhagic pseudocyst. Korean J Radiol 12: 52-58, 2011.

神経芽腫の転移性病変
metastatic lesions of neuroblastoma

小山雅司

● **症例1**：2歳8か月，男児．左足を引きずるように歩くため近医を受診し，単純X線写真で大腿骨の異常を指摘．

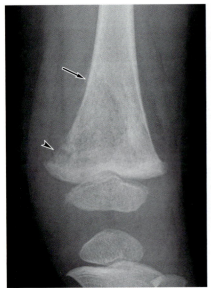

図1-A　単純X線写真
　　　正面像（左膝部）

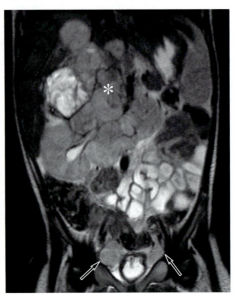

図1-B　T2強調冠状断像

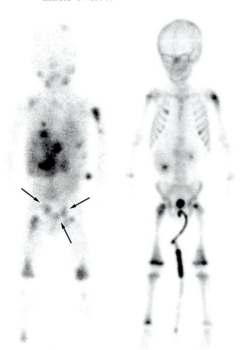

図1-C
^{123}I-MIBG
シンチグラフィ

図1-D　^{99m}Tc-MDP
シンチグラフィ

● **症例2**：2か月，女児．腹部膨満を主訴に近医を受診し，超音波で肝腫大と多発腫瘤を指摘．

● **症例3**：1歳1か月，男児．右副腎の神経芽腫（肝転移，骨転移）に対する化学療法中に痙攣が出現．

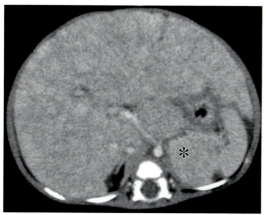

図2　造影CT

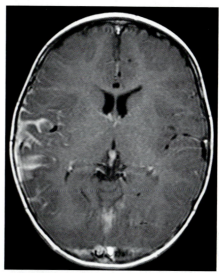

図3　造影T1強調像

画像の読影

【症例1】　単純X線写真では，左大腿骨遠位骨幹端内側に境界不鮮明な溶骨像を認める．骨幹の骨膜反応が途絶し（図1-A；→），骨幹端の骨皮質が破壊されている（図1-A；▶）．腹部MRIでは右上腹部に分葉状腫瘍を認め（図1-B；＊），生検で神経芽腫（NBL）と診断された．^{123}I-MIBGシンチグラフィ（MIBGシンチ）では原発巣のほか，左頭蓋や四肢骨幹端，肋骨に多発する集積亢進を認める．加えて骨盤内リンパ節や仙骨近傍の転移も描画されている（図1-B, C；→）．^{99m}Tc-MDPシンチグラフィ（骨シンチ，図1-D）の集積亢進はMIBGシンチの骨病変と一致している．原発巣への淡い集積も認められる（骨シンチでは神経芽腫の約70％に集積を示す）．神経芽腫の多発骨転移と骨・骨髄転移の所見である．

【症例2】　肝両葉に造影増強される結節を無数に認め，肝はびまん性に腫大している．左副腎に腫瘤を認める（図2；＊）．開腹時に副腎への到達が難しく，肝生検によって神経芽腫と診断された．

【症例3】　右側頭葉表面に髄膜の肥厚と強い造影効果を認める（図3）．髄液から神経芽腫細胞が検出され，神経芽腫の髄膜浸潤と診断された．

神経芽腫の転移性病変の一般的知識と画像所見

神経芽腫では，腫瘍発見時に半数以上の症例に転移を認める．転移先として骨髄（70％）と皮質骨（55％）が多く，遠隔リンパ節（30％）や肝（30％）がこれに続く[1)2)]．

1) **骨・骨髄**：神経芽腫の転移先として四肢長管骨の骨幹端の他，頭蓋骨，眼窩，脊椎，骨盤が侵されやすい．神経芽腫の臨床では骨と骨髄の転移は分けて扱われ，骨髄に転移した腫瘍が骨皮質を侵した場合に骨転移と判断される．通常，転移検索には神経芽腫に感度，特異度とも高いMIBGシンチが用いられるが，同核種は腫瘍に取り込まれるために，骨破壊の有無に

かかわらず陽性描画される．異常集積を示す骨に単純X線写真やCTで骨破壊像を認める場合や，一致して骨シンチの集積が亢進する場合は骨転移，MIBGシンチのみの異常は骨髄転移と考える．

神経芽腫の転移検索手段として，STIR像や拡散強調像による全身MRIの有用性が報告されている[2)3)]．病変はそれぞれ高信号域，拡散低下域として描出される．特異度はMIBGシンチに劣るが，放射線被ばくを要さないことや，MIBGシンチが偽陰性となる10％程度の症例にも適用できるなどの利点がある．

神経芽腫の骨転移は，単純X線写真で浸潤性骨破壊や骨膜反応を示す．CTではこれらの所見とともに骨外に広がる病変を認識できる．MRIは骨髄の評価に優れ，転移はT1強調像で低信号，脂肪抑制T2強調像やSTIR像で高信号を呈し，様々な程度に造影増強される．

2) **リンパ節**：明らかな腫大やMIBGシンチの集積を示すリンパ節は転移と考える．ただしInternational Neuroblastoma Risk Group Staging System (INRGSS) では，原発腫瘍と同領域のリンパ節は原発との連続性にかかわらず限局性病変（病期L1, L2）ととらえ，別領域に存在する場合に遠隔転移（病期M）と扱う[2)]．

3) **肝**：肝内に単発，多発結節やびまん性の転移を生じる．結節は超音波で軽度高エコー，CTでは低吸収を呈することが多い．びまん性転移では肝腫大を示すが，CTでは肝内の吸収値が一様となって病変をとらえにくいことがある．肝腫大に伴う腹部膨満と横隔膜の運動制限によって呼吸障害を来しやすい．

4) **その他**：肺転移は稀だが，*MYCN*遺伝子増幅例に認められることが多い．CTでは非特異的な肺内結節として描出される．

頭蓋内の転移は，脳実質よりも髄膜転移が一般的である．髄膜の肥厚や腫瘤形成を認め，頭蓋縫合に沿って縫合離開を伴う場合もある．

鑑別診断のポイント

乳幼児の骨幹端に溶骨像を呈する疾患として，Langerhans細胞組織球症（Langerhans cell hystiocytosis；LCH）や化膿性骨髄炎（osteomyelitis；OM）が挙げられる．LCHの境界は比較的明瞭で，周辺骨髄の浮腫や強い骨膜反応を伴うことが多い．OMでは軟部組織の腫脹や腐骨，局所熱感や炎症反応の存在が指標となる．

乳幼児の骨髄にびまん性に広がる転移では，白血病などの血液腫瘍との鑑別が必要となる．神経芽腫に特徴的な腫瘍マーカーや原発巣を検索し，骨髄生検によって診断する．

参考文献

1) Sharp SE, Trout AT, Weiss BD, et al: MIBG in neuroblastoma diagnostic imaging and therapy. RadioGraphics 36: 258-278, 2016.
2) Goo HW: Whole-body MRI of neuroblastoma. Eur J Radiol 75: 306-314, 2010.
3) Brisse HJ, McCarville MB, Granata C, et al: Guidelines for imaging and staging of neuroblastic tumors: consensus report from the international neuroblastoma risk group project. Radiology 261: 243-257, 2011.

神経節細胞腫
ganglioneuroma（GN）

小山雅司

● **症例1**：8歳，女児．下腹部痛を主訴に近医を受診し，腹部腫瘤を指摘．

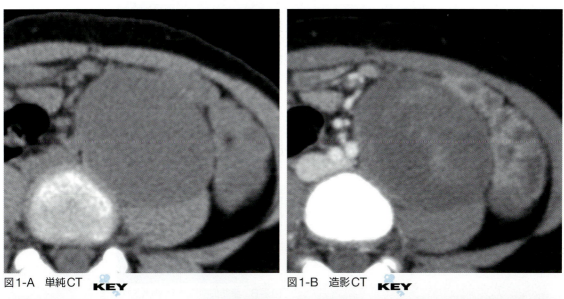

図1-A　単純CT

図1-B　造影CT

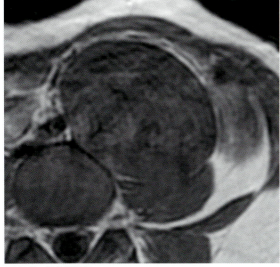

図1-C　T1強調像

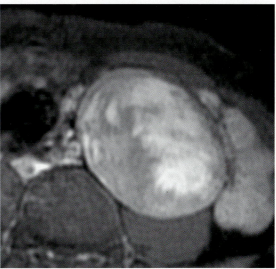

図1-D　脂肪抑制造影T1強調像

● **症例2**：3歳，男児．2歳時に一過性の下半身麻痺が出現．2歳9か月時に再発し，現在は歩行不能．

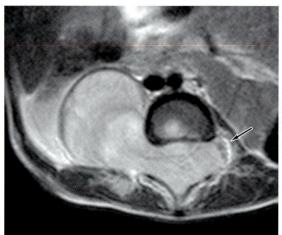

図2-A　T2強調像

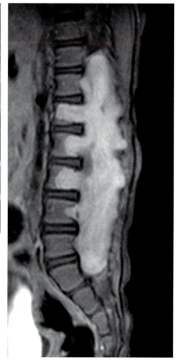

図2-B　脂肪抑制造影T1強調矢状断像

画像の読影

【症例1】　総腸骨動脈分岐レベルの左腰筋前面に境界明瞭な卵形腫瘤を認める．単純CT（図1-A）の吸収値は筋よりも低く均一で，造影後（図1-B）は淡い斑状造影域を認める．T1強調像（図1-C）では低信号，造影後（図1-D）は不均一だが良好な造影効果を示す．手術で全摘出され，病理診断は神経節細胞腫であった．

【症例2】　腰椎の右傍椎体からダンベル状に脊柱管内に進展する腫瘤を認め，硬膜嚢は左方に押し出されている（図2-A；→）．腫瘤は脊柱管内を頭尾方向に広がりつつ，椎体内に陥入している．T2強調像（図2-A）では高信号の内部に曲線状の淡い低信号域が混在し，造影T1強調像では強い造影効果を示す（図2-B）．部分切除され，病理診断は神経節細胞腫であった．術後は運動麻痺はやや改善したが，排尿障害や知覚障害が残存した．

神経節細胞腫の一般的知識と画像所見

神経節細胞腫（ganglioneuroma；GN）は，神経芽腫（neuroblastoma；NBL）や神経節芽腫（ganglioneuroblastoma；GNBL）と同じく胎生期の神経堤に由来する神経芽腫群腫瘍である．組織学的に神経節細胞とSchwann様細胞の増生からなる良性腫瘍で，腫瘍性に増殖した神経節細胞が分化・成熟したものと考えられている．神経節芽腫群腫瘍の6～7％を占め，やや女児を優位に，悪性の神経芽腫や神経節芽腫に比べて年長児（平均5～7歳）

に好発する[1)2)]．多くの症例は無症状で偶然に発見されるが，腫瘍による圧迫症状を認めることもある．他の神経芽腫群腫瘍と同じく交感神経節や副腎髄質に発生し，約10％は脊柱管内に進展する．後縦隔に最も多く（41.5％），次いで後腹膜（37.5％），副腎（21％），頸部（8％）と続く[1)]．

尿中のvanillyl-mandelic acid（VMA）やhomovanillic acid（HVA）の軽度高値を20〜40％の症例に認めるが，神経芽腫で高値となる血中の神経特異エノラーゼ（NSE）やLDH，フェリチンはほぼ全例で上がらない[2)]．

治療は外科的切除である．完全切除できれば再発はないが，血管の巻き込みや脊柱管内進展による切除困難例も少なくない．基本的に良性腫瘍であることから手術の合併症を極力回避し，経過観察することも選択肢のひとつとなる．

画像所見 後腹膜の神経節細胞腫は境界明瞭な類球形を呈することが多い．超音波ではやや不均一な低エコーを示す．単純CTでは均一な低吸収で嚢胞に類似し，20〜50％に微細な石灰化が認められる[2)]．脂肪を含む場合もある[3)]．MRIでは腫瘍に含まれる粘液様間質と，そこに混在する神経節細胞やSchwann様細胞，神経線維が反映され，T1強調像で均一な低信号，T2強調像では高信号内に曲線状の低信号域がしばしば混在する（whorled appearance）[3)]．漸増性の造影効果を示し，その所見はCTよりもMRIで観察できる．^{123}I-MIBGシンチグラフィでは半数程度の症例で核種を取り込むため，集積の有無で神経芽腫群腫瘍の良悪を判断することは難しい．

鑑別診断のポイント

臨床的には神経芽腫群の悪性腫瘍である神経芽腫，神経節芽腫との鑑別が重要である．神経節細胞腫は児の年齢が高く，腫瘍マーカーが陰性，類球形で内部は比較的均一，出血や嚢胞変性に乏しいなどで鑑別するが，病理診断を要することも多い．

神経節細胞腫と同じく粘液様成分を含む神経鞘腫（neurilemoma；NL）や神経線維腫（neurofibroma；NF）も所見が類似する．好発年齢と病変部位に注目し，年齢がより高く，交感神経節から外れていれば神経鞘腫や神経線維腫を考える．さらに若年者の後腹膜にみられる傍神経節腫や褐色細胞腫，Castleman病や悪性リンパ腫も鑑別の対象となる．いずれも早期に造影増強され，前2者は出血や壊死を伴いやすい．内部に石灰化を認めれば，悪性リンパ腫の可能性は低くなる．

参考文献

1) Lonergan GJ, Schwab CM, Suarez ES, et al: Neuroblastoma, ganglioneuroblastoma, and ganglioneuroma: radiologic-pathologic correlation. RadioGraphics 22: 911-934, 2002.
2) De Bernardi B, Gambini C, Haupt R, et al: Retrospective study of childhood ganglioneuroma. J Clin Oncol 28: 1710-1716, 2008.
3) Guan YB, Zhang WD, Zeng QS, et al: CT and MRI findings of thoracic ganglioneuroma. Br J Radiol 85: e365-e372, 2012.

後腹膜の解剖
retroperitoneal anatomy

山下康行

1. 後腹膜の解剖

　狭義の後腹膜腔は，壁側腹膜背面から背部の腹横筋膜までの潜在的空間で，頭側は横隔膜下腹膜外腔，足側は骨盤腹膜外腔，外側は壁側腹膜と腹横筋膜との間の腹膜外腔と連続している．

　後腹膜腔は腎を入れたGerota筋膜（腎筋膜）によって3つのコンパートメントに分けられ，前方を前腎傍腔（膵，上行・下行結腸，十二指腸下行・水平・上行脚を入れる），腎筋膜内を腎周囲腔（腎とともに副腎，近位尿管が含まれる），後方を後腎傍腔と呼ぶ（図1）．正常ではこれらのスペースには様々な程度の脂肪が含まれる（図2）．3つのコンパートメントは互いに連続性がある．また，後横隔膜脚腔（retrocrural space）を介して，縦隔と連続している．

　前腎傍腔は上腸間膜動脈（SMA）／下腸間膜動脈（IMA）起始部で腸間膜，さらに小腸，結腸と連続しており，後腎傍腔は頭側は横隔膜から縦隔と連続している．

　中腎傍腔を形成するGerota筋膜は前葉（Toldt筋膜）と後葉（Zuckerkandl筋膜）に分か

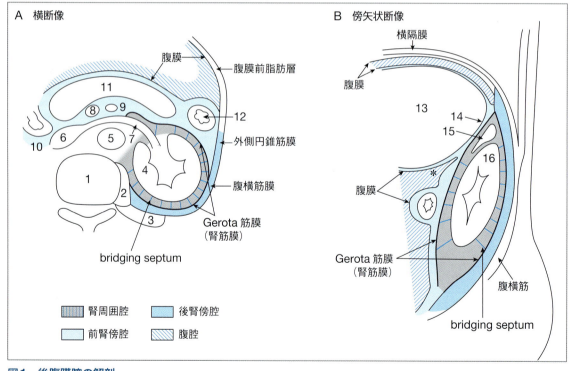

図1　後腹膜腔の解剖
A：後腹膜腔は腎を入れたGerota筋膜（腎筋膜）によって，前腎傍腔，腎周囲腔（腎筋膜内），後腎傍腔に分けられる．
B：Gerota筋膜は上方では癒合して横隔膜に終わる．一方，下方では癒合せず，骨盤内の後腹膜腔に達する．腎周囲腔にはbridging septumと呼ばれる多数の隔壁が存在する．

1　椎体	6　下大静脈	11　膵	16　右腎
2　大腰筋	7　左腎静脈	12　下行結腸	＊Morrison窩
3　腰方形筋	8　上腸間膜静脈	13　肝	
4　左腎	9　上腸間膜動脈	14　肝 bare area	
5　大動脈	10　十二指腸	15　右副腎	

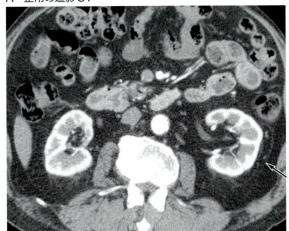
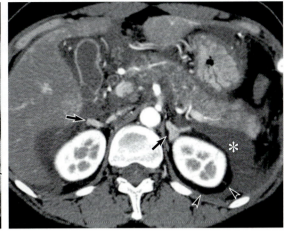

図2　後腹膜CT
A：正常では後腹膜の3つのスペースには様々な程度の脂肪が含まれる．内臓脂肪の多い人や腎に炎症の既往がある人ではGerota筋膜も同定される（→）．
B：膵は前腎傍腔に存在するが，急性膵炎患者において前腎傍腔に滲出液貯留を認める（＊）．腎，副腎は腎周囲腔に存在し，この部分には滲出液は入り込んでいない（▶）．副腎（→）は腎周囲腔に存在する．

れ，上方では癒合して横隔膜に終わる．一方，下方では癒合せず，骨盤内の後腹膜腔に達する．尿管，精巣（卵巣）動静脈はこの中を通るが，男性では陰囊内まで達する．左右のGerota筋膜は通常，正中で癒合している．また，腎周囲腔には"bridging septum"と呼ばれる多数の隔壁が存在する．

後腎傍腔は外側筋膜外の脂肪層を介して前腹壁と連続している．また，左右の後腎傍腔は大腰筋に接しており，左右の交通はない．また，後横隔膜脚腔は後縦隔と連続している．

2. 泌尿器系のリンパの流れ（図3）[1]

腸管を除く骨盤部のリンパは，1) 浅鼠径リンパ節への経路（←骨盤部表層），2) 内腸骨リンパ節への経路（←骨盤臓器下部），3) 外腸骨リンパ節や腰リンパ節へ向かう経路（←子宮など），4) 仙骨リンパ節への経路に大別される．これらの骨盤内臓器，卵巣，精巣，尿管，腎からのリンパ，総腸骨リンパ節からのリンパは傍大動脈リンパ節に注ぐ．

1) 浅鼠径リンパ節

骨盤部表層（陰茎・腟下部・肛門管下部）の他，腹壁や下肢からもリンパを受け，総腸骨リンパ節を経て乳び槽へと送る．なお，外陰部の一部（亀頭など）からは深鼠径リンパ節に注ぐ．

2) 内腸骨リンパ節

内腸骨動脈の周囲に位置する．骨盤臓器（膀胱・前立腺・直腸下部・肛門管上部・子宮頸部・腟上部など）からのリンパを集め，総腸骨リンパ節に注ぐ．閉鎖リンパ節は内閉鎖筋の内側，閉鎖動脈に接して存在し，骨盤内悪性腫瘍でのリンパ節転移では，このリンパ節の腫大を認めることが多い．

3) 外腸骨リンパ節

外腸骨動脈周囲のリンパ節群で，子宮（子宮底・体）や膀胱上面からのリンパを受ける．なお，子宮頸部〜腟上部のリンパは内腸骨リンパ節や仙骨リンパ節に注ぐ．

4）仙骨リンパ節

仙骨前面にあり，骨盤後壁・膀胱頭・前立腺などのリンパを受けて，総腸骨リンパ節に注ぐ．

主な臓器の流入リンパ節は表のようなものであるが，実際には個人差も多い．

表 主な臓器の流入リンパ節

臓 器	流入リンパ節
副腎	外側大動脈リンパ節，腹腔動脈周囲リンパ節
腎	腎茎リンパ節，外側大動脈リンパ節
腎周囲腔	外側大動脈リンパ節
上部尿管	外側大動脈リンパ節
下部尿管	総腸骨動脈リンパ節
子宮および膀胱付近の尿管	内・外腸骨リンパ節
膀胱	内腸骨リンパ節（上面は外腸骨リンパ節）
前立腺	内腸骨，外腸骨，仙骨，総腸骨リンパ節
精巣*	傍大動脈リンパ節
外陰部	鼠径リンパ節

＊精巣は直接傍大動脈リンパ節に流入することに注意する．

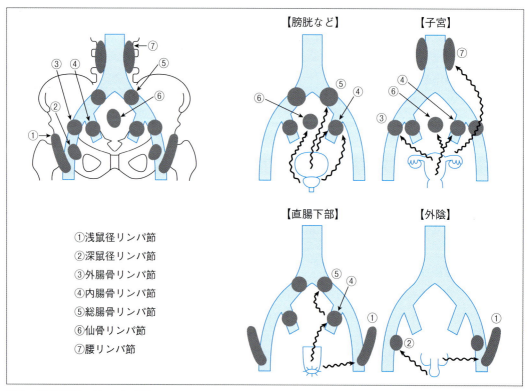

①浅鼠径リンパ節
②深鼠径リンパ節
③外腸骨リンパ節
④内腸骨リンパ節
⑤総腸骨リンパ節
⑥仙骨リンパ節
⑦腰リンパ節

図3 泌尿器系のリンパの流れ（文献1）より改変して転載）
腸管を除く骨盤部のリンパは1）浅鼠径リンパ節への経路（←骨盤部表層），2）内腸骨リンパ節への経路（←骨盤臓器下部），3）外腸骨リンパ節や腰リンパ節へ向かう経路（←子宮など），4）仙骨リンパ節への経路に大別される．各臓器からどのリンパ節に流入するかはほぼ決まっている．

参考文献

1) 松村讓兒：骨盤部のリンパ系．イラスト解剖学，第3版．中外医学社，p.209, 2002.

後腹膜病変の鑑別診断
differential diagnosis of retroperitoneal lesions

山下康行

　後腹膜腔には膵，腎，副腎などや血管系以外にはリンパ節や脂肪などの結合織があり，様々な病変が発生する．大別すると，腫瘍とそれ以外の非腫瘍性病変に分られる．

1. 後腹膜腫瘍

　原発の腫瘍では，70〜80％が悪性（肉腫）であり，脂肪肉腫（liposarcoma），平滑筋肉腫（leiomyosarcoma），未分化多形肉腫の順に頻度が高く，この3つで60〜80％を占める．

　一般に後腹膜腫瘍とは，後腹膜腔に発生した腫瘍のうち，腎，副腎，尿管，膵，消化管，大血管などの臓器以外から発生したものをいい，症状に乏しく発見時には巨大となっている場合が多い．これは後腹膜腔が上方は横隔膜，側方は腰方形筋（quadratus lumborum muscle）の側縁まで，下方は小骨盤腔の直腸周囲（仙骨前部）結合組織を含み，前方は壁側腹膜，後方は腹横筋膜で囲まれた非常に広範な領域であるという解剖学的特徴によるものである．その中は，前腎傍腔，腎周囲腔，後腎傍腔の3つのコンパートメントに分割されているが，コンパートメント間の隔壁，すなわちGerota筋膜（腎筋膜）は強固で，出血，炎症，腫瘍の進展を妨げる障壁となる一方，薄層かつ膨張性で，液体貯留や腫瘍増大の潜在的スペースとなりうる．逆に無症状で偶然発見された巨大な腫瘍は，後腹膜由来を疑うことが必要である．

　後腹膜腫瘍を疑う場合，まず後腹膜由来であるかの同定が必要で，後腹膜臓器や主要血管の前方への偏位の有無に注意する．次に，質的診断のために進展形式，腫瘍の成分，血流などの後腹膜腫瘍の特徴を同定することが重要である．

　主にCTやMRIにおける後腹膜腫瘤性病変の鑑別点として，次のものが挙げられる[1) 2)]．

　一般に大きいもの，辺縁が不整なものや境界が不明瞭なもの，内部性状が不均一なものは悪性を疑う．一方，嚢胞性病変では良性のことが多い．また，神経の分布，走行に一致していれば神経原性腫瘍を疑う．脂肪を認めた場合，腎由来であれば血管筋脂肪腫，副腎由来であれば骨髄脂肪腫が考えられるが，これらの臓器からの発生と考えられない場合は脂肪肉腫を疑う（▶NOTE）．表のような所見がみられる場合，それぞれ次に示すような鑑別診断が挙がる[1)〜3)]．

2. 非腫瘍性病変

　非腫瘍性の病変としては，血管性病変以外では後腹膜膿瘍，後腹膜出血（血腫），リンパ嚢腫，尿瘤（urinoma）や後腹膜線維症などがみられる．

表　後腹膜病変の鑑別診断

a. 多発性腫瘤	d. 粘液腫様成分がある場合
• 神経線維腫症	• 神経鞘腫
• 脂肪腫	• 神経線維腫
• 血管腫	• 神経節腫
• Castleman病	• 粘液型脂肪肉腫/粘液線維肉腫
• 悪性リンパ腫	• 粘液型平滑筋肉腫
• 転移性病変	• MPNST

b. 石灰化がある場合	e. 多血性腫瘍の場合
• 平滑筋腫	• 傍神経節腫
• 神経鞘腫	• Castleman病
• Castleman病	• 血管腫
• 脂肪腫	• 多血性腫瘍（腎，肝）の転移巣
• 血管腫（静脈石）	• 未分化多形肉腫
• 陳旧性血腫	• 横紋筋肉腫
• 陳旧性結核病巣	• 血管周皮腫
• 未分化多形肉腫	f. 乏血性腫瘍の場合
• 平滑筋肉腫	• 高分化型や粘液型脂肪肉腫
• MPNST	• 脂肪腫
• 粘液腺癌の転移巣	g. リンパ節腫大を伴う場合
• 血管周皮腫	• Castleman病
• 脂肪肉腫	• 転移性腫瘍

c. 脂肪成分がある場合	
• 脂肪腫	• 未分化多形肉腫
• 脂肪肉腫	• 悪性リンパ腫
• 奇形腫（類皮腫）	h. 腎周囲腔に被包性病変を認める場合
• 腎外血管筋脂肪腫	• 悪性リンパ腫
• 副腎外骨髄脂肪腫	• 後腹膜線維症
	• Erdheim-Chester病

MPNST：malignant peripheral nerve sheath tumor（悪性末梢神経鞘腫）

NOTE 【血管筋脂肪腫(参考症例1)と後腹膜脂肪肉腫(参考症例2)の鑑別】

いずれの症例も,腎周囲腔に豊富な脂肪成分を含む腫瘤を認める.

参考症例1では,腫瘤と連続する腎実質に欠損部(renal parenchymal defect,図1;→)を認め,腫瘤内に腎実質と連続する拡張した血管(bridging vessel sign,図1;▶)がみられる.腎由来の血管筋脂肪腫と断定できる[4].

参考症例2では,腎実質の欠損部はなく,腫瘤と腎実質は接しているのみである(図2;→).腎周囲脂肪組織由来の脂肪肉腫を疑う所見である[4].これらは治療方針が大きく異なるため,画像診断にて確実に鑑別することが重要である.

● 参考症例1:血管筋脂肪腫

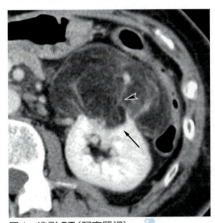

図1 造影CT(腎実質相)
50歳代,女性.尿路結石に対するCTで左腎腫瘤を指摘.

● 参考症例2:後腹膜脂肪肉腫

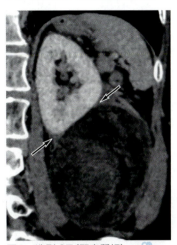

図2 造影CT(腎実質相)
冠状断再構成像
60歳代,女性.左側腹部腫瘤を自覚し受診.

(遠山兼史,秋田大宇,陣崎雅弘)

参考文献

1) Nishino M, Hayakawa K, Minami M, et al: Primary retroperitoneal neoplasms: CT and MR imaging findings with anatomic and pathologic diagnostic clues. RadioGraphics 23: 45-57, 2003.
2) Nishimura H, Zhang Y, Ohkuma K, et al: MR imaging of soft-tissue masses of the extraperitoneal spaces. RadioGraphics 21: 1141-1154, 2001.
3) Surabhi VR, Menias C, Prasad SR, et al: Neoplastic and non-neoplastic proliferative disorders of the perirenal space: cross-sectional imaging findings. RadioGraphics 28: 1005-1017, 2008.
4) Israel GM, Bosniak MA, Slywotzky CM, et al: CT differentiation of large exophytic renal angiomyolipomas and perirenal liposarcomas. AJR 179: 769-773, 2002.

脂肪肉腫
liposarcoma

山下康行

● **症例1**: 50歳代，男性．腹部腫瘤を自覚し来院．

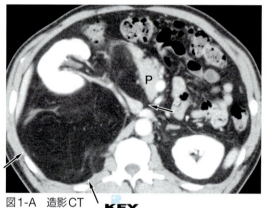

図1-A 造影CT

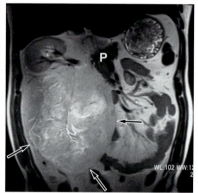

図1-B T2強調冠状断像

● **症例2**: 60歳代，男性．腹部膨満感を自覚し来院．

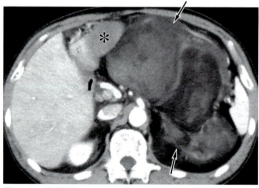

図2-A 造影CT

● **症例3**: 60歳代，女性．心窩部痛を自覚し近医を受診，超音波にて右腎に腫瘤が指摘され精査．
（文献1）より転載．症例：熊本市医師会熊本地域医療センター医師会病院放射線科）

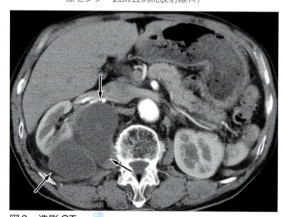

図3 造影CT

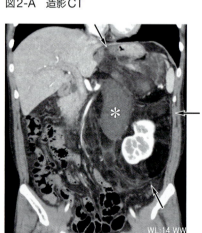

図2-B 造影CT冠状断像

┤参考文献├

1) 荒川昭彦: 膵・胆道周囲の腫瘤性病変: 脂肪性腫瘍. 消化器画像 8: 723-727, 2006.
2) Pereira JM, Sirlin CB, Pinto PS, et al: CT and MR imaging of extrahepatic fatty masses of the abdomen and pelvis: techniques, diagnosis, differential diagnosis, and pitfalls. RadioGraphics 25: 69-85, 2005.
3) Kransdorf MJ, Bancroft LW, Peterson JJ, et al: Imaging of fatty tumors: distinction of lipoma and well-differentiated liposarcoma. Radiology 224: 99-104, 2002.

画像の読影

【症例1】 右腎背側後腎傍腔に比較的境界明瞭な脂肪成分主体の腫瘤を認め，内部には多数の隔壁様構造がみられる（図1；→）．腫瘤により右腎は頭腹側に圧排されており，膵頭部（P）も左側に圧排されている．手術で異型脂肪腫様腫瘍（高分化脂肪肉腫）が確認された．

【症例2】 後腹膜腔に多発性に脂肪成分と軟部成分を交えた腫瘤を認める（図2；→）．＊の充実部はFDG-PET（非提示）で強い集積を認めた．手術の結果，脱分化型の脂肪肉腫であった．

【症例3】 右腎の背側に腫瘤（図3；→）を認め，そのため後腹膜臓器である右腎が腹側へ圧排されている．このことから，この腫瘤は後腹膜由来であることがわかる．脂肪成分は指摘できない．手術を施行し，粘液型脂肪肉腫（myxoid type liposarcoma）と証明された[1]．

脂肪肉腫の一般的知識と画像所見

脂肪肉腫の発症は50～60歳代に多く，小児は稀である．性別はわずかに女性に多い．通常単発で臨床症状に乏しく，特異的な検査所見や腫瘍マーカーもないため，巨大腫瘤として発見されることが多い．WHO分類では異型脂肪腫様腫瘍（atypical lipomatous tumor いわゆる高分化型），脱分化型（dedifferentiated），粘液型（myxoid），多形型（pleomorphic）の4つに分けられる．

画像所見 上記4つの中でも異型脂肪腫様腫瘍は最も高頻度で，脂肪を含有するためCTで腫瘍内に低吸収域が認められる．悪性度は低く良悪性の中間型で，転移はみられないが，局所再発はみられる．粘液型は主に結合織とムチンを含み，脂肪の量は少ない．脱分化とは，単一クローンの細胞が固有の分化の方向を逸脱するため，分化型脂肪肉腫と脂肪への分化がみられない肉腫（未分化多形肉腫，線維肉腫，横紋筋肉腫，平滑筋肉腫など）の両方の成分が境界明瞭に認められるもので，ほとんどが後腹膜に発生する．3割に石灰化がみられるが，石灰化の存在は脱分化を示唆する．

鑑別診断のポイント

脂肪を含む原発性後腹膜腫瘍として，脂肪肉腫以外に脂肪腫（lipoma），骨髄脂肪腫（myelolipoma），血管筋脂肪腫（angiomyolipoma）などが挙げられる[2]．一般に骨髄脂肪腫は副腎原発が多く，血管筋脂肪腫は腎原発が多い（p.100-101参照）．後腹膜原発の骨髄脂肪腫，筋脂肪腫，血管筋脂肪腫も報告されているがきわめて稀である．

基本的に後腹膜では脂肪腫の頻度は低いが，脂肪腫と脂肪肉腫の画像診断上の鑑別のポイントは，①完全に脂肪のみの信号からなり，脂肪以外の領域がみられない時は脂肪腫を疑う，②腫瘍サイズが10cmを超える場合や，腫瘍内に複数の厚い（2mm以上）低信号隔壁や結節状，腫瘤状の脂肪以外の信号を示す領域が認められる場合や，造影にて隔壁構造が強く造影される場合は脂肪肉腫（異型脂肪腫瘍）を疑う[3]．しかしながら，異型脂肪腫様腫瘍は脂肪腫と鑑別困難な場合もある．また，脱分化型，粘液型や多形型などのサブタイプでは脂肪のコンポーネントはわからず，脂肪を頼りにする画像診断では苦慮する場合もある．その場合には生検が必要となる．

その他の後腹膜に発生しうる脂肪を有し鑑別を要するものとして，髄外造血（extramedullary hemopoiesis）が挙げられる．髄外造血は画像や生検でも骨髄脂肪腫と鑑別できない場合がある．

平滑筋肉腫
leiomyosarcoma

山下康行

● **症例1**：70歳代，男性．人間ドックを受け，下腹部の腫瘤を指摘．

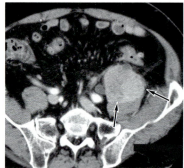

図1-A 造影CT　　　　図1-B 造影CT冠状断像

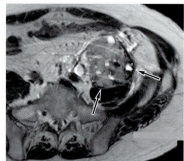 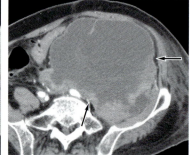

図1-C T2強調像　　　図1-D 造影CT（3年後）

● **症例2**：70歳代，男性．全身倦怠感が出現し，CTを施行したところ肺の多発結節と後腹膜腫瘤を指摘．

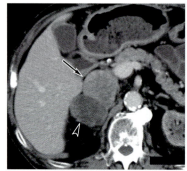 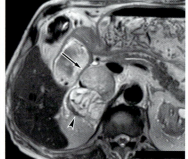 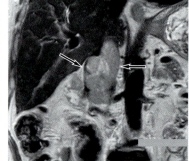

図2-A 造影CT　　　図2-B T2強調像　　　図2-C T2強調冠状断像

参考文献

1) Levy AD, Manning MA, Al-Refaie WB, et al: Soft-tissue sarcomas of the abdomen and pelvis: radiologic-pathologic features, part 1-common sarcomas: from the radiologic pathology archives. RadioGraphics 37: 462-483, 2017.
2) Hartman DS, Hayes WS, Choyke PL, et al: From the archives of the AFIP. Leiomyosarcoma of the retroperitoneum and inferior vena cava: radiologic-pathologic correlation. RadioGraphics 12: 1203-1220, 1992.

画像の読影

【症例1】 造影CTでは，左腸腰筋から腹側に連続する比較的増強効果の強い充実性腫瘤を認める（図1-A, B；→）．T2強調像では内部に嚢胞が多発性にみられる（図1-C；→）．手術で切除されて平滑筋肉腫が確認された．3年後に再発がみられた．骨盤から腹部にかけて巨大な腫瘤を形成し，前方には壊死が著明である（図1-D；→）．

【症例2】 下大静脈の腫大，およびその背側に腫瘤を認める（図2；→）．背側の腫瘤はCTでは低吸収（図2-A；▶），T2強調像では内部に不整な隔壁を伴う高信号を呈する（図2-B；▶）．冠状断では前方の成分は下大静脈に沿って発育していることがわかる（図2-C；→）．下大静脈の内外に発育するextra-intraluminal typeの平滑筋肉腫と診断された．

平滑筋肉腫の一般的知識

平滑筋肉腫は，成人の原発性悪性後腹膜腫瘍で2番目に多い腫瘍である．50〜60歳代女性に多く，全体の2/3を占める．発生母地には，①平滑筋，②静脈壁（主に下大静脈），③Wolff管遺残がある．発生母地の違いから，1) 血管外腫瘍（extraluminal type），2) 血管内腫瘍（intraluminal type），3) 血管内および血管外突出型（extra-intraluminal type），4) 静脈壁内（ただし本形式はきわめて稀），に分類されている．臨床的症状は進展形式に寄与し，肝，肺，大網，腸間膜などに転移が認められる．局所再発率が高く，再発巣は原発巣より組織学的に悪性度が高いこともある[1)2)]．

1) **extraluminal type**（62%）：最も多い進展形式である．症状が発現しにくく，巨大腫瘤として認められることが多い．ほとんどが10cmを超え，20cm以上になることも稀ではない．隣接臓器を圧排するが，臓器への直接浸潤は稀である．腫瘍は周囲組織が菲薄化した偽被膜に囲まれ，内部に壊死や出血を伴うことが多い．他の後腹膜腫瘍に比べ壊死部が多く，石灰化はほとんど認められない．疾患特異的な症状はなく，腹部腫瘤，腹痛，体重減少，背部痛などが認められる．

2) **intraluminal type**（5%）：血管内壁に付着したポリープ状あるいは，結節状の腫瘍として認められる．下大静脈原発では，横隔膜と腎静脈間が最も多い．症状が発現しやすく，初診時の大きさは1) と比して小さく，内部の出血や壊死も少ない．症状は主に下大静脈内の腫瘍が原因となり，腫瘍栓による肺塞栓や，下肢の浮腫，右季肋部痛，ネフローゼ症候群，Budd-Chiari症候群などが認められる．

3) **extra-intraluminal type**（33%）：腫瘍が血管内外に突出し，平滑筋肉腫に特異的な進展形式である．血管内進展が主体の場合は症状発現が早く，血管外進展が主体の場合は巨大であることが多い．腫瘍径が大きい場合は，1) と同様に内部に出血や壊死部分を伴うことが多い．

鑑別診断のポイント

鑑別診断としては，脂肪肉腫，未分化多形肉腫，悪性リンパ腫，神経鞘腫などが挙がる．鑑別のポイントとしては，①巨大腫瘤，②脂肪成分を含まない，③内部に壊死を伴う，④血管内への浸潤，が挙げられる．

extraluminal typeでは，上記の鑑別のポイントをチェックすることで，鑑別は容易である．
後腹膜腫瘍の中で平滑筋肉腫は血管内に浸潤する頻度が最も高い腫瘍であり，intraluminal typeやextra-intraluminal typeの場合は，鑑別に迷うことはほとんどないと考えられる．

未分化多形肉腫・粘液線維肉腫
undifferentiated pleomorphic sarcoma / myxofibrosarcoma

● **症例1**：60歳代，男性．右側腹部痛で前医を受診し，右後腹膜に巨大な腫瘤を認めた．針生検にて粘液線維肉腫が疑われ，精査加療目的で紹介．

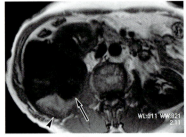
図1-A　T1強調像

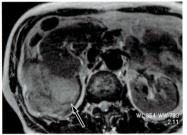
図1-B　T2強調像

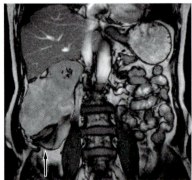
図1-C　T2強調冠状断像

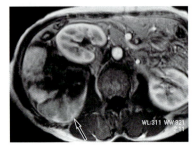
図1-D　造影T1強調像

● **症例2**：60歳代，女性．特に自覚症状はなかった．前医の超音波にて右腎背側に腫瘤が認められ，精査加療目的にて紹介．

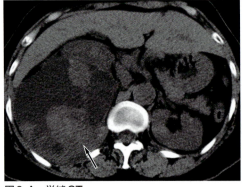
図2-A　単純CT

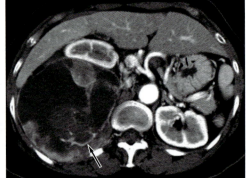
図2-B　造影CT

> **NOTE**　【粘液基質を有する後腹膜腫瘍の鑑別】
> - 神経原性腫瘍（神経節細胞腫，神経鞘腫，悪性神経鞘腫など）
> - 粘液型脂肪肉腫
> - 粘液線維肉腫
>   粘液基質は造影にて比較的強い増強効果を認め，増強効果も遷延する．また，T1強調像で低信号，T2強調像で著明な高信号を呈し，画像から存在をある程度推定できる．病理学的には酸性ムコ多糖類を豊富に含む粘液基質である．後腹膜腫瘍では上記の3つに絞られる．

画像の読影

【症例1】 右腎背側に腎を前方に圧排する腫瘍を認め（図1；→），腎や腸管，腸腰筋など周囲臓器との境界は明瞭である．腫瘍内の背側部には出血による高信号域がみられ（図1-A；▶），T2強調像にて腫瘤の一部は比較的高信号で，粘液成分や変性の存在が疑われる（図1-B，C；→）．造影T1強調像では不整に造影されている（図1-D；→）．後腹膜由来の間葉系腫瘍が鑑別に挙がる．手術が施行され，未分化多形肉腫と証明された．

【症例2】 右腎の背側，肝の下面に径10cm大の腫瘍（図2；→）を認め，内部に石灰化や脂肪はなく，よく染まる壁在結節と隔壁を内在する．腫瘍内血管は不自然に拡張しており，その性状からも悪性病変が疑われる．腫瘍発生部位は，腎圧排の性状より後腹膜由来が示唆される．手術が施行され，粘液線維肉腫が証明された．

未分化多形肉腫，粘液線維肉腫の一般的知識と画像所見

従来，これらの腫瘍は**悪性線維性組織球腫**（malignant fibrous histiocytoma；MFH）と呼ばれていたが，最近のWHO分類では，未分化多形肉腫や粘液線維肉腫として分類されている．未分化多形肉腫は正確な起源が不明な腫瘍で，明らかな組織球への分化はなく，未分化な肉腫と定義される．かつては軟部肉腫の中で最も頻度の高い組織型とされていたが，近年の免疫染色の発達などで腫瘍の特異的な分化を証明することが可能となり，多形型平滑筋肉腫や脱分化型脂肪肉腫をはじめとした特定の分化を有する他の軟部肉腫に診断されるようになったため，その頻度は減少している．粘液線維肉腫はfibroblastic/myofibroblastic tumorsに分類されるようになり，粘液腫状組織の割合が1/2以上で，粘液型脂肪肉腫に類似するが，脂肪滴はない．

いずれも好発年齢は50〜70歳，好発部位は四肢，特に大腿が多い．その他，臀部，肩，上腕，後腹膜，背部などがある．皮下，深部筋膜内，筋肉内にできる．10cmに及ぶものもある．局所再発率が高く，5年生存率は50％未満である．

治療は外科的切除が原則であり，化学療法や放射線療法などの補助療法は，効果があったとする報告は少ない．予後に関する因子として，腫瘍の大きさ，深達度，発生部位，組織型が挙げられている．表在性のもの，四肢末梢に発生したもの，組織型でmyxoid typeのものの予後が良いとされている．転移は肺に最も多く，その他，リンパ節，肝，骨などに認められる．

画像所見 単純CT上，筋肉と同程度の吸収値で，造影では多血性である．半数では壊死による低吸収を認める．粘液基質を含み高度の濃染がみられる．石灰化は稀である．

MRIではT2強調像で不整な信号を呈する．粘液基質の部分は著明な高信号を呈し，造影遅延相で強く増強される[1)〜3)]．

鑑別診断のポイント

他の肉腫と所見がオーバーラップするため，特異的な診断は困難である．鑑別診断としては神経鞘腫（schwannoma）などの神経原性腫瘍，平滑筋肉腫（leiomyosarcoma），脂肪成分の存在が疑われる時は，脂肪肉腫（liposarcoma）などが挙げられる．また，粘液基質を含む腫瘍では，粘液線維肉腫以外に粘液型脂肪肉腫や神経原性腫瘍も鑑別に挙がる（▶NOTE）．

参考文献

1) Munk PL, Sallomi DF, Janzen DL, et al: Malignant fibrous histiocytoma of soft tissue imaging with emphasis on MRI. J Comput Assist Tomogr 22: 819-826, 1998.
2) Nishimura H, Zhang Y, Ohkuma K, et al: MR imaging of soft-tissue masses of the extraperitoneal spaces. RadioGraphics 21: 1141-1154, 2001.
3) Levy AD, Manning MA, Miettinen MM: Soft-tissue sarcomas of the abdomen and pelvis: radiologic-pathologic features, part 2-uncommon sarcomas. RadioGraphics 37: 797-812, 2017.

神経原性腫瘍
neurogenic tumors

山下康行

● **症例1**: 40歳代，男性．特に自覚症状はなかったが，アルコール性肝障害があり，肝の精査目的でCTを施行．腫瘤を指摘され精査．

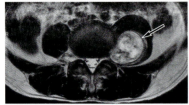
図1-A　T2強調像

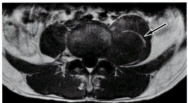
図1-B　T1強調像

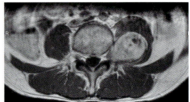
図1-C　造影T1強調像

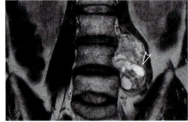
図1-D　T2強調冠状断像

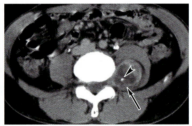
図1-E　造影CT

● **症例2**: 70歳代，女性．下腹部痛を主訴に近医を受診し，骨盤内腫瘤を指摘．精査目的で紹介．

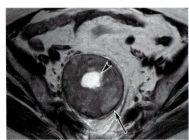
図2-A　T2強調像

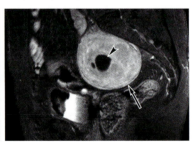
図2-B　脂肪抑制造影T1強調矢状断像

● **症例3**: 50歳代．男性．心窩部痛の主訴で，MRI施行．

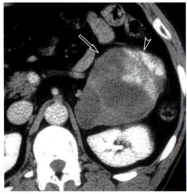
図3-A　造影CT

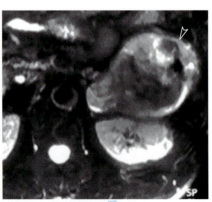
図3-B　T2強調像

表　神経原性腫瘍の分類

1. **神経鞘由来**：神経鞘腫（schwannoma），神経線維腫（neurofibroma），悪性末梢神経鞘腫（malignant peripheral nerve sheath tumor；MPNST）
2. **神経節由来*** ：神経節細胞腫（ganglioneuroma），神経節芽細胞腫（ganglioneuroblastoma），神経芽細胞腫（neuroblastoma）
3. **傍神経節由来**：褐色細胞腫（pheochromocytoma）

＊：神経節細胞腫，神経節芽細胞腫，神経芽細胞腫は分化度の異なる同一の腫瘍で，同一腫瘤内に同時発生する症例の報告もある．

画像の読影

【症例1】　下部腰椎の左側，左腸腰筋の背側に楕円形の腫瘤を認める（図1-A, B；→）．境界は明瞭で，内部の信号は筋肉に比してT1強調像では低信号，T2強調像で高信号であるが，さらにT1強調像では低信号，T2強調像で高信号の嚢胞変性と考えられる部分が認められる（図1-D；▶）．造影T1強調像（図1-C）では嚢胞変性部を除いて著明に造影されている．造影CTでは変性部（図1-E；→）を除き，著明に造影されている．中心部に石灰化（図1-E；▶）が認められる．手術が施行され，神経鞘腫と証明された．

【症例2】　骨盤腔に境界明瞭な腫瘤（図2；→）を認める．内部の信号はT2強調像で中間の信号であるが，さらにT2強調像で高信号の嚢胞変性と考えられる部分（図2；▶）が認められる．造影T1強調像（図2-B）では嚢胞変性部を除いて著明に造影されている．手術が施行され，神経鞘腫と証明された．

【症例3】　造影CTで左腎の腹側に境界明瞭な腫瘤を認める（図3-A；→）．腹外側に不整な増強効果がみられる（図3-A；▶）．T2強調像で腹側は高信号（図3-B；▶），背側は低信号を呈する．手術で神経節細胞腫が証明された．

神経原性腫瘍の一般的知識と画像所見

神経原性腫瘍は原発性の後腹膜腫瘍の10～20％を占め，他の後腹膜腫瘍と比較して若年者に多く，大半が良性である．神経鞘由来，神経節由来，傍神経節由来（p.528-529「褐色細胞腫」参照）の3つに分けられる（表）[1]．

神経鞘腫は末梢神経の神経鞘から発生し，神経原性腫瘍の中で最も頻度が高い．組織学的に紡錘形の腫瘍細胞が密に配列するAntoni A型と，細胞密度が粗で浮腫状や粘液腫状の増殖を示すAntoni B型に分類される．Antoni A型は細胞成分に富むため，充実性腫瘍の画像所見を呈することが多い．Antoni B型は腫瘍の増大に伴ってAntoni A型から二次的に変化したものと考えられ，免疫染色でS-100蛋白陽性を示す．性差はなく，30～60歳に好発し，多くは単発例である．初期の段階では無症状が多い．神経鞘腫は顔面，頸部に発生することが多く，後腹膜の発生は全体の約4％と比較的稀である．後腹膜の中では膵・腎原発もあるため，後腹膜原発は0.7％とさらに稀である．

後腹膜発生の神経線維腫は稀であり，単発性あるいは神経線維腫症I型（NF-1）に合併してみられる．孤立型，蔓状型，びまん型，多発型などがあり，90％は孤立型でNF-1とは関係が弱く，蔓状型，多発型はNF-1と関係が強い．神経鞘腫では被膜がみられるのに対して，被膜を認めないことが多い．

神経鞘腫の悪性化はきわめて稀であるが，神経線維腫，特にNF-1患者の8～13％には悪性化がみられ，悪性末梢神経鞘腫（malignant peripheral nerve sheath tumor；MPNST）と呼ばれる．

一方，神経節細胞腫（ganglioneuroma）は，胎児期に神経堤から分化する交感神経節を由来とする交感神経系腫瘍のひとつである．近年では新生物ではなく，成熟分化した神経芽腫との考え方が有力である．本腫瘍は全身のあらゆる交感神経系の組織より発生しうるが，発生部位として縦隔，後腹膜，副腎の順に多く，その他，骨盤腔，頸部にも発生する．全後腹膜腫瘍の中で0.7～1.8％と比較的稀な腫瘍である．発症年齢は20歳未満が40％，20～40歳が40％，40歳以上が20％と比較的若年に多い傾向があるが，男女間での発生頻度に差は認めない．

画像所見　神経鞘腫は単純CTでは境界明瞭な低吸収の腫瘤としてみられ，石灰化を伴うこともある．造影による増強効果は内部の変性に伴い，様々である．MRIでは軟部組織の信号を主体に，出血，囊胞変性などの変性がみられ，T2強調像では不均一である[1)～3)]．神経線維腫はT2強調像で中心部低信号，辺縁高信号のtarget signが特徴的であるが，神経鞘腫で認めることもある[1)～3)]．

神経節細胞腫は内部の変性や線維化に伴い，様々な信号強度を呈する．また石灰化は比較的頻度が高い．早期には造影による増強効果は乏しいが，線維化が強いことが多いため，遅延相で増強効果を認めることが多い[1)～3)]．

鑑別診断のポイント

鑑別診断としては，粘液様間質（myxoid stroma）を有する傍神経節腫（paraganglioma）などの他の神経原性腫瘍，未分化多形肉腫や粘液線維肉腫，囊胞変性を来しやすい平滑筋腫（leiomyoma），平滑筋肉腫（leiomyosarcoma）などが挙げられる．

鑑別のポイントは，①発生部位が椎体周囲である，②造影効果が強い，③石灰化を認めることがある，④中心壊死や囊胞変性を伴いやすい，⑤充実部は粘液様の間質（myxoid stroma）を含むためMRIのT2強調像にて高信号を呈し，ダイナミック・スタディでは遷延性濃染が認められること，などが特徴である．

参考文献

1) Rha SE, Byun JY, Jung SE, et al: Neurogenic tumors in the abdomen: tumor types and imaging characteristics. RadioGraphics 23: 29-43, 2003.
2) Nishino M, Hayakawa K, Minami M, et al: Primary retroperitoneal neoplasms: CT and MR imaging findings with anatomic and pathologic diagnostic clues. RadioGraphics 23: 45-57, 2003.
3) Nishimura H, Zhang Y, Ohkuma K, et al: MR imaging of soft-tissue masses of the extraperitoneal spaces. RadioGraphics 21: 1141-1154, 2001.

後腹膜奇形腫・仙尾部奇形腫
retroperitoneal teratoma / sacrococcygeal teratoma

山下康行

● **症例1**：生後3か月の検診時に，超音波で右腎に囊胞性病変を指摘．少し発育を待って，生後6か月でMRI/CTを施行．

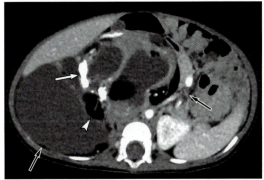

図1-A　造影CT

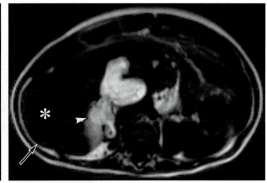

図1-B　T1強調像

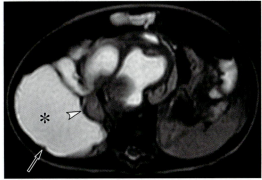

図1-C　T2強調像

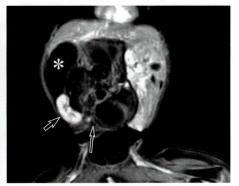

図1-D　T2強調冠状断像

● **症例2**：胎児期に仙尾部に腫瘍を指摘され，帝王切開後に当院に転院・搬送．

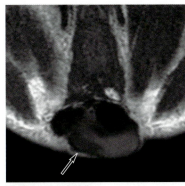

図2-A　T1強調像

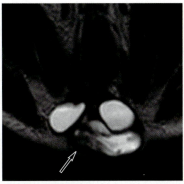

図2-B　T2強調像

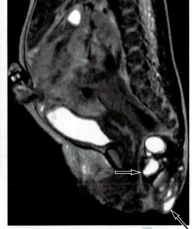

図2-C　T2強調冠状断像

画像の読影

【症例1】 後腹膜右側に水成分，脂肪，石灰化（図1-A；⇢）を交えた巨大な腫瘤を認める（図1-A〜D；→）．水はT1強調像で低信号（図1-B；*），T2強調像で高信号（図1-C, D；*），脂肪部分は造影CTで低吸収（図1-A；▷），T1強調像で高信号（図1-B；▷），T2強調像で中間的信号強度である（図1-C；▷）．冠状断像では，腎は外尾側に圧排されているのが明らかである（図1-D；➡）．手術で後腹膜の奇形腫が確認された．

【症例2】 仙尾部にT1強調像で低信号〜中間的信号強度，T2強調像で多房性の高信号を呈する境界明瞭な腫瘤を認める（図2；→）．脂肪の存在は明らかではない．手術で仙尾部の奇形腫が確認された．

後腹膜奇形腫，仙尾部奇形腫の一般的知識と画像所見

奇形腫の発生母地となる原始胚細胞は，胎生期に卵黄嚢から腸間膜を経由して性腺に遊走するため，胚細胞腫瘍は性腺の他，仙骨部，後腹膜，縦隔などの正中部に発生する．

1）後腹膜奇形腫：後腹膜腫瘍で成熟奇形腫が占める割合は6〜18％である[1]．成熟奇形腫のほとんどは乳児・小児期に発症しており，成人発症例は1〜11％を占めるに過ぎない[2,3]．

性差に関しては，差がないとする報告と，成人では女性が有意に多いとする報告の両説がある．好発年齢は乳児期と成人の2峰性である[2,3]．成熟奇形腫は悪性転化率が高く（31％），悪性転化後の予後がきわめて不良であることから，診断がつき次第，迅速な外科的切除を行う必要がある．小児期の悪性転化率（6.8％）と比較して，成人発症での悪性転化率（25.8％）は高率である．悪性の囊胞性成熟奇形腫は0.2〜2％に認められ，後腹膜リンパ節や肺に転移する可能性がある[4]．その他に囊胞内容液への感染リスクが20〜30％あることも知られている．悪性例ではAFP（α-fetoprotein）やSCC（squamous cell carcinoma）抗原が上昇することがある．

尾骨近傍には発症要因である3胚葉組織に分化しうる多潜能細胞が存在するため，治療は尾骨合併切除を伴う外科的切除が推奨されている[5]．

2）仙尾部奇形腫：仙骨の先端より発生する奇形腫で，臀部より外方へ突出または骨盤腔内・腹腔内へ進展する腫瘍であり，充実性から囊胞性のものまで様々な形態をとりうる．ほとんどが新生児期からみられ，4万出生に1例の割合で発生する．男女比はおおよそ1：3で女児に多い．本疾患は新生児期に診断される奇形腫の中で最も頻度が高く，出生時に診断されるもののほとんどは成熟奇形腫・未熟奇形腫である．しかし，1歳以降は75％以上で悪性奇形腫である卵黄嚢腫瘍が多い[4]．

腫瘍発生は，尾骨の先端に位置する多分化能を有する細胞（Hensen's node）を起源としており，内胚葉，中胚葉，外胚葉すべての胚葉由来の成分を含む腫瘍である．3胚葉由来の成分を含むため，骨・歯牙・毛髪・脂肪・神経組織・気道組織・消化管上皮・皮膚など，あらゆる組織を含むことがある．直腸肛門奇形と仙骨前腫瘍，仙骨奇形を三徴とするCurrarino症候群における仙骨前腫瘍の約半数は髄膜瘤，約40％は奇形腫である[1]．本来は良性腫瘍であるが，腫瘍が巨大になる場合も多く，高拍出性心不全やDIC（disseminated intravascular coagulation）の原因となり，致死的となる場合も少なくない．

本腫瘍の存在部位による分類として，以下のAltman分類が用いられている（図3）[4]．

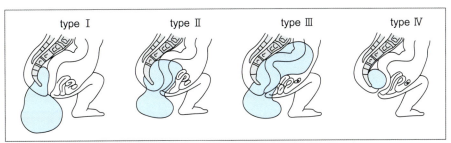

図3 仙尾部奇形腫のAltman分類（文献4）より転載）

type I ：腫瘍の大部分が骨盤外成分であるもの，
type II ：骨盤腔内への腫瘍の進展を伴うものの骨盤外成分の方が大きいもの，
type III：骨盤外にも進展するが骨盤腔内・腹腔内成分の方が大きいもの，
type IV：骨盤腔内・腹腔内成分のみで骨盤外への発育を認めないもの.

画像所見 CT，MRIは軟部組織や脂肪組織などの組成診断や充実性，囊胞性などの内容診断に有用である．症例の半数以上に石灰化を認める[6]．

仙尾部奇形腫ではCT，MRI，超音波などの画像診断（出生前検査を含む）により，神経管との交通がない充実性または囊胞性腫瘤が仙尾部に存在し，腹腔内へ進展する，または臀部へ突出していることを確認する．

診断時に注意すべき点として，腫瘍生検は行うべきではないことが挙げられる．その理由は腫瘍の播種，膿瘍形成，糞瘻形成，髄膜炎などの合併症が報告されているためである[6]．

鑑別診断のポイント

脂肪や石灰化を認めれば診断は容易であり，悪性かどうかが問題となる．

これらの成分がみられない場合，仙尾部発生の腫瘍は脊索腫，皮様囊腫，髄膜瘤ヘルニア，尾腸囊胞（tailgut cyst），上衣腫，神経線維腫，仙骨巨細胞腫，仙骨骨髄炎，傍直腸膿瘍，結核などが挙げられる．

後腹膜発生の腫瘍では先天性囊胞，囊胞性リンパ管腫，囊胞性中皮腫（cystic mesothelioma），仮性囊胞，粘液性囊胞腺腫（稀だが悪性化の可能性あり）など，充実性腫瘤では神経原性腫瘍，粘液型脂肪肉腫をはじめ，様々な肉腫が鑑別に挙がる．

参考文献

1) 黒田達夫，佐伯守洋，中野美和子・他：極型の直腸肛門狭窄を伴ったCurrarino症候群の一例．日小外会誌 32: 918-925, 1996.
2) Gatcombe HG, Assikis V, Kooby D, et al: Primary retroperitoneal teratomas: a review of the literature. J Surg Oncol 86: 107-113, 2004.
3) Mathur P, Lopez-Viego MA, Howell M: Giant primary retroperitoneal teratoma in an adult: a case report. Case Rep Med 2010: 1-3, 2010.
4) 田尻達郎（班長），平成26〜28年厚生労働科学研究費補助金難治性疾患等政策研究事業（難治性疾患政策研究事業）「小児期からの希少難治性消化管疾患の移行期を包含するガイドラインの確立に関する研究」（田口班）；仙尾部奇形腫診療ガイドライン，Ver. 3.3. 2017.（www.jspnm.com/topics/data/kaiin20170501.pdf）
5) 瀬分 均，村上義昭，藤本三喜夫・他：成人の前仙骨部成熟奇形腫の1例．日消外会誌 21: 2447-2450, 1988.
6) Yoon SS, Tanabe KK, Warshaw AL: Adult primary retroperitoneal teratoma. Surgery 137: 663-664, 2005.

前仙骨部（尾骨部）嚢胞性腫瘤
presacral cyst (sacrococcygeal cyst)

山下康行

● 症例：20歳代，女性．妊娠中に前仙骨部の嚢胞性腫瘤が偶然発見され，産後に手術を予定される．

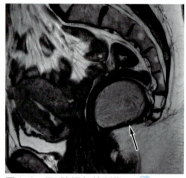
図1-A　T2強調矢状断像

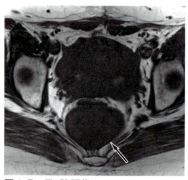
図1-B　T1強調像

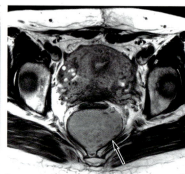
図1-C　T2強調像

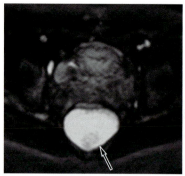
図1-D　拡散強調像

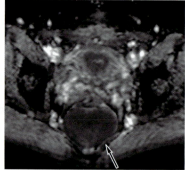
図1-E　ADC map

表　前仙骨部の嚢胞性腫瘤の鑑別（文献3）を元に作成）

疾患	初発年齢	病理所見	画像所見・その他
類表皮嚢胞	若年期	・皮膚および皮膚付属器を伴う	・単房性が多い ・先天奇形の合併 ・X線やCTでしばしば石灰化を来す
皮様嚢胞	小児～成人	・扁平上皮で皮膚付属器を伴わない	・しばしば炎症を伴う ・瘻孔形成，単房性が多い
尾腸嚢胞	小児～成人	・立方，円柱，扁平，移行上皮 ・時に筋組織あり ・腺窩，絨毛，漿膜はない	・X線やCTは悪性の場合，石灰化像 ・多房性が多い
腸管重複嚢胞	小児～成人	・円柱，扁平上皮，腺窩，絨毛，漿膜	・単房性

参考文献

1) Hawkins WJ, Jackman RJ: Developmental cysts as a source of perianal abscesses, sinuses and fistulas. Am J Surg 86: 678-683, 1953.
2) 茂田浩平, 石井良幸, 長谷川博俊・他: 成人の前仙骨部に発生した類皮嚢腫 (epidermoid cyst) の2例. 日本大腸肛門病会誌 65: 51-57, 2012.
3) 伊藤正朗, 加瀬 肇, 下山 修・他: 尾骨部嚢胞性疾患3手術例の検討. 日本大腸肛門病会誌 57: 28-33, 2004.
4) Dahan H, Arrivé L, Wendum D, et al: Retrorectal developmental cysts in adults: clinical and radiologic-histopathologic review, differential diagnosis, and treatment. RadioGraphics 21: 575-584, 2001.

画像の読影

　　仙骨前面にT1強調像で低信号（図1-B；→），T2強調像で高信号（図1-A, C；→）の腫瘤を認める．内容成分はT1強調像では水より信号が高く，T2強調像では水より低い．拡散強調像では高信号である（図1-D；→）．ADC値は$0.8×10^{-3}mm^2/s$程度であった（図1-E）．
　　手術の結果，類表皮嚢胞であった．

前仙骨部（尾骨部）嚢胞性腫瘤の一般的知識と画像所見

　　尾骨部あるいは直腸後方の嚢胞性病変は比較的稀で，大部分は先天性嚢胞であり，類表皮嚢胞（epidermoid cyst），皮様嚢胞（dermoid cyst），尾腸嚢胞（tailgut cyst），腸管重複嚢胞（duplication cyst），仙骨髄膜瘤（sacral meningocele）などが含まれる．この中で，最初の3疾患はdevelopmental cystに分類され（腸管重複嚢胞を含める考えもある），発生頻度は類表皮嚢胞47.5%，皮様嚢腫40%，尾腸嚢胞12.5%と報告されている[1]．いずれも悪性化の可能性が報告されている．

1) **類表皮嚢胞**：外胚葉の成分の迷入であり皮膚付属器を伴うもので，内部に卵巣の類表皮嚢胞と同様，脂腺や毛髪，汗腺などを入れる．歯牙や石灰化を認めることもある．

2) **皮様嚢胞**：外胚葉の成分の迷入であり皮膚付属器を伴わないもので，内部に角化物を入れる．わが国の報告では，年齢の中央値は46歳（6～83歳），女性に多く，腫瘍径は中央値75mm（20～300mm）である[2]．多くは単房性で，CTやMRIでは造影効果のない嚢胞性病変である．悪性化の報告もある．

3) **尾腸嚢胞**：尾腸の遺残に由来する嚢胞性腫瘤で，幼少期からみられるが，成人例の報告もある[3]．仙骨前方，直腸背側に薄壁を有する単房もしくは多房性嚢胞として認められる．内部は漿液性～粘液性である．7%程度に悪性腫瘍を合併する．

4) **腸管重複嚢胞**：内面が消化管粘膜に覆われ，平滑筋を有し，消化管に隣接して存在し，発生学上のneurenteric canal（神経腸管）の閉鎖不全によると考えられている．嚢状と管状があり，嚢状が70%を占める[3]．

　　多くは無症状で偶然発見されるが，症状がある場合は，直腸圧排による便秘，排便時痛，下腹部痛などがみられる．

画像所見　　病理所見を反映して，類表皮嚢胞，皮様嚢胞や腸管重複嚢胞は単房性が多く，尾腸嚢胞は多房性のことが多い．内容成分は通常，CTで低吸収，MRIのT1強調像で低信号，T2強調像で高信号である．類表皮嚢胞では，脳でみられる症例同様，拡散強調像で高信号を呈する（図1-D）．皮様嚢胞は卵巣の病変と同様，内部に脂肪を有することが多い．

鑑別診断のポイント

　　年齢や病理所見の特徴は，表のとおりである．その他，髄膜瘤や神経根嚢胞（perineural cyst, Tarlov cyst）なども鑑別に挙がるが，硬膜との関係をみれば鑑別は容易である．
　　その他，肛門管嚢胞，直腸平滑筋肉腫，リンパ管腫，膿瘍，仙骨部神経鞘腫，脊索腫なども鑑別に挙がる[4]．仙尾部奇形腫は胚細胞由来で新生児期にみられることが多い（p.583-585参照）．

19. 後腹膜病変

後腹膜リンパ管腫
retroperitoneal lymphangioma

山下康行

●**症例1**：10歳代，男性．腹痛があり，超音波で腹腔内に囊胞性腫瘤を指摘．

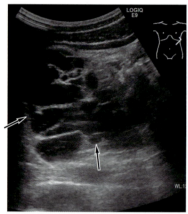
図1-A　超音波像

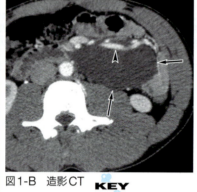
図1-B　造影CT

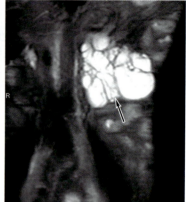
図1-C　脂肪抑制T2強調冠状断像

●**症例2**：30歳代，男性．上腹部の圧迫感があり，精査．

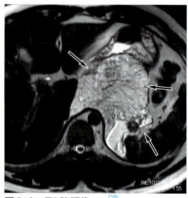
図2-A　T2強調像

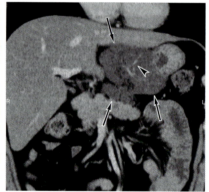
図2-B　造影CT冠状断像

●**症例3**：40歳代，男性．以前より腹部の囊胞を指摘されていたが，最近腹痛が増強し，腫瘤の増大が疑われた．

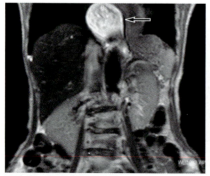
図3-A　T2強調冠状断像

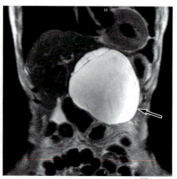
図3-B　T2強調冠状断像

画像の読影

【症例1】 超音波で左上腹部に多房性の囊胞性腫瘤を認める（図1-A；→）．CTでは脾静脈（図1-B；▶）背側に囊胞性病変を認める（図1-B；→）．隔壁ははっきりしない．脂肪抑制T2強調像では多房性病変が明らかである（図1-C；→）．

【症例2】 胃の背側に胞巣状の囊胞性病変を認める（図2-A；→）．造影CT冠状断像では胃と肝臓の間に入り込むように囊胞性病変を認める（図2-B；→）．内部を左胃動脈が貫通している（図2-B；▶）．

【症例3】 後縦隔〜後腹膜腔にかけて境界明瞭な多房性囊胞性腫瘤を認める（図3；→）．内部に隔壁がみられる．

後腹膜リンパ管腫の一般的知識と画像所見

リンパ管腫は先天的な良性の腫瘤で，真の腫瘍ではなく，正確にはリンパ管奇形である．多くは頭頸部に起こるが，腸間膜囊胞では最も頻度が高い．どの年齢にも発症するが，小児や若年成人に多く，15歳以下が33％を占める．腸間膜や大網，小網などに発生し，腎周囲腔，腎傍腔，骨盤内腹膜外腔に位置する．

腫瘍径は数mm〜40cmまで報告がある．一般的な症状は腹部膨満，腹痛，腫瘤触知，嘔吐，小腸閉塞などがある．病理学的には単層扁平上皮に裏打ちされた単房もしくは多房性囊胞で，内部は透明または乳白色の液体で占められている．また，しばしば腸管に付着している．合併症には腸閉塞，出血，感染，尿管や胆管閉塞などがある．

治療は，無症状であれば必要ないが，圧迫症状があれば外科的に切除される．

画像所見 診断のポイントは腸間膜にfluid-filled massを認めることである．CTでは壁が薄く，複数の隔壁を有する囊胞を認め，内部濃度は液体の成分に依存する（水，乳び，稀に出血）．稀に囊胞壁に石灰化を認める．MRIではT1強調像で低信号，T2強調像で高信号を呈することが多いが，内部に出血や脂肪を認めるとT1強調像で高信号を呈する[1)〜3)]．

鑑別診断のポイント

鑑別としては表に挙げた疾患が挙げられる[1)]．単房性であれば，その他に被包化された腹水や重複腸管囊胞なども挙がる．

表　後腹膜の多房性囊胞性腫瘤の鑑別 （文献1）を元に作成）

1) 腫瘍性
- リンパ管腫：小児や若年者
- リンパ管平滑筋症：若年女性に多い
- 粘液性囊胞腺腫：女性に多い
- 囊胞性奇形腫
- 囊胞性中皮腫：女性に多い
- 腹膜偽粘液腫
- Müller管囊胞：ホルモン療法を受けた肥満女性に多い
- 類表皮囊胞：仙骨前面に多い
- 尾腸囊胞：仙骨前面に多い
- 気管支原性囊胞：左横隔膜下に多い
- 充実性腫瘍の囊胞変性

2) 非腫瘍性
- 仮性囊胞：膵炎の既往
- lymphocele：リンパ節切除後
- 尿瘤：外傷の病歴
- 血腫：外傷の病歴

参考文献

1) Yang DM, Jung DH, Kim H, et al: Retroperitoneal cystic masses: CT, clinical, and pathologic findings and literature review. RadioGraphics 24: 1353-1365, 2004.
2) Davidson AJ, Hartman DS: Lymphangioma of the retroperitoneum: CT and sonographic characteristics. Radiology 175: 507-510, 1990.
3) Agarwal PP, Matzinger FRK, Seely JM: Case 132: Lymphangiomatosis. Radiology 247: 288-290, 2008.

後腹膜悪性リンパ腫
retroperitoneal malignant lymphoma

山下康行

● **症例1**：70歳代，女性．他の疾患で偶然施行したCTで腹部腫瘤を指摘．

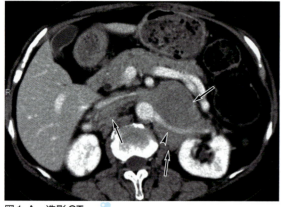

図1-A　造影CT　**KEY**　　　　　図1-B　FDG-PET/CT

● **症例2**：70歳代，女性．便秘，腹満．翌月前医のMRIで大動脈周囲～椎体にかけて腫瘤を認め，精査のため当院紹介．sIL-2R 2555U/mlと著明増加．

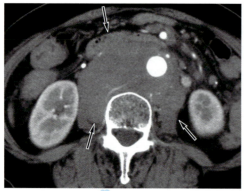 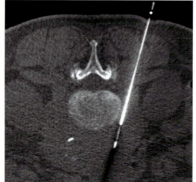

図2-A　造影CT　**KEY**　　　　　図2-B　単純CT（針生検）

● **症例3**：40歳代，女性．右坐骨神経痛のため近医で投薬を受けるも効果なく，当院紹介．

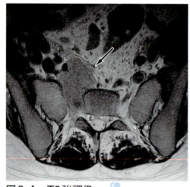 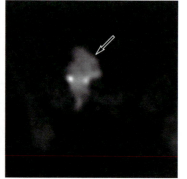

図3-A　T2強調像　**KEY**　　　　図3-B　拡散強調像

参考文献

1) Toledano-Massiah S, Luciani A, Itti E, et al: Whole-body diffusion-weighted imaging in Hodgkin lymphoma and diffuse large B-cell lymphoma. RadioGraphics 35: 747-764, 2015.
2) Vesselle HJ, Miraldi FD: FDG PET of the retroperitoneum: normal anatomy, variants, pathologic conditions, and strategies to avoid diagnostic pitfalls. RadioGraphics 18: 805-823, 1998.

画像の読影

【症例1】 大動脈周囲から左腎にかけて、および下大静脈背側に軟部影を認める（図1-A；→）．内部を腎動脈が貫通している（図1-A；►）．FDG-PET/CT（図1-B）では強いFDGの取り込みを認める．CTガイド下生検が施行され、濾胞性リンパ腫grade1～2であった．

【症例2】 腹部大動脈周囲～椎体前面にかけて軟部影を認める（図2-A；→）．確定診断目的でCTガイド下生検を行い（図2-B），節性辺縁帯B細胞リンパ腫（nodal marginal zone B-cell lymphoma）と診断された．

【症例3】 仙骨S1の右の神経孔に連続して腫瘍を認める（図3；→）．神経孔に連続していたため神経原性腫瘍が疑われた．MRIの信号強度はT1強調像で低信号（非提示），T2強調像（図3-A）で淡い高信号，拡散強調像（図3-B）では高い細胞密度を反映して高信号を呈する．生検により非Hodgkinリンパ腫と診断された．

後腹膜悪性リンパ腫の一般的知識と画像所見

悪性リンパ腫は、組織学的にはHodgkinリンパ腫（Hodgkin's lymphoma）と、非Hodgkinリンパ腫（non-Hodgkin's lymphoma）に分類される．わが国での発生頻度は約90%が非Hodgkinリンパ腫で、その中でもdiffuse large B-cell lymphomaが最も多い．

画像所見 悪性リンパ腫におけるリンパ節の内部性状の特徴は、病理学的に細胞密度が高く間質が少なく均一であることで、これが画像所見に反映される．超音波では音響インピーダンス差が少ないため、嚢胞様の低エコーあるいは無エコーを呈する場合が多い．CTでは単純で筋肉と同程度の吸収値、造影により均一かつ軽度の濃染を示す．MRIでは、T1強調像で筋肉と等信号か軽度の低信号、T2強調像で筋肉より軽度高い信号強度を呈する．このT2強調像の信号強度は癌や肉腫の転移性リンパ節より高く、非Hodgkinリンパ腫よりHodgkinリンパ腫の方が高い傾向がある．造影MRIでの所見はCTと同様に均一だが、比較的軽度な濃染を示す．また、MRIの拡散強調像では、高い細胞密度を反映して高信号を呈する[1]（図3）．

既存構築を破壊せずに進展し、隣接する血管を取り囲むように増大することが多いが（図1）、リンパ節転移でも認められる．一般に転移性リンパ節は、悪性リンパ腫のリンパ節浸潤に比べ、より小さく、結節状であるが、睾丸腫瘍からの転移では、しばしば巨大な腫瘤を呈することがある．

悪性リンパ腫の病変の検出、全身の検索には、FDG-PETが優れた診断能を有し、治療効果判定にも威力を発揮する[2]．

鑑別診断のポイント

悪性リンパ腫の特徴は、①多発した腫大リンパ節、②非Hodgkinリンパ腫では、必ずしもリンパ流に沿った病変進展を呈さない、③比較的サイズの大きなものが多く、癒合傾向がある、④mass effectに乏しく、血管の閉塞を来しにくい、⑤未治療の場合、リンパ節の内部は均一で壊死変性は稀、⑥血管新生は高度ではない、などが挙げられる．

鑑別診断としては転移性リンパ節腫大（特に低分化癌、未分化癌の転移は悪性リンパ腫に酷似）や多中心性Castleman病などのリンパ節腫大が挙げられるが、サルコイドーシス、結核性リンパ節腫大、アミロイドーシスに伴う良性のリンパ節腫大でも、しばしば悪性リンパ腫に似たCT・MRI所見を呈する．一方、Castleman病では早期濃染がみられる．

壊死性傾向が強い場合、悪性リンパ腫は否定的だが、やはり生検が必要となる場合が多い．また、IL-2 receptor（IL-2R）値も参考にされる．

転移性リンパ節腫大
lymph node metastasis

山下康行

● **症例1**：30歳代, 女性. 1年前に前医の子宮頸癌検診で細胞診異常を指摘されたが, 以後未受診であった. 今回, 全身検索のため, CTおよびPETを施行.

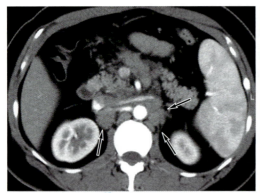

図1-A　造影CT

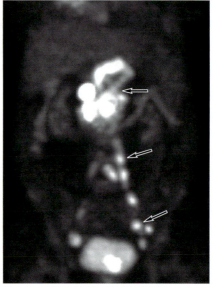

図1-C　FDG-PET, MIP冠状断像

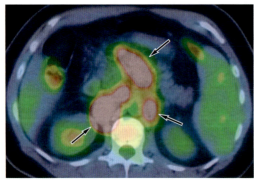

図1-B　FDG-PET/CT

● **症例2**：30歳代, 男性. 検診にて腹部に腫瘤を指摘.

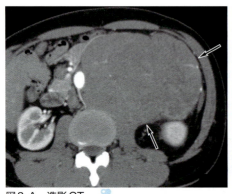

図2-A　造影CT

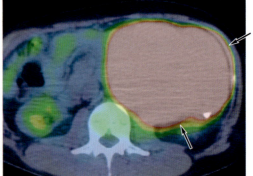

図2-B　FDG-PET/CT

● 参考文献
1) Yang ZG, Min PQ, Sone S, et al: Tuberculosis versus lymphomas in the abdominal lymph nodes: evaluation with contrast-enhanced CT. AJR 172: 619-623, 1999.

画像の読影

【症例1】 大動脈周囲に多発性にリンパ節腫大を認める（図1-A；→）．FDG-PETではFDGの強い取り込みを認め，MIP画像では子宮頸部から両側腸骨リンパ節に多発性にFDGの取り込みを認める（図1-B, C；→）．子宮頸部の腫瘍は低分化の扁平上皮癌であった．

【症例2】 大動脈左側に巨大な軟部影を認める（図2-A；→）．明らかな壊死などはみられない．FDG-PET/CTでもFDGの強い取り込みがみられる（図2-B；→）．その後，左の陰嚢に腫瘤がみられ，手術で，胎児腺癌を主体とする精上皮腫と卵黄嚢腫瘍の混在した精巣癌であることが判明した．

転移性リンパ節腫大の一般的知識と画像所見

後腹膜への転移性リンパ節では，大動脈周囲リンパ節への転移が一般的である．特徴としては，①多くは多発である，②原発巣からリンパ流に沿った系統的なリンパ節腫大が多い，③形態は原発巣により様々である，④一般的に円形でよく造影される，などである．分化度の低い腫瘍や小細胞癌，精巣腫瘍転移の場合（図2），悪性リンパ腫と類似の所見を呈することがある．

画像所見 転移性リンパ節の診断には，超音波，CT，MRIを用いて行うことが多いが，サイズ，形態の評価には限界がある．CTでの転移の診断基準として径1cm以上がよく用いられるが，横断面のみでの評価で，volume average effectの影響もあるため，正診率は40～70％程度である．しかし，MDCTでは薄いスライスでMPR画像も作成し，多断面や長径/短径比を用いる評価が可能となった．また，内部に壊死や変性を伴う場合，転移の確率はかなり高いが，結核性などでも内部に壊死を伴うこともある[1]．

一方，MRIは形態評価ばかりでなく拡散強調像を用いる報告もある．diffusion weighted whole body imaging with background body signal suppression (DWIBS) を用いた全身精査や，他のシーケンス画像を融合させる工夫も試みられている．しかし，拡散強調像では良悪性のリンパ節は混在して描出され，質的鑑別はできない点に注意すべきである．PET/CTでは，従来のPETの欠点とされた空間分解能をCTを用いて補っており，従来は検出困難であった軽度〜中等度のFDG集積を示す小さなリンパ節転移の検出が可能となった．

臨床上は領域内のリンパ節については通常，定型的な郭清が行われるため，癌の転移があるかどうかはあまり神経質になる必要はない．肉眼的に腫大がなくとも，組織で転移が証明されることも少なくない．むしろ，郭清の対象外の部位に転移がないか（in-operableとなる），術後再発を来していないかの診断が重要である．

鑑別診断のポイント

鑑別診断としては，悪性リンパ腫（p.590-591参照），Castleman病（p.594-595参照），サルコイドーシスなどの肉芽腫性疾患，結核性リンパ節炎などの炎症性リンパ節が挙げられる．一般に，転移性リンパ節は悪性リンパ腫のリンパ節浸潤に比べより小さく，より結節的であるといわれているが，精巣腫瘍からや未分化癌の転移では，しばしば巨大な腫瘤を呈し悪性リンパ腫に酷似する（図2）．

Castleman病
Castleman disease

山下康行

● **症例1**：検診の超音波で膵腫瘍が疑われ，精査となる．自覚症状はない．

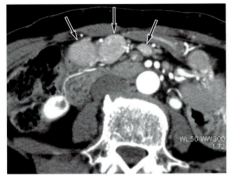

図1-A　造影CT

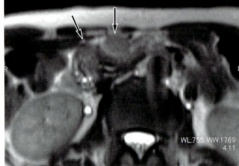

図1-B　T2強調像

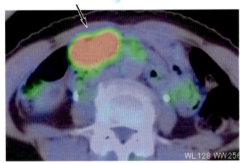

図1-C　FDG-PET/CT

● **症例2**：60歳代，男性．排尿困難を訴え近医を受診．超音波にて左腎に腫瘤を指摘され，精査目的に当院へ紹介入院．

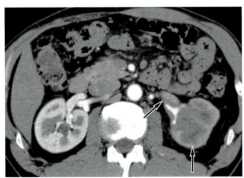

図2-A　造影CT

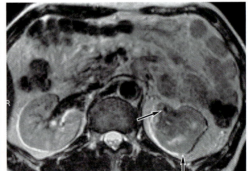

図2-B　T2強調像

画像の読影

【症例1】 CT上，複数の比較的造影効果の高い結節性病変を認める（図1-A；→）．T2強調像では中程度の信号強度を呈し（図1-B；→），FDG-PET/CTではFDGの強い取り込みを認める（図1-C；→）．CTガイド下生検でplasma cell typeのCastleman病が証明された．

●症例3： 50歳代，女性．関節痛，労作時息切れで来院．血液生化学検査でポリクローナル高γグロブリン血症（総蛋白が14.0，γグロブリン72%）がみられた．

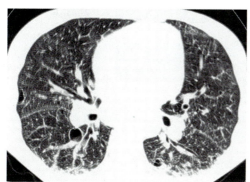

図3-A　胸部CT

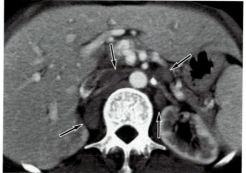

図3-B　腹部CT

【症例2】 造影CTにて，左腎〜腎門部に腫瘤を認める（図2-A；→）．腎門部の血管，尿管など既存構築への圧排所見に乏しく，水腎や水尿管は認められない．また，腹部大動脈周囲にリンパ節腫大を認めた（非提示）．いずれも腸管や肝実質と同程度の吸収値で，腎の実質や腹部大動脈よりは低い．T2強調像では腎実質より軽度低信号である（図2-B；→）．

　左腎摘出術が施行され，左腎門部の腫瘤もリンパ組織で多中心性Castleman病と診断された．組織は形質細胞型（plasma cell type）のCastleman病であった．画像上は左腎門部の腫瘤の存在と造影の程度も非典型例である．

【症例3】 胸部CT（図3-A）で小葉中心性の粒状影，小葉間隔壁肥厚，肺内嚢胞を認め，リンパ球性間質性肺炎（lymphocytic interstitial pneumonia；LIP）の所見である．腹部CTでは傍大動脈周囲に多発性にリンパ節腫大を認める（図3-B；→）．リンパ節の生検で形質細胞型のCastleman病が証明された．

Castleman病の一般的知識と画像所見

　Castleman病は1954年，Castlemanらが初めて報告した原因不明のリンパ増殖性疾患で，リンパ節腫大を特徴とする[1]．縦隔に多くみられるが，稀に，肝門部，後腹膜，骨盤腔など腹部領域にも認められる．後腹膜の発生は約10%といわれている．好発年齢は2〜85歳と報告されているが，70%の症例は30歳以下である．

　病理組織から硝子血管型（hyaline vascular type）と形質細胞型（plasma cell type），混合型（mixed type）に分類される．このうち硝子血管型は90%を占め，濾胞間にhyaline化した血管が多数認められる．形質細胞型はリンパ濾胞の過形成に加え，濾胞間に多くの形質細胞が浸潤している．Castleman病の原因は不明であるが，最近ではCastleman病の病態，様々な症状や検査値の異常は，interleukin-6（IL-6）と呼ばれるサイトカインの過剰産生によって生じることがわかってきた．

　臨床分類として，病変が1つの領域に限局する場合は単中心性（unicentric Castleman disease；UCD），複数の領域に広がる多中心性（multicentric Castleman disease；MCD）と分類される（図4）．多くの場合，UCDは硝子血管型，MCDは形質細胞型または混合型であり，両者は別の病態と考えられている．MCDの一部はHHV-8感染に関与し，HIV感染患者にみられるが（HHV-8関連Castleman病），わが国では稀である．

　UCDは縦隔，頸部に多く，腹腔，後腹膜，四肢にも発生しうるが，臨床的には無症状で，良

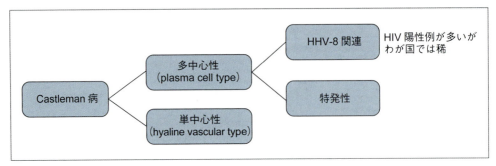

図4　Castleman病の臨床分類

性の経過をとる．

　MCDでは発熱，腹痛，全身倦怠感，貧血，食欲不振，高γグロブリン血症などの全身症状を約半数に認める．肝脾腫も合併することがある．全身に多発性のリンパ節腫大を来すことが多く，腹部・骨盤部病変の頻度も高い．肺にはリンパ性間質肺炎（LIP）病変を認めることもある（図3）．約30％に非Hodgkinリンパ腫（non-Hodgkin's lymphoma），Hodgkinリンパ腫（Hodgkin's lymphoma），Kaposi肉腫などへの移行がみられる．

　従来の治療はリンパ節の限局型であれば切除，全身型であればステロイドホルモン，抗炎症薬，免疫抑制薬などが用いられてきたが，最近ではトシリズマブという遺伝子組み換えを用いた治療用モノクローナル抗体の治療薬が開発されている．

画像所見　典型的なhyaline vascular typeは単純CTでは内部均一な軟部陰影で，筋とほぼ等吸収である．石灰化は約10％程度で認められ，点状，分枝状，粗大，病変辺縁などがみられる．造影にて強い増強効果を認め，増強効果は遷延する．T1強調像で筋と比して等～軽度低信号，T2強調像では高信号を呈することが多い．多血性の病変ではflow voidもみられることがある．一方，plasma cell typeでは増強効果は弱く，多発することが多い．

　hyaline vascular typeの約30％の症例に石灰化を認めるが，plasma cell typeでは稀である．腫瘍の内部性状は，径5cm以下では均一だが，径5cm以上の病変では造影効果は不均一で中心部に変性，壊死が認められることが多い[2) 3)]．

　最近ではFDG-PETで陽性を示す例も報告され，特にmulticentric typeの取り込みが強いとされている[4)]．

鑑別診断のポイント

　典型的には，UCDは単発，MCDは多発性の，いずれも境界明瞭な結節あるいは腫瘤でhyaline vascular typeは造影剤投与で強い造影効果を呈する．鑑別としては悪性リンパ腫，転移性リンパ節，結核などによる炎症性リンパ節腫大などが挙がる．また，IgG4関連疾患も類似することがある．

参考文献

1) Castleman B, Towne VW: Case records of Massachusetts General Hospital Weekly Clinicopathological Exercises: Case 40011. N Engl J Med 250: 26-30, 1954.
2) Meador TL, McLarney JK: CT features of Castleman disease of the abdomen and pelvis. AJR 175: 115-118, 2000.
3) Bonekamp D, Horton KM, Hruban RH, et al: Castleman disease: the great mimic. RadioGraphics 31: 1793-1807, 2011.
4) Lee ES, Paeng JC, Park CM, et al: Metabolic characteristics of Castleman disease on 18F-FDG PET in relation to clinical implication. Clin Nucl Med 38: 339-342, 2013.

後腹膜線維症
retroperitoneal fibrosis

山下康行

● **症例1**：70歳代，男性．膵頭部癌の診断であったが，腫瘤は縮小．IgG4高値が判明し，自己免疫性膵炎を疑われ，全身が検索された．

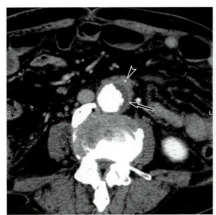

図1-A 造影CT

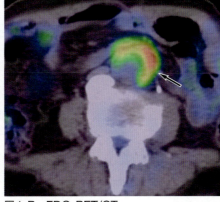

図1-B FDG-PET/CT

● **症例2**：70歳代，男性．腎機能低下がみられ，超音波にて両側の水腎症を指摘．

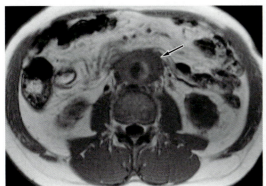

図2-A T1強調像

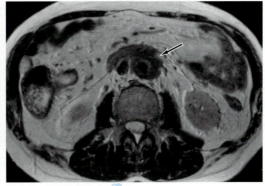

図2-B T2強調像

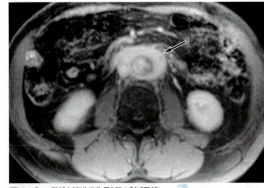

図2-C 脂肪抑制造影T1強調像

画像の読影

【症例1】 造影CTで大動脈周囲に軟部影を認める．左側には壁在血栓もみられる（図1-A；→）．下腸間膜動脈も軟部影に巻き込まれている（図1-A；▶）．FDG-PET/CTで軟部影に一致してFDGの取り込みを認める（図1-B；→）．IgG4関連の後腹膜線維症が証明された．

【症例2】 境界明瞭な軟部腫瘤が，大動脈や下大静脈を全周性に取り囲んでいる．

●**症例3**：70歳代，男性．腹痛の主訴で来院し，水腎症を指摘．

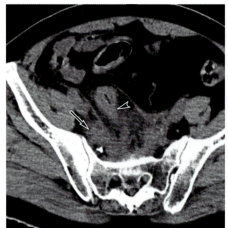

図3-A　単純CT

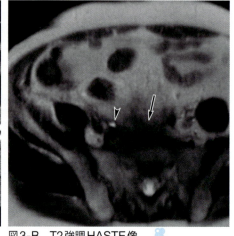

図3-B　T2強調HASTE像

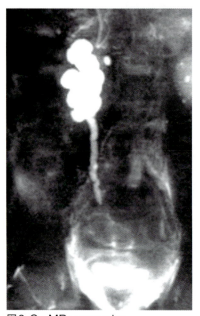

図3-C　MR urography

T1強調像で筋肉と等信号（図2-A；→），T2強調像で筋肉よりやや高い低信号を呈している（図2-B；→）．脂肪抑制造影T1強調像では遷延性濃染を示している（図2-C；→）．

【症例3】　単純CTでは右の腸骨ならびに仙骨前面に境界不明瞭な軟部陰影を認める（図3-A；→）．S状結腸も軟部陰影に巻き込まれている（図3-A；▶）．MRIのT2強調HASTE像では軟部影は尿管を巻き込み（図3-B；▶），低信号を呈している（図3-B；→）．MR urography（図3-C）では骨盤の軟部陰影によって，右の水腎症ならびに水尿管症が明らかである．CTガイド下生検で後腹膜線維症と診断された．

後腹膜線維症の一般的知識と画像所見

後腹膜線維症は後腹膜に線維組織の慢性炎症性増殖が生じたもので，自己免疫性疾患と推測されている．本症は，原因が特定できない特発性と，特定できる続発性に分類される．特発性はOrmond病とも呼ばれ，全体の約70％を占めるが，最近では特発性の大部分がIgG4関連疾患の一形態ではないかといわれている[1) 2)]．

続発性後腹膜線維症の原因としては，薬剤（メチセルジド，エルゴタミン，フェナセチン），腹部大動脈瘤，悪性腫瘍（カルチノイド腫瘍，神経芽腫），自己免疫性疾患［全身性エリテマトーデス（systemic lupus erythematosus；SLE），潰瘍性大腸炎，強直性脊椎炎，HLA-B27陽性患者，原発性胆汁性肝硬変］，系統的線維性疾患，感染，出血，放射線照射などと多岐にわたる．後腹膜腔内の転移性腫瘍の細胞に対するdesmoplastic（間質線維化）な反応も原因となるといわれており，悪性リンパ腫，カルチノイド，乳癌，肺癌，大腸癌，前立腺癌，子宮頸癌などが原因となる．

好発年齢は40～60歳で，男女比は2：1と男性に多い．初期症状は易疲労感，体重減少，

微熱，腹痛，腰痛などだが，ほとんど症状を呈さない場合も多い．進行例では線維化の進行に伴い，尿管閉塞による無尿，水腎症を伴い，本例（図3）のようにこれらの症状から発見される場合もある．末期では下大静脈を巻き込んで閉塞を起こす．また，15％に後腹膜以外に線維化があるといわれる．線維化はL3-S2の高さの総腸骨動静脈分岐部付近の椎体周囲，仙骨前面正中から始まり，頭側に伸びる．両側性のことが多い．稀に，S状結腸よりも尾側の骨盤腔，膀胱，縦隔などに進展する．

病理組織学的には，急性期では炎症細胞浸潤を伴う線維組織増殖とリンパ濾胞形成，慢性期には進行性の線維化が起こる．検査所見は，BUNと血清クレアチニンの上昇，赤沈の亢進，貧血，CRP上昇，自己抗体陽性，A/G（アルブミン/グロブリン）比低下がみられる．

本症は自己免疫性疾患と推測されていることからも，ステロイド治療は特に線維症の活動期に有効といわれる．進行例では腎保存を目的として，尿管カテーテル留置または経皮的腎瘻造設を行うが，尿管剥離術や尿管端端吻合術を行う場合もある．続発性では原因疾患の治療を行い，薬剤性の場合は原因薬剤を中止する．

画像所見　後腹膜線維症のCT所見は，腹部大動脈，下大静脈周囲に筋肉と同程度の吸収値の軟部組織濃度を呈する腫瘤を認め，そのため大動脈・下大静脈辺縁は不明瞭化する．腫瘤は造影CTにて遅延性/遷延性濃染を示す．進行例では大血管の狭窄，閉塞や尿管の圧迫狭小化を起こし，水腎症，水尿管となる．

MRIは病変の範囲の同定に有効であるばかりか，活動性の把握にも有効である．一般にT1強調像で均一な低～中等度信号を，T2強調像で低～高信号を呈するが，MRIでの画像所見が本症の活動性に相関するといわれる．

すなわち，活動期ではT2強調像で不均一な高信号を示す．また，造影T1強調像では線維化を反映して遅延性/遷延性濃染を示すが，活動性炎症を伴う場合，早期濃染を示す場合がある．このような活動期の画像所見を呈する場合，ステロイド療法が奏効するとされている．また，悪性病変を伴うもの，あるいは炎症性浮腫を随伴する場合には高信号を示す．非活動期では線維化が進み，T2強調像で低信号を呈するようになる．また，FDG-PETは後腹膜線維症の活動性の評価に有用との報告もある．

しかし，画像や検査所見で鑑別困難な場合は，CTガイド下生検などの侵襲的検査が必要となる．

鑑別診断のポイント

悪性リンパ腫をはじめ，後腹膜腫瘍は鑑別の対象となるが，immunoglobulin G4（IgG4）が上昇している場合は後腹膜線維症が疑われる．しかし，後腹膜線維症の原因はIgG4だけとは限らず，薬剤や大動脈瘤，転移性腫瘍や様々な自己免疫疾患で合併することがある．Erdheim-Chester病などの組織球の疾患や放線菌症[子宮内避妊器具（IUD）使用者や憩室炎合併]，尿管周囲の病変として内膜症，アミロドーシスも重要な鑑別疾患である．

参考文献

1) George V, Tammisetti VS, Surabhi VR, et al: Chronic fibrosing conditions in abdominal imaging. RadioGraphics 33: 1053-1080, 2013.
2) Caiafa RO, Vinuesa AS, Izquierdo RS, et al: Retroperitoneal fibrosis: role of imaging in diagnosis and follow-up. RadioGraphics 33: 535-552, 2013.

後腹膜リンパ血管筋腫症
retroperitoneal lymphangioleiomyomatosis(LAM)

山下康行

● **症例**：20歳代，女性．乳び胸水，腹腔内リンパ節腫大を認め，悪性リンパ腫が疑われて紹介となる．

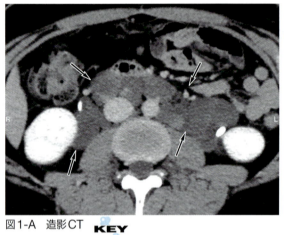

図1-A　造影CT

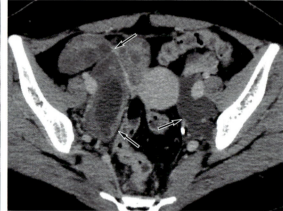

図1-B　造影CT

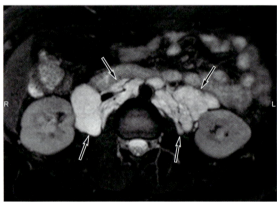

図1-C　脂肪抑制T2強調像

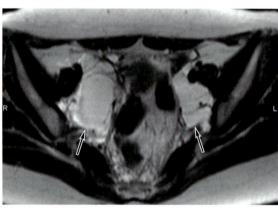

図1-D　T2強調像

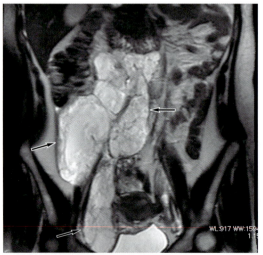

図1-E　T2強調冠状断像

画像の読影

造影CTにて大動脈や下大静脈，両側の腸骨動静脈周囲に多発性の低吸収腫瘤を認める（図1-A, B；→）．一部高吸収の部分もみられる．MRIでは，大小の囊胞が集簇した多房性の腫瘤であることが明らかである（図1-C～E；→）．

胸水中でLAM細胞が証明され，腎には血管筋脂肪腫もみられたことより，結節性硬化症が疑われた．後腹膜の腫瘍はCTガイド下生検が行われ，LAMの診断が確定した．

後腹膜リンパ血管筋腫症の一般的知識と画像所見

後腹膜リンパ血管筋腫症（LAM）は，平滑筋細胞様の形態を示すLAM細胞が，肺または体軸リンパ節（肺門・縦隔，後腹膜腔または骨盤腔など）で増殖して，拡張したリンパ管新生を伴う疾患である．通常，生殖可能年齢の女性に発症し，労作時息切れ，気胸または血痰などを契機に診断されることが多い．結節性硬化症（tuberous sclerosis complex；TSC）に合併するものもあり，TSC-LAMと呼ばれ，それ以外はsporadic LAMと呼ばれる[1) 2)]．

病変の発生部位はほとんどが肺内であり，肺内に多発性の囊胞が発生し，呼吸器症状を契機に発症することが多い．しかし，乳び腹水や腎血管筋脂肪腫，腹部リンパ節腫大に伴う腹部膨満感など，胸郭外症状として発症するLAMも15％程度存在すると報告されている[3)]．

LAMの肺外病変の部位として，後縦隔や後腹膜リンパ節病変（胸腹部大動脈・腎動脈周囲，腸間膜）が主である．本例（図1）のように胸部症状を認めず後腹膜病変を契機に診断される例は3％以下と稀である[4)]．後腹膜や後縦隔，腹部の病変はTSC-LAMよりsporadic LAMの方が頻度が高い[2)]．

胸管・腸リンパ本幹と連続すると，囊胞内部が乳び液となる．囊胞が破綻すると乳び液が腹腔内・胸腔内に漏出し，胸腹膜炎を発症する．

画像所見 CTやMRIのT2強調像では，大動脈や下大静脈周囲，腸骨動静脈周囲の後腹膜腔にfat-fluid levelを有する内部低吸収な多房性の囊胞がみられる．

鑑別診断のポイント

後縦隔・後腹膜のリンパ囊胞性病変において，肺の囊胞病変をみた場合はLAMを考え，結節性硬化症所見の検索を行う．

画像上の鑑別としては，リンパ管腫をはじめ，囊胞変性した神経原性腫瘍や粘液型脂肪肉腫などが挙がる．

◆参考文献◆

1) Abbott GF, Rosado-de-Christenson ML, Frazier AA, et al: From the archives of the AFIP: lymphangioleiomyomatosis radiologic-pathologic correlation. RadioGraphics 25: 803-828, 2005.
2) Avila NA, Dwyer AJ, Rabel A, et al: Sporadic lymphangioleiomyomatosis and tuberous sclerosis complex with lymphangioleiomyomatosis: comparison of CT features. Radiology 242: 277-285, 2007.
3) 林田美江，藤本圭作，久保恵嗣・他：肺リンパ脈管筋腫症に関する全国疫学調査，追跡調査および第2回目全国横断調査．厚生労働省難治性疾患呼吸不全に関する調査研究．平成19年度総括・分担研究報告書，p.37-41, 2008.
4) 佐藤輝彦，飛野和則，瀬山邦明：LAMの病像．日本胸部臨床 70: 1007-1016, 2011.

後腹膜粘液性嚢胞性腫瘍
retroperitoneal mucinous cystic tumor

森畠裕策, 小山 貴

● **症例**：30歳代, 女性. 右下腹部痛.

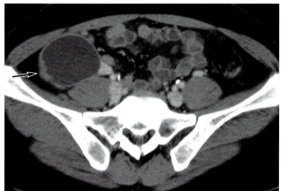

図1-A 造影CT

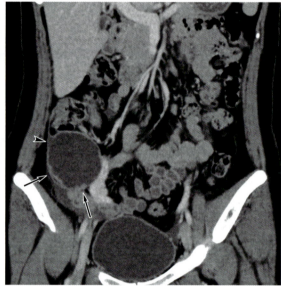

図1-B 造影CT冠状断像

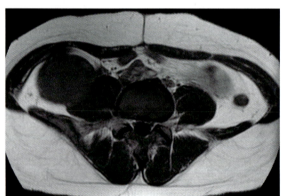

図1-C T1強調像

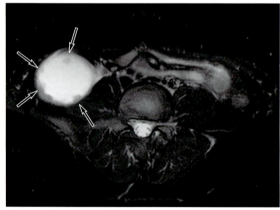

図1-D 脂肪抑制T2強調像

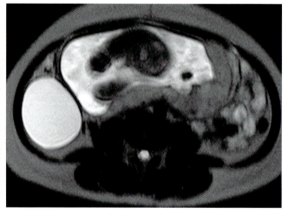

図1-E T2強調像（single-shot fast spin echo法，2年前の妊娠時）

画像の読影

　造影CT（図1-A）で，右下腹部に単房性囊胞性腫瘤を認める．造影CT冠状断像（図1-B）で，腫瘤は盲腸を頭側に圧排しており，虫垂や卵巣との連続性はない．囊胞性腫瘤に壁不整や壁在結節を認め（図1-A, B；→），壁在結節は淡い造影効果を伴っている．腫瘤の右頭側では壁の造影効果が途絶しており（図1-B；►），周囲の後腹膜腔，腹腔内に少量の液体貯留を認め，破裂が疑われる．MRIでは，囊胞内はT1強調像（図1-C）で水よりもわずかに高信号，脂肪抑制T2強調像で高信号を呈し，壁在結節は軽度高信号を示す（図1-D；→）．

　2年前の妊娠時に胎児の精査目的で撮像されたMRIでは，囊胞性腫瘤に壁肥厚や壁在結節は認めない（図1-E）．

　後腹膜腫瘍摘出術が行われ，後腹膜原発の粘液性囊胞腺癌と診断された．

後腹膜粘液性囊胞性腫瘍の一般的知識と画像所見

　後腹膜粘液性囊胞性腫瘍は頻度の低い後腹膜腫瘍であり，そのほとんどは女性である．幅広い年齢で報告されているが，30〜40歳代に好発する．腹部腫瘤触知や腹痛などの非特異的な症状で発見される．発生起源については諸説あり，異所性卵巣組織，陥入した腹膜中皮のMüller管上皮化生が考えられるが，最近では後者の説がより有力である[1]．病理学的には卵巣様間質が同定されることもある．

画像所見　画像上は，単房性もしくは多房性の囊胞性腫瘤を呈するが，卵巣の粘液性腫瘍と比べて単房性を示すことが多い[2]．囊胞内の信号は様々である．壁在結節を認める場合は悪性が示唆されるが，明らかな充実性成分を認めない場合でも，囊胞壁の上皮が病理学的に悪性の形態を示すことがあり，悪性の除外が困難な病変であることを認識したい[3]．

鑑別診断のポイント

　多くの場合，腎より尾側のレベルで，上行結腸または下行結腸の背側に囊胞性腫瘤として同定される．虫垂や卵巣と連続性が認められないことも，診断の重要なポイントである．壁在結節が存在する場合には，上述のとおり悪性と考えられる．

　後腹膜腔に発生する他の囊胞性腫瘤として，リンパ管腫，重複腸管囊胞，囊胞性奇形腫などが鑑別診断として挙げられる．性別，発生部位が鑑別診断のポイントとなるが，この病変が疑われる限りにおいては，壁在結節がなくとも悪性のpotentialを有すると考えられるので，基本的に切除が望まれる．

参考文献

1) Roma AA, Malpica A: Primary retroperitoneal mucinous tumors: a clinicopathologic study of 18 cases. Am J Surg Pathol 33: 526-533, 2009.
2) Yang DM, Jung DH, Kim H, et al: Retroperitoneal cystic masses: CT, clinical, and pathologic findings and literature review. RadioGraphics 24: 1353-1365, 2004.
3) Pearl ML, Valea F, Chumas J, et al: Primary retroperitoneal mucinous cystadenocarcinoma of low malignant potential: a case report and literature review. Gynecol Oncol 61: 150-152, 1996.

前腸嚢胞
foregut cyst

森畠裕策, 小山 貴

● **症例**: 70歳代, 女性. 左腰部痛.

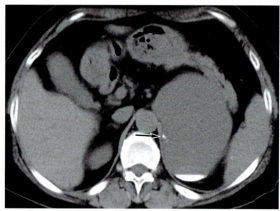

図1-A 単純CT

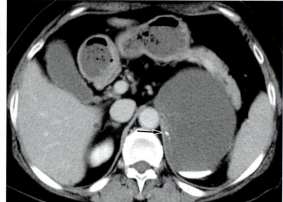

図1-B 造影CT

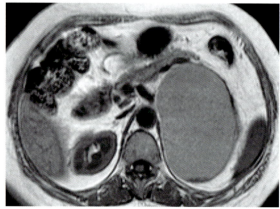

図1-C T1強調像

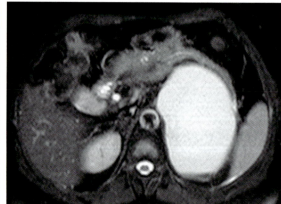

図1-D 脂肪抑制T2強調像

表 後腹膜嚢胞性病変の鑑別診断
- 先天性嚢胞(前腸嚢胞, developmental cyst, 腸管重複嚢胞など)
- 嚢胞性リンパ管腫(cystic lymphangioma)
- 仮性嚢胞
- 粘液性嚢胞性腫瘍(悪性化の可能性あり)

画像の読影

膵体尾部の背側に辺縁平滑な囊胞性腫瘤を認める．単純CTで内部は低吸収で，点状の石灰化（図1-A；→）と高吸収の液面形成（milk of calcium）を伴っている．造影CTでは，石灰化の周囲に薄い隔壁が集簇しているのが確認される（図1-B；→）．MRIでも，CTと同様に液面形成が確認され，腹側の液体成分がT1強調像（図1-C）で軽度高信号，脂肪抑制T2強調像（図1-D）で高信号を示し，背側部分はT1強調像で軽度低信号，脂肪抑制T2強調像で低信号を示す．

後腹膜腫瘍摘出術が行われた．部分的に粘液産生を伴う多列線毛上皮で被覆され，気管支原性囊胞と診断された．

前腸囊胞の一般的知識と画像所見

前腸囊胞は胎生期の前腸に由来する発生異常である．縦隔に発生することが多いが，時に後腹膜に発生する．後腹膜においては，胃体部周囲，左副腎周囲など圧倒的に左横隔膜下が多い[1]．病理学的には，線毛円柱上皮が覆い軟骨・気管支腺を含む気管支原性囊胞と，2層の厚い平滑筋層からなる食道囊胞に分けられるが，実際にはこの両者を明確に区別できないこともあり，区別する臨床的意義も乏しい[1]．多くは，他の目的で施行された画像診断により偶発的に発見される．ほとんどは良性であるが，腺癌の合併の報告が散見される[2]．

画像所見 画像では，左横隔膜下の境界明瞭な単房性囊胞性腫瘤を呈する[3]．液体成分の様々な蛋白濃度，カルシウム成分を反映して，CTで低吸収～軽度高吸収，T1強調像で低信号～軽度高信号を呈する．囊胞壁や，本例のように内部に石灰化を伴うこともある．

鑑別診断のポイント

後腹膜に発生する前腸囊胞は，上述のように左副腎周囲，胃体部周囲といった，その特徴的な部位が診断への手がかりとなる．内容液がCTで軽度高吸収を呈する場合は，充実性腫瘤と誤認される可能性がある．

鑑別診断として，囊胞性リンパ管腫が常に挙がる（p.588-589「後腹膜リンパ管腫」参照）．超音波で内部に微細な隔壁様構造が同定される場合にはリンパ管腫が示唆されるが，鑑別は必ずしも容易ではない．膵由来の囊胞性腫瘍，囊胞変性した神経原性腫瘍も鑑別診断に挙がるが，その多くは臓器との連続性や充実成分の有無などから鑑別される．

参考文献

1) Janssen H, Fiedler PN: Isolated intraabdominal esophageal cyst. AJR 170: 389-390, 1998.
2) Sullivan SM, Okada S, Kudo M, et al: A retroperitoneal bronchogenic cyst with malignant change. Pathol Int 49: 338-341, 1999.
3) Yang DM, Jung DH, Kim H, et al: Retroperitoneal cystic masses: CT, clinical, and pathologic findings and literature review. RadioGraphics 24: 1353-1365, 2004.

孤立性線維性腫瘍
solitary fibrous tumor（SFT）

●症例： 30歳代，女性．健診目的で近医を受診して骨盤内腫瘤を指摘．自覚症状なし．
（佐賀大学医学部放射線医学教室　入江裕之先生のご厚意による）

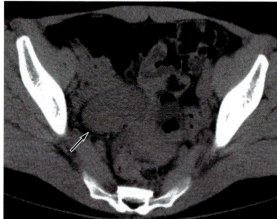

図1-A　単純CT

図1-B　造影CT（早期相）

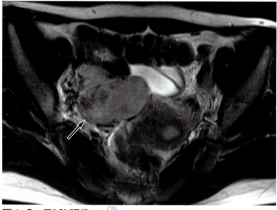

図1-C　T2強調像

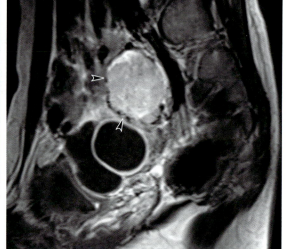

図1-D　造影T1強調矢状断像

参考文献

1) Klemperer P, Rabin CB: Primary neoplasms of the pleura: a report of five cases. Arch Pathol 11: 385-412, 1931.
2) England DM, Hochholzer L, McCarthy MJ: Localized benign and malignant fibrous tumors of the pleura. A clinicopathologic review of 223 cases. Am J Surg Pathol 13: 640-658, 1989.
3) Gold JS, Antonescu CR, Hajdu C, et al: Clinicopathologic correlates of solitary fibrous tumors. Cancer 94: 1057-1068, 2002.
4) Wignall OJ, Moskovic EC, Thway K, et al: Solitary fibrous tumors of the soft tissues: review of the imaging and clinical features with histopathologic correlation. AJR 195: W55-W62, 2010.
5) Shanbhogue AK, Prasad SR, Takahashi N, et al: Somatic and visceral solitary fibrous tumors in the abdomen and pelvis: cross-sectional imaging spectrum. RadioGraphics 31: 393-408, 2011.

画像の読影

右骨盤壁に腫瘍を認め（図1-A, B；→），単純CTでは筋とほぼ等吸収，造影CT早期相で比較的強い造影効果を認めるが，一部造影効果の弱い部分もある．T2強調像では筋肉よりやや高信号で，一部低信号域がみられる（図1-C；→）．ダイナミックMRIで早期に濃染され，造影効果が比較的長く持続していた（非提示）．造影後も濃染が持続し，腫瘍周囲に低信号のflow voidを認める（図1-D；▶）．

孤立性線維性腫瘍の一般的知識と画像所見

孤立性線維性腫瘍（SFT）は線維芽細胞様の細胞からなり，血管周皮腫様の分岐状血管が目立つ腫瘍で，良性〜悪性まで広く含む疾患概念である．1931年，Klempererらによって胸膜病変として最初に報告・認識されたため，胸膜外病変は胸膜外孤立性線維性腫瘍と呼ばれる[1]．発生率は10万人当たり2.8人と比較的稀で，好発年齢は60〜70歳代，性差は認めない[2]．発生部位は胸腔内が68％と最も多く，以下，後腹膜16％，頭頸部6％，腹腔内5％，四肢2％，骨盤内1％の順となっており，骨盤内に発生するSFTは稀である[3]．

肉眼的には境界明瞭な灰白色調の腫瘍で，病理学的に円形〜短紡錘形の細胞が特定の配列構造をもたずに増殖する（patternless pattern）．細胞成分の密な部分と粗な部分が混在し，硝子化した膠原線維束や血管周皮腫様の血管が介在する．免疫組織学的にはCD34が強陽性であり，その他に平滑筋抗体（SMA）やBCL-2が陽性の細胞が密で多形性，壊死，細胞分裂などを示す症例は悪性と考えられるが，必ずしも病理像と臨床像が一致しないことがある．2016年のWHO分類より，脳などでみられる血管周皮腫はSFTと同じ腫瘍とされている．

治療は，切除可能な場合は広範切除を行うが，再発率は切除縁にもよるが10〜15％である．約20％に転移を起こす．悪性例・転移例の標準治療は確立されていないが，ソラフェニブなどの分子標的薬の有効性が報告されている．

画像所見 境界明瞭な分葉状の腫瘍で，地図状の造影効果を示す．多血性であるため側副栄養血管やflow voidが比較的高頻度にみられる（図1-D）[4)5)]．線維成分が多いことを反映してT2強調像で低信号，造影にて遷延性の増強効果を示すとされるが，壊死などにより非特異的な所見のことも多い．

鑑別診断のポイント

画像上の鑑別として，女性であれば線維腫や癌などの卵巣腫瘍，有茎性子宮筋腫，その他，男女とも消化管間質腫瘍（gastrointestinal stromal tumor；GIST），血管肉腫などの多血性の悪性肉腫，神経鞘腫などの骨盤壁から発生した軟部腫瘍，デスモイド，中皮腫，悪性リンパ腫などが挙がる[4)5)]．

後腹膜の骨髄脂肪腫
retroperitoneal myelolipoma

遠山兼史，秋田大宇，陣崎雅弘

● **症例**：50歳代，男性．水腎症の精査のためのCTで，後腹膜腫瘍を指摘．

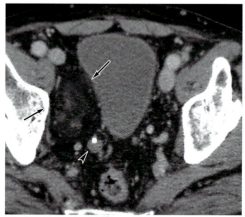

図1-A 造影CT

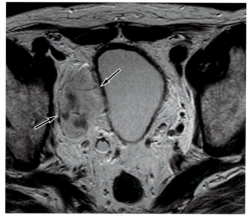

図1-B T2強調像

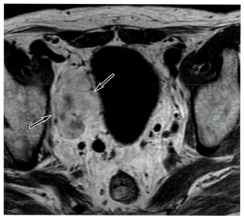

図1-C T1強調像

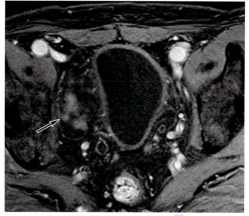

図1-D 脂肪抑制造影T1強調像

● **参考症例：脂肪肉腫**

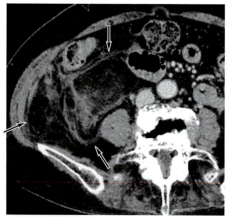

図2 造影CT

80歳代，女性．悪性リンパ腫の定期検査のCTで，後腹膜腫瘍を指摘．
右後腹膜腔に長径11cm大の境界不明瞭な腫瘤性病変を認める（→）．内部は，脂肪濃度と索状の造影効果，淡く造影される充実部が混在している．後腹膜腫瘍切除術が施行され，脂肪肉腫であることが確認された．

画像の読影

　造影CT（図1-A）では，膀胱と右骨盤壁の間の後腹膜腔に，長径5.5cm大の腫瘤性病変を認める．内部は脂肪濃度と軟部組織濃度が混在している（図1-A；→）．ステントが留置された，拡張した右尿管を認める（図1-A；▶）．MRIのT2強調像やT1強調像では，被膜様構造をもつ境界明瞭な腫瘤で，大部分が後腹膜脂肪組織と同等の高信号を示す（図1-B，C；→）．脂肪抑制造影T1強調像（図1-D）では，腫瘤内部の信号が抑制され，豊富な脂肪成分を含むことが確認できる．また，内部に造影される軟部組織が存在する（図1-D；→）．
　後腹膜腫瘍切除術が施行され，骨髄脂肪腫であることが確認された．

後腹膜の骨髄脂肪腫の一般的知識と画像所見

　骨髄脂肪腫は，骨髄造血細胞と成熟脂肪組織より構成される稀な良性間葉系腫瘍であり，好発年齢は50〜80歳，男女比は1：2程度とされる[1]．症状に乏しく，画像検査で偶然発見されることが多い．いわゆる髄外造血巣とは，臨床像で区別される．髄外造血巣の特徴として，①重症貧血や造血障害がある，②多発する傾向にある，③男性に多く，あらゆる年齢に生じる，などが知られている[2]．画像上，髄外造血巣は骨髄脂肪腫と比べて脂肪成分が少ない傾向にある[2]．

　骨髄脂肪腫の大半は副腎に発生し，副腎外に発生する頻度は14％程度と報告されている[3]．副腎外に発生する骨髄脂肪腫のうち，最も頻度が高いのは仙骨前面領域であるが，他に胸膜，傍椎体領域，縦隔，間膜などにも発生する[3]．

　画像所見　CTでは境界明瞭な腫瘤で，内部は脂肪濃度の他に，軟部組織濃度（骨髄組織に相当）が混在し，造影効果を伴う[3]．出血や石灰化を伴うこともあるが，周囲への浸潤傾向は認められない．MRIでは，腫瘤内の骨髄組織はT1強調像で低信号〜中間信号，T2強調像で中間信号〜軽度高信号を呈し，造影効果を伴う[3]．

鑑別診断のポイント

　後腹膜の脂肪を含む腫瘤性病変の鑑別として，他に脂肪腫，脂肪肉腫（図2），成熟嚢胞性奇形腫，骨盤内脂肪増生，褐色脂肪腫などがある[3]．臨床上は，悪性腫瘍であり発生頻度が高い脂肪肉腫との鑑別が重要となる．一般に脂肪肉腫は，脂肪成分の他に線維性隔壁や結節状〜索状の造影される成分を含む傾向にあるが，その所見は骨髄脂肪腫とオーバーラップしており，CTやMRIでの鑑別は困難である[3]．海外の文献では，骨髄シンチグラフィ（^{99m}Tc-硫黄コロイド）が，一部の骨髄脂肪腫に取り込まれることにより鑑別できる可能性があると報告されている[3]．

参考文献

1) Shin NY, Kim MJ, Chung JJ, et al: The differential imaging features of fat-containing tumors in the peritoneal cavity and retroperitoneum: the radiologic-pathologic correlation. Korean J Radiol 11: 333-345, 2010.
2) Littrell LA, Carter JM, Broski SM, et al: Extra-adrenal myelolipoma and extramedullary hematopoiesis: imaging features of two similar benign fat-containing presacral masses that may mimic liposarcoma. Eur J Radiol 93: 185-194, 2017.
3) Lee JJ, Dickson BC, Sreeharsha B, et al: Presacral myelolipoma: diagnosis on imaging with pathologic and clinical correlation. AJR 207: 470-481, 2016.

後腹膜膿瘍
retroperitoneal abscess

内山史也，田嶋 強

● **症例1**：70歳代，男性．1か月前からの右大腿部痛．

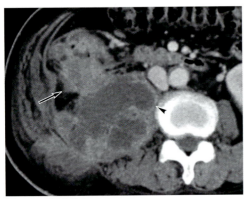

図1-A　造影CT

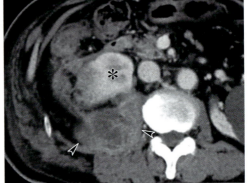

図1-B　造影CT（図1-Aより頭側）

＊腎臓

● **症例2**：60歳代，男性．胆石性急性壊死性膵炎（CT grade 2）で，内視鏡的逆行性胆道ドレナージ（ERBD）チューブが挿入された．

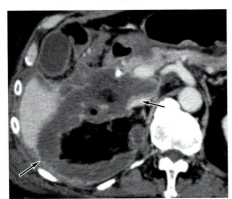

図2-A　造影CT　　図2-B　造影CT（図2-Aより尾側）

＊腸腰筋

● **症例3**：50歳代，男性．粟粒結核．頻尿と腰痛を主訴に来院．

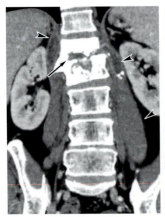

図3-A　造影CT冠状断像

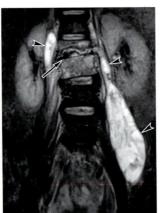

図3-B　STIR冠状断像

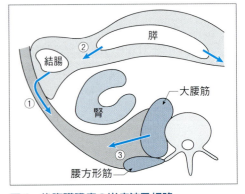

図4　後腹膜膿瘍の炎症波及経路
①消化管由来：外側円錐筋膜から後腎傍腔へ進展
②膵由来：両側前腎傍腔から腎周囲を介して後腎傍腔へ進展
③椎体炎または椎間板炎由来：傍脊椎経由から，大腰筋・腸骨筋を介して後腎傍腔へ進展

画像の読影

【症例1】 造影CTにて盲腸後壁に充実性腫瘤を認め（図1-A；→），大腸癌と診断された．同腫瘤部で，大腸から後腹膜腔への穿通を生じ，その結果，右大腰筋を中心に後腹膜膿瘍を形成している（図1；▶）．外側円錐筋膜や腰方形筋から腹横筋膜を介して，膿瘍が後腎傍腔から側腹壁や皮下組織に進展している．

【症例2】 造影CTにて，前腎傍腔および後腎傍腔に広範な被包化液貯留を認める（図2-A；→）．尾側では腸骨筋レベルまで及ぶ（図2-B；→）．

【症例3】 L1およびL2椎体に，椎体炎ならびに椎間板炎による破壊性変化を認める（図3；→）．両側傍椎体領域〜両側大腰筋内に，左側優位に膿瘍が多発している（図3；▶）．膿瘍内には石灰化が散見される．結核性脊椎炎，膿瘍の所見と考えられる．MRIのSTIR冠状断像で，両側大腰筋内の膿瘍はCTよりも明瞭に描出されている．

後腹膜膿瘍の一般的知識

後腹膜膿瘍は，原発性と続発性に分けられる．原発性は，易感染患者（糖尿病・ステロイド投与下など）の大腰筋・腸骨筋への血行性感染が多い．続発性は，消化管関連（虫垂炎，憩室炎，癌の後腹膜腔穿破），膵炎，感染性大動脈瘤，椎体炎・椎間板炎など，隣接臓器からの炎症波及により起こり，原因は様々である[1]．起炎菌は，大腸菌，ブドウ球菌，連鎖球菌，Bacteroides，結核菌など多岐にわたる．治療は，抗菌薬による保存的治療の他，超音波検査あるいはCTガイド下経皮的膿瘍ドレナージがある．サイズの大きな膿瘍，壊死性筋膜炎・ガス壊疽併発例では致死的な経過をたどるため，早期治療介入が必要である．

後腹膜膿瘍の進展経路は，後腹膜腔のコンパートメント解剖に準じて広がる［後腹膜腔の解剖については，別項（p.568-570）に譲る］．後腎傍腔の膿瘍は，容易に大腰筋内や腸骨筋内に増大・進展し，頭尾方向に広範な膿瘍を形成する[2]．また，大腰筋および腸骨筋は大腿骨小転子を停止部とするため，膿瘍は筋肉走行に沿って大腿鼡径管経由で大腿部へ進展し波及する[3]．炎症の波及経路（図4）は，由来臓器によって大まかに以下の3つが考えられる．

①消化管由来：外側円錐筋膜から後腎傍腔へ進展，
②膵由来：両側前腎傍腔から腎周囲を介して後腎傍腔へ進展，
③椎体炎または椎間板炎由来：傍脊椎経由から，大腰筋・腸骨筋を介して後腎傍腔へ進展．

鑑別診断のポイント

炎症の由来となる所見が明確な場合は，後腹膜膿瘍との診断は容易であるが，小さな後腹膜膿瘍の場合には，血腫や腫瘍性病変との鑑別が必要となる．腫瘍は境界不明瞭な傾向があり，血腫はびまん性浸潤傾向が強く，膿瘍は内部が低吸収を呈する傾向がある[4]．腫瘤内の微細なガス像や，内容物の不均一な性状，リング状に増強される境界明瞭な被膜などの画像所見の同定が診断のKEYとなる．

参考文献

1) 山岸俊介, 窪田信行, 中田泰彦・他：広範囲に及ぶ特発性後腹膜膿瘍の1例．日腹部救急医会誌 36: 749-752, 2016.
2) Muttarak M, Peh WC: CT of unusual iliopsoas compartment lesions. RadioGraphics 20: S53-S66, 2000.
3) Chingkoe CM, Jahed A, Loreto MP, et al: Retroperitoneal fasciitis: spectrum of CT findings in the abdomen and pelvis. RadioGraphics 35: 1095-1107, 2015.
4) Lenchik L, Dovgan DJ, Kier R: CT of the iliopsoas compartment: value in differentiating tumor, abscess, and hematoma. AJR 162: 83-86, 1994.

INDEX

ページ番号の**太字**は症例写真の掲載ページおよび詳述ページを示す．

●数字●

2-material decomposition ······ 323
6p21転座型腎細胞癌 ········· **57**, 58
10% disease ···················· 529
^{99m}Tc-DTPA ···················· 38
^{99m}Tc-MAG3 ···················· 38
^{131}I-MIBG ························ 496
^{131}I-アドステロール ··········· 496

●欧文索引●

A

AACE/AAES ガイドライン（2009）
 ························· 506, 509
ablation ························· 62
accessory adrenals ············ 496
acquired cystic disease of the kidney（ACDK）·········· 77, **158**
acquired renal cystic disease（ARCD）················ **158**
ACR ガイダンス（2017）········ 509
ACTH非依存性大結節性副腎過形成（adrenocorticotropic hormone-independent macronodular adrenal hyperplasia；AIMAH）
 ······ 503, 513, 521, **522**, 525
acute epididymitis ········· **372**, 375
acute focal bacterial nephritis（AFBN）················ **168**, 169
acute orchitis ··············· **374**
acute pyelonephritis ··· 166, 177, 183
Addison病 ················ 195, 505
adrenal endothelial cyst ······· 504
adrenal gland ················ 494
adrenal granulomatous diseases
 ······························· 544
adrenal hematoma ············ 540
adrenal hyperplasia ··········· 520
adrenal incidentaloma ········· 506
adrenal infarction ············· 552
adrenal malignant lymphoma ····· 538
adrenal metastasis ········ **536**, 539
adrenal oncocytoma ··········· 542
adrenal pseudolesion ········· 546
adrenal rest tumor ············ 548
adrenal venous sampling（AVS）
 ······························· 497
adrenocortical carcinoma
 ···················· 504, **534**, 539
adrenocorticotropic hormone（ACTH）···················· 495
adrenogenital syndrome ········ 526
α-fetoprotein（AFP）············ 584
allantois ························ 475
Altman 分類 ···················· 584
American College of Radiology（ACR）ガイダンス ········· 506
anatomy of kidney ············ **36**
aneurysmal type AVM ········ 217
angiomyolipoma（AML）
 ··· 44, 118, 165, 571, **573**, 575
angiomyolipoma with epithelial cysts（AMLEC）············ **104**
aniridia ························ 125
anti-glomerular basement membrane antibody病 ········· 197
antiphospholipid syndrome（APS）
 ······························· 553
Antoni A型/B型 ············· 581
apparent diffusion coefficient（ADC）···················· 33, 334
appendiceal torsion ··········· **370**
arcuate artery ················ 36, 41
arterial phase ················ 18
arteriovenous fistula ········· **340**
ASSET ························ 30
atypical lipomatous tumor ······ 575
autosomal dominant polycystic kidney disease（ADPKD）
 ············ 117, 119, **156**, **161**, 165
autosomal recessive polycystic kidney disease（ARPKD）
 ···················· 117, 119, **154**

B

Bacillus Calmette-Guérin（BCG）膀胱内注入療法 ······ **204**, 297, 357
ball on tee appearance ········ 202
BCL-2 ························ 607
Beckwith-Wiedemann症候群
 ························· 117, 125
bell-clapper deformity ········ 368
Bellini 管 ······················ 36
Bellini 管癌（Bellini duct carcinoma）
 ························· 54, **78**
benign prostatic hyperplasia（BPH）
 ························· 333, **347**
Bens-Jones 蛋白沈着 ············ 183
Bertin 柱 ···················· 36, 115
── の肥厚 ···················· 448
BHD 遺伝子 ···················· 55
Birt-Hogg-Dubé（BHD）症候群
 ························· 55, **90**
bladder ···················· 270, 446
bladder cancer ······ 274, 276, 303
── originating in bladder diverticulum ············· 282
bladder injury ················ 486
bladder leiomyoma ············ 290
bladder leiomyosarcoma ······· 290
blue dot sign ············ 362, 371
Bosniak 分類 ········· 50, 87, 141
Bowman 囊 ················ 36, 446
bridging septum ········· 167, 569
Burkitt リンパ腫 ············ 95, 293
burned-out testicular tumor ··· 398
b value（b値）·················· 33

C

calcification of the seminal tract
 ······························· 418
calyceal blunting ·············· 202
cAMP カスケード ·············· 525
Carney 複合体（Carney complex；CNC）······················ 525
Carney's triad ················ 530
Caroli 病（Caroli 症候群）······ 155
Castleman 病 ········· 191, 593, **594**
 HHV-8 関連 ── ············· 595
 多中心性（multicentric ──；MCD）···················· 591, 595
 単中心性（unicentric ──；UCD）
 ··························· 595
CD34 ························ 607
central echo complex ············ 38
chemical shift artifact ············ 38
chemical shift imaging（法）
 ············ 21, 27, **28**, 44, 68, 516
chemical shift selective saturation（CHESS）法 ············· 26, 27
choline ······················· 34
chromophobe cell renal carcinoma
 ························· **54**, 70
chronic pyelonephritis ········· **176**
ciliopathies ···················· 117
cirsoid type AVM ············· 217
classic angiomyolipoma（classic AML）······················ **100**
classification of renal injury ··· 476
clear cell papillary renal cell carcinoma ············ **57**, 58, **82**
clear cell renal cell carcinoma
 ···················· **53**, 67, 163
clear cell sarcoma of the kidney（CCSK）········ 50, 116, 118, **126**
cloaca ························ 446

cloacalexstrophy ………… **470**
collecting duct carcinoma… 54, **78**, 84
collision tumor ……………… **550**
complicated cyst ………… 42, 44
complicated renal cyst ……… **140**
complications of renal transplantation ……………………… **226**
composite tumor ……………… **550**
congenital anomalies of the kidney and urinary tract (CAKUT) … **117**
congenital hepatic fibrosis (CHF) ……………………………… **155**
congenital mesoblastic nephroma (CMN) ……… 50, 117, 118, **130**
Conn症候群 ………………… **511**
contiguous gene syndrome … **157**
cortical rim enhancement …… **218**
corticomedullary differentiation (CMD) ……………………… 38
corticomedullary phase …… 18, 38
Cowper腺嚢胞 ……………… **359**
Crohn病 ……………………… **307**
crossed ectopia …………… **456**
crossing point ……………… **230**
cryotherapy ………………… 62
cryptorchidism …… 368, 379, **380**
CT膀胱造影（CT cystography）… **487**
CT urography (CTU)
 …… 18, 93, **232**, 243, 245, 269
Currarino症候群 …………… **584**
Cushing病（Cushing症候群）
 …………………… **512**, 521
cyst-associated renal cell carinoma ……………………………… 69
cystic dysplasia …………… **452**
cystic nephroma
 …… 89, 117, 118, **132**, 147
cystic partially differentiated nephroblastoma (CPDN) …… 118, **132**
cystic RCC ………………… 69
cystic renal disease ………… **158**
cystic renal dysplasia ……… **119**
cystic Wilms' tumor ………… **151**
cystolithiasis ……………… **320**

D

dedifferentiated type liposarcoma ……………………………… **575**
deep injury ………………… **478**
degenerated adenoma ……… **519**
Denys-Drash症候群 ……… 117, **125**
dermoid cyst ……………… **587**
developmental cyst ………… **587**
development of the urinary system ……………………………… **446**

differential diagnosis of retroperitoneal lesions ……………… **571**
diffuse large B-cell lymphoma (DLBCL) …………… 401, **591**
diffuse renal enlargement …… **182**
diffusion weighted imaging (DWI) ……………………………… 25, 32
diffusion weighted whole body imaging with background body signal suppression (DWIBS) ……… **593**
disseminated intravascular coagulation (DIC) ……………… **584**
dromedary hump …………… **448**
dual-energy CT ……………… **322**
duplication cyst …………… **587**
duplication of the urinary system ……………………………… **462**
Dupuytren拘縮 …………… **433**

E

echo-plannar (EPI) 法 ……… 32
ectopic opening of the ureter **462**
effective renal plasma flow (ERPF) ……………………………… 38
emphysematous cystitis …… **298**
emphysematous pyelonephritis ……………………… **170**, 299
end-stage renal disease (ESRD) ……………………… 83, 159
enterovesical fistula ………… **306**
eosinophilic cystitis ………… **304**
epidermoid cyst …………… 403, **587**
epididymal abscess ………… **372**
epidiymis …………………… **360**
epithelioid angiomyolipoma (epithelioid AML) ……………… **106**
Erdheim-Chester病 ………… **186**
erectile dysfunction ………… **444**
Escherichia coli ……………… **299**
excretory phase …………… 18, 38
extracorporeal shock wave lithotripsy (ESWL) …………… **323**
extra-intraluminal type ……… **577**
extraluminal type …………… **577**
extramedullary hemopoiesis … **575**
extrarenal pelvis …………… **241**
extratesticular mass ………… **384**
extravaginal torsion ………… **368**
extravasation ……… 476, 479, **493**

F

fast spin echo (FSE) 法 ……… 26
fat poor angiomyolipoma (fat poor AML) ………………… 45, **102**
── (hyperattenuating type) … 103
── (iso-attenuating type) … 103

fibromuscular hyperplasia …… **211**
fibrous pseudotumor ……… **408**
field of view (FOV) ………… 24
focused assessment with CT for trauma (FACT) ………… **481**
foregut cyst ………………… **604**
forniceal rupture …………… **317**
Fournier gangrene ………… **440**
Fuhrman分類 ……………… 52
fumarate hydratase (*FH*) 遺伝子… 55
fused kidney, crossed ectopia … **456**

G

G蛋白質 ……………………… **525**
ganglioneuroblastoma (GNBL) … **566**
ganglioneuroma (GN) …… **565**, 582
GCNIS非関連胚細胞腫瘍 …… **388**
GCNIS由来胚細胞腫瘍 …… **388**
Gd-DTPA …………………… 38
Genenal Rule for Clinical and Pathological Studies on Renal Cell Carcinoma Ver. 4 ……… 52
germ cell tumor(s)
 …… 379, **387**, **390**, **394**, 399
Gerota筋膜 ………… 65, 568, 571
Gleasonスコア ……… 330, 333, 334
glomerular filtration rate (GFR) … 38
glomerulocystic kidney disease (GCKD) …………… 119, **160**, 207
grade group分類 …………… **330**
gradient recalled echo (GRE) 法 … 26
granulomatous prostatitis …… **356**
growing teratoma syndrome … **395**

H

half Fourier single shot turbo spin echo (HASTE) 法 ………… 26
hemangioma ……………… **540**
hematospermia …… 415, 419, **422**
Henle係蹄 …………………… 38
Hensen's node …………… **584**
hereditary leiomyomatosis and renal cell cancer (HLRCC) …… 55
── 症候群随伴性腎細胞癌 … **57**
hereditary neoplastic syndrome associated with adrenal medulla tumors ……………………… **554**
hereditary papillary renal cell carcinoma (HPRCC) ……………… 55
high flow priapism ………… **442**
histiocytosis ……………… **185**
Hodgkinリンパ腫 ………… **591**, 596
Hutch憩室 ………………… **461**
hyaline vascular type ……… **595**
hydronephrosis ……… 44, 183, **238**
hydrocele ………… 362, 364, 371, **382**

I

hypoechoic bands ······················· 401
idiopathic hyperaldosteronism (IHA)····························· 511
IgG4関連疾患 ············ 187, 189, 598
IgG4関連腎疾患（IgG4-related renal disease）························ **188**
IgG4関連腎臓病（IgG4-related kidney disease；IgG4-RKD）····· **188**, 189
IL-2 receptor（IL-2R）値 ············· 591
image-defined risk factors（IDRFs） ····························· 558
incidentaloma ··· 504, 516, 518, 537
indeterminate mass ··················· 48
infantile fibromatosis ············· 131
infected hydronephrosis···**174**, 319
infiltrating urothelial carcinoma ·· 92
inguinal hernia ············· 411, **420**
in phase ······················· 22, **28**
INRG Staging System（INRGSS） ························· 558, **560**
Intergroup Rhabdomyosarcoma Study（IRS）····················· 293
interleukin-6（IL-6）················· 595
interlobar artery ··············· 36, 41
interlobular artery ··········· 36, 41
interstitial cystitis ···················· **296**
intimal flap ······························ **215**
intraluminal type ····················· **577**
intrarenal reflux·························· **460**
intratesticular cystic mass ······· **402**
intravaginal torsion ················· 368
intravenous urography（IVU）··· 232
invasive tumor ··············· 48, **276**

J

Japan Children's Cancer Group （JCCG）························· 123
JAST 分類 2008 ·························· **476**
juvenile nephronophthisis ······ 119
juxtaglomerular cell tumor······· **112**

K

Kaposi 肉腫 ···························· 596
Klebsiella pneumoniae ············· 299
Klinefelter 症候群 ····················· 379

L

laminar flow ··························· 20
left renal vein nutcracker syndrome ························· **222**
leiomyoma ····························· **408**
leiomyosarcoma ··············· 97, 345, 571, **576**
liposarcoma··· 97, 411, 571, **574**, 609
lobster claw appearance ········· 202

localized cystic renal disease ······················· 139, **146**
local staging of prostate cancer···· 335
longitudinal ectopic kidney ········ **454**
lupus cystitis ·························· **304**
lymphangioleimyomatosis（LAM） ····························· 165
――細胞 ······························· 601
lymph node metastasis ··· 591, **592**
lymphocytic interstitial pneumonia （LIP）························· 595

M

malignant fibrous histiocytoma （MFH）··························· 579
malignant lymphoma 44, 48, 50, 99, 183, 353, **400**, 539, 591, 593
―― of bladder ················· **286**
malignant peripheral nerve sheath tumor（MPNST）················ 582
malignant rhabdoid tumor of the kidney（MRTK）······ 50, 116, **128**
maximum intensity projection （MIP）··························· 29
Mayer-Rokitansky syndrome···· **450**
McCune-Albright 症候群 ············· 513
mechanical hemolysis ············ 209
Meckel 憩室 ······························ 475
medical expulsive therapy（MET） ····························· 323
medullary cystic kidney disease ····························· 119
medullary nephrocalcinosis ·····························200, 319
medullary sponge kidney ························· 119, **200**, 318
metanephric adenoma·········· 46, **110**
metanephric blastema ······· 125, 446
metastatic penile tumor ········· **436**
metastatic ureteral cancer ······ **266**
milk of calcium ····················· 145
mixed epithelial and stromal tumor （MEST）······ 87, 89, 105, **148**, 151
motion probing gradient（MPG）··· 32
MR 血管撮影（MR angiography； MRA）························· 21
MR renogram ························· 21
MR spectroscopy（MRS）······ 33, 34
MR urography（MRU） ······················· 21, 22, 29, 269
mucinous tubular and spindle cell carcinoma（MTSCC）················ **84**
Müller 管 ······························ 359
―― 遺残 ······························ 301
―― 嚢胞 ······························ 359

multicentric Castleman disease （MCD）························· 595
multicystic dysplastic kidney（MCDK） ······ 119, 151, **152**, 161, 453, **458**
multilocular clear cell renal cell carcinoma（MCRCC）·········· 69, 89
multilocular cystic displasia ······43
multilocular cystic neoplasm of low malignant potential ···· 56, **57**, 88
multilocular cystic nephroma （MLCN）··········· 43, 133, **150**
multilocular cystic renal cell carcinoma ····························· 87, 147
multiple endocrine neoplasia （MEN）····························· 529
―― type 2（MEN2）············· 555
myelodysplastic syndromes（MDS） ····························· 553
myelolipoma ························· 504, **532**, 571, 575, **608**
myxofibrosarcoma ··········· **578**, 579
myxoid stroma ······················· 582
myxoid type liposarcoma··· 575, 579

N

necrotizing soft-tissue infection （NSTI）························· 441
nephroblastoma······ 116, 118, **120**
nephroblastomatosis ·························· 50, 117, 118
nephrogenic rests（NRs）········· 125
nephrographic phase ······· 18, 38
nephrolithiasis ······················· **310**
neurenteric canal ··················· 587
neuroblastoma（NBL） ··················· 293, **556**, 562, 566
neuroendocrine differentiation （NED）························· 353
neurogenic tumors······ 571, 579, **580**
NF 1 遺伝子····························· 529
nonfunctioning adrenocortical adenoma ··························· **515**, 518
non-Hodgkin's lymphoma···591, 596
non-seminoma ················**387**, 395

O

obstructed hemivagina and ipsilateral renal anomaly syndrome （OHVIRA 症候群）··············· 451
onion-ring パターン ················· 403
opposed phase ············ 22, 27, **28**
Ormond 病 ···························· 598
ossifying renal tumor of infancy （ORTI）············ 50, 118, **136**
out of phase················ 27, **28**

P

papillary cystadenoma ⋯**416**, 417
papillary renal cell carcinoma ⋯ **46**, 54, 58, **72**, 84, 85, 87, 99, 135
paraganglioma ⋯⋯⋯**529**, 582
—— of bladder ⋯⋯⋯ **288**
parallel imaging⋯⋯⋯⋯⋯ 30, **31**
parapelvic cyst ⋯⋯⋯ **142**, 143
paratesticular mass ⋯⋯⋯ 384
paroximal nocturnal hemogrobinuria (PNH) ⋯⋯⋯⋯**208**, 553
PAT ⋯⋯⋯⋯⋯⋯⋯⋯⋯⋯⋯ 30
pathology of renal tumor ⋯ **52**, 56
patternless pattern ⋯⋯⋯⋯ 607
PAX遺伝子異常 ⋯⋯⋯⋯⋯ 293
pediatric renal mass⋯⋯⋯ **116**
penile carcinoma ⋯⋯⋯⋯ **434**
penis ⋯⋯⋯⋯⋯⋯⋯⋯⋯ **424**
pericaliceal cyst ⋯⋯⋯⋯⋯ 145
perinephric fat stranding ⋯⋯ 167
peripelvic cyst⋯⋯⋯⋯ **142**, 143
persistent cloaca ⋯⋯⋯⋯ **470**
Peyronie's disease ⋯⋯⋯⋯ **432**
phased array coil ⋯⋯⋯⋯⋯23
pheochromocytoma
⋯⋯⋯⋯ 20, 162, 504, **528**
—— multisystem crisis ⋯⋯ 530
phlebolith⋯⋯⋯⋯⋯⋯⋯ 317
PKD1, PKD2遺伝子 ⋯⋯⋯ 157
plasma cell type ⋯⋯⋯⋯⋯ **595**
pleomorphic type liposarcoma ⋯ **575**
polycystic kidney ⋯⋯⋯⋯⋯42
posterior urethral valve ⋯⋯ **468**
postoperative change of bladder cancer ⋯⋯⋯⋯⋯⋯ **284**
postoperative change of upper part urinary tract cancer⋯⋯⋯ **268**
post-stenotic dilatation ⋯⋯ 211
Potter症候群 ⋯⋯⋯⋯⋯⋯ 155
Potter sequence (s) ⋯⋯**155**, **450**
Prehn徴候 ⋯⋯⋯⋯⋯⋯⋯ 362
presacral cyst ⋯⋯⋯⋯⋯ **586**
primary aldosteronism (PA)
⋯⋯⋯⋯⋯⋯⋯⋯⋯**497**, **510**
primary pigmented nodular adrenocortical disease (PPNAD)
⋯⋯⋯⋯⋯⋯⋯⋯⋯**513**, **524**
primitive neuroectodermal tumor (PNET) ⋯⋯⋯⋯⋯ 50, **97**
proliferative cystitis ⋯⋯⋯ **302**
prostate cancer ⋯⋯⋯⋯⋯ **332**
Prostate Imaging Reporting and Data System (PI-RADS) ⋯⋯ **329**
—— version 2 ⋯⋯⋯⋯⋯ **329**

prostate specific antigen (PSA) 値
⋯⋯⋯⋯⋯⋯⋯⋯⋯⋯⋯ 351
prostatic abscess ⋯⋯⋯⋯ **354**
prostatic cystadenoma⋯⋯⋯ **350**
prostatic sarcoma ⋯⋯⋯⋯ **344**
prostatitis⋯⋯⋯⋯⋯⋯**354**, 373
protein kinase A (PKA) ⋯⋯ 525
PSA染色陽性 ⋯⋯⋯⋯⋯ 351
pseudoaneurysm
⋯⋯ 75, 227, 476, 479, 491, 493
pyelocalyceal diverticulum
⋯⋯⋯⋯⋯⋯⋯⋯⋯**144**, 201
pyelitis cystica ⋯⋯⋯⋯⋯ **260**
pyelogenic cyst ⋯⋯⋯⋯⋯ 145
pyelosinus extravasation ⋯⋯ 239
pyonephrosis ⋯⋯⋯⋯**174**, 319

R

radiofrequency ablation (RFA) ⋯ 62
reduction factor ⋯⋯⋯⋯⋯30
renal abscess ⋯⋯⋯ 115, 169, **172**
renal adrenal fusion ⋯⋯⋯ 115
renal amyloidosis ⋯⋯⋯⋯ **194**
renal arterial aneurysm ⋯⋯ 212
renal arterial dissection ⋯⋯ 214
renal arterial infarction ⋯⋯ 49, **218**, 483
renal arterial stenosis ⋯⋯ 210
renal arteriovenous malformation (AVM) ⋯⋯⋯⋯⋯⋯ **216**
renal calcification ⋯⋯⋯ **198**
renal cell carcinoma (RCC) ⋯ 44, 60, 75, 118, **134**, 163, 537, 555
renal fatty replacement ⋯⋯**250**, 312
renal granulomatous disease after BCG therapy ⋯⋯⋯⋯ **204**
renal malignant lymphoma ⋯⋯ **94**
renal mass ⋯⋯⋯⋯⋯⋯⋯ **42**
renal metastases ⋯⋯⋯ 93, **98**
renal oncocytoma ⋯⋯⋯⋯ **108**
renal papillary necrosis ⋯ 201, **202**
renal pedicle injury ⋯⋯⋯ **482**
renal pelvis carcinoma
⋯⋯⋯⋯⋯⋯⋯ 99, **242**, 246
renal replacement lipomatosis
⋯⋯⋯⋯⋯⋯⋯⋯ **250**, 312
renal rupture ⋯⋯⋯⋯⋯ **478**
renal sarcoidosis ⋯⋯⋯⋯ **192**
renal sarcoma ⋯⋯⋯⋯⋯⋯**96**
renal sinus cyst ⋯⋯⋯⋯⋯ 143
renal sinus lipomatosis ⋯⋯ **250**, 312
renal sinus mass ⋯⋯⋯⋯ **252**
renal sparing surgery ⋯⋯⋯ 68
renal tuberculosis ⋯⋯ 48, 115, **180**
renal tumor ⋯⋯⋯⋯⋯ **52**, 56
renal vein thrombosis ⋯⋯195, **220**

replacement lipomatosis of kidney
⋯⋯⋯⋯⋯⋯⋯⋯ **250**, 312
resistive index ⋯⋯⋯⋯⋯ 225
RET遺伝子変異 ⋯⋯⋯⋯ **529**
retractile or migratory testis ⋯ 381
retroaortic left renal vein ⋯⋯ 223
retrocrural space ⋯⋯⋯⋯ 568
retroperitoneal anatomy⋯⋯⋯ 568
retroperitoneal fibrosis ⋯⋯⋯ **597**
retroperitoneal hematoma ⋯⋯ **490**
retroperitoneal lymphangioleiomyomatosis (LAM) ⋯⋯ **600**
retroperitoneal lymphangioma
⋯⋯⋯⋯⋯⋯⋯⋯⋯⋯⋯ **588**
retroperitoneal malignant lymphoma ⋯⋯⋯⋯⋯⋯⋯⋯ **590**
retroperitoneal mucinous cystic tumor ⋯⋯⋯⋯⋯⋯ **602**
retroperitoneal teratoma ⋯ **583**, 584
Retzius腔 ⋯⋯⋯⋯⋯⋯⋯ 475
rhabdoid tumor of the kidney⋯⋯118
rhabdomyosarcoma ⋯⋯⋯ **292**
robot-assisted laparoscopic radical prostatectomy (RALP or RARP)
⋯⋯⋯⋯⋯⋯⋯⋯⋯⋯⋯ 343
Rosai-Dorfman病 ⋯⋯⋯⋯ 186

S

sacral meningocele ⋯⋯⋯⋯ 587
sacrococcygeal cyst ⋯⋯⋯ **586**
sacrococcygeal teratoma⋯⋯⋯ 583
schwannoma ⋯⋯⋯⋯**579**, 581
sclerosing lipogranuloma ⋯⋯ 431
scrotal sclerosing lipogranuloma
⋯⋯⋯⋯⋯⋯⋯⋯⋯⋯⋯ **430**
segmental arterial mediolysis (SAM) ⋯⋯⋯⋯⋯⋯ 213
segmental artery ⋯⋯⋯⋯⋯41
segmental cystic renal disease ⋯ 139
segmental type ⋯⋯⋯⋯⋯ 153
seminal vesicle ⋯⋯⋯⋯⋯ 360
seminal vesicle amyloidosis ⋯ **414**
seminal vesicle tumor ⋯⋯⋯ **416**
seminoma ⋯⋯⋯⋯⋯**387**, 394
senile seminal tract amyloidosis (SSTA) ⋯⋯⋯⋯⋯⋯ 415
SENSE法 ⋯⋯⋯⋯⋯⋯ 30, **31**
simple renal cyst ⋯⋯⋯119, **138**
single shot fast spin echo (SSFSE)
⋯⋯⋯⋯⋯⋯⋯⋯⋯⋯⋯⋯29
sinus lipomatosis ⋯⋯⋯⋯⋯36
Skene腺 ⋯⋯⋯⋯⋯⋯⋯ 427
sloughed papilla⋯⋯⋯⋯⋯ 202
small cell carcinoma of bladder
⋯⋯⋯⋯⋯⋯⋯⋯⋯⋯⋯ **280**

sodium glucose cotransporter 2 (SGLT2) 阻害薬 ·················· 441
solitary fibrous tumor (SFT) ··· **606**
specific absorption rate (SAR) ··· 34
SPEEDER ································30
spermatic cord lipoma·············· **410**
spermatic cord torsion ············ 368
splenorenal fusion···················· 115
split-bolus法 ··························· 233
spoken-wheel-like enhancement ·· 109
sporadic LAM ························· 601
squamous cell carcinoma (SCC) 抗原 ···································· 584
―― of bladder ··············· **278**
staghorn calculus ············179, **313**
staging of renal pelvis and ureteral carcinoma ······················· 246
stellate scar ···························· 109
straddle injury ······················· 489
strings of beads様 ·················· 525
stromal sarcoma (SS) ············ 345
stromal tumor of uncertain malignant potential (STUMP) ········ **344**, 345
struvite (triple-phosphate stones) ·· 314
subcapsular injury ················· **480**
superficial injury ···················· **480**
superficial tumor ···················· **274**
systemic lupus erythemetosus (SLE) ·· 305

T
T1強調像 in phase ····················73
T2強調像での低信号腫瘤 ······ 47, 73
tailgut cyst ····························· 587
target appearance·················· 403
target sign ····························· 582
testicle ···························**360**, 399
testicular adrenal rest tumor··· **404**
testicular injury ···············364, **376**
testicular microlithiasis ·········· **378**
testicular torsion 362, 364, 366, 369
tissue rim ······························· 317
TNM分類 ·································63
Toldt筋膜 ······························· 568
transcatheter arterial embolization (TAE) ····························· 62
transcription factor E3 (*TFE3*) ··· 81
transplanted kidney ··············· **224**
transurethral lithotripsy (TUL) ·· 323
TSC1, *TSC2*遺伝子 ················ 165
tuberous sclerosis complex (TSC) ·························· 42, 135, **164**, 601

―― -LAM···························· 601
tubulocystic renal cell carcinoma (TC-RCC) ·························· 86
turbo spin echo (TSE)法 ·········26

U
undifferentiated pleomorphic sarcoma ··························571, **578**
unicentric Castleman disease (UCD) ··························· 595
unilateral cystic renal disease ·· 139
urachal carcinoma ········**308**, 475
urachal remnants ·········· 308, **472**, 473, **474**
urachus················ 446, 475
ureteral amyloidosis········245, **256**
ureteral carcinoma ··· 244, 246, 267
ureteral endometriosis ··· 245, **258**
ureteral fibroepithelial polyp··· **254**
ureteral injury ················ **484**
ureteritis ···························· 260
ureterocele ···············**464**, 466
ureterolithiasis ···················· 316
ureteropelvic junction stenosis (UPJS) /obstruction ······ 240, **458**
urethra ·························· 424
urethra diverticulum outbreak tumor ···························· 428
urethral diverticulum ········· **426**
urethral foreign body ·········· **438**
urethral injury ················ **488**
urinary bladder metastasis ··· **294**
urinary extravasation ··········· 317
urinary tract ·············**228**, 446
urinary tract IgG4-related disease ·· **264**
urinary tract malignant lymphoma ·· **262**
urinary tract obstruction ········ 238
urinary tract tuberculosis ······ 180
urinoma ············ 469, **492**, 571

V
Valsalva法 ··························· 413
varicocele···················383, **412**
vasa recta ·················· 36, 203
vasculitis syndrome ············ **196**
vas deferens ······················ 360
vesical endometriosis ··········· 300
vesicoureteral reflux (VUR) ····················· 153, 177, **460**
vesicoureteric junction stenosis / obstruction (VUJS) ··········· 459
VHL (癌抑制) 遺伝子 ··· 55, 60, 529
―― 異常 ····························53

von Hippel-Lindau (VHL)病 ··· 42, 55, 60, 117, **162**, 529, 555
von Recklinghausen病············ 529

W
WAGR症候群 ························ 117
Weigert-Meyerの法則 ·········· **467**
Weissの指標··························· 535
WHO分類 ·····························56
Wilms腫瘍 (Wilms' tumor) ···················· 44, 50, 116, **120**
Wolff管 ································· 446
―― 遺残 ························· 577
WT1, *WT2*遺伝子 ················· 122

X
X線透過性結石 ···················· 323
xanthogranulomatous pyelonephritis (XGP) ······ 48, 93, 115, **178**, 314
Xp11.2転座型腎細胞癌 (Xp11.2 translocation carcinoma) ································ **57**, 58, **80**

Z
Zuckerkandl筋膜 ··················· 568

●和文索引●

あ
悪性黒色腫·························· 99, 295
悪性持続勃起症······················ 437
悪性線維性組織球腫 (malignant fibrous histiocytoma ; MFH) ································· 579
悪性転化 ····························· 584
悪性末梢神経鞘腫 (malignant peripheral nerve sheath tumor ; MPNST) ···························· 582
悪性リンパ腫 (malignant lymphoma) ······· 44, 48, 50, 99, 183, 353, **400**, 539, 591, 593
アミロイド····························· 257
アミロイドーシス 183, 417, 423, 591
アミロイド蛋白······················· 195

い
異型脂肪腫様腫瘍 (atypical lipomatous tumor) ························· 575
医原性 [血精液症] ··················· 423
医原性尿管損傷······················· 485
移行域 ··································· 324
移行上皮癌······························48
移植腎 (transplanted kidney) ··· **224**
移植腎合併症 (complications of renal transplantation) ··············· **226**
異所性低形成腎······················· 453
異所性尿管瘤························· 467
溢尿 (urinary extravasation) ··· 317
遺伝性乳頭状腎細胞癌 (hereditary papillary renal cell carcinoma ;

HPRCC)·····································55
遺伝性パラガングリオーマ········555
遺伝性平滑筋腫症および腎細胞癌症
　候群（hereditary leiomyomatosis
　and renal cell cancer；HLRCC)
　··55
移動性精巣（retractile or migratory
　testis)·····························381
陰茎（penis)·························**424**
陰茎海綿体·····························437
陰茎海綿体白膜······················433
陰茎癌（penile carcinoma)······**434**
陰茎根部································431
陰茎折症·································**443**
インジナビル結石·····················207
陰嚢水腫（hydrocele)
　···················362, 364, 371, **382**
陰嚢内硬化性脂肪肉芽腫（scrotal
　sclerosing lipogranuloma)···**430**
陰嚢内腫瘤····························383

う
ウイルス性精巣炎·····················375

え
壊死性筋膜炎··························441
壊死性軟部組織感染症（necrotizing
　soft-tissue infection；NSTI)······441
遠位集合管·······························36
遠位尿細管·······························36
遠位尿細管性アシドーシス·········201
炎症性腫瘤·······························48

お
横筋筋膜·································475
黄色肉芽腫性腎盂腎炎（xanthogranu-
　lomatous pyelonephritis；XGP)
　·················48, 93, 115, **178**, 314
横紋筋肉腫（rhabdomyosarcoma)
　··**292**
横紋筋肉腫様腎腫瘍（malignant
　rhabdoid tumor of the kidney；
　MRTK)··············50, 116, **128**
オンコサイティック腫瘍··············54
オンコサイトーマ···44, 47, 71, 543

か
外傷性精巣出血·······················369
外側大動脈リンパ節···········36, 570
外腸骨リンパ節·······················569
回腸導管造設術······················285
海綿腎（medullary sponge kidney)
　···**200**
海綿体静脈洞·························437
化学シフト画像（chemical shift im-
　aging)······21, 27, **28**, 44, 68, 516
核異型度分類···························58
拡散強調像························25, 32

ガス産生菌·····························299
仮性動脈瘤（pseudoaneurysm)
　············75, 227, 476, 479, 491, 493
画像検査によるマネージメント···506
家族性アミロイドーシス············195
下大静脈································577
褐色細胞腫（pheochromocytoma)
　·····················20, 162, 504, **528**
褐色細胞腫症候群····················555
下副腎動脈······························36
鎌状赤血球症············183, 209, 407
カラードプラ像······················223
間質性腎炎····························193
間質性膀胱炎（interstitial cystitis)
　··**296**
管状囊胞癌·······························**57**
管状囊胞腎細胞癌（tubulocystic renal
　cell carcinoma；TC-RCC)
　···86
肝腎コントラスト逆転·············195
乾酪性壊死····························545

き
気管支原性囊胞······················605
気腫性腎盂腎炎（emphysematous
　pyelonephritis)············**170**, 299
気腫性膀胱炎（emphysematous cys-
　titis)···································**298**
騎乗型損傷（straddle injury)···489
奇尿·······································307
偽被膜··············47, 52, 69, 71, 109
逆流性腎症····························461
弓状動脈（arcuate artery)····36, 41
急性陰嚢症·····························371
急性腎盂腎炎（acute pyelonephritis)
　···························**166**, 177, 183
急性精巣炎（acute orchitis)······**374**
急性精巣上体炎（acute epididymitis)
　·································**372**, 375
急性巣状細菌性腎炎（acute focal
　bacterial nephritis；AFBN)
　································**168**, 169
急性尿酸性腎症······················183
狭窄後拡張（post-stenotic dilatation)
　··211
曲精細管································360
近位尿細管······························36

く
区域動脈·································36
偶発腫（incidentaloma)
　··························504, 516, 518, 537
クエン酸···························34, 339
グラディエントエコー（gradient
　recalled echo；GRE)法·········26
クラミジア·····························373

クロム親和性細胞·············494, 529

け
経過観察·······························**394**
形質細胞型（plasma cell type)···595
経尿道的結石破砕術（transurethral
　lithotripsy；TUL)···············323
経皮的局所療法（ablation)·······62
経皮的凍結療法（cryotherapy)·····62
結核······································505
結核性肉芽腫性前立腺炎··········355
結核性リンパ節炎····················593
血管炎症候群（vasculitis syndrome)
　···196
血管炎の分類··························196
血管外腫瘍（extraluminal type)
　···577
血管芽腫································555
血管筋脂肪腫（angiomyolipoma；
　AML)···44, 118, 165, 571, **573**, 575
　脂肪に乏しい——（fat poor——)
　····································45, 102
　上皮性囊胞を伴う——（——with
　epithelial cysts；AMLEC)···**104**
血管腫（hemangioma)············**540**
血管周皮腫·····························607
血管性勃起障害（erectile dysfunc-
　tion)·································**444**
血管内および血管外突出型［腫瘍］
　（extra-intraluminal type)···577
血管内腫瘍（intraluminal type)···577
血行性感染····························181
血腫······································571
血精液症（hematospermia)
　································415, 419, **422**
結石性尿路閉塞······················175
結節性硬化症（tubulous sclerosis com-
　plex；TSC)······42, 135, **164**, 601
結節性多発動脈炎···················407
結腸憩室炎····························307
結腸膀胱瘻（enterovesical fistula)
　··**306**
血流欠損································369
ケミカルシフトMRIの信号低下···506
限局性アミロイドーシス············195
限局性腎盂腎炎························44
嫌色素性腎細胞癌（chromophobe
　renal cell carcinoma)······**54**, 70
原始排泄腔····························446
原発性アルドステロン症（primary
　aldosteronism；PA)······497, **510**
原発性色素性結節性副腎異形成（pri-
　mary pigmented nodular adreno-
　cortical disease；PPNAD)
　································513, **524**

顕微鏡的多発血管炎…………… 197

こ

後横隔膜脚腔 (retrocrural space)
　…………………………… 568
睾丸捻転………………………… 25
高γグロブリン血症 …………… 596
交差性癒合腎 ………………… **456**
好酸球性膀胱炎 (eosinophilic cystitis) …………………………… **304**
抗糸球体基底膜抗体 (anti-glomerular basement menbrane antibody) 病 (抗GBM病) ……………… 197
甲状腺髄様癌…………………… 555
後腎 …………………………… 446
後腎性腺腫 (metanephric adenoma)
　……………………………… 46, **110**
後腎傍腔………………………568, 571
後大動脈左腎静脈 (retroaortic left renal vein) ………………… 223
後天性腎嚢胞症 (acquired cystic disease of the kidney ; ACDK / acquired renal cystic disease ; ARCD) ……………………… **158**
　　肝移植後の―― ………… 119
後天性嚢胞腎 ………………… 83, 161
　――随伴腎細胞癌 ………… 57, 58
後天性嚢胞随伴腎癌…………… 77
後天性嚢胞性腎疾患…………… 60
高拍出性心不全………………… 584
後腹膜 ………………………… **569**
　――の解剖 ……………… 568
　――の骨髄脂肪腫 ……… 608
後腹膜悪性リンパ腫 (retroperitoneal malignant lymphoma) ……… 590
後腹膜奇形腫 (retroperitoneal teratoma) ………………583, 584
後腹膜腔………………………… 568
後腹膜血腫 (retroperitoneal hematoma) …………………… **490**
後腹膜脂肪肉腫 …………… **573**
後腹膜出血 …………………… 571
後腹膜線維症 (retroperitoneal fibrosis) ………………………… **597**
後腹膜粘液性嚢胞性腫瘍 (retroperitoneal mucinous cystic tumor)
　…………………………… **602**
後腹膜膿瘍………………………319, 571
後腹膜病変の鑑別 (differential diagnosis of retroperitoneal lesions)
　…………………………… **571**
後腹膜リンパ管腫 (retroperitoneal lymphangioma) ……… **588**
後腹膜リンパ血管筋腫症 (retroperitoneal lymphangioleiomyomatosis ; LAM) ……………… **600**
後部尿道損傷…………………… 489
後部尿道弁 (posterior urethral valve) ……………………… **468**
高分解能T2強調像 …………… 337
抗リン脂質抗体症候群 (antiphospholipid syndrome ; APS) ……… 553
骨髄異形成症候群 (myelodysplastic syndromes ; MDS) ……… 553
骨髄脂肪腫 (myelolipoma)
　…………… 504, **532**, 571, 575, **608**
骨髄腫…………………………… 183
骨盤内動静脈瘻………………… 341
古典的血管筋脂肪腫 (classic angiomyolipoma ; classic AML) … **100**
コハク酸脱水素酵素欠損腎細胞癌… **57**
孤立性線維性腫瘍 (solitary fibrous tumor ; SFT) ……………… **606**
コリン (choline) ……………… 34
混合性上皮間質(性)腫瘍 (mixed epithelial and stromal tumor ; MEST) … 87, 89, 105, **148**, 151
コンゴーレッド染色 ………… 195
根治的腎摘除術………………… 60, 75

さ

臍腸管遺残……………………… 475
サイトカイン…………………… 595
　――療法 ……………………… 63
左腎血管筋脂肪腫……………… **27**
左腎静脈………………………… 36
左腎静脈ナットクラッカー症候群 (left renal vein nutcracker syndrome) ……………… **222**
サブクリニカルCushing症候群
　…………………… 504, 513, 514
サルコイドーシス…… 115, 591, 593
珊瑚状結石 (staghorn calculus)
　………………………………179, 313

し

糸球体嚢胞腎症 (glomerulocystic kidney disease ; GCKD)
　………………… 119, **160**, 207
糸球体濾過物質………………… 38
糸球体濾過率 (glomerular filtration rate ; GFR) ………………… 38
子宮内膜症……………………… 301
自己免疫性膵炎………………… 189
脂肪肉腫 (liposarcoma)
　……………… 97, 411, 571, **574**, 609
脂肪を有する副腎腫瘤の鑑別…… 532
若年性ネフロン癆 (juvenile nephronophthisis) ……………… 119
車軸様毛細血管…………………… 71
車軸様造影効果 (spoken-wheel-like enhancement) ……………… 109
射精管…………………………… 360
射精時痛………………………… 419
集合管…………………………36, 446
集合管癌 (collecting duct carcinoma) ……………… 54, **78**, 84
重複腎盂尿管 (duplication of the urinary system) …………… **462**
重複腸管嚢胞…………………… 603
出血壊死………………………… 369
出血性嚢胞……………………… 141
腫瘍検出………………………… 333
腫瘍随伴症候群………………… 60
腫瘍塞栓………………………… 122
腫瘍被膜(偽被膜)形成 ……… 52
上行性感染……………………… 373
小腎細胞癌……………………… 68
常染色体優性遺伝……………… 91
常染色体優性多発性嚢胞腎 (autosomal dominant polycystic kidney disease ; ADPKD)
　…………… 117, 119, **156**, 161, 165
常染色体劣性多発性嚢胞腎 (autosomal recessive polycystic kidney disease ; ARPKD) …… 117, 119, **154**
硝子血管型 (hyaline vascular type)
　…………………………… 595
衝突腫瘍 (collision tumor) …… 550
小児腎腫瘤 (pediatric renal mass)
　…………………………… **116**
小児の充実性腎腫瘤…………… 50
上尿管動脈……………………… 36
上被膜動脈……………………… 36
上部尿路癌の術後変化 (postoperative change of upper part urinary tract cancer) ……………… 268
上部尿路結核…………………… 357
鞘膜外捻転 (extravaginal torsion)
　…………………………… 368
鞘膜内捻転 (intravaginal torsion)
　…………………………… 368
静脈結石 (phlebolith) ………… 317
静脈浸潤………………………… 52
静脈性勃起障害………………… 445
静脈閉塞性(虚血性)持続勃起症 … 443
小葉間動静脈…………………… 36
小葉間動脈 (interlobular artery)
　……………………………… 36, 41
食道嚢胞………………………… 605
腎悪性リンパ腫 (renal malignant lymphoma) ………………… **94**
腎アミロイドーシス (renal amyloidosis) …………………………… **194**
腎盂 …………………………… 446

――への転移 ･････････････････99
腎盂癌（renal pelvis carcinoma）
　････････････････99, **242**, 246
腎盂腎炎･･････････････48, 115, 169
腎盂腎杯憩室（pyelocalyceal diverticulum）････････････**144**, 201
腎盂動脈････････････････････････36
腎盂尿管移行部狭窄・閉塞（ureteropelvic junction stenosis；UPJS/obstruction）･･･････**240**, 458
腎盂・尿管腫瘍の病期診断（staging of renal pelvis and ureteral carcinoma）･･････････････････**246**
腎盂・尿管病変･･････････････**235**
腎横紋筋肉腫様腫瘍（malignant rhabdoid tumor of the kidney；MRTK）･････････50, 116, **128**
腎オンコサイトーマ（renal oncocytoma）････････････････**108**
腎外傷の分類（classification of renal injury）･･････････････････**476**
腎外腎盂（extrarenal pelvis）･･･ 241
腎芽腫（nephroblastoma）
　･･･････････････116, 118, **120**
腎芽腫症（nephroblastomatosis）
　･･･････････････････50, 117, 118
腎癌（renal tumor）･････････**52, 56**
　――の病理（pathology of ――）
　･･･････････････････････**52, 56**
腎癌取扱い規約（第4版）･･････**52**
腎筋膜･････････････････････568, 571
神経芽腫（neuroblastoma；NBL）
　･････････････293, 556, 562, 566
神経原性腫瘍（neurogenic tumors）
　･･･････････････････571, 579, **580**
神経鞘腫（schwannoma）･･･ 579, 581
神経節芽腫（ganglioneuroblastoma；GNBL）･･････････････････ 566
神経節細胞腫（ganglioneuroma；GN）･･････････････････**565**, 582
神経線維腫･･･････････････････ 582
神経線維腫症1型･････････････ 529
神経腸管（neurenteric canal）･･･ 587
神経内分泌腫瘍･･･････････････ 243
神経内分泌変化（neuroendocrine differentiation；NED）･･･････ 353
腎茎部血管損傷（renal pedicle injury）････････････････････**482**
腎茎部血管引き抜き損傷･･･････ 483
腎茎部リンパ節･････････････････36
腎結核（renal tuberculosis）
　･････････････････48, 115, **180**
腎血管筋脂肪腫･･････････････ 601
腎結石（nephrolithiasis）･･･････ **310**

腎梗塞（renal arterial infarction）
　･････････････････49, 218, 483
深在性損傷（deep injury）･･･････ **478**
腎細胞癌（renal cell carcinoma；RCC）･･･ 44, **60**, 75, 118, **134**, 163,
　････････････････････････ 537, 555
　――の病期診断･･････････････63
腎サルコイドーシス（renal sarcoidosis）･････････････････**192**
腎実質相（nephrographic phase）
　････････････････････････18, 38
腎脂肪性置換（renal fatty replacement / renal replacement lipomatosis / replacement lipomatosis of kidney）･････････**250**, 312
腎周囲腔･･････････････95, 568, 571
腎腫瘍（renal mass）･･･････････**42**
　――の偽病変･････････････ 115
浸潤性腫瘍（invasive tumor）･･･ 48, **276**
浸潤性腎腫瘍･････････････････48
浸潤性尿路上皮癌（infiltrating urothelial carcinoma）･･･････ 92
浸潤性発育････････････････52, 78, 79
浸潤性膀胱癌･････････････････ **308**
腎静脈血栓症（renal vein thrombosis）･････････････ 195, **220**
　――の原因････････････････ 221
腎静脈血栓・塞栓･･････････････ 183
腎錐体･････････････････････････36
腎石灰化症（renal calcification）
　････････････････････････**198**
腎断裂（renal rupture）･･････ **478**
腎洞････････････････････････36, 95
腎洞脂肪腫症（renal sinus lipomatosis）･･････････････**250**, 312
腎動静脈奇形（renal arteriovenous malformation；AVM）･･････ **216**
腎洞嚢胞（renal sinus cyst）･････ 143
腎洞部腫瘤（renal sinus mass）････ **252**
腎動脈･････････････････････････36
　――のvariant････････････････41
腎動脈解離（renal arterial dissection）･･････････････････**214**
腎動脈狭窄症（renal arterial stenosis）･････････････････**210**
腎動脈梗塞･････････････････ 183
腎動脈閉塞･････････････････ 483
腎動脈瘤（renal arterial aneurysm）
　････････････････････････**212**
腎内逆流（intrarenal reflux）･･･ **460**
腎肉芽腫症（renal granulomatous disease）･････････････････**204**
腎肉腫（renal sarcoma）･････････**96**
腎乳頭･････････････････････････36

腎乳頭壊死（renal papillary necrosis）････････････････ 201, **202**
腎粘液管状紡錘細胞癌（mucinous tubular and spindle cell carcinoma；MTSCC）･･･････････**84**
　――の病理学的分類････････**84**
腎の位置異常･･････････**454**, 456
腎嚢胞･･････････････････163, 555
腎膿瘍（renal abscess）･･･ 115, 169, **172**
腎の解剖（anatomy of kidney）･･･ 36
腎の発生･････････････････････ 446
腎杯憩室････････････････････44, 311
腎被膜･････････････････････････38
腎部分切除術････････････････60, 75
腎明細胞肉腫（clear cell sarcoma of the kidney；CCSK）
　･･･････････････50, 116, 118, **126**
腎ラブドイド腫瘍（rhabdoid tumor of the kidney）････････････ 118

す

髄外造血（extramedullary hemopoiesis）･･･････････････････ 575
髄外造血巣･･････････････････ 609
髄質･･･････････････････････････36
髄質海綿腎（medullary sponge kidney）････････････････119, 318
髄質性腎石灰沈着症（medullary nephrocalcinosis）･･･････200, 319
髄質石灰化･････････････････ 199
髄質嚢胞腎（medullary cystic kidney disease）････････････････ 119
膵神経内分泌腫瘍･････････････ 555
水腎症（hydronephrosis）
　･･･････････････････44, 183, **238**
垂捻転･･･････････････････････ 371
膵嚢胞･･･････････････････････ 555
髄膜瘤･･･････････････････････ 584
スツルバイト結石（struvite, triple-phosphate stones）･････････ 314
ステロイド･･･････････････････ 599
ステロイドホルモンの合成経路･･･ 527

せ

精液嚢腫････････････････････ 383
精管（vas deferens）･････････ **360**
精管嚢胞････････････････････ 359
精管膨大部･･････････････････ 360
精索････････････････････････ 360
精索脂肪腫（spermatic cord lipoma）
　････････････････････････**410**
精索静脈瘤（varicocele）･･････383, **412**
精索捻転（spermatic cord torsion）
　････････････････････････ 368
成熟奇形腫･･････････････････ 584
成人型嚢胞性腎症･････････････87

性腺外胚細胞腫⋯⋯⋯⋯⋯⋯⋯ 399
精巣(testicle) ⋯⋯⋯⋯⋯**360**, 399
　──の出血壊死 ⋯⋯⋯⋯ 368
精巣炎⋯⋯⋯⋯⋯⋯⋯⋯362, 364
精巣外腫瘤 (extratesticular mass)
　⋯⋯⋯⋯⋯⋯⋯⋯⋯⋯⋯⋯ 384
精巣外傷 (testicular injury) ⋯ 364, **376**
精巣間質浮腫⋯⋯⋯⋯⋯⋯⋯ 375
精巣間膜捻転⋯⋯⋯⋯⋯⋯⋯ 368
精巣区域梗塞⋯⋯⋯⋯⋯⋯⋯ **406**
精巣梗塞⋯⋯⋯⋯⋯⋯⋯⋯⋯ 369
精巣挫傷⋯⋯⋯⋯⋯⋯⋯⋯⋯ 377
精巣縦隔⋯⋯⋯⋯⋯⋯⋯⋯⋯ 360
精巣腫瘍⋯⋯⋯⋯⋯ 379, 390, **396**
　──の腫瘍マーカー ⋯⋯ 386
精巣腫瘍転移⋯⋯⋯⋯⋯⋯⋯ 593
精巣上体 (epidiymis) ⋯⋯⋯⋯ **360**
精巣上体炎⋯⋯⋯⋯⋯⋯362, **364**
精巣上体サルコイドーシス⋯⋯⋯ 192
精巣上体垂⋯⋯⋯⋯⋯⋯⋯⋯ 371
　── 捻転 ⋯⋯⋯ 362, 364, **370**
精巣上体頭⋯⋯⋯⋯⋯⋯⋯⋯ 360
精巣上体膿瘍 (epididymal abscess)
　⋯⋯⋯⋯⋯⋯⋯⋯⋯⋯⋯⋯ **372**
精巣鞘膜⋯⋯⋯⋯⋯⋯⋯⋯⋯ 360
精巣垂⋯⋯⋯⋯⋯ 362, 364, **371**
精巣脱出症⋯⋯⋯⋯⋯⋯⋯⋯ 377
精巣中隔⋯⋯⋯⋯⋯⋯⋯⋯⋯ 360
精巣動脈⋯⋯⋯⋯⋯⋯⋯⋯⋯ 360
精巣内囊胞性腫瘤 (intratesticular cystic mass) **402**
精巣捻転 (testicular torsion)
　⋯⋯⋯⋯⋯⋯ 362, 364, **366**, 369
　──の自然整復 ⋯⋯⋯⋯ 368
　──の分類 ⋯⋯⋯⋯⋯⋯ 368
精巣膿瘍⋯⋯⋯⋯⋯⋯⋯369, **406**
精巣破裂⋯⋯⋯⋯⋯⋯⋯⋯⋯ 377
精巣微石症(精巣微小石灰化) (testicular microlithiasis) ⋯⋯⋯ **378**
精巣副腎遺残腫瘍 (testicular adrenal rest tumor)⋯⋯⋯⋯⋯⋯ **404**
精巣網⋯⋯⋯⋯⋯⋯⋯⋯⋯⋯ 360
　── 管状拡張 ⋯⋯⋯⋯⋯ 403
精巣輸出管⋯⋯⋯⋯⋯⋯⋯⋯ 360
正中臍索⋯⋯⋯⋯⋯⋯⋯⋯446, 475
精囊 (seminal vesicle) ⋯⋯⋯ **360**
精囊アミロイド沈着 (seminal vesicle amyloidosis) ⋯⋯⋯⋯⋯ **414**
精囊腫大⋯⋯⋯⋯⋯⋯⋯⋯⋯ 415
精囊浸潤⋯⋯⋯⋯⋯⋯⋯336, 415
精囊腺炎⋯⋯⋯⋯⋯⋯⋯⋯⋯ 417
精囊腺腫瘍 (seminal vesicle tumor)
　⋯⋯⋯⋯⋯⋯⋯⋯⋯⋯⋯⋯ **416**
精囊腺囊胞⋯⋯⋯⋯⋯⋯⋯⋯ 417

精囊内結石⋯⋯⋯⋯⋯⋯⋯⋯ 423
精囊内出血⋯⋯⋯⋯⋯⋯⋯⋯ 423
精囊囊胞⋯⋯⋯⋯⋯⋯⋯⋯⋯ 359
精囊膿瘍⋯⋯⋯⋯⋯⋯⋯⋯⋯ 417
星芒状瘢痕 (stellate scar) ⋯⋯ 109
石灰化⋯⋯⋯⋯⋯⋯⋯⋯46, 545
　精路系の── (calcification of the seminal tract) **418**
石灰化結石⋯⋯⋯⋯⋯⋯⋯⋯ 323
セミノーマ (seminoma) ⋯⋯ **387**, 394
線維性偽腫瘍 (fibrous pseudotumor)
　⋯⋯⋯⋯⋯⋯⋯⋯⋯⋯⋯⋯ **408**
線維性筋過形成 (fibromuscular hyperplasia) ⋯⋯⋯⋯⋯⋯⋯ 211
前陰囊型停留精巣⋯⋯⋯⋯⋯ 381
仙骨髄膜瘤 (sacral meningocele)
　⋯⋯⋯⋯⋯⋯⋯⋯⋯⋯⋯⋯ 587
仙骨リンパ節⋯⋯⋯⋯⋯569, 570
染色体3p ⋯⋯⋯⋯⋯⋯⋯⋯ 60
前腎⋯⋯⋯⋯⋯⋯⋯⋯⋯⋯⋯ 446
全身性アミロイドーシス⋯⋯⋯ 195
全身性エリテマトーデス (systemic lupus erythematosus；SLE) ⋯ 305
前腎傍腔⋯⋯⋯⋯⋯⋯⋯568, 571
前線維筋間質⋯⋯⋯⋯⋯⋯⋯ 324
前仙骨部囊胞性腫瘤 (presacral cyst / sacrococcygeal cyst) ⋯⋯⋯ 586
浅鼠径リンパ節⋯⋯⋯⋯⋯⋯ 569
選択的脂肪周波数抑制法 (chemical shift selective saturation；CHESS法)⋯⋯⋯⋯⋯⋯ 26, 27
前腸囊胞 (foregut cyst) ⋯⋯⋯ 604
先天性陰囊水腫⋯⋯⋯⋯⋯⋯ 383
先天性肝線維症 (congenital hepatic fibrosis；CHF) ⋯⋯⋯⋯ 155
先天性間葉芽腎腫 (congenital mesoblastic nephroma；CMN)
　⋯⋯⋯⋯⋯⋯⋯ 50, 117, 118, **130**
先天性腎尿路異常 (congenital anomalies of the kidney and urinary tract；CAKUT) ⋯⋯⋯⋯⋯ 117
先天性水腎症 (congenital hydronephrosis) ⋯⋯⋯⋯⋯⋯⋯ **458**
先天性副腎過形成⋯⋯⋯⋯⋯ 495
先天性副腎皮質過形成⋯⋯⋯405, 521
仙尾部奇形腫 (sacrococcygeal teratoma) ⋯⋯⋯⋯⋯⋯⋯⋯⋯ 583
前部尿道損傷⋯⋯⋯⋯⋯⋯⋯ 489
前部尿道弁⋯⋯⋯⋯⋯⋯⋯⋯ 469
繊毛関連疾患 (ciliopathies) ⋯⋯ 117
前立腺MR spectroscopy (MRS)
　⋯⋯⋯⋯⋯⋯⋯⋯⋯⋯⋯⋯ 339
前立腺炎 (prostatitis) ⋯⋯354, 373
前立腺癌 (prostate cancer) ⋯⋯ **332**

　──の局所病期診断 (local staging of prostate cancer) ⋯⋯⋯ **335**
　──の術後合併症 ⋯⋯⋯ 343
前立腺腫瘍⋯⋯⋯⋯⋯⋯⋯⋯ 353
前立腺腫瘍性病変⋯⋯⋯⋯⋯ 346
前立腺小細胞癌⋯⋯⋯⋯⋯⋯ 353
前立腺小室⋯⋯⋯⋯⋯⋯⋯⋯ 359
　── 囊胞 ⋯⋯⋯⋯⋯⋯⋯ 359
前立腺生検⋯⋯⋯⋯⋯⋯⋯⋯ 341
　── 後の出血 ⋯⋯⋯⋯⋯ 339
前立腺肉腫 (prostatic sarcoma) ⋯ **344**
前立腺囊胞腺腫 (prostatic cystadenoma) ⋯⋯⋯⋯⋯⋯⋯⋯ **350**
前立腺膿瘍 (prostatic abscess) **354**
前立腺肥大症 (benign prostatic hyperplasia；BPH) ⋯⋯⋯ 333, **347**
　──の治療 ⋯⋯⋯⋯⋯⋯ 349
前立腺被膜⋯⋯⋯⋯⋯⋯⋯⋯ 337

そ

造影欠損⋯⋯⋯⋯⋯⋯⋯⋯⋯ 369
造影剤血管外漏出像 (extravasation)
　⋯⋯⋯⋯⋯⋯⋯⋯⋯ 476, 479, 493
造後腎組織 (metanephric blastema)
　⋯⋯⋯⋯⋯⋯⋯⋯⋯⋯⋯125, 446
増殖性膀胱炎 (proliferative cystitis)
　⋯⋯⋯⋯⋯⋯⋯⋯⋯⋯⋯⋯ **302**
造腎組織遺残 (nephrogenic rests；NRs) ⋯⋯⋯⋯⋯⋯⋯⋯ 125
臓側鞘膜⋯⋯⋯⋯⋯⋯⋯⋯⋯ 360
総腸骨リンパ節⋯⋯⋯⋯⋯⋯ 569
総排泄腔遺残症 (persistent cloaca)
　⋯⋯⋯⋯⋯⋯⋯⋯⋯⋯⋯⋯ **470**
総排泄腔外反症 (cloacalexstrophy)
　⋯⋯⋯⋯⋯⋯⋯⋯⋯⋯⋯⋯ **470**
層流 (laminar flow) ⋯⋯⋯⋯⋯ 20
続発性後腹膜線維症⋯⋯⋯⋯ 598
側副血行路⋯⋯⋯⋯⋯⋯⋯⋯ 221
鼠径管⋯⋯⋯⋯⋯⋯⋯⋯⋯⋯ 360
鼠径管内型停留精巣⋯⋯⋯⋯ 381
鼠径ヘルニア (inguinal hernia)
　⋯⋯⋯⋯⋯⋯⋯⋯⋯⋯⋯411, **420**
鼠径輪⋯⋯⋯⋯⋯⋯⋯⋯⋯⋯ 421
組織学的異型度⋯⋯⋯⋯⋯⋯ 52
組織学的浸潤様式⋯⋯⋯⋯⋯ 52
組織球腫症 (histiocytosis) ⋯⋯ **185**

た

体外衝撃波結石破砕術 (extracorporeal shock wave lithotripsy；ESWL) ⋯⋯⋯⋯⋯⋯⋯⋯ 323
胎児型横紋筋肉腫⋯⋯⋯⋯⋯ 293
胎児分葉⋯⋯⋯⋯⋯⋯⋯115, 448
大腸癌⋯⋯⋯⋯⋯⋯⋯⋯⋯⋯ 99
大動脈後性左腎静脈⋯⋯⋯⋯ 40
大動脈周囲性腎静脈輪⋯⋯⋯ 41

大動脈周囲リンパ節 593	腸間膜 589	日本外傷学会腎損傷分類2008 477
ダイナミックCT 341	腸間膜嚢胞 589	乳児骨化腎腫瘍 (ossifying renal
ダイナミックMRI 22	長径/短径比 593	tumor of infancy；ORTI)
ダイナミック・スタディ 25	直細静脈 36	50, 118, **136**
大網 421	直細動脈 (vasa recta) 36, 203	乳頭状腎癌 45, 77
代用膀胱造設術 285	直腸 446	乳頭状腎細胞癌 (papillary renal cell
多形型脂肪肉腫 (pleomorphic type		carcinoma) **46**, 54, 58,
liposarcoma) 575	**て**	72, 84, 85, 87, 99, 135
多血症 407	低悪性度多房嚢胞性腎腫瘍 (multilocu-	――I型/II型 73
脱分化型脂肪肉腫 (dedifferentiated	lar cystic neoplasm of low malig-	乳頭状腺腫 58
type liposarcoma) 575	nant potential) 56, **57**, 88	乳頭状嚢胞腺腫 (papillary cystadeno-
多嚢胞化萎縮腎 (ACDK) 77, **158**	停留精巣 (cryptorchidism)	ma) **416**, 417
多嚢胞腎 (polycystic kidney) 42, 117	368, 379, **380**	乳び腹水 601
多嚢胞性異形成 (multilocular cystic	デオキシコルチコステロン (DOC)	尿管 (urinary tract) **228**, 446
displasia) 43	産生腫瘍 510	尿管アミロイドーシス (ureteral amy-
多嚢胞性異形成腎 (multicystic dys-	デブリードマン 441	loidosis) 245, **256**
plastic kidney；MCDK)	デュピュイトラン (Dupuytren) 拘縮	尿管異所開口 (ectopic opening of the
119, 151, **152**, 161, 453, **458**	433	ureter) 462
多発性腎嚢胞 42	転移性陰茎腫瘍 (metastatic penile	尿管炎 (ureteritis) 260
多発性内分泌腫瘍症 (multiple endo-	tumor) 436	尿管癌 (ureteral carcinoma)
crine neoplasia) 529	転移性腫瘍 44, 537	**244**, 246, 267
――2型 (―type 2；MEN2)	転移性腎腫瘍 (renal metastases)	尿管結石 (ureterolithiasis) 316
555	93, 98	尿管子宮内膜症 (ureteral endome-
多発性嚢胞腎 161	転移性尿管腫瘍 (metastatic ureteral	triosis) 245, **258**
多房性腎腫瘤の鑑別 150	cancer) **266**	尿管線維上皮性ポリープ (ureteral
多房性嚢胞性腎腫 (multilocular cys-	転移性膀胱腫瘍 (urinary bladder	fibroepithelial polyp) 254
tic nephroma；MLCN)	metastasis) **294**	尿管損傷 (ureteral injury) 484
43, 133, **150**	転移性リンパ節腫大 (lymph node	尿管転移 267
多房嚢胞性腎細胞癌 (multilocular	metastasis) 591, **592**	尿管皮膚瘻造設術 285
cystic renal cell carciroma)		尿管瘤 (ureterocele) **466**
87, **147**	**と**	――内結石 (stone in the――) **464**
多房嚢胞性淡明細胞型腎細胞癌	動静脈奇形 413	尿細管 446
(multilocular clear cell renal cell	動静脈瘻 (arteriovenous fistula)	尿細胞診検査 245
carcinoma；MCRCC) 69, 89	340	尿酸結石 323
炭酸リチウム 161	透析関連腎腫瘍 83	尿生殖洞 446
単純性腎嚢胞 [simple renal cyst (s)]	糖尿病 50, 419	尿直腸中隔 446
119, **138**	動脈性勃起障害 445	尿道 (urethra) **424**
単純性尿管瘤 467	動脈相 (arterial phase) 18	尿道異物 (urethral foreign body)
単純性嚢胞 403	動脈塞栓術 (transcatheter arterial	438
単発性腎嚢胞 42	embolization；TAE) 62	尿道炎 373
淡明細胞型腎細胞癌 (clear cell renal	特殊型Cushing症候群 525	尿道憩室 (urethral diverticulum)
cell carcinoma) 53, **67**, 163	トシリズマブ 596	**426**
淡明細胞癌 46, 77	特発性アルドステロン症 (idiopathic	尿道憩室発生腫瘍 (urethra diverticu-
淡明細胞乳頭状腎細胞癌 (clear cell	hyperaldosteronism；IHA) 511	lum outbreak tumor) 428
papillary renal cell carcinoma)	特発性陰嚢浮腫 362, 364	尿道損傷 (urethral injury) **488**
57, 58, **82**	特発性 [血精液症] 423	尿膜 (allantois) 475
ち	**な**	尿膜管 (urachus) 446, 475
恥骨後腔 475	内耳リンパ嚢腫 555	尿膜管遺残 (urachal remnants)
中腎 446	内腸骨リンパ 569	308, **472**, 473, **474**
中心域 **324**	**に**	尿膜管開存症 473
中腎管 446	肉芽腫性腎盂腎炎 93	尿膜管癌 (urachal carcinoma)
中心性瘢痕 109	肉芽腫性腎炎 357	**308**, 475
中胚葉 446	肉芽腫性前立腺炎 (granulomatous	尿膜管憩室 475
腸管重複嚢胞 (duplication cyst) 587	prostatitis) **356**	尿膜管全摘 475
	肉腫様癌 77	
	二次性アミロイドーシス 195	

尿膜管洞 475
尿膜管嚢腫 475
尿膜管瘻 475
尿瘤 (urinoma) 469, 492, 571
尿路IgG4関連疾患 (urinary tract IgG4-related disease) 264
尿路悪性リンパ腫 (urinary tract malignant lymphoma) 262
尿漏出 343, 485, 487
尿路結核 (urinary tract tuberculosis) 180
尿路結石 311, 315, 318
尿路上皮癌 243, 245, 248, 257
尿路閉塞 (urinary tract obstruction) 238

ね
ネフローゼ症候群 195
ネフロン 38
ネフロン癆 117
粘液型脂肪肉腫 (myxoid type liposarcoma) 575, 579
粘液管状紡錘細胞癌 58
粘液基質 578
粘液腫 525
粘液線維肉腫 (myxofibrosarcoma) 578, 579
粘液様間質 (myxoid stroma) 582

の
膿腎症 (infected hydronephrosis, pyonephrosis) 174, 319
嚢胞感染 157
嚢胞随伴性腎細胞癌 (cyst-associated renal cell carinoma) 69
嚢胞性奇形腫 603
嚢胞性腎異形成 (cystic renal dysplasia) 119
嚢胞性腎盂炎 (pyelitis cystica) 260
嚢胞性腎芽腫 (cystic Wilms' tumor) 151
嚢胞性腎癌 163
嚢胞性腎細胞癌 (cystic RCC) 69
嚢胞性腎疾患 (cystic renal disease) 158
嚢胞性腎腫 (cystic nephroma) 89, 117, 118, 132, 147
嚢胞性部分的分化型腎芽腫症 (cystic partially differentiated nephroblastoma ; CPDN) 118, 132
嚢胞腺腫 417
膿瘍 44, 373

は
肺結核 357
胚細胞腫瘍 (germ cell tumor) 379, 387, 390, 394, 399

――の病期診断 390
排泄性尿路造影 (intravenous urography ; IVU) 232
排泄相 (excretory phase) 18, 38
背側枝 36
白膜 360, 437
白膜嚢胞 403
白血病 50, 183
馬蹄腎 457
反応性AAアミロイドーシス 195

ひ
非Hodgkinリンパ腫 (non-Hodgkin's lymphoma) 591, 596
diffuse large B-cell type―― 539
非拡張型尿管閉塞 267
非乾酪性肉芽腫 193
非機能性腺腫 516
非機能性副腎腺腫 (nonfunctioning adrenocortical adenoma) 515, 518
比吸収率 (specific absorption rate ; SAR) 34
非交通性陰嚢水腫 383
皮質 36
皮質石灰化 199
皮質腺腫 537
皮髄相 (corticomedullary phase) 18, 38
ヒストグラム解析 516
ヒストプラズマ症 505, 545
非セミノーマ (non-seminoma) 387, 395
尾腸嚢胞 (tailgut cyst) 587
非定型腎嚢胞 (complicated renal cyst) 140
泌尿器の発生 446
被膜外浸潤 336
被膜下血腫 481
被膜下損傷 (subcapsular injury) 480
びまん性腎実質腫大 49
びまん性腎腫大 (diffuse renal enlargement) 182
びまん性大細胞型B細胞性リンパ腫 (diffuse large B-cell lymphoma ; DLBCL) 401, 591
表在性腫瘍 (superficial tumor) 274
表在性損傷 (superficial injury) 480
皮様嚢胞 (dermoid cyst) 587

ふ
腹腔外膀胱損傷 487
腹腔内膀胱損傷 487
副甲状腺機能亢進症 201
複雑深在性損傷 479
副腎 (adrenal gland) 494

――の偽病変 (adrenal pseudolesion) 546
副腎悪性リンパ腫 (adrenal malignant lymphoma) 538
副腎遺残腫瘍 (adrenal rest tumor) 548
副腎オンコサイトーマ (adrenal oncocytoma) 542
副腎過形成 (adrenal hyperplasia) 520
副腎褐色細胞腫 555
副腎癌 (adrenocortical carcinoma) 504, 534, 539
副腎偶発腫瘍 (adrenal incidentaloma) 506, 518
副腎結核 545
副腎血腫 (adrenal hematoma) 540
副腎梗塞 (adrenal infarction) 552
副腎腫大の基準 521
副腎出血 505
副腎腫瘍 537
副腎腫瘍の良悪性鑑別 542
副腎静脈サンプリング (adrenal venous sampling ; AVS) 497
副腎静脈の血管解剖 498
副腎髄質腫瘍を合併する遺伝子性腫瘍症候群 (hereditary neoplastic syndrome associated with adrenal medulla tumors) 554
副腎性器症候群 (adrenogenital syndrome) 526
副腎石灰化の鑑別 544
副腎腺癌 549
副腎腺腫 28, 549
副腎造影CTのwashout 508
副腎転移 (adrenal metastasis) 536, 539
副腎動脈 495
副腎肉芽腫性病変 (adrenal granulomatous diseases) 544
副腎嚢腫 (adrenal endothelial cyst) 504
副腎皮質過形成 523
副腎皮質腺腫 523
副腎皮質低形成 495
腹側枝 36
副副腎 (accessory adrenals) 496
ブドウ状型横紋筋肉腫 293
不妊 419
フマル酸ヒドラターゼ (fumarate hydratase ; FH) 遺伝子 55
プラーク 433
フルニエ壊疽 (Fournier gangrene) 440

プロトンMR spectroscopy …… 327
分化型脂肪肉腫………………… 575
分子標的治療…………………… 63
分節動脈（segmental artery）…… 41
糞尿……………………………… 307

へ

平滑筋抗体……………………… 607
平滑筋腫（leiomyoma）………… **408**
平滑筋肉腫（leiomyosarcoma）
　……………… 97, 345, 571, **576**
壁側鞘膜………………………… 360
ペロニー病（Peyronie's disease）
　…………………………………… **432**
辺縁域…………………………… **324**
変性腺腫（degenerated adenoma）
　…………………………………… 519
片側性の決定…………………… 500
片側肥大………………………… 117
扁平上皮癌………………… 48, 243

ほ

膀胱（bladder）……………**270**, 446
　――でみられる腫瘍 ………… 279
　――の神経内分泌腫瘍 ……… 281
　――の発生 …………………… 446
膀胱悪性リンパ腫（malignant lymphoma of bladder）………… **286**
膀胱アミロイドーシス………… 257
膀胱癌（bladder cancer）
　………………………**274**, **276**, 303
　――の術後変化 ……………… **284**
膀胱癌根治手術後の再発……… 284
膀胱憩室………………… **283**, 475
　――由来の膀胱癌（bladder cancer originating in bladder diverticulum）…………………………… **282**
膀胱結石（cystolithiasis）…… **320**
膀胱子宮内膜症（vesical endometriosis）……………………………… **300**
膀胱腫瘍の手術………………… 273
膀胱小細胞癌（small cell carcinoma of bladder）……………… **280**
膀胱腺癌………………………… 279
膀胱損傷（bladder injury）…… **486**
膀胱尿管移行部狭窄（vesicoureteric junction stenosis / obstruction；VUJS）……………………… 459
膀胱尿管逆流症［現象］（vesicoureteral reflux；VUR）……… 153, 177, **460**
膀胱‒尿道吻合部狭窄…………… 343
膀胱平滑筋腫（bladder leiomyoma）
　…………………………………… **290**
膀胱平滑筋肉腫（leiomyosarcoma）
　…………………………………… **290**
膀胱壁…………………………… 271
膀胱扁平上皮癌（squamous cell carcinoma of bladder）………… **278**
膀胱傍神経節腫（paraganglioma of bladder）………………………… **288**
傍糸球体細胞……………………… 36
傍糸球体細胞腫（juxtaglomerular cell tumor）………………………… **112**
傍腎盂嚢胞（parapelvic cyst / peripelvic cyst）………… **142**, 143
傍神経節腫（paraganglioma）
　…………………………… 529, 582
紡錘型腎細胞癌…………………… 84
紡錘細胞癌………………………… 77
傍精巣腫瘤（paratesticular mass）
　…………………………………… 384
胞巣型横紋筋肉腫……………… 293
胞巣状軟部肉腫………………… 91
傍大動脈リンパ節……………… 569
膨張性発育………………… 52, 78
傍尿道嚢胞……………………… 427
発作性夜間ヘモグロビン尿症（paroxysmal nocturnal hemoglobinuria；PNH）…………………… **208**, 553
ホルモン療法…………………… 301

ま

マイコプラズマ………………… 373
末期腎不全（end-stage renal disease；ESRD）…………… 83, 159
慢性炎症………………………… 179
慢性期の血腫…………………… 541
慢性腎盂腎炎（chronic pyelonephritis）……………………………… **176**
慢性前立腺炎…………………… 333

み

見かけの拡散係数（apparent diffusion coefficient；ADC）…… 33, 334
未熟奇形腫……………………… 584
未分化神経外胚葉性腫瘍（primitive neuroectodermal tumor；PNET）
　……………………………… 50, 97
未分化多形肉腫（undifferentiated pleomorphic sarcoma）……… 571, **578**
脈管侵襲………………………… 52

む

無虹彩症（aniridia）…………… 125
ムンプス………………………… 375

め

明細胞型腎細胞癌……………… 135
明細胞性腎肉腫（clear cell sarcoma of the kidney；CCSK）
　………………… 50, 116, 118, **126**
メラニン………………………… 295

免疫グロブリン性アミロイドーシス
　…………………………………… 195
免疫抑制阻害療法……………… 63
免疫療法………………………… 63

や

薬剤性腎障害…………………… 207
薬物療法………………………… 62

ゆ

有効腎血漿量（effective renal plasma flow；ERPF）…………………… 38
輸入細動脈……………………… 36

よ

葉間動脈（interlobar artery）… 36, 41

ら

ラジオ波焼灼術（radiofrequency ablation；RFA）………………… 62
卵黄嚢腫瘍……………………… 584
卵巣様間質……………………… 603

り

流入過剰型（非虚血性）……… 443
流入過剰型持続勃起症（high flow priapism）……………………… **442**
両側性副腎腫瘍の鑑別………… 539
淋菌……………………………… 373
臨床的有意癌…………………… 334
リンパ管奇形…………………… 589
リンパ管腫……………… 603, 605
リンパ管浸潤…………………… 52
リンパ管脈管筋腫症（lymphangioleiomyomatosis；LAM）…… 165
リンパ球性間質性肺炎（lymphocytic interstitial pneumonia；LIP）… 595
リンパ嚢腫……………………… 571
類上皮型血管筋脂肪腫（epithelioid angiomyolipoma；epithelioid AML）……………………………… **106**
類表皮嚢腫……………………… 403
類表皮嚢胞（epidermoid cyst）
　…………………………………… 587
ループス腸炎…………………… 305
ループス膀胱炎（lupus cystitis）… **304**

れ

レニン依存性高血圧…………… 214
レファレンススキャン………… 30

ろ

老人性アミロイドーシス……… 195
ロボット支援腹腔鏡下前立腺全摘除術（robot-assisted laparoscopic radical prostatectomy；RALP or RARP）…………………………… 343

『画像診断』別冊 KEY BOOK シリーズ

知っておきたい泌尿器の CT・MRI 改訂第 2 版

2008 年 10 月 1 日　　第 1 版第 1 刷発行
2019 年 4 月 15 日　改訂第 2 版第 1 刷発行

編　著	山下　康行
発行人	影山博之
編集人	向井直人
発行所	株式会社 学研メディカル秀潤社
	〒 141-8414 東京都品川区西五反田 2-11-8
発売元	株式会社 学研プラス
	〒 141-8415 東京都品川区西五反田 2-11-8
印刷所	株式会社 廣済堂
製本所	株式会社 難波製本

この本に関する各種お問い合わせ
【電話の場合】●編集内容については Tel. 03-6431-1211（編集部）Fax. 03-6431-1790
　　　　　　●在庫については Tel. 03-6431-1234（営業部）
　　　　　　●不良品（落丁，乱丁）については Tel. 0570-000577（学研業務センター）
　　　　　　　〒 354-0045 埼玉県入間郡三芳町上富 279-1
　　　　　　●上記以外のお問い合わせは Tel. 03-6431-1002（学研お客様センター）
【文書の場合】〒 141-8418　東京都品川区西五反田 2-11-8
　　　　　　学研お客様センター　までお願いいたします.

©2019 by Yasuyuki Yamashita Printed in Japan.
●ショメイ：ガゾウシンダンベッサツキーブックシリーズ　シッテオキタイヒニョウキノシーティー・エムアールアイ　カイテイダイニハン

本書の無断転載，複製，頒布，公衆送信，翻訳，翻案等を禁じます．
本書に掲載する著作物の複製権・翻訳権・上映権・譲渡権・公衆送信権（送信可能化権を含む）は株式会社 学研メディカル秀潤社が管理します．
本書を代行業者等の第三者に依頼してスキャンやデジタル化することは，たとえ個人や家庭内の利用であっても，著作権法上，認められておりません．
学研メディカル秀潤社の書籍・雑誌についての新刊情報・詳細情報は，下記をご覧ください．
　　https://gakken-mesh.jp/

本書に記載されている内容は，出版時の最新情報に基づくとともに，臨床例をもとに正確かつ普遍化すべく，著者，編者，監修者，編集委員ならびに出版社それぞれが最善の努力をしております．しかし，本書の記載内容によりトラブルや損害，不測の事故等が生じた場合，著者，編者，監修者，編集委員ならびに出版社は，その責を負いかねます．
また，本書に記載されている医薬品や機器等の使用にあたっては，常に最新の各々の添付文書や取り扱い説明書を参照のうえ，適応や使用方法等をご確認ください．

JCOPY〈出版者著作権管理機構委託出版物〉
本書の無断複写は著作権法上での例外を除き禁じられています．複写される場合は，そのつど事前に，出版者著作権管理機構（電話 03-5244-5088，FAX 03-5244-5089，e-mail: info@jcopy.or.jp）の許諾を得てください．

表紙・本文デザイン	GRID，麒麟三隻館
DTP/ 図版作成	（有）ブルーインク